NOUVEL ESSAI

D'UNE

THÉRAPEUTIQUE INDIGÈNE.

DU MÊME AUTEUR.

DE LA BRULURE ET DE LA CONGÉLATION.

Appréciations cliniques

Fournies par la colonne expéditionnaire du 22 février au 24 avril 1852.

In-8 de 16 pages.

Corbeil, typographie et stéréotypie de Crété.

NOUVEL ESSAI

D'UNE

THÉRAPEUTIQUE INDIGÈNE

OU

ÉTUDES ANALYTIQUES ET COMPARATIVES

DE PHYTOLOGIE MÉDICALE INDIGÈNE

ET DE PHYTOLOGIE MÉDICALE EXOTIQUE

PAR P. MOTTET

DOCTEUR EN MÉDECINE DE LA FACULTÉ DE PARIS, CHIRURGIEN-MAJOR AU 6me RÉGIMENT D'INFANTERIE DE LIGNE, CHEVALIER DE LA LÉGION D'HONNEUR.

Ulceri parvo medicina à mari Rubro imputatur, cùm remedia vera quotidiè pauperrimus quisque tenet.

PLIN., *Hist.*, lib. XXIV, c. 1.

Ad quæ noscenda, iter ingredi, transmittere mare solemus; ea sub oculis posita negligimus.

PLINE *le jeune à* GALLUS.

A PARIS

CHEZ J. B. BAILLIÈRE,

LIBRAIRE DE L'ACADÉMIE NATIONALE DE MÉDECINE,

RUE HAUTEFEUILLE, 19.

A LONDRES, CHEZ H. BAILLIÈRE, 219, REGENT STREET.

A NEW-YORK, CHEZ H. BAILLIÈRE, 290, BROADWAY.

A MADRID, CHEZ BAILLY-BAILLIÈRE, CALLE DEL PRINCIPE, 11.

1852

PRÉFACE.

Admonere voluimus, non mordere; prodesse, non lædere.........

ÉRASME.

Nous n'avons pas la prétention de présenter ici un ouvrage positivement original. Ce travail n'est autre chose qu'une simple mais consciencieuse compilation de tous les travaux publiés jusqu'à ce jour sur la matière dont il traite. S'il n'est point neuf par le fonds, il est entièrement neuf par la forme, et peut être considéré comme un utile et bon corollaire aux écrits du genre qui ont paru avant lui. C'est un véritable compendium de phytologie médicale et de thérapeutique qui manque à la science, qui manque surtout à l'instruction médicale de la jeunesse actuelle : serait-ce trop que d'ajouter qu'il y est indispensable ? Si, d'après lui, l'on se croit en droit de nous taxer d'une crédulité tant soit peu facile, parce que nous avons cité et paru adopter beaucoup de substances inconnues ou du moins peu connues des praticiens modernes, par le plus grand nombre d'entre eux estimées dépourvues de toute valeur et de toute portée médicatrices positives, et alors plutôt inertes qu'actives, par conséquent à juste titre tombées dans le discrédit le plus complet, laissant de côté ce que nous pourrions dire pour justifier notre opinion à l'égard des substances que nous avons expérimentées nous-même, ou que nous avons vu expérimenter, nous nous contenterons, pour répondre à cette inculpation spécieuse et qui paraît fondée, de dire qu'en agissant ainsi, nous nous sommes appuyé sur des faits établis, sur des observations publiées, sur des opinions exprimées par des hommes graves et dignes de foi, sur des analogies de constitution organique; que, d'ailleurs, nous croyons tout et ne croyons rien, nous admettons tout et n'admettons rien, nous acceptons tout et n'acceptons rien, nous repoussons tout et ne repoussons rien : car, si l'on peut avancer que, dans les choses humaines, il n'y a rien d'absolu, c'est bien ici que ce dire est formellement applicable.

Au reste, nous appelons des expérimentateurs passés aux expérimentateurs modernes, et peut-être ne serons-nous pas lu sans quelque intérêt par les hommes de conscience et de bonne foi.

Et nunc judicabitur.

INTRODUCTION.

Je rends à la science ce qu'elle m'a prêté : j'ai emprunté d'elle la matière de cet ouvrage; il est juste que l'ayant accompli et achevé avec toute la conscience et l'attention dont je suis capable et qu'il mérite de moi, je lui en fasse la restitution.

(*Imité de* LABRUYÈRE , *introduction aux mœurs du siècle.*)

Dès mon début dans la carrière des études médicales, à l'aspect des nombreuses infirmités et maladies qui me parurent être le partage de l'humanité, mes regards se portèrent tout d'abord sur les ressources qu'en les permettant, la nature nous offrait pour les combattre. Aussi, non moins que les sciences qui nous enseignent la structure, la mécanique, la physique de l'organisme animal, et les lois suivant lesquelles s'exercent et s'accomplissent les différentes fonctions de la vie, la Matière

Médicale me sembla importante à bien connaître. Sujet de toutes mes réflexions, plus que jamais son importance domina ma pensée, lorsque je fus parvenu à cette époque d'épreuves dans lesquelles l'Élève est appelé à mettre en regard des faits pathologiques les modificateurs les plus propres à être opposés aux désordres fonctionnels, à rendre à leur condition normale les appareils et les organes qui les constituent.

Cette nécessité d'une appréciation consciencieuse éveilla toute mon attention, et mes recherches, bien imparfaites jusqu'alors, prirent un essor nouveau.

Animé par une disposition que je pourrais dire presque innée en moi, mes premières explorations s'adressèrent au règne végétal, et je n'eus certes qu'à m'applaudir de cette heureuse inspiration, puisqu'à chaque instant, sous mes pas, sans qu'il me fût besoin de recourir à aucune spéculation humaine, je voyais surgir, se développer, par la seule volonté d'une puissance créatrice, réparatrice, bienveillante, mille moyens de défense pour un seul moyen d'attaque. Fort de ces découvertes que m'avaient facilitées les immenses travaux de nos devanciers et les indications de nos modernes, je cherchai dans leur expérience un appui à ma faiblesse, des enseignements certains pour la conduite que j'avais à tenir. Qu'arriva-t-il ? Les contradictions survinrent, et, au lieu de diminuer, mon embarras augmenta. D'une autre part, les merveilles de la navigation, la découverte de terres nouvelles, ajoutant des produits à ceux de notre sol, à ceux dont, pendant tant d'années, nos ancêtres avaient pu et su se contenter, ces moyens étrangers et en dehors de nous, donnant lieu à une concurrence funeste pour nos productions, avaient renversé l'échafaudage d'une thérapeutique jusques alors suffisante aux besoins des populations. Dès lors, les observations des anciens ne me parurent plus que des rêves inadmissibles; les *Compendium* de leur thérapeutique ne me semblèrent plus que des ramas indigestes et sans valeur, et la Matière Médicale indigène me sembla détrônée à tout jamais. J'appris alors que, depuis nos excursions vers des mondes ignorés de nos ancêtres, il n'était plus permis de guérir les fièvres intermittentes sans le *quinquina*; de provoquer le vomissement sans *ipécacuanha*; de traiter la dysenterie sans le *simarouba*; d'arrêter les hémorrhagies sans le *kino*, le *rataniha*, le *sang-dragon*; de borner certains écoulements muqueux sans *cubèbes*, sans *copahu*; de déterminer des évacuations alvines sans l'aide du *jalap*, de l'*aloès*, de la *gomme-gutte*, de la *scammonée*; de remédier aux désordres que fait naître la syphilis sans *squine*, *gaïac*, *salsepareille*, *sassafras*; de stimuler les organes du goût et de la digestion sans rendre l'Europe tributaire de *Ceylan*, des *Moluques*, de la *Chine*, des *îles de la Sonde*; de combattre les entozoaires sans *semen-contrà* ; de favoriser, d'exagérer les fonctions des reins et de la vessie sans la *pareire*, sans le *cahinça* ; de s'opposer à l'anorexie, à la dyspepsie, sans l'intervention du *colombo*, de la *quassie amère* ; j'appris enfin qu'il n'était plus permis de médicamenter les populations européennes sans recourir à une foule de substances étrangères toutes acquises, importées à grands frais et à grands périls.

Crédule engouement, qu'habilement exploite à son profit l'ingénieuse industrie commerciale !

Souvent objets de luttes acharnées et sanglantes, souvent causes de ruine et de désespoir pour les nations qui foulent aux pieds le sol qui les produisent, causes de guerres incessantes et désastreuses, sources de tromperies et de honteuses fraudes commerciales, ces substances, si avidement recherchées, ont-elles réellement rendu à l'humanité services pour sacrifices ? et ne pouvait-on pas, tout en admirant l'inépuisable fécondité d'une Providence conservatrice, immense dans ses bienfaits, se contenter (comme on l'avait su faire jusqu'alors) des agents dont elle nous a entourés, sans disputer à d'autres peuples ceux dont elle les gratifia ? Mais, nous objectera-t-on, ces substances étrangères sont essentiellement, éminemment virtuelles ; les nôtres, au contraire, sont sans valeur et sans portée. Ce jugement d'aujourd'hui est-il donc le jugement des siècles antérieurs au nôtre ?

Mais, au temps d'HIPPOCRATE, de GALIEN et de ceux qui préexistaient aux expéditions de VASCO DE GAMA, de COLOMB et d'AMÉRIC VESPUCE, les produits européens avaient de la valeur, possédaient une véritable portée médicatrice, puisqu'alors, par eux, les médecins obtenaient d'heureux et de nombreux succès : ce qu'aujourd'hui l'on prétend devoir nier. Eh quoi ! les observations des hommes qui nous ont précédés dans la carrière n'auraient-elles donc été qu'illusoires ? Le respect qui entoure et doit entourer leur nom justement vénéré ne peut-il plus garantir une authenticité qui, pendant long-temps, ne fut pas un problème ? En dépit de leurs assertions, en dépit de tout ce que, depuis eux, ont écrit GILIBERT, COSTE, WILLEMET, BODARD, BARBIER d'Amiens, GOUAN, MURRAY, CHOMEL, MILLER, A^le^ RICHARD, DE CANDOLLE, HUFELAND, LOISELEUR-DESLONGCHAMPS, devons-nous encore, devons-nous toujours, pauvres au sein des richesses, négliger des moyens dont nous sommes si abondamment pourvus, les répudier même, pour aller au loin mendier des ressources qui, j'ose le dire, nous sont pour le moins inutiles ?

Ce mépris, selon moi, non mérité pour nos productions végétales, me frappa tellement, qu'il me dicta la Thèse inaugurale que j'eus l'honneur de soutenir à la Faculté de médecine de Paris, le 31 Janvier 1833. Bien incomplète alors, en raison des diverses circonstances qui ne me permirent pas de lui donner toute l'extension que j'aurais désirée, et que demandait un sujet aussi important, aussi vaste, elle me sembla, lorsque je l'eus faite, n'être pas autre chose que le programme d'un ouvrage plus étendu, plus explicite, plus digne de la matière, et je me proposai de donner suite à ce travail (*à ma Thèse*), dont je sentais moi-même toute l'imperfection, mais que mes *Examinateurs* voulurent bien accueillir avec une bienveillance qui sera toujours présente à mon souvenir. L'on voulut bien applaudir à la justesse de mes appréciations et à mon patriotisme.

Encouragé dans ce dessein de donner de l'extension à mon travail inaugural, par mon Président de Thèse, M. le Profr Achille Richard, auquel je crus devoir communiquer ma pensée, je m'environnai de nouveau de toutes les recherches faites avant nous sur cette matière, j'interrogeai les documents chaque jour répandus à profusion par des praticiens éclairés et philanthropes. Tous, ainsi que moi, gémissent de l'abandon devenu le partage des productions de notre sol, de l'inexplicable engouement qui nous domine : tous, ainsi que moi, voudraient voir la France, la Reine des Régions, lasse de porter un joug honteux, secouer enfin celui que les contrées étrangères lui imposent depuis trop long-temps.

Aidé par eux, et, certes, fort éloigné d'avoir la prétention de marcher leur égal, j'ai réuni dans ces Études toutes les publications capables de militer en faveur de l'adoption exclusive que je réclame pour la Matière Médicale indigène, n'ayant pour but que de la présenter dans un cadre plus resserré, et, ainsi, offrant un ensemble plus prompt à saisir, une appréciation plus facile. Rarement en position (quoique, dans le cours de ces Études, on pourra trouver des observations qui me sont personnelles), mais pourtant pas toujours assez en position d'observer et d'expérimenter par moi-même pour pouvoir m'appuyer sur un grand nombre de faits qui me soient propres, ce sont nos anciens, et, avec eux, les auteurs cités dans cette introduction, je ne crains pas de le déclarer ici, car le *suum cuique tribuito* est un principe sacré pour moi, ce sont eux, dis-je, qui se trouvent reproduits en nombre d'endroits de ce travail, rapide analyse de leurs judicieux ouvrages.

Floriferis ut apes in saltibus omnia libant,
Omnia nos itidem depascimur optima dicta.

Présenté en 1834 au Conseil de santé des armées, ce travail en reçut un favorable accueil : il demeura un an en sa possession ; il était alors bien loin d'être ce qu'il est aujourd'hui. J'ose espérer que mes Confrères, auxquels je l'adresse maintenant, ne me seront pas plus hostiles que ne me le furent MM. Desgenettes, Larrey et Fauché, et qu'ils daigneront aussi applaudir à mes bonnes intentions.

Comme probablement il contrariera certaines opinions et blessera certaines susceptibilités, soit commerciales, soit industrielles, soit scientifiques, je sais bien qu'il pourra être l'objet de censures amères, de critiques acerbes, de récriminations quelque peu âcres. Goûté par quelques-uns, il pourra se voir répudié par beaucoup. Quoi qu'il en puisse advenir, fort de cette pensée qu'en le publiant j'aurai accompli un devoir, heureux de l'approbation des uns, je ne m'affligerai pas de l'animadversion des autres; et pour me consoler des attaques dont il m'arrivera d'être l'objet, je me dirai que c'est un malheur qui m'est commun avec de beaucoup plus savants et plus judicieux écrivains que moi. Toute personne qui se décide à publier, doit s'attendre à rencontrer des antagonistes, des contradicteurs, des détracteurs même, et se dire, avec LABRUYÈRE :

« Je n'estime pas que l'homme soit capable de » former dans son esprit un projet plus vain et » plus chimérique, que de prétendre, en écrivant » de quelque art ou de quelque science que ce » soit, échapper à toute sorte de critique, et en- » lever les suffrages de tous ses lecteurs. »

(*Discours sur* THÉOPHRASTE.)

NOUVEL ESSAI

D'UNE

THÉRAPEUTIQUE INDIGÈNE.

ÉTUDES DE PHYTOLOGIE MÉDICALE.

> Nous sommes persuadés que les officiers de santé s'empresseront de remplacer les remèdes exotiques par les indigènes, dans tous les cas où cela sera possible.
>
> (*Formulaire à l'usage des Hôpitaux militaires.* 1839. *Introduction.*)

I. TONIQUES.

Les agents de la médication tonique sont, par leur grand nombre, par l'importance de leur action sur l'économie, par leur influence sur les différentes fonctions organiques, les premiers qui doivent, ce me semble, attirer et fixer notre attention. Aussi est-ce en commençant par eux que je vais procéder à l'examen comparatif que je me suis

2

proposé dans ce travail. C'est donc en les étudiant tour à tour, ou, pour mieux dire, en les passant tour à tour en revue, que nous allons, opposant sans cesse les uns aux autres, c'est-à-dire *indigènes* à *exotiques*, diriger nos premières attaques contre la manie de l'exoticisme, prendre, des productions et des ressources que nous offre le sol de la patrie, une connaissance exacte et toute dégagée de fâcheuses préventions : par eux, ainsi, nous commencerons à comprendre combien grandes sont nos richesses thérapeutiques, et par eux, d'abord, nous arriverons facilement à nous convaincre de la justesse de ce mot du bon Lafontaine : *Dieu fait bien ce qu'il fait.* (Fables.)

1° TONIQUES AMERS.

> Nous ne faillirions en rien, si, à l'imitation de la nature, nous employions pour la restauration de la santé les remèdes qu'elle a produits, et quasi en un mesme lieu et en mesme ventrée engendrez avec les maladies.
>
> (Antoine CONSTANTIN, *brief Traité de la pharmacie provinciale et familière.*)

Les remèdes amers, stomachiques, toniques, seront exclusivement traités ici. *Stomachi et intestinorum tonum roborantia; remedia morborum qui a tono eorum vel dejecto, vel debilitato proveniunt.* (BOERRHAAVE, HOFFMANN.) Voir le Bulletin thérapeutique.

Dans les affections dues à un état anémique, soit primitif, soit secondaire, et qui coïncident avec une diminution notable de la masse du sang ou des proportions de ses éléments constitutifs, ainsi dans la chlorose chez les femmes, dans l'état de langueur chez les convalescents en qui la nutrition a été long-temps incomplète ou insuffisante, ainsi chez les sujets dont la peau blême, dont les tissus décolorés, bouffis d'infiltration, annoncent une cachexie, soit congéniale, soit acquise, une asthénie matérielle par épuisement progressif, annoncent une constitution malheureuse *ab ovo*, misérable héritage, triste résultat d'une procréation pour laquelle ont été mis en contact des éléments vicieux ou viciés, annoncent une constitution détériorée ou par des excès qui ont énervé, brisé, épuisé l'économie, ou par des pertes abondantes, ou par suite d'une maladie longue et grave, soit aiguë, soit chronique, ou par le fait d'une mélancolie habituelle et profonde, ou par le fait d'une existence toujours soumise à l'influence de conditions délétères ou déprimantes des phénomènes organiques, ou par le fait d'une alimentation débilitante et insuffisamment réparatrice; enfin, aussi chez les scorbutiques et les scrofuleux, si, dans tous ces cas divers, il est question, pour refaire le sang, pour augmenter la portion fibrineuse de ce fluide vivifiant, en un mot si, pour favoriser l'hématose et reconstituer l'édifice organique qui, faute d'aliments réparateurs, menacerait ruine; si alors, dis-je, il est question de remédier à l'oligotrophie, d'éveiller d'heureux et salutaires phénomènes de réaction, d'imprimer aux fonctions assimilatrices et à tout l'organisme une énergie évidemment salutaire, ou inconnue jusqu'alors ou momentanément assoupie, pour être employés seuls ou réunis à l'*iode*, ou réunis aux préparations *ferrugineuses*, les *toniques amers* de nos climats sont-ils, moins que ceux venus des contrés lointaines, capables de satisfaire pleinement à ces indications? Je ne le pense pas.

Leur préférera-t-on la *quassie amère* (*quassia amara*, L., *quassiées*), plante originaire de Surinam, transplantée et naturalisée à Cayenne? Tonique proclamé infaillible toutes les fois qu'il fallait combattre la débilité générale, rappeler à ses fonctions l'appareil digestif frappé d'inertie, le *bois de quassie* ne tarda point à tomber en désuétude malgré la confiance que lui accordèrent les premiers qui eurent occasion d'en prescrire l'emploi. A haute dose (dit Bergius), cette substance ne précipite pas le cours du sang, ne rend pas le pouls plus fréquent, n'élève pas la chaleur animale; et cependant on vante son efficacité dans les fièvres intermittentes pernicieuses endémiques au climat humide, malsain, essentiellement déprimant des forces organiques de Surinam et de Synnamarie : assertion contradictoire, ce me semble, avec la théorie pathologique de ces fièvres et de leurs causes, mode d'agir assez difficile à concilier avec les conditions morbides qui portent à l'indiquer comme curative, à moins que, dans ce cas, on ait aidé à son action en l'associant à un agent de stimulation directe. Quoi qu'il en soit, les expérimentateurs qui avaient cherché à l'imposer à la thérapeutique française ne tardèrent point à être découragés par l'infidélité de son action et par son peu de portée. Aussi ne doit-on pas être surpris que, peu de temps après son apparition dans notre *Matière Médicale*, elle ait subi le même sort que celui qui déjà était devenu le partage de nos *amers*.

Préférera-t-on à nos *indigènes* une autre substance *exotique* connue dans le commerce sous le nom de *chiretta*, due au *gentiana chirayita de Roxburg* (*gentianées*), sous-arbrisseau originaire de l'Indostan et du Bengale, et qui se vit, depuis le *quassia*, désignée à l'attention des pathologistes (1819)? La tige et les racines de cette plante, administrées soit en décoction, soit en poudre, furent alors (grâces surtout à M. Boissel, pharmacien de Paris, lequel me dit les tenir de M. Ach. St-Hilaire), furent, dis-je, préconisées outre-mesure contre les fièvres intermittentes, la goutte, la diathèse vermineuse, l'inertie des organes digestifs. Les connaître, et, pour elles, répudier tous les analogues, et de suite les mettre en œuvre dans tous les cas où il y avait indication de la médication tonique, fut tout un parmi nous. Mais en dépit de leurs nombreux et puissants prôneurs (en présence desquels je ne craignis pas alors, moi chétif, de me poser en adversaire), malgré la faveur que leur accordaient les Anglais qui ont commencé à les prescrire, à les employer, et desquels, comme on sait, nous sommes les grands admirateurs, les imitateurs serviles; en un mot, malgré l'origine étrangère qui ne pouvait que nous les rendre infiniment recommandables, ces tiges et ces racines n'ont point complètement usurpé, dans la thérapeutique française, la place honorable que leur assignaient leurs partisans, ou, pour mieux dire, les débitants d'*arcanes* qui se proposaient de les exploiter au bénéfice de leurs officines. Peut-être a-t-on réfléchi que la *quassie* et la *chiretta* n'offraient point assez de garanties pour l'emporter sur nos productions; et, s'il en est réellement ainsi, ce sera la première fois que l'enthousiasme exoticiste aura fait défaut.

En effet, non moins bien que ces substances exotiques, notre *gentiane jaune* (*gentiana lutea*, L., *gentianées*), plante qu'AGRICOLA estimait à tel point qu'il lui donnait le nom de *thériaque des paysans*, si du moins on en croit BOECLER, son commentateur, qui s'exprime ainsi à son sujet :

« *Ab* AGRICOLA *commendatur ad longævitatem vitæ, si* » *quotidiè portiuncula assumatur. Cortice chinæ-chinæ non* » *solùm addi, sed et substitui potest, docentibus illud rusticis.* » *Ob virtutem alexipharmacam, rusticorum est theriaca et* » *propterea contrà pestem morbosque pestilentiales maximo-* » *perè commendatur.* » La *gentiane jaune*, tonique estimé par ROSENSTEIN et WITH, anti-arthritique pour BOERRHAAVE qui l'avait expérimentée sur lui-même, est bien positivement efficace dans tous les cas où il est nécessaire de corroborer les tissus vivants, et d'augmenter la force des mouvements organiques. Depuis long-temps (et certes bien avant nous), les praticiens et ceux qui se sont succédé jusqu'à nos jours, l'ont employée avec succès contre les aigreurs, les diarrhées atoniques, les digestions lentes et imparfaites, l'oligotrophie des intestins, la lienterie, la leucorrhée, les catarrhes chroniques de la vessie et de l'urètre, soit seule, soit mieux encore associée au fer ou à un tonique astringent. Il paraît admis et reconnu aujourd'hui qu'elle doit ses propriétés actives au *gentianin*, principe amer de sa racine, principe découvert et isolé par feu le profr. HENRY père, puis repris par M. CAVENTOU, principe qui peut très-bien représenter la *quassine*, *alcaloïde* du *quassia amara* : il est reconnu aussi que souvent on lui voit produire des effets témulents et narcotiques, effets dus à un principe odorant, volatil, qui frappe vivement l'appareil olfactif, influence vivement le viscère encéphalique, donne de la céphalée, des étourdissements, des vertiges, et qui, lorsqu'il est concentré (comme dans l'eau distillée de cette racine), agit à la manière des stupéfiants du système nerveux, et surtout à la manière des *narcotico-âcres*. Cette particularité bien remarquable a fait maintes fois réunir la *gentiane* au *quinquina* dans certaines fièvres de mauvais caractère, lorsque de graves désordres d'innervation venaient les compliquer : mais je ne sache pas que rien de bien positif ait été constaté à cet égard. Longtemps avant la découverte et l'importation du *quinquina*, signalée comme fébrifuge infaillible, et depuis reconnue telle encore aujourd'hui par les gens de la campagne, qui obéissent aveuglément à un bon sens tout instinctif, par certains praticiens que les préventions et l'engouement ne dirigent pas, et qui ne savent point sacrifier à l'exclusivité, à la mode, peut-être est-ce à cette double propriété tonique et hypnotique que, sur ce point, la *gentiane* doit sa réputation fondée sur de nombreux et d'incontestables succès. Telle est du moins l'opinion de GILIBERT ; c'est ce qu'ont démontré les observations de VICAT, cité par PEYRILHE ; et surtout celles de PRINGLE, lequel, après une longue série d'observations cliniques, la signale comme antiseptique, fébrifuge, et pouvant, en cette qualité, être considérée comme l'émule positive de l'*écorce du Pérou*. BOERRHAAVE (*Hist. plant.*, tom. I, pag. 287 *et seq.*) dit : *Cortice peruviano nondum invento, sola gentiana febres quartanas expugnatas esse.* CULLEN pense, au contraire, que seule elle est un fébrifuge de médiocre portée, et qu'elle a besoin, pour être réellement utile dans les fièvres intermittentes, d'être unie à la *tormentille*, qui, dit-il, aide et assure son action. Mais le *quinquina* lui-même n'a-t-il pas besoin d'être quelquefois associé à un astringent qui favorise son action en l'empêchant de passer par les selles ! Dans un temps, n'a-t-il pas été de fondation et de mode de lui adjoindre, soit la *cascarille*, soit le *kino* ! Cette circonstance en dehors de laquelle l'action fébrifuge de la *gentiane* devient problématique au dire de CULLEN, cette obligation que semble imposer le thérapeutiste anglais, ne seraient donc pas un motif suffisant pour contre-indiquer l'emploi de notre indigène dans les fièvres d'accès; car, à défaut de la *tormentille*, ici représentative du *kino*, comme la *gentiane* est représentative du *quinquina*, nous pourrions associer la *gentiane* à l'*écorce de frêne* (*fraxinus excelsior*, L., *jasminées*), *écorce* qui pourrait nous représenter la *cascarille* et en tenir lieu. LENTILIUS, cité par VICAT, dit que cette combinaison lui a suffi pour dompter les fièvres intermittentes les plus rebelles. Enfin, la *gentiane* tient un rang distingué parmi les vermifuges. Par son amertume, peut-être aussi et plutôt par son principe aromatique, elle devient toxique aux *entozoaires* qu'elle fait périr; son impression tonique sur le canal alimentaire s'oppose à leur reproduction, et son abord brusque sur les voies digestives dont elle éveille subitement la contractilité, dont ainsi elle accélère le mouvement péristaltique, les expulse alors en donnant lieu à tous les effets de la purgation. Cependant ce serait à tort que, d'après cela, on voudrait la considérer comme cathartique : elle produit les effets et non les phénomènes de la purgation, effets dus à une disposition pathologique des organes qui la reçoivent, à l'impression vive qu'elle exerce sur eux, au mode d'administration adopté. et non à cette sorte de spécificité qui appartient aux seuls *purgatifs* proprement dits. Ainsi agissent tous les *amers*; ainsi quelques praticiens de nos jours, M. le profr ANDRAL entre autres, ont vu agir le *quinquina* et le *sulfate de quinine*, ce que j'ai vu également pendant mon séjour en Afrique.

Non moins à estimer que celle de cette précieuse espèce, la racine de la *gentiane des marais* (*gentiana pneumonanthe*, L.) est très-amère, et s'est montrée utile en décoction dans les affections atoniques, dans les enflures œdémateuses consécutives des luxations. On peut offrir pour leurs succédanées dans les endroits où elles croissent (tiges, feuilles et racines), la *gentiane d'automne* (VALMONT-BOMARE), espèce agreste, commune aux environs du bourg d'Oysans, en Dauphiné; puis les *gentiana purpurea* et *gentiana punctata*, dont les racines de la première et toutes les parties de la seconde sont, en Allemagne, fort usitées et en grande vogue; puis les *gentiana germanica* et *gent. ciliata*, si communes sur nos pelouses sèches, et surtout aux environs de Longwy (Moselle); puis la *gentiane croisette* (*gentiana cruciata*), de tout temps estimée détersive, vulnéraire, apéritive, emménagogue, anthelmintique, fébrifuge, et à propos de laquelle GESSNER a dit, *Epist. med. XX, lib.* 2 : « *Ceterum singulare constat exemplum pertinacissimæ quar-* » *tanæ, in juvene* 19 *annorum, post alia omnia incassum* » *adhibita, exigua tantum succi gentianæ dosi, feliciter* » *curata* » ; puis enfin les *gentiana asclepiadea, gent. pannonica, gent. pyrenaïca, gent. burseri, gent. biloba, gent. bavarica, gent. utriculosa, gent. acaulis, gent. alpina, gent. amarella, gent. campestris, gent. nivalis, gent. glacialis*, qu'on emploie, dit-on, dans les lieux de leur origine, sans faire élection exclusive d'aucune d'elles et d'aucune de leurs parties.

Après la *gentiane*, la *petite centaurée* (*gentiana centaurium*, L., *erythræa*, RICH., *chironia*, WILLD. *et* D. C., *gentianées*), plante de l'eau distillée de laquelle SPIELMANN faisait grand cas, la *petite centaurée*, puissant et heureux modificateur de certaines altérations cutanées, suivant RAY et MATTHIOLE, qui, à propos d'elle, disaient : « *Si hoc* » *decocto, caput scabiosum laves, confestim ab omni porri-* » *ginosa scabritie liberatur, et totus insuper pediculorum* » *grex, qui ibidem moratus est, cum ovis penitus extinguitur* » (RAY). » « *Ad alphos, varos, pisorum brodia* (dartres » couperosées), *ceterasque cuticulares affectiones conducit* » (MATTHIOLE), la *petite centaurée* occupe le premier rang parmi nos toniques indigènes, et peut-être doit-elle être préférée à la *gentiane* elle-même, si l'on considère que, tout en augmentant les propriétés vitales des appareils avec lesquels on la met en contact, ou en leur rendant l'énergie qu'ils ont perdue; que, tout en favorisant l'assimilation et la nutrition organique des tissus, le développement des forces toniques, elle n'agit pas sur les centres nerveux de la même manière que la substance dont elle est la congénère et la rivale, et que, privée du principe vireux volatil propre à celle-ci, quoique pourtant elle soit formellement odorante et aromatique, elle ne frappe pas l'innervation de stupeur, ne porte pas le trouble dans les fonctions intellectuelles : mais aussi, il est vrai de dire que l'aromite de cette *gentianée*, principe d'ailleurs assez fugace, se dissipe presque complètement par l'exsiccation. Ce qui pourrait lever toute espèce de doute à l'égard de l'action fâcheuse que son principe odorant pourrait exercer sur le viscère encéphalique, ce serait d'apprendre que, pour les anciens, elle était un précieux remède qu'ils opposaient à la mélancolie hypochondriaque, si du moins on en croit ces vers de POSTHIUS :

Flos mihi suave rubet, sed inest quoque succus amarus
Qui juvat abcessum bilem, aperitque jecur,

vers que BODARD regarde comme également applicables à la *chausse-trape*, substance tonique dont, plus loin, nous aurons à nous entretenir.

Quoique la *gentiane* et la *petite centaurée* fussent, bien avant la conquête du Pérou, considérées par les auteurs comme deux fébrifuges infaillibles, cependant, lors de l'importation du *quinquina* en Europe, elles perdirent beaucoup de l'estime dont elles avaient joui durant des siècles, et se virent, dans nos villes, repoussées de la thérapeutique des fébricitants. Bons appréciateurs de leurs besoins et des moyens à leur portée, plus que nos citadins, fidèles aux traditions qui devaient les guider et leur servir, les habitants de la campagne ne les ont jamais complètement répudiées, et toujours ils ont eu à s'en louer. Réintégrées en quelque sorte pendant les longues guerres de la République ou de l'Empire, la paix générale est venue les frapper d'un discrédit nouveau; et pourtant il n'est pas moins vrai de dire que rien ne saurait justifier l'oubli dans lequel on les laisse, car elles offrent toujours au praticien habile des agents thérapeutiques qui, presque constamment, répondront à son attente par des succès dans tous les cas de fièvres périodiques : et il est à remarquer alors que leur poudre, prescrite à la dose de une à deux onces, divisées par gros, administrées dans l'intervalle d'un accès à l'autre, est plus certaine que leur infusion. En 1795, dans l'hôpital de Perpignan (Pyrénées-Orientales), unies (soit l'une, soit l'autre, soit toutes deux ensemble), unies, dis-je, à la *camomille romaine* et à un peu d'*éther sulfurique*, elles ont dompté un grand nombre de fièvres intermittentes de tous les caractères, de tous les types, contre lesquelles avaient échoué tous les autres fébrifuges, sans en excepter même le *quinquina*.

Les *chironia pulchella, ch. ramosissima, ch. maritima, ch. occidentalis, ch. linarifolia, ch. spicata, ch. Candolii* (Desvaux), *ch. inaperta* (Willd.), variétés du *chironia centaurium*, suivant quelques botanistes, espèces distinctes selon d'autres; le *chlora perfoliata*, L., et le *chlora sessilifolia* (Desv.); l'*exacum filiforme* de Willdenow (*gentiana filiformis*, L., *gentiana exacoïdes* de GOUAN) que nous pourrions opposer à la *gentianelle d'Amérique* (*exacum Americanum*), s'il arrivait qu'un jour on tentât d'introduire celle-ci dans notre matière médicale; les *swertia carinthiaca* et *sw. perennis*, toutes ces *gentianées* sont peut-être moins énergiques que les types de la famille; mais elles jouissent aussi de propriétés toniques bien prononcées, et conviennent également dans les affections asthéniques qui entraînent avec elles l'ictère, la chlorose, l'œdème, la leucophlegmatie.

Bien que (ainsi que déjà nous l'avons pu démontrer), nous possédions beaucoup plus qu'il nous faut pour opposer des *indigènes* égaux aux *exotiques* cités, ce serait manquer notre but que de ne pas citer et signaler ici le ou la *ményanthe* (*trèfle d'eau* du langage vulgaire, *menyanthes trifoliata*, L., *gentianées*), espèce qui, ainsi que son nom l'indique (*fleur de mois*), a passé de tout temps pour remédier à la suspension du flux menstruel par inertie de l'utérus, par asthénie matérielle de la vitalité organique, et qui jouit encore aujourd'hui (du moins auprès de ceux qui n'ont pas perdu toute foi aux modificateurs consignés dans les anciennes matières médicales), qui jouit, dis-je, d'une grande réputation tonique et fébrifuge, mais à haute dose, ainsi que THRELKELD et GILIBERT l'ont éprouvé plusieurs fois. Alors cet agent imprime à toute l'économie une énergie insolite, une surexcitation puissante qui paralyse l'effort fébrile au moment où celui-ci tend à se développer. Bien que l'autorité de ces praticiens puisse être d'un grand poids, les insuccès qui ont répondu aux tentatives de quelques expérimentateurs portent à douter du positif de sa vertu fébrifuge; mais comme tonique ordinaire, administré en temps opportun et à des doses modérées, sa tonicité ne saurait être l'objet d'une contestation; et l'on n'est certes point à reconnaître son utilité dans toutes les maladies dont le système lymphatique est le siége, et dans le scorbut, la leucophlegmatie, l'œdème, dans les épanchements séreux atoniques, en un mot dans toutes les cachexies, ainsi qu'avant nous l'ont reconnu **Bartholin**, **Bergius**, **Schroeerius**, **Tillingius**, **Francus**, **Matthiole**, **Riedlin**, **Paulli**, **Eysel**, **Willis**, **Cartheuser**, **Zorn**, et enfin **Ray**, qui recommandait le *trèfle d'eau* pour être efficacement curatif de la clavelée des brebis. **Haller** nous apprend que **Boerrhaave** en a éprouvé d'heureux effets sur lui-même dans une arthrite chronique dont, avant son emploi, il n'avait pu venir à bout de se délivrer.

Une égale portée d'action peut-elle être attribuée à son congénère, le *petit volet d'eau* (*villarsia nymphoïdes*, **Vent.**), *menyanthes* de **Linné**, qui pense que cette espèce est une hybride due au croisement du *nénuphar* avec le *trèfle d'eau?*

Je n'omettrai pas davantage les cônes ou chatons du *houblon commun* (*humulus lupulus*, L., *urticées*), que parfois on associe, soit au *ményanthe*, soit à la *gentiane*, soit aux *antiscorbutiques*, soit enfin aux *préparations ferrugineuses*, mais que souvent aussi l'on emploie seuls. Ces chatons que tenaient en grande estime **Elsinger**, **Salmas**, **Boerrhaave**, **Zorn**, **Geoffroy**, **Tournefort** et Sim. **Paulli**, ces chatons qu'ils recommandaient comme anodins, discussifs, sudorifiques, apéritifs, emménagogues, sont pourvus d'un principe amer que, de nos jours, l'on est parvenu à isoler, lequel a beaucoup d'analogie d'action avec le principe vireux de la *gentiane*, lequel, sous le nom de *lupulin* (*lupuline* de **Planche**), puissant modificateur des centres nerveux, occupe maintenant une place distinguée dans la matière médicale qu'enrichit chaque jour la *chimie organique*.

Ces cônes foliacés, fleurs du *houblon*, paraissent donc se comporter avec notre économie à la manière de la *gentiane* : comme cette racine, ils agissent sur le cerveau par la forte odeur qu'ils exhalent, suspendent momentanément les fonctions du cerveau, et, par leurs vertus toniques, réussissent toutes les fois qu'étant opportunément administrés, on les met en usage pour ranimer la constitution détériorée des convalescents et des cachectiques, lorsque l'on a pour but de rendre à leurs fonctions les puissances assimilatrices, de favoriser la nutrition organique des tissus. Remède obligé de l'enfance grêle, débile, décolorée, de ces jeunes gens rachitiques ou strumeux dont une existence languissante et maladive semble devoir être le partage, ils sont, de tous les toniques, ceux qui, le plus constamment, ont mérité les suffrages des praticiens qui se sont fait une sorte de spécialité de la médecine des enfants.

Ainsi qu'à la *gentiane* et au *gentianin*, des propriétés fébrifuges sont attribuées au *houblon* et au *lupulin*, et, dans le fait, l'analogie qui existe entre eux justifie toute pensée à cet égard. D'ailleurs, le dr BARBIER d'Amiens a, un grand nombre de fois, opposé le *lupulin* aux fièvres d'accès : dans quelques cas, il s'est montré d'une efficacité incontestable; dans d'autres, il n'a offert qu'un médicament incertain. Qu'en conclure? Le *sulfate de quinine*, tout positivement spécifique qu'il peut être, ne décourage-t-il pas aussi par de nombreux insuccès?

A côté de cette *urticée*, non moins précieuse pour les arts économiques que pour la médecine, je crois devoir mentionner ici le *lédon des marais* (*romarin de Bohême*, *ledum palustre*, L., *éricacées*), végétal si commun dans nos contrées, si peu connu des médecins; plante que, dans quelques endroits, on substitue au *houblon* dans la fabrication de la *bière*, qui en devient plus enivrante; plante qui, agissant parfois à la manière des narcotico-âcres, produit la dilatation de la pupille, et, à haute dose, peut devenir toxique; plante dont la décoction est conseillée par ODHELIUS dans la lèpre de Norwège.

Je me garderai bien aussi de manquer à signaler et à placer dans ce cadre le *seneçon commun* (*senecio vulgaris*, L.), humble corymbifère de nos campagnes, qu'en Angleterre les maréchaux opposent aux affections vermineuses qui attaquent les chevaux; herbe plus que vulgaire pour nous, et dont le suc a été fortement recommandé aux scorbutiques, aux arthritiques, aux ictériques, par Boerrhaave, Tournefort et Zorn. A plus juste titre encore nous mentionnerons ici nos *chicoracées*, et, entre toutes, la *chicorée sauvage* (*cichorium intybus*, L.) et le *pissenlit* (*taraxacum dens leonis*, Desf.); et après ces espèces bien connues, bien positivement éprouvées, les genres *épervière* (*hieracium*), *lion-dent* (*leontodon*), *laitron* (*sonchus*), *porcelle* (*hypochœris*), *lampsane* (*lapsana*), *prénanthe* (*prenanthes*), *chondrille* (*chondrilla*), et d'autres qui, abondants en *extractif amer*, ou turgides d'un *suc laiteux amer* et *vireux* dans lequel certains analystes modernes ont dit avoir trouvé du *caoutchouc*, ne doivent point perdre leurs droits à l'estime des pathologistes.

La *chicorée sauvage*, indiquée par Bourgeois comme un remède infaillible à opposer au rhumatisme chronique (Valmont-Bomare); recommandée par Desbois-de-Rochefort, par Vicat et par Van-Swieten dans l'ictère, dans les coliques hépatiques causées par la présence de calculs biliaires; la *chicorée sauvage*, douée d'une amertume franche et très-prononcée, laquelle dénonce des propriétés éminemment toniques, est effectivement convenable dans tous les cas où, pour stimuler et corroborer l'organisme, on est dans la nécessité de recourir aux *amers*. Non-seulement elle est utile dans toutes les diathèses cachectiques, mais aussi, par une sorte de médication spéciale, elle prévient, arrête le développement des phénomènes fébriles qui, dans leur marche, affectent le type intermittent, se manifestent souvent à la suite de maladies aiguës graves, après lesquelles l'économie, plongée dans un état d'asthénie générale, présente chez les malades, avec une convalescence longue et languissante, une susceptibilité bien remarquable, convalescence que la moindre affection morale un peu vive, que le moindre acte fonctionnel un peu prononcé suffisent à troubler; phénomènes qui ne cessent d'apparaître que lorsque, tonifiant l'appareil digestif et ainsi favorisant les fonctions assimilatrices sans pourtant exagérer leur puissance, on parvient à établir un équilibre harmonique entre toutes les forces vitales qui, par une espèce de *conamen naturæ*, paraissent tendre à se développer isolément et indépendamment les unes des autres. C'est ce que j'ai eu occasion de remarquer pendant la première campagne de Belgique de **1831**. Pas un état morbide, pas une phlegmasie simple ou grave ne se présentaient, qui ne fussent suivis d'une fièvre intermittente simple, survenant après une convalescence qui semblait établie, assise et positive par trois, quatre et cinq jours de rémission complète, d'absence formelle de toute condition pathologique. Alors, la seule infusion de racine de *chicorée sauvage* nous a souvent suffi, à M. le d[r] DEBRUYEN (St-Trond, Belgique) et à moi, pour enrayer et faire disparaître ces symptômes nouveaux. Peut-être trouvera-t-on l'explication de ce fait curatif, non-seulement dans l'amertume propre à cette substance, amertume qui, par sa tonicité reconnue, ajoute à la vitalité, à la puissance des fonctions assimilatrices et réparatrices, favorise l'exhalation et les sécrétions, mais aussi à la présence d'un principe vireux aromatique, assez analogue à celui de la *gentiane*, ou mieux encore analogue à la *thridace*, dont nous aurons à parler plus loin. Comme eux, agissant sur les centres nerveux, il modère leur activité, et s'oppose ainsi à ces phénomènes de réaction dont l'ensemble simule, souvent même exprime un mouvement fébrile plus ou moins prononcé, plus ou moins intense, plus ou moins persistant, affectant plutôt la forme périodique que la forme continue. Ce n'est donc pas à tort que VICAT, GEOFFROY d'après VICAT, et SÉNAC après eux, aussi bien que LÉWIS, GOEZ, BOERRHAAVE, TOURNEFORT, ZORN, CARTHEUSER, disent l'avoir employée avec succès dans plusieurs cas de fièvre intermittente. Enfin, tenant compte de la tonicité qu'elle exerce et développe, des heureuses modifications organiques dont elle est l'agent, CRATON, son plus enthousiaste préconisateur, la déclare antiphthisique ; et telle est aussi, à cet égard, l'opinion de RHODIUS, de VERZACHA et de FUSCH.

Les principes amers du *pissenlit* exercent, aussi bien que ceux de la *chicorée sauvage*, une impression tonique sur les tissus vivants ; et suivant les dispositions où se trouvent être les organes digestifs lors de leur agression, ils produisent parfois des constipations opiniâtres, mais plus fréquemment de copieuses déjections alvines. Ce dernier phénomène a fait long-temps considérer le *pissenlit* comme fort propre à atténuer les humeurs et à les expulser hors de l'économie qu'elles troublaient : aussi, dans les anciens formulaires, faisait-il partie des médicaments prétendus fondants, et, parmi eux, il passait pour être un des plus efficaces contre les empâtements, les engorgements, les obstructions des viscères abdominaux : utopies thérapeutico-pathologiques qu'a détrônées une physiologie judicieuse et sage ! Maintenant que nous sommes mieux éclairés sur les causes et la nature des modifications organiques produisant et constituant un état de maladie ; maintenant qu'il est reconnu que les lésions auxquelles on donnait ces différents noms sont le produit d'une concentration vicieuse de vitalité, d'un travail fluxionnaire dont les parenchymes abdominaux, dont les glandes mésentériques se trouvent être le siége, d'un travail phlegmasique lent et sourd qui, modifiant le mode de nutrition de nos tissus organiques, a ainsi changé leur nature, ou, pour mieux dire, leur état physiologique, le *pissenlit*, aussi bien que les autres *amers*, *toniques* ou *stimulants*, a perdu la haute réputation apéritive, hépatique, désobstruante et purificative du sang que lui avaient faite Cartheuser, Zorn, Geoffroy, Boerrhaave, Tournefort et nombre d'autres, sans devoir, pour cela, tomber dans un discrédit absolu; car, non moins que les autres agents de sa classe, il est, dans toute asthénie, un salutaire stimulant des actes et des phénomènes fonctionnels qu'une cause éloignée ou prochaine a frappés d'inertie. C'est ce que maintes fois j'ai eu occasion de remarquer, tant sur nos jeunes soldats dont la vie languissait, soumise qu'elle était à l'influence de causes déprimantes, que sur les militaires qui, revenant d'Afrique, se trouvaient, à la suite des fièvres d'accès en quelque sorte endémiques aux côtes et aux plaines Barbaresques, atteints d'engorgements des viscères abdominaux. Et que l'on ne nous dise pas que les toniques, que les stimulants sont constamment nuisibles à cette sorte de concentration vicieuse de vitalité, véritable état congestionnaire passif! car les *eaux thermo-sulfureuses* ont suffi à en guérir un grand nombre. Eh bien! *tonique* pour *tonique*, *stimulant* pour *stimulant*!

A ces *toniques indigènes*, bien capables de rivaliser les *exotiques*, nous adjoindrons la *fumeterre* (*fumaria officinalis*, L., *fumariacées*, *solamen scabiosorum* des anciens), la *fumeterre*, qui convient parfaitement aux personnes pâles dont la peau est mal nourrie, dont la face et les membres sont frappés de bouffissure, chez lesquelles enfin prédomine la constitution lymphatique. Sa propriété tonique a été reconnue de tout temps. Sérapion, Avicennes, Mésué, Oribase, Camérarius, Roussy, Zorn, Loeseke, Geoffroy, Tournefort, en faisaient grand cas dans les maladies cutanées et scorbutiques. Dans le traitement de ces maladies, dans le traitement des affections strumeuses et des œdématies, dans le traitement des syphilis, sa décoction m'a été le seul auxiliaire que, durant mon séjour à l'hôpital militaire de Mostaganem (Algérie), dont, en 1839 et 1840, je dirigeais en chef le service de santé, j'aie réuni aux modificateurs spéciaux bases obligées du traitement propre à chacune de ces affections; et son intervention ne m'a pas été moins utile que l'auraient pu être la *quassie amère*, la *chiretta*, le *quinquina*, la *salsepareille*, le *gaïac*, la *squine*, et tous les autres *exotiques* dont les propriétés toniques, fondantes, dépuratives, remplissent encore les colonnes de nos feuilles d'annonces : productions miraculeuses dont l'infaillibilité est loin d'être démontrée, que la bonne foi n'admet plus d'une manière exclusive, mais dont la routine ne saurait se passer, et dont l'empirisme perpétue le règne et l'engouement! GALIEN, CONSTANTIN, PEYRILHE, préconisent la *fumeterre* comme efficace dans toutes les circonstances où il s'agit de réveiller la vitalité de l'appareil gastro-intestinal, de ranimer les fonctions de sécrétion, d'exhalation et d'excrétion : aussi la regardaient-ils comme éminemment hépatique, dépurative, purgative, fondante, sudorifique, diurétique, emménagogue. RIVIÈRE la range parmi les médicaments hépatiques les plus sûrs; et, eu égard à la médication générale qu'elle exerce, on s'en est (dit-on) servi avec le plus grand succès pour combattre l'altération organique nommée par DEMANGEON (cité par BODARD) éléphantiasis du nord, espèce de *lèpre* que le d[r] PFEFFERKORN et le d[r] CALLISEN ont observée, l'un à Copenhague, l'autre à Drontheim; maladie que les d[rs] HEUSLER, TODE, GISLESEN, BOECK, PETERSON, DEBES, THOMPSONS, KOENIG, regardent comme ayant beaucoup d'affinité avec la lèpre d'Orient, et qu'ARBO et MOELLER considèrent comme une dégénérescence du scorbut dont elle n'est peut-être qu'une variété (1).

On pourrait, avec cette espèce officinale et à son défaut,

admettre dans la médication des mêmes cas pathologiques les autres *fumariacées,* ses congénères; car j'ai, par moi-même, acquis la certitude qu'elles peuvent fort bien être succédanées les unes des autres : et, certes, on aurait mauvaise grâce à repousser de cette série d'agents médicateurs les *fumaria spicata, media, vaillantii, parviflora et capreolata*; le *corydalis bulbosa* (*aristolochia fabacea* de Forster, de Zorn, d'Ammann), et le *corydalis lutea.*

L'on aurait également grand tort de négliger, dans les mêmes circonstances et pour les mêmes cas, nos *scabieuses,* et notamment les *scabiosa succisa* et *scabiosa arvensis*, si long-temps estimées alexitères, sudorifiques et vulnéraires, si long-temps en honneur dans les maladies strumeuses; et surtout dans l'*herpes prurigineux*, dans la gale qu'entretient, que produit même, dit-on, un *acarus* (Alibert, Renucci), un *sarcopte* (Duméril), genre d'*arachnide*, insecte parasite *rhinaptère.* Cette spécificité accordée à nos *scabieuses* par Boerrhaave, Zorn, Hoffmann, Tournefort, Baglivi, Geoffroy, par Buchwald, qui semble préférer aux autres espèces le *scabiosa arvensis* dont il recommande la décoction dans les fièvres intermittentes; cette spécificité attribuée, dis-je, à ces plantes depuis un temps presque immémorial, leur a valu le nom générique qu'elles ont reçu des pathologistes (*scabies, gale*) plutôt que des botanistes; car, à une certaine époque, les végétaux étaient dénommés d'après les maladies et les usages auxquels on les croyait propres. Maintenant ces *dipsacées*, vraiment utiles toutes les fois qu'il convient de recourir à une médication tonique modérée, sont, pour les *Doctrinaires en médecine*, abandonnées à l'empirisme des *commères,* des *herboristes*, des *médecins-afficheurs* qui savent en tirer bon parti : ces derniers en composent leurs merveilleux arcanes, leurs remèdes dépuratifs, sudorifiques, antiscorbutiques, anti-herpétiques, antiscrofuleux, antisyphilitiques, annonces trompeuses, piéges tendus à la niaise crédulité publique qui s'y laisse prendre toujours. Enfin, l'on aurait peut-être aussi quelque reproche à se faire, si l'on se refusait à essayer de nouveau la *lampourde* (*xanthium strumarium*, L.), plante *carduacée* dont le nom spécifique latin annonce assez les propriétés que nos anciens lui attribuaient. Dans le fait, ses feuilles et ses racines étaient fort employées autrefois avec succès (dit-on) dans le traitement de la syphilis, des dartres et des affections strumeuses.

Pour ajouter à ces ressources et compléter le cadre des *toniques amers* à réunir aux *gentianées*, l'on pourrait reprendre les expériences faites avant nous et presque de nos jours avec l'*osmonde royale* (*osmunda regalis*, L.), plante filicée, aujourd'hui tout-à-fait inusitée parmi nous, mais particulièrement employée jadis contre le scrofule et le rachitis; contre l'épilepsie lorsque celle-ci a son origine dans la débilité et la laxité des organes, dans la gravelle et le catarrhe vésical (TRILLER). L'*extrait aqueux* de son rhizôme, administré à la dose de 3 à 4 gros par jour, a seul, au rapport de M. le d[r] AUBERT, de Genève, guéri en fort peu de temps des scrofuleux et des rachitiques par ostéomalaxie. L'on pourrait pareillement faire rentrer ici dans notre arsenal thérapeutique le *botrychium lunaria*, si voisin de l'*osmonde*, et qui a eu, comme elle, son époque de faveur : long-temps regardée comme antimagique (voir WIERUS, GESNER, KIRCHER, FALLOPE), elle était surtout estimée tonique, astringente et vulnéraire (TOURNEFORT, ZORN, BOERRHAAVE, SOLENANDER, ZOBEL, CARICHTER, BOECLER); et peut-être ne ferait-on pas mal d'y réintégrer la *cymbalaire* (*linaria cymbalaria*, DESF., *antirrhinées*), petite plante dont la saveur amère approche assez de celle de la *fumeterre*, et qui, estimée tonique et antipsorique par le d[r] WELSH, a été par lui consacrée au traitement de la gale.

Que si l'on s'obstine à considérer le *colombo*, dans lequel la *colombine* (principe alcaloïdique) a été découverte et isolée par **Buchner**, en 1826 ; que si, dis-je, l'on s'obstine à considérer le *colombo*, racine du *menispermum colombo* (*menispermum hirsutum*, L., *ménispermées*), comme un stomachique puissant, indispensable, comme un des agents les plus propres à combattre l'oligotrophie, l'atonie du canal alimentaire, la dyspepsie, la lienterie asthénique (feu le dr **Marc**), et qu'ainsi l'on puisse toujours trouver en lui un médicament tellement efficace dans l'anorexie, dans les digestions laborieuses et pénibles, que 12 à 15 grains de sa poudre, ou deux cuillerées à bouche, soit de sa décoction, soit de son infusion aqueuse, soit de son *maceratum* vineux, suffisent pour rendre à leur intégrité de fonctions les puissances assimilatrices et digestives, pour rendre aux organes élaborateurs la tonicité qui leur manque, assertions au moins douteuses et auxquelles les faits donnent trop souvent des démentis formels, refuserons-nous une parité de puissance médicatrice à la racine de nos *patiences* (*polygonées*), au *rumex acutus*, lequel faisait partie de l'*élixir antiscorbutique* de **Triller** et de **Michel**, et dont la racine, reconnue pour astringente et alexipharmaque, était fort estimée par **Boerrhaave**, **Paulli**, **Zorn**, **Geoffroy**, **Boecler**, et au moyen de laquelle ils affirmaient avoir dompté les affections scorbutiques les plus invétérées et les plus tenaces; au *rumex nemolapathum*; au *rumex hydrolapathum* (*rumex aquaticus*, *herba Britannica dioscoridis*, **Ray** et **Munting**), espèce fameuse pour avoir au camp, sur le Rhin, guéri les soldats de **César** atteints de scorbut; dont le suc et la décoction de la racine sont administrés à l'intérieur comme stomachiques, et, à l'extérieur, employés au pansement des plaies de mauvaise nature; aux *rumex obtusifolius*, *rum. sanguineus* (*sang-dragon des jardiniers*), *rum. nemorosus*, *rum. patientia*, *seu lapathum* (véritable espèce officinale), *rum. crispus* et *rum. pulcher*, dont les racines (celles du *rum. patientia* et du *rum. crispus* surtout) furent de toutes les plus employées, les plus éprouvées, et sont réellement les plus énergiques et les plus sûres?

Refuserons-nous de reconnaître que la *patience*, que ce produit indigène introduit dans l'économie y suscite un mouvement général qui lui donne plus de ressort et d'énergie? On ne peut se dispenser de reconnaître que l'estomac, débilité, délabré par de longues diètes, par l'usage prolongé de boissons fades et mucilagineuses, reprend, par cet agent, la tonicité qu'il avait perdue; qu'ainsi, grâce à lui, l'on voit assez promptement disparaître l'état d'affaissement, d'épuisement impossible à surmonter par les seules forces de la nature; que l'on voit, sous sa seule influence, l'organisme reprendre toute sa vitalité, le travail d'assimilation se faire mieux, la circulation s'accélérer, les sécrétions, l'exhalation cutanée, momentanément abolies, ou rálenties, ou perverties, se représenter, se succéder d'une manière plus normale, les excrétions alvines être quelquefois exagérées; et enfin, par un mouvement général imprimé à propos, souvent aussi par une dérivation salutaire et ménagée, on voit, par elle, se rétablir l'équilibre entre les différentes fonctions organiques.

Moins énergiquement tonique (car la saveur en est médiocrement amère, car elle contient beaucoup de *fécule amylacée* unie à un peu d'*inuline*), la racine de *bardane* (*arctium lappa*, L., *lappa major*, Goertn., *carduacées*), et celle de ses variétés *lappa minor*, L., *glabra*, L., *tomentosa*, mérite peut-être moins de confiance, quoique depuis longtemps elle soit recommandée, et qu'on la trouve consignée avec éloges dans les écrits de Geoffroy, de Cartheuser, de Zorn, de Tournefort, de Boerrhaave; quoique, de nos jours, elle ait été spécialement conseillée dans les affections dermoïques par feu le prof[r] ALIBERT. Cependant, quoique peut-être un peu faible d'action par elle-même et lorsqu'elle est seule, réunie aux *patiences* et à d'autres agents médicamenteux de même portée, on voit se développer les propriétés toniques qu'elle recèle, et, augmentant l'énergie du cœur, ajoutant à sa force propulsive, déterminer à la peau une diaphorèse abondante et salutaire. C'est d'après cette pensée, sans doute, que la tisane sudorifique journellement prescrite (dans le temps où j'y étais interne) à l'hôpital St-Louis et à la Maison de santé du faubourg St-Denis, à Paris, était composée d'une forte décoction de racines de *bardane* et de *patience*, dans laquelle on faisait infuser des feuilles de *sauge*, cette tisane devant être administrée dans tous les cas de syphilis, d'arthritis, de rhumatismes. Heureuse contre-partie, pour ne pas dire excellente satire des *quatre bois* dits *sudorifiques* et de leurs adhérents! D'ailleurs, cette circonstance n'existât-elle pas, ou n'eût-elle pas existé de notre temps, que nous serions encouragés à admettre la racine de *bardane* dans le traitement des vénériens, en apprenant que les médecins polonais, au temps de GOUAN, en faisaient grand cas comme antivénérienne et antirhumatismale; en apprenant que BAGLIVI eut souvent occasion d'apprécier sa vertu sudorifique, reconnue avant lui par ETTMULLER et par ALSTON, lequel l'employa fréquemment dans les syphilis; par Sim. PAULLI, qui, dans le traitement des maladies lymphatiques et dans les maladies syphilitiques, préférait sa décoction à celle des *quatre bois*, surtout lorsqu'il lui fallait agir sur des sujets émaciés et grêles. PEYRILHE, d'après LAFORÊT (*Forestus*, *lib.* 6, *obs.* 47), observe que notre roi HENRI III fut guéri de la syphilis au moyen de la *bardane* et du *séné*, par les soins de PÉNA, cité par FORMIUS et RIVIÈRE. Enfin, si BODARD propose de substituer la *bardane* au *gaïac*, c'est qu'il se fonde sur le dire de SCHROEDER, qui vante l'efficacité de notre racine dans les engorgements de la rate, dans certaines œdématies, dans les empâtements atoniques du tissu cellulaire, dans les affections arthritiques, soit goutteuses, soit rhumatismales. « Elle a (dit-il) réussi à Hollerius dans le traitement de la pleurésie » : sans doute lorsqu'à l'affection aiguë succède un épanchement passif dont, en éveillant la tonicité générale, on doit favoriser la résorption.

Après les *patiences* et la *bardane*, le *chardon-bénit* (*centaurea benedicta*, L., *carduacées*), lequel participe de la *bardane* par l'odeur, la saveur et la constitution chimique de sa racine, car celle-ci est également riche en *fécule amylacée*, et paraît contenir de l'*inuline*, le *chardon-bénit*, « *azylum languentium, medicina patrum familias poly-* » *chresta, verusque pauperum thesaurus* (Georg. Christ. » Petrus, *Jenæ*, 1669), » véritable panacée pour Salmas, Otto, Palmarius, Mindererus, et qu'estimaient singulièrement Geoffroy, Boerrhaave et Zorn, le *chardon-bénit* peut tenir une place honorable dans la thérapeutique indigène. Riche en extractif amer, bon sudorifique, alexitère et fébrifuge par ses feuilles, ses semences et ses sommités (Valmont-Bomare), il était fort estimé des anciens, qui le mettaient bien plus fréquemment en usage que nous. Ils avaient reconnu qu'il imprimait aux organes le mouvement qui caractérise l'action des toniques; ils le recommandaient comme alexipharmaque, sudorifique, diurétique, anti-vermineux. Ils n'estimaient pas moins le *chardon-bénit des Parisiens* (*centaurea lanata*, D. C.) : ils avaient remarqué que la *carline à feuilles d'acanthe* (*carlina acanthifolia*, L.), que nos autres *carlines* (*carlina vulgaris*, C., *acaulis*, C., *corymbosa*, L.), également *carduacées*, possédaient les mêmes vertus. Ils semblaient faire un cas particulier du *carlina acaulis* (*caméléon blanc*), espèce recommandée pour ses propriétés anti-hystériques, carminatives, stomachiques et sudorifiques (*hidroticæ*), par BOERRHAAVE, HERMANN, VALENTIN, LANGE, CARTHEUSER, ZORN; *carline* (*caroline, à Carolo magno*), dont on dit que CHARLEMAGNE employa les racines, et que par elles il combattit heureusement les fièvres pestilentielles qui décimaient son armée; espèce dont les paysans des Alpes, des Pyrénées et du Mont-d'Or mangent les têtes (les *clinanthes*) quand elles sont encore jeunes et tendres. Enfin, les auteurs que nous venons de citer, et auxquels nous devons adjoindre LOESEKE, avaient reconnu, avant nous, que le *souci des jardins* et celui des *vignes* (*calendula officinalis* et C. *arvensis*, L., *astérées*), plantes encore un peu honorées de notre attention, étaient vraiment utiles dans la débilité générale consécutive des maladies aiguës de longue durée qui ont profondément frappé l'économie, dans la chlorose et dans toutes les affections anémiques. Quant à ce qui me concerne, je puis ajouter, à propos de ce genre, que, pendant le temps de mon séjour à Mostaganem, le *calendula officinalis* et le *calendula sancta*, l'un et l'autre indigènes à cette partie de l'Algérie, soit seuls, soit unis au *fumaria spicata*, m'ont, dans le traitement des maladies vénériennes, herpétiques, psoriques, m'ont, dis-je, été aussi utiles que les plus énergiques agents *exotiques* ou *indigènes* de la même catégorie.

Si à cette énumération nous joignons le *tussilage* (*tussilago farfara*, L., *astérées*), ce ne sera réellement que pour mémoire, quoique sa saveur amère et un peu acerbe y dénonce la présence d'un principe extractif tonique et d'une certaine quantité de *tannin*. En effet, d'après les expériences de PERCIVAL, qui dit l'avoir opposé avec succès à la diarrhée colliquative des phthisiques; d'après celles de BUCHWALD, qui l'estime bon tonique; d'après celles de KRAMER, DETHARTING, PAULLI, RAY, HEUCHER, HILLER, SALMAS, SAIME, REUSNERUS, BOYLE, FORESTUS; de EYSSEL, qui, parlant de cette plante, la dénomme : « *filius ante patrem*,

» *verum phthysicorum azylum*; » d'après celles de CRANTZ, VAN-SWIETEN, VICAT, CULLEN, FULLER, ALLEN, et des praticiens qui les ont précédés ou suivis, et enfin d'après ce que moi-même j'ai eu maintes fois occasion d'observer, il est constant que sa racine et ses feuilles se sont montrées non moins utiles, dans le catarrhe bronchique, comme incisives et sudorifiques, que le *calaguala*, *filicée* du Brésil, rhizôme du *polypodium calaguala* de RUIZ, *aspidium coriaceum* de SWARTZ, *polypodium phyllitis* de GOUAN. D'ailleurs ce rhizôme étranger a pour émule de propriétés une autre *filicée*, notre *polypode de chêne*, *polypodium commune*. Pour en revenir à notre *tussilage*, notons bien qu'ALLEN regardait cette *astérée* comme tellement propre à combattre la cachexie, les affections dépendantes d'une prédominance du système lymphatique, qu'il avança que la décoction de ses feuilles l'emportait sur les remèdes connus jusqu'alors pour guérir les écrouelles; opinion partagée par FULLER, mais qui n'est point celle de feu le prof[r] ALIBERT. Cependant l'efficacité de ses feuilles dans l'atonie du système capillaire sanguin et lymphatique, dans les ethmoplécoses strumeuses, en un mot dans la diathèse scrofuleuse, a été constatée par BODARD à l'hôpital de Ste-Claire, à Pise, en Toscane, et par le d[r] dom RAMIERI COMMANDOLI, alors collègue de notre estimable compatriote. Enfin, cette propriété tonique, stimulante et réparatrice de la vitalité organique des tissus soumis à l'influence d'une dégénérescence tout asthénique, a été reconnue également et constatée par le d[r] MUNARET, de Paris, et par le d[r] GAULTHIER DE CLAUBRY, dont l'opinion peut faire autorité. Ce néanmoins, soit que la présence de toniques indigènes plus énergiques l'ait fait repousser par nos modernes, soit que ceux qui ont tenté de l'expérimenter aussi aient omis quelque mode de préparation nécessaire pour rendre son emploi fructueux, il est vrai de dire que, rarement usité aujourd'hui, si ce n'est pour ses *anthodes* mêlés aux fleurs dites *pectorales*, le *tussilage* est bien déchu maintenant de la haute réputation antiscrofuleuse que nos devanciers lui avaient faite ; et son congénère, le *tussilage pétasite* (*tussilago petasites*, L.), a partagé la disgrâce qui l'a frappé, bien que cette dernière espèce ait rendu, dans les mêmes cas, de bons services à l'art de guérir entre les mains de HÉROLD, de ZORN, de STHAL, et des praticiens qui ont recommandé le *pas-d'âne* à notre attention.

Comme lui, de la famille des *astérées*, l'*aunée officinale* (*inula helenium*, L.), mais plus favorisée que lui, nous donne une racine qu'HALLER recommandait dans la chlorose, l'asthme et la cachexie, que WEDEL et LUDOVIC estimaient polychreste à cause des nombreuses applications qu'on en pouvait faire, et des usages multiples auxquels on pouvait la consacrer (voir GEOFFROY, CARTHEUSER, LOESEKER, TOURNEFORT, ZORN) ; racine qui, de nos jours, n'est point partout, ni pour tous l'objet d'un semblable discrédit, malgré le dédain superbe de ceux de nos praticiens pour lesquels l'ensemble de la matière médicale n'est qu'un fastidieux répertoire de connaissances inutiles à posséder, véritable hors-d'œuvre dans la théorie et dans la pratique.

Éloquents discoureurs, dont les savantes et curieuses investigations, dont les précieux travaux, dont les explications lucides nous amènent chaque jour à une appréciation plus exacte et plus vraie des faits et phénomènes pathologiques, des altérations organiques dont ils sont parvenus à saisir les plus insaisissables nuances ! Mais pour avoir mieux su que leurs prédécesseurs éclairer le diagnostic, ils n'ont pas su, comme eux, éclairer et diriger la thérapeutique qu'ils regardent malheureusement (à moins qu'elle ne soit essentiellement bornée aux émissions sanguines, aux boissons délayantes, aux rubéfiants et aux moyens chirurgicaux), qu'ils regardent, dis-je, comme indigne d'occuper un seul instant leur pensée, de laquelle ils semblent prendre à tâche de répudier les secours, et qu'ils appauvrissent sans cesse au lieu de s'évertuer à l'enrichir, si ce n'est pourtant en favorisant d'une adoption aveugle les productions lointaines et les élucubrations étrangères (*monesia, paullinia*, etc., etc.). Ils ont, nous devons en convenir, fait faire d'immenses progrès à l'étiologie, à la séméïotique, à l'anatomie pathologique; mais, convenons-en également, pas un seul à l'art de traiter et de guérir les maladies; car, de modificateurs à opposer aux lésions qu'ils ont si bien su connaître et dessiner, dont si élégamment ils écrivent l'histoire, pas un mot de plus, rien de plus que ce qui, avant eux, avait été indiqué. Que dis-je! moins avancés sur ce point que ceux dont les recherches et les théories les font en quelque sorte sourire de pitié, ils paraissent être dans une ignorance complète des moyens à mettre en œuvre (à part toutefois de ceux auxquels ils sont routinés et dont ils ont bientôt parcouru et par conséquent épuisé le cercle); ils ne trouvent rien à faire où ceux-là trouvaient à agir; et, malgré le parfum scientifique qu'ils exhalent et répandent autour d'eux, moins heureux que nos anciens, ils comptent plus d'insuccès que de succès. Quoi qu'il en soit des opinions diverses en cas pareil, et des oppositions que la nôtre pourra rencontrer, nous n'en accomplirons pas moins la tâche que nous nous sommes imposée, et peut-être n'aurons-nous pas positivement prêché dans le désert.

L'*aunée* donc, justement estimée encore malgré les antipathies des nombreux antagonistes de la phytologie médicale, l'*aunée*, ou mieux, la *racine d'aunée*, réveillant l'énergie vitale des tissus organiques, nous offre un médicament précieux toutes les fois que l'on a recours à elle pour borner l'exagération d'exhalation, dont, après une phegmasie ancienne et lente chez des sujets mous et lymphatiques, les membranes muqueuses deviennent le siége. Ainsi, par exemple, dans le catarrhe chronique des bronches et de la vessie : ce que, dans ma pratique particulière, j'ai eu occasion de remarquer, principalement chez un sujet qui, si je peux me servir de cette expression, était tout catarrhe de la tête aux pieds. Ce n'est donc pas sans quelque raison que les anciens, et le d[r] ROQUES de nos jours, l'ont vantée dans la maladie que parfois encore on désigne sous la dénomination d'asthme pituiteux. Considérant la médication toniquement stimulante qu'elle exerce, on a eu recours à elle pour détruire les vers intestinaux, pour favoriser le retour et l'éruption des règles. Le d[r] ROQUES l'indique à la dose de 2 gros pour relever le ton du canal digestif à la suite des fièvres catarrhales, gastriques et bilieuses, et aussi dans certains cas de fièvres éruptives, quand on croit devoir chercher à susciter des phénomènes d'expansion, à produire un mouvement du centre à la circonférence. BODARD a toujours eu à se louer de son *extrait* dans les affections chlorotiques, et il assure qu'associé au *nerprun*, cet *extrait* remplit toutes les conditions de l'*aloès*. Enfin, la racine d'*aunée* est utile aussi à la pathologie externe. Il est reconnu que son action tonistimulante, changeant le mode de vitalité d'une plaie blafarde et sanieuse, la rend un topique important lorsqu'on l'applique en cataplasmes sur des ulcères scrofuleux. A quoi doit-elle cette propriété tonique qui nous la rend précieuse ? Est-ce à une substance amère, odorante qu'elle contient ? Est-ce à l'*inuline* son principe immédiat, ainsi qu'on l'a cru dans l'origine de sa découverte par M. ROSE, principe retrouvé depuis dans la racine de la *bardane* et de quelques autres espèces ? Est-ce à la réunion de l'une et de l'autre ? Que nous importe !

Je terminerai la série des *toniques amers* en disant un

mót de ce mélange connu sous le nom de *mousse de Corse*, mélange confus de *varecs*; de *céramions*, de *coralines*, dans lequel pourtant domine le *varec vermifuge* (*fucus helminthocorton*, L., *gigartina helm.*, LAM., *algées-thalassiophytes*), *varec* fort estimé comme tonique et antiscrofuleux par feu le profr ALIBERT, qui lui fit jouer un rôle important dans sa pratique clinique, d'après les expériences et l'analyse faites par M. le profr BOUVIER (2). Considéré, dès son apparition dans la matière médicale, comme un des plus énergiques anthelmintiques connus, peut-être ce *varec* agit-il moins par une spécificité particulière, que par la vertu essentiellement tonique qui l'assimile aux autres amers, vertu que rendent stimulante un arômite particulier à cette production végétale, et l'*iode* dont les analyses de M. le dr GAULTHIER DE CLAUBRY y ont constaté la présence. Aussi, modificateur puissant de la vie organique des tissus, en même temps que toxique aux entozoaires qu'il tue, il s'oppose à leur reproduction par la vive impression qu'il exerce sur le canal alimentaire dont il augmente la vitalité par une stimulation brusque et insolite, il favorise leur expulsion. N'a-t-on recours à lui que comme à un agent tonique? il réveille la vitalité du système glanduleux, rappelle à leurs fonctions les appareils d'absorption, d'exhalation, de sécrétion. C'est avec succès que FAAR l'a opposé aux dégénérescences cancéreuses des glandes, et l'on pourrait, d'après lui, l'employer pour combattre les adénites strumeuses, les thyroïdites chroniques endémiques à certaines parties de notre territoire, remarquables aussi chez les sujets lymphatiques, et chez ceux dont la constitution est détériorée par l'insalubrité des logements qu'ils occupent, l'absence d'un air pur et vivifiant, la nature des eaux dont ils s'abreuvent, une alimentation insuffisamment réparatrice, ou viciée, soit par la germination, soit par la fermentation.

Autour de lui, pour compléter ici nos ressources médicales, peuvent venir se grouper les *salicornes*, les *soudes*, dont l'utilité dans les affections strumeuses ne doit pas être chose contestable; les *varecs* nombreux et variés dont abondent nos côtes maritimes; l'*éponge* (*spongia officinalis*, L., *zoophytes*, *polypes à polypiers*, Cuvier); si long-temps en faveur dans le traitement du goître, tous agents plus ou moins éprouvés, qui ne doivent leur éloignement de la matière médicale qu'à notre indifférence pour tout ce qui ne porte pas un caractère d'étrangeté, pour tout ce que la rareté ne nous rend pas recommandable.

D'après cette disposition où nous sommes et où nous avons toujours été, je suis surpris que les écorces âcres et amères des *geoffroya inermis*, et *geof. surinamensis*, L. (*geoffræa*, *geoffrea*, confondue, sous le nom de *geoffræa vermifuga* de Martius, avec l'*andira racemosa* dont nous parlerons ailleurs), *léguminosées*, *papilionacées*, ne soient pas encore venues, comme toniques et anthelmintiques, déposséder la *mousse de Corse* de la place qu'elle occupe dans notre arsenal thérapeutique. Heureusement que, dans l'un et l'autre de ces cas, nous n'avons guère besoin de recourir à des agents exotiques dont la véritable portée nous est presque inconnue.

Enfin, sans parler de l'*huile* de *foie* de *raie* (*raja aculeata*, *clavata*, et *raja batis*, *poissons cartilagineux*); sans parler de l'*huile de foie de morue* (*gadus morua*, ordre des *malacoptérygiens subrachiens*), matières oléagineuses, aujourd'hui à la mode pour le traitement des maladies strumeuses, et auxquelles déjà on parle de substituer l'*olliette*, huile exprimée des semences du *papaver somniferum*, huile que l'on estime égale en portée médicatrice à ces huiles animales, assertion qui me semble quelque peu hasardée, bien qu'elle parte de M. Dubois d'Anvers, qui s'applaudit fort de l'avoir employée comme antiscrofuleuse chez des enfants, l'administrant à la dose de deux cuillerées à bouche le matin et autant le soir ; sans parler du *brôme*, découvert et présenté comme un corps simple par M. BALARD, mais que d'autres chimistes estiment n'être qu'une modification du *chlore* ; sans parler de l'*iode*, si connu, si préconisé, si fréquemment employé dans les maladies strumeuses, dans les dégénérescences dont le système lymphatique et l'appareil glanduleux se trouvent être le siége, nous possédons assez d'agents modificateurs de la vitalité et de la nutrition organique des tissus, nous possédons assez de toniques pour que nous n'ayons pas ici à nous préoccuper d'un *fucus* que M. le d[r] LIPPICH, de Padoue, dit avoir trouvé dans les lagunes de Venise, et qu'il vante comme étant d'une efficacité infaillible et constante dans l'affaiblissement des membres pelviens chez les enfants, dans le rachitis, dans l'ostéo-malaxie.

NOTES.

(1) Parmi les auteurs que l'on peut consulter sur cette singulière maladie, le d[r] DEMANGEON cite et distingue HEBERDEN, TODE, MANGOR, PONTOPIDAN, BUCHNER, HEMPEL, HEUSLER, PFEFFERKORN, ARBO, MOELLER, STROM, DERBES, CALLISEN, GISLESEN, KOENIG, KROP, MARTIN, ODHELIUS, TROIL, OLASSEN, PETERSON et POLVESEN.

(2) La *mousse de Corse*, d'après les diverses recherches qui ont été faites, paraît effectivement être le mélange et la réunion de plusieurs *varecs*, et, entre autres, des 1° *fucus helminthocorton*; 2° *fucus purpureus*; 3° *fucus plumosus*; 4° *corallina officinalis* (*zoophyte*), 5° et du *conferva fasciculata*. Bref, on y a compté 24 espèces de *varecs* non compris dans les genres de LINNÉ.

2° TONIQUES DIAPHORÉTIQUES.

> **Nous affectons d'éloigner nos productions indigènes de la matière médicale, parce que, dit-on, le succès n'a pas répondu à leur réputation. D'où vient cette divergence dans l'opinion des auteurs sur les produits des végétaux? Par quel hasard voit-on des praticiens dédaigner et proscrire même celles dont les vertus sont constatées par l'expérience, tandis que d'autres leur prodiguent des éloges exagérés? D'où vient enfin cette espèce d'abjection où sont tombées nos espèces européennes, et quelle est la cause de leur peu de succès dans l'art de guérir?**
>
> (**Bodard**, ***Cours de botanique médicale comparée. Discours préliminaire.***)

Déjà nous devons et nous avons dû reconnaître que, par la médication générale qu'ils exercent, que, par les actes fonctionnels dont ils provoquent l'accomplissement, la plupart des agents indigènes qui, jusqu'à présent, ont été soumis à notre examen, pourraient nous dispenser de recourir davantage au *gayac*, à la *salsepareille*, à la *squine*, si d'ailleurs nous ne possédions pas chez nous d'autres substances qui, par une sorte de spécificité analogue à la leur, influencent, d'une manière qu'on pourrait considérer comme élective, l'absorption, les organes exhalants et sécréteurs. Pour apprécier quel degré de confiance nous devons accorder aux uns et aux autres, aux uns à l'exclusion des autres, voyons-les tour à tour, et consultons, à leur sujet, la pensée des expérimentateurs, soit qu'ils nous aient précédés, soit que, du même temps que nous, comme nous, ils aient été appelés à réfléchir sur la même matière.

La *squine* des Chinois (*smilax china*, L.), la *squine du Brésil* (*herreria salsaparilla*), *asparaginées* toutes deux, nous présentent d'abord leurs racines, aussi bien que par les praticiens de notre temps, recommandées comme sudorifiques, antisyphilitiques, et comme fort convenables dans le traitement des maladies lymphatiques, par VALENTIN, BOERRHAAVE, GEOFFROY, VÉSALE, FERRÈRE et BRASSAVOLA, NEUHOF, le Père DU HALDE, Prosper ALPIN, ZORN, JUCHIUS, CARTHEUSER, racines (celles provenant de la Chine) auxquelles on mêle et substitue quelquefois les racines du *seneçon asiatique* (*senecio pseudo-china*, L., *corymbiférées*). Voir à ce sujet DILLEN, VAN-ROYEN, RAY et NIEREMBERG.

Fort abondante en principes amylacés, d'une saveur visqueuse, d'amarescence médiocre et légèrement astringente, la racine des *squines* est certes, à mon sens du moins, loin de justifier les vertus sudorifiques, dépuratives et antisyphilitiques que pendant long-temps un engouement difficile à comprendre lui a si libéralement, si gratuitement attribuées, et que veulent bien lui accorder encore des praticiens routiniers et prévenus. Les *patiences*, les *bardanes* et les *chardons-bénits* peuvent, à coup sûr, parfaitement suppléer cette production exotique.

De la même famille qu'elle et plus énergique, mais non pas telle que se le figure la crédulité, justifiée, il est vrai, dans sa confiance, par quelques autorités recommandables, au nombre desquelles se trouve celle de M. le d[r] LAGNEAU, la *salsepareille*, racine qui nous est apportée des contrées intertropicales de l'Amérique, et nous provient, soit du *smilax sarsaparilla*, L. (*smilax officinalis*, HUMBOLDT), plante originaire du Brésil, soit du *smilax syphilitica* de HUMBOLDT, espèce indigène à Caracas, la *salsepareille* (*zarza nobilissima* de ROYEN) s'étayant des éloges qui lui furent donnés en tout temps, et notamment des suffrages de BOERRHAAVE, de ZORN, de GEOFFROY, de CARTHEUSER, semble réclamer la suprématie sur tous les antisyphilitiques connus; et cependant, en Amérique même, on lui oppose la racine de l'*aralia nudicaulis*, L. (*araliacées*), racine que Virey désigne sous le nom de *salsepareille du Canada*. La *salsepareille*, telle que nous la trouvons dans le commerce, où elle est connue sous le nom de *salsepareille* de Honduras, ne produit quelque effet utile que lorsqu'on l'emploie à très-haute dose, ayant soin alors de concentrer dans une très-petite quantité de véhicule le peu de principes médicamenteux que l'on n'extrait qu'à grand'peine de sa texture dense et ligneuse. Et encore (n'en déplaise aux charlatans du jour, aux préparateurs, aux préconisateurs intéressés de l'*extrait*, ou plutôt, pour parler leur langage, de l'*essence concentrée de salsepareille*), et encore Swédiaur, cité par le d^r^ Roques, dit-il que, dans le cours de sa longue pratique, il n'a jamais vu la racine de *salsepareille* guérir complètement la maladie vénérienne sans l'aide du *mercure*, véritable panacée de ces sortes d'affections, quoi que, de nos jours, on en ait voulu dire. D'ailleurs l'odeur nulle, la saveur fade et visqueuse de la *salsepareille*, dénotent assez son peu d'énergie; et si son *essence concentrée* fatigue parfois l'économie; si souvent même, par son action sur l'estomac, elle donne lieu à des gastralgies, à un pyrosis intolérable, c'est que, non-seulement cet extrait est préparé à l'alcool, mais encore que des ingrédients de nature stimulante lui sont probablement associés. J'ai vu et j'ai eu à combattre ces fâcheuses indispositions résultant de l'emploi de cette préparation, chez plusieurs jeunes personnes élevées dans la maison religieuse du Sacré-Cœur, à Metz (Mozelle), et qui, atteintes d'affections strumeuses, avaient (à leur dire) été traitées par son moyen réuni à une diététique toute débilitante. Si pourtant, après de nouvelles expériences bien faites et consciencieuses, l'on admet encore aujourd'hui que la *salsepareille officinale* peut seule être curative des syphilis récentes, invétérées, constitutionnelles, des affections rhumatismales chroniques rebelles, pourquoi ne pas essayer de naturaliser en France un végétal que l'on reconnaîtrait pour être si précieux ? Si l'on en croit feu DE CANDOLLE, le climat de Montpellier lui convient si bien, qu'on y en voit quelques pieds végéter en pleine terre. Pourquoi donc ne pas en répandre la culture dans tout le Bas-Languedoc, dans la Provence, dans le Roussillon ? Pourquoi ne pas importer et multiplier chez nous les *smilax bona nox* et *smilax mauritanica*, élégantes lianes que j'ai trouvées agrestes et abondantes aux campagnes de la côte algérienne, que BOISDUVAL dit exister en Corse et dans les îles d'Hyères, et dont peut-être on pourrait tirer un parti avantageux ? Chercher à augmenter les richesses agricoles, les ressources médicinales d'un pays, est toujours un bien, sans doute ; mais, de bonne foi, ces cultures nouvelles sont-elles d'une absolue nécessité, lorsque, dans les localités citées par le savant naturaliste de Genève, naissent spontanément et en abondance les *smilax aspera* et *smilax pseudo-china*, desquels, ainsi que l'ont démontré un grand nombre d'heureuses tentatives, les racines possèdent des propriétés analogues à celles de la *salsepareille*, et dans lesquelles on peut trouver (chose probable), aussi bien que dans le *smilax* de HONDURAS, la *smilacine* de FORCHI, *parcilline*, *pariglme* de PORTA et de nos chimistes modernes, *salseparine* de TUBEUF, *acide parillinique* de BATKA ?

Ces dernières espèces nous manqueraient-elles, tromperaient-elles nos prévisions et notre attente, que nous aurions pour recours la racine du *houblon commun* déjà cité, racine jadis fort estimée comme apéritive et sudorifique, que CLUSIUS a vu employer avec succès dans le traitement de l'alopécie syphilitique, et que MOUTON-FONTENILLE désigne comme bonne succédanée de la *salsepareille*. Nous aurions également les racines de la *staticé* des *limons*

(*statice limonium*, L., *staticées; béhen rouge* des anciens), racines cordiales, alexipharmaques pour Triller, partout employées comme sudorifiques avant la découverte et l'importation de la *salsepareille*, et qui, dans le commerce, sont mêlées avec elle. Nous pourrions enfin, cessant de la négliger, cessant de l'abandonner à l'empirisme populaire, remettre en honneur la *pensée sauvage* (*viola tricolor*, et *viola arvensis*, L., *jacea tricolor* et *j. pallida*, *nost.*, *violariées*). Jadis préconisée par Geoffroy, Boerrhaave et Zorn comme pouvant être d'un bon secours, étant opposée à l'épilepsie des enfants, cette affection étant sans doute considérée par eux comme due à une hydrocéphalie passive, à un épanchement atonique dans les ventricules du cerveau ou dans la cavité crânienne, dont il suffisait, pour guérir le malade, de déterminer la résorption et l'évacuation au moyen d'une stimulation généralement imprimée qui, en éveillant et soutenant les forces vitales, augmenterait l'activité des organes absorbants, exhalants et sécréteurs; la *pensée sauvage* est encore, pour quelques praticiens de nos jours, peu nombreux il est vrai, estimée tonique-stimulant des appareils organiques. Plusieurs auteurs, entre autres Bergius, l'ont considérée comme purgative, eu égard sans doute à l'impression vive que son agression brusque exerce sur le canal intestinal, et c'est, à son égard (non pas formulée de la même façon), l'opinion des guérisseurs du peuple. Recherchée donc long-temps avant nous, elle a toujours été reconnue comme un agent des plus propres à combattre les affections atoniques; Boecler (en 1729) l'a recommandée comme détersive, incisive, pénétrante, diaphorétique; Strack, qui, pour me servir du langage des anciens, la considérait comme un excellent dépuratif, démontre, dans une dissertation latine couronnée à l'Académie des sciences de Lyon, le 3 Décembre 1776, que cette modeste plante de nos champs est une sorte de spécifique dans le traitement de la croûte laiteuse des enfants (*eczema varia, achores* d'ALIBERT), et ce praticien prouve qu'elle est propre à favoriser les fonctions exhalantes de la membrane cutanée: SCHLEGEL de Moscow cite plusieurs faits qui tendent à la faire reconnaître comme un auxiliaire important, efficace dans les maladies vénériennes, et enfin, avant eux, MATTHIOLE, BAUHIN, HAASE et WENDT, en recommandaient l'emploi dans les affections cutanées.

Si nous le voulions bien, nous aurions encore, pour suppléer la *salsepareille* et la *squine*, la racine amère et nauséeuse du *petasites major*, *nostr.* (*tussilago petasites*, L., *corymbiférées*), plante dont plus haut il a été fait mention; plante certainement beaucoup plus énergique dans toutes ses parties que son congénère le *tussilago farfara*; plante dont les feuilles, par leur suc, agent de stimulation directe, ont long-temps été regardées comme l'un des meilleurs remèdes à mettre en œuvre dans le traitement de la teigne, étant employées en applications topiques, ce qui valut à cette plante la dénomination d'*herbe aux teigneux*; plante dont les anciens, dit BODARD, appliquaient la racine avec tant de succès sur les bubons pestilentiels, qu'ils l'appelaient *racine de la peste*; mais elle est tombée aujourd'hui dans un discrédit complet, aussi bien que la racine amère, aromatique du *centaurea centaurium*, L. (*carduacées*), on ne sait trop pourquoi.

Nous possédons encore, pour répondre aux besoins de la médication dont les *quatre bois sudorifiques* ont, depuis leur importation en Europe, passé pour être l'essence, les racines du *caret des sables* (*carex arenaria*, L., *cypéracées*). Douées d'une saveur aromatique et stimulante de l'organe du goût, ces racines ont, long-temps avant nous, été employées avec succès comme sudorifiques et antisyphilitiques; aussi les éloges du d^r MERZ leur ont-ils valu, dans les traités de pharmacologie, le nom de *salsepareille d'Allemagne*. Dans une dissertation remarquable, ce praticien désigne avec elles les racines longues et rampantes de plusieurs autres *carets* ou *laîches* comme propres à suppléer parfaitement, dans le traitement de la syphilis, la substance exotique dont il est question ici, et, entre toutes, il signale principalement celles des *carex disticha* et *carex hirta.* La racine de cette dernière espèce a paru si efficace au d[r] WENDT, qu'il a annoncé la préférer à la *salsepareille.*

Expériences à faire ou à reprendre, et desquelles probablement nous n'aurions qu'à nous louer, que ne répétons-nous celles qui ont déjà été faites par le d[r] WINTERLN, puis, après lui, par QUARIN, SWÉDIAUR, GRIMM, JALAQUIER, GIRTANNER et GOUAN, lesquels, s'appuyant sur un certain nombre de faits observés, ont établi que la racine de l'*astragalus exscopus*, L. (*légumineuses*), était un remède d'une grande efficacité, qui, dans la plupart des cas, suffisait seul, non-seulement pour combattre avec succès l'urétrite suraiguë (*chaude-pisse cordée*), et donner lieu à une polyurèse abondante et facile, mais encore pour faire disparaître les ulcères, les exostoses et tous les symptômes les plus graves de l'infection générale !

Dans cette pensée qu'il sera bien d'adopter un modificateur indigène qui nous délivre de la *salsepareille* et des fraudes commerciales auxquelles elle donne lieu, que ne reprenons-nous les expériences de plusieurs médecins, à la tête desquels se place VILLARS, sur le *rhododendrum ferrugineum*, L. (*rhodoracées*) ! Quoique la portée médicinale de cette espèce, originaire de nos Alpes, soit encore inconnue à la plus grande partie de nos praticiens, il n'est pas moins constant et positif, pour ceux qui ont eu occasion de l'expérimenter, qu'elle détermine des sueurs abondantes, lorsqu'on l'administre à la dose de 1 à 2 gros, soit en infusion, soit en décoction dans deux livres d'eau. Cet agent indigène, encore inusité dans nos villes, est fort employé, dans les contrées montueuses où il croît, comme très-efficace dans les affections chroniques de la peau, dans les rhumatismes, dans la syphilis. Cessons donc de la négliger entièrement, et montrons-nous en ceci non moins curieux des choses qui nous peuvent être utiles que le sont les Sibériens qui substituent à la racine de *salsepareille* les feuilles et les fleurs du *rhododendrum chrysantum*, *rosage* décrit par **Pallas** de Russie, et signalé par lui à l'attention de nos thérapeutistes.

A la suite de ces divers produits dont le sol de la patrie est prodigue pour nous, il ne sera pas mal de placer la *douce-amère* (*solanum dulcamara*, L., *solanum scandens*, *nostr.*, *solanées*). Et, à son propos, nous serions bien oublieux si nous omettions de dire que, dans une thèse soutenue à Upsal (Suède), sous la présidence de l'illustre **Linné**, le d[r] **Hallemberg** démontre qu'elle peut être opposée, qu'elle doit même être préférée à la *salsepareille*; que les douleurs rhumatiques, ostéocopes, ischiatiques, n'ont jamais résisté à l'emploi des tiges de cette *solanée* que l'auteur met bien au-dessus de toutes les drogues *exotiques* généralement adoptées et usitées en semblables cas.

« *Cachectici et cacochymosi, quibus sanguis est impurus,* » *vere ineunte, decoctis plerumque utuntur mundificantibus* » *ex radicibus Chinæ, salsaparillæ, ligno guayaci, sassa-* » *fras, aliisque exoticis. Hæc vero omnia, et mixta et per* » *se, huic fini obtiniendo, dulcamaræ decocto esse inferiora,* » *certum, statumque apud nos est quod et jamdudum testatus* » *immortalis* **Boerrhaavius.** *In tota materia medica, nihil* » *est quod huic comparari possit, ne dicam, præferri in* » *ejiciendis per diuresin, vel aliter, e sanguine acescentibus,* » *putrescentibus, muriaticis, cæterisque, hoc est in morbis* » *arthriticis, scorbuticis, ictericis, hydropicis, reumaticis,* » *quin etiam syphiliticis.* »

(**Hallemberg.** Thèse.)

Cette opinion aussi exclusivement, aussi largement formulée par Hallemberg, et partagée par Welschius, Cullen, Carrère, Starcke, Cartheuser, Bergius, Geoffroy, Dehaen, Tournefort, Boerrhaave, Zorn, Sauvages et Razouz de Nimes, qui la préconisèrent dans certaines névroses, dans certains cas où la maladie a pour type essentiel, pour expression principale une extrême exagération de la sensibilité organique, et par Rothmann, qui, en outre, la recommande dans l'ictère; ces assertions des auteurs, que plus d'une fois j'ai eu occasion de trouver justes, cette sédation curative que la *douce-amère* exerce dans les affections dont il est question ici, résultat que, plus d'une fois, j'ai obtenu, tant dans ma pratique régimentaire et dans les hôpitaux de l'armée, que dans ma pratique civile, soulève ici une question assez importante : celle de savoir si ce ne serait pas à un principe vireux narcotique assez analogue à celui de nos *narcotico-âcres*, ses congénères, mais moins actif, moins énergique peut-être que celui de la plupart d'entre eux, plutôt qu'à une spécificité ou sudorifique ou antisyphilitique appréciable, que l'on devrait à cette *solanée* les succès obtenus par l'emploi de ses tiges dans le traitement des affections auxquelles on les oppose. L'odeur forte et nauséeuse qu'elles répandent, lorsque surtout elles sont récentes, indique assez que c'est probablement en produisant un effet hypnotique, en diminuant la vitalité du système nerveux, en imposant silence à la douleur, en opérant ainsi une détente salutaire, qu'elles deviennent curatives, qu'elles rétablissent et augmentent et l'exhalation cutanée brusquement supprimée ou inhabile à se faire seule et naturellement par un état d'éréthisme général, et le cours des urines rares ou suspendues par orgasme de l'appareil réno-cystique. Barbier, qui paraît dans le doute à cet égard, ne me semble pourtant pas éloigné de partager l'opinion que je crois devoir émettre ici. Après avoir admis, avec les chimistes modernes, qu'elle contient de la *solanine* (*dulcamarine*), alcaloïde stupéfiant du système nerveux ; après avoir, malgré cela, émis cette pensée qu'elle (la *douce-amère*) lui paraissait agir à la manière des stimulants et des perturbateurs de l'économie, revenant ensuite à l'admission des conséquences qui ressortent nécessairement de l'appréciation de sa constitution chimique, et parlant alors de l'action spéciale qu'elle exerce sur les centres nerveux, il termine en disant : « elle diminue la violence du travail inflammatoire de la peau, elle calme le » prurit, la cuisson; elle fait disparaître la rougeur, etc., etc. » On croit alors reconnaître en elle quelque chose de sédatif, » de stupéfiant dans son action curative. » Quoi qu'il en soit de son mode réel d'action, de la manière dont elle influence l'économie, dont elle se comporte avec elle, il n'en est pas moins vrai de dire que jamais elle ne s'est montrée un agent infidèle entre les mains de ceux qui ont opportunément opposé elle ou ses préparations, ou les composés dont elle était, soit la base, soit l'accessoire, aux affections herpétiques, psoriques (GARDNER, BRETONNEAU de Tours), névropathiques et rhumatismales. C'est ce que paraissent savoir mieux apprécier que les médecins de nos jours les *apothicaires* et les *herboristes*, qui, pour ces maladies, ne se font pas faute de la conseiller et de la prodiguer (à tort ou à raison) à leurs nombreux clients : *Indè facilis lucri fons.*

S'il nous faut exercer la médication diaphorétique sans recourir aux contrées étrangères, manquons-nous donc de ressources indigènes, lorsque, pour ajouter à tant de moyens cités et à citer encore, nous pouvons réclamer l'utile intervention de la poudre et de la décoction de plusieurs *scrofulariées*, si communes dans nos campagnes, des *scrophularia nodosa, scr. aquatica, scr. canina, scr. vernalis*; et des *scrophularia lucida, scr. auriculata, scr. lusitanica,* indigènes à nos possessions en Algérie? Les *scrofulaires* de France (pour ne parler ici que d'elles comme étant les plus connues), par leur odeur fétide, par leur saveur âcre et amère, en fatiguant le cerveau par la manière dont elles influencent d'abord le sens de l'olfaction, en fatiguant l'appareil gastrique par leur ingestion, par leur agression sur la muqueuse, opèrent un retentissement dans toute l'économie, mettent en jeu toutes les puissances organiques, et justifient la réputation dont jusqu'à nos jours elles ont joui, d'être dépuratives, diaphorétiques, fort convenables dans les affections cutanées, et aussi dans celles du système glanduleux, dans les scrofules, d'où dérive leur nom générique, propriétés qui les rendaient précieuses à **Boerrhaave**, à **Marchand**, à **Slevogtz**, à **Zorn**, à **Tournefort**, à **Haller**; à **Loesek** qui préférait notre *bétoine d'eau* (*scrophularia aquatica*, L.) à l'*yquetaya* du Brésil, *scrophularia yquetaya* de **Homberg** et de **Marchand**. D'où vient donc aujourd'hui l'oubli méprisant qui les frappe et les abandonne à la pratique des commères, des empiriques, des herboristes, qui (plus experts en merveilleux secrets que les médecins actuels, lesquels en ceci méconnaissent sans doute les habitudes, les théories pharmaceutiques et thérapeutiques de leurs devanciers) associent la *scrofulaire commune* aux apozèmes purgatifs, non pas tant, comme on veut bien le dire, pour masquer l'odeur nauséabonde du *séné*, que pour favoriser l'action de celui-ci et y ajouter?

La même réprobation a également anéanti le crédit accordé, à la suite de nombreuses expériences, au *galéga* (*galega officinalis*, L., *légumineuses*), que son odeur fétide et forte, que la nature stimulante de ses propriétés ont fait surnommer *rue de chèvre*, lequel a été, pendant si longtemps, recommandé comme sudorifique et alexitère, surtout par **Heucher**, Sim. **Paulli** et **Zorn**; comme vermifuge à adopter dans la thérapeutique des enfants selon **Camerarius**, et comme spécifique dans l'épilepsie du jeune âge (sans doute, ainsi que déjà nous l'avons dit, dans les cas où l'épilepsie est due à des accumulations séreuses dans la cavité crânienne), d'après Hermann, auteur dont quelques modernes ont, au dire de Gouan, répété et confirmé les expériences, et d'après Gesner et Boerrhaave, qui prescrivaient l'administration de son suc exprimé mêlé au *miel*, pour être donné le matin à jeun aux enfants atteints de cette affreuse maladie.

Le crédit accordé naguère à la *saponaire officinale* (*saponaria officinalis*, L., *dianthées*) a été presque anéanti par la même réprobation qui a flétri nos *indigènes* au bénéfice des *exotiques*. Ce n'était pas sans raison sans doute que Cartheuser, Bergius, Peyrilhe, que feu le prof[r] Alibert lui-même regardaient cette espèce comme une plante médicinale de la plus haute portée, et au moyen de laquelle la thérapeutique peut obtenir de grands résultats. Considérée comme apéritive, atténuante, sudorifique, comme efficace dans les congestions hépatiques, passives, par nos devanciers, qui la recommandaient aussi dans la gale et autres maladies cutanées, comme émule et véritable succédanée de la *salsepareille*, qui déclarent la préférer de beaucoup à cette étrangère dans le traitement des maladies syphilitiques, opinion que partagent Boerrhaave, Linné, Valvasor, et Jurine de Genève; il est si probable et si prouvé qu'elle peut, aussi bien que la *racine de* Honduras, devenir un favorable auxiliaire du mercure dans ces sortes de maladies, que Bergius recommande formellement sa coopération à la médication mercurielle. Rudius et Schroder la conseillaient comme un antivénérien infaillible ; ils l'employaient seule et sans l'intervention du *mercure*, de préférence à tout autre agent dans l'arthritis syphilitique ; les feuilles de la plante étaient la partie qu'en cette occasion ils mettaient principalement en usage, et c'était à leur suc ou à leur décoction que s'adressaient Klein, Zorn, et Septal, partisan des idées de RUDIUS. Mais il est vrai de dire aussi que c'était sur ces racines que s'était fixée surtout l'attention des praticiens.

On le voit, loin de justifier l'insouciance des médecins modernes, la *saponaire* est douée d'une tonicité positive. Par le mouvement général qu'elle imprime à l'économie, son agression tend à rétablir l'intégrité des fonctions qui, par leur concours normal, maintiennent en équilibre les relations sympathiques des appareils entre eux, qui réparent les tissus organiques en ajoutant à la qualité réparatrice du sang, en lui communiquant une nouvelle vitalité organisatrice. C'est en agissant ainsi que ses feuilles et ses racines ont fréquemment obtenu des succès dans les affections hépatiques et abdominales chroniques, lorsque l'on a pu estimer qu'il existait un ramollissement du foie avec dégénérescence jaune et graisseuse de cet organe, lorsque l'on pensait reconnaître chez les malades l'existence d'une congestion passive des ganglions mésentériques : c'est en agissant ainsi, sans doute, qu'elle s'est souvent montrée utile dans quelques épanchements séreux atoniques, dans quelques affections articulaires et cutanées. Le d[r] ROQUES affirme avoir employé la *saponaire* avec les plus grands avantages dans les embarras gastriques, dans les congestions (obstructions) viscérales atoniques, consécutives des fièvres intermittentes rebelles. Cela étant ainsi, n'aurait-on pas raison de l'opposer au carreau des enfants, véritable phthisie, *tabes mesenterica infantium*, tuméfaction atonique des ganglions lymphatiques du mésentère, forme pathologique que termine la dégénérescence de ces organes, la consomption progressive et la mort du sujet. L'autorité du d[r] ROQUES doit, ce me semble, être de quelque poids; et d'ailleurs les propriétés médicatrices de la *saponaire*, en pareille circonstance, n'ont pas dû être et ne doivent pas être connues de lui seul. Pourquoi donc arrive-t-il que, de tous nos soldats venus de Bône ou de divers autres points de l'Algérie, porteurs (à la suite de fièvres intermittentes rebelles ou récidivées, contractées dans ces contrées funestes, véritable tombeau des Français, qui ont plus à y craindre le climat que le fer des Arabes), porteurs, dis-je, d'engorgements chroniques des viscères abdominaux et des glandes mésentériques, pas un seul ne soit éprouvé par la *saponaire*, dont l'action pourrait probablement (si l'on en croit du moins les expériences faites, les résultats obtenus, les observations recueillies) les délivrer d'une infirmité que, dès la première vue, on déclare incurable, sans même, la plupart du temps, avoir essayé de la combattre? Je dois le dire ici : j'ai, en un certain nombre de cas, répété les expériences faites avant nous; aussi, plus que tout autre, peut-être, ai-je sujet de me montrer surpris du discrédit dans lequel la *saponaire* est tombée aujourd'hui, et du peu d'estime que lui accordent nos praticiens actuels. Cessons donc de la négliger! et, par elle, non moins heureux que nos devanciers ont pu l'être, nous arriverons à conserver à la patrie des cœurs, des bras, des existences qui, condamnées par anticipation à une vie languissante et souffreteuse, invalides avant le temps, gémissent de l'inactivité devenue leur triste partage. Mais laissant de côté ces considérations qui, toutes graves et tout importantes qu'elles peuvent être, sont, en quelque sorte, étrangères à ce dont il est question dans l'ensemble de nos appréciations thérapeutiques; ne tenant compte ici que de son action antisyphilitique, à ce qui vient d'être dit nous ajouterons, pour encourager et propager son emploi, que nous nous fondons sur la médication générale qu'elle exerce, action pratiquement reconnue par le d[r] Roques, lequel partage entièrement à son égard l'avis de Cartheuser, qui met cette plante bien au-dessus de la *salsepareille*.

Plus commune encore dans certaines parties de notre

territoire que l'*espèce officinale*, la *saponaria vaccaria*, L., dont la *saponine* peut être l'alcaloïde comme elle l'est de l'espèce précitée, serait probablement pour nous un sujet non moins précieux d'expériences et de ressources, si l'on voulait se donner la peine de lui accorder quelque attention; et peut-être pourrait-on également tirer un bon parti des *saponaria orientalis*; *sap. ocymoïdes*, *sap. cæspitosa* et *sap. lutea*, espèces moins communément répandues sur nôtre sol; mais qui enrichissent la flore des sites alpins et des versants pyrénaïques de nos départements méridionaux.

Le plus énergique et le plus sûr des sudorifiques antirhumatiques et antisyphilitiques est sans contredit le *gayac officinal* (*bois saint, guajacum officinale*, L., *rutacées*), dont, selon nos analystes, la *guaydcine* est l'alcaloïde actif; bois qui (suivant d'autres chimistes) doit ses propriétés actives à la présence de l'*acide benzoïque*; peut-être bien les doit-il à ces deux principes réunis. Quoi qu'il en soit, doué d'une odeur balsamique, d'une saveur âcre et aromatique plutôt qu'amère, le *bois de gayac* et son *écorce* qu'en qualité d'agent dépuratif et antisyphilitique préfèrent au *bois* BOERRHAAVE, G. PISON, FERRAND, ZORN, sont très-résineux, et exercent sur les organes soumis à leur agression une action éminemment stimulante (1). L'usage du bois, qui nous est plus connu que l'écorce, et que préféraient à l'écorce Ulric HUTTENUS, FRÉDÉRIC, FERRI, CANEVARIUS, CARTHEUSER, LOESEK, détermine une puissante excitation qui, accélérant le mouvement circulatoire sans pourtant l'exagérer d'une manière trop formelle, le porte à la périphérie du corps, et donne lieu à une abondante perspiration cutanée : aussi est-il, ainsi que nous venons de le dire, le dépuratif, l'antivénérien, l'antirhumatismal le plus virtuel, le plus certain de tous les exotiques auxquels on est dans l'usage de l'adjoindre; mais il n'est pas à dire, pour cela, qu'il soit impossible à remplacer chez nous.

En effet, si l'on continue à repousser de la pratique la racine du *lierre commun* (*hedera helix*, L., *hédéracées*), bien qu'elle ait été jadis estimée puissant agent à opposer à la syphilis, surtout à celle qui est passée à l'état chronique et qui se manifeste par des phénomènes généraux, ou par ceux qu'isolément présente un tissu, soit la peau (pustules), soit les os (exostoses, périostoses), et qu'en cette qualité on la trouve consignée dans quelques formules de la tisane dite de FELTZ (2), au moins ne pourra-t-on pas se refuser à accorder à la racine du *buis* (*buxus sempervirens*, L., *euphorbiacées*), racine dont la *buxine* serait l'alcaloïde pour nos chimistes analysateurs, la même confiance qu'au *gayac*, auquel WAUTERS et GILIBERT l'opposent comme substitut, tant d'après des expériences qui leur sont propres, que d'après celles faites et citées avant eux par AMATUS-LUSITANUS, MATTHIOLE, PAULLINI, LOBEL, PRÉVÔT, GARIDEL, Sim. PAULLI, ZORN, BOERRHAAVE, TOURNEFORT et GEOFFROY, que d'après aussi des observations consignées dans les *Mémoires de l'Académie de Copenhague*, et enfin que d'après les expériences auxquelles elle fut soumise en Allemagne, où sa teinture alcoolique était employée comme fébrifuge, ce que confirme GILIBERT, en disant qu'il en a tiré un bon parti dans les fièvres intermittentes. Vainement DESBOIS de Rochefort et plusieurs autres, découragés sans doute par quelques insuccès, révoquent en doute l'action de cette racine sur l'appareil cutané, et infirment l'opinion de GILIBERT qui l'a souvent mise en œuvre avec succès lorsqu'il lui a fallu provoquer la diaphorèse. Cette dissidence est peu importante, selon moi; car, outre les opinions émises à ce sujet par les expérimentateurs cités, outre les observations d'un grand nombre de praticiens modernes, outre celles du d[r] ROQUES, entre autres; car, sans parler de celles qui me sont propres et que j'ai recueillies dans ma pratique régimentaire, toutes (les miennes et celles des autres) assez concluantes pour que nous ayons cause gagnée sur ce point, il est facile de renouveler les expérimentations annoncées, puisque le *buis* est à notre portée, est l'un de nos arbustes forestiers les plus communs; et tellement, qu'il constitue en grande partie les clôtures potagères dans le Poitou, la Marche et le Limousin.

Mais fussions-nous abusés, ne nous fût-il pas permis de compter sur ce produit de nos contrées que les auteurs invoqués décorent du nom de *gayac indigène*, et que, dans un grand nombre de nos départements, on substitue au *houblon* dans la fabrication de la *bière*, au grand désespoir du fisc, au grand désappointement de la Régie, ne pourrait-on pas essayer de suppléer le *gayac exotique* par le bois aromatique et résineux de l'*oxycèdre* (*juniperus ozcycedrus*, L.), par celui du *genévrier commun* (*juniperus communis*, L.), lequel donne une boisson réellement et puissamment sudorifique, surtout lorsque, dans sa décoction, on fait infuser les *sycônes* de cet arbre résineux (SCOPOLI). Continuerons-nous donc à négliger ces arbres *conifères*, de la famille des *cupressinées*, dont le bois présente une constitution chimique qui semble le rapprocher du *gayac officinal*! Quand bien même il n'existerait aucun fait thérapeutique, aucune opinion imposante à citer en sa faveur, il nous semble très-rationnel de penser et d'établir qu'on peut avec avantage l'opposer au sudorifique exotique, et en attendre les mêmes chances de succès. Mais nous sommes loin d'être en défaut à son sujet, si nous en croyons les assertions de WILHELM, de KLEIN, de CARTHEUSER, de GEOFFROY, de SCHARFF, de BUCHNER, de ZORN, de RIEDLIN, qui lui avaient reconnu des vertus éminemment toniques stimulantes, qui l'estimaient puissamment sudorifique, et le recommandaient dans les affections lymphatiques et catarrhales.

C'est peut-être ici le cas de revenir sur la *bardane*, ainsi qu'on l'a pu voir, estimée tonique et sudorifique par nos devanciers, et même par quelques-uns de nos modernes, lesquels n'ont pas, malgré son titre d'indigène, jugé convenable de l'évincer de la catégorie des diaphorétiques-antisyphilitiques, et de la conspuer. Agent de tonicité et de stimulation générale, elle a rendu plus d'un service vrai lorsqu'il a été nécessaire d'ajouter à la vitalité organique et fonctionnelle des appareils évacuatoires. Forestus affirme avoir guéri un goutteux avec la décoction de cette racine bouillie dans de la bière : la cure, dit-il, eut lieu par les urines qui devinrent blanches comme du lait. Hill s'est guéri lui-même de la goutte par le même moyen. Il paraîtrait, d'après ces faits, et d'après le dire de Lieutaud, qui l'estime emménagogue, qu'elle exerce une action spéciale sur l'appareil génito-urinaire dont elle exagère les fonctions. Enfin, pour revenir à la propriété diaphorétique qui lui est reconnue, et pour en terminer avec elle, il ne me semble pas hors de propos d'exhumer et de consigner ici la formule suivante, communiquée à Bodard par Chomet-Mars, pharmacien de Paris, comme un remède antisyphilitique que les insulaires américains lui faisaient demander presque tous les ans.

Pr.:		
	Extrait de patience sauvage.....	*ãã.* 2 *onc.*
	de saponaire..........	
	de bardane............	
	de chardon-bénit.......	
	de houblon............	
	de fumeterre..........	
	de consoude...........	
	de chamodrys..........	*ãã.* 1 *onc.*
	de chiendent..........	

Mêlez le tout exactement, laissez à l'air pendant que la fermentation subsiste; renfermez ensuite le tout dans des vases de terre, pour ne le mettre en usage que trois mois après.

La dose en est depuis 1 gros jusqu'à 4 le matin à jeun pendant quinze jours.

Quand bien même les expérimentations qui peuvent ou pourront être faites avec la *bardane* et les *genévriers* ne justifieraient pas les observations relatées, ne justifieraient pas ce qui a pu être établi à leur égard, nous pourrons certainement nous dispenser de demeurer tributaires de la Jamaïque et des Barbades pour acquérir le *gayac officinal*, si nous voulons ne plus répudier comme agent médicateur le *brou de noix*, l'un des éléments de la tisane antisyphilitique de Pollini, le *brou de noix*, dont l'extrait en solution vient, de nos jours, d'être présenté, par Becker de Mulhausen, comme un résolutif infaillible de l'engorgement chronique des amygdales, cette solution étant appliquée avec un pinceau sur les organes malades : si l'on veut de nouveau accorder quelque attention au *coris Monspeliensis*, L. (*coris maritima*, Gouan), humble *lysimachiée* dont l'herbe très-amère, austère et nauséeuse, était estimée antisyphilitique par Linné, et, bien avant lui, était reconnue pour être incisive, diurétique, emménagogue, par Dioscoride et Galien, petite plante qui, dit-on, est en grand usage chez les Arabes, dans la syphilis (Shaw, voyages au Levant), tandis qu'en Europe elle est à peine connue comme plante médicinale (Mouton-Fontenille) ; si enfin l'on veut tenir compte du *cœanothus americanus*, L., *rhamnée*, joli arbuste parfaitement naturalisé dans nos jardins d'agrément, où il vient en pleine terre, surtout dans le midi, et dont la décoction (des tiges et des feuilles) s'est, au dire de certains auteurs, montrée utile dans le traitement des affections vénériennes.

Refuserons-nous enfin d'accorder quelque confiance à la *lobélie brûlante* (*lobelia urens*, L., *lobéliacées*), petite plante observée de nos jours aux environs de Paris et dans l'Orléanais, plante dont le goût piquant, brûlant et âcre, signale assez l'utilité dont elle peut être dans l'adoption d'une médication vivement stimulante et perturbatrice? à la *lobelia cœrulea*, L., et la *lobelia coronopifolia*, aujourd'hui si communes en pleine terre dans nos jardins du nord, où je les ai vues braver la rigueur de nos froids (*Liége* et *Louvain, Belgique*)? à la *lobelia syphilitica*, dont le nom spécifique indique assez les propriétés qui lui sont reconnues et la nature des secours que l'on a droit d'attendre d'elle? Spontanée dans les forêts de la Virginie, et, dès le temps de BODARD, cultivée avec succès dans la plupart de nos jardins académiques, cette plante est peu sensible au froid, et, partant, elle est très-facile à naturaliser chez nous sans rien perdre de ses vertus. Sa racine exerce une impression tellement vive sur l'appareil gastro-intestinal, que souvent elle agit (et ses congénères comme elle) à la manière des *émétiques* et des *drastiques*, produisant ainsi qu'eux les effets et les phénomènes de la purgation, produisant des pertes dérivatives et éliminatrices. C'est peut-être aux véhéments phénomènes perturbateurs et réactionnaires qu'elle suscite, qu'elle doit d'être un des meilleurs spécifiques de la syphilis. Le d^r^ KALM, Suédois, élève et en quelque sorte collaborateur de LINNÉ, le d^r^ KALM, qui, en 1780, nous la fit connaître le premier, nous apprend que les sauvages de l'Amérique du nord se guérissaient parfaitement et en peu de temps de leurs maladies vénériennes, quelque graves, quelque invétérées qu'elles pouvaient être, en buvant la décoction de quatre à six racines de cette plante. Un capitaine de vaisseau a assuré au d^r^ ROQUES que lui-même avait administré avec succès la racine de cette *lobélie* à plusieurs de ses marins atteints de symptômes vénériens qui avaient résisté au *mercure* et au *gayac*.

Si donc des expérimentations nouvelles venaient en foule

confirmer les faits cités, et se joindre au petit nombre de tentatives dont en France elle a pu être l'agent ; si, aussi bien qu'elle et aussi heureusement, on pouvait naturaliser et expérimenter le *rubus caule aculeato*, *foliis ternatis*, L., antisyphilitique éprouvé au Canada, la culture de ces étrangers ne serait-elle pas au moins aussi importante à encourager que la culture proposée pour la *salsepareille* ? En supposant même qu'à l'égard du *smilax* de HONDURAS, l'on adoptât l'idée de DE CANDOLLE, cette *lobélie* et cette *ronce* ne seraient-elles pas dignes d'une semblable faveur ?

Véritables amis de la science et de l'humanité, et non moins de notre bien-être, ne négligeons donc aucun des moyens qui peuvent aider l'une, être en secours à la seconde, et assurer l'autre; et, au lieu d'être, par engouement, esclaves d'un produit étranger quel qu'il soit, sachons multiplier les indigènes, augmenter le nombre des régnicoles, et que les uns et les autres deviennent tributaires de nos besoins !

NOTES.

(1) *Gayac officinal.*

1° *Gayac à fleurs blanches ou roses.* BOERRHAAVE, PIZON, ZORN et Gonzalve FERRAND, en préfèrent l'écorce au bois : elle est, disent-ils, de beaucoup supérieure à celui-ci pour ses propriétés antisyphilitiques et dépuratives du sang.

2° *Gayac à fleurs bleues.* Son bois passe pour être plus actif que celui du premier.

Ces deux *gayacs* me paraissent ne devoir constituer qu'une seule et même espèce.

Leur *résine native* est estimée résolutive, anticatarrhale, antipsorique et antisyphilitique.

(2) *Lierre commun.*

Quelques pharmacologistes ne font point entrer la *racine du lierre* dans la *tisane* de FELTZ ; mais seulement son *écorce*, et, avec elle, celle du *buis.*

Quelques auteurs repoussent la *feuille du lierre* de la médication interne, attendu, disent-ils, qu'elle porte le trouble dans les fonctions intellectuelles : cependant un mémoire consigné dans les *Actes de Physique médicale*, vol. V, parle des bons effets qu'on en a obtenus dans l'atrophie mésentérique des enfants.

Sa *gomme-résine native*, obtenue au moyen d'incisions, est douée d'une saveur âcre, caustique, amère, astringente. Elle est estimée résolutive, atténuante, diurétique, sudorifique. On l'administre en pilules, réunie à un *extrait amer.* (BOERRHAAVE, ZORN.)

3° TONIQUES APÉRITIFS.

> **Dans toutes les classes d'agents thérapeutiques pris dans la matière médicale, ou hors d'elle, on trouve de nombreux moyens d'augmenter la sécrétion des reins.**
>
> **(TROUSSEAU et PIDOUX, *Traité de thérapeutique et de matière médicale.*)**
>
> **Nos *indigènes* alors ne valent-ils pas les *exotiques* ?**

Amers et toniques-stimulants, aussi bien et plus même peut-être que les substances médicinales que nous venons de passer en revue, les agents que nous allons examiner dans cette section joignent à la propriété d'exagérer les fonctions de la peau la propriété toute spéciale d'exercer une influence plus formelle et plus directe sur les appareils évacuatoires. C'est en raison des mouvements suscités par leur agression dont le système génito-urinaire semble éprouver le premier retentissement; c'est en raison de la manière dont leurs principes actifs se comportent avec ce système, qu'ils paraissent influencer isolément, et comme par électivité, sans que le reste de l'organisme semble participer à l'impression produite; c'est en raison de cette action qui, s'exerçant *à priori* sur l'appareil sécréteur des urines, y provoque l'établissement d'un travail fluxionnaire et ajoute à sa vitalité, que ces modificateurs se sont montrés utiles toutes les fois que cet appareil, se trouvant frappé d'inertie, non par état d'orgasme, mais par asthénie matérielle, des congestions passives, sanguines ou séreuses, se sont formées dans les viscères, dans les cavités splanchniques, dans le tissu cellulaire, par la suspension des actes fonctionnels des organes réno-cystiques frappés d'atonie, par la suspension des actes utérins, due à la même cause.

Cependant, moins stimulants que toniques, on aurait tort de compter sur eux pour déterminer la violente surexcitation qui suit l'emploi des *emménagogues*, des *hydragogues*; mais on ne peut disconvenir qu'ils exercent une tonicité générale plus ou moins prononcée, presque toujours suffisante pour rendre chaque organe aux fonctions qui lui sont propres, pour favoriser la résorption des fluides épanchés et stationnaires dans les cavités ou les tissus, et qui, par suite, rentrés dans le torrent circulatoire, s'en échappent par les conduits naturels (émonctoires vrais), devenus plus forts par l'impression tonique qui a ranimé l'économie, et à laquelle les appareils de sécrétion ont participé. Ainsi, quand, par l'influence d'une médication tonique générale, devant en quelque sorte agir d'une manière élective, nous voudrons ajouter à l'énergie des fonctions exhalantes, à l'énergie des fonctions départies aux appareils sécréteurs, fonctions suspendues par un état asthénique (ce que nous devons établir et comprendre), c'est à eux que nous aurons recours, ajoutant à leur puissance les adjuvants capables de favoriser leur action.

Entrant positivement et de suite en matière, mais toujours fidèle à notre système d'opposition, au *polygala seneka*, L. (*polygalées*), dont la racine exerce une action puissante sur les fonctions évacuatoires que l'utérus, les reins ou la peau doivent accomplir, mais qui fut beaucoup trop préconisée dans les maladies du viscère thoracique et des voies respiratoires (bronches et poumons), et qu'il est, n'en déplaise à ses prôneurs, au moins inutile d'aller chercher en Virginie, nous substituerons la racine âcre, amère, aromatique de notre *polygala vulgaris*, L.

La racine du *polygala seneka*, dans laquelle M. QUEVEN,

pharmacien en chef de l'hôpital de la Charité, à Paris, dit avoir trouvé l'*acide polygalique*, racine dont les Américains de la Virginie font un usage journalier qu'ils opposent avec le plus grand succès à la péripneumonie; à la pleurésie, aux fièvres inflammatoires (ce qui concorde peu avec ses propriétés toni-stimulantes)., et qu'ils regardent encore comme un véritable spécifique contre la morsure des serpents à sonnettes, cette racine fut apportée en Europe par le d^r TENNENT, Écossais, qui en recommande l'usage dans les maladies aiguës de l'organe pulmonaire. Le d^r ARCHER, en 1791, dit l'avoir employée utilement contre le croup. Ses expériences furent confirmées (dit-on) par celles que fit après lui le d^r John ARCHER, son frère, lesquelles il développa dans sa thèse inaugurale soutenue à Philadelphie, en 1798. Ces expériences furent renouvelées également par les d^rs HARDFORT et VALENTIN, et reprises depuis par M. le d^r BRETONNEAU de Tours. Enfin, si l'on en croit BOUVART, LINNÉ, DETHARTING, BURKHARD, BUCHNER, GEOFFROY, CARTHEUSER, DESBOIS de Rochefort, cette substance a été par eux administrée avec avantage dans la phthisie aiguë consécutive de la péripneumonie inflammatoire, ce dont paraissent douter fort (et non sans raison, je pense) le d^r ROQUES et feu le prof^r ALIBERT. LINNÉ dit qu'une morsure de serpent venimeux d'Europe fut guérie par deux doses de cette racine, cas dans lequel elle aurait agi comme antiseptique et diaphorétique; et pour en terminer avec elle, nous ajouterons que les auteurs cités l'ont également recherchée pour aider à l'éruption des règles, à l'émission des urines, aux sueurs, et, chaque fois, ils n'ont eu qu'à s'applaudir de l'avoir mise en œuvre. Quoi qu'il en soit, laissant de côté ce qui peut sembler tout-à-fait contradictoire à la stimulation générale qu'elle exerce, laissant donc de côté sa spécificité antiphthisique, nous bornant à adopter l'opinion de ceux qui l'estiment sudorifique apéritive, emménagogue, ne tenant compte que de la suractivité qu'elle peut imprimer aux exhalants et aux sécréteurs, je ne présume pas que, pour cette *exotique*, toute virtuelle qu'elle puisse être estimée en ce cas, je ne présume pas, dis-je, que notre espèce, le *polygala vulgaris*, doive être répudiée pour céder la place à l'espèce américaine. Notre *polygala*, « plante » infiniment intéressante, aujourd'hui complètement oubliée » (dit **Bodard**), utile dans l'aménorrhée atonique, et, » aussi bien que le *seneka*, propre à favoriser l'évacuation » lochiale chez des sujets ou d'une constitution faible, ou » soumis à l'influence de causes déprimantes du mouve- » ment circulatoire; le *polygala vulgaris* n'est pas moins, » comme expectorant, utile dans la diathèse catarrhale des » bronches chez les vieillards, chez les sujets débilités et » cachectiques en qui existent peu ou point de phénomènes » de réaction. » Toute la plante incisée est employée en infusion théiforme. **Stoll** et **Collin** en ont retiré les plus grands avantages dans les affections pulmonaires, lorsque, par l'engouement qui a envahi les conduits aériens, le poumon est devenu inhabile à l'acte respiratoire, lorsque surtout, concurremment avec l'existence de cet état pathologique, coïncide la langueur des forces digestives; mais souvent alors ils lui associaient le *lichen d'Islande* : **Coste** et le dr **Roques** confirment les assertions de ces praticiens.

Quel malheur, pour cette humble et jolie plante de nos bois, de n'être point originaire de régions lointaines! La difficulté de se la procurer aisément ferait sans doute reconnaître en elle un mérite presque *panacéïque*, et, par conséquent, elle ne languirait pas dans l'injuste oubli auquel la voue la manie de l'exoticisme. Si, moins dédaigneux pour les produits de notre sol, les médecins actuels ne se refusaient point à lui accorder quelques regards, peut-être auraient-ils à se louer de son emploi, autant que **Bodard**, **Coste**, **Collin** et le dr **Roques**. Et alors, se conduisant par la théorie des analogies, cherchant (à défaut du *polygala vulgaris*) des secours dans la même famille, mettant en œuvre tiges, feuilles, fleurs et racines, ils obtiendraient sans doute les mêmes succès (voire même dans le croup) avec les congénères de notre indigène cité, avec les *polygala amara*, *polyg. Monspeliensis*, *polyg chamæbuxus*, *polyg. austriaca* : ce qui d'ailleurs n'est pas un problème pour ceux qui ont connaissance des observations publiées avant notre époque de scepticisme.

« Les médecins de Paris (dit Triller), éclairés par » des expérimentations heureuses, attribuent à nos espèces » indigènes les mêmes propriétés prophylactiques que celles » pour lesquelles on estime le *polygala de Virginie* ; ce- » pendant ils estiment que leur énergie est moindre. » (Consulter à leur sujet Boerrhaave, Geoffroy, Lomier, Gesner, Tournefort.) Ces espèces contiennent aussi probablement de l'*acide polygalique* : avis à M. Queven.

Au *contrà-yerva*, racine du *dorstenia contrà-yerva*, L., famille des *urticées* (*drakena radix* des pharmacies, *caàapia*, *cypo de cameras*, *ipecacuanha flava*), à cette drogue exotique que Drake, dit Clusius, introduisit le premier en Europe, estimée alexipharmaque, fortifiante, sudorifique, par Plumier, Boerrhaave, Wedel, Geoffroy, Carthеuser, Zorn, Charas, et recommandée aussi comme stimulante de l'exhalation et des sécrétions à employer avantageusement dans les maladies de l'organe glanduleux, mais aujourd'hui bien déchue, et à juste titre, de la haute position qu'elle occupait dans la matière médicale ; au *contrà-yerva*, qui, dans son temps de faveur, trouva des antagonistes dans le *psoralea pentaphylla*, L. (*contrà-yerva nova mexicana*), dans l'*aconitum anthora*, L. (*contrà-yerva germanica*), dans l'*aristolochia serpentaria* (*contrà-yerva virginiana*), toutes espèces préconisées spécifiques infaillibles et positifs contre la morsure du *serpent à sonnettes*, nous opposerons, en qualité d'agents diaphorétiques, apéritifs et diurétiques, la *saponaire*, dont il nous faut parler encore ici, et que déjà nous avons vue tenir une place honorable parmi les diaphorétiques : puis, avec elle, le *tradescantia virginiana*, L., (*alismacée*), plante acquise à notre floriculture, et fort bien naturalisée chez nous, plante dont la racine s'est montrée utile comme apéritive et sudorifique; puis aussi la *petite pervenche* (*vinca minor*, L., *apocynées*), puis enfin la *canne de Provence* (*arundo donax*, L.), et le *roseau à balais* (*arundo phragmites*, L.), *graminées* l'un et l'autre. Ces trois dernières espèces sont peu énergiques, il est vrai; mais, en vérité, elles ne le sont pas moins que l'espèce exotique à laquelle je les oppose. Toutes trois se montrent d'un utile emploi dans l'engorgement des glandes mammaires déterminé par une turgescence lactée, ou consécutif d'une lactation trop brusquement supprimée chez les femmes d'une constitution molle et lymphatique. Par leur action médicatrice, la *racine du roseau à balais*, à laquelle on attribue des propriétés analogues à celles du *chiendent*, mais que l'on considère comme plus formellement diurétiques, la *racine de canne*, remède familier aux commères, aux apothicaires, aux herboristes, qui l'emploient à détourner le lait, et à pousser aux urines; racine que Lieutaud et Didier regardaient comme emménagogue et diurétique; racine que, comme diaphorétique, Claudinus et Haller substituaient à la *squine*; les *feuilles de la petite pervenche* (panacée antilaiteuse pour M. le d[r] Moreau, professeur d'accouchements à la Faculté de médecine de Paris), par leur action médicatrice, ces racines et ces feuilles paraissent justifier en quelque sorte la confiance qui leur est accordée. Par elles, en effet, l'organisme est doucement mis en jeu; un mouvement général, presque inappréciable pour la malade, porte à la peau les fluides dont le séjour trop prolongé dans les vaisseaux galactophores et dans les réservoirs auxquels ils aboutissent, susciterait un travail phlegmasique douloureux, et, par suite même, donnerait lieu à des dégénérescences funestes.

D'après ce principe qu'à parité de vertus médicatrices, on doit toujours préférer les indigènes aux exotiques, nous proposons de substituer nos *aristoloches* à la *serpentaire de Virginie* (*aristolochia serpentaria*, L., *aristolochiées*, *contràyerva virginiana*, *aristolochia virginianá* de CATESBY), racine que JOHNSON paraît avoir le premier fait connaître à l'Europe, dont WEDEL, GOEKEL, VALENTIN, CARTHEUSER, ZORN, LOESEKE, PRINGLE, faisaient grand cas, et qu'ils estimaient alexipharmaque, balsamique, anticatarrhale, carminative, diurétique, utérine; mais si nous en croyons les auteurs dont les travaux nous encouragent à lui substituer nos *aristoloches*; si nous en croyons HIPPOCRATE, qui les estimait emménagogues; si nous en croyons GALIEN, DIOSCORIDE, Simon PAULLI, BOERRHAAVE, HEISTER, WERLHOFF, RIVIÈRE, HOFFMANN, TOURNEFORT et LYSONS, qui les ont recommandées et les employaient dans les fièvres intermittentes de tous les types, et même dans les fièvres de mauvais caractère; enfin, si nous ne nous sommes pas laissé abuser par des expériences qui nous sont personnelles, nos *aristoloches* ne le cèdent en rien à l'*aristoloche américaine*, quoique cette dernière, employée seule dans les fièvres soporeuses avec prostration, paraisse avoir mérité quelque confiance; quoique associée à l'*alun* et aux *baies des sumacs* (*rhus sumac*, *rh. typhinum*, *rh. coriaria*, L., *térébinthacées*), elle ait réussi dans l'angine gangréneuse; quoique PRINGLE l'ait conseillée unie au *quinquina* et à la *thériaque* dans les dysenteries épidémiques, au moment de la prostration des forces et du pouls, dans la fièvre des prisons; quoique LYSONS l'ait, dans les fièvres intermittentes, administrée avec avantage en l'unissant au *quinquina* et au *vin*; quoique HUXHAM et CULLEN l'aient préconisée dans la fièvre lente;

enfin, quoique **Valentin**, **Bruce** et **Hillary** se soient applaudis de son emploi dans le traitement de la fièvre jaune.

Nous devons donc, d'après les autorités qui les ont préconisées, admettre que nos *aristoloches* peuvent la suppléer parfaitement, quand même nous ne leur réunirions pas l'*aristolochia fabacea* (*corydalis bulbosa*), fumariacée recommandée dans la cachexie, l'ictéricie; pour favoriser l'évacuation menstruelle ou lochiale; en pansement pour les ulcères cacoétiques par **Forster**, **Geoffroy**, **Amman**, **Zorn**.

En effet, **Bodard**, qui souvent, surtout en Toscane, a mis en usage l'*aristoloche clématite* (*aristolochia clematitis*, L.), trouva en elle un modificateur des plus puissants lorsqu'il crut devoir chercher à ranimer les fonctions vitales de l'utérus; et moi-même, plusieurs fois, je l'ai opposée avec succès à la dysménorrhée des chlorotiques. **Gilibert** l'a employée dans tous les cas où il lui semblait nécessaire de produire une médication générale qui ranimât les forces organiques; elle fut toujours pour lui un agent énergique et sûr, lorsqu'il lui fallut augmenter le cours des urines et l'écoulement des règles; il l'a toujours vue réussir dans la chlorose, la bouffissure, la dyspepsie, l'anorexie, et il l'a souvent opposée aux fièvres intermittentes. C'est ainsi qu'il s'exprime à son sujet :

« Toutes les *aristoloches*, même notre *aristoloche clématite*,
» cachent un principe médicamenteux très-pénétrant, ré-
» pandant une odeur forte, d'une saveur vive, amère, aro-
» matique, qui laisse une longue impression sur la langue.
» L'infusion des racines, édulcorée avec du miel, est un
» remède énergique qui augmente le flux des urines, dé-
» termine plus abondamment les menstrues. On en donne
» aussi la poudre dans du vin. Ce remède a réussi dans
» les pâles-couleurs, la bouffissure, les fièvres intermittentes,
» l'asthme humide, l'anorexie dépendante d'une atonie avec
» glaires. C'est un puissant adjuvant dans la paralysie, la

» goutte sereine; appliqué à l'extérieur, il déterge les ulcères sordides. Toutes ces propriétés sont constatées par » des observations spéciales; aussi doit-on être étonné qu'une » plante aussi énergique soit presque abandonnée. Nous » nous sommes toujours servi de l'*aristoloche clématite*, » d'après notre principe que l'on doit préférer les plantes » indigènes lorsqu'elles offrent les mêmes principes médica- » menteux que les exotiques. »

Et pourtant, certains auteurs lui ont dénié toute confiance, l'estimant de trop faible portée, d'action douteuse et infidèle, et ils ont avancé qu'on ne peut pas trop compter sur elle malgré le crédit dont elle a joui anciennement : tandis que **Boerrhaave**, redoutant son activité, l'a signalée comme nuisible et même funeste à l'économie lorsqu'on en fait un usage journalier; tandis que beaucoup d'autres expérimentateurs l'ont déclarée bon remède anti-goutteux, et qu'il est positif que **Tournefort** et **Geoffroy** en faisaient grand cas.

Les éloges accordés à l'*aristoloche clématite* ne doivent pas nous faire négliger les *aristoloches longue et ronde* (*aristolochia longa*, et *arist. rotunda*, L.); l'*aristoloche ronde*, à laquelle, sur toutes, **Hippocrate** donnait la préférence dans les affections chroniques et atoniques de l'organe respirateur, de laquelle **Mésué** parle comme d'un purgatif important, et pour laquelle **Struve**, **Goez**, **Stahl**, professaient une estime particulière lorsqu'il était question d'emménagogues et d'anti-arthritiques ; l'*aristoloche longue*, préconisée par **Galien**, **Klaunig**, **Aétius**, **Alexandre de Tralles**, **Paul d'Égine** et **Boerrhaave**, dans les affections asthéniques propres aux constitutions lymphatiques, molles et froides, observateurs dont les expériences ont été confirmées par **Brunner**, **Werlhoff** et **Gaubius**; l'*aristoloche longue*, que **Scroder**, **Spielmann**, **Fernel**, préfèrent à l'*aristoloche ronde*, et qu'**Hippocrate** (*de naturâ muliebri*) signale comme un emménagogue puissant, que **Mésué**, **Rhasis**, **Sigismond**, **Kolteuter**, préconisaient dans l'arthritis, soit aiguë, soit chronique, long-temps avant qu'il fût question de l'*aristoloche clématite*. Ces espèces, plus antérieurement connues, éprouvées, et, plus que cette dernière, préconisées dans les différentes asthénies, jouissaient en ceci de toute la confiance des praticiens, lorsque l'*aristoloche clématite* était à peine mentionnée dans quelques recueils de pharmacologie. Cependant, heureuse rivale de toutes, sans même en excepter l'*aristoloche américaine*, et l'*aristoloche pistoloche* (*aristolochia pistolochia*, L.), dont les feuilles, estimées vulnéraires, étaient vantées par **Pline**, et en grande vogue parmi les *hippiâtres* grecs et latins, mais qui, au fait, n'est plus guère que pour mémoire dans nos recueils de matière médicale, l'*aristoloche clématite*, commune dans les terrains sablonneux, dans les clairières de nos bois rabougris et stériles, étant plus à notre portée que les autres espèces, leur doit être préférée selon nous, si du moins il nous demeure constaté qu'il y a entre elle et ses congénères parité de portée médicatrice. **Fusch** et **Dodonée** ou **Dodoens** lui accordent les mêmes vertus; **Alston** rapporte qu'en Écosse, on la préfère aux autres espèces comme tonifiante de l'organisme frappé d'asthénie, comme propre à combattre les affections adynamiques et soporeuses, comme convenable surtout dans les cas où les évacuations lochiales et menstruelles sont ralenties ou supprimées par un état d'inertie de l'utérus : et, dans le fait, la saveur âcre, piquante, pipéracée et chaude de la racine, indique bien la portée de sa valeur médicatrice. Enfin, selon **Helde**, administrée en poudre ou en extrait, elle a prévenu les accès de la goutte. (*Ephem. nat. curios., cent.* 5.)

Signalée par **Helvétius** et **Geoffroy**, lors de son introduction en France par **Amelot**, en 1688, comme étant un des plus puissants modificateurs des lésions pathologiques dont les reins, la vessie, l'urètre peuvent être le siége, la *pareire*, racine du *cissampelos pareira-brava*, L., famille des *ménispermées*, possédait, suivant ces praticiens, avec une vertu lithontriptique bien positive, la propriété d'augmenter et d'accélérer le cours des urines : à leur dire; elle brisait (lorsqu'elle y existait) la pierre dans la vessie, et elle en favorisait l'expulsion. Bien que le célèbre BOERRHAAVE se rie des médecins qui la vantaient, bien qu'il traite de niaiseries les propriétés qu'on lui attribuait, nombre de praticiens recommandables l'ont maintenue en faveur pendant un fort long temps : BUCHNER, BOECLER, GEOFFROY, CARTHEUSER, LOESÉKE, l'ont tour à tour expérimentée; il paraît qu'elle s'est montrée utile dans les dysuries par névropathie de l'appareil réno-cystique, dans certaines hydropisies, dans certains ictères; VALENTIN la déclare polychreste et propre à combattre, à subjuguer toutes les maladies les plus atroces, les plus funestes, les plus rebelles; LIEUTAUD et DESBOIS de Rochefort lui attribuèrent la faculté de déterger l'ulcération des reins et de la vessie; d'autres l'ont vantée dans le traitement de la goutte et du rhumatisme. Mais ces propriétés, démenties par HOFFMANN et LUCHNER, fussent-elles réelles, nous serait-il donc indispensable d'aller encore et toujours la réclamer aux terres du Pérou, du Chili, du Brésil ?

Pour la représenter dans notre thérapeutique indigène, rien ne nous sera plus facile; car, si l'on ajoute foi aux assertions de GILIBERT, on renouvellera les expériences qu'il a faites avec divers *solidages*, soit indigènes, soit acclimatés, les *solidago virga aurea, solid. canadensis, solid. nana*, L. (*astérées*), plantes de nos bois et de nos jardins, qu'il présente comme stimulantes du système nerveux, à la manière du *thé des Chinois*, desquelles (comme agents apéritifs) il conseille l'emploi, leur poudre étant mêlée à des potions diurétiques. Toutefois il donne, sur les deux autres, la préférence au *solidago virga aurea*, que CAMERARIUS a recommandé dans la dysenterie épidémique, sans doute parce qu'agissant sur l'appareil génito-urinaire, et tonifiant, par son abord, l'appareil digestif, cette espèce cultivée aura, par le fait d'une action virtuelle double, ravivé les fonctions assimilatrices, et donné le change aux phénomènes de sécrétion. Si donc GILIBERT, faisant exclusion des autres, donne en ceci la préférence à la *verge d'or du Canada*, laquelle est douée d'une saveur amère-acerbe, c'est que maintes fois il l'a vue réussir dans des affections catarrhales des voies urinaires, qu'il n'avait pu dominer que par elle. Enfin, c'est ce même *solidago* que le d^r^ PUJOL dit avoir employé avec succès dans les affections calculeuses.

Si l'on parvient à s'assurer que notre *jacobæa vulgaris* (*senecio jacobæa*, L.), *astérée* que CAMERARIUS recommande dans les dysenteries; si, dis-je, l'on parvient à s'assurer que cette plante amère et aromatique mérite, comme tonique et diurétique, la réputation que certains auteurs lui ont faite, à en croire GILIBERT qui l'a souvent employée dans des bouillons apéritifs, qui l'estime utile dans la diarrhée atonique, et qui la recommande à l'attention des praticiens; si l'on s'en rapporte aux dires de LICHWIZIUS, de ZORN, de GEOFFROY, de BOERRHAAVE, qui avaient trouvé des propriétés toniques, antiputrilagineuses, détersives et lithontriptiques dans le *jacobæa sarracenica* (*senecio sarracenicus*, L.), espèce herbacée de nos taillis; si nos devanciers ne se sont point abusés en estimant diurétiques les semences de la *bardane*, lesquelles, dans le fait, peuvent être puissamment émollientes et laxatives par l'huile fixe de leurs cotylédons, et ainsi peuvent amener le résultat désiré en provoquant une détente, plutôt qu'en agissant par voie de stimulation; s'il est vrai, comme des observations d'autrefois (GILIBERT) semblent l'avoir établi, que les racines de notre *cardiaire cultivée* (*dipsacus fullonum*, L., *dipsacées*) soient véritablement toniques et apéritives, l'on pourra opposer à la *pareire* des antagonistes de plus.

Si enfin l'on s'en rapporte aux faits observés et attestés par **Dehaen**, **Werlhoff**, **Sauvages**, **Barbeirac**, **Quérius**, **Girardin**, **Haller**, **Plenck**, **Taube**, **Murray**, **Hill**, **Gessner**, **Gouan**, **Coste**, **Willemet**, **Vicat**, l'on ne doutera pas que les feuilles de la *petite busserole* (*arbutus ura-ursi*, L., *éricacées*), lesquelles, douées d'une saveur astringente, acerbe, amère, piquante et mucilagineuse, se rapprochent beaucoup de la *pareire* par ces caractères physiques, soient aussi énergiques que cette dernière dans la néphrite calculeuse, n'aurons-nous point alors assez pour nous passer de la *liane brésilienne* ?

« Diurétique précieux et trop peu usité (dit **Bodard**), » la *busserole*, originaire de l'Allemagne, de la Suisse, de » la Calabre, des vallées sablonneuses de l'Espagne, de nos » départements méridionaux, où il est facile de la multiplier, » est fort utile dans les flux atoniques, et a été avec succès » employée dans les écoulements leucorrhéïques, dans le » catarrhe chronique de la vessie, de l'urètre, des intestins, » affections pour lesquelles elle est un puissant auxiliaire » aux *bourgeons de sapin* et à la *térébenthine*. »

Pour ma part, j'ai eu plus d'une fois occasion d'apprécier ses bons effets dans ces sortes de lésions, dans ces cas d'écoulements muqueux par hyposthénie, dans le service de M. le prof[r] **Récamier**, à l'Hôtel-Dieu de Paris. Je puis affirmer aussi que, lorsque je tenais en chef le service médico-chirurgical à l'hôpital militaire de Mostaganem (Algérie, 1839, 1840), la *busserole* m'a été d'un bon secours dans tous les cas de dysurie sur-aiguë que j'ai eus à combattre, et auxquels je l'ai opposée; et chaque fois aussi que j'ai cru devoir exagérer les fonctions de l'appareil réno-cystique, dans les cas d'ascite, d'œdème, d'anasarque, lorsqu'alors il fallait favoriser la résorption et l'évacuation des fluides épanchés.

La racine du *câprier commun* (*capparis spinosa*, L., *capparidées*), jadis au nombre des *cinq racines apéritives mineures* (TRILLER), estimée dans les affections de la rate, dans l'arthritis, par BOERRHAAVE, ZORN, GEOFFROY, expérimentée de nos jours, nous offre un diurétique aussi sûr que la *pareire*; et, en supposant que cette *ménispermée américaine* serait encore estimée de nos jours autant qu'elle le fut lors de sa première apparition, l'on doit ici admettre que l'on peut fort bien se passer d'elle. Pourquoi, dans le même sens d'action à exercer et d'effet à produire, ne signalerais-je pas les racines chevelues et les tubercules du *saxifrage granulé* (*saxifraga granulata*, L., *saxifragées*), lesquels, amers et âcres, furent, bien que doués d'une saveur légèrement astringente, long-temps estimés pour leur action formelle et directe sur l'appareil sécréteur des urines, duquel ils exagéraient les fonctions, du moins si l'on en croit les praticiens qui les ont mis en œuvre.

Reprises et de nouveau expérimentées, les racines de l'*arrête-bœuf*, *urinalis* de GALIEN, racines estimées antisarcocéliques par plusieurs praticiens, racines desquelles, bien long-temps avant nous, DIOSCORIDE et GALIEN avaient signalé la spécificité diurétique, antinéphrétique, et que recommandaient en ce sens TOURNEFORT, HORNUNG, SEULT et BARTHOLIN, KOENIG, ETTMULLER, ZORN, BORRICHIUS, SENNERT, FORESTUS, BOERRHAAVE, PFISTER, GEOFFROY, Sim. PAULLI, WEDEL, SCHROEDER, HOFFMANN, et RUDIUS annoté par HEUCHER; racines vivaces, provenant de deux plantes herbacées sous-ligneuses, communes dans nos bois, dans nos champs et sur les berges des coteaux sablonneux (*ononis spinosa*, et *on. veterum*, L., *légumineuses*); racines si souvent, dans le commerce, mêlées et confondues avec la *salsepareille*, et que fréquemment même les *herboristes* de nos villes débitent audacieusement comme étant les véritables racines du *smilax* de HONDURAS; ces racines, dis-je, ne manqueraient peut-être pas plus qu'autrefois à nos intentions et à nos prévisions. En effet, réellement stimulantes des appareils de sécrétion et d'exhalation, fort usitées jadis par MATTHIOLE, PLENCK, BERGIUS, MEYER et SCHNEIDER, qui les recommandaient dans l'engorgement testiculaire, par VALVASOR, qui assure s'être lui-même, par le seul emploi de leur décoction, guéri complètement d'un hydro-sarcocèle, elles m'ont plus d'une fois réussi dans certains cas de dysurie et de strangurie blennorrhagique; et, à mon sens, ce n'est pas à tort que, malgré les opposants, on les conserve dans notre répertoire pharmacologique, où elles continuent à faire partie du *sirop des cinq racines apéritives*, et bien certainement elles n'y jouent pas un rôle inutile. Ce serait mal à propos qu'on les en évincerait; car, si, en outre, l'on tient compte des observations consignées de nos jours au répertoire de BUCHNER, ces racines possèdent (d'après le d[r] BERNAYS) des propriétés emménagogues très-prononcées, et, employées en poudre, elles se sont montrées efficaces dans la dysménorrhée et dans l'aménorrhée asthéniques. Après elles peuvent tenir une place honorable dans cette catégorie, les racines du *chardon* ROLLAND (*aster inguinalis*, *eryngium campestre*, L., *ombellifêrées*), estimées par ZORN, LANGE et GEOFFROY, classées au nombre des *cinq racines apéritives mineures*. Ces racines, si souvent prescrites, il y a peu de temps encore, pour favoriser la diurèse, répondraient à coup sûr, ainsi qu'autrefois, à l'attente des praticiens, si nous les adoptions de nouveau comme agents toniques propres à rendre aux fonctions évacuatoires l'énergie et la vitalité. Peut-être aussi, dans les lieux de leur origine, trouverions-nous des avantages égaux dans l'utilisation de l'*eryngium bourgati*, espèce de nos montagnes alpines, dans l'*eryngium maritimum* (*spina alba*), dans les *eryngium alpinum, amethystinum* et *planum*.

Peut-être, enfin, nous trouverions-nous bien de mettre en œuvre la *racine de garance* pour les cas dont il est question ici. La *garance* (*rubia tinctorum*, L., *rubiacées*), plante précieuse pour les arts industriels, et non moins aussi pour la thérapeutique, si l'on en croit ses préconisateurs, qui l'adoptèrent avec enthousiasme lorsque, vers 1775, elle fut introduite dans nos cultures de l'Alsace et du comtat Venaissin, la *garance* (*baya* des Turcs, c'est-à-dire *baume*, à cause des vertus éminemment traumatiques qu'ils lui attribuaient), la *garance*, dis-je, donne une racine qui fut estimée agent tonique fort utile dans le rachitis, par LEVRET, ROBERT et SCHLOSSER, et à l'occasion de laquelle GILIBERT dit : « Quelques observations incontestables » prouvent l'utilité de la *racine de garance* dans le rachitis ; » on en a même prescrit la décoction avec avantage contre » la toux chronique, la jaunisse, la chlorose et les dartres; » elle est également apéritive, emménagogue, et diurétique. » HIPPOCRATE, GALIEN, DIOSCORIDE, et, depuis eux, WURFFBAINIUS, BOEHMER, CARTHEUSER, ZORN, BOERRHAAVE, GEOFFROY et beaucoup d'autres, pour lesquels elle était une des *cinq racines apéritives mineures*, l'ont tour à tour recommandée contre les rétentions d'urine, la dysenterie et la sciatique. Elle peut donc être admise à figurer dans cette série, quitte à l'expérience clinique de faire justice des opinions émises à son égard : à celle-ci seule appartient le droit d'assigner à la *racine de garance* sa véritable place.

Avec plus de raison encore nous opposerons aux apéritifs exotiques les griffes de l'*asperge*, soit agreste, soit potagère (*asparagus officinalis*, L., *asparaginées*), et ses jeunes turions (parties de cette plante desquelles, plus tard, nous aurons à nous entretenir); les unes et les autres exercent, on ne saurait en douter, une influence marquée sur les organes de la sécrétion urinaire, tant par l'*asparagine*, leur *alcaloïde* suivant quelques-uns (*agédoïte* de VAUQUELIN et de ROBIQUET), que par tout autre des principes inhérents à son idiogénie, soit isolés du principe alcaloïdique, soit réunis à lui, et alors agissant simultanément, ainsi que le peut faire un mixte. DIOSCORIDE conseillait et employait les turions et les racines de l'*asperge* dans l'hydropisie et dans la suppression d'urine. Et, à ce propos, nous devrons lui adjoindre, comme pouvant, en quelque sorte, être identique d'action avec elle, le *vicia sativa*, L., *léguminosée* dans les tiges étiolées de laquelle les chimistes italiens de notre temps ont trouvé l'*asparagine.*

Les racines du *fenouil* (*anethum fœniculum*, L., *ombellifèrées*), qui, par leurs principes amers, aromatiques, volatils et diffusibles, sont de vives modificatrices de l'innervation et des mouvements organiques, eurent BOECLER et ZORN pour préconisateurs : ces racines ont, bien longtemps avant nous, été reconnues fort importantes comme agents de stimulation et de tonicité, et fort efficaces dans les cas spéciaux dont il est question ici. ZACUTUS en donnait le suc à la dose de deux à quatre onces, pour obtenir une diaphorèse critique dans certaines fièvres quartes dont ainsi il a enrayé les accès et empêché le retour; et RHAZÈS a très-fréquemment employé leur décoction comme emménagogue et diurétique. Personne n'ignore que les racines, les feuilles et les semences du *fragon* (*petit-houx, houx frélon, ruscus aculeatus*, L., *asparaginées*), par leur décoction dans l'eau, augmentent d'une manière notable le flux des urines : GILIBERT dit avoir toujours avec succès opposé la racine de cette *asparaginée* de nos bois montueux, à la chlorose, à la suppression des menstrues par asthénie, à la leucophlegmatie consécutive des fièvres intermittentes. Sa puissance tonique et stimulante est d'ailleurs, pour nous, chose tout-à-fait positive ; et, bien qu'elle ne soit pas aujourd'hui tombée dans un discrédit complet, puisque, avec celles de l'*arrête-bœuf*, du *fenouil*, de l'*ache* et du *persil*, elle concourt à la confection du *sirop des cinq racines apéritives*, cependant on ne lui rend pas toute la justice qui lui est due, et que lui rendaient Zorn, Tournefort et Boerrhaave.

Ne faisant revenir ici que pour mémoire la *douce-amère*, estimée diurétique par Dioscoride, je me garderai bien d'omettre dans cette énumération d'apéritifs éprouvés, ou conservés, ou à réintégrer dans la matière médicale et dans la thérapeutique, la racine du *dompte-venin* (*asclepias vincetoxicum*, L., *apocynées*). Cette racine répand une odeur vive et vireuse, est douée d'une saveur âcre et piquante : sa poudre s'est parfois montrée émétique par l'impression brusque que son ingestion exerce sur l'estomac; et si l'on admet que le vomissement produit par elle ne serait dû alors qu'à un acte purement mécanique déterminé par l'abord et l'agression d'un corps étranger, lequel d'ailleurs serait inoffensif par l'absence de tout principe actif, de toute propriété spécialement modificatrice de la vitalité des tissus; si l'on veut admettre enfin que cette poudre n'a d'action sur la muqueuse gastrique, et n'exerce sur elle un effet marqué que parce qu'elle lui est présentée sous une forme incommode, et qu'ainsi le vomissement ne serait pas produit par l'effet d'un principe excitant spécial, toute poudre, quelle qu'elle soit, ainsi administrée, pourra donc aussi donner lieu au même résultat? Il faut un estomac bien malade, bien impressionnable, bien susceptible, ou influencé par une idée morale bien prédominante, pour se soulever ainsi contre l'agression de la poudre de *guimauve*, de *réglisse*, ou de toute autre poudre inerte, soit sucrée, soit fade, douce et mucilagineuse. Infirmons hardiment cette opinion qui nie l'existence d'un principe excitant spécial, fort actif dans la racine du *dompte-venin*; adoptons l'opinion de M. le prof[r] ORFILA, qui voit une action toxique dans ses effets, et rendons-la aux *émétiques* où nous la retrouverons. Cependant ne la repoussons pas du cadre des diurétiques; car, suivant GILIBERT, la décoction de cette racine, administrée à haute dose (sans avoir jamais causé le moindre accident), lui a constamment, par la médication générale qu'elle exerce, été avantageuse à prescrire dans tous les cas où il était nécessaire d'augmenter les fonctions de la peau, de modifier l'état pathologique de cette membrane et des appareils de sécrétion. Aussi la recommande-t-il dans l'adénite scrofuleuse, la suppression des règles et la dysurie atonique. « On pourrait aussi (ajoute cet auteur), en de telles cir- » constances, tirer parti du suc exprimé des *feuilles de* » *pomme de terre*, » se fondant sur quelques succès qu'il en a obtenus dans des cas où la diaphorèse et la diurèse lui semblaient nécessaires à provoquer. Serait-ce ici, comme de la part de la *douce-amère*, une détente opérée plutôt par la présence d'un principe hypnotique, que par voie d'excitation spéciale que produirait la présence d'un principe stimulant?

Peut-être est-ce à tort que nous négligeons le fruit aigrelet de l'*alkékenge* (*physalis alkekengi*, L., *halicacabum* de PLINE, *solanées*), nous contentant de le reléguer dans le salmis pharmaceutique connu sous le nom de *sirop de chicorée composé*, dans lequel, certes, sa présence est plus qu'inutile, tandis qu'employé seul, il enrichirait notre thérapeutique apéritive; sans que, pour cela, on puisse être taxé de se fonder à son égard sur l'absurde théorie des signatures, reproche adressé aux praticiens qui ont parlé de la propriété diurétique du *saxifraga granulata*. L'action du *coqueret alkékenge* sur le système réno-vésical, est, en effet, constatée par des observations nombreuses; l'exagération de fonctions qu'il y suscite en fait, au rapport de Gilibert, un dérivatif puissant dans l'œdème et la leucophlegmatie qui succèdent aux fièvres intermittentes : il convient aux calculeux, aux ictériques, et s'est montré utile dans l'arthritis. (Boerrhaave, Zorn, Tournefort.)

« *Civis quidam augustanus* (*narrante* Rajo), *morbo ar-*
» *ticulari gravissimo laborans, ita ut, sæpè per integrum*
» *semestre decumberet; cœpit, cujusdam suasu, singulis*
» *lunæ mutationibus, in ipso illarum puncto, octo fructus*
» *alkekengi comedere, vel contusos è vino bibere, ità expelli*
» *sibi per urinam, materiem mire fœtidam, totumque ab hoc*
» *morbo liberum affirmabat.* » (Geoffroy, *Mat. med., t. III, p.* 55 *et seq.*) Si donc, ne contestant pas la propriété stimulante tonique et diurétique des fruits de l'*alkékenge*, plante dont la racine, employée dans la néphrite et l'urétrite aigues, a rendu de bons services entre les mains d'Arétée, de Lister, d'Hoffmann et de Gouan, l'on admet que ce fruit ne peut être utile que réuni à quelque mixte, pourquoi alors ne pas l'adjoindre plutôt au *sirop des cinq racines* qu'à celui de *chicorée*?

Si les agents proposés nous semblent ne mériter qu'une médiocre confiance, pourquoi n'imiterions-nous pas le profr Lenhossek de Vienne, qui a récemment tenté des expériences avec les prêles (*equiseta, équisétacées*)? Il a découvert, dans ces plantes de nos champs et de nos marécages, une propriété diurétique toute spécifique, faible il est vrai, dans les *equisetum arvense, eq. palustre, eq. variegatum, eq. ramosum,* mais si développée dans les *equisetum hyemale* et *eq. limosum,* qu'il a vu ces dernières espèces déterminer la strangurie, par la stimulation sans doute, quoique ce professeur, tout en signalant dans ces plantes une action en quelque sorte élective et toute spécifique sur les organes sécréteurs de l'urine, prétende que ces agents n'ont rien d'irritant pour les voies digestives, et n'apportent aucun trouble dans la circulation : au moins est-il probable qu'ils peuvent beaucoup exagérer la sensibilité des organes primitivement soumis à leur agression, et celle des organes sur lesquels ils doivent secondairement agir. Néanmoins, ce serait sans danger que, dans toutes les conditions possibles, on pourrait les opposer aux hydropisies asthéniques ou idiopathiques, mais prenant leur source, soit dans une dépression générale et profonde des forces organiques, consécutive à une affection grave et produite par elle, soit dans les conditions ou propres à une constitution naturellement débile et cachectique, ou concomitantes d'une grave lésion viscérale, ou tirant d'elle leur origine. On pourrait enfin les opposer avec avantage aux œdèmes consécutifs des fièvres exanthématiques.

Que l'on cesse donc de nous entretenir des vertus prétendues merveilleuses de la racine de *cahinça* (*chiococca anguifurga*, L., *chiococca racemosa*, *anguifurga flore luteo*, *rubiacées*), racine introduite dans la pratique française par M. le d[r] François. Malgré les éloges qui lui furent donnés, cette substance diurétique, infidèle si jamais il en fut, agit plutôt à la manière des *éméto-drastiques* violents, que de toute autre façon ; et alors nous possédons assez de drastiques sans qu'il soit besoin de recourir à lui : c'est du moins l'effet qu'il a produit entre mes mains, lorsque, sur la foi des traités, j'ai tenté de le mettre en œuvre aux doses et dans les formes prescrites par ses prôneurs et ses propagateurs. Et, de fait, on ne saurait l'administrer avec trop de circonspection, sans même éprouver de justes craintes, tant est véhément le trouble que son agression porte dans l'économie. Il peut être un dérivatif puissant ; mais un diurétique spécifique, non.

N'envions donc plus au Brésil cette racine amère et stimulante ; et, sages imitateurs des expérimentateurs judicieux qu'anime l'amour de la science et de l'humanité, apprenons à mieux connaître les productions qui enrichissent notre France, à les apprécier, à les mettre en œuvre, et n'hésitons pas alors à les consacrer aux usages pour lesquels elles ont été créées !

NOTES.

(1) Un pharmacien de nos départements a signalé, sous le nom de *serpentarine*, une substance brunâtre, solidifiable par le refroidissement, et qu'il estime être le principe actif de la *serpentaire de Virginie*. Cette substance, que peut-être on pourrait, en raison de son aspect, assimiler à nos anciens *extraits secs*, connus, dans le temps de leur vogue, sous le nom de *sels essentiels* préparés suivant la méthode de M. le comte de LAGARAYE, et non à ces *carbonates* qui spontanément se déposent en petits cristaux blancs, transparents, par le refroidissement de certaines décoctions, ou par la reposition de certains sucs exprimés, tel est le *sel essentiel d'absinthe* et autres; cette *serpentarine*, qui, ainsi présentée par le pharmacien en question, paraît n'être autre chose qu'un sel essentiel à la façon de LAGARAYE, que de l'*extractif pur* (*principe particulier* de VAUQUELIN et des *chimistes de son École*); la *serpentarine*, enfin, n'est ni cristallisable, ni basique : elle ne saurait donc être estimée alcaloïde, et encore moins classée parmi les alcalis organiques, dans le sens qu'on est convenu d'attacher à cette dénomination. Qu'on donne donc à ce produit le nom que l'on voudra; mais, à coup sûr (selon moi du moins), le nom de *serpentarine* ne lui est pas applicable. Je crois d'ailleurs que, pour sa valeur médicatrice, on peut la réunir à grand nombre de ces principes en *ine*, dont la chimie organique moderne, voulant être créatrice à tout prix, est si prodigue et nous entretient depuis quelques années.

Devrons-nous tenir plus de compte de la *chicorine*, dont la découverte est due à M. LACARTERIE, l'un de nos pharmaciens militaires les plus distingués? de l'*ergotine*, principe hémostatique du *seigle ergoté*, et dont probablement nous aurons à parler ailleurs?

Je pense qu'avant de se prononcer définitivement en faveur de ces produits nouveaux, dont le nombre augmente chaque jour, il serait bien qu'une société d'hommes consciencieux et laborieux, dégagés de toute influence, de toute prévention, de tout préjugé, agissant par eux-mêmes et non par procuration, ainsi que cela se voit trop souvent, se livrassent, à leur sujet, à des travaux analytiques, à des expérimentations thérapeutiques qui viendraient confirmer ou infirmer le dire des premiers expérimentateurs, fixeraient l'opinion à cet égard, et obligeraient peut-être à plus de réserve certains explorateurs, bien intentionnés sans doute, mais que trop souvent égarent le besoin, la manie de se poser en créateurs.

Il n'est aujourd'hui personne qui n'ait à signaler une découverte étrange, et l'on rit de ceux qui, dès notre moyen âge, songeaient à la pierre philosophale, et au breuvage d'immortalité ! Il n'est aujourd'hui si jeune élève en pharmacie qui n'ait découvert et mis à nu l'organique végétal, l'élément jusqu'alors ignoré de toute combinaison chimique; qui n'ait découvert et fixé (à ce qu'il pense du moins) la matérialité de l'immatériel; il n'est aujourd'hui si jeune étudiant en médecine qui n'ait, dans sa précoce infaillibilité, élucidé les questions les plus obscures, qui n'ait sa physiologie, sa pathogénie, qui n'ait ajouté aux travaux anatomiques; il n'est enfin personne aujourd'hui qui n'ait deviné la création. Honneur donc au siècle ! à eux surtout !

Quoi qu'il en soit, si l'on doit admettre aveuglément et sans examen, comme principes *alcaloïdiques* ou *acidiformes* (pour cette dernière catégorie, les *acides valérianique*, *kramérique*, *isagurique*, *ricinique*, *ménispermique* et tant d'autres), toutes les modifications qu'à l'aide du *feu*, de l'*alcool*, de l'*éther* et de quelques réactifs, on peut faire subir à l'*extractif* des végétaux, à leur *huile fixe*, à leur *muqueux*, à leur *résine*, à leur *huile volatile* (produits que certains modernes abstracteurs de quintessence ne veulent pas admettre comme simples modifications de l'un ou l'autre de ces principes, ou du principe résinoïde seulement, opinion contradictoire à celle de certains autres abstracteurs qui, pour établir leur controverse à ce sujet, se fondent sur ce que ces produits trop fortement chauffés donnent une fumée noire, plus ou moins odorante, aromatique ou fétide; donnent une fumée fuligineuse, épaisse, et se transforment en une matière *caramélo-résineuse* ou *stéaro-résineuse*, suivant que l'on traite une *résine*, une *huile volatile*, une *huile fixe*; se fondent sur ce que, entre ces produits et leur source, il n'existe d'autre différence que dans les proportions appréciées d'*oxigène*, d'*hydrogène*, de *carbone*, et, pour un petit nombre, d'*azote*); si, dis-je, on doit, aveuglément et sans examen, admettre comme vrais, positifs, invariables, ces principes quels qu'ils soient, autant vaut admettre comme *alcaloïdes*, soit l'*odontine*, que certain dentiste émérite a été chercher je ne sais où, soit la *colorinne-rondeau*, autrement dite *glace de légumes*, produit au moyen duquel nos ingénieux *chimistes culinaires* prétendent délivrer le classique pot-au-feu des corps brûlés ou grillés (*ognons*, *carottes*, *croûtes*, *caramel*) qui sont journellement, dans nos ménages, employés à donner de la couleur et du goût au bouillon; soit enfin la *limonine-corinaldi*.

4° TONIQUES ASTRINGENTS.

Il est superflu de charger la mémoire de noms inutiles, et de grossir le catalogue déjà trop considérable de la matière médicale.
(TROUSSEAU et PIDOUX, *Traité de thérapeutique*. Astringents.)

N'en déplaise à MM. TROUSSEAU et PIDOUX, il nous semble qu'il est toujours convenable de chercher à fixer l'attention des praticiens sur des agents fort employés jadis, et préconisés par des hommes consciencieux; sur des agents qui, pour être oubliés et négligés aujourd'hui, n'en sont pas moins dignes de la confiance que leur accordèrent dans un temps ceux qui recoururent à leur intervention toutes les fois qu'il leur fallut exercer la médication astrictive. Dans un ouvrage *ex professo*, il n'y a jamais rien de trop à notre avis : c'est au lecteur à savoir apprécier et choisir.

Les médicaments dits *astringents*, *medicamenta contrahentia*, ont pour vertu de resserrer, de crisper les forces motrices : *duo puncta distantiá, fibræ motrices in priorem et magis firmam adhæsionem adiguunt, inde corporis robur augetur*. Cette action exercée, *contraction* de BOERRHAAVE, est le *crispatura* de BAGLIVI. *Refocillare, firmare, intendere ac roborare*, est le but qu'on se propose d'atteindre en les mettant en œuvre. (V. le *Bull. de Thér.*)

Puissants modificateurs de la vie organique, les produits et les productions dont nous allons nous entretenir, médiocrement amers, mais en général fortement acerbes et styptiques, d'une saveur plus ou moins âpre et austère, joignent, en général, dans leur constitution chimique, à l'extractif amer propre aux *toniques* dont nous avons déjà parlé, un *principe résinoïde*, du *tannin*, de *l'acide gallique*, et, de plus, une matière colorante peu soluble dans l'eau, et des propriétés physiques à peu près analogues à celles de ces matériaux constitutifs.

Aussitôt après leur ingestion, les tuniques gastriques éprouvent un resserrement fibrillaire; elles en deviennent plus fermes, plus solides; l'estomac se contracte sur lui-même : dans la bouche, on éprouve un sentiment de sécheresse particulier, de constriction. Cet effet s'exerce également sur toutes les muqueuses et sur toutes les surfaces dénudées. Leur contact suspend presque subitement (dans beaucoup de cas du moins) l'exhalation et les sécrétions, et, dans le même temps aussi, développe la tonicité des tissus ou des appareils qui en sont le siége et les agents. Convenables donc, soit à l'intérieur, soit à l'extérieur, en potions, en boissons, en poudres, en pilules, en injections, en fomentations, en topiques; convenables, dis-je, dans tous les flux atoniques, tels qu'hémorrhagies passives, diarrhées, blennorrhées, leucorrhées chroniques, dans toutes les exsudations atoniques, ou cruoriques, ou séreuses, ou muciformes, ou gélatiniformes, ou puriformes, enfin dans certaines plaies qui ne se réparent pas par défaut de vitalité, les *astringents* offrent encore de grandes ressources dans les cachexies chlorotiques, et même dans l'incontinence d'urine, dans le diabétès. Ils en offrent également dans certaines hémorrhagies actives; et, dans ces cas, on est justement fondé à les mettre en œuvre, alors qu'il est bien reconnu que, dégagés de tout phénomène de réaction, de tout état fébrile, ces accidents, sans prendre positivement leur source dans l'atonie positive des organes devenus momentanément centres de fluxion, et se débarrassant, comme par régurgitation, du trop-plein qui les engoue et les gêne, alors, dis-je, que ces accidents sont dus à une apparence d'exagération éventuelle des propriétés vitales qui tend à pousser les fluides au dehors, à cet état d'aberration fonctionnelle des phénomènes circulatoires, pendant lequel les capillairés béants et sans rétroactivité laissent échapper les fluides qu'ils contiennent, et qui s'en écoulent comme à travers les ouvertures d'un crible, transsudation à laquelle paraît ne plus pouvoir s'opposer la fibre privée de ressort. Alors, l'action médicatrice des *astringents* est-elle peut-être à la fois locale, dérivative et générale, tant par leurs propriétés spécialement astrictives, que par la tonicité qu'ils impriment à l'économie, principalement aux appareils réparateurs.

Mais il arrive que, trop souvent, l'action qu'ils exercent, pour être énergique et vive, n'est que passagère; que, l'effet une fois produit, la détente, la laxité surviennent derechef, et que les accidents auxquels on les avait opposés se représentent tels qu'ils étaient avant l'emploi de ces modificateurs, souvent même plus prononcés, l'accumulation ayant en quelque sorte doublé de somme pendant la durée de l'astriction, et ainsi la force d'impulsion dominant et dépassant la force de résistance; ce que j'ai, maintes fois, eu sujet de remarquer. Je sais bien qu'ici nous entrons dans la théorie des iatro-mécaniciens; mais qu'importe! le fait n'en existe pas moins. Cette circonstance fâcheuse (la récidive des exhalations après le temps d'arrêt) chagrine le malade, et, plus d'une fois, décourage le médecin.

Alors un tonique puissant emprunté à la première catégorie (un de nos *toniques amers*, par exemple), associé à un astringent, ajoute à l'énergie de celui-ci, favorise sa vertu curative, et assure le succès obtenu, en maintenant en équilibre toutes les fonctions organiques, en donnant lieu à un état de synergie égale par la médication générale dont ce *tonique amer* est l'agent. Ainsi, qu'une diarrhée ancienne, qu'une leucorrhée chronique, qu'une blennorrhée ou toute autre évacuation passive résiste (autant qu'elle résisterait à tout autre agent exotique de la même série) à l'*écorce de chêne*, à la *tormentille*, à la *bistorte*, administrées seules ou réunies, ce n'est point chose étrange; c'est, au contraire, chose reconnue : c'est ce que j'ai vu dans ma pratique régimentaire, m'évertuant alors à ne faire que de la thérapeutique indigène; mais aussi j'ai vu toujours ces accidents promptement céder et disparaître sans récidives à ces agents associés à la *camomille*, à la *gentiane*, à la *petite centaurée*.

Fixés sur l'opinion que nous devons avoir de la portée des médicaments astringents, voyons maintenant quels indigènes nous avons à opposer aux exotiques.

Doué d'une force astrictive remarquable, le *kino*, substance que, le premier, FOTTERGIL fit connaître en Angleterre, d'après ce qu'en avait pu dire un nommé MOOR, voyageur anglais, et aussi d'après ce que lui avait appris le d^r^ OLDFIELD, qui, l'ayant recueillie sur les rives de la Gambie, en Afrique, la nommait *vraie gomme du Sénégal;* le *kino*, extrait obtenu, suivant les uns, par la décoction des branches et des tiges du *nauclea gambir* de HUNTER; et de l'*uncaria gambeer* de ROXBURG, arbustes très-voisins l'un de l'autre, tous deux de la famille des *rubiacées*, produit désigné par BODARD sous le nom de *gummi rubrum gambiense, gomme rouge de Gambie*, bien que les arbustes qui le fournissent n'appartiennent point exclusivement à la Sénégambie, mais se retrouvent encore dans la presqu'île de Malacca; le *kino*, extrait dû, suivant d'autres, à une exploitation semblable dont est l'objet l'*eucalyptus resinifera* de SMITH (*myrtées*), arbre de la Nouvelle-Hollande, reconnu par LA BILLARDIÈRE, et dont l'extrait fut rapporté de cette contrée par M. LESSON, pharmacien à bord de la corvette française la *Coquille*; le *kino*, que le célèbre MUNGO-PARCK dit être produit par un *pterocarpus*, et qui, rapporté par Rob. BROWN au *pterocarpus erinaceus* de POIRET (peut-être cet arbre est celui que ROYLE désigne sous le nom de *ptero-*

carpus marsupium), espèce désignée par **Hooker** sous le nom de *pterocarpus senegalensis*; le *kino*, enfin, paraît être de tous les astringents le plus capable de combattre efficacement les évacuations exagérées, quand ces évacuations dépendent de l'atonie des organes, des causes déprimantes qui font les scorbutiques, et quand elles sont entretenues par cette atonie et par ces causes; et c'est à ce titre que M. le dr **Keraudren**, chef du service de santé pour la Marine militaire française, l'introduisit dans notre matière médicale.

Presque complètement absorbé, entraîné par le mouvement circulatoire, il va (pense **Barbier** d'Amiens) répandre sur tous les organes sa propriété tonique, laquelle (ajoute cet auteur) suffit seule pour le rendre fébribuge.

Mais, outre la part que, raisonnablement, on doit faire à l'enthousiasme immodéré dont chaque substance médicinale a tour à tour été l'objet, sommes-nous toujours certains de rencontrer, dans toutes les officines, du *kino* pur et sincère, du vrai *kino*, lorsque son origine, sa véritable source est presque encore un problème aujourd'hui? Combien de sucs résinoïdes, à cassure vitreuse, à extérieur brillant, de couleur pourpre, rouge de sang, faciles à écraser et à pulvériser, plus solubles dans l'alcool que dans l'eau; combien de sucs épaissis, astringents et acerbes, ne lui sont-ils pas substitués dans le commerce de la droguerie? combien en est-il qui sont vendus sous son nom? Avec M. le dr **Duncan**, avec M. le profr **Guibourt**, je signalerai, entre autres, l'extrait aqueux de deux *raisiniers* (qu'il ne faut pas confondre avec le *phytolacca*), plantes du genre *coccoloba* : l'une *coccoloba americana*, *nostr.*, spontanée en Amérique; l'autre *coccoloba australis*, *nostr.*, originaire de l'Asie-Australe et d'une partie de la Polynésie, toutes deux réunies par les *botanistes* sous le nom de *coccoloba uvifera*, L., et rangées par eux dans la famille des *polygonées*. La propriété astringente de ces *raisiniers*, de leur *extrait*, est chose incontestable, et (au dire des expérimentateurs) les rend réellement égaux et émules du *kino*. Mais reconnaissons que le *kino* et l'extrait des *coccoloba* peuvent fort bien nous être remplacés par le suc exprimé des fruits du *micocoulier* (*celtis australis*, L., *ulmacées*, MIRBEL), arbre du Lyonnais et du Languedoc, et dont les fruits, qui se vendent à Montpellier dans les marchés, fournissent un suc que la médecine populaire oppose avec succès aux flux diarrhéïques. Reconnaissons aussi que les produits exotiques dont nous venons de parler peuvent être remplacés plus sûrement encore par le suc exprimé et épaissi des fruits âpres, douceâtres et non complètement mûrs du *prunellier* (*prunus spinosa*, L., *amygdalées*), fruits que les anciens opposaient au vomissement, à la diarrhée, à la dysenterie, à certains flux hémorrhéïques.

Cette analogie d'action, qui rapproche le suc épaissi des *prunelles* du *kino* et des autres astringents exotiques que l'on décore du nom de *kino*, a été maintes fois constatée par BODARD, qui, dans sa pratique, faisait grand usage de notre *suc indigène*.

Certes, on ne saurait nier l'utilité réelle du *kino* dans tous les cas où la médication astringente devra être exercée; il n'est point douteux que le *sang-dragon*, suc exprimé des fruits, soit du *calamus draco*, L. (*asparaginées*), soit (suivant l'opinion de feu le prof^{r} DESFONTAINES), du *dracæna draco*, autre *asparaginée* dessinée par BORDA aux Canaries, soit du *pterocarpus draco*, L. (*légumineuses*); il n'est pas douteux, dis-je, que le *sang-dragon*, quelle que soit son origine, répondra toujours par des succès à l'emploi que l'on fera de lui. L'on saura toujours, quand il s'agira d'une médication tonique astringente à exercer, l'on saura toujours, dis-je, apprécier l'extrait sec, amariuscule, douceâtre, acerbe et si riche en *tannin*, lequel, sous le nom de *cachou* (*terre du Japon*), nous est livré par le commerce comme provenant, soit des fruits de l'*areca catechu*, L. (*dactylées*), soit de la seconde écorce du *mimosa catechu*, L., soit enfin (suivant le d^r^ KEER) du *butea frondosa* de LAMARCK, l'un et l'autre appartenant à la famille des *légumineuses*.

Enfin, l'on ne sera jamais, je pense, disposé à contester la vertu éminemment astringente du produit acerbe, propre au tannage des cuirs, obtenu par l'expression et la décoction des gousses des *mimosa nilotica* et *mimosa acacia*, LINNÉ et GUIBOURT (*acacia vera* de LAMARCK, *mimosées*), produit obtenu (suivant M. le d^r^ MARTINS) des gousses encore vertes du *mimosa adansonii*, produit habituellement désigné sous le nom de *suc d'acacia*, plus employé chez nous dans les arts que dans la médecine, mais dont les Égyptiens font, dit-on, grand usage comme moyen d'astriction dans l'hémoptysie, dans certaines angines, dans certaines ophthalmies, dans la diarrhée et la dysenterie. Ce suc exotique, *schack* des Égyptiens, *schamuth* des Arabes, a été, pour les cas pathologiques cités, recommandé par CARTHEUSER, ZORN, RAUWOLF et BOERRHAAVE; le *sang-dragon* (*dsierenanga*, *angsana* des Japonais, *cinnabaris* de DIOSCORIDE), estimé astringent siccatif et propre à remédier au ramollissement scorbutique des gencives par COMELIN, ROY, SALMAS, GEOFFROY, LANGE, VALENTIN, Jos.-Frid. OCHS, CARTHEUSER, ZORN, HEUCHER; le *cachou*, opposé avec succès comme astringent aux flux abdominaux et aux hémorrhagies par EHRENDFRIED, HAGENDORNN, CARTHEUSER, ZORN, LOESEKE, LUDOVIC, RIEDLIN; le *kino*, dont nous nous sommes entretenus assez longuement, nous sont-ils tellement indispensables que nous devions pour eux répudier nos indigènes?

Je le répète donc, dans les cas où l'emploi d'un modificateur astringent est indiqué, le *suc épaissi* de nos *pru-*

nelles, ce *suc* qui, eu égard à son analogie de couleur, de saveur et d'action, peut être facilement confondu avec ces produits exotiques, et substitué à eux, ce suc n'est pas moins énergique qu'eux. Désigné dans le commerce et par les pharmacologistes sous le nom d'*acacia nostràs, acàcia d'Allemagne*, il a constamment justifié l'attente des praticiens qui, avec lui, ont tenté les chances de la succédanéïté. Il est temps de rendre à cette production indigène le rang que, dans notre matière médicale, lui avaient assigné nos prédécesseurs, entre autres GEOFFROY, ZORN et BOERRHAAVE, qui l'avaient recommandée comme étant un antidysentérique de la plus grande efficacité, rang que lui ont assez injustement ravi les usurpateurs d'outre-mer.

Par les avantages qu'il peut procurer à l'art de guérir dans la médication tonique et astringente, et par ceux qu'il peut offrir aux arts industriels, notre *prunellier*, cet arbre agreste et robuste, si généralement répandu, si commun partout en France, qu'il y est presque partout consacré à la formation des haies de clôture, notre *prunellier* mérite à coup sûr l'attention des praticiens qui oublient ou peut-être même ignorent combien il fut estimé autrefois. Riche dans toutes ses parties en principes réellement actifs, la propriété stimulante de ses fleurs, qui les a fait jadis employer comme purgatives, diurétiques, anthelmintiques et anti-épileptiques, « ZORN et RIEDLIN » (probablement dans les cas où la forme épileptique accompagnait la diathèse vermineuse), suffirait à nous rendre recommandable le *prunellier* de nos campagnes, quand bien même l'efficacité astrictive de ses racines et de l'écorce de ses jeunes branches n'aurait pas été constatée par des faits nombreux, n'aurait pas été reconnue dans le catarrhe atonique des intestins, et dans les évacuations passives. On s'en est servi avec succès pour des bains, dans le prolapsus de l'utérus, du vagin, du rectum. Bien mieux, NÉBEL parle d'un enfant atteint d'une fièvre quarte, rebelle au *quinquina*, laquelle fut guérie en faisant boire abondamment au malade une décoction de l'écorce de la racine de *prunellier*, en laquelle, avant lui, Zorn avait aussi reconnu des propriétés fébrifuges; et Van-Sloane annonce avoir, dans plusieurs cas de fébricitance, obtenu par elle les mêmes résultats. D'après les instructions puisées dans les écrits de Jean-Jérôme Kniphoff, professeur de médecine à Erfurt, Coste conçut l'idée de tenter ce moyen économique sur les gens de la campagne, et il le fit avec succès; mais malheureusement il ne put l'essayer que sur quatre fébricitants : *hæc iterum tentanda via est!*

Nous renfermant ici dans la question d'astringence, après les écorces des racines et des tiges de notre *prunellier*, après le suc épaissi des *prunelles*, nous pensons devoir annoter ici, quoique pourtant pouvant être estimé de moindre importance thérapeutique, le *physcia prunastri*, De Cand., *lichnée* recommandée comme astringente par nos devanciers, et notamment par Zorn. Cette plante parasite était de son temps employée en bains et en fomentations, et opposée au prolapsus de l'utérus et du rectum, et l'on en faisait grand usage dans tous les cas où la médication astrictive était indiquée. Telles pourraient être estimées encore et l'*usnea plicata*, d'Hoffmann, également signalée comme astringente-anodine, comme utile dans les toux férines avec glapissement (*tusses clangosas*), signalée comme stomachique et résolutive à l'attention des praticiens par Zorn, et l'*imbricaria retiruga* (*usnée du crâne humain*), autre *lichénée* préconisée dans l'épilepsie par Théophraste, Crollius, Helmont, Hartmann, Kircher, Unzer, préconisée comme tonique-astringente par Zorn, Coeler, Martin Brand, Berniz, Geoffroy, Boecler, Hermann, et regardée comme substance de médiocre portée par Ludovic, Rivin, Juncker, Marck, Grub, Buchner, Cohausen, Hoffmann et Cartheuser.

Nous présentera-t-on, comme opposition à nos indigènes, le *simarouba*, écorcé enlevée aux racines du *quassia simaruba*, L., (*quassiées*), écorce dans laquelle nos analysateurs modernes ont démontré l'existence de la *quassine*, principe alcaloïdique d'abord découvert dans le *quassia amara*, et qu'alors on croyait ne devoir trouver qu'en lui? Par la tonicité que cette écorce développe dans les tissus vivants avec lesquels on la met en contact, elle produit, il est vrai, un vif resserrement fibrillaire dans les appareils dont la vitalité a éprouvé un décroissement notable, et elle convient parfaitement dans certaines hémorrhagies passives, dans les flux diarrhéïques, dans le catarrhe vulvo-utérin, dans le catarrhe vésical, dans celui de l'urètre.

Cependant, quoi qu'en ait pu dire Degner (*de dysenteria biliosa et contagiosa*), qui a signalé le *simarouba* comme agent correctif et tempérant des irritations intestinales, qui l'a estimé propre à fortifier les viscères, et qui l'a préconisé remède à la fois fortifiant et sédatif; cependant, quoi qu'en aient pu dire Wilhelm Fumee (*de inveteratis alvi fluxionibus*), De Jussieu (*de novo cortice antidysenterico*), Werlhoff (*de febribus*), Crellius (*de cortice simaruba*), Overcamp (*de specifico simaruba*), Buchner (*de novo cortice aromatico*), Buisson, Tissot, Schwenck, Geoffroy, Boecler, Loeseke, combien de fois, malgré l'emploi le plus rationnel, le *simarouba* ne s'est-il pas montré d'une infidélité déplorable, décourageante? Combien de fois n'a-t-il pas manqué aux prévisions? Quel praticien (je parle ici des éclairés et des consciencieux) n'a pas eu à se plaindre de lui! Ne l'a-t-on pas vu parfois, au lieu de borner les exhalations exagérées, au lieu d'être sédatif des susceptibilités de l'appareil gastro-intestinal, le fatiguer par son agression, produire le vomissement, provoquer d'abondantes évacuations alvines, et, par le trouble qu'il porte alors dans toute l'économie, donner lieu à des sueurs insolites, excessives? Tous ceux que ne domine pas un engouement aveugle, en sont arrivés à le négliger dans leur pratique; et s'ils ne le répudient pas tout-à-fait, si, dans certains cas, ils le mettent en œuvre, ils n'en font pas, comme il en était avant eux, un *palladium* des affections dysentéroïdes. Et ce serait bien à tort, sans doute, qu'ils lui conserveraient, parmi nos astringents à spécificité infaillible, la place que nos anciens lui avaient assignée; car (disent nos *médecins-chimistes*) le *simarouba* ne contient ni *tannin*, ni *acide gallique*, et l'on ne peut (selon ces savants) admettre l'astringence formelle ou la tonicité agissant comme puissance astrictive, sans la présence de l'un ou de l'autre de ces principes, ou sans le concours de tous les deux : semblables, en ceci, à ceux qui refusent l'*éméticité* aux végétaux qui ne fournissent pas d'*émétine*, qui refusent la propriété *fébrifuge* aux produits dans lesquels on ne trouve ni *quinine*, ni *cinchonine*, ni *aricine*, ni *kinovine*. Mais, en revanche, s'ils refusent la force astrictive au *simarouba*, ils l'accordent très-libéralement et haut la main à l'*écorce de l'orange amère*, qui aujourd'hui n'est plus seulement toni-stimulante par la présence d'un principe amer uni à de l'huile volatile dont la dessication ne la dépossède pas entièrement, mais qui, selon eux, est réellement et formellement astringente; car, disent-ils, ils y ont trouvé des traces de *tannin*. Si l'expérience clinique est confirmative de cette assertion dont je dois la connaissance à M. le d^r GOLDSCHEIDER, pharmacien militaire, tant mieux pour la thérapeutique indigène! Elle compte, grâce à elle, une bonne et facile ressource de plus.

Certes, quoi qu'on en puisse dire aujourd'hui, des dysenteries graves, persistantes, mortelles, ont donné à l'*écorce de simarouba* de fréquentes occasions de signaler son efficacité déjà reconnue à Cayenne, à la Guyane, à Surinam; mais, à vrai dire, on peut la suppléer et même s'en passer. Au 17e siècle, l'*ipécacuanha*, signalé comme antidysentérique infaillible et sans pareil par Grenier, Adrien Helvétius, Pison et Legras, par Leibnitius (*relatio de novo antidysenterico americano*), Vater (*de ipecacuanhæ virtute febrifuga et antidysenterica*), Valentin (*de ipecacuanha, novo Gallorum antidysenterico*), et, de nos jours, par les frères Monard, qui en ont ressuscité l'emploi en Algérie, et qui alors l'ont opposé aux flux dysentériformes, le présentant comme un moyen neuf et inconnu avant eux, l'*ipécacuanha*, agent de contre-stimulation, a disputé avec avantage au *simarouba* la gloire de dominer et vaincre les flux dysentériques; mais, sans nous préoccuper davantage ici de cette drogue exotique, dont la place vraie est parmi les *émétiques* plutôt que parmi les *astringents*, nous aurons à opposer au *simarouba* nombre de substances propres à notre sol, lesquelles, agissant positivement dans le même sens que lui, lui peuvent être de bons antagonistes et de véritables succédanées. Comme lui, étant mises en contact avec le canal intestinal, elles opèrent le resserrement des capillaires sur eux-mêmes, forcent le sang dont ils sont gorgés à rentrer dans les gros vaisseaux, et ainsi, tout aussi bien que le *simarouba*, diminuent l'exhalation de la muqueuse, cicatrisent les ulcères qui s'y sont développés, bornent les métrorrhagies, et, plus sûrement que lui, combattent les fièvres d'accès. C'est dans de telles circonstances et avec cette pensée de substitution, que certains auteurs proposent, comme étant d'astringence égale, les *pepins* et les *raffes du raisin* pulvérisés, et que l'on dit riches en un *acide* nommé *paratartrique* ou *racémique*; le *brou de noix*, déjà cité comme diaphorétique et antisyphilitique, lequel, par certains expérimentateurs, a été reconnu pour être doué d'une astringence fort énergique: la *busserole*, déjà citée aux toniques-diurétiques, peut être admise à prendre rang ici. Estimée astringente par quelques-uns, la *busserole* doit cette propriété à l'*acide gallique* et au *tannin* qu'elle contient en si grande quantité, que, dans quelques pays septentrionaux, on l'emploie au tannage des cuirs et à la fabrication de l'encre (TROUSSEAU et PIDOUX). C'est également avec cette pensée qu'on pourra, comme agent astringent et fébrifuge, opposer au *simarouba* les écorces du *tamarix gallica*, L. (*tamariscinées*), écorces que le dr WAUTERS propose comme les ayant administrées avec succès; écorces employées avant lui par GALIEN et FERNEL dans l'engorgement atonique des viscères abdominaux; écorces auxquelles nous pourrions réunir comme analogues d'action, celles des *tamarix germanica* et *tamarix africana*. C'est encore avec cette même pensée que WAUTERS propose également le *polygonum aviculare*, L., humble plante préconisée par BOERRHAAVE et Simon PAULLI; le *polygonum persicaria*, L., la *persicaire commune*, avec la décoction de laquelle un médecin anglais, au dire de GOUAN, a guéri la gangrène du rectum; et la *primula auricula*, L., plantes herbacées citées comme toniques, antiscorbutiques, astringentes, dans les recherches sur la botanique anglo-bretonne, par sir RICHARD PULTENEY, et confondues, sous le nom d'*herba britannica*, avec le *polygonum bistorta* et le *rumex aquaticus*. Enfin, c'est toujours en se guidant sur cette pensée de substitution, que l'on peut proposer aussi comme puissances astrictives quelques autres végétaux indigènes à notre sol, communs dans nos bois, nos prairies, nos jardins, lesquels, tous éprouvés ou à éprouver, semblent, pour ceux qui les signalent, devoir être de bons succédanés au produit américain.

Leur adjoindrai-je le *troëne* (*ligustrum europæum*, L.), élégante *jasminée* de nos parterres et de nos jardins, dont il concourt, en bien des endroits, à former les haies de clôture? Pourquoi non! Cet arbuste fournit une écorce et des feuilles dont la saveur amère et austère dénote assez les propriétés toniques; et, si l'on en croit DIOSCORIDE, elles lui ont été utiles comme astringentes; il les a heureusement opposées à l'hypostaphylie, à l'œdème des gencives, à l'angine chronique, aux ulcères atoniques de la gorge et de la face. Enfin, suivant Simon PAULLI, GEOFFROY, BOECLER, ZORN, GABELCHOVER, ETTMULLER, TOURNEFORT, elles étaient de leur temps consacrées au traitement des plaies putrilagineuses, du gonflement œdémateux de la vulve et du vagin, de la fongosité scorbutique des gencives, de la stomacace, des chancres et autres dégénérescences ulcéreuses fétides qui, dans certains cas, envahissent les parties génitales.

Si, tenant compte des expérimentations faites avant nous et même de notre temps, l'on accepte comme succédanés aux astringents exotiques les indigènes dont nous venons de nous entretenir, à plus forte raison devra-t-on accepter comme telles les écorces enlevées aux *chênes* de nos forêts, et notamment celles du *quercus robur*, L. (*quercus racemosa*, LAMARCK, *cupuliférées*, Ach. RICHARD), et celles aussi du *quercus pedunculata* (LAM.), etc., etc. Leur saveur amariuscule, mais excessivement âpre et acerbe, indique assez combien grande est leur astringence, et mettrait sur la voie de leur emploi thérapeutique, quand bien même on serait tenté de douter des assertions de PORTA, pour qui le *tan* a toujours été un astringent positif. Il est vrai de dire, cependant, que ces *écorces* ne doivent être administrées à l'intérieur, soit en poudre, soit en décoction, qu'avec une extrême réserve, et surtout en leur associant un correctif capable de modérer leur énergie : car leur agression sur l'estomac donne lieu au pyrosis, y développe une chaleur âcre intolérable. Entre les mains de praticiens habiles, on a vu l'*écorce de chêne* amener promptement à une terminaison favorable les pertes utérines par inertie de l'organe, les incontinences d'urine par asthénie matérielle, par relâchement du sphincter de la vessie; les leucorrhées, les blennorrhagies chroniques. Dans certaines leucorrhées, j'ai employé avec le plus grand succès un *elixir* dont sa teinture alcoolique était la base. **Darel** en conseille le *maceratum vineux* en gargarismes dans l'angine atonique, en injections dans le relâchement de l'utérus et du vagin. On voit sa décoction, refoulant brusquement la circulation capillaire, faire disparaître en peu de temps et sans accidents consécutifs les engelures, véritable gangrène par congestion, plutôt qu'inflammation réelle de la peau, malgré la rougeur, la douleur, la chaleur et le prurit qui accompagnent cet état morbide du tissu cellulaire sous-cutané; et, depuis plus de quinze ans que, dans ma pratique, j'en ai adopté l'usage, c'est le moyen qui m'a manqué le moins. L'impression tonique qu'elle exerce sur les tissus dont elle éveille la vitalité, rend l'emploi de l'*écorce de chêne* d'une importance extrême dans les cas de sphacèle, et toujours son *alcoolé* ou son *décocté* m'ont parfaitement réussi étant opposés à cet accident se développant à la suite d'une amputation, ou compliquant des plaies par arme à feu, par écrasement, par arrachement. Certes, en cela seul l'*écorce de chêne* mérite notre estime ; car elle se présente ici comme un des meilleurs émules du *quinquina*, agent de médication externe. **Cullen**, pour qui notre *écorce indigène* est un fébrifuge infaillible, dit s'être souvent servi de cette écorce en décoction comme topique dans les chutes du rectum, en gargarismes dans le ptyalisme mercuriel ou dans le ptyalisme idiopathique avec relâchement ou gonflement œdémateux de la membrane muqueuse de l'arrière-bouche, de la luette, des amygdales, et toujours le succès a répondu à son attente. Plus d'une fois, aussi bien que celle du *quinquina*, la décoction d'*écorce de chêne* a rapidement et sans retour guéri la gengivite scorbutique; plus d'une fois elle a, donnant une vie nouvelle aux suçoirs absorbants, effacé des œdématies rebelles à tous les autres moyens ;

plus d'une fois elle a modéré l'exhalation purulente des abcès atoniques, elle a transformé en pus de bonne nature l'écoulement sanieux et fétide des plaies ulcéreuses, des escarres gangréneuses, et hâté leur cicatrisation. Faits que j'ai souvent été moi-même en position d'observer, tant dans ma pratique civile que dans ma pratique régimentaire ; et j'ai toujours eu à me louer des tentatives auxquelles je me suis livré, soit que j'aie employé l'*écorce de chêne seule*, soit que je l'aie employée animée par une infusion de *feuilles de sauge*. Enfin, nombre de fois cette décoction, additionnée d'une infusion de *camomille*, m'a été un moyen curatif rapide et sûr dans le traitement de quelques diarrhées et de quelques blennorrhagies. La propriété fébrifuge de l'*écorce de chêne* devra-t-elle être contestée d'une manière absolue et formelle après les nombreuses guérisons qu'avec CULLEN lui attribuent les auteurs de matière médicale ?

« On a remarqué, dit BARBIER d'Amiens (et je pense » que nous devons avoir foi en lui, malgré l'espèce de » dédain avec lequel M. le prof^{r} TROUSSEAU semble accueillir » les propositions de cet écrivain judicieux, de ce conscien- » cieux praticien), on a remarqué (dit notre auteur) que » les ouvriers qui vivent au milieu de la poussière de l'*écorce* » *de chêne* pendant sa pulvérisation, ne sont jamais atteints » de fièvres intermittentes ; tandis que les ouvriers qui sont » occupés à d'autres travaux hors du moulin à *tan*, en sont » tourmentés, surtout en automne, époque à laquelle ces » maladies règnent endémiquement dans le lieu humide et » malsain que les uns et les autres habitent. »

Ce n'est pas seulement par leur écorce que nos *chênes* peuvent rendre à la médecine des services importants. ROSENSTEIN dit avoir vu une diarrhée purulente céder à l'usage de la poudre de *gland* torréfié ; le d^{r} MARX de Berlin, cité par le d^{r} ROQUES, dit avoir, avec succès, opposé ces fruits à l'engorgement atonique des glandes ; mais, lorsqu'il affirme les avoir trouvés utiles dans les congestions et dégénérescences passives de l'appareil pulmonaire, il rencontre des contradicteurs dans HERZ, BAUMES, et dans nombre d'autres praticiens qui n'ont sans doute pas été aussi heureux que lui dans leur administration en pareil cas. Le doute peut être permis ici, j'en conviens; mais des essais nouveaux pourraient être tentés. Enfin, SCOPOLI conseille la *cupule* (*calice* de ce fruit), pulvérisée et administrée à la dose de 1 gros dans un verre de vin rouge, toutes les trois heures, pour guérir la diarrhée et la dysenterie : ce qui ne fut certes pas chose nouvelle; car les *écorces*, les *glands* et les *cupules* avaient déjà été employés par HIPPOCRATE et GALIEN dans tous les cas où ils croyaient devoir recourir à une médication astrictive; et long-temps le *café* de *glands* a été estimé précieux dans le scorbut, dans l'atrophie mésentérique, et dans la diarrhée colliquative des phthisiques. (Voir à ce sujet, outre les écrivains que nous avons cités, BOERRHAAVE et TOURNEFORT; ZORN qui en recommande les *glands* dans le flux de ventre et dans l'incontinence d'urine, et STAHL qui en préconise l'écorce comme positivement fébrifuge.)

A la suite des écorces et des fruits du *chêne* de nos forêts, une place doit, à juste titre, être donnée ici à la *noix* de *galle*, employée comme fébrifuge chez les Indiens. Il est incontestable que la *noix* de *galle* (*galla tinctoria*, *seu infectoria*), excroissance arrondie, lisse ou rugueuse, anguleuse ou mamelonnée, plus ou moins régulière dans sa forme, qui se développe sur les pétioles, les feuilles et les racines des *chênes*, et surtout du *quercus infectoria* d'OLIVIER, par suite de la piqûre du *diplolepis gallæ tinctoriæ*, d'OLIVIER (*cynips gallæ tinctoriæ*, *hyménoptères, pupivores*; *gallicoles*); il est incontestable, dis-je, que cette production accidentelle participe des propriétés et presque de l'énergie de l'*écorce* de *chêne*. Ne pas vouloir le reconnaître, serait nier toute loi d'origine et d'analogie. Aussi, d'après Galien et Schroeder, d'après Bauhin, Schenck, Welsch, Bartholin, Blankard et Zorn (qui tous l'ont célébrée comme puissamment antidysentérique, ce que confirment des expériences récentes faites avec elle par nos confrères de l'armée d'Afrique), qui tous l'ont célébrée comme agent d'astriction et moyen fébrifuge ; je dirai, sans tenir plus de compte de la *galle* des feuilles que de la *galle* des racines (*uva quercina*, Triller), bien que nos devanciers aient professé une prédilection marquée pour cette dernière, sans tenir plus de compte de la *galle d'Alep* que de celle de *France*, sans chercher à établir entre l'une et l'autre une comparaison de valeur chimico-organique par poids et par volume, je dirai que l'on peut proposer la *noix de galle* (la nôtre bien entendu) pour tous les cas où le *chêne* peut être indiqué, et pour tous ceux qui ont fait la réputation des astringents exotiques.

Nous pouvons sans crainte signaler ici, comme pouvant être estimés, leurs analogues d'action, les tiges herbacées ou ligneuses de nos *airelles* (*vaccinium myrtillus*, *vacc. uliginosum*, *vacc. vitis idæa*, *vacc. oxycoccos*, L., *vacciniées*), sous-arbrisseaux riches en un suc acerbe et âpre auquel ils doivent une astringence marquée, et notamment l'*airelle myrtille* (*vaccinium myrtillus*), dont les *baies* ont été estimées rafraîchissantes et antidysentériques par Zorn et Riedlin, qui les employaient, soit récentes, soit sèches, qui administraient alors, soit leur suc exprimé, soit leur décoction (Triller). Reprises depuis eux, ces baies ont fourni à M. le dr Riess un extrait astringent qu'il a opposé avec succès aux flux diarrhéïques ; et il doit nous sembler hors de doute que cet extrait pourrait, aussi bien que l'extrait des fruits du *prunellier* (*acacia nostràs*), rivaliser le *kino*, le *sang-dragon*, le *suc d'acacia*, le *cachou*, le *ratanhia* et tous ces astringents exotiques recommandés à juste titre, j'en conviens, mais fort coûteux, difficiles à se procurer sincères et de bonne qualité, et d'ailleurs faciles à représenter par bien d'autres produits de notre sol.

A ces productions indigènes dont la valeur médicatrice ne saurait être niée, nous adjoindrons comme astringentes et toniques les écorces du *redoul* et celles du *fustet* (*rhus coriarius*, et *rh. cotinus*, L.), tous deux de la famille des *térébinthacées* et tous deux employés au tannage des cuirs; et nous pourrons d'autant plus sûrement leur accorder une place dans notre matière médicale, que, dans la Servie, on substitue l'écorce du *fustet* au *quinquina* dans le traitement des fièvres intermittentes. D'après cela, devons-nous éprouver des regrets de ce que nous ne possédons pas le *rhus glabrum* employé dans les Amériques comme astringent formel, et qu'en cette qualité on oppose à la salivation mercurielle?

Découverte due à MM. Ruiz et Pavon, la racine de *ratanhia* que fournit, au Pérou et au Mexique, le *krameria triandra*, et dans les Grandes-Antilles le *krameria ixina*, l'un et l'autre de la famille des *polygalées*, la racine de *ratanhia* est douée d'une stypticité remarquable dont le principe (*acide kramérique* de Peschier) semble, d'après Vogel de Munich, être une modification du *tannin* : aussi ces racines présentent-elles un tonique-astringent fort efficace à opposer à la plupart des hémorrhagies, soit intestinales, soit autres, dans lesquelles le sang s'écoule des petits vaisseaux dont les orifices relâchés n'offrent point d'obstacle à la sortie de ce liquide. Ces racines sont également très-puissantes dans lés flux muqueux ou séreux; mais, non plus que tous les autres astringents cités ou à citer, elles ne recèlent pas de vertu spéciale pour guérir les affections pathologiques contre lesquelles elles se sont montrées utiles; et ainsi, quoi qu'on en ait pu dire, elles ne méritent pas, plus que les autres, le privilége de l'exclusivité. En effet, malgré l'enthousiasme qui accueillit leur introduction dans la matière médicale, elles ont bien souvent trompé l'attente des praticiens, et, bien souvent, non moins stimulantes que toniques, elles ont produit des effets tout contraires à ceux que l'on pouvait s'en promettre. Je les ai vues, en deux circonstances, produire des effets diarrhéïques. Mais fussent-elles remarquables par la plus rare infaillibilité, par un mode d'action toujours certain, toujours semblable à lui-même, que l'on pourrait leur trouver une bonne succédanée dans la racine de la *bistorte*, fort appréciée comme vulnéraire, astringente et fébrifuge par CARTHEUSER, BOERRHAAVE, ZORN et GEOFFROY; et n'en déplaise à ceux qui, adoptant l'opinion de TRILLER, ne lui accordent que de faibles vertus médicatrices, la racine de *bistorte* justifie ses préconisateurs. En effet, cette racine du *polygonum bistorta,* L., *polygonée* que TURNER pense être l'*herba britannica* de PLINE et de DIOSCORIDE, et dont il vante l'efficacité dans le scorbut des gencives, « *nam firmat et consolidat dentes* », cette racine s'est toujours, non moins que les racines du *ratanhia*, montrée utile dans les flux muqueux, si du moins l'on en croit ce que, depuis les auteurs cités, en dit le dr BLATIN dans son traité du catarrhe utérin, si l'on en croit aussi les thérapeutistes qui proposent de l'associer à la *gentiane* pour favoriser l'action fébrifuge de celle-ci, ce que déjà nous avons signalé. Aussi nous est-elle une précieuse ressource, et peut-elle nous dispenser aussi de recourir aux Amériques pour en obtenir des agents de même portée.

Bien supérieure à la racine de *bistorte*, la racine des *tormentilles* (*tormentilla erecta* et *t. reptans*, L., *fragariées*), racine, en certaines contrées, employée au tannage, racine que les médecins du dernier siècle estimaient astringente, vulnéraire, alexitère (voir RIEDLIN, CARTHEUSER et ZORN), que, par conséquent, ils mettaient en usage dans toutes les circonstances où l'on doit recourir à la médication tonique-astrictive, et qui s'en trouvaient bien, la racine de *tormentille* pourra également être opposée au *ratanhia* ; et certes elle mérite la place qu'elle occupa jadis dans les pharmacologies, bien qu'aujourd'hui, entièrement tombée en désuétude, elle ne soit plus usitée dans aucun cas, et soit peut-être même inconnue à la plupart de nos jeunes praticiens modernes. D'où vient la cause de ce discrédit immérité ? Doit-on la rechercher dans les progrès de la science, ou, pour mieux dire, dans les théories d'une pathologie devenue, dit-on, toute physiologique ? Pathologie physiologique, médecine physiologique! qu'entend-on par cette ambitieuse dénomination ? N'est-ce pas une véritable argutie scolastique, brillante d'un néologisme prétentieux ? En effet, comment comprendre une pathologie, une médecine qui ne soit pas essentiellement physiologique ? Quel est le praticien ou le théoricien qui ne cherchera pas, avant tout, à se rendre compte de la manière dont s'accomplissent les actes fonctionnels, de la manière dont ils peuvent être troublés, dont ils peuvent être intervertis ; qui ne cherchera pas à se rendre compte de la nature des causes, de la nature des effets? Animistes, spiritualistes, vitalistes, nervosistes, mécaniciens, physiciens, chimistes, humoristes, organiciens, solidistes, localisateurs; partisans des révulsifs, de la dérivation, des sédatifs, des perturbateurs; homœopathes, allopathes, hydro-sudo-pathes, vous avez tous, à votre façon, compris la vie organique : vous êtes tous médecins physiologistes ; car chacun de vous se fonde, dans ses doctrines, dans ses aperçus, dans ses déterminations, sur la nature intime de l'organisme, sur la nature des causes, des effets, et des modifications exercées ou à exercer. Quel est de vous celui qui a le mieux appris à guérir ? Si pourtant l'on admet que les recherches et les travaux de nos modernes physiologistes ont donné une impulsion meilleure à la manière d'étudier et de comprendre la vie et l'impressionnabilité des organes et des tissus; si, dis-je, les médecins, mieux éclairés aujourd'hui sur les phénomènes de la vie organique, ont appris à redouter l'influence directe des modificateurs sur les muqueuses et les centres nerveux, à mieux en diriger l'emploi, cependant ils ne les mettent pas moins en œuvre quand l'occasion s'en présente, plus à propos peut-être, moins largement peut-être qu'on ne le faisait autrefois (*quod adhùc litigiosum est*), peut-être aussi par cette raison avec plus de succès, mais sans qu'il soit à dire, pour cela, que l'on doive faire élection des exotiques au détriment des indigènes. Cela posé, si donc le cas échoit d'employer une substance astringente, avec les indigènes déjà cités, la *tormentille* doit-elle céder le pas aux exotiques ? Je ne le pense pas. Il a été constaté maintes fois que, par sa puissance tonifiante, elle s'est montrée utile dans les affections scorbutiques. NEUMANN a trouvé que son eau distillée, exhalant l'odeur de la *rose*, contenait de l'*acide gallique* et du *tannin* (ce qui est au moins problématique); et, depuis lui, on a utilement employé cette racine et ses préparations dans les affections atoniques et apyrétiques : GILIBERT dit avoir, avec sa poudre, guéri plusieurs hémorrhagies passives; CULLEN assure en avoir éprouvé de bons effets en l'unissant à un amer, et BODARD dit qu'on peut l'appliquer utilement sur les ulcères anciens et baveux, résultant de l'atonie générale. Pourquoi donc, je le répète, la répudier au profit des spéculations ultrà-maritimes (1)?

Moins énergique, peut-être, que la *tormentille*, la *quintefeuille* (*potentilla reptans*, L., *fragariées*) n'est pourtant pas à dédaigner non plus. CHOMEL assure que, dans les diarrhées rebelles, et dans les dysenteries, elle lui a souvent été plus utile que l'*ipécacuanha* ; d'autres l'ont trouvée utile dans la spermacrasie et dans les flux critiques dépendant d'un état asthénique : SÉNAC, d'après HIPPOCRATE, lui attribue la faculté de subjuguer les fièvres intermittentes; TABERNÆMONTANUS estime, comme fébrifuge, sa racine égale au *quinquina*; TOURNEFORT, BOERRHAAVE, ZORN et GEOFFROY recommandaient son herbe et sa racine comme astringentes et fébrifuges, et les conseillaient dans le flux hémorrhoïdal; et depuis, de nombreuses observations de GILIBERT attestent que cette *fragariée* peut réussir seule dans les pyrexies périodiques. Comme agents d'astriction d'égale portée, nous recommanderons, pour les avoir heureusement expérimentées, la *potentilla verna* et la *potentilla argentea*, si communes dans nos guérets et dans nos prés secs. Le *fraisier* (*fragaria vesca*, L.), ornement et délices de nos tables, par ses fruits, doit également trouver place dans cette série. Son rhizôme, bien avant nous estimé astringent et vulnéraire, et, comme tel, recommandé par les auteurs (ZORN et GEOFFROY), m'a réussi dans quelques blennorrhées et dans quelques catarrhes de la vessie; et ses feuilles, bien que d'une activité médiocre, se sont, au dire des auteurs (de FRENZEL entre autres), montrées utiles dans certaines affections du foie, dans certains flux diarrhéïques, dans certaines leucorrhées, étant, en ce dernier cas, administrées en injections. Nous avons de plus à signaler dans cette famille le *potentilla fragaria* (*fragaria sterilis*, L.), et beaucoup d'autres *potentilles* non encore expérimentées, mais qu'à l'occasion, sans doute, on pourrait utiliser, et, entre autres aussi, la plus connue de toutes, l'*argentine* (*potentilla anserina*), dont les racines et les feuilles sont de nos jours, ainsi qu'elles ont pu l'être autrefois, le recours habituel des leucorrhées populaires et des virginités claustrales : BOERRHAAVE lui assigne comme fébrifuge une place après le *quinquina*, et il est vrai de dire que l'expérience a souvent justifié le dire de BOERRHAAVE (TRILLER); RIEDLIN dit qu'elle lui a réussi dans les douleurs dentaires; et enfin **Geoffroy**, **Zorn**, **Tournefort**, déclarent avoir eu à se louer de son emploi. Nous adjoindrons à ces humbles *fragariées* les feuilles de la *ronce* (*rubus fruticosus*, L.), dont la décoction est, pour toutes les classes de la société, le remède domestique obligé des angines, soit aiguës, soit catarrhales; et aussi l'*alchemilla vulgaris*, L. (*alchémillées*), plante herbacée, plus ordinairement désignée sous la dénomination de *pied-de-lion*, dont la saveur acide et austère, dont l'*extrait alcoolique*, remarquable par une odeur balsamique, dénotent assez les propriétés toniques-astringentes que recèle cette jolie espèce de nos bois et de nos prés, fort en honneur autrefois pour les services qu'elle était appelée à rendre aux virginités compromises.

« *Nonnullæ, quibus libata virginitas, solerter norunt de-*
» *cocto alchemillæ, in forma insessus, sibi reparare dolosam*
» γενοχωριαν, *et illibatum mentiri virginitatis florem. Eædem*
» *ejus decocto, mammas laxas et flaccidas nimis, linteo,*
» *decocto ejus, intincto et imposito, firmas ac turgidas ef-*
» *ficere tentant.* (**Hoffmann.**) »

« *Hæc autem an vera sint nescio, neque scire laboro. Ce-*
» *terum, idem puellarum in custoditi pudoris stratagemata,*
» *in celando amisso virginitatis flore, instrui posse usu, sive*
» *rectius abusu radicis consolidæ majoris, sive symphyti*
» *majoris, jam suprà ad istam radicem ex hoechstettero,*
» *obiter adnotatum fuit.* (**Triller.**) ».

Enfin, l'*alchémille* fut long-temps en faveur dans le traitement des leucorrhées, des diarrhées, des dysenteries atoniques, si du moins on en croit **Cartheuser**, **Bergen**, **Zorn**, **Geoffroy**, **Heucher**, qui tous en ont parlé avec éloges. Ne pourrait-elle plus nous offrir aujourd'hui un astringent utile, quoique de mince portée?

La famille des *agrimoniées* (*section des rosacées*), cette famille, toute restreinte qu'elle est, ne doit pas nous demeurer indifférente. En effet, l'*agrimonia eupatoria* et l'*agri-*

monia odorata, nous offrent leurs feuilles, recommandées dans les ulcères des reins et dans l'incontinence d'urine, par BOERRHAAVE, ZORN et GEOFFROY; fort estimées comme agents d'une médication moyennement astrictive, par PLINE, DODOENS, RAY, NEDHAM et TOURNEFORT, feuilles qui, aussi bien que celles de la *ronce*, possèdent le privilége du traitement populairement adopté pour les angines. Plus positivement actifs que ces derniers modificateurs, les *pétales* de la *rose rouge*, dite *rose de Provins* (*rosa gallica*, L., *rosées*), ont, comme astringents modérés, rendu d'aussi bons services que le *quinquina*, étant opposés au ptyalisme mercuriel; leur *mellite* est encore aujourd'hui la base du gargarisme détersif consigné au Formulaire des hôpitaux militaires de France. Nous avons à leur adjoindre, comme à peu près aussi sûrs qu'eux, l'herbe et les fleurs de l'*asperula cynanchica* (*herbe à l'esquinancie*), les fleurs de l'*asperula odorata* (*petit muguet des bois*), l'une et l'autre de la famille des *rubiacées*. Enfin, tous les agents que nous venons de passer en revue ont, en effet, rendu de bons services, et offert de bons résultats dans les anorexies qui tiennent à une asthénie matérielle de l'appareil gastrique, dans certaines diarrhées colliquatives, dans certaines hémoptysies, dans la plupart des angines tonsillaires et pharyngées.

Si le d[r] MEAD propose et vante l'emploi de la *spiræa tomentosa* (*spiréacées*), si, en qualité d'antidysentérique, elle est en grande faveur dans les État-Unis de l'Amérique du nord où elle abonde, sans sortir de la famille et même du genre, nous pourrons lui opposer les feuilles, les tiges et les tubercules de la *filipendule* (*spiræa filipendula*), plante de nos bois arides et sablonneux, de nos prés secs, plante dont toutes les parties ont été depuis long-temps estimées vulnéraires, propres à résoudre et détruire les congestions sanguines produites par des contusions, et que l'on a recommandées alors en épithèmes dans les hernies;

en injections et en boissons dans certains cas de leucorrhée (TRILLER). Nous pourrons lui opposer aussi la décoction de la racine amère et astringente de la *reine des prés* (*ulmaire*, *spiræa ulmaria*, L.), plante commune partout au bord de nos ruisseaux, de laquelle Pater. WURZ, Simon PAULLI, ZORN, BOERRHAAVE, TOURNEFORT, faisaient grand cas comme antidysentérique, anti-émétique et vulnéraire; de laquelle, à leur époque, on injectait la décoction dans les ulcères fistuleux; dont les feuilles, séchées et réduites en poudre, étaient recommandées par GILIBERT comme toniques et astringentes, et dont, en certains endroits de nos provinces, la fleur est employée à parfumer les vins.

A cette énumération fort longue déjà et bien suffisante pour répondre aux besoins de la médication astrictive, nous réunirons pour complément, et comme agents à employer dans les lieux de leur origine, la racine amère du *centaurea jacea*, L. (*carduacées*), racine indiquée par MOUTON-FONTENILLE ; l'*hieracium murorum*, L., *chicoracée* indiquée par GILIBERT dans les cas de diarrhée atonique ; à plus forte raison et à plus juste titre, les *balaustes*, fleurs doublées par la culture du *grenadier commun* (*punica granatum*, L., *myrtées*), arbre si heureusement naturalisé dans nos départements du midi, qu'il semble en être originaire ; fleurs recommandées en gargarismes dans le prolapsus de la luette; en boissons dans la diarrhée, la dysenterie, la lienterie, la gonorrhée ; en topiques dans certaines hémorrhagies traumatiques ; séchées et réduites en poudre comme sternutatoires, par RIVIÈRE, ZORN, BOERRHAAVE et GEOFFROY ; puis aussi ses *graines* dont la saveur est amère et âpre, que GEOFFROY recommandait dans la diarrhée et la gonorrhée (2) ; et mieux encore l'*écorce* de son fruit (de la *grenade*), écorce vulgairement désignée dans le commerce sous le nom de *malicorium*; écorce coriace, dure, rugueuse, amaricante et astringente, indiquée pour des gargarismes, des injections, des fomentations, des bains astringents, par Jacq. JANUS, WEISS, Thomas BARTHOLIN, VALENTIN et CARTHEUSER. CULLEN l'a toujours vue être utile dans les évacuations diarrhéïques passives, et moi-même j'ai eu, soit en semblables cas, soit dans le prolapsus du rectum, beaucoup à m'applaudir de son emploi. L'on assure que, dans la *médecine asiatique*, cette écorce remplace le *quinquina* et nos productions astringentes, et que son usage en poudre est fort général dans tout l'Orient comme remède ordinaire des fièvres intermittentes. Nous y ajouterons l'écorce de l'*orme pyramidal* (*ulmus campestris*, L., *ulmacées*), écorce amère et styptique, dont le principe actif serait l'*acide ulmique*, suivant nos chimistes ; écorce estimée jadis comme astringente, tonique et fébrifuge, comme tonique et diurétique par DIOSCORIDE et STRUVE, comme antipsorique par LYSONS, et que les *Pères de la médecine* employaient fréquemment dans l'hémorrhagie passive et dans les affections cutanées. De nos jours, le d^r DEVERGIE a opposé avec succès la seconde écorce de l'*orme pyramidal*, écorce riche en *tannin* d'après CROSNIER, à l'*impetigo* et à l'*eczema impetiginoïdes*. Nous leur réunirons également le *bluet* (*centaurea cyanus*, L.), *carduacée* dont la portée médicatrice est sans doute faible, mais qui certes ne doit pas être répudiée absolument. Le *bluet*, vulgairement surnommé *casse-lunette*, à cause des propriétés anti-ophthalmiques qui lui furent reconnues et l'ont rendu célèbre dans la médecine populaire, et qui, dans le fait, est d'un bon usage dans certains cas de conjonctivite, le *bluet* fut conseillé dans l'ictère par CAMERARIUS, qui l'estimait diurétique : RIEDLIN, ZORN, CARTHEUSER, GEOFFROY, TOURNEFORT et BOERRHAAVE, ont tour à tour fait l'éloge de cette jolie plante de nos guérets, laquelle, au fait, s'est souvent montrée utile et peut l'être encore, soit à l'intérieur, soit à l'extérieur, lorsqu'il est question de n'exercer sur les organes qu'une impression légère. Comme agent anti-ophthalmique, nous lui adjoindrons le *lycopodium selago*, L., *lycopodiacée* jadis fort en honneur dans la *médecine druidique*. Comme astringents plus positifs, plus sûrs, nous ajouterons à cette série les *écorces* de nos *alisiers* (*cratægus aria* et *crat. torminalis*, L., *pomacées*), écorces qu'estimait Théophraste, écorces dont l'activité virtuelle ne saurait être un problème, et qui autrefois étaient fort en vogue dans le traitement de la dysenterie, seules ou unies aux *alises*, fruits acerbes de l'arbre dont elles sont la vestiture.

De la même tribu viennent naturellement se placer sur la même ligne, le *néflier commun* (*mespilus germanica*, L.), à cause de ses feuilles que maintes fois j'ai essayées avec succès dans quelques cas de diarrhée rebelle; et, à son propos, nous mentionnerons que la décoction de son fruit non encore mûr s'est montrée avantageuse dans les mêmes circonstances; l'*aubépin* (*mespilus oxyacantha*), suave et brillant ornement de nos clôtures champêtres, qu'inspiré par une pensée d'analogie très-justifiable, nous proposerons ici pour des essais à tenter toutes les fois que l'on devra recourir à la médication astrictive; et aussi le *mespilus azarolus*, dont le fruit (les *azeroles*) est un remède antidysentérique fort usité par les Arabes de la province de Constantine (Algérie); le *coing*, fruit piriforme dont Dioscoride ordonnait la décoction en fomentations dans le prolapsus du rectum et dans celui de l'utérus : ce fruit du *coignassier* (*cydonia vulgaris*, T.), plus heureux que ses congénères d'origine et d'action, n'a pas entièrement perdu de son crédit, grâce aux préparations sucrées qui le rendent à la fois objet médicamenteux, de friandise et de luxe; nos *sorbiers* (*sorbus domestica* et *s. aucuparia*, L.), dont les fruits méritent d'être ici mentionnés honorablement : ainsi les *cormes* ou *sorbes*, fruits âpres du *sorbus domes-*

tica (*cormier*), fruits reconnus bien avant nous pour anti-diarrhéïques certains par **Dioscoride** et **Mésué**; ainsi également le fruit du *sorbier des oiseleurs* (*sorbus aucuparia*), arbre en grande vénération parmi les *Druides*, si l'on en croit M. **Lightfood**. Les *cormes* (de ces deux fruits le plus connu, le plus habituellement usuel), les *cormes* offrent par leur décoction (au rapport de **Bodard**) de très-efficaces injections pour rétablir certains organes relâchés : ces fruits, séchés avant leur maturité et réduits en poudre, lui ont semblé dignes de prendre place parmi nos meilleurs astringents indigènes.

Nous leur adjoindrons, avec **Gessner**, **Gouan** et d'autres: 1° La *sanguisorbe* (*sanguisorba officinalis*, L.) et la *pimprenelle commune* ou *condimenteuse* (*poterium sanguisorba*, L.), *sanguisorbées* hémostatiques, dit-on, et dont le nom seul indique assez les services que l'on attend d'elles (**Zorn**, **Tournefort**, **Heimrech**, **Riedlin**, **Gessner**, **Geoffroy**, **Boerrhaave**). 2° Tous les individus de la tribu des *rosées*, si riches en tannin, et entre autres le *cynorrhodon*, fruit du *rosa canina*, L., dont la *conserve*, plus habituellement usitée en Allemagne que chez nous, compte cependant encore des partisans parmi les médecins des enfants et des dames; et, à ce propos, il ne sera pas inutile d'ajouter que, dans les environs de Longwy (Moselle), les femmes de la campagne emploient avec succès, pour combattre les pertes utérines, une tisane faite avec la décoction des fruits de l'*églantier*, donnant sans doute ce nom à toutes les espèces de *rosiers* qui forment nos haies et nos clôtures agrestes, sans avoir, à coup sûr, l'intention de choisir et de signaler spécialement le *rosa eglanteria* de **Linné**. 3° Le *buplevrum perfoliatum*, L., *ombelliférée* long-temps estimée astringente et vulnéraire, et par nos anciens prescrite dans les cas de hernie, et aussi le *buplevrum falcatum*, L., fort en honneur chez nos prédécesseurs comme astringent tonique et fébrifuge. 4° La *piloselle* (*hieracium pilosella*, L.), *chicoracée* réunie aux vulnéraires par Lobel, Garidel, Tragus, Tabernæmontanus et Sim. Paulli; recommandée dans la phthisie, la dysenterie, l'ictère, la hernie des enfants en bas âge par Tournefort, Zorn et Geoffroy: on dit s'être bien trouvé d'avoir injecté sa décoction dans les ulcères fistuleux, de l'avoir employée en collutoires et en lotions dans les ulcérations de la bouche, des piliers du voile du palais et de la gorge. 5° Les racines de notre *oseille potagère*, et celles de l'*oseille* de nos prés (*rumex acetosa*, L., *polygonées*), lesquelles, soit à l'intérieur, soit à l'extérieur, soit en boissons, soit en injections, m'ont souvent réussi dans les leucorrhées chroniques et dans quelques blennorrhées, et même aussi dans quelques hémorrhagies utérines. 6° L'*ortie grièche* (*urtica urens*, L., *urticées*), estimées (herbe et semences) diurétiques, mais surtout spécifiques dans les cas de congestions sanguines, et recommandées dans toute espèce d'hémorrhagies par Boerrhaave, Geoffroy, Slevogt, Tournefort, Francus et Zorn: de leur temps, elle passait pour neutraliser l'action de la *jusquiame* et de la *ciguë*. Ne pourrait-elle pas nous être encore d'une bonne ressource dans les empoisonnements par les *narcotico-âcres*? Dans plus de cinq cas d'hémorrhagie utérine, M. Ginestet (Répertoire de pharmacie, 1844) a employé avec bonheur le suc de cette *urticée* à la dose de 60, de 120 grammes et plus: grâce à ce modificateur, l'écoulement a été arrêté presque instantanément. 7° La *bourse à pasteur* (*thlaspi, seu capsella bursa pastoris*, *crucifères siliculeuses*), essayée de nos jours, et qui, administrée en décoction, a réussi au dr Mange dans beaucoup de cas de métrorrhagie passive et de menstruation surabondante chez des personnes d'une constitution faible et d'un tempérament lymphatique. 8° Les feuilles du *fragon-hypoglosse* (*ruscus hypoglossum*, L., *as-*

paraginées), estimées vulnéraires, traumatiques, recommandées en gargarismes dans l'infiltration de la luette, par TOURNEFORT, BOERRHAAVE, SOLENANDER, MATTHIOLE, WELSCH, HOFFMANN et ZORN. 9° La *grande consoude* (*symphytum majus, borraginées*), plante mucilagineuse et astringente, recommandée surtout en cataplasmes sur les contusions et sur les épanchements sanguins sous-cutanés (HOECHSTETTER, HEUCHER, ZORN, GEOFFROY, CARTHEUSER). 10° La *consoude moyenne* (*ajuga reptans, salviées*), recommandée comme astringente et vulnéraire par GEOFFROY, CARTHEUSER, ZORN. 11° La *consoude sarrasine* (*senecio sarracenicus*, L.), *astérée* recommandée en gargarismes, soit pour remédier à l'angine, soit pour enlever les matières putrilagineuses qui couvrent les gencives dans le scorbut, empêcher la reproduction de cette dégénérescence des tissus, raffermir les gencives ramollies, et rassurer les dents vacillantes (ZORN, LICHWIZIUS, GEOFFROY, BOERRHAAVE). 12° La *consoude royale* (*delphinium ajacis*, L., *calcatrippa*), *renonculacée* astringente et vulnéraire pour BOERRHAAVE, CARTHEUSER, ZORN, GEOFFROY, Sim. PAULLI et BOECLER. 13° La *petite consoude* (*bellis perennis*, L.), humble et jolie *astérée* de nos pelouses qu'elle émaille, estimée abstergente, fortifiante, vulnéraire par EYSELLIUS, GEOFFROY, RIEDLIN, ZORN, TOURNEFORT, BOERRHAAVE, STAHL. 14° La *prunelle commune* (*prunella vulgaris*, L.), la *prunelle* ou *brunelle, salviée* désignée vulgairement sous le nom de *petite consoude*, et recommandée comme astringente, vulnéraire, antiscorbutique, antidysentérique, anti-hémoptoïque, anti-hémorrhagique; conseillée pour aider à la résorption des épanchements sanguins sous-cutanés, par HEUCHER, WITTEBERG, BOERRHAAVE, Sim. PAULLI, ZORN et GEOFFROY; et 15° enfin les divers *sideritis* qui doivent leur nom de genre à ce que l'un d'eux, chez les Grecs, fut reconnu propre à favoriser et à hâter la cicatrisation des plaies par arme blanche (σιδηρος, fer), plante qui était fort estimée surtout par les hippiâtres de cette époque.

N'oublions pas que la *pyrole à feuilles rondes* (*pyrola rotundifolia*, L., *éricacées*), outre les succès qu'avec elle on a obtenus en l'administrant à l'intérieur, en a offert aussi dans le traitement des ulcères cacoétiques. N'oublions pas non plus que, douée d'une saveur acerbe et amariuscule, la *salicaire* (*lythrum salicaria*, L., *salicariées*), a été, entre les mains de TRELKELD, de DEHÄEN, un agent recommandable; et que, quand bien même les observations des thérapeutistes ne militeraient pas en sa faveur, son emploi dans le tannage devrait, ce me semble, suffire pour éveiller à son sujet l'attention des praticiens. Autant peut-être on en pourrait dire de son congénère, le *lythrum hyssopifolium*, si l'on voulait se donner la peine de l'expérimenter. Pourquoi ne reprendrions-nous pas aussi les écorces du *laurier-tin* (*viburnum tinus*, L., *caprifoliacées*), écorces que DODOENS dit avoir heureusement opposées aux diarrhées atoniques? Repousserons-nous toujours, dans les cas où de légers astringents peuvent être utiles, l'emploi de la *chasse-bosse* (*lysimachia vulgaris*, L., *lysimachiées*), lorsque son nom vulgaire indique, dans notre langue, les services que la pratique instinctive des gens de la campagne retire de cette plante administrée en épithèmes dans les cas de tumeurs à la tête par contusions? lorsque des auteurs graves, BOERRHAAVE, STAPEL, Simon PAULLI et ZORN, la signalent eux-mêmes comme astringente et vulnéraire? lorsque DIOSCORIDE lui attribue de grandes et nombreuses propriétés? Mais l'espèce de DIOSCORIDE est-elle la nôtre? Ne voudrons-nous pas tenir quelque compte de la *nummulaire* (*lysimachia nummularia*, L.), laquelle, estimée astringente, vulnéraire, antiscorbutique et antiphthisique par CLAUDIUS, AGÉRIUS, MATTHIOLE, ZORN, BOERRHAAVE et STAHL, a mérité les éloges de célèbres thérapeutistes, dans le traitement des maladies évacuatoires passives qui ne réclament que l'emploi d'astringents médiocrement énergiques : et, à cette espèce, nous adjoindrons sa congénère, notre *lysimachia nemorum*, L. Enfin, n'omettons pas de dire que, dans les flux atoniques des viscères abdominaux, Gleditsch et plusieurs autres médecins de Berlin, desquels peut-être il serait bien de reprendre les observations, ont eu à se louer de l'*inula dysenterica*, L., astérée très-commune dans les lieux humides de nos campagnes, et qui, par la saveur amère, aromatique dont elle est pourvue, proteste contre l'injuste oubli devenu aujourd'hui son partage : disgrâce commune à la plupart des agents que nous venons de citer. Et pour terminer cette énumération, nous ajouterons que, dans tous les cas de flux exagérés et d'évacuations passives, l'empirisme populaire (au Mexique) adopte la poudre et la décoction du bois de *mûrier blanc* (*morus alba*, L., *urticées-artocarpées*, Ach. Rich.), bois dans lequel nos analysateurs modernes ont découvert un *acide* particulier qu'ils ont nommé *acide morique*, *moroxylique*, *moroxolique*; nous ajouterons que l'empirisme populaire, en Basse-Provence, adopte le suc exprimé et la décoction des tiges aplaties du *figuier de Barbarie* (*opuntia vulgaris*, *cactées*), agents qui, aussi bien que les autres indigènes cités, sont tout-à-fait à notre discrétion.

Riches de tant de produits auxquels nous devons réunir l'*ergotine*, que M. Bonjean, pharmacien à Clamecy, a isolée de l'*ergot du seigle*, et a présentée aux thérapeutistes, sous le nom d'*extrait hémostatique*, principe dont M. le dr Ebers a constaté les bons effets thérapeutiques dans les hémorrhagies, et surtout dans les métrorrhagies; riches de tant de produits dont la portée médicatrice nous est facilement appréciable, lesquels, autour de nous multipliés à l'infini, semblent à l'envi se disputer nos regards et notre attention, que nous peuvent importer le *dracæna terminalis*, *aspara-*

ginée dont les Chinois emploient la racine contre la diarrhée et la dysenterie ! le *bambusa arundinacea*, *gramen* dont le suc est employé par les Indiens du Gange contre la dysenterie !

Avec certains modernes auteurs de matière médicale, opposerons-nous à nos indigènes les capsules du *paullinia sorbilis*, *sapindée* signalée par M. Gavarelle, capsules (dit-il) employées au Brésil et dans les pays voisins pour combattre les diarrhées et la dysenterie; capsules amères, que ce M. Gavarelle place sur la même ligne que le *ratanhia*; capsules que (sur la foi des traités sans doute) vante aussi M. le prof[r] Trousseau, lequel se montre également, en ce cas de médication astringente, le zélé préconisateur de l'écorce de *monésie* (*monesia*), après l'avoir (assure-t-on), malgré les assertions et les supplications du pharmacien Bernard Dérosne, son vendeur, repoussée avec une indignation dont rien ne saurait exprimer, représenter la véhémence, tant alors il semblait prendre en horreur toute tentative, toute expérimentation qui, se parant de son nom, aurait pour but de favoriser le charlatanisme adroitement spéculateur, et ne servirait à introduire dans notre arsenal thérapeutique qu'une substance dont on peut fort bien se passer, dont l'origine obscure (car l'on ignore encore quel végétal la fournit) peut faire admettre que, si elle prend cours et vogue, le commerce ayant intérêt à satisfaire aux *nombreuses demandes* qui lui en seront faites, elle sera facile à sophistiquer par les écorces qui auront avec elle certains semblants d'analogie et de rapports, soit de saveur, soit d'aspect? Mais la conscience de M. le prof[r] Trousseau est devenue moins timorée depuis que M. le *pharmacien* a su faire naître en son esprit des convictions indispensables au succès de la spéculation. Je me garderai bien ici de douter de la sincérité de l'un et de l'autre. En effet, MM. Alquié, Bérard jeune, Baron, Manec, Martin-St-Ange, Payen,

Monod, **Adrien**, l'ont (au dire de M. le profr **Trousseau**) trouvée douée de propriétés astringentes non équivoques; et c'est surtout dans les catarrhes chroniques, dans l'hémoptysie, la diarrhée chronique, la métrorrhagie, la blennorrhagie, dans certains ulcères cutanés, qu'ils ont eu à s'en louer. Je les en félicite de tout mon cœur, et veux bien croire à leurs succès par elle; mais en somme, elle coûte fort cher; elle est, en quelque sorte, encore monopolisée; et d'ailleurs je crois avoir démontré et fait reconnaître que nous possédons assez chez nous pour qu'il nous soit possible et facile de nous passer de cette panacée nouvelle, de cet orviétan nouveau (voir pour ses précieuses vertus le précis analytique publié par M. Bernard **Dérosne**, son vendeur), quelque *mirifique* et *souverain* qu'il puisse être estimé.

Riches de tant d'autres produits bien connus et tout-à-fait propres à la médication astrictive, laissons donc (et sans regret), laissons donc de côté l'*écorce* dite *monesia*, d'abord dénommée *buranhem*, dont l'extrait est livré par le commerce sous le nom d'*extrait* de *mohica* (**Martins**). « Cette écorce paraît donner, à l'analyse, du *tannin*, de la » *chlorophylle*, de la *matière grasse cristallisable*, de la *gly*- » *cyrrhizine*, une sorte de *rouge cinchonique*, des traces » de principe *aromatique*, et une matière âcre analogue à la » *saponine*, à laquelle on a donné le nom de *monésine* (Ber- » nard **Dérosne**, O. **Henry**, J.-F. **Payen**). On l'attribue » à un *chrysophyllum* (*sapotées*), au *rhizophora gymnorhiza*, » L. (*bugiera gymnorhiza*, **Lam.**, *rhizophorées*), à l'*acacia* » *cochleocarpa* (**Martins**), à l'*acacia virginalis* (*pharma*- » *copée* de *Lisbonne*), au *pometia lactescens* (**Velloz**, *flore* » de *Rio-Janeiro*), à un *glycyphlœum* (**Cavaretti**, *stirp*. » *bras*., p. 12). » (*Journal de pharmacie du Midi*.)

Que nous importe!

Lorsque la médication tonique astringente devra être

exercée (maintenant que nous ne devons plus douter du nombre et de la valeur de nos produits), appellerons-nous encore à notre aide l'*écorce de bruce* ou *fausse angusture* (*brucea antidysenterica*, *térébinthacées*), *écorce* dont la *brucine*, agent formellement toxique, est le principe *alcaloïdique*, est le principe actif, nous montrant en ceci plus soucieux de son nom spécifique que de ses insuccès, que des dangers que présente son emploi? Devrons-nous, avec aussi peu de raison, recourir au *codaga-pala*, écorce fort peu connue de nos jours, mais fort estimée de Geoffroy et de Triller, laquelle jadis était dénommée *profluvii cortex*, et que l'on doit au *nerium antidysentericum*, *apocynée* du Malabar? Bien que les auteurs assurent qu'elle a été avec succès opposée à certaines dysenteries compliquées de dégénérescences, d'altérations organiques de l'intestin avec flux puriforme, bien que Geoffroy ait affirmé qu'elle échoue rarement lorsqu'on l'oppose aux diarrhées récentes qui ont leur source dans un écart de régime, surtout lorsqu'il n'y a pas de fièvre, et lorsque l'on a procédé par une dose d'*ipécacuanha*, cette écorce nous importe fort peu, et nous importe moins encore ici que partout ailleurs. En effet, cette écorce n'est pas franchement astringente; elle semble agir comme stupéfiant du système nerveux (si je m'en réfère à son origine), comme agent de ralentissement pour les phénomènes organiques, plutôt que comme exerçant formellement et directement la médication astrictive, ainsi que nous devons le comprendre ici; car ici, pour nous, l'astriction doit être une forme de la tonicité. Devrons-nous rechercher avec empressement, soit les *galles* du *pistachier*, excroissance résineuse astrictive due à la piqûre d'une espèce de *cynips* (*aphis pistaciæ*, *hémiptères*, *homoptères*, *aphidiens*); *galles* tout récemment introduites dans le commerce de la droguerie, et offertes à notre thérapeutique comme panacées infaillibles des exhalations morbides, et surtout des exhalations cutanées? soit le *mattico* (*matteco, matteca*), feuilles qui, chez les Indiens du Pérou, sont en grande faveur comme agents astrictifs des plaies saignantes, des hémorrhagies parenchymateuses et viscérales, des exhalations et des excrétions exagérées; feuilles dont certain dr HUNTER-LANE recommande l'infusion, soit aqueuse, soit alcoolique, seule ou associée au *benzoate* d'*ammoniaque*, contre les hémoptysies, les hématémèses, contre certaines hématuries, certaines dysenteries, enfin contre le diabétès?

Réclamerons-nous encore, pour les cas dont il est question ici, l'intervention des trois *santaux*, le *santal rouge* (*pterocarpus santalinus*, L., *légumineuses*), estimé tonique, astringent et siccatif par HOFFMANN et CARTHEUSER, que les Portugais additionnent de *vinaigre*, et dont ils se servent, ainsi préparé, au lieu de *mercure*, pour la guérison des maladies vénériennes; le *santal blanc* et le *santal citrin* (*santalum album*, L., *santalacées*), estimés toni-stimulants propres à combattre les affections lymphatiques, par VALENTIN, SALMAS, GEOFFROY et ZORN? Réclamerons-nous celle du *bois de campêche* (*hematoxylon campechianum*, L., *légumineuses*), ou celle des *bois de Brésil*; bois rouges et astringents dus au *cæsalpinia echinata*, et au *cæsalpinia sapan*, également de la famille des *légumineuses?* Exhumerons-nous du fond des droguiers et des pharmacologes ces fruits acerbes qui ne sont plus connus aujourd'hui que des pharmaciens et des amateurs, et qui le sont à peine, même de nom, des médecins de notre âge? Exhumerons-nous, dis-je, les *myrobolans*, dits *citrins*, *chébules*, *indiens*, *belléries*, *emblics* et *monbins?* Estimés par THÉOPHRASTE et SCRIBONIUS LARGUS, depuis eux par SALMAS, STAPEL, ZORN et GEOFFROY, ils ont encore, depuis ceux-ci, joui de cette vogue que les intéressés voudraient voir aujourd'hui être le partage de la *paullinia* et de la *monesia* Ce qui serait bien heureux pour les préconisateurs de ces.

dernières, car pendant long-temps on ne jura que par les premiers ! A ceux qui viendraient à exercer dans les pays dont ces fruits sont originaires, à ceux qui devront recourir à leurs vertus, il ne sera pas sans intérêt d'apprendre que ces fruits sont dus (les cinq premiers) à des arbrisseaux du Malabar et des Indes-Orientales, désignés par GÆRTNER sous les noms de *myrobalanus citrina, myr. indica, myr. chebula, myr. bellerica* (*myrobalanées*), et de *phyllanthus emblica* (*euphorbiacées*) ; que les *monbins* paraissent provenir des *spondias lutea* et *sp. purpurea* (*térébinthacées*), et aussi que l'*icaco*, fruit plus récemment connu, et placé par la pharmacologie auprès des *myrobolans*, est produit par une espèce de *prunier d'Amérique* (le *chrysobalanus icaco, amygdalées*). Plus de table que médicamenteux, base d'une conserve sucrée égale en portée médicatrice à celle de *cynorrhodons*, et fort recherchée par les amateurs de friandises, ce fruit, qui, en Amérique, se mange récent et venant d'être cueilli, comme nos *prunes* en France, ce fruit, préparé en conserve, est l'un des mets obligés du dessert dans les lieux rendez-vous ordinaire des navigateurs du commerce américain. C'est au Hâvre (Seine-Inférieure), en 1825, que, pour la première fois, j'ai été à même de connaître et d'apprécier cette conserve exquise et salutaire (3).

Quelles que soient pourtant les propriétés médicatrices de tous ces fruits, nous pouvons, en France, parfaitement nous passer d'eux ; et, dans le fait, j'aurais pu me dispenser d'en faire mention, tant leur citation offre de vulgarité, tant ces fruits nous sont devenus inutiles. En effet, tout-à-fait inusités dans la médecine actuelle, ces fruits doivent nous importer fort peu. Leur inutilité ne saurait donc être pour nous un sujet de démonstration : aussi n'est-ce que pour mémoire si on les trouve consignés encore dans les ouvrages de matière médicale, et s'il en est question dans ce travail (4).

NOTES.

(1) *Préparation magistrale à essayer.*

Pr. :	*Poudre de racine de tormentille............*	4 onc.
	Poudre récente de camomille noble........	
	Poudre de racine de valériane de montagne.	4 onc.
	Poudre d'acorus vulgaris...................	1 onc.
	Sirop de racine de valériane...............	q. s.

Pour faire des bols plus ou moins gros, liés avec quantité suffisante de *mucilage* de *gommé persique* (*gomme* qui exsude spontanément du *pêcher commun*).

On fera boire, par-dessus la dose que l'on aura déterminée, une tasse de décoction de *tormentille*, dans les diarrhées chroniques, et dans les écoulements atoniques de l'utérus.

On peut encore, en pareille circonstance, administrer un *gros d'extrait aqueux de tormentille* dans un peu de *vin généreux.*

(Bodard.)

(2) *Semences de grenadier.*

Matthiole faisait préparer une poudre composée d'une *once* de ces *semences sèches*, et un *gros d'encens*, laquelle *poudre* il administrait, à la dose d'un à deux gros, aux femmes atteintes de flueurs blanches.

(3) *Bedéguar du rosier.*

Éponge d'églantier. (*Spongia cynobasti.*)

Cette production muscoïde, due, pense-t-on, à la piqûre d'un *cynips*, fut de tout temps estimée astringente et antinéphrétique, surtout si on l'administre en poudre, à la dose d'un à deux scrupules. (Voir, à son sujet, Rosenberg, Laurenberg, Zorn, Sim. Paulli, B. Bohnius, Heucher.) Cette production a été, dit-on, employée avec succès pendant le cours d'une épidémie dysentérique en Sicile.

En 1841, un M. Fave, ressuscitant son emploi, l'associa à d'autres substances plus ou moins analogues d'action, plus ou moins modificatrices de son action, et en composa un mixte auquel, disait-il, aucune dysenterie ne pouvait résister. Il se présenta en Algérie, et, appuyé par des certificats nombreux que lui délivrèrent les hautes lumières du monde scientifique, appuyé par les sommités sociales, par le Ministre de la guerre entre autres, il fut admis à expérimenter sur les dysentériques de notre armée d'Afrique, et imposé, en qualité de collaborateur, aux plus recommandables des médecins militaires chargés du service hospitalier. Ce qui devait arriver fut : le remède, tant préconisé, réussit dans certaines diarrhées qui auraient pu guérir par les seuls efforts de la nature; mais il échoua complètement dans les dysenteries, et si complètement, qu'il y eut plus de mortalité dans son service que dans celui de nos collègues; et encore répudiait-il les malades qu'il estimait trop avancés dans la maladie pour lui offrir un succès.

Quoi qu'il en soit, je crois devoir ici annoter ce remède qui peut n'être pas inutile dans les diarrhées simples.

FORMULE FAVE.	Pr. : *Poudre d'écorce de chêne*...	3 *grammes.*
	de bedéguar........	31 *grammes.*
	de scille............	19 *centigrammes.*
	Vanille....................	5 *centigrammes.*
	Amidon....................	6 *décigrammes.*

Doit guérir en 6 à 8 jours.

(4) Ce ne sera également que pour mémoire que nous annoterons ici le *monnina polystachia*, de RUIZ (*polygalées*), nouvelle substance astringente que les Péruviens préfèrent au *simarouba*, substance dont la *monninine* est le principe actif, suivant M. MOUCHON, pharmacien à Lyon. Nous pouvons nous en passer.

5° TONIQUES FÉBRIFUGES.

> **Ceux de Liége s'émerveillent des eaux de Luques, et les Toscans ne font pas moins de cas des eaux de Spa.**
>
> **(MONTAIGNE.)**

La question pathologico-thérapeutique la plus importante, sans contredit, celle qui, dans tous les temps, a le plus préoccupé les pathologistes depuis **HIPPOCRATE** jusqu'à nos jours, c'est la théorie du traitement à adopter pour combattre les fièvres intermittentes. Cette théorie varia d'autant plus que l'on fut moins d'accord sur la nature, le siége et les causes de ces affections périodiques, sur l'élément morbide qui les produit et les entretient, en un mot sur leur *pathognomonie*. Aussi, jusqu'à ce jour, quoi qu'on ait pu dire et faire, cette question n'a-t-elle pas cessé d'être diversement agitée, cette théorie n'a-t-elle pas (nous devons en convenir) cessé d'être variable ? car, n'en déplaise aux consciencieux travaux des **PINEL**, des **CHOMEL**, des **ALIBERT**, des **BROUSSAIS**, des **WORMS**, des **MAILLOT**, des frères **MONARD**, des **BOUDIN**, des **BOISSEAU** et de tant d'autres théoriciens ou praticiens recommandables, à peine si l'on peut s'accorder, même aujourd'hui, sur cette matière, tant elle présente encore de vague et d'indéterminé. *Adhùc sub judice lis est.*

Cependant les *toniques*, et parmi eux les *amers* et les *astringents*, séparés ou réunis, paraissent, après des tentatives suivies de nombreux succès, avoir réuni le plus de suffrages, et c'est sur eux que s'appuie encore de nos jours toute la therapeutique des fièvres, ainsi qu'il en était bien avant notre époque. Aussi n'est-il, pour ainsi dire, pas un des indigènes que nous venons de citer, dont nous venons de nous entretenir, qui n'ait été, à son tour, préconisé comme un fébrifuge infaillible, éprouvé, constant, avant la découverte du *quinquina*, avant son importation en Europe. Il parut, et leur empire fut renversé et sembla l'être pour toujours.

En effet, de combien de déclamations élogieuses le *quinquina* ne fut-il pas le sujet! Mais aussi, combien d'attaques plus ou moins virulentes ne furent-elles pas dirigées contre lui! A entendre ses partisans, il devait, à lui seul, être l'*alpha* et l'*oméga* de la matière médicale; à entendre ses adversaires, on ne pouvait le mettre en œuvre sans se rendre coupable de lèse-humanité, et même, ce qui était pis encore à certaines époques, sans se rendre coupable de lèse-doctrine *aristotélique*. Jamais, peut-être, substance médicatrice ne donna lieu à polémique plus active, à disputes plus riches en invectives insultantes, si ce n'est pourtant le *tabac*, l'*ipécacuanha* et les préparations *antimoniales*!

Ainsi, de nos jours, à quelques modifications près cependant, il en a été de même pour la doctrine *pyrétologique*, pour la *saignée*, les *sangsues* et l'*eau de gomme;* pour l'*émétique* et les théories *rasoriennes*; pour les *mercuriaux* et les préparations *saturnines,* estimés agents *antiphlogistiques*; pour l'*allopathie*, l'*homœopathie*, l'*électricité,* le *galvanisme*, l'*acupuncture*, l'*électro-acupuncture*, le *magnétisme animal*, l'*électro-magnétisme*, l'*hydropathie*, l'*hydrosudopathie*, et enfin pour l'*hydrothérapie*, connue depuis fort long-temps, mais reprise pratiquement il y a quelques années, présentée alors comme chose toute nouvelle, comme élucubration moderne, doctrine longuement développée, en **1843**, en un gros volume de 600 pages. En admettant que le *camphorisme-Raspail* et l'*éthérisme* aient donné ou puissent donner lieu à polémiques semblables, je doute fort qu'il en soit de même pour la *médecine-chimique* du dr Rey de Jougla, n'en déplaise à la réclame.

On a tant parlé du *quinquina*, on en parle tant encore, qu'il est impossible d'en rien dire qui n'ait été dit.

Déclarez-le remède archi-héroïque, véritable panacée universelle, vous ne lui rendrez, au dire d'un grand nombre de praticiens, que la justice qui lui est due. Traitez-le de remède à redouter, d'agent perturbateur, de fauteur de troubles fonctionnels et d'accidents graves (1), vous trouverez qui vous approuvera, surtout parmi les *globulistes*, parmi certains explicateurs des doctrines d'Hahnemann, lequel a dit : le *quinquina guérit la fièvre parce qu'il donne la fièvre* (*fièvre quinique* de certains auteurs), d'où l'*homœopathie*. Enfin, voyez en lui un médicament souvent utile, trop souvent infidèle, et vous ne serez pas seul de votre avis.

Mais, tenant peu de compte de l'opinion de ses détracteurs et de ceux qui redoutent son emploi, gens ou de mauvaise foi, ou prévenus, ou vraiment inhabiles à le manier, passant du raisonnement à l'application, de la théorie à la pratique, marchez hardiment sur les traces de ses adhérents quand même, et vous verrez combien, par lui, de nombreux et brillants succès vous attendent!

Avez-vous à combattre des hémorrhagies passives, des flux muqueux atoniques? Le *quinquina*! Une diurèse exagérée (le *diabétès*, par exemple), une incontinence d'urine, des sueurs excessives ont-elles lieu; s'agit-il de combattre la *suette anglaise*? Le *quinquina*! L'œdématie boursoufle-t-elle nos tissus, des sérosités s'accumulent-elles au sein des cavités splanchniques? Le *quinquina*! La constitution lymphatique prédomine-t-elle; est-on appelé à faire disparaître, au moyen d'un agent de tonicité générale, des congestions et des dégénérescences strumeuses? Le *quinquina*! L'appareil digestif, languissant et manquant de ressort, a-t-il perdu son active énergie; les fonctions assimilatrices cessent-elles d'accomplir convenablement leur mission; la nutrition organique n'est-elle plus qu'imparfaite; un état anémique survient-il; la chlorose décolore-t-elle nos traits; le scorbut (2) menace-t-il d'envahir nos tissus en les ramollissant, les couvre-t-il de plaques livides ou gangréneuses, d'ulcères sordides et fétides; le marasme étend-il sur toute l'économie une émaciation progressive et funeste? Le *quinquina*! Voulez-vous modifier heureusement une solution de continuité des parties molles devenue blafarde et asthénique; voulez-vous modifier ces mortifications fâcheuses, ces escarres gangréneuses qui s'établissent à la région sacro-coxale pendant le cours des fièvres dites adynamiques, ramener la vitalité dans les ulcères atoniques, dans ces foyers purulents qui s'alimentent sans travail inflammatoire? Encore le *quinquina*, le *quinquina* toujours! Les névroses aussi, les périodiques surtout, reconnaissent sa puissance, et c'est dans les fièvres intermittentes que son triomphe est assuré.

Heureux, trois et quatre fois heureux le Pérou de posséder une si précieuse production, un si merveilleux spécifique! (*aa*)

> *O fortunatos nimium sua si bona norint*
> Peruvianos!......

Eh bien! voyez l'injustice! le docteur BIGELOW dit que, dans tous les états nord de l'Union, et, bien plus, dans tout le continent américain, on néglige, on repousse même le *quinquina* comme tonique et fébrifuge; que lui (avec bien d'autres) substitue aux écorces *cinchonées* l'écorce aromatique du tronc et des racines du *tulipier ordinaire* (*liriodendron tulipifera*, L.), grand et bel arbre *magnoliacé* aujourd'hui parfaitement acclimaté à notre sol. BIGELOW donc affirme avoir toujours opposé avec succès aux affections rhumatismales chroniques, aux fièvres intermittentes de tous les types, cette écorce tonique dans laquelle Jonh Patent Emet, professeur de chimie et de matière médicale à Philadelphie, a découvert un principe immédiat, lequel (dit-il) tient le milieu entre le *camphre* et les *résines*, et qu'il a présenté au monde médical sous le nom de *liriodendrine*. D'autres praticiens des mêmes contrées proclament, comme de beaucoup supérieure au *quinquina*, l'écorce du *swietenia febrifuga*, *méliacée* de l'Amérique-Septentrionale. Dans certains points du Mexique, on assigne à cette écorce une place après les *indigofera anil*, *indig. tinctoria*, *indig. argentea*, fort estimées comme fébrifuges, et sur lesquelles, plus loin, nous aurons à revenir. Enfin, ce qui est plus fâcheux encore pour l'*écorce péruvienne*, c'est que les docteurs de son pays natal osent, dans le traitement des fièvres d'accès, lui préférer l'écorce d'*angusture* (*galipæa cusparia*, Cazenave ; *cusparia angustura*, De Humboldt ; *cusparia febrifuga quorumdam*) ; et ils ont l'outrecuidance de lui donner la préférence sur le *quinquina*, sans s'inquiéter le moins du monde si l'écorce de cette *rutacée* (Ach. Richard) contient ou non de la *quinine*. Nouvelle preuve de la vérité de ce proverbe populaire que nous aurions pu choisir pour épigraphe : *Nul n'est prophète en son pays.*

Certes (en disconvenir serait une gratuite et stupide injustice), on doit au *quinquina* des secours efficaces et des bienfaits dans tous les cas que nous venons d'énumérer; mais aussi combien de fois n'a-t-il pas échoué ! A-t-il, plus que nos indigènes, été exempt de défaites ? Sans revenir sur les agents qui, avec autant d'avantages que lui, peuvent combattre les anémies et les différentes affections asthéniques, nous renfermant dans la spécialité (que l'on me passe cette expression) des fébrifuges et des antiseptiques ; sans revenir alors plus particulièrement sur le *chêne* que sur d'autres, nous pouvons maintenir que nos toniques maniés habilement et prudemment, que grand nombre de nos excitants nous offrent autant d'avantages, pas plus d'inconstance dans leurs effets, qu'ils soient employés seuls ou associés entre eux; et ils nous importent d'autant plus, que, moins dispendieux, plus à notre portée, il nous est plus facile de les acquérir, de les répandre, de se les procurer sincères, vierges de toute manipulation frauduleuse, et dans la condition convenable à leur emploi.

Sans avoir l'intention d'émettre ici une opinion attentatoire à l'honneur du commerce, on peut dire, avec vérité, que, trop souvent, dans les balles de *quinquina* qu'expédient les exploitateurs, est un mélange confus d'écorces qui sont loin d'être identiques entre elles, qui ne proviennent pas toujours des mêmes individus, des mêmes espèces, du même genre, et j'ajouterai de la même famille. Aussi, dans l'appréciation, dans la détermination de leur origine, règne-t-il un arbitraire déplorable; car il est difficile de décider si l'écorce acquise provient plutôt d'un *cinchona* que d'un *exostema*, que de tout autre; et d'entre toutes alors quelle est la vraie, quelle est la meilleure? Les travaux de deux chimistes modernes, MM. Pelletier et Caventou, ont, j'en conviens, victorieusement résolu la question. Grâce à eux, l'on sait maintenant que l'écorce qui fournit à l'analyse de la *quinine* et de la *cinchonine* est évidemment du *quinquina*; que celle qui contient le plus de *quinine* en est nécessairement le meilleur. Fort bien! Mais s'il arrivait de nouveau que, par le fait des événements politiques, un nouveau blocus continental, fermant nos ports, dépossédât encore notre commerce de ses relations ultrà-maritimes, faudrait-il, parce que nous aurions été oublieux ou contempteurs des observations publiées par ceux qui nous ont précédés dans la carrière, faudrait-il (dis-je) que les fébricitants fussent abandonnés à leur malheureux sort, attendu qu'alors il deviendrait impossible de se procurer l'*écorce péruvienne* ?

Je me rappelle très-bien qu'en **1813**, et au commencement de **1814**, je n'en vis pas un atome dans l'hôpital militaire de Phalsbourg, au service duquel, à cette époque, j'étais attaché en qualité de pharmacien sous-aide. Alors, pourtant, tout meurtrier qu'il était, le typhus nous enleva peu de monde comparativement à la somme de ceux que l'épidémie frappa, comparativement aussi à ce que pouvaient produire des maux sans nombre, conséquences inévitables des influences délétères que faisaient peser sur une faible garnison de **1200** hommes au plus un siége long, meurtrier et presque sans espoir, un hiver des plus rigoureux, des fatigues excessives, le manque d'eau potable et salubre, une alimentation à peine capable d'apaiser la faim, et par sa nature insuffisamment réparatrice, en un mot tous les genres de privations auxquelles venaient s'adjoindre le découragement et la nostalgie. Tous nos soldats étaient conscrits de l'année et Bas-Bretons.

Grâces soient rendues aux doctrines modernes, aux travaux des investigateurs heureux qui nous ont fait comprendre, mieux peut-être que nos prédécesseurs, le rôle que jouent le mouvement et les phénomènes fébriles dans les fièvres graves, adynamiques, ataxiques, typhoïdes! Mieux connues aujourd'hui, elles ne sont plus dévouées à l'empirisme, à une polypharmacie aveugle, confiante, téméraire parfois, et la spécificité de tel ou tel agent thérapeutique cesse d'être une question capable de mettre tout le monde médical en émoi. Je ne pense donc pas manquer à l'orthodoxie, en proposant, pour suppléer le *quinquina*, tout ce que notre France produit de végétaux propres à la médication tonique, que leur saveur soit franchement amère, ou amère-styptique, ou simplement astringente, ou amère-aromatique, ou seulement acerbe, ou enfin acerbe-douceâtre, bien qu'aucun d'eux ne contienne ni *quinine*, ni *cinchonine*, ni *quinate-de chaux*, ni même la *montanine*, découverte par VAN-MONT dans le *cinchona montana*, ni l'*aricine* trouvée dans le *quinquina jaune* provenant d'Aricie, ni l'*amer kinovique* de WINKLER et de BUCHNER, *acide kinovique* ou *kinovinique* isolé du *quinquina nova* par MM. PELLETIER et CAVENTOU, ni la *pitaïne alcaloïde* découverte par PERETTI dans le *quinquina pitaya*, fébrifuge de la Colombie et de la Nouvelle-Grenade.

Qu'importent, au fait, le nom, la forme ou la nature intime du modificateur, si la modification a lieu!

Si, avec quelques pathologistes, on regarde les fièvres intermittentes comme des névroses (RAYER, BRACHET, NEPPLE, MAILLOT, GUÉRIN), si l'on admet que leur cause et leur point de départ, leur existence, enfin, soit due à une exagération, à une aberration momentanément remarquable des propriétés vitales du système nerveux (que ce soit l'appareil cérébro-spinal, que ce soit l'appareil ganglionnaire), lequel, réagissant sur le cœur, et de là sur toute l'économie, influence d'abord l'action circulatoire, et amène ainsi des désordres fonctionnels généraux; eh bien! en admettant que cette lésion, que cette surexcitation insolite, anormale, perturbatrice, serait seule, primitive, essentielle, dégagée de toute affection morbide en dehors des centres nerveux, ne coïnciderait pas avec une altération organique, avec un état pléthorique, avec une phlegmasie des muqueuses, des séreuses, du tissu cellulaire, de la peau, des parenchymes, des tissus osseux, fibreux, ou ne dépendrait pas de l'une ou de l'autre de ces modifications pathologiques, d'énergiques modificateurs de l'innervation et de la vie organique, de brusques perturbateurs de l'économie n'obtiendraient-ils pas encore les mêmes succès que ceux qu'ont eus à signaler tant de praticiens célèbres? Qu'est donc le *sulfate de quinine*, s'il n'est pas un agent essentiellement perturbateur? sur quel système organique agit-il, s'il n'agit pas d'une manière formelle sur les centres nerveux? Si, avec le dr Sacchero de Turin, on croit trouver le siége des fièvres intermittentes dans le système vasculaire, et si l'on estime avec lui que ces affections consistent particulièrement dans une maladie des vaisseaux capillaires artérioso-veineux, la thérapeutique mise en vogue par les pyrétologistes ne sera-t-elle pas plus habile à guérir ces sortes de phlébo-artérites que tous les toniques et tous les fébrifuges possibles, y compris même le *quinquina*? Si, avec d'autres pathologistes, l'on admet que les fièvres d'accès sont dues à un mouvement général, insolite, essentiellement caractérisé par quelque chose de spécial, *sui generis*, mouvement modificateur de la vie matérielle, de la force vitale (doctrine de Montpellier), mouvement imprimé à l'économie par certaines conditions de constitution ou de variations atmosphériques, ainsi, par exemple, par le séjour dans des lieux habituellement humides et mal aérés, au milieu d'effluves marécageux, d'émanations putrides et pestilentielles, au milieu des gaz méphitiques que dégagent les terrains vaseux, tourbeux et submergés, causes évidentes d'un véritable empoisonnement miasmatique, et, dès lors, d'une viciation primitive du sang, viciation à laquelle succèdent secondairement des irritations nerveuses ou inflammatoires de divers organes (Roche, Audouard, Piorry, Boudin); opinion parfaitement justifiée par leur apparition à certaines époques de l'année, et dans certaines localités, dans les vallées profondes surtout, car il est reconnu que l'air chargé de miasmes, étant plus pesant que l'air pur, tend à se porter vers les lieux les plus bas (Andral), conditions, causes et circonstances qui expliquent fort bien l'existence des fièvres paludéennes, leur forme, leur marche, leur périodicité et leur propagation en quelque sorte épidémiforme, n'en déplaise à M. Lavielle d'Alger, qui tend à prouver qu'il n'existe pas de miasme particulier auquel on doive attribuer la fièvre intermittente : ainsi les voit-on dominantes pendant les journées chaudes et humides du printemps et de l'automne; ainsi les voit-on régner et sévir dans les marais de l'Artois, dans ceux de la Bresse et du Bugey, sur nos littoraux de l'Est, du Morbihan, de la Rochelle, de la Gironde; sur nos littoraux méditerranéens (Agde, Aigues-Mortes, Vic, Frontignan, Mireval), dans les lieux de la Saintonge et de l'Angoumois baignés par d'immenses marais salants; dans les lagunes du Zuiderzée, en Hollande; sur quelques littoraux de l'Italie, de l'Espagne, de l'Amérique du nord et du centre, de certaines contrées maritimes nord de l'Afrique (Bougie, Philippeville, Bône); enfin, des régions intertropicales de tous les continents où elles revêtent rapidement le type pernicieux. Si enfin l'on admet qu'elles prennent leur source dans une concentration vicieuse de la vitalité, dont, soit le cœur (Broussais), soit les muqueuses, soit les séreuses, soit un des appareils splanchniques, seraient le siége (Pinel, Bailly), concentration que détermineraient des influences climatériques, des répercussions, des rétrocessions, des suppressions subites, ou d'écoulements évacuatoires, ou d'exhalations, soit naturelles, soit artificielles, concentration qu'auraient pu déterminer également ou la disparition de certains exanthèmes érythémateux, ou de brusques changements dans les habitudes de vivre, ou des passions vives et véhémentes, ou tristes et déprimantes, les perturbateurs des phénomènes organiques, les modificateurs de l'innervation, les agents de tonicité générale, les modérateurs du mouvement circulatoire, seuls ou associés, suivant le cas, à une médication, soit déplétive, soit évacuante, ou précédés par elle, ne conviendraient-ils pas également?

Sans parler de l'heureux emploi des stupéfiants, *hypnotiques* et *narcotiques* (ainsi, le *laudanum* de Sydenham, qu'HOFFMANN dit avoir administré à haute dose avec assez de succès), lesquels produisent un état analogue à celui que BROWN désignait sous le nom de faiblesse indirecte, car ils sont agents d'une dépression qui ôte la perception de la douleur en épuisant, ou, pour mieux dire, en faisant taire, en anéantissant jusques à un certain point la sensibilité, le système nerveux étant momentanément réduit au silence; sans parler des *sudorifiques* qui, dans ce cas, ont pour apôtre VAN-HELMONT, lequel dit qu'un médecin qui ne guérit pas une fièvre en quatre jours par les *sudorifiques*, est indigne de son nom (CAIZERGUES); sans parler de l'heureux emploi des stimulants diffusibles, l'*éther sulfurique*, par exemple, l'*acétate d'ammoniaque*, qui, administrés au moment du frisson, l'enraient, et souvent donnent lieu de suite aux phénomènes d'expansion; ainsi; sans parler des succès obtenus au moyen de l'*huile animale* de DIPPEL, obtenus par la *créosote*, par l'*alcali volatil* si bon antagoniste des poisons septiques, par le *camphre*, par le *café* torréfié et administré en infusion, par la *poudre de café* non torréfié administrée d'heure en heure à la dose de 20 à 30 grains (FOY), par le *punch* et le *vin chaud* chargés de *sucre*, de *gérofles*, de *cannelle*; sans redire ce qu'aucun praticien n'ignore, que souvent un *vomitif*, un *purgatif* (non pas qu'avec l'humorisme ancien on les doive accepter comme éliminateurs du principe morbifique), sans redire que les évacuants de cette catégorie, donnés dans des conditions favorables, dérangent les accès, et souvent même en empêchent le retour, ce que dans les régiments, avec et après bien d'autres, j'ai eu fréquemment occasion d'observer, moyens que, depuis, j'ai mis en œuvre avec un égal succès dans ma pratique des hôpitaux militaires, pratique avant nous adoptée par THOMPSON, lequel affirme avoir guéri des fièvres intermittentes par les *laxatifs* et les *émétiques*, pratique dont VAN-SWIETEN, MORTON et TORTI ont blâmé l'usage en certains cas, et non sans raison, car, il est vrai de le dire, parfois, sous l'influence des *purgatifs*, les fièvres intermittentes deviennent continues, mais qu'ils admettent pourtant lorsque l'état saburral existe; sans parler de la phlébotomie pratiquée à propos, ce que, dès long-temps avant nous (se reporter aux savantes cliniques de BORDEU et de BOURDOIS-DE-LA-MOTHE), personne n'ignorait, pratique de GALIEN et de ceux qui, d'après lui, ne virent dans les fièvres que des réactions dues à la pléthore sanguine, pratique qui a réussi à M. BRÉE, actuellement chirurgien-principal dans nos armées, lequel a fait insérer ses succès au Journal de médecine, de chirurgie et pharmacie militaire, moyen qui m'avait donné plus d'un succès, tant dans ma pratique civile que dans ma pratique militaire, bien antérieurement à l'époque où les observations de M. BRÉE sont venues à ma connaissance, succès véritables, résultats positifs, quoi qu'en ait pu dire le dr MICHEL, ex-médecin en chef de l'hôpital militaire du Gros-Caillou, à Paris, lequel regarde, dans le traitement de la fièvre intermittente, la *saignée* comme étant de tous les moyens adoptés et vantés le plus chanceux et le moins convenable dans la plupart des cas, et, pour être juste, il faut ajouter ici qu'il a complètement raison quand il s'agit de fièvre pernicieuse; car il est de fait que, dans les fièvres graves endémiques au littoral algérien, les émissions sanguines sont presque constamment mortelles; sans m'étendre sur l'utilité des *bains de vapeurs*, qui, administrés au moment du frisson, ont réussi à M. le profr CHOMEL; sans recommander l'application des *ventouses scarifiées*, si fort préconisées par feu le Baron LARREY; sans revenir sur les applications de *sangsues*, soit à l'épigastre, soit à l'anus, lesquelles attaquent à propos l'appareil gastro-intestinal, estimé centre d'action, estimé point de départ, et, dans le dernier cas, diminuant la force propulsive du cœur par la déplétion directement opérée sur le système de la circulation ventrale, sur le système de la veine porte ou cave inférieure, applications qui ont toujours réussi à feu le prof^r Broussais (à ce qu'il affirme du moins dans ses cours publics, et non dans sa pratique particulière, m'ayant recommandé à moi (1824), qui l'avais appelé en consultation pour un cas de gastro-céphalite, d'être avare de sang) ; applications proclamées infaillibles, par conséquent indispensables dans toutes les affections à marche périodique, quelles qu'elles soient, de toute forme et de tout type par le d^r Boisseau et autres disciples ou apôtres des doctrines pyrétologiques ou physiologiques, ce qui est tout un pour les adeptes, pour les nosographes des gastrites, des gastro-entérites, des gastro-céphalites et des entéro-gastro-céphalites, dénominations physiologiques des fièvres d'accès simples ou pernicieuses; sans détailler les observations publiées avant Bodard par le d^r Emmonot, et aussi par feu le d^r Marc, médecin ordinaire du roi, sur l'emploi du *sulfate de fer*, de l'*alun*, de l'*arséniate de soude*; sans entretenir le lecteur des observations que publia M. Dupont des Landes, qui adopta l'*arséniate de potasse* comme fébrifuge; sans nous préoccuper de l'*arsenic blanc*, que nos médecins militaires essaient actuellement (1846) d'introduire dans la pratique des hôpitaux de l'Algérie, et qu'ils administrent avec le plus grand succès (disent-ils) dans les fièvres intermittentes de tous les types; sans parler des observations qu'en 1819 la *ligature des membres*, suspendant ou au moins ralentissant d'une manière formelle le mouvement circulatoire, et diminuant ainsi l'activité du cœur (*ligature* appliquée au moment de la manifestation de l'accès pendant le malaise qui le précède, et maintenue durant 8 à 10 minutes), fournit à M. le d^r Bourgery et à moi, dans le service de feu Piot de Montaigu, et à d'autres de nos condisciples, dans le service de M. le prof[r] Récamier, à l'Hôtel-Dieu de Paris; sans nous appesantir sur des faits récemment observés, lesquels établissent la spécificité du *deuto-chlorure de sodium*, dont M. le d[r] Munaret vient (en 1835) d'enrichir l'arsenal thérapeutique, et qu'il préconise par-dessus tout dans le traitement des fièvres marécageuses, fièvres dues (comme il a été dit plus haut, et comme il le pense également) à un véritable empoisonnement miasmatique, septicité qui, s'introduisant dans l'économie par l'absorption cutanée, par la respiration, influence l'hématose, vicie le fluide réparateur qui en est le résultat, par suite les tissus qui s'en abreuvent et s'en imprègnent, septicité, viciation qui, étant admises, sont, n'en déplaise à nos prétendus physiologistes, une sorte de retour vers l'humorisme ancien, et, de plus, un point d'appui pour l'éclectisme, monstruosité doctrinaire, véritable anomalie intellectuelle, *caput mortuum* de tout savoir, au dire de M. le prof[r] Ribes de Montpellier; sans nous appesantir, dis-je, sur ces derniers faits qui résultent d'expériences revendiquées par M. le d[r] Roche, ce prototype du pyrétologisme, de l'organicisme, du solidisme, et par lui (antérieurement aux publications de M. Munaret) consignées dans le *Journal universel hebdomadaire*, et en société avec feu le prof[r] Sanson, chirurgien en chef de l'Hôtel-Dieu de Paris, dans la 3me édition de leur Traité de *médecine* et de *chirurgie* (Septembre 1833), expériences dont M. le d[r] Lalesque (ayant également agi en 1833) réclame aussi la priorité sur M. Munaret, nous ne devons pas moins attirer l'attention sur le *chlorure de sodium* et sur un concours de succès qui justifient la propriété antiseptique et fébrifuge que lui accorde M. Munaret, le dernier de ses expérimentateurs. En effet, si, à Bône, et pendant le cours des expéditions de Constantine (Algérie), faisant revivre avec bonheur des théories thérapeutiques, sinon ignorées, du moins répudiées par nos esprits forts, par nos sceptiques modernes, par nos pyrétologistes outrés, par nos praticiens timorés qui pâlissent d'effroi à la seule vue, au seul nom d'un agent perturbateur des fonctions gastro-intestinales, M. le d[r] WORMS, médecin ordinaire à l'armée d'Afrique, a, dans les fièvres intermittentes de tous les types, réussi au moyen des *émétiques* et des *éméto-cathartiques* unis aux *toniques* et à l'indispensable *sulfate de quinine* administré à haute dose (moyens qui m'ont procuré de nombreux succès à Mostaganem, à Mustapha-Pacha près Alger, à El-Arrouch, province de Constantine); si, dans l'été de 1834, pendant l'épidémie à Bougie, MM. les d[rs] MARTENET et GRALLAN, chirurgiens militaires, ont, avec un succès marqué, donné le *sulfate de quinine* à la dose de 40 et 60 grains par jour dès le début, moitié en potion, moitié en lavement; si, dans les cas d'accès pernicieux, ils en ont porté la dose à 1 gros et 2 gros dans les vingt-quatre heures, en lui associant toujours l'*opium* et les *antispasmodiques*, mêmes succès, dans les mêmes cas et dans les mêmes lieux, ont été obtenus avec les *chlorures*; et ces agents, pris dans la chimie inorganique, ont justifié plus d'une fois la pensée des premiers expérimentateurs (*a*).

(*a*) Dans ce passage, je parle d'esprits forts, de sceptiques en médecine, qualifications qui semblent ne devoir appartenir qu'aux personnes étrangères à l'art de guérir, lesquelles, à l'état de santé, ne voient dans la médecine qu'un dogmatisme hypothétique, qu'une science vague, qu'une science conjecturale, occulte même pour ses adeptes, et à laquelle par conséquent il est réellement absurde de croire. Semblables aux irréligieux qui penseraient se déshonorer s'ils acceptaient l'ombre d'une croyance : vienne l'heure du danger! on voit les uns et les autres implorer avec larmes, soit les secours de cet art que tant de fois ils ont traité de mensonger, soit l'assistance et la clémence du suprême arbitre qu'avec un audacieux orgueil ils disaient méconnaître ; et alors, se jetant à corps perdu

Sans revenir donc sur ces faits et sur d'autres analogues, sans nous étendre sur l'heureux emploi des *chlorures* dans les fièvres typhoïdes par M. le professeur CHOMEL et par MM. BICHET et TALMOUCHE, moyens que je suis loin de repousser, fût-il dans mes convictions de ne les considérer que comme d'excellents auxiliaires; admettant toutefois que les *chlorures* ne sont pas neutralisés par dissociation et combinaison nouvelles de leurs principes constituants par le seul fait de leur contact avec les humeurs, les fluides et les gaz sécrétés ou exhalés dans la cavité des organes digestifs, autrement cette belle théorie de la désinviciation du sang altéré par les principes inficiens des effluves

dans la voie, ou des pratiques superstitieuses, ou des arcanes de l'empirisme, réclamer et le secours des spécifiques, et l'intervention de tous les saints. La dénomination d'esprits forts et de sceptiques en médecine est donnée ici à ceux de nos confrères qui, soit par paresse, soit par ignorance, ou par orgueil, ou par incapacité, ou par découragement, repoussent tous les moyens d'action qu'ont signalés à l'attention des médecins modernes les observations des temps passés et celles des expérimentateurs de nos jours, qui, infatigables, ne se laissent pas abattre par quelques insuccès. Guidés par la conscience et le bon-vouloir, ceux-ci ont droit à la reconnaissance publique; les autres, au contraire, médecins qui ne croient pas à la médecine, qui n'ont pas honte de l'avouer tout haut, et qui l'exercent pourtant, médecins par métier, praticiens sans conviction, méritent l'animadversion de tous. Dans l'appréciation des modifications thérapeutiques à opposer aux modifications pathologiques, dans l'appréciation de l'action positive et de la portée médicatrice des modificateurs, dans l'appréciation des conséquences qui dérivent de leur emploi, des résultats à obtenir, il existe, j'en conviens, de l'incertain et du vague; trop souvent la déception détruit tout l'échafaudage des conceptions, des théories les plus judicieuses, les plus rationnelles; vérité bien triste! mais est-ce un motif pour tout nier, pour nier toujours, pour n'agir jamais? Je ne le pense pas.

Melius est remedium anceps quam nullum. (HIPPOCRATE.)

miasmatiques, cette belle théorie (dis-je) tombe à plat, si l'on admet, comme on doit le faire, la théorie des réactions que les corps chimiques exercent les uns sur les autres; rentrant dans le cadre que nous nous sommes donné, faisant même abstraction des succès que, de nos jours, on dit avoir obtenus avec le *pipérin* ou la *pipérine*, principe actif isolé des *poivres* (*piper nigrum* et *piper longum*, L., *pipérinées*, Rich.), succès contestables si jamais il en fût, bien que M. le d[r] Gordini dise en avoir retiré de grands avantages en administrant ce corps *alcaloïdique* à la dose de 40 et 60 grains, bien qu'il soit, comme fébrifuge, fort employé dans les hôpitaux de Livourne (Italie); ne mentionnant que pour mémoire, et jusqu'à ce que des faits cliniques nombreux, positifs et par conséquent irréfragables, aient complètement fixé notre opinion à cet égard, avec le *valérianate de quinine*, introduit récemment dans la pratique médicale par M. le prince Louis Bonaparte, lequel dit l'avoir opposé avec succès à des fièvres intermittentes développées chez des sujets très-nerveux, à la suite d'émotions vives, *valérianate* qu'il préconise comme infaillible dans les phénomènes ataxiques qui souvent compliquent les fièvres graves, le typhus, la variole, étant administré à la dose de 10 à 20 centigrammes par jour et en pilules, chaque pilule comportant cinq milligrammes du sel; recherchant donc parmi ce qui nous reste encore à voir de *toniques indigènes*, ceux qui, par une sorte de spécificité plus positive que celle peut-être des *toniques* étudiés déjà, peuvent, en qualité de fébrifuges et d'antipériodiques, rivaliser le fébrifuge et l'antipériodique par excellence.

Étudions-les, apprécions-les successivement.

Et d'abord, les observations des temps passés, et celles dont se trouvent remplis les travaux *ex professo* et les ouvrages périodiques de notre époque, et celles aussi qui sont consignées aux écrits de Boerrhaave, Zorn, Tourne-

FORT, MURRAY, Pierre KOENIG, MONNIER, BERTRAND, WAUTERS et DUREAU DE LA MALLE, doivent faire assigner une des premières places (sinon la première) à l'écorce de nos *saules*, genre nombreux de la famille des *salicinées*. Toutes les espèces du genre *salix* ont été, en effet, de précieux moyens d'argumentation oppositive pour les antagonistes de l'*écorce péruvienne*, et ont donné lieu à un grand nombre d'observations concluantes. Déjà, en 1766, le dr GÉRHARD, dans sa matière médicale publiée à Berlin, annonce que, dans le traitement des fièvres périodiques, on peut très-avantageusement substituer au *quinquina* l'écorce du *saule blanc* (*salix alba*, L.), et pourtant il donne sur elle la préférence à l'écorce provenant du *salix triandra*, L.; GILIBERT, qui expérimenta l'une et l'autre en 1767, déclare préférer le *salix alba*, et, dans quelques travaux publiés alors, il rendit compte de ses heureux effets. Il donnait l'écorce de cet arbre, enlevée à ses branches moyennes, à la dose d'un scrupule en poudre réitéré toutes les deux heures pendant l'apyrexie, faisant, chaque fois, boire par-dessus une tasse de sa décoction. Au rapport de BODARD, le dr STONES, l'un des premiers qui ait cherché en elle un remède indigène contre les fièvres intermittentes, a, pendant cinq années consécutives, obtenu des avantages soutenus avec sa poudre administrée de quatre en quatre heures, à la dose d'un à deux scrupules. En 1770, le dr MEYER, médecin à Butzow, expérimenta l'écorce et les feuilles du *salix fragilis*, L., et trouva en elles, ce qui avait déjà été reconnu par WENDT, une propriété fébrifuge bien marquée. CULLEN a heureusement essayé le *salix pentandra*, L. (*osier rouge*), espèce à laquelle HARTMANN et LUDERS attribuent des propriétés anthelmintiques. WILKINSON préconise le *salix capræ*, L. (*saule marceau* ou *marsault*); il vante son efficacité, et le regarde comme supérieur au *quinquina* lui-même; DIDIER et Velchius se sont adressés au *salix vitellina*, L. (*osier jaune*) ; d'autres se sont adressés au *salix viminalis*, L. (*osier vert*), espèce à l'égard de laquelle Haller et Allioni ont vu les faits observés se confirmer dans leur pratique ; et c'est en agissant d'après eux que Coste, Willemet, Clossius, en ont obtenu de grands avantages, non-seulement dans les fièvres intermittentes, mais encore dans toutes les maladies qui affectent le type de périodicité ; enfin, M. le d^r^ Cazenave dit s'être adressé avec bonheur au *salix helix*, L.

Depuis, un grand nombre d'observations nouvelles sont devenues confirmatives des expériences passées ; et, entre toutes, je citerai celles de M. le prof^r^ Ach. Richard, de M. le d^r^ Foy, et celles aussi de M. le prof^r^ Trousseau ; lesquels, employant ce produit indigène à la même dose que le *quinquina*, ne craignent pas d'avancer qu'il peut le suppléer tout-à-fait.

Si pourtant, malgré les succès que nos prédécesseurs et les modernes ont obtenus avec les écorces de nos *saules*, soit en poudre, soit en décoction dans l'eau, soit avec leur *infusum vineux*, on s'obstinait à ne voir de succédanée au *fébrifuge péruvien* que dans la substance tonique dont le principe actif pourrait être représenté par un *alcaloïde* analogue à la *quinine*, les travaux de nos chimistes se sont chargés de répondre aux exigences des esprits timorés et pointilleux. Plusieurs fois traitée par M. Buchner, en Allemagne, par MM. Fontan et Rigatelli, en Italie, et plus récemment par M. Leroux, pharmacien à Vitry-le-Français, département de la Marne, l'écorce du *saule blanc* a fourni à l'analyse un principe de nature *alcaloïdique* auquel ils ont donné le nom de *salicine*, principe que Hoff, Buchner et Herberger ont trouvé dans le *salix viminalis*, et qui probablement existe dans les autres espèces du genre. Bien qu'il paraisse douteux encore que l'on puisse reconnaître la *salicine* pour un véritable *alcali végétal*; bien que sa nature *alcoloïdique* soit tellement contestée aujourd'hui que, pour l'écarter de la série des *alcaloïdes organiques*, des *alcaloïdes basiques*, et pour détourner à son sujet toute pensée d'analogie de constitution avec eux, on ait proposé de changer son nom en celui de *salicin*, quel que puisse être le prononcé des *chimistes* à cet égard, il n'en est pas moins vrai que, de même que les écorces de nos *saules* sont de précieux antagonistes du *quinquina*, de même la *quinine* est parfaitement rivalisée par la *salicine*, qui participe, en effet, de la propriété démontrée existante dans les écorces d'où elle tire son origine. Il est de fait que la *salicine*, appliquée au traitement des fièvres intermittentes, en a dompté un grand nombre qui avaient résisté au *sulfate de quinine*. En effet, M. le d^r^ GÉRARDIN, dans une lettre communiquée à l'*Académie royale de médecine* de Paris (1er Décembre 1829), dit l'avoir employée sous la forme de *sulfate* avec un véritable succès dans deux cas de fièvre intermittente ; M. le d^r^ MIGUEL, M. le prof^r^ PIORRY, le d^r^ POLLINI de Padoue, ont eu a s'en louer en la substituant à la *quinine*. M. le d^r^ MAGENDIE rapporte huit cas de guérison par ce principe de nos *saules*, ayant été administré dans des types différents. A Auch (Gers), et à Montpellier (Hérault), elle me réussit dans trois cas de fièvre pernicieuse (chez un jeune homme de 18 ans, chez une dame de 45 ans, chez un militaire de 60 ans d'âge) (*ab*) dont le *sulfate de quinine* avait augmenté la gravité ; et je pourrais, en outre, citer plus de vingt autres cas de guérisons obtenues par lui seul, tant dans ma pratique civile que dans ma pratique régimentaire. MM. les d^rs^ PLAISANT, DURAND, VIGNES et Michel LÉVY, médecins et chirurgiens militaires, confirmant, par leurs observations publiées dans le Recueil des Mémoires de médecine, de chirurgie et de pharmacie militaire, confirmant (dis-je) les expériences de MM. Roux, Dupuy et Chamberet, signalent les mêmes succès, les mêmes résultats. Sa dose, comme celle du *sulfate de quinine*, est, pour l'intervalle d'un accès à l'autre, de 12, 20 et 30 grains, et peut même être portée à 50, 60 et 80 grains sans crainte d'accidents consécutifs de son emploi; car la *salicine*, quelque élevée qu'en puisse être la dose, ne donne jamais lieu à ces chaleurs d'estomac, à ce pyrosis atroce que produisent parfois quelques grains de *sulfate de quinine*. Ainsi, tout-à-fait inoffensive pour les organes des sens, pour les appareils nerveux, digestif et musculaire, elle ne détermine pas ces gastralgies véhémentes, ces gastrites, ces gastro-entérites rebelles, ces accidents paralysiformes qui, parfois conséquences de l'emploi de l'*alcaloïde quinique* pendant les fièvres intermittentes de longue durée, passent rapidement à l'état chronique, et se compliquent alors d'épaississement des muqueuses, d'altérations organiques de la rate, du foie, des glandes du mésentère, en un mot d'engorgements incurables de tous les viscères abdominaux. Aussi, jamais, comme il est à remarquer que le fait le *sulfate de quinine*, la *salicine* ne produit ni aberrations de l'intelligence, ni tintements d'oreilles, ni diplopie, ni surdité, ni cécité, ni tremblement des membres, ni altération asthénique ou hypersthénique de la motilité, ni dysurie, ni diarrhée, ni constipation, désordres organiques qu'ordinairement compliquent ou suivent les œdèmes, l'ascite et la leucophlegmatie. Aussi la *salicine* devra-t-elle être toujours préférée à la *quinine*, surtout lorsqu'il arrivera que l'on sera appelé à agir sur des sujets naturellement irritables et doués d'une vive susceptibilité gastrique..

On le voit, à défaut d'autres moyens à notre portée, les *saules* de notre patrie suffiraient à nous affranchir en ceci du commerce étranger; mais il s'en faut bien que nos ressources indigènes soient aussi restreintes. Plusieurs faits consignés dans un *journal de médecine et de chirurgie* (1834) nous signalent des succès obtenus, dans le traitement des fièvres automnales, par l'emploi de la décoction et de la poudre des feuilles d'un *peuplier* qu'on y désigne sous le nom assez peu caractéristique de *peuplier sauvage*, lequel, peut-être, n'est autre que le *peuplier blanc* (*populus alba*, L.), peut-être aussi n'est autre que le *peuplier tremble* (*populus tremula*, L.), espèces dont l'*alcaloïde* est la *populine* de BRACONNOT, KONINCK, VANDEN-GHEYN, est la *trémuline* de VAN-MONS et HENS MANS, qui sait! espèces communes dans nos forêts ou au bord de nos cours d'eau, *salicinées* toutes deux, véritablement indigènes à notre sol, mais auxquelles, pourtant, certaines espèces acclimatées et indigénées pourraient aussi, peut-être, disputer la dénomination de *peuplier sauvage*. Pour éviter toute équivoque, et pour aider les recherches, les expériences justificatives des siennes, l'*auteur* dont il pourrait être question si on le connaissait, l'heureux expérimentateur des feuilles du *peuplier sauvage*, n'aurait pas mal fait de nous dire quelle espèce de *peuplier* il prétend désigner sous le nom de *peuplier sauvage*, ce qu'aucune *flore* ne nous indique.

Ordinairement, il est vrai, les fièvres automnales, comme les fièvres vernales, signalant le passage d'une saison à l'autre, résultats d'un mouvement général brusquement imprimé à l'organisme, soit par les oscillations, soit par les variations atmosphériques dont certaines natures facilement impressionnables ressentent le contre-coup, ordinairement (dis-je), ces fièvres disparaissent d'elles-mêmes, et sans laisser aucune trace de leur passage, sous la seule influence de conditions hygiéniques heureusement calculées et réunies. Beaucoup d'entre elles, cependant, persistent, deviennent graves, et les seuls efforts de la nature ne suffisent pas toujours à les combattre, à les faire disparaître. Si, comme je n'en doute pas, les expériences consignées ont été consciencieusement et rationnellement faites ; si réellement les feuilles de l'un ou de tous nos *peupliers* cultivés ou agrestes peuvent (d'après ce qui est dit du *peuplier sauvage*, n'importe lequel) être admises comme véritables spécifiques fébrifuges, ne rendrait-on pas un important, un immense service à la science et à l'humanité, en les dotant d'un agent utile, méconnu jusqu'à ce jour, si facile à se procurer, et qui n'est peut-être pas indigne de l'attention et de la confiance de nos médecins, dont nos chimistes analysateurs rassureraient la conscience timorée, si, ayant traité ces produits vulgaires, ils affirmaient y avoir trouvé de la *salicine*, au lieu d'y avoir trouvé de la *trémuline* ou de la *populine*. Enfin, à leur propos, c'est ici le lieu de rappeler que les bourgeons résineux du *peuplier noir* (*populus nigra*, L.), arbre commun dans nos forêts, ont été long-temps estimés toniques et fébrifuges ; d'où, par induction, l'on est naturellement porté à conclure que la feuille de l'arbre dit *peuplier sauvage* doit nécessairement être fébrifuge.

Si pourtant, moins importantes que les *écorces de saule*, ces feuilles ne répondent que médiocrement à notre attente, nous aurons, pour nous en dédommager, l'*écorce du frêne élevé* (*fraxinus excelsior*, L., *jasminées*), écorce que nous avons eu occasion de signaler, dans la série des *toniques amers*, pour être associée à la *petite centaurée* comme tonique et fébrifuge. Cette *écorce* inspira tant de confiance à HEDWIG, qu'il ne craignit pas de la décorer du nom de *quinquina indigène*, *quinquina d'Europe* ; LENTILIUS, ZACHARIAS, WALLERUS, ZORN, TOURNEFORT, HEISTER, SCHOEFFLER, la recommandent dans les fièvres intermittentes de tous les types ; et GILIBERT dit l'avoir utilement employée dans plusieurs affections scrofuleuses : il faisait prendre à ses malades des tisanes et des bains préparés avec les feuilles de cet arbre et des paquets de son écorce réduite en poudre, méthode qu'il avait empruntée à M. le d^r^ PÉTETIN de Lyon. Cette même famille, dans les cas pathologiques de cette section, nous fournit les feuilles et l'écorce de l'*olivier commun* (*olea europœa*, L.). Les feuilles de cet arbre économique dont l'*alcoloïde* est l'*olivine* (LANDERER), sont, en Provence, assez fréquemment employées comme toniques, astringentes et fébrifuges. Un ancien médecin de l'hôpital militaire de Longwy (Moselle), le d^r^ BIDOT, les a proposées comme un des meilleurs succédanés du *quinquina*; et quelques essais, tentés (d'après ses assertions) à l'hôpital de la Charité de Paris, ont prouvé que ces feuilles, séchées et réduites en poudre, n'étaient pas sans action sur les fièvres périodiques. Ajoutons à cela que M. le d^r^ PALLAS, médecin militaire à l'armée de Morée, n'a, dans son service, employé que l'*écorce* de cet arbre pour combattre les fièvres intermittentes graves qui désolaient et décimaient la division à l'ambulance de laquelle il était attaché en qualité de médecin ordinaire; et que, grâce à ce moyen que lui avaient indiqué les gens du pays qui en faisaient un continuel usage, le succès a dépassé toute attente. Enfin, émule des *cinchonées* et des *salicinées*, la famille des *jasminées*, outre les produits dont maintenant l'appréciation nous est facile, dont la portée nous est connue, se recommande encore à nous par un produit jusqu'à nos jours étranger à la matière médicale, et dont l'importance vient de nous être révélée, importance vraie, quoi qu'en puisse dire M. le prof^r^ TROUSSEAU. En effet, M. le prof^r^ CRUVEILHIER a le premier attiré l'attention des praticiens sur la valeur thérapeutique des *capsules du lilas commun* (*lilac vulgaris*, T., *syringa vulgaris*, L.), dans les feuilles et les écorces duquel BERNAYS et MEILLET ont trouvé la *syringine*. Avec ces capsules encore vertes, capsules dans lesquelles PETROZ et ROBINET ont signalé l'existence d'un principe alcaloïdique qu'ils ont nommé *lilacine*, capsules dont la saveur est franchement amère, sans arrière-goût et sans aucun mélange d'âcreté, M. Cruveilhier fit préparer un extrait mou au moyen duquel, à la dose de 1 gros continué pendant deux ou trois jours, il a traité avec le plus grand succès six fièvres intermittentes de divers types et plus ou moins invétérées, ce qui justifierait les prôneurs des *alcaloïdes du lilas*, qui les estiment vrais succédanés du *sulfate de quinine*. Cependant six faits, quelque concluants qu'ils puissent être, ne suffisent pas, il est vrai, pour établir une spécificité incontestable ; mais ils peuvent servir de point de départ et d'encouragement pour des expériences nouvelles que l'on serait coupable de ne point tenter. D'ailleurs, nous devons accorder une foi aveugle aux dires de M. Cruveilhier; car ce digne héritier de la chaire des Bichat et des Béclard, car ce professeur est un homme trop grave, trop religieux, pour qu'on puisse croire qu'il ait jamais eu la velléité de mentir au public et à sa conscience dans l'intérêt de sa réputation médicale et de son infaillibilité, à moins pourtant que l'on admette qu'il s'en est laissé imposer à soi-même : *quod fas est.*

La famille des *amygdalées*, qui déjà nous est devenue intéressante par les services qu'a rendus à l'art de guérir et que peut encore ici rendre notre *prunellier*, cette famille nous offrira pour cette catégorie les écorces du *cerisier-griottier* (*cerasus vulgaris*, T.), écorces dont on a, non sans raison, beaucoup vanté les vertus fébrifuges, et que souvent, dans le commerce, on a mêlées aux *quinquinas* : et, opposant encore un *alcaloïde* à un *alcaloïde*, on trouvera dans la *phlorizine* que Koninck a retirée de l'écorce des racines des *poiriers, pommiers, cerisiers et pruniers*, dans la *phlorizine* ou *phlorizin* que nos chimistes modernes ont isolé des écorces de notre *cerasus* (si, toutefois, de nouvelles expériences confirment les expériences faites avec lui), on trouvera, dis-je, en l'administrant d'après les théories de Koninck, à la dose de 10 à 15 grains entre les accès, un antipériodique non moins précieux que la *quinine* et que la *salicine*. Cette famille nous donnera également le *bois de Ste-Lucie* (*cerasus mahaleb*, T., *cerisier odorant*), au sujet duquel on pourra consulter Lémery, Pomet, Tournefort, Boecler, Valentin; puis aussi l'écorce du *merisier à grappes* (*cerasus padus*, T.), que Gérard (dit Haller son citateur), préférait au *quinquina* dans le traitement des fièvres intermittentes; puis également l'écorce et le bois du *merisier commun* (*cerasus avium*, T.), fébrifuges proposés par le dr Wauters.

La famille des *bétulacées*, à son tour, nous fournira l'écorce du *bouleau blanc* (*betulba alba*, L.). Astringente et amère, employée au tannage principalement en Russie, on a souvent eu lieu de se louer de son administration dans les fièvres d'accès. Pourquoi, dans les contrées où cet arbre abonde (dans le Limousin, dans nos Ardennes), ne renouvellerait-on pas des tentatives qui, si elles étaient fructueuses, seraient un pas de plus vers l'affranchissement?

Enfin, si l'on veut adopter une thérapeutique tout indigène, et qu'on la veuille adopter de bonne foi, pourquoi ne pas revenir sur ce qui a été dit au sujet du *hêtre de nos bois*, du *hêtre commun* (*fagus sylvatica*, L., *cupulifèrées*, Ach. Richard), arbre dont l'écorce avait, à nos devanciers, à Lange entre autres, inspiré quelque confiance dans le traitement des fièvres intermittentes? Pourquoi ne pas répéter les expériences chimiques et cliniques publiées par le dr Baraillon, sur l'écorce de l'*aune* (*aulne*) *commun*, (*alnus incana* et *alnus viscosa*, Goertner, *bétulacées*), écorce que Fabrégou honore du nom de *quinquina indigène*, et de laquelle le dr Chamseru dit avoir constaté les bons effets par des essais qui lui sont propres ?

Malgré le discrédit complet où elle est tombée aujourd'hui, je n'en rappellerai pas moins ici l'*écorce du marro-*

nier d'Inde (*æsculus hippocastanum*, L., *hippocastanées*). Expérimentée avec bonheur par BON en 1720, par PONTÉDÉRA de Padoue en 1720 et en 1731, par ZANICHELLI en 1733, par LEDENFROST en 1752, par TURRA de Venise en 1763, et citée comme tonique-fébrifuge par BUCHOLZ, en 1765; expérimentée heureusement par RANQUE d'Orléans en 1808, et avant lui par LACROIX de la Ferté-Bernard en 1804, elle fut, à l'époque du blocus continental, et vers la dernière période surtout, proposée pour nos hôpitaux militaires par feu notre illustre PARMENTIER. Là, tenant tout-à-fait lieu du *quinquina* qui vint à nous manquer complètement, cette écorce, estimée à juste titre fébrifuge-antiseptique, a, en cette qualité, rendu de fréquents et d'importants services; et on l'a vue, à Paris, entre les mains du dr DUPONT, alors médecin de l'hôpital Beaujon, justifier pleinement son introduction dans la matière médicale, nonobstant les insuccès qui ont eu le malheur de décourager MM. GASC, BOURGES, BOURDIER, ZULATTI et BRETONNEAU. Il est vrai que, pour en obtenir des résultats satisfaisants, il faut l'administrer à haute dose en peu d'heures : ainsi une demi-once de sa poudre, et quelquefois 6 gros à une once, et aussi plusieurs onces de son vin, ou 6 gros de sa teinture alcoolique. Mais je ne vois pas qu'avant les travaux qui nous ont fait connaître la *quinine*, on se soit comporté autrement avec le *quinquina*. Il est vrai que son agression vive et brusque sur les voies digestives y détermine un trouble marqué, fait éprouver au malade une chaleur très-forte, très-âcre, un véritable pyrosis qu'il ressent à l'orifice cardiaque, pyrosis qui provoque des nausées, des vomissements, de la diarrhée, faits reconnus et signalés par feu le profr ALIBERT, et lesquels, si l'on en croit TURRA, cité par MURRAY, sont contestables pourtant. Mais ainsi, parfois, se comportent avec l'économie le *quinquina* et le *sulfate de quinine*. Pourquoi donc aujourd'hui rejeter absolument de la pratique l'*écorce du marronier d'Inde*, lorsque l'on ne saurait nier que, pas plus nuisible que le *produit péruvien*, ainsi que lui elle s'est montrée utile comme fébrifuge, qu'elle réunit toutes les conditions des agents toniques les plus recommandables, et qu'elle est digne d'occuper une place parmi eux, ne fût-ce que dans la pathologie externe, COSTE et WILLEMET l'ayant, pour des applications topiques, heureusement suppléée au *quinquina*?

J'ai à signaler ici dans la famille des *cupressinées* les *cônes* ou *noix* balsamiques du *cyprès commun* (*cupressus sempervirens*, L.), productions estimées astringentes, et, comme telles, opposées à la diarrhée, soit en infusions, soit en décoctions (GEOFFROY, BOERRHAAVE, ZORN), productions aussi efficaces comme fébrifuges que le *quinquina*, si du moins on en croit LAUZON, ce que depuis confirmèrent les expériences de GILIBERT. Dans la famille des *carduacées*, plantes amères et toniques, nous possédons également le *chardon-marie* (*carduus marianus*, L.), dont on a consacré les feuilles au traitement des affections hépatiques, dont les semences ont été estimées antipleurétiques (TRILLER, GEOFFROY, ZORN, STAHL, STORCK); les feuilles du *centaurea benedicta*, L., dont la racine est estimée tonidiurétique, ce que plus haut nous avons dit : et, avec plus de raison encore, peut-être, nous mentionnerons ici la *chausse-trape* (*centaurea calcitrapa*, L.), en honneur comme diurétique, traumatique, vulnéraire, fébrifuge, dans les écrits de GEOFFROY, BOECLER, TOURNEFORT, HEUCHER. En effet, sa décoction et son infusion se sont montrées fort convenables dans tous les cas où les tissus relâchés ont besoin d'être soumis à l'influence d'un modificateur spécial qui puisse énergiquement réveiller l'économie frappée d'inertie, par un concours de causes déprimantes du mouvement circulatoire et des phénomènes organiques. On l'a vue maintes fois, provoquant une surexcitation générale, modérer, empêcher même le développement du frisson dans la fièvre intermittente, et ainsi en enrayer l'accès. Cependant, malgré plusieurs faits positifs et bien observés, cette plante devrait peut-être céder le pas à nos autres fébrifuges indigènes; car, ainsi administrée (en infusion ou en décoction), il y a réellement, en général, peu de constance dans les effets produits, et l'on ne peut pas toujours compter sur elle. Mais ce qui lui rend, dans la thérapeutique des fébricitants, la place qui lui fut assignée d'abord, c'est que le *suc* exprimé de ses feuilles, donné au moment du frisson, à la dose de 4 à 6 onces, a, entre les mains de GILIBERT, et plus récemment entre celles de feu le d[r] CHRESTIEN de Montpellier, démontré bien victorieusement que nous possédons en la *chausse-trape* un des meilleurs rivaux du *quinquina* dans les fièvres tierces, double-tierces et quartes. Et si, aux observations de ces praticiens justement célèbres, nous joignons celles du d[r] CLOUET qui, en 1787, a guéri par elle seule, à l'hôpital de Verdun, plus de 2000 soldats fébricitants ; celles du d[r] LAUDO en 1808; celles du d[r] VALENTIN en 1819, nous n'aurons pas de peine à être convaincus de la réalité des vertus fébrifuges, longtemps avant notre époque, attribuées à la *chausse-trape*, et du tort où nous sommes de dédaigner un agent si à notre portée, si commun dans notre pays.

Dans cette énumération de ressources fébrifuges dont est prodigue pour nous le sol de la patrie, dont les unes sont en quelque sorte ignorées, tout-à-fait méconnues, dont certaines autres sont injustement négligées, dont enfin quelques autres seulement, et à vrai dire en fort petit nombre, sont à peu près encore estimées, je me garderai bien d'omèttre nos *benoîtes*, plantes dont la connaissance primitive parut être une si heureuse, une si précieuse découverte, que ceux qui rencontrèrent et employèrent d'abord la plus commune d'entre elles, la baptisèrent du nom mystique d'*herbe bénite* (*herba benedicta*), de là, *benoîte.* Fort répandues dans nos climats, les *benoîtes* (*rosacées, fragariées*) offrent à nos besoins trois espèces : le *geum montanum*, le *geum urbanum*, et le *geum rivale*, L., lequel fut, par KALM et BERTRAM, substitué avec succès à la *lobélie syphilitique*, et au *geum canadense*, fébrifuge usuel à la Louisiane. Toutes les trois, égales en vertus, peuvent ainsi être remplacées les unes par les autres, et leurs bienfaits ne sont point un sujet de contestation pour ceux qui ont quelque connaissance de la matière médicale. De ces espèces de la famille des *fragariées*, la plus vulgaire, par conséquent la mieux connue et la plus répandue dans la pratique, la *benoîte giroflée* (*geum urbanum*, L.) est celle qui, jusqu'ici, a le plus fourni à l'observation. Plante vivace, répandue avec profusion dans les endroits boisés et couverts de nos contrées, fort estimée par LINNÉ, OVELGUN, HALLER, CRANTZ, WERLHOFF et MURRAY, elle eut constamment, parmi les anciens et les modernes, une grande vogue comme fébrifuge, antiseptique, diaphorétique, comme efficace dans les diarrhées et la dysenterie ; et cependant, c'est à peine si nos jeunes praticiens la connaissent, même de nom. L'odeur de *gérofles* qui distingue sa racine et la fait nommer *radix caryophyllata*, odeur qu'elle ne perd pas entièrement par la dessication, sa saveur chaude, aromatique-amère, un peu âpre et participant aussi de la saveur des *gérofles*, la quantité assez notable d'*acide gallique*, de *tannin* et de *résine aromatique* (comme *benzoïnée*), cette saveur et ces principes qui ont été reconnus exister en elle, dénoncent sans doute les propriétés qui lui ont été attribuées, et en font effectivement un agent *tonique-stimulant* digne d'un rang honorable dans la thérapeutique indigène, nonobstant les oppositions de LUND et de BRETONNEAU de Tours, ses détracteurs; et probablement elle pourrait être, non moins que du *quinquina*, la meilleure succédanée de la *cascarille* (*croton cascarilla*, L., *clutia eleutheria*, L., *croton eleutheria*, H. CLIFF., suivant quelques auteurs, *euphorbiacées*) (*bb*), écorce dont la *cascarilline* paraît être l'*alcaloïde*, écorce si long-temps opposée au *quinquina lui-même*, et qui, du nom de leurs importateurs et prôneurs, fut, dans les premiers temps où on nous la fit connaître, désignée sous la dénomination de *quinquina des Jésuites*. Ainsi, non-seulement notre *benoîte* peut être opposée fructueusement aux *quinquinas vrais*, mais elle peut l'être encore à la *cascarille*, *quinquina aromatique* de certains auteurs, à cette écorce résineuse, balsamique, depuis sa découverte due à Vincent-Garcias SALAT, savant espagnol (1719), estimée tonique, sudorifique, résolutive, fébrifuge, et en grande faveur auprès de STAHL, APINUS, STISSER, HOFFMANN, GEOFFROY, CARTHEUSER, BOEHMER, ZORN, LOESEKE et BARBEIRAC.

Mise en complet oubli pendant un assez long temps, notre *benoîte* fut reprise par BUCHHAVE, médecin danois, qui, le premier parmi les modernes, la replaça sur la scène thérapeutique; et, suivant les errements des anciens, qui la regardaient comme amie des nerfs et de la digestion, il mit cette plante en réputation dans son pays, la signala comme fortifiant de l'appareil digestif, comme faisant naître, par son action, le sentiment d'un grand fonds de vigueur organique, et la conseilla dans l'anorexie, la dyspepsie, les pneumatoses abdominales, la lienterie et les flux diarrhéïques qui reconnaissent pour cause une asthénie matérielle des organes de la digestion. De plus, il l'annonça comme véritablement congénère d'action avec le *quinquina*, dans tous les cas de fièvre intermittente, et, dans un traité spécial qu'il publia sur cette *racine*, il présenta plus de 300 observations confirmatives et justificatives de l'estime qu'il lui accordait. En 1780, GILIBERT l'a essayée en Lithuanie, puis à Lyon ; et, chaque fois, elle lui a donné autant de guérisons que le *quinquina* dont il est si peu difficile de se passer, que, durant deux ans, il vit guérir plus de 150 malades qui n'avaient pris d'autres fébrifuges que, les uns la *benoîte*, les autres la *chausse-trape*, d'autres enfin le *scordium* (*tenerium scordium*, L.), plante aquatique de la famille des *salviées*. Les expériences de WÉBER sur plus de 200 fiévreux, celles de STOLL, de CULLEN, de WILL et de GUNZ, expériences renouvelées depuis eux avec les mêmes succès, sont également confirmatives de l'efficacité fébrifuge de la *benoîte*. En l'an IV et en l'an V de la république, le dr GROS-JEAN, médecin à Plombières (Vosges), agissant d'après le conseil et les indications du dr LAUBENTZ, et, dans le même temps qu'eux, d'autres médecins en ont fait d'heureuses applications à l'armée du Rhin, où le *quinquina* vint à manquer tout-à-fait. On a vu alors des fièvres intermittentes rebelles, qui avaient amené une diathèse cachectique avec bouffissure de la face et de tous les tissus, avec teinte jaunâtre de la peau, céder à l'usage long-temps continué de la décoction de *racine de benoîte* et du *suc* exprimé de ses *feuilles*. Avant nous, personne n'ignorait que 1 à 2 gros d'*extrait aqueux* de cette *racine*, donnés dans les six heures qui précèdent l'accès, suffisent pour couper une fièvre intermittente quelle qu'elle soit. SCOPOLI prescrit cette *racine* en poudre à la dose de 30 à 40 grains pendant l'apyrexie. Enfin HOFFMANN, VANDERLINDEN et BODARD, lui attribuent les mêmes propriétés, les mêmes vertus sudorifiques qu'au *sassafras*, drogue exotique due à la famille des *laurinées*, et sur laquelle nous aurons à revenir plus tard. En un mot, *tonique-stimulant* bien positif, la *benoîte* a réellement droit de s'inscrire en faux contre la proscription qui l'a frappée, tant par la nature de ses éléments constitutifs, que par les services vrais qu'avant et depuis la découverte du *quinquina* elle a rendus à l'art de guérir.

Si pourtant, malgré les autorités respectables sur lesquelles s'appuie sa réputation fébrifuge, on s'obstine encore à ne point la reconnaître infaillible et constante étant administrée seule (ainsi qu'au temps même de sa plus grande vogue il en fut de la *cascarille*, quoi qu'en aient pu dire les prôneurs de cette *écorce exotique*, aujourd'hui bien déchue parmi nous de son premier crédit), que ne fait-on jouer à la *benoîte*, dans la pratique indigène, le même rôle que celui parfois assigné à la *cascarille* dans la pratique exotique? Suivant certains thérapeutistes, la *cascarille*, unie au *quinquina*, favorise et assure l'action de ce dernier: eh bien! n'obtiendrait-on pas des résultats aussi avantageux en associant à l'*écorce de saule* la *racine de benoîte*? *Tentanda via est!* Ce qui porte en ceci à concevoir la pensée d'un succès plus positif encore, c'est que (tenant compte de la médication générale qu'elle exerce) on a, il y a quelques années, essayé de l'adjoindre aux stimulants dits *antiscorbutiques*, et que, non moins favorable en ceci que l'*écorce* de Winter, production due au *drymis winteri* de Forster, et au *drymis granatensis* (deux espèces d'un même genre et de la famille des *magnoliacées*), *écorce* rangée par Bodard dans la catégorie des *antiscorbutiques*, la *benoîte* a constamment, par des succès marqués, répondu à l'attente des praticiens, grâce à son influence sur les organes chargés de répandre et de distribuer la vie, et sous l'empire desquels se trouvent placées les fonctions nutritives et assimilatrices.

Moins énergique peut-être que la *benoîte*, mais probablement d'une énergie au moins égale à celle des agents amers par lesquels cette série a été commencée, et ainsi, comme la plupart d'entre eux, pouvant, en temps et lieu, être utile en qualité de stimulant, de tonique, de fébrifuge, l'*artichaut commun* (*cynara scolymus*, L., *carduacées*), l'*artichaut*, dont le *suc*, colorant le fer en noir, paraît contenir du *tannin* et de l'*acide gallique*, réclame ici de notre part une mention honorable qu'il serait peut-être injuste de lui refuser. Sa racine (*costus noir* de Lémery), sa racine, estimée au temps de Gilibert apéritive et diaphorétique, et dont la décoction était alors d'un usage fort répandu, fut très en vogue au temps de Louis XIV; et l'amertume de ses *feuilles* avait déjà, bien avant nous, éveillé l'attention, car, dans les *Lettres médicales d'Hanovre*, on lit que Lang a, par le seul usage de leur décoction, guéri des gonorrhées rebelles. Aujourd'hui, grâce au *Journal des connaissances médico-chirurgicales*, grâce surtout aux éloges que, dans ce recueil périodique, lui donne M. Trousseau (éloges sur lesquels cependant ce professeur est loin d'insister dans son *Traité de matière médicale et de thérapeutique*, fait en société avec M. le dr Pidoux), aujourd'hui nous sommes fixés tout-à-fait sur la valeur thérapeutique de l'*artichaut commun*. Dans des observations récemment publiées sur le *suc* et l'*extrait* des *racines*, des *tiges* et des *feuilles* de ce *cynara*, M. le dr Montain, de Lyon, affirme avoir trouvé en eux de véritables succédanés au *quinquina*, l'*extrait* étant administré à la dose de 5 à 10 grains, et le *suc* à celle de 1 à 2 gros pendant l'apyrexie. En outre, ce *suc*, mêlé à une potion calmante, s'est, assure M. le dr Ducel, montré un puissant antirhumatismal, ce qui indiquerait assez que son mode d'agir est une excitation générale qui ajoute à la vitalité des appareils fonctionnels, favorise et parfois précipite (en en exagérant les résultats) l'accomplissement de leurs actes; ce qui indiquerait, en un mot, que les racines et les feuilles de cette plante potagère peuvent exercer la médication tonique-diaphorétique aussi sûrement et sans plus de dangers que tout autre *tonique*, soit *exotique*, soit *indigène*.

Si l'on doit tenir compte d'un grand nombre d'observations publiées, nous pourrons accorder ici une place : 1o aux *cuscutes* (*cuscuta europæa*, et *cuscuta epithymum*, L., *convolvulacées*), plantes herbacées, parasites, aphylles et filiformes, autrefois employées comme diurétiques (GOUAN), estimées antisyphilitiques par FRANK, indiquées dans les affections de la rate et dans celles du foie, par WEDEL, TOURNEFORT, ZORN et GEOFFROY; 2o au *symphoricarpos racemosa*, arbuste de la famille des *caprifoliacées*, originaire de la Caroline, à peu près naturalisé dans nos climats, et indiqué par CLAYTON dans certains cas de fébricitance; 3o à la *véronique des boutiques* (*véronique mâle*, *veronica officinalis*, L.), *véronicée* qu'HOFFMANN préférait au *thé des Chinois*, aussi bien que FRANCUS, qui la nommait *veronica theïzans*, *véronicée* fort en honneur parmi les faiseurs de *faltranks*, et, long-temps avant nous, estimée fortifiante, anti-hydropique et polychreste, par BOREL, SPENDLER, ZORN, PAULLINI, EYSEL, RIEDLIN, CARTHEUSER, BOERRHAAVE et TOURNEFORT; 4o à la *sanicle* (*sanicula europæa*, L., *ombellifèrées*), plante légèrement astringente, estimée tonique, vulnéraire, et recommandée dans les hernies, par BOERRHAAVE, ZORN, TOURNEFORT et GEOFFROY; 5o la *petite pervenche*, dont plus haut nous avons signalé l'action sur l'exhalation et sur les fonctions évacuatoires; 6o à la *scolopendre* (*asplenium scolopendrium*, L., *filicées*), recommandée comme vulnéraire et antiscorbutique, par GEOFFROY, BOERRHAAVE, ZORN et Sim. PAULLI; 7o au *pied-de-chat* (*guaphalium dioïcum*, L., *carduacées*), plante à signaler aussi comme un utile modificateur dans les catarrhes bronchiques, plante dont GEOFFROY, ZORN, BOERRHAAVE, BOECLER, opposaient la décoction, en tisane, à la toux férine des enfants, et qu'ils regardaient comme vulnéraire et astringente; 8o à la racine des *nymphæa alba* et *nymphæa lutea*, L. (*nymphéacées*), sans doute à cause de ses principes amer et hypnotique, principes que plus loin nous pourrons mettre en question ; 9° au *suc* de l'*ortie grièche*, lequel, dans ce travail, occupe déjà une place méritée parmi les astringents les plus énergiques; à celui de la *grande ortie* (*urtica dioïca*, L.), dont la racine est conseillée comme diurétique et dépurative du sang, et recommandée dans l'ictère, dans les obstructions du foie et du mésentère, dans certaines congestions sanguines, dans l'ophthalmie palpébrale, dans la dyspnée due à un épanchement ou à une congestion thoracique passive, par Boerrhaave, Pison, Zorn et Geoffroy; enfin à celui de l'*ortie pilulifère* ou *romaine* (*urtica pilulifera*, L.), plantes *urticées*, diurétiques pour Dioscoride, Spiées, Tulpius et Bartholin, plantes des plus énergiquement stimulantes, bien propres ainsi à paralyser l'effort fébrile par la médication générale qu'elles exercent, et depuis long-temps d'ailleurs préconisées et fort recommandées comme fébrifuges, la dernière surtout, par Chomel (3); 10° à l'*angélique*, au *panais*, au *persil*, que le dr Péraire considère comme un agent spécial antipériodique et fébrifuge égal au *quinquina*; à l'*azaret*, à l'*arnique*, à l'*absinthe*, à la *menthe sauvage*, desquelles, soit la *menthe*, soit l'*absinthe*, une pincée mise dans la bouche, et (que l'on me passe cette expression) chiquée à la manière du *tabac*, suffit à guérir de suite et radicalement la fièvre intermittente la plus rebelle; pratique fort préconisée par l'empirisme populaire, à Philippeville, province de Constantine, en Algérie, et qui peut aller de pair, sans doute, avec le *camphorisme-Raspail*; 11° à l'*écorce d'oranges amères*, qui, dans ce travail, a déjà pris place parmi les astringents auprès du *simarouba*; au *marrube blanc*, à la *ballote*, desquels, aussi bien que des espèces précédentes, nous aurons plus tard à nous entretenir; 12° aux *balsamines* (*balsamina hortensis* et *b. impatiens*, L., *noli me tangere*, L., *balsaminées*), jadis estimées (dit-on) détersives, vulnéraires, diurétiques, agents de stimulation générale, mais aujourd'hui tout-à-fait déconsidérées comme puissances médicatrices, et abandonnées aux jouissances du luxe horticultural; 13° à l'*extrait* de *petite centaurée* dissous dans une once d'*émulsion d'amandes amères*, heureuse combinaison d'un agent hypnotique et d'un agent de tonicité, d'un modérateur de la susceptibilité nerveuse, de la suractivité circulatoire, et d'un fauteur puissant des forces organiques et de la vie matérielle; 14° enfin, au *verbena officinalis*, L. (*verbenacées*), *herba sacra* DIOSCORIDIS *et poetarum*, herbe qui fut non moins chère aux *Druides* que le fameux *guy-de-chêne* (*viscum album*, L., *loranthacées*), objet mystérieux de leur culte et de leur vénération; à la *verveine commune*, remède populaire à Limoges (Haute-Vienne) et dans ses environs, et dont la décoction, administrée, soit en lavements, soit en tisanes, m'a réussi dans un grand nombre de fièvres automnales, plante de laquelle, bien avant nous, WEDEL, RIEDLIN, ZORN, TOURNEFORT, BOERRHAAVE, LINNÉ, HALLER et CHOMEL, avaient reconnu et signalé les vertus fébrifuges. Tous ces agents, indiqués, à tort ou à raison, comme fébrifuges, par le dr WAUTERS, et ainsi comme fort propres à être substitués au *quinquina*, ne sont probablement pas infaillibles, constants et d'une égale portée; mais administrés comme *toniques*, ils peuvent à l'occasion, sans doute, rendre de bons services dans certaines asthénies et dans certaines fièvres périodiques.

Supposons, toutefois, qu'insuffisamment éclairés sur leur compte, nous éprouvions une certaine répugnance à les adopter en circonstances semblables, en sera-t-il de même pour notre *scutellaria galericulata*, L., *salviée* qui fut estimée tonique et vulnéraire par THÉOPHRASTE, PLINE, GALIEN, et de laquelle, au temps de TURNER, on se servait, en Angleterre, comme d'un excellent fébrifuge? pour notre *scutellaria alpina*, de laquelle un assez grand nombre d'observations a proclamé la propriété fébrifuge? pour le *lycopus europæus*, L., autre *salviée* des plus communes sur les bords de nos ruisseaux et de nos étangs? pour ce *lycope* que M. le d^r RÉ, professeur de matière médicale à Turin (Piémont), assure avoir employé avec le plus grand bonheur dans les fièvres d'accès? et, sans sortir de cette famille, pour le *petit-chêne* (*tenerium chamædrys*, L.), dans un temps si estimé comme fébrifuge, qu'il était nommé l'*herbe aux fièvres*? Moins riche en *huile essentielle*, et par conséquent moins fragrante que les autres *salviées*, la *germandrée petit-chêne* abonde plus qu'elles en *extractif amer*, et, en outre, contient une notable quantité de *tannin*, constitution chimique qui l'isole des *stimulants* de sa famille, mais la rapproche des agents *toniques* parmi lesquels elle n'est pas indigne d'être comptée. En effet, recommandée par DIOSCORIDE, et depuis par FERNEL, dans les maladies chroniques du foie, dans les indurations de la rate avec hypertrophie passive de cet organe, dans les hydropisies et cachexies générales consécutives des fièvres intermittentes rebelles ou fréquemment récidivées, qui, appauvrissant le sang, en ont raréfié les principes réparateurs; conseillée, dans la convalescence des fièvres typhoïdes, par M. le prof^r CHOMEL; fort estimée par Lazare RIVIÈRE, qui rapporte que des paysans des environs de Montpellier (Hérault) se sont très-bien guéris de fièvres quartes avec la poudre de cette plante; non moins estimée par les *médecins anglais*, auprès desquels elle jouit encore d'une grande réputation anthelmintique et fébrifuge; tonique, anti-scorbutique, anti-hydropique, anti-arthritique pour BOERRHAAVE, GEOFFROY, Prosper ALPIN, CARTHEUSER, ZORN et TOURNEFORT, notre *germandrée petit-chêne* convient réellement dans tous les cas où il est besoin de réveiller les puissances digestives, de parer à l'oligotrophie. Aussi est-elle effectivement d'un avantageux emploi aux convalescents de maladies longues, pendant le cours desquelles il y a eu nécessité d'abondantes émissions sanguines. J'ai moi-même eu plusieurs fois occasion de la prescrire (et souvent avec succès) pour certaines diarrhées atoniques, pour des fièvres intermittentes simples qui prenaient leur source dans un trouble d'innervation dû à des causes déprimantes de la vitalité organique; et alors j'ai (après et avec bien d'autres) remarqué que son *decoctum* était préférable à son *infusum*, et que son *vin* présentait encore plus de chances de succès.

Après elle ou avec elle, refuserons-nous d'essayer la *véronique teucriette* (*veronica teucrium*, L.), *véronicée* à laquelle Delius accorde autant d'estime qu'au *quinquina* dans le traitement des fièvres intermittentes? Refuserons-nous d'essayer le *lepidium iberis*, L., petite plante *crucifèrée*, diurétique, au dire de Gouan, amère et excitante à la manière des autres plantes de sa tribu, plante on ne peut plus commune sur le bord de nos chemins arides et pierreux, et de laquelle le *suc*, à cause sans doute des mouvements généraux qu'il suscite, est, comme fébrifuge, en grande vogue (dit-on) dans la *médecine espagnole*? Pourquoi ne lui adjoindrions-nous pas le *lepidium ruderale*, L., son congénère d'action (au dire de Gouan), comme il est son congénère de famille et de genre? Ajouterons-nous à ces herbes les *racines* des *plantago*, *major*, *minor*, *media* et *lanceolata*, *plantaginées* recommandées pour des préparations vulnéraires, astringentes, conseillées aussi dans les fièvres d'accès, par **Wedel**, **Zorn**, **Poterius**, **Tournefort**, **Boerrhaave**, **Thémison**, **Pline**, **Salmas**, **Paulli**, **Boecler**? Pourquoi non! **Clerc** a employé le *suc* de leurs *feuilles*, en injections dans les fosses nasales, pour combattre certains épistaxis; et, tout récemment, M. le dr **Pierret**, qui a opposé leurs *racines* aux fièvres d'accès, a présenté, à leur sujet, un rapport à la Société de Lauzanne, et ce rapport est entièrement favorable à ces humbles habitants de nos campagnes, auxquels, de mon autorité privée, je crois pouvoir adjoindre comme congénères de famille, de genre et par conséquent d'action, les *plantago lagopus* et *pl. coronopus*. Bien que M. le prof[r] Ach. RICHARD pense que l'on ne doit pas avoir une confiance extrême dans l'efficacité fébrifuge de ces agents, cependant il est vrai de dire qu'ils étaient reconnus pour fébrifuges long-temps avant DIOSCORIDE, et, depuis, ils ont offert des succès à BERGIUS et à FERNEL. D'ailleurs, comme ils sont doués d'une saveur amariuscule et acerbe, ils peuvent prendre rang parmi nos *toniques*; et comme, au surplus, ils ne recèlent aucun principe délétère, on pourrait, sans danger, renouveler des tentatives dont le résultat, s'il était heureux, serait un bienfait de plus.

Je pense donc qu'avec tant de moyens à notre disposition, si nous pouvons nous persuader que le *quinquina*, cette écorce, ses préparations et ses principes ne sont plus pour nous essentiels dans la thérapeutique des fébricitants, nous n'aurons plus à envier à l'île Maurice et à Madagascar le *mussænda stadmanni* de VIREY (*cinchona mauritiana* de STADMANN, *cinchona afro-inda* de WILLMET, *cinchona stadmanni* de quelques auteurs, *danaïs fragrans* de DUPETIT-THOUARS), arbre *rubiacé* dont l'écorce fébrifuge (*béla-ayé* des indigènes) nous a été indiquée par SONNERAT, écorce à laquelle ce célèbre voyageur dut la guérison d'un flux de sang dysentérique, écorce qui fut expérimentée, en 1779, par MAUDUYT, et qui, depuis lui, a été avantageusement essayée, à Paris, dans les fièvres d'accès, dans les flux diarrhéïques (voir les *Mémoires de la Société royale de médecine*, 3e vol., p. 689; MURRAY, *Apparatus medicaminum*, t. VI, p. 177). Je pense aussi que nous n'hésiterons pas non plus à mettre de côté l'*eupatorium perfoliatum*, *carduacée* employée en Amérique comme fébrifuge (GUIBOURT); la *cannabine* (*datisca cannabina*, L.), *urticée* qui, dans l'île de Crête, où elle croît spontanément, est substituée au *quinquina*, et de laquelle les *médecins anglais* font tant de cas, qu'ils disent qu'en qualité de tonique, d'antiseptique, de fébrifuge, elle égale en vertus l'*écorce péruvienne.* Je pense également que nous ne balancerons pas à repousser de notre matière médicale l'*angusture*, dont nous avons vu les docteurs *péruviens* préférer l'*écorce* au *quinquina* lui-même; l'*angusture* dont feu le profr Alibert conteste les vertus fébrifuges, et laquelle, dans le fait, n'a pu chez nous rivaliser le *quinquina.* Il est à croire enfin que, par la même raison, nous ne craindrons pas de négliger les secours que nous peut offrir une *écorce* importée en France vers 1820, par M. Auguste St-Hilaire, attribuée par lui à un *strychnos*, et par M. le profr Ach. Richard à un *solanum*, *écorce* employée au Brésil comme succédanée du *quinquina*, et, pour cette raison, désignée par ces deux savants sous le nom spécifique de *pseudo-kina*, accolé à son nom générique : ainsi, soit *strychnos*, soit *solanum pseudo-kina*, ce qui importe peu quant à la question actuelle, ce qui importerait beaucoup si, étant en faveur, il fallait en faire la récolte, puisqu'il y aurait, en quelque sorte, incertitude dans l'origine. Cette *écorce*, dans tous les cas où le *quinquina* peut être indiqué, est d'une utilité trop positive et trop à ma connaissance pour qu'il puisse venir à ma pensée d'en nier aucunement l'efficacité fébrifuge. En effet, en 1821, lorsque j'étais interne à l'hôpital St-Louis, à Paris, cette *écorce*, nouvelle pour le monde médical de la France, me fut remise par M. Sarzeau, alors aide-naturaliste au Jardin-Royal des Plantes, comme venant du Brésil, d'où l'avait rapportée M. Auguste St-Hilaire, lequel désirait qu'elle fût l'objet de quelques expérimentations. Cette *écorce*, épaisse, subéreuse, à cassure irrégulière et terne, d'un jaune d'ocre foncé extérieurement, et parsemée de quelques *variolaires* d'un blanc grisâtre;

d'une texture fibreuse, régulière, assez compacte et assez dure vers le point contigu au *liber,* et d'une couleur grise-brunâtre à sa surface interne, cette *écorce* me parut, pour les caractères physiques, se rapprocher beaucoup de la *fausse angusture*, avec laquelle, en effet, elle me sembla très-facile à confondre. Sa saveur était amère, nauséeuse et un peu astringente. À ma demande, feu le dr MANRY, médecin-traitant pour les salles du service auquel j'étais attaché, voulut bien la soumettre à quelques expériences. Les succès que nous obtînmes alors, pour être concluants, ne suffirent pas pour nous rallier exclusivement à cet agent nouveau : et, de fait, exotique pour exotique, nous pensâmes devoir donner encore la préférence au *quinquina* comme fébrifuge. Néanmoins, comme tonique, cette *écorce* justifie pleinement le dr MARTIUS de Munich, qui, en parlant d'elle dans son voyage au Brésil, dit que, par son mode d'action, elle ressemble plus au *quassia amara*, à la *gentiane*, en un mot aux *amers* proprement dits, qu'au *quinquina*. En effet, elle nous a parfaitement réussi dans tous les cas de cachexie scrofuleuse où nos *amers* se trouvaient indiqués.

Je le répète donc, car on ne saurait se lasser de le redire, portons autour de nous des regards scrutateurs et avides de bien voir, et la manie de l'exoticisme succombera sous la masse des faits qui lui pourront être objectés ; et les substances *idoles* de son culte, désormais réservées pour les populations dont elles sont les bienfaitrices, cesseront, en France, de disputer l'empire à nos indigènes, à nos régnicoles déjà citées, et auxquelles nous pouvons encore ajouter le *genévrier commun*, quelques-uns de nos *lichens*, nos *camomilles*, le *houx*, le *phellandrium* et l'*amande amère*, que, pour terminer cette série, nous allons étudier successivement.

La *baie de genièvre*, *sycône* ou fruit agrégé du *genévrier commun*, arbre dont nous avons vu que le *bois* pouvait rivaliser le *gayac* dans la médication diaphorétique-anti-vénérienne, ce fruit est une ressource diététique et médicale très-importante dans les climats humides et marécageux. Ce fruit est, chacun le sait, balsamique et résineux, riche en *extractif sucré* susceptible d'éprouver la fermentation vineuse; aussi la place distinguée que, depuis fort long-temps et dans beaucoup d'endroits, il occupe parmi les agents de la médication tonique, n'est-elle pas une usurpation de sa part? En effet, réellement préservatif des fièvres intermittentes simples ou pernicieuses endémiques aux climats d'atmosphère brumeuse et froide, son *extrait*, par l'heureuse stimulation que ses principes exercent sur les appareils organiques, et par la tonicité qu'il développe en eux, fort utile aux personnes dont la constitution est molle et cachectique, qui sont prédisposées aux maladies par atonie organique, ce *fruit* et son *extrait* peuvent à eux seuls, peut-être, nous dispenser de recourir à la plupart des autres *toniques* quels qu'ils soient. Tout le *genévrier* est balsamique, antiscorbutique, alexipharmaque, diurétique et carminatif, par ses sommités ou ses jeunes pousses, par ses baies ou sycônes. (WILHELM, KLEIN, CARTHEUSER, GEOFFROY, Benj. SCHARFF, BUCHNER, ZORN, TOURNEFORT, RIEDLIN.)

Quoique sa constitution chimique soit loin d'être la même, on en peut dire autant du *lichen d'Islande* (*cetraria islandica*, D. C., *lichénées*). A la fois *tonique* et *nutritif*, et par son *extractif*, et par la prodigieuse quantité de fécule alibile qu'il recèle dans les mailles de son tissu, *hypnotique* aussi par la *cétrarine* ou *cétrarin*, principe amer dû aux recherches de HERBERGER, pharmacien à Kaiserlautern (*lichénine* d'ORFILA), principe particulier tout récemment découvert en lui, et dont l'action modificatrice de l'innervation est positive, cet *agame*, véritable *trimégiste* de la thérapeutique (car en même temps que, par sés principes toniques, il rend aux appareils leur force primitive, et favorise les fonctions assimilatrices; que, par ses matériaux nutritifs, il aide à l'économie forcée à une rigoureuse abstinence d'aliments solides et animalisés; qu'alors il fournit un aliment de facile digestion et véritablement réparateur, par la *cétrarine*, il calme la susceptibilité nerveuse trop souvent cause de désordres funestes), cet *agame* présente une précieuse ressource aux personnes atteintes de lésions organiques de l'appareil respiratoire, de ces affections cruelles qui lentement les consument et les entraînent vers la tombe. Aussi est-ce dans les catarrhes pulmonaires chroniques, dans la diathèse purulente, dans la dégénérescence tuberculeuse du poumon, dans l'hecticité, que (lorsque tout phénomène de réaction a disparu) sa décoction et ses préparations offrent tous les jours des avantages incontestables. Ce *lichen*, qui s'est maintes fois montré utile dans un grand nombre de fièvres d'accès, n'est pas moins utile aux convalescents de maladies aiguës, et dans les diarrhées qui ne sont pas le produit d'un travail inflammatoire. Le d[r] CRICHTON a préconisé son emploi dans le traitement de la dysenterie, si le pouls n'est pas fréquent et dur, si la peau n'est pas sèche et brûlante, si enfin quelque point de l'abdomen n'est pas enflammé, conditions toujours nécessaires pour obtenir des succès par l'emploi des substances toniques, quelle que soit celle que l'on veuille adopter.

D'après l'origine, d'après aussi une incontestable analogie de structure et de constitution chimique, et mieux encore d'après des expériences cliniques, M. le prof[r] Ach. RICHARD accorde la même estime au *lichen pulmonaire* (*lobaria pulmonaria*, D. C.), *lichen* jadis préconisé contre l'ictère, et qu'appréciaient fort GEOFFROY, ZORN et BOERRHAAVE, *lichénée* désignée dans la médecine populaire sous le nom de *thé des Vosges*; au *lichen canin* (*peltigera canina*, D. C.), dont parlent avec éloges VAN-SWIETEN d'après BOERRHAAVE,

CHARAS, LOESEKE, HALLER, espèce dont la poudre, mêlée avec le *poivre*, était opposée avec succès (disait-on) aux accidents produits par la morsure des chiens enragés (MEAD, *account of poisons; transact. angl.*, 1671); au *lichen aphteux* (*peltigera aphtosa*, D. C.), au *lichen pyxidé* (*scyphophorus pyxidatus*, D. C.), espèce que beaucoup d'anciens praticiens préféraient au *lichen d'Islande*, et entre autres, ZORN, WILLIS, TOURNEFORT, DILLEN, qui le recommandaient dans la coqueluche. Notre professeur accorde encore (non sans de justes motifs) une pareille estime au *lichen plombé* (*imbricaria plumbea*, D. C.), et au *lichen* des *rennes* (*cladonia rangiferina*, D. C.), au *lichen cornu* (*cladonia cornuta*, D. C.), et au *stereaucolon paschale*, D. C. Toutes ces *lichénées* de nos forêts et de nos roches réussissent aussi bien que le *lichen d'Islande*, dont, au reste, abonde la forêt de Fontainebleau (Seine-et-Marne), peuvent, aussi bien que celui-ci, être prescrites avec confiance dans tous les cas où la médication tonique est indiquée, et toutes, ainsi, peuvent fort bien être succédanées les unes des autres. Je crois devoir leur adjoindre, comme dignes d'attention : 1° l'*imbricaria retiruga*, D. C. (*usnée du crâne humain*), tonique-astringent utile dans certaines atonies, et recommandé par ZORN, BRANDT, BOECLER, HERMANN; 2° l'*usnea plicata*, HOFF. (*lichen plicatus*, L.), tonique-astringent opposé à certaines fluxions par nos prédécesseurs, estimée par eux, si l'on en croit ZORN et TRILLER, comme stomachique, anodine, et propre à combattre heureusement les toux férines et convulsives; 3° le *physcia prunastri*, D. C. (*lichen prunastri*, L.), préconisé en fomentations dans le prolapsus du rectum et du vagin; 4° le *lichen sulfureus*, L., tous deux communs dans les forêts et les taillis de nos départements du nord; 5° le *variolaria amara*, que, dans sa flore de l'Anjou, M. DESVAUX signale comme un bon fébrifuge à la dose de 60 grains; 6° le *cladunia subalata*, aussi bien que le *stereaucolon paschale* (cité plus haut), commun dans les bois qui entourent Vendôme (Loir-et-Cher), lesquels, dans ma pratique régimentaire, j'ai opposés avec un succès véritable aux diarrhées par refroidissement, aux affections chroniques de l'appareil respiratoire.

Pour revenir aux agents plus positivement signalés comme fébrifuges et reconnus pour tels, disons un mot de la *camomille noble* (*camomille romaine*, *anthemis nobilis*, L., *astérées*), et, avec elle, passons successivement en revue les espèces de sa tribu dont nous pouvons attendre de bons effets en les opposant aux fièvres périodiques.

« La *camomille noble* (dit BODARD), administrée en pou-» dre (les malades étant convenablement préparés), a sub-» jugué des fièvres quartes rebelles au *quinquina*, et qui » rongeaient les malades depuis plus de dix mois. »

Dans l'ancienne religion des *Parsis*, les *Mages* la dédiaient au Soleil, et l'avaient en grande vénération : d'après eux, GALIEN la prit en estime; DIOSCORIDE avait confiance en elle, et la recommandait en poudre. Suivant AÉTIUS, un Égyptien qu'il nomme NÉCHEPSON, et que MATTHIOLE appelle NICHESSOR, employait l'*huile de camomille* (sans doute l'huile d'olives chargée par macération des principes de la fleur) pour en frotter les malades que l'on voulait guérir de fièvres; cette *huile*, mêlée au *vin*, est, à la Véra-Cruz (Mexique), employée en frictions sur les membres pendant la période adynamique de la fièvre jaune : ce que j'ai vu. MORTON, bien que partisan outré du *quinquina*, confesse pourtant avoir, au moyen de la *camomille seule*, obtenu des cures que n'avait pu procurer l'*écorce du Pérou*. La *camomille noble* trouva aussi un partisan dans ELYTHA COYTH; HOFFMANN estime que, comme fébrifuge, elle l'emporte sur le *remède péruvien*, et SCHULTZ PITCAIRN, CULLEN, partagent entièrement l'opinion d'HOFFMANN.

Qu'il me soit permis (pour ajouter à ce que nous venons

de dire des propriétés fébrifuges de la *camomille romaine* comme antagoniste du *quinquina*) de copier ici textuellement ce qu'en disent MM. Trousseau et Pidoux (*Traité de Thérapeutique et de Matière médicale*).

« Des auteurs graves et versés dans la connaissance des » fièvres intermittentes, ont obtenu avec la *camomille* la » guérison parfaite de pyrexies périodiques bien caracté- » risées. Nous traversons, parce qu'elles pourraient être » peu authentiques, une foule de ces cures opérées depuis » les premiers essais faits avec la *camomille*, jusqu'au » temps où la découverte du *quinquina* a appelé plus at- » tentivement les observateurs vers l'étude des fièvres in- » termittentes, et nous arrivons à l'illustre R. Morton, » qui, comme tous les praticiens du 17me siècle, vivant, » si nous pouvons ainsi dire, sur la limite des anciens fé- » brifuges et des premiers succès du nouveau spécifique, » a dû fréquemment se servir de l'un et de l'autre. Il ra- » conte qu'un de ses collègues, Elytha Coyth, lui affirma » avoir souvent éprouvé l'insigne efficacité des fleurs de » *camomille* finement pulvérisées, qu'il regardait comme » aussi sûres, dans le traitement des fièvres intermit- » tentes, que le *quinquina* lui-même. Pour son propre » compte, il avoue ne jamais avoir employé ce remède seul » et pur, mais en avoir obtenu de remarquables avan- » tages en l'associant à d'autres substances dans les pro- » portions suivantes :

«« *Florum chamæmeli subtilissimè pulverisatorum (plùs,* »» *minùs, pro ætate, scrupulum unum); antimonii dia-* »» *phoretici, sal absinthii, utriusque scrupulum dimidium,* »» *pulvis sumendus in haustu pissetalæ, vel cujuscumque* »» *julapii temperati; aut in formam boli cum syrupo caryo-* »» *phyllorum, vel in formam pilularum cum mucilagine* »» *redactus, sextà quàque horà, per biduum vel triduum* »» *repetendus.* »»

» Ainsi administrée, la poudre de fleurs de *camomille* a » procuré à MORTON des cures que n'avait pu produire » l'*écorce du Pérou*; il en existe trois exemples frappants » dignes d'être notés, surtout à cause de la circonstance » de l'impuissance du *quinquina* (*postquam diù et ad nau-* » *seam usquè, vires corticis peruviani irritas expertæ fuis-* » *sent*); et MORTON, dont la conviction était bien arrêtée » sur l'incomparable efficacité de sa chère *écorce du Pérou*, » se faisait un devoir de n'user de succédanées qu'après » avoir suffisamment reconnu son inertie tout exception- » nelle.

» Le passage où il fait cette déclaration est assez curieux » et assez grave pour que nous nous décidions à le donner » ici :

«« *Fateor equidem, me nunquam (quod scio), in quo-* »» *cumque alio febri intermittente laborante hujus remedii* »» *periculum fecisse, quippe vix unquàm (si rectè memine-* »» *rim), præterquàm in hisce tribus ægrotantibus, antidotus* »» *illa herculea, cortex peruvianus spem meam fefellit, pro-* »» *indè nec licitum ne decorum esse duxi in humano corio* »» *experiendi gratiâ ludere, et certo atque experto remedio* »» *magìs incertum et minùs exploratum præferre. Utcumque* »» *formulam ejus describere, in gratiam curiosorum operæ* »» *pretium duxi ut ii possint, modò velint experiri, nunc* »» *hoc etiam sit certum febrifugum, vel saltem, nùm (ut* »» *mihi evenit), vires corticis deficientes supplere queat.* »»

» Ces paroles de MORTON peuvent servir de règle de » conduite dans l'appréciation des nombreux antipériodi- » ques et de leur valeur thérapeutique relative à celle du » *quinquina*, ainsi que de l'opportunité de leur adminis- » tration dans les fièvres intermittentes. » (TROUSSEAU et PIDOUX.)

Et cependant M. le prof. TROUSSEAU ajoute qu'HOFFMANN se laisse aller à une singulière exagération quand il dit que la *camomille* l'emporte sur le *quinquina* dans le traitement des fièvres intermittentes rebelles. Ce serait, de la part d'Hoffmann, une prévention assez fondée et en quelque sorte justifiable, plutôt qu'une inconcevable exagération. M. Trousseau, comme on le voit, n'est pas toujours impartial.

Quoi qu'en puisse dire M. le prof^r Trousseau (qui n'est pas, à l'égard de la *camomille romaine*, aussi incrédule qu'il veut le paraître), il n'en est pas moins certain que l'infusion de cette *camomille*, opposée aux fièvres d'accès simples et à la plupart des diarrhées, m'a constamment réussi dans ma pratique régimentaire (il est vrai que je récoltais, que je préparais et que j'administrais moi-même), lorsque surtout l'appréciation pathologique m'avait porté à reconnaître chez les sujets, soit un état d'embarras gastrique dépendant d'une inertie asthénique des organes digestifs, soit une suspension ou une absence complète des phénomènes réactionnaires, soit aussi un temps d'arrêt de la perspiration cutanée. C'est probablement aussi sous l'influence de conditions semblables, que son *extrait* s'est signalé par une énergie curative remarquable dans des circonstances où le *quinquina* avait échoué. Enfin, Barbier d'Amiens signale le *vin médicinal* de cette plante comme très-recommandable dans les fièvres d'accès. Mais comme l'agression de la *camomille romaine* sur les voies digestives n'est pas sans énergie, pour modérer son action, prévenir les vomissements et les déjections alvines qu'elle est sujette à occasionner, quelques praticiens conseillent de l'associer à une substance amère ; Cullen conseille de l'associer à un narcotique, ce qui, ce me semble, est plus judicieux : la substance amère ajoute à son action, il est vrai, et l'assure ; mais la substance narcotique la modère et pourtant ne la neutralise pas, ne l'affaiblit pas. Agiton autrement avec le *quinquina*, avec le *sulfate de quinine* ?

L'usage de ses congénères, celui de la *camomille des champs* (*anthemis arvensis*, L.), celui de la *camomille œil de bœuf* (*anthemis tinctoria*, L.), celui de la *matricaire commune* (*pyrethrum parthenium*, SMITH), espèce estimée propre à remédier aux affections passives de l'utérus, à combattre la chlorose, la flatulence abdominale, à favoriser l'écoulement des règles et des lochies (GEOFFROY, CARTHEUSER, ZORN, LOESEKE, Sim. PAULLI, BOERRHAAVE, SPINDLER); l'usage de la *camomille commune* (*matricaria chamomilla*, L.) a, au rapport de GILIBERT, été suivi de résultats heureux chez les gens de la campagne, cet auteur (aussi bien que les autres) ayant employé cette dernière pour s'opposer au développement des fièvres vernales et automnales. Les auteurs qui en font mention élèvent cette simple plante de nos bois et de nos champs au-dessus de tout ce que le *Créateur*, dans sa féconde et inépuisable bonté, a pu mettre à la disposition de l'art de guérir. A la lecture des phrases élogieuses et panégyristiques que nous allons fidèlement transcrire ici, les partisans de l'exoticisme, et l'indifférence coupable qui nous éloigne chaque jour de ce qui est tant à notre portée, devront, sans doute, revenant à des sentiments plus justes, se repentir de cet engouement fâcheux, de cette paresse incroyable, de cette inexplicable incurie qui les porte à repousser de leur thérapeutique un agent qui, à lui seul, suffirait peut-être aux besoins de la pathologie. Laissons donc parler TRILLER, qui était fort partisan de cette humble *astérée*.

« *Licet enim* SCHULZIUS, SCHEFFERUS, *aliique integras doctas* » *dissertationes et tractatus de laudibus ac virtutibus* chamo- » millæ *conscripserint*, *quibus addemus* FORESTUM, ETTMUL- » LERUM, Sim. PAULLI, MORTON, RAJAM, *et alios laudatos* » *à* GEOFFROY, *mat. med.*, *t. III*, *p.* 301 *et seq.*, *qui ipse*

» *omninò videri debet; ut et* CARTHEUSER, *fund. mat. med.*, » *part.* 2, *sect.* 12, *cap.* 16, *p.* 116 *et seq.; præcipuè verò* » ZORN, *p.* 193 *et seq.*, *et quos ibi laudat auctores plures*, » *splendidos* chamomillæ, *mille laudibus dignæ*, *laudatores*, » *quibus addemus* TOURNEFORTIUM, *hist. plant.*, *circà Paris.* » *nasc.*, *p.* 256, *nemo tamen, in hunc usquè diem, expertus* » *loquor, repertus fuit, quod pace quidem istorum clarissi-* » *morum virorum dictum sit! qui sat dignè, et ore magnè* » *sonaturo, prædicaret et extolleret insignes planè innumera-* » *biles et inexplicabiles penè virtutes illorum florum, humi* » *quidem nascentium, sed cœlo profecto dignorum, et poly-* » *chrestorum, imò ferè panchrestorum, ut forsàn alibi sin-* » *gulari opere, cum* DEO *ostendemus, post laudatum jàm* » *suprà* PAULLINI, *quàm videmus omninò, quadripart. botan.*, » *p.* 253 *et seq.*, *et* BOERRHAAVE, *hist. pl.*, *t. 1*, *p.* 153 *et* » *seq.*, *qui imprimis videri debet. Qui hinc sanè ex dignitate* » *sua, ac virtutibus eminentibus, potiùs merebantur, ut* » *manibus blandè gestarentur, et studiosè colerentur, quàm* » *ut, quod sæpius fit, duris pedibus calcarentur, ut ad* » *eorumdem sordida balnea, imò ad sordidiores tetræ illius* » *voraginis lotiones, adhiberentur. Sed hæc de hujus, florum* » *salutarium quasi reginæ, laudibus, hactenus dicta, licet* » *nonnullis, hóc quidem loco, nimia forsàn videntur; vix* » *tamen millesima pars eorum, quæ loco suo singulari et* » *commodiore, dicenda adhùc restant, de præstantissimis* » *dotibus et efficacissimis virtutibus, utriusque* chamomillæ, » *præsertim*, romanæ. *Sunt enim hi, et colore, et pretio* » *magis, aurei argenteique flores, vera pauperum panacea,* » *et miserorum ægrotorum* nepenthes. *Verùm hæc multa,* » *hæc pauca, inquam, jam hic quidem sufficiant.* »

(*Vide* RIEDLIN, LIN., *med.*, *ann.* 1695, *mens. Apr.*, *obs.* 5, *p.* 95, *et obs.* 15, *p.* 108; — *ann.* 1697, *mens. Nov.*, *obs.* 18, *p.* 624 *et seq.*)

Enfin, dans les mêmes circonstances, on pourrait avoir

une confiance égale dans certaines autres *astérées*, indigènes et régnicoles, qui, pour être inconnues, ou moins connues en thérapeutique que celles dont nous venons de parler, peuvent à l'occasion nous rendre de bons services, étant, comme celles-ci, douées de propriétés stimulantes bien marquées, bien positives; telles sont : les *chrysanthemum segetum*, *chrys. montanum*, *chrys. flosculosum*, *chrys. indicum*, *chrys. coronarium*, *chrys. præaltum*, *chrys. laciniatum*.

Multiplier les ressources, c'est toujours se rendre utile; c'est bien mériter de la science, de l'humanité et de la patrie.

En un mot, tous les toniques, et les plus stimulants d'entre eux, peuvent paralyser l'effort fébrile par l'énergie insolite dont momentanément ils dotent l'économie, étant administrés au moment de l'accès; et leur impression primitive se continuant, par la continuité de leur emploi, peut bien tendre à en empêcher le retour. Est-ce autrement que l'on peut expliquer l'action du *quinquina* et celle du *sulfate de quinine*? En cas de guérison, y a-t-il donc réellement plus de spécificité d'un côté que de l'autre?

Enlevé à l'injurieuse obscurité à laquelle (faute de le bien connaître, sans doute) le vouait l'insouciance des médecins de notre âge; le *houx commun* (*ilex aquifolium*, L., *aquifoliacées*) nous offre aussi, comme fébrifuges (quoi qu'en veuille dire M. le prof[r] Trousseau), nous offre, dis-je, ses feuilles épineuses dont l'amertume, fortement prononcée, décèle assez la propriété tonique. Avant nous, Reil et Durande avaient signalé ces feuilles comme réellement efficaces dans les fièvres intermittentes : Durande les préférait au *quinquina*, et Reil les avait, avec un succès positif, employées dans une épidémie où le *quinquina* s'était montré impuissant. La *Botanique de Lyon* les prescrivait sèches et réduites en poudre, à la dose de 1 gros dans une verrée d'eau une heure avant l'accès. Depuis long-temps elles étaient, dans ce genre d'affections périodiques, une précieuse ressource pour les agriculteurs de l'Orléanais, de la Beauce, du Hanôvre, qui savaient fort bien les apprécier. Cependant, tout utiles qu'elles ont été, qu'elles le sont encore, qu'elles peuvent l'être, peut-être seraient-elles inconnues pour nous sans les travaux de M. le d[r] Emmanuel ROUSSEAU, entre les mains duquel elles sont devenues un de nos meilleurs fébrifuges indigènes. Ce savant et consciencieux médecin a présenté, à l'*Académie des Sciences*, 67 observations toutes concluantes, lesquelles ont été répétées avec bonheur par M. le d[r] St-AMAND, à Meaux (Seine-et-Marne), par M. le d[r] RHULIER, dans son service à l'hôpital de la Pitié, à Paris, par M. le d[r] MAGENDIE, à l'Hôtel-Dieu. Ce dernier, chargé par l'*Institut* de vérifier les expériences de M. ROUSSEAU, a présenté 15 observations confirmatives des premières; et nous devons d'autant plus en croire M. MAGENDIE, qu'il n'était pas en ceci le premier expérimentateur, et qu'il lui a fallu travailler à la gloire d'un autre. Et pourtant, voilà que des expériences suivies d'observations contradictoires, fort propres à discréditer de nouveau la feuille du *houx*, sont publiées sous le nom de M. le prof[r] CHOMEL, qui, lorsqu'il était chargé de la chaire de clinique interne a l'hôpital de la Charité de Paris, mit aussi en œuvre cette substance nouvelle pour nous.

Cette différence affligeante dans les résultats obtenus, tient certainement à une cause très-facilement appréciable : à la négligence que trop souvent la plupart des jeunes gens chargés du soin des prescriptions et des détails, dans nos hôpitaux, tant civils que militaires, apportent à l'accomplissement des devoirs qui leur sont imposés, et qu'ils ont acceptés volontairement, soit pour la préparation et la dispensation, soit pour le mode et l'opportunité, ou, pour mieux dire, l'à-propos d'administration du remède prescrit.

C'est fort heureux encore lorsqu'ils ne substituent pas, aux prescriptions des chefs de service, des prescriptions auxquelles ils pensent devoir accorder plus de confiance! De cette incurie, de cette négligence coupables, de cette étrange répudiation des pensées émises et adoptées par le médecin-traitant, de ces frauduleuses et punissables substitutions qui se font dans l'ombre et le mystère, naissent inévitablement les insuccès qui portent dans l'âme du médecin la défiance et le découragement. Et le médecin, accusant l'incertitude de la science, gémit de ne pouvoir remplir son mandat, parce que la jeunesse appelée à le seconder repousse tout acte qui la pourrait assujettir; parce qu'elle trouve, dans l'honorable position qu'elle occupe, une servitude de tous les instants; parce que la subordination est un fardeau qu'elle s'empresse de secouer; parce que, fière de son intelligence imberbe, elle repousse les théories de ses maîtres, de tous les praticiens quels qu'ils soient, théories auxquelles même elle ne craint de faire le procès.

Frappée, dans sa réputation de remède héroïque, par les assertions faites au nom du professeur, contre lesquelles n'ont pu prévaloir celles du *membre de l'Institut,* la feuille du *houx*, et avec elle l'*ilicine* (c), son *principe alcaloïdique*, expérimentée par notre dr ROUSSEAU, qui l'employait à la dose de **10** à **12** grains, dose réitérée deux ou trois fois par jour dans l'apyrexie, l'une et l'autre (grâce à l'engouement et au mauvais vouloir), l'une et l'autre, dis-je, n'ont été, pour le *quinquina* et la *quinine*, qu'antagonistes éventuels et faibles, et bientôt elles furent toutes deux replongées pour toujours, peut-être, dans l'obscurité dont momentanément on les avait fait sortir. Et cependant, rien n'est plus réel que leur puissance médicatrice sur les fièvres d'accès! Moi-même, durant une année entière, je n'ai point, dans ma pratique régimentaire (6e dragons et 19e d'infanterie de ligne), employé d'autre fébrifuge que la *feuille du* *houx commun;* et cette feuille, que, dit-on, **Paracelse** recommandait principalement *in morbis tartareis*, a toujours répondu à mon attente. Quoi qu'il en soit (aussi bien que nos *écorces de saule* et que la *salicine*), la *feuille de houx* et l'*ilicine* ont trouvé nombre de dépréciateurs qui, plus ou moins obscurs, plus ou moins judicieux, plus ou moins consciencieux, plus ou moins prévenus, plus ou moins secondés, n'en cherchent pas moins à les briser sous le coup de leur opposition. Considérant que, dès l'abord, sa poudre ne fut pas administrée seule, mais associée au *vin blanc*, dans lequel on la faisait (à la dose de 1 à 2 gros) macérer pendant douze heures, pour être, ainsi associée, administrée deux ou trois heures avant l'accès, ils veulent que le véhicule ait ici la plus grande part à l'action produite. Mais, je le leur demande! n'a-t-on pas recouru à cette combinaison dans l'administration du *quinquina*? J'en appelle au fameux *vin fébrifuge*, dit *de* Seguin! N'a-t-on pas, de nos jours, préconisé un *vin fébrifuge au sulfate de quinine*? Est-ce donc à dire pour cela que la poudre de *feuille de houx*, isolée de toute mixtion, serait un agent presque inerte, à peu près inutile? Mais (ce qui est plus que connu) cette combinaison entre la force stimulante de l'un et la puissance tonique de l'autre, ne peut qu'être salutaire, en admettant toutefois qu'isolés, chacun d'eux serait insuffisant pour les cas dont il est question. Réunis, ils agissent en produisant un développement instantané, brusque, marqué de toutes les fonctions organiques, et exercent ainsi une médication générale tout-à-fait propre à enrayer l'accès d'une fièvre intermittente, et à en empêcher le retour. D'ailleurs, à ces motifs d'opposition assez maladroitement choisis, assez maladroitement exposés, le d[r] Rousseau a victorieusement répondu par des préparations également spécifiques, et dans lesquelles l'*eau* est le seul véhicule employé (*tisanes*, *potions*, *lavements*). Ainsi, quoi que l'on ait pu dire, soit que l'on ait été inspiré par une mauvaise volonté aussi absurde que coupable, soit que l'on ait été mal secondé dans son administration, la *feuille de houx* ne doit rien perdre de la haute valeur médicale que lui ont reconnue des expériences faites rationnellement, consciencieusement et de bonne foi.

A une mémorable époque (celle du blocus continental), époque où, chez nous (à ce que l'on croyait du moins), la thérapeutique des fébricitants était pauvre, insuffisante ou peu digne d'une entière confiance, une théorie fondée sur cette opinion des savants, que les agents ou substances qui possèdent des qualités sensibles, en quelque sorte analogues, et produisent des effets immédiats semblables, doivent remplir les mêmes indications, procurer les mêmes avantages, et, par leur association, atteindre plus rapidement et avec plus de certitude le but que chacun d'eux atteindrait isolé, mais avec lenteur, cette théorie, cette opinion (au rapport de BARBIER d'Amiens), ont fait, dans les hôpitaux militaires, essayer le mélange suivant :

Poudres de	*Écorce de chêne...*	120 *parties.*	200 *parties.*
	Noix de galles....	30	
	Gentiane.........	25	
	Camomille.......	20	
	Lichen d'Islande..	5	

Mêlez pour une poudre fébrifuge.

Ce produit de l'industrie pharmaceutique donné, 1° *une once avant l'accès*, 2° *une demi-once quelques heures après la fièvre*, 3° *une once avant le retour d'un accès nouveau*, a, par de nombreux succès, répondu à l'attente des expérimentateurs.

Depuis, non moins curieux d'accroître nos ressources, et de nous soustraire au monopole exotique, certains de nos contemporains actuels se sont évertués à composer des mixtes dont ils ont usé avec un avantage réel, et, parmi eux, je citerai M. le d[r] Foy, qui nous donne, sous le nom de *fébrifuge français*, une préparation dont l'importance sera sans doute démontrée par l'expérience clinique, et laquelle peut, au préalable, ressortir de sa composition. Ce *fébrifuge français* consiste en un mélange en parties égales de *poudres* de *camomille*, de *gentiane* et d'*écorce de chêne*, à administrer à la dose de 2 à 4 gros, en bols ou en pilules, ayant pour adjuvant l'*extrait de chicorée* ou celui de *fumeterre*, ou disposé en *électuaire* au moyen du *sirop d'absinthe*.

Bien avant nous, déjà des mixtes fébrifuges avaient été mis en faveur, et s'étaient rendus recommandables par des succès qu'attestaient des hommes graves et dignes de foi.

Ainsi Lentilius, et d'après lui Hermann, ont souvent prescrit une *poudre fébrifuge* composée d'*écorce de frêne*, de *racine de gentiane* et de *sel d'absinthe*.

« *Zacharias* Wallerus *in observ. select.* 3, *decad.* 3, *p.* » 154, *in append. observ. med.* Paullini, *retulit, oleum ligni* » *fraxini in debellando demùm febri tertianâ rebelli et diu-* » *turnâ præstantissimum auxilium adtulisse.* » (Triller.)

« Schoefflerus *parabat quondàm et laudabat ex fraxini* » *cineribus et sale ammoniaco, famosum, ceu, polychrestum* » *illud salem virtutis dictum.* » (Triller.)

Si, non contents de posséder tant de moyens simples ou composés pour combattre un seul fait pathologique, nous voulons recourir à la série des *narcotico-âcres*, parce que nous tiendrons compte de l'action déprimante et sédative qu'en général leurs principes exercent sur les centres nerveux et leurs dépendances, nous signalerons d'abord comme le plus éprouvé, d'après du moins l'assertion des auteurs allemands, d'après celle de Kramer et d'Erstringius principalement, la semence du *phellandrium* (*œnanthe phellandrium*, L.), *ombelliférée* commune dans nos étangs et dans nos marécages. Cette graine, qu'ils regardaient comme un des plus puissants fébrifuges, et de beaucoup préférable au *quinquina* dans les fièvres intermittentes de tous les types, et qu'en conséquence ils avaient vulgarisée dans leur pratique, était, par eux, prescrite à la dose de 1, 2 et même 4 gros avant l'accès, continuant de donner la moitié de cette dose pendant quelque temps, durant l'apyrexie.

En outre, comme puissamment stupéfiants du système nerveux, avec l'*acide hydrocyanique* enlevé par la chimie aux corps dans la combinaison desquels il entre, ou, par elle, formé de toutes pièces, avec cet *acide* estimé fébrifuge par quelques praticiens de nos jours, nous adjoindrons au *phellandrium*, l'*amande amère*, fruit d'une variété de l'*amygdalus communis*, L. (*amygdalées*), fruit qui, en raison de l'*acide hydrocyanique* qu'il recèle, participe de tous nos *narcotico-âcres* par ses propriétés éminemment modificatrices de l'innervation, et déprimantes de la force propulsive du cœur. Alors, pour nous, les fièvres d'accès seraient (ce que nous avons déjà dit plus haut en parlant de leur traitement par les *opiacés*) de simples névroses à mouvements cloniques durant le frisson.

Bien que, soit prise en substance, soit administrée en *émulsions*, soit par son *eau distillée*, on l'ait vue, suivant les doses, et surtout suivant les sujets et les idiosyncrasies, donner lieu à des vertiges, à des mouvements convulsifs, amener la paralysie des membres, l'immobilité absolue de l'appareil locomoteur, et même causer la mort, il paraît cependant que (l'*amande amère* étant habilement maniée) cette agression qui fait qu'elle influence si formellement le système nerveux, et, par contre, le mouvement circulatoire, offre au praticien de précieux avantages, du moins au rapport de Bergius, lequel dit avoir guéri des fièvres intermittentes au moyen de sa seule *émulsion*, au rapport aussi d'Hufeland et d'autres médecins allemands qui en ont conseillé l'emploi comme d'un fébrifuge très-efficace. Et notons que, sans sortir de la famille, cette propriété, eu égard à l'analogie de constitution chimique, doit appartenir également aux *feuilles* du *laurier-cerise* (*cerasus lauro-cerasus*, T.), aux *amandes* de nos *cerises*, de nos *prunes*, de nos *pêches*, de nos *abricots*, également aussi aux *pepins* de nos fruits *pomacés* et à ceux des fruits *aurantiacés*, sans doute, autant que l'*amande amère*, riches en *amygdaline* et en *émulsine* qui, se confondant, réagissant l'une sur l'autre, se transforment instantanément, à l'aide de l'eau, en *acide hydrocyanique*. (WOEHLER et LIÉBIG.)

Pour terminer enfin et compléter ce cadre, nous signalerons à l'attention des praticiens l'*huile essentielle de térébenthine*, qui fut avec succès, dit-on, employée comme fébrifuge.

« Deux individus étaient restés affectés d'une fièvre inter- » mittente tierce depuis le printemps jusqu'à l'automne, et » aucune médication n'avait réussi à les en délivrer. M. CARL » HAYNY, chirurgien à Jungbunzlau, recourut, en cette » occurrence, au moyen conseillé avant lui par BURDACH, » et, en conséquence, il fit frictionner matin et soir la » colonne vertébrale de chacun de ces deux malades avec » 15 grammes d'*essence de térébenthine*. Dès la première » friction, l'accès qui suivit se montra moins fort que les » précédents : il n'en survint plus que deux autres, après » quoi la maladie céda pour ne plus reparaître. »

(*Abeille Médicale*, Mars 1844.)

En ce cas, l'*essence de térébenthine*, agent stimulant à la fois local et diffusible, a probablement influencé la vitalité des centres nerveux qui pourraient être pris alors comme points de départ du phénomène pathologique nommé fièvre, et porté sur la peau, qu'il aurait fluxionnée, une action métastatiquement dérivative. Que l'on explique, au fait, comme on le voudra, l'action exercée et le résultat obtenu, il n'en est pas moins vrai que, si ce qui est annoncé par CARL HAYNY et par BURDACH est réel, on sera d'autant plus heureux d'avoir eu connaissance de ce moyen, qu'en l'employant on n'aura pas à craindre d'éveiller des susceptibilités gastro-intestinales qu'il n'est pas toujours facile de dominer et de faire taire, et dont la manifestation est souvent l'expression de fort graves désordres.

Ainsi donc, quand bien même à tant d'agents fébrifuges que fournissent et notre sol, et notre industrie pharmaceutique, nous ne réunirions pas l'*akéomine*, teinture composée aromatique, dont la *noix de galles* est la base, préparation due aux profondes méditations de M. le pharmacien LEPÈRE et de M. le d[r] BOUTIGNY, nous ne serions pas pour cela, pour venir en aide à nos tristes fébricitants, nous ne serions pas, dis-je, obligés de recourir à certain *extrait*, d'origine fort incertaine, *extrait* que débitent quelques-uns de nos *savants droguistes*, qu'ils déclarent être un merveilleux succédané des *extraits de quinquina*, et qu'ils vendent au public sous les noms barbares de *taxaoli*, *takalc*, *tagalf*. (FOY.)

En effet, sans parler du *camphre*, véritable et puissant modificateur de l'innervation, et qui, en cette qualité, pourrait occuper une place méritée au milieu des fébrifuges; sans parler du *camphre*, mis à toute sauce par M. RASPAIL, que d'antagonistes au *quinquina* !

Chaque jour voit sur ce point s'agrandir le champ de la thérapeutique indigène.

Le *lupinus albus*, dont plus loin nous aurons à citer la graine comme substance alimentaire, réclame ici une mention.

La *lupinine*, principe actif de la graine de cette *légumineuse*, principe découvert et isolé par M. CASSOLA de Naples, vient encore ajouter ici à nos ressources, à nos richesses, si du moins on veut en croire sur parole M. DELESTRE, pharmacien militaire, traducteur de l'auteur napolitain. Selon le chimiste français, interprète de Cassola, ce principe cristallisable et non cristallisable, soluble dans l'alcool à 40°, et aussi soluble dans l'eau, attaquable par l'acide nitrique, inattaquable par les autres acides, dégageant de l'ammoniaque lorsqu'il est traité par les substances alcalines proprement dites; ce principe, de consistance variable, affectant tour à tour, et comme par caprice, celle de la *cire*, du *miel*, de la *térébenthine*, ce principe alcaloïde nouveau (peut-être?), mais sur l'extraction et la nature réelle duquel M. Delestre lui-même paraît n'avoir aucune donnée bien précise, la *lupinine*, enfin, paraît (toujours selon lui), paraît devoir être un précieux antagoniste aux *sels de quinine*, paraît jouir comme eux d'une infaillibilité fébrifuge formelle. Il est vrai, malheureusement, qu'aucun fait clinique n'étant, à l'appui de cette assertion, cité par notre compatriote, rien ne peut, à notre sens, corroborer l'opinion émise, rien ne peut nous inspirer la confiance qu'il a en elle et qu'il voudrait nous faire partager. Mais qu'importe! il l'a dit, il l'a fait insérer dans le *Recueil des mémoires de médecine, de chirurgie et de pharmacie militaire.* Depuis, plus de nouvelles de M. Delestre et de la *lupinine*! Toutefois, dans l'intérêt de la science, et pour confondre les incrédules, il eût été bien que M. Delestre ne s'en tînt pas là. Espérons donc tout du temps et de lui! Espérons tout des travaux d'expérimentation auxquels il pourrait se livrer à ce sujet, et que peut-être nous serions en droit d'exiger de lui (4)!

Cessons donc, guidés par les expériences de nos devanciers, et par celles dont certains modernes nous rendent chaque jour les témoins, cessons donc de repousser de la matière médicale et de la thérapeutique les moyens que la nature prend soin de multiplier autour de nous, pour n'adopter exclusivement que ceux qui n'ont, en général, de mérite positif que celui d'une origine étrangère, sans justifier, par une infaillibilité constante, la prédilection ou plutôt l'engouement qui les fait rechercher et préférer.

NOTES.

(1) « Le citoyen B***, juge au Tribunal de Montpellier, fut at- » teint, en l'an II, d'un accès de fièvre : le *quinquina* lui fut or- » donné. Le malade, voulant hâter sa guérison, en avala plusieurs » prises à la fois ; mais le lendemain, il lui survint une hémor- » rhagie universelle par l'anus, les urines, la bouche, le nez, et » son corps fut couvert d'ecchymoses. Je fus appelé, et trouvai » le malade sans fièvre ; je lui ordonnai, pour toute boisson, une » décoction de *renouée* animée d'*acide sulfurique*. Dans deux jours, » toutes les hémorrhagies cessèrent ; mais les taches ou ecchymoses » ne disparurent que dans un mois : de rouges, elles devinrent » livides, vineuses, ensuite jaunâtres. Mon collègue FOUQUET a » été témoin de cette singulière maladie du genre des scorbutiques, » qu'on ne peut attribuer qu'à l'usage immodéré du *quinquina*. »

(GOUAN, *Traité de botanique et de matière médicale*. Note.)

Si l'on admet les conclusions de GOUAN, l'on estimera que la maladie dont il parle est un scorbut par exagération de la tonicité et des propriétés vitales. Pour nous, cette maladie ne peut être un scorbut, mais est une véritable hypersthénie par abus du *quinquina*.

(2) Voulez-vous conserver vos dents saines, arrêter la carie, blanchir et raffermir vos dents, rendre vos gencives vermeilles, et donner à votre bouche un parfum exquis et une fraîcheur délicieuse ? Prenez les *dentifrices de quinine* de Paul GAGE ! Avez-vous des ognons, durillons, etc., etc., etc.... ?

(3) *Ortie sèche.*

En 1829, le *Maire de Nantes* (Loire-Inférieure) écrivit au Conseil de salubrité que des marchands, dans l'intention de conserver le *grain*, étaient dans l'usage de le mêler à de la *poudre d'ortie* qu'ils introduisaient dans les sacs.

A Nantes donc, plusieurs *boulangers* et *marchands de grains* assurèrent que, dans plusieurs parties de la France, et particulièrement dans la contrée que l'on désigne, à Nantes, sous le nom de *Haut-Pays*, on mêle depuis long-temps de la *poudre d'ortie* au *froment*, dans l'intention de le préserver des *charançons*, et il arrive ordinairement que les personnes qui touchent ce *grain* sont atteintes d'une éruption fort incommode; mais ils ajoutèrent unanimement que jamais, à leur connaissance, ces grains n'avaient été nuisibles; et ce qui le prouve, c'est qu'ils sont très-recherchés et très-estimés.

D'après les assertions d'un marchand de *grain* de *Bourgneuf*, une partie de *froment* arrivée dans le pays avait produit des éruptions aux mains et des ampoules à la bouche, chez ceux qui l'avaient manié et mâché, et les chevaux même employés au transport des sacs de ce même *grain*, avaient été atteints d'un prurit considérable.

Les *Membres du Conseil*, convaincus que l'*ortie sèche* ne pouvait pas occasionner ces symptômes, examinèrent par différents réactifs la *poudre* qui couvrait ce *grain*. Ces essais leur ont fait connaître que cette *poudre* contenait beaucoup de *matière animalisée*.

Il paraît que les démangeaisons produites par cette *poudre* doivent être attribuées à la *larve* du *charançon* (c), connue dans le pays sous le nom d'*artison*, plutôt qu'à la *poudre de graine d'ortie* ou de toute autre partie de cette plante qui, sèche, est et ne peut qu'être parfaitement inoffensive comme agent de stimulation externe.

Aussi le *grain* ne doit-il être livré à la mouture qu'après avoir été criblé et vanné convenablement.

(4) Le *pinkneya pubescens*, MICH., arbrisseau *rubiacé* indigène à la Géorgie (États de l'Union, nord-Amérique), qui paraît avoir de grands rapports avec le *quinquina*, et même en posséder les propriétés médicinales, réussirait bien dans le midi de la France.

(*aa*) *Quinquina. Cortex antifebrilis*, *antiquartium*, *febrifugus*.

Voir à son sujet : DE LA CONDAMINE, VALENTIN, CARTHEUSER, DETHARTING, WERLOFF, VATER, GEOFFROY, PRINGLE, KIRKLANG, ZORN, LOESEKE, BARBEIRAC, STURM, BRUNACIUS, BADIUS, FABRI, BARTHOLIN, WILLIS, SYDENHAM, LISTER, FRIEND, MORTON, MURAT, COHAUSEN, BOHNIUS, BERGER, BOERRHAAVE, HOFFMANN, WEDEL, BOECLER, SCHACHER, TORTUS, NIGRISOL, RIEDLIN, NEBEL, SPENDLER, SPIES, BAULEN, BONET, COCCHIUS, HEISTER, BENVENUTO, SCHULZ, MEAD, GAUBIUS, SCHELAMMER, HORBIUS, SPON, DAVINIUS, TALBORIUS, WERLHOSIUS, TRILLER.

Voir FÉE.

(c) Le *charançon* ou *charanson*, *curculio*, insecte *coléoptère*, *tétramère*, *rinchophore*, ordre V, sect. 3, fam. 17. 115 espèces. (BOITARD.)

(*bb*) *Cascarille.* M. Guibourt se demande si la *cascarille* ne provient pas d'autres *croton* que de ceux qui, jusqu'ici, ont passé pour être seuls en possession de la fournir; si cette *écorce* ne proviendrait pas également des *croton lineare*, *humile*, *balsamiferum*, *thuriferum*, *coriaceum*, *populifolium*, etc., etc., etc.

(*Journal de Pharmacie du Midi.*)

(*c*) *Feuille du houx commun. Ilicine.*

Le dr Bertini dit s'être servi avec avantage de l'*ilicine* dans tous les cas où les fébrifuges étaient indiqués ; et quoique ce produit chimique ne puisse être comparé à l'*écorce du Pérou* et à ses diverses préparations, cependant il croit qu'il doit leur être préféré dans certains cas de fièvre légitime et simple, surtout chez les sujets irritables.

(*Gazette Médicale de Montpellier*, 1845.)

(*ab*) Les résultats que j'ai obtenus et que j'obtiens tous les jours me conduisent à l'exclusive adoption de la *salicine* dans les fièvres intermittentes de tous les types, qu'elles soient simples ou compliquées, et dans toutes les névropathies à forme périodique. Cependant je dois à la vérité de dire que tout récemment, dans un cas de fièvre rémittente double-tierce, la *salicine* a manqué à mes prévisions. Qu'en conclure? C'est qu'il est des constitutions qui, réfractaires à certains agents médicateurs, sont harmoniques à certains autres.

II. EXCITANTS.

> CAMPEGIUS en 1500, Jean PRÉVOST, professeur de médecine à Padoue, en 1600, Jean BEVEROVICIUS, médecin hollandais, en 1630, Thomas BARTHOLIN dans sa médecine danoise, TABERNÆMONTANUS en Allemagne, GARIDEL d'Aix, Antoine CONSTANTIN, auteur de la *Pharmacopée provençale*, démontrèrent et prouvèrent que, sans emprunter des secours étrangers, on peut, en tout pays, guérir les maladies avec les remèdes tirés de plantes qui y croissent.
>
> (BODARD.)

Sous cette dénomination d'*excitants* sont compris tous les agents médicamenteux qui stimulent d'une manière brusque et vive les tissus et les appareils organiques, augmentent l'activité de leurs fonctions, et en modifient l'irritabilité en l'exaltant. Tous, remarquables par une odeur aromatique et forte, agréable ou repoussante, par une saveur très-prononcée, unissant l'amarescence à un goût pipéracé ou simplement aromatique, quelques-uns d'une saveur chaude, âcre et poivrée sans amertume, quelques-uns d'une saveur benzoïnée ou musquée, d'une saveur amère-alliacée, ou simplement et seulement alliacée, saveurs dans tous constamment persistantes, quel que soit leur type, tous les agents de cette série présentent à peu près le même mode d'action ; et à part certaines spécificités propres à quelques-uns d'entre eux, tous, en général, peuvent être remplacés les uns par les autres, sans offrir d'autre inconvénient que celui de causer parfois des répugnances au malade. Il est vrai pourtant que cette disposition du sujet doit être, le plus que possible, prise en considération, surtout lorsqu'il s'agit de mettre en œuvre un modificateur du système nerveux ; et, de fait, l'importance de ceux dont il va être question, les résultats qu'ils doivent donner, les succès que l'on en doit attendre, en un mot les conséquences qui découlent de leur emploi, dépendent beaucoup de la susceptibilité organique des individus. Cette idiosyncrasie nerveuse doit donc être étudiée avant tout.

En effet, on voit chacun d'eux, aussitôt après son administration, tourmenter plus ou moins violemment les appareils fonctionnels, et se portant, comme par préférence, sur les organes les plus importants à la vie, influencer d'une manière notable ceux qui président à la pensée, à la circulation, à la respiration, aux exhalations, aux sécrétions. Aussi est-ce dans cette partie de la *matière médicale* que se trouvent réunis en plus grand nombre les *sudorifiques*, les *dépuratifs*, les *antiscorbutiques*, les *antispasmodiques*, les *céphaliques*, les *antiparalytiques*, les *antihystériques*, les *emménagogues*, les *hydragogues*, les *diurétiques*, les *odontalgiques*, les *carminatifs*, les *stomachiques*, les *cordiaux*, les *cardiaques*, les *vermifuges* ou *anthelmintiques*, les *incisifs*, les *épispastiques*, les *anti-arthritiques*, les *vulnéraires*, les *errhins*, les *sialagogues*, les *antileucorrhéïques*, les *antiblennorrhagiques* ou *antigonorrhéïques*, certains *antisyphilitiques*, certaines espèces réputées anticatarrhales, antirhumatismales, anti... n'importe quoi ; en un mot, toutes ces spécialités dont la distinction était si précieuse autrefois, dénominations qui sont encore aujourd'hui le *palladium* des empiriques, des charlatans, des inventeurs de remèdes, des médecins et des pharmaciens-afficheurs, éhontés exploitateurs de la crédulité publique, des prétendus guérisseurs qui remplissent les journaux de leurs annonces effrontées! spécialités qui, pour nous, peuvent être résumées dans ce simple énoncé :

MÉDICAMENTS EXCITANTS,

Brusques modificateurs-stimulants de l'innervation et des phénomènes organiques.

Pour tâcher de conserver la marche méthodique que j'ai adoptée en commençant ce travail, j'établirai ici deux grandes sections.

La première, sous le nom d'*excitants généraux*, comprendra les agents qui, sans agiter l'économie par de violentes secousses, se font pourtant ressentir généralement dans toutes ses parties à la fois, et leur impriment des mouvements vifs, instantanés, mais non perturbateurs, lesquels se manifestent au malade et à l'observateur par l'apparition de certains phénomènes spéciaux : soit la diaphorèse ou la diurèse, soit l'expectoration, soit l'expulsion des gaz intestinaux, soit la cessation subite de mouvements nerveux sans portée et sans localisation, soit une excitation vive qui retentit fortement sur le cerveau et en éveille la vitalité, soit enfin une plus grande énergie des puissances digestives, sans, pour cela, exagérer une fonction aux dépens des autres.

Ici donc nous aurons, avec quelques-uns des agents de tonicité cités déjà, et quelques autres à citer encore, les *sudorifiques*, les *incisifs*, les *carminatifs*, les *antispasmodiques*, les *stomachiques*, les *cordiaux*, les *cardiaques* des anciens.

La seconde section comprendra, sous le nom d'*excitants spéciaux*, les substances médicinales dont l'action retentit fortement sur les centres nerveux, et met en émoi toutes leurs irradiations, tous les appareils, tous les organes placés sous leur dépendance; porte le trouble dans la circulation en ajoutant à la force propulsive du cœur et en l'exagérant;

appelle ainsi à une énergie insolite les organes sécréteurs et les appareils évacuatoires, exerçant ainsi une perturbation véritable, véhémente même parfois. Nous y réunirons certains agents de spécificité formelle : ainsi soit le *camphre*; les modificateurs des exhalations morbides et de la puogénie; les excitants des appareils évacuatoires, les rubéfiants et les *crucifèrées*.

Là se trouveront les *excitants-cloniques*, les *antiparalytiques*, les *emménagogues*, les *hydragogues*, quelques *antisyphilitiques*, les *épispastiques*, les *anthelmintiques* et les *antiscorbutiques*.

Ces deux sections (véritables coupes artificielles, comme aussi le sont celles qui précèdent) auront pour terme l'appréciation des *crucifèrées*, auxquelles j'adjoindrai les productions végétales qui s'en rapprochent le plus, soit par leur saveur, soit par leur mode d'action, et qui, aussi bien qu'elles, peuvent nous dispenser de recourir aux *insectes vésicants*, dont l'action sur l'appareil génito-urinaire est si formelle, et parfois si fâcheuse.

Peut-être, en parcourant les différentes séries de ce nouvel ensemble, serons-nous assez heureux pour démontrer et faire reconnaître que, riche de ses productions, la France, encore ici, n'a rien à envier aux contrées dont nous sommes les tributaires bénévoles, contrées qui, à leur tour, nous jalousent pour les produits que notre insouciance néglige, et que notre manie de l'exoticisme nous fait injustement dédaigner.

1° EXCITANTS GÉNÉRAUX.

A. TONIQUES, SUDORIFIQUES, INCISIFS, CÉPHALIQUES.

> ...... Il est vrai que l'homme n'attache de prix aux choses qu'en raison de la difficulté qu'il y a de les obtenir. Au reste, il est le même dans tous les pays; car, tandis que nous envions le *kina*, la *rhubarbe*, le *ginseng*, le *thé*, le *cachou*, le *ninsin* de la Chine et du Japon, le Chinois, le Japonais et le Tartare nous envient tellement la *petite sauge* (*salvia officinalis*, L.), qu'ils ont long-temps donné aux Hollandais trois caisses de *thé* pour une caisse de cet aromate.
>
> (Bodard.)

Nos plantes *labiées* (*salviées* des modernes), plantes qui présentent entre elles une si grande analogie de formes, d'odeur et de saveur, sont également remarquables par l'analogie de leurs principes constitutifs. Toutes contiennent (en quantité variable, il est vrai), de l'*huile essentielle*, de la *résine pure*, ou une *résine benzoïnée*, de l'*extractif*, et quelques-unes du *tannin*. Toutes en général fragrantes, toutes *excitantes* par leur infusion, *toniques* par leur décoction, toutes exercent sur l'économie une médication générale vive, sans être perturbatrice. Moins stimulantes, probablement, que leurs congénères qui naissent, croissent, vivent et se développent sous un soleil plus ardent que le nôtre, nos *salviées* ne méritent pourtant pas le discrédit dont elles sont frappées; et d'ailleurs la plupart d'entre les exotiques importées et naturalisées dans nos départements méridionaux, ont, aussi bien que les produits stimulants végétant sur un sol plus fortement éclairé par le soleil, des droits à notre reconnaissance. Douées, en général, d'une odeur vive et pénétrante, d'une saveur piquante et forte, d'une amertume qui les rapproche des *toniques*, elles suscitent un développement instantané de la vitalité de l'appareil cérébral, le rappellent à ses fonctions : action qui se propage à toutes les irradiations, à toutes les dépendances de ce viscère, et, en même temps alors, elles activent le mouvement circulatoire, favorisent l'assimilation, la nutrition organique des tissus, le rétablissement des exhalations, des sécrétions, et souvent même en augmentent la somme. C'est par le fait de cette médication brusque, générale, que l'on a vu la plupart d'entre elles, convenablement administrées au moment du frisson, faire avorter un accès de fièvre, et souvent même empêcher le retour du suivant, par l'impulsion qu'elles ont imprimée à l'organisme. C'est aussi, sans doute, en disant qu'elles ont exalté toutes les propriétés vitales à la fois, que l'on peut expliquer les succès obtenus par elles dans certaines affections, soit rhumatismales, soit névropathiques, ou en disant que la médication spéciale exercée par elles a donné le change à la vitalité générale, rétabli la synergie (*omnium fonctionum consensus*), réveillé des appareils endormis, imposé silence à certaines susceptibilités organiques, que l'on peut expliquer comment, dans les cas précités, elles se sont montrées *sédatifs* positifs, l'économie, bien entendu, étant disposée à soutenir leur agression. Il est donc impossible de ne pas reconnaître qu'ainsi toutes les *salviées* peuvent répondre à tous les besoins de la médication excitante, et que, entre elles toutes, existe une grande similitude d'action. Cependant, il est vrai aussi qu'un mode spécial d'action est, pour ainsi dire, particulier à chacune d'elles, suivant les proportions d'*huile essentielle*, de *résine*, de *principe aromatique*, d'*extractif amer*, de *tannin*, renfermées dans les mailles de leur tissu.

Partisans et propagateurs d'une *thérapeutique tout indigène*, en parcourant cette intéressante famille, nous allons être agréablement surpris de voir combien grandes sont ici nos ressources médicinales indigènes.

En effet, à la *mélisse des Moluques* (*molucella lævis*, L.), plante dont l'odeur vive et pénétrante donne assez la mesure de l'énergie qui la caractérise ; à la *moldavique des Canaries* (*dracocephalum canariense*, L.), introduite dans notre matière médicale, et dans l'*huile volatile* de laquelle l'analyse démontre l'existence d'une grande quantité de *camphre* tout formé ; au *dracocephalum creticum*, L., plante amère et fragrante que pourrait adopter et multiplier notre horticulture méridionale ; au *dictame de Crête* (*origanum dictamus*, L.), *dictame* bien précieux pour les anciens qui en faisaient le *vulnéraire* par excellence (VIRGILE, *Énéïde*), espèce dont les feuilles, les sommités et les fleurs étaient, par les Crétois, administrées en infusion théïforme pour combattre la fièvre tierce, pour remédier à la cachexie, pour provoquer la sueur; que Daniel GEJER, GEOFFROY, BOERRHAAVE, CHARAS, ZORN, LOESEKE, LABAT, TOURNEFORT, MEURSIUS et MYLIUS, estimaient fort comme alexipharmaques, vulnéraires, résolutives, diurétiques, apéritives, utérines, emménagogues, comme propres à provoquer l'écoulement des règles et des lochies, étant administrées en poudre à la dose 10 grains, comme propres enfin à aider la délivrance dans certains accouchements laborieux, et l'expulsion de l'arrière-faix, nous pourrions opposer la *mélisse turque* (*dracocephalum moldavica*, L.), herbe estimée stomachique, carminative, nervine, utérine, par GESNER et ZORN, et qui maintenant est cultivée dans nos jardins académiques et d'agrément, où elle réussit fort bien. Mais sans nous préoccuper de cette espèce acclimatée, encore fort peu connue de nous, ne pourrions-nous pas opposer aux exotiques cités le *moldavica austriaca*, qui croît agreste dans les champs de notre Provence ? le *molucella frutescens*, L., si commun dans les mêmes campagnes ? la *marjolaine* (*origanum majorana*, L.), sous-arbrisseau enlevé, dit-on, aux côtes Barbaresques, mais que, je dois en convenir, je n'ai rencontré sur aucune de ces côtes, d'Oran à Bône ? N'avons-nous pas aussi la *fausse marjolaine* (*origanum majoranoïdes*, L.), dont l'*huile essentielle*, comme celle de la *marjolaine*, et non moins que celle du *dracocephalum canariense*, abonde en *camphre* ? Ne possédons-nous pas l'*origanum creticum*, L., plante commune aux environs de Montpellier, *origan* estimé apéritif, résolutif, diurétique, emménagogue, par TOURNEFORT, MEURSIUS et par bien d'autres ? l'*origanum vulgare*, L., herbe en grande faveur dans l'esprit de BOERRHAAVE, de GEOFFROY, de Sim. PAULLI, de ZORN, lesquels, dans les affections du foie, des reins et de l'utérus, ne la mettaient point au-dessous de ses congénères exotiques ? Ils l'estimaient propre à augmenter la sécrétion lactée ; et ils affirment qu'étant disposée dans un sachet et mise dans de la *bière* chaude bien *houblonnée*, elle pousse aux urines. Cette herbe, commune chez nous aussi bien au nord qu'au midi, herbe de tous nos sites et de toutes nos expositions, si abondamment répandue dans toutes les localités de la France, cette herbe de nos roches, de nos collines, de nos terrains arides ou cultivés, de nos bois, de nos jachères, et de laquelle l'*huile essentielle* (non moins riche en *camphre* que celle des espèces précédentes) peut, introduite dans une dent cariée pour en calmer la douleur, fort bien rivaliser, dit-on, l'*essence* de *gérofles*, serait pour nous d'une grande ressource si nous voulions bien la négliger un peu moins. Ne possédons-nous pas, soit à titre d'indigènes, soit à titre de régnicoles, les *basilics* ? le *basilic commun* (*ocymum basilicum*, L.), si vulgarisé chez nous, qu'il y est surnommé *oranger de savetier*, qu'il décore et embaume toutes les fenêtres de nos mansardes, plante des plus riches en *huile volatile camphrée*, espèce bien positivement céphalique, nervine, emménagogue, anti-hystérique, dont les *semences* donnent à l'eau un mucilage aromatique que long-temps on a employé à combattre les aphtes, les rhagades, les fissures des lèvres et celles des mamelles (Geoffroy, Zorn, Boerrhaave, Sim. Paulli, Cartheuser, Heucher) ? l'*ocymum gratissimum*, L., « aromate parfait » (dit Bodard), presque ignoré en France, et qu'il serait » si facile d'y naturaliser ? » Ne nous estimerons-nous pas heureux de pouvoir ajouter à ces ressources la *germandrée maritime* (*teucrium marum*, L.) ? Cette *salviée*, originaire des côtes de la Provence et du Bas-Languedoc, estimée céphalique, ptarmique, diurétique et carminative, par Wedel, Boerrhaave, Mindererus, Geoffroy, Cartheuser, Loeseke, Hoffmann et Zorn, le *teucrium marum* est, sans contredit, une des plus énergiques espèces de sa tribu. Il excite les appareils organiques, accélère les mouvements de la vie en réveillant, d'une manière plus spéciale peut-être qu'aucun autre, si ce n'est la *sauge*, la vitalité du cerveau, du prolongement rachidien et de tout le système nerveux. Cet ébranlement des divers centres nerveux et de la vie organique ne saurait-il rendre le *marum* d'une aussi bonne ressource, et aussi précieux au moins que le *café* dans les empoisonnements par l'*opium*, et dans les affections comateuses lorsqu'elles ne sont pas dépendantes d'un travail inflammatoire des voies digestives ? Une parité d'énergie bien constatée existe dans la *germandrée aquatique* (*teucrium scordium*, L.), jadis préconisée dans les maladies pestilentielles, à cause de son odeur forte et alliacée, et signalée plus haut parmi les fébrifuges.

Cette parité d'énergie nous rend cette herbe de nos ruisseaux et de nos étangs fort recommandable dans la forme soporeuse de certaines fièvres pernicieuses, et en fait, outre cela, un puissant auxiliaire dans les affections vermineuses. En effet, ce *teucrium* était estimé alexipharmaque, anthelmintique et sudorifique, par MUSA, BRASSAVOLA, ROLFINC, WEDEL, CARTHEUSER, ZORN, HILDANUS, VAN-SWIETEN, LOESEKE, TOURNEFORT, GEOFFROY, et considéré par eux comme l'heureux émule du *scordium de Créte* (*teucrium creticum*, L.), herbe puissamment stimulante et fort recherchée autrefois (STAPEL). Les auteurs qui ont cité notre espèce, la mettaient en œuvre toutes les fois qu'il était nécessaire de réveiller la vitalité prête à abandonner les parties atteintes de lésions traumatiques profondes et graves; et, à ce sujet, nous devons ajouter qu'elle a été l'objet d'une observation remarquable relevée par GALIEN, dans laquelle brille la puissance d'action que ce *scordium* peut exercer sur la gangrène et le sphacèle.

Enfin, si les essais tentés avant nous étaient renouvelés, il est probable que nous obtiendrions également de bons succès avec le *teucrium polium*, L., emménagogue et diurétique pour CHARAS, SALMAS, ZORN, et que SYLVIUS (lui attribuant des propriétés anti-épileptiques) recommande aux maniaques et aux somnambules : il lui donne une place à côté de la *rue*, soit *sauvage*, soit des *jardins*. Il est probable que nous n'aurions pas à regretter l'emploi que nous pourrions faire du *teucrium botrys*, L., si commun dans nos bois du nord, du *teucrium scorodonia*, L., estimé diurétique, emménagogue, apéritif, par BOERRHAAVE et CARTHEUSER, des *teucrium flavum* et *flavicans*, toutes espèces actives, les unes et les autres fort en vogue autrefois, mais entièrement négligées aujourd'hui.

Auprès de ces énergiques modificateurs du système nerveux, une place honorable est assignée à nos *menthes*.

En effet, le genre *mentha*, fort connu des anciens, pour lesquels son origine était un mythe représentatif de la beauté suave et modeste dont l'innocente coquetterie se manifeste plutôt par les parfums qu'elle exhale que par l'éclat de sa parure, le genre *mentha*, riche en anti-spasmodiques chauds, offrait aux *Grecs* et aux *Latins* de puissants moyens d'action lorsqu'ils jugeaient convenable de recourir à une médication fortement stimulante.

« *Calefacit et urinam ciet*, dit HIPPOCRATE. « *Vim calidam habet*, dit AÉTIUS. »

ARISTOTE, GALIEN, RAY, BAYLE et FERNEL, en faisaient grand cas. Stimulant chaud pour DIOSCORIDE, il trouvait en lui des remèdes antilaiteux, et, depuis, cette spécifité lui a été également attribuée par DESBOIS de Rochefort et par plusieurs autres modernes, entre autres par LEWIS.

Parmi les nombreuses espèces qui constituent ce genre, le premier rang appartient, sans contredit, à la *menthe poivrée* (*mentha piperita*, L.), plante dont le lieu d'origine est l'Angleterre, mais qui, cultivée en grand et avec succès dans nos jardins, est, pour nous, devenue réellement une plante indigène. Toutes nos *menthes* pourtant ne sont point à dédaigner; et si l'agriculture n'avait pas pu apprivoiser et naturaliser l'étrangère, toutes les nôtres l'auraient pu suppléer parfaitement : car toutes sont, aussi bien qu'elle, remarquables par une odeur très-fragrante, une saveur piquante et chaude mêlée d'un peu d'amertume.

Leur introduction dans l'estomac excite d'une manière prononcée tous les appareils organiques ; aussi sont-elles recommandées, par les auteurs de matière médicale, comme *céphaliques*, *sudorifiques*, *apéritives*; *emménagogues* : RHOEDERER et WAGLER en ordonnaient l'infusion dans les typhus, dans les fièvres de mauvais caractère, dans les affections carotiques, et avaient lieu de s'en applaudir. Les succès de ces *salviées* sont incontestables dans la dyspepsie et la lienterie par faiblesse matérielle des tuniques gastro-intestinales ; dans l'indigestion, dans les diarrhées atoniques, dans certains cas d'affections cholériformes (leur *eau distillée* m'y a été un fort bon auxiliaire), dans les céphalées par excès de table; et l'impression qu'elles exercent sur les tissus des viscères abdominaux, justifie la propriété *carminative* qui de tout temps leur fut attribuée : *mentha ructatrix*, dit MARTIAL. Et, dans le fait, elles conviennent pour tous les cas de tympanite se manifestant sous l'influence d'un désordre d'innervation. Tel est le point de vue thérapeutique sous lequel doit être considérée la *menthe crépue* (*mentha crispa*, L.), espèce originaire de la Sibérie, mais acquise à notre horticulture, vantée comme balsamique, stomachique, utérine et résolutive, par BEVEROVICIUS, BOERRHAAVE, CARTHEUSER, LOESEKE et ZORN, et laquelle, prétend TRILLER, appliquée en épithèmes sur les mamelles, en dissout les congestions lactées. Tel est le point de vue thérapeutique sous lequel doivent être considérées les *mentha sylvestris*, *m. viridis* (*baume vert*), *mentha verticillata*, *m. sativa*; la *mentha procumbens*, fort commune aux environs de Tours (Indre-et-Loire); les *mentha cervina* (GOUAN) et *mentha rotundifolia*; le *pouliot* (*mentha pulegium*, L.), espèce confondue par beaucoup de nos prédécesseurs avec la *mentha cervina*, espèce fort en faveur chez les Anglais dans le traitement de la coqueluche, espèce qu'HALLER estime être le plus puissant, le plus fidèle des emménagogues, et que GABELCHOVER prescrivait comme apéritive, atténuante, nervine, comme spécifique dans les maladies utérines, dans les toux férines et dans quelques autres affections de poitrine; les *mentha arvensis*, *m. alba* (*baume sauvage*), *m. aquatica* (*mentastrum*, *baume d'eau*), *m. aquatica piperita*, variété que j'ai trouvée agreste aux environs de Longwy (Moselle), et enfin la *mentha hirsuta*, toutes espèces abondamment répandues dans nos bois, dans nos champs, sur le bord de nos chemins, dans nos prés, au bord de nos ruisseaux et de nos étangs.

D'autres *salviées* ne méritent pas moins de fixer notre attention; et le *calament* (*calamintha vulgaris*, T.), dont RIEDLIN, GEOFFROY, BOERRHAAVE, Sim. PAULLI et ZORN avaient su apprécier les propriétés nervines, utérines, cardiaques, diurétiques, stomachiques, carminatives; le *calament* presque aussi odorant que les *menthes*, et ne leur cédant en rien pour l'énergie, ne doit pas, plus qu'elles, être l'objet d'un oubli injurieux : et, non plus que ce dernier, l'*acynos vulgaris*, D. C. (*thymus acynos*, L.), cité par GILIBERT comme agent formellement diaphorétique.

En outre, la *lavande commune* (*lavandula vera*, D., et *lavandula spica*, L.), arbustes fortement aromatiques, estimés dès long-temps avant nous nervins et céphaliques chauds, dont il est dit que les semences ont été estimées utiles dans les cas de parturition difficile et laborieuse, et fort convenables aussi dans certains cas de diarrhée (Sim. PAULLI, GEOFFROY, CARTHEUSER, ZORN, RONDELET, LOBEL, BACHMEISTER), arbustes qu'ACREL signale comme bons antiparalytiques, desquels l'*huile essentielle* (non moins puissante que l'*essence de gérofles*) cautérise les dents cariées, et calme l'odontalgie, arbustes qui décorent et soutiennent presque toutes les bordures de nos jardins; le *stéchas* (*lavandula stœchas*, L.), indigène très-répandu en Espagne, en Italie, en France (départements du midi), désigné dans le commerce de la droguerie sous le nom de *stéchas arabique*, parce qu'en effet, il est très-commun dans les prés secs et montueux du littoral Barbaresque; le *stéchas*, autrefois estimé *incisif*, par suite des succès que l'on obtint avec lui dans le traitement du catarrhe chronique des bronches, du catarrhe utérin, du catarrhe vésical, dans les suppressions menstruelles par asthénie, estimé donc nervin, diurétique, utérin et carminatif, recommandé dans certaines affections de poitrine par HEUCHER, GEOFFROY, BOERRHAAVE et Sim. PAULLI; la *lavande à feuilles dentées*, et la *lavande élégante* (*lavandula dentata* et *lavandula elegans*, L.), spontanées en Espagne et sur la côte nord de nos possessions Algériennes, mais qu'il serait si facile d'acclimater et de répandre dans nos départements méridionaux; toutes les *lavandes* enfin me semblent également avoir sujet de protester contre l'abandon que l'on a fait d'elles.

Plus heureuses, les *sauges* conservent encore leur crédit parmi nous. Les plus énergiques d'entre elles, étrangères d'abord, sont devenues, par voie d'acclimatement et de naturalisation, spontanées dans nos provinces du midi, où elles se trouvent en pleine terre, et aussi dans presque tous les jardins de nos provinces du nord. Ainsi, productions réellement indigènes pour nous, les *sauges* nous sont toujours, comme elles l'étaient pour nos prédécesseurs, d'un puissant secours thérapeutique, et, parmi nous, elles sont encore assez fréquemment employées, malgré la défaveur que pourraient jeter sur elles et leur espèce d'indigénéïté, et la facilité où l'on est de pouvoir se les procurer et les répandre. Ainsi, comme par le passé, la *sauge officinale*, *herbe sacrée* des anciens, au rapport d'AGRIPPA et d'AÉTIUS, herbe nervine, balsamique, utérine, aussi usitée à l'intérieur qu'à l'extérieur, et dont le *maceratum vineux* était prescrit aux femmes infécondes par inertie de l'utérus (WEDEL, STENZEL, PAULLINI, RIEDLIN, CARTHEUSER, GEOFFROY), cette plante balsamique à propos de laquelle l'*École de Salerne* a dit :

Cur moriatur homo cui salvia crescit in horto? La *sauge officinale*, que constituent les trois espèces, *salvia officinalis*, *salvia hortensis*, *salvia cretica*, L., est demeurée en possession d'accélérer le cours du sang, d'augmenter les fonctions exhalantes de la peau, et de remplacer, dans les tisanes et apozèmes sudorifiques, dépuratifs et antisyphilitiques, le *sassafras*, production stimulante, aromatique, camphrée, due au *laurus sassafras*, L. (*laurinées*), fait que j'ai eu occasion de signaler en opposant la *patience* et la *bardane* à la *salsepareille* et à la *squine*, et le *bois de genévrier* au *gayac*. Et, à ce propos, je dirai : pour représenter les *quatre bois sudorifiques exotiques* par quatre substances indigènes, pour représenter *extractif* pour *extractif*, *principe féculacé* pour *principe féculacé*, *résine aromatique* pour *résine aromatique*, *huile essentielle* pour *huile essentielle*, nous recomposerons ainsi la formule :

Exotiques.	Indigènes.
Salsepareille................	*Patience*.
Squine......................	*Bardane*.
Gayac.......................	*Bois de genévrier*.
Sassafras..................	*Sauge*.

Cependant, bien que cette substitution proposée fût possible, régulière, suffisante et convenable, la substitution de la *sauge* au *sassafras* pourrait peut-être, si on le voulait bien, cesser d'être une nécessité imposée par des considérations économiques. En effet, si l'on en croit Bodard, le *laurier-sassafras*, que Catesby dit être, en Virginie, opposé aux fièvres intermittentes, et auquel, ainsi que nous l'avons vu à propos des *toniques-fébrifuges*, on oppose aussi la *racine de benoîte*, le *laurier-sassafras* paraît fort susceptible d'être naturalisé dans nos départements méridionaux, puisqu'il l'a vu (lui, Bodard) réussir en pleine terre, et résister même aux rigueurs de l'hiver sous le climat de Paris, dans le jardin de M. Biquelin (*fleuriste*, *Montagne-St-Victor*), lequel, par essai, l'avait planté exprès à l'exposition du nord. Ce ne serait pourtant que comme *stimulant-diaphorétique* que le *sassafras* pourrait rivaliser la *sauge* sans la faire oublier, ou négliger, ou répudier, car elle jouit d'une portée bien autrement remarquable.

En effet (si l'on doit ajouter foi à ce qu'en disent les auteurs), elle offre à l'examen des observateurs une singularité dont le *camphre* seul (hormis elle, et parfois la *menthe* et le *musc*) a donné des exemples bien dignes de remarque ; et ainsi, comme lui, elle se montre tour à tour sédative et stimulante. Il paraît que, parfois, elle semble influencer l'appareil encéphalique, tout contrairement à l'agitation qu'ordinairement elle imprime au mouvement circulatoire ; car on l'a vue, dans quelques maladies, diminuer la fréquence du pouls, fait observé et affirmé par Van-Swieten, qui s'en est servi avec succès pour modérer et suspendre les sueurs affaiblissantes et par conséquent excessives. On la voit recommandée par les auteurs dans la dysménorrhée asthénique, dans l'anorexie, dans les digestions lentes et pénibles, dans quelques diarrhées. Une verrée de son infusion, prise avant ou après le repas, donne toujours plus d'activité aux puissances digestives ; propriété qui en fait un des antagonistes du *café*, qu'elle peut représenter et rivaliser aussi dans les empoisonnements par l'*opium*. L'on s'en sert avec avantage, à la fin des catarrhes bronchiques ; pour déterminer une énergie expultrice dans le cas d'expectoration difficile : on en conseille l'usage dans les vertiges, dans l'assoupissement, dans la somnolence, dans le coma ; on la recommande dans le tremblement des membres, dans la paralysie et dans les suites de l'apoplexie, ou dans les suites de son invasion.

Peut-on mettre en doute qu'elle soit très-efficace dans quelques maladies chroniques asthéniques avec infiltration du tissu cellulaire, ou avec épanchement dans les cavités que tapissent les séreuses? Bien certainement son impression stimulante est telle, son infusion ne fût-elle employée qu'en bains généraux, qu'elle force la résorption des fluides accumulés dans les tissus œdématiés, et aussi la résorption des épanchements séreux atoniques qui, à la suite d'une lésion grave avec obstacle au cours du sang, ou à la suite d'une congestion viscérale passive, ont envahi l'une des cavités splanchniques (*ex. le jeune* RESSIGUIER, *enfant de troupe au* 6e *dragons*, 1837). Bien certainement (et l'observation le démontre chaque jour), employée en *applicata*, la *sauge* détermine la résorption et la dispersion des molécules *tophacées*, ou des éléments générateurs de ces concrétions qui sont l'essence de la *goutte* proprement dite, qu'on la considère, avec nos prédécesseurs, comme une affection *sui generis*, ou qu'avec nos pyrétologistes, on l'estime dégénération inévitable de l'arthrite chronique (*ex.* M. BAZYLE, *vétérinaire en* 1er, 6e *dragons*) ; et, par sa vertu tonique, s'opposant à la reproduction de ces matières qui engouent et incrustent les capsules synoviales, de ces collections liquides qui constituent l'anasarque, l'ascite, tous les genres d'hydropisie, elle amène et maintient l'équilibre dans les fonctions organiques. Cette tonicité qui lui est propre explique les succès que feu le profr ALIBERT dit avoir obtenus par elle (à l'hôpital St-Louis de Paris) dans les affections scorbutiques et dans la chlorose, et ceux qui m'ont favorisé, tant dans les mêmes cas pathologiques que dans le traitement de l'œdème, de l'ascite et de l'arthrite chronique.

Tonique, astringente, détersive, et ainsi utile, soit en gargarismes, aussi bien dans l'hypostaphylie que dans les infiltrations de l'arrière-bouche; soit en collutoires dans les diphtéries aphteuses simples ou idiopathiques, syphilitiques ou mercurielles; soit en fomentations, en topiques sur les plaies baveuses, sur les ulcères cacoétiques; soit enfin en bains dans la débilité des muscles de l'appareil locomoteur, la *sauge* dite *officinale* tient, sans contredit, le premier rang parmi ses congénères.

Cependant la *sauge hormin* (*salvia horminum*, L.) a paru plus énergique à Gilibert, étant opposée aux langueurs d'estomac, aux céphalées consécutives des excès de table, être un agent médicamenteux bien supérieur au *thé des Chinois*. Quant à la *sauge verticillée* (*salvia verticillata*, L.), quoique citée par plusieurs auteurs de matière médicale, elle n'a réellement rien qui puisse nous la rendre recommandable, non plus que la *sauge des prés* (*salvia pratensis*, L.). Cette dernière espèce, la moins énergique de toutes celles du genre, n'est cependant pas à dédaigner : loin d'être dépourvue de propriétés stimulantes, elle en possède et en développe qui sont d'autant plus appréciables et prononcées que l'été a été plus chaud et moins pluvieux.

Enfin, pour le genre de médication du ressort de cette catégorie, il nous reste à parler d'une autre espèce qui, ainsi que les trois dernières, est propre à notre sol, que Mérat indique aux environs de Paris, que j'ai trouvée auprès de Tours (Indre-et-Loire), le long des haies qui bordent les jardins, et qui cependant paraît être, comme indigène, la moins connue de toutes, à ce point que certains l'estiment être étrangère à la France. Cette espèce est la *sclarée* ou *sauge orvale* (*salvia sclarea*, L.), laquelle mérite, à coup sûr, de prendre place auprès de la *sauge officinale*, et peut aussi bien qu'elle, dans les mêmes cas, être d'un fort utile emploi : et, en outre, si l'on veut s'en rapporter à l'odeur qu'elle exhale, elle serait à estimer propre à remplacer, en bien des circonstances, les plus énergiques stimulants de l'appareil utérin (1). (Boerrhaave, Zorn, Geoffroy, Sim. Paulli.)

Il n'est pas malaisé de reconnaître, d'après cela, que les *sauges* pourraient, à elles seules, nous tenir lieu d'un grand nombre d'agents exotiques, soit toniques, soit excitants, et qu'il y a réellement plus que de la mauvaise volonté dans l'engouement qui nous porte à négliger nos indigènes.

A tant de moyens plus que suffisants pour un grand nombre de faits pathologiques, nous joindrons les *bugles* (*ajuga iva* et *ajuga chamæpitys*, L.), petites *salviées* douées d'une odeur forte, résineuse, balsamique, térébinthacée, d'une saveur amère prononcée, estimées nervines, céphaliques, emménagogues, anti-arthritiques, antigoutteuses, traumatiques et anodines, par GEOFFROY, BOERRHAAVE, CARTHEUSER, ZORN et TOURNEFORT, et qui, par eux, étaient recommandées aux apoplectiques, aux épileptiques, aux personnes atteintes de vertiges, et aussi dans tous les cas d'asthénie musculaire. Depuis eux, l'expérience clinique a confirmé la confiance qu'ils avaient en elles.

« *Vantées dans le traitement des affections arthritiques* » *chroniques, elles conviennent* (dit MÉRAT) *dans toutes les* » *maladies où il faut donner du ton aux organes affaiblis.* »

Enfin, parmi les agents qui, outre l'excitation générale qu'ils suscitent, paraissent influencer d'une manière spéciale et directe l'exhalation bronchique et la sécrétion urinaire en même temps que la perspiration cutanée, nous signalerons les *gléchômes* ou *lierrets* (*lierre terrestre*, *glechoma hederacea*, et *gl. grandiflora*, L., *salviées*). Ces humbles plantes de nos bois, de nos haies humides, des bords ombragés de nos ruisseaux, ces herbes peu fragrantes mais odorantes pourtant, et dont l'odeur n'a point d'analogues, les *lierrets*, diurétiques puissants pour MULLER, MEAD, BOYLE et HALLER, anti-hémoptoïques pour MORTON, et aussi pour WILLIS, ETTMULLER, REUSNER et LINDANUS, qui avaient coutume de les prescrire dans l'hémoptysie et dans l'hématurie, dont le suc exprimé, fortement respiré par les narines, enlève subitement la céphalalgie la plus douloureuse et la plus invétérée (RAY), spécialement consacrés aux affections de poitrine (HEDER, CARTHEUSER, ZORN, GEOFFROY, BOERRHAAVE), les *lierrets* fournissent à la thérapeutique les plus excellents des *incisifs-pectoraux* (MÉRAT), et conviennent merveilleusement dans les affections catarrhales sans fièvre, et dans tous les cas où l'engouement passif du poumon ralentissant l'action de cet organe, donne lieu à la maladie vulgairement désignée sous le nom d'asthme humide. Leur infusion ou leurs préparations, sans fatiguer l'économie, sans donner lieu à aucune secousse, à aucun phénomène de surexcitation, produisent une diaphorèse abondante, agissent d'une manière active sur l'appareil réno-cystique, et opèrent ainsi une dérivation salutaire dans certains cas d'œdème et de leucophlegmatie. Beaucoup de praticiens leur préfèrent l'*hyssope* (*hyssopus officinalis*, L.), *salviée* balsamique, riche en *huile volatile camphrée*, puissamment stimulante, laquelle, par cette constitution chimique, se rapproche beaucoup des *sauges*, et qui est recommandée aux hydropiques, aux ictériques, aux calculeux, et en fumigations dans certaines ophthalmies. (Voir à son sujet GROTIUS, HILLÈR, URSIN, CELSE, SALMAS, THÉOPHRASTE, STAPEL, GEOFFROY, ZORN, Sim. PAULLI, CARTHEUSER.) L'*hyssope* est réellement beaucoup plus énergique que les *gléchômes*. Mais si elle semble agir d'une manière élective plus spéciale et plus formelle sur l'appareil pulmonaire; si, à titre d'*incisive*, cette herbe s'est montrée positivement utile à la fin des rhumes, dans l'asthme humide, dans l'infiltration du poumon, dans les catarrhes chroniques, lorque l'on veut diminuer et faire cesser la sécrétion bronchique, il n'est pas à dire qu'elle doive, dans tous les cas et d'une manière absolue, l'emporter sur les *lierrets*. En effet, Sim. PAULLI qui, avec beaucoup d'autres expérimentateurs, pense sur ce point que le *lierre-terrestre* n'est pas inférieur à l'*hyssope*, recommande ce *gléchôme* dans l'ulcération de l'organe pulmonaire; MÉRAT dit que son emploi ralentit la marche de la phthisie pulmonaire, et prescrit l'usage de son *sirop* aux personnes qui ont la poitrine délicate, d'accord en ceci avec MORTON, qui le conseille dans la phthisie avec hémoptysie. QUERCETAN, adoptant la même pensée thérapeutique, veut qu'on lui réunisse le *sucre rosat*, manière de l'administrer dont assurent s'être bien trouvés, en semblables cas, RIVIÈRE, ETTMULLER, SCARDONA et SAUVAGES. Enfin, s'il faut en croire MURRAY, le suc exprimé de cette plante lui a parfaitement réussi dans plusieurs cas d'expectoration purulente. Bref, tous les malades supporteront facilement l'agression des principes actifs du *lierre-terrestre*, qui seront (ce que j'ai souvent eu occasion de reconnaître) si véhémentement excités par l'*hyssope*, que, pour eux, il faudra en suspendre et même en repousser l'emploi. Il en est de même du *marrube blanc* (*marrubium album*, L.), *salviée* qui se rapproche plus de l'*hyssope* et des *salviées* fragrantes que des *gléchômes*, espèce emménagogue et puissamment incisive, que MORTON recommande dans la phthisie hémoptoïque, qui est conseillée par CHOMEL dans le cancer, dans le ptyalisme mercuriel par LINNÉ; par HARTMANN et CHOMEL dans l'ictère, dans l'asthme humide, dans la fièvre quarte, dans la fièvre hectique, et duquel, au reste, nous aurons plus loin occasion d'apprécier toute l'importance thérapeutique.

D'après les indications de GILIBERT, à ces agents de stimulation générale et locale tous bien éprouvés, et véritament dignes de notre confiance, nous ajouterons, comme se comportant avec l'économie dans le même sens que la plupart d'entre eux, comme leur étant identique de saveur, de fragrance et de portée médicatrice, l'*erigeron canadense*, L., *astérée* que cet auteur recommande dans l'anorexie, dans les céphalées nerveuses et la dysménorrhée : nous adjoindrons à cette *astérée* l'*immortelle stéchas* (*elychrysum stæchas*, D. C., *gnaphalium stæchas*, L.), *corymbiférée* recommandée dans les maladies de poitrine, dans celles de la rate et des reins, par BOERRHAAVE, ZORN et Sim. PAULLI.

La fumée de ses fleurs projetées sur des charbons incandescents, a été, dit-on, d'un secours efficace dans les douleurs arthritiques. (TRILLER.)

Avec les modificateurs que nous venons de citer, il ne nous est vraiment pas permis d'envier aux régions étrangères les productions dont elles peuvent être fières; d'envier aux États de l'Union (nord-Amérique) l'*eupatoire de Virginie* (*eupatorium perfoliatum*), *carduacée* opposée par le dr PECOLES, de Petersburg, à certaines bronchites, et notamment à la grippe épidémique.

A ce propos, et terminant cette première série par une rapide appréciation des agents médicateurs qui, sous la dénomination de *pectoraux-incisifs*, sont depuis long-temps consacrés au traitement des catarrhes et des engouements asthéniques des bronches et du parenchyme pulmonaire, au *capillaire du Canada* (*adianthum pedatum*, L.), *filicée* qui, pour servir de foin d'emballage pour la plupart des substances médicinales que nous expédie le continent Américain, ne se vend pas moins fort cher par les négociants en droguerie, sans sortir de la famille et même de la tribu de cette *cryptogame* exotique, nous opposerons : 1° le *capillaire de Montpellier* (*adianthum capillus veneris*, L.), herbe bien avant nous estimée pectorale, incisive, atténuante et diurétique (ZORN, GEOFFROY); 2° la *doradille polytrich* (*asplenium trichomanes*, L., *capillaire doré*); 3° le *capillaire noir* (*asplenium adianthum-nigrum*, L.); 4° la *sauve-vie* ou *rue des murailles* (*asplenium ruta-muraria*, L.), recommandée par nos prédécesseurs comme pectorale, anticatarrhale et diurétique, et préconisée par eux dans le rachitis et dans le carreau des enfants (BOERRHAAVE, ZORN, CELSE, HEUCHÈR); 5° le *capillaire blanc* (MÉRAT), *aspidium rhæticum* de SWARTZ : espèces communes chez nous, souvent (dans la droguerie et surtout dans l'herboristerie) mêlées au *capillaire du Canada*, souvent aussi substituées à lui, et alors vendues sous son nom.

En 1833, étant en garnison à Tours (Indre-et-Loire), j'eus occasion de prescrire du *capillaire* à M. Leconte, vétérinaire en 2e au régiment (6me dragons). Celui-ci, d'après mon indication, voulut se procurer du *capillaire du Canada* : sous ce nom, il reçut du pharmacien, chez lequel il avait coutume de se servir, un mélange des *capillaires* indigènes que nous venons de citer. Malgré mes observations, et plusieurs allées et venues pour qu'il lui fût délivré l'espèce que je demandais, il ne put réussir à obtenir que ce qui lui avait été donné d'abord. Ne voulant pas aller ailleurs, il dut s'en contenter : au reste, on lui assura que l'on ne connaissait pas dans le monde d'autre *capillaire* que le mélange qui venait de lui être délivré, et il se laissa persuader. Comme, au surplus, ces herbes ou ces débris d'herbes étaient sains et paraissaient avoir été séchés avec assez de soin, je ne m'opposai point à ce qu'il en fît usage, et il s'en trouva bien.

Aussi, depuis, dans ma pratique régimentaire, sans me préoccuper davantage du *capillaire du Canada*, je lui ai, avec succès, substitué toutes celles des *filicées* indigènes qui sont désignées chez nous sous le nom de *capillaires*, et qui sont reconnues pour lui être analogues d'action.

Enfin, à propos de ces agents de stimulation générale qui, spécialement fauteurs des fonctions évacuatoires, ont, en exagérant parfois celles-ci, *in revellendo vim insignem habentes*, amené la disparition de certaines congestions pulmonaires passives, de certains épanchements thoraciques, et ainsi rendu l'appareil respiratoire à son état physiologique et normal, je terminerai en citant ce qu'à leur sujet en dit Pison, ou mieux Charles Le Pois (*Carolus* Piso, *de morbis thoracis interni, ab illuvie serosâ*) :

Diuretica autem omninò mihi probantur sed quæ pectori

familiaria sunt imprimis, de quibus in asthmate, uti sunt decocta ex capillaribus herbis, hyssopo : origano, seminibus urticæ, bombacis, floribus tussilaginis, oxymel syrupi de hyssopo et ejus generis.

(In seri fluentis aversione; in fluxi-expectoratione.)

Tum verò diureticis pectore gratis sive decoctis radicis iridis, capilli veneris, betonicæ, enulæ campanæ; uno verbo commendo plurimum quæ superiori observatione à nobis probata sive avertendæ, sive sistendæ fluxioni è capite, sive expurgandæ trachææ arteriæ, quorum necessitas cùm longè major in asthmate quam in tussi, eò obnixius usurpanda.

B. STOMACHIQUES, DIURÉTIQUES, CARMINATIFS.

> **Certè nisi ex Indiâ aromata tanto mercatorum concursu peteremus, mare pauciores classes experiretur, rariùsque inter se corrivales certarent quasi alteræ helenæ procantes.**
>
> **Sicut canes inter se de ossibus certant et dentes acuunt, itâ nos inquietus stomachus cruciat ut de escâ seu bellariis peregrinis maria et terras commoveamus.**
>
> **........ Beatiores coloni, de peregrinis non cogitant!**
>
> (BARTHOLIN, *de errore Dan.*)

Pour susciter tous les phénomènes de la médication excitante, à défaut des *salviées*, les *ombellifèrées* seraient une source de moyens bien précieux, sans qu'il nous fût nécessaire de subir la servitude de l'exoticisme. L'analyse, en mettant sous les yeux de l'expérimentateur les détails de la constitution chimique propre à la plupart des genres de cette famille, lui donne, ce me semble, la mesure de leur portée modificatrice.

Extractif amer d'une odeur vireuse assez analogue à celle des *extraits narcotiques ; huile volatile* fragrante et caustique ; parfois aussi *extractif vireux* dans l'enveloppe des graines, *huile fixe* dans les mailles de leur tissu cotylédonaire ; *extractif amer* plus ou moins vireux, *huile volatile ambrée* dans les feuilles, les tiges et les racines de quelques-uns d'entre eux; *résine balsamique-benzoïnée* dans les racines d'un grand nombre.

Tout, en eux, indique des agents propres à influencer

puissamment l'innervation, le mouvement circulatoire, les fonctions d'exhalation et celles de sécrétion.

Ainsi est l'*angélique* dite de *Bohême* (*angelica archangelica*, L.). Cette plante répand une odeur aromatique douce, très-agréable, et, dans toutes ses parties, est douée d'une saveur aromatique, sucrée et pourtant un peu âcre. Par incision de ses tiges et du collet de sa racine, découle un suc gommo-résineux jaune, lequel exhale une forte odeur de *musc*, et pourrait peut-être, avec non moins de bonheur que dans la préparation des *cosmétiques*, suppléer, pour les usages médicinaux, le *musc*, sécrétion adipocireuse si sophistiquée dans le commerce, et que fournit à la médecine le *bouquetin du Thibet* (*moschus moschiferus*, L., *ruminants*). Peut-être cette *gomme-résine* de l'*angélique* pourrait-elle, aussi bien que le produit animal, combattre la commotion cérébrale, modérer l'agitation nerveuse, les tremblements, les tressaillements nerveux, ramener à une mesure régulière et normale, à l'état physiologique les fonctions de l'intelligence, et faire succéder un calme complet à cet ébranlement général, à ces phénomènes désordonnés et graves (véritables vésanies de l'intellect) qui souvent succèdent à l'arachnitis, qui persistent long-temps après la disparition de l'état inflammatoire, et qui se présentent à l'observateur dégagés de tout phénomène de réaction, l'appareil digestif étant d'ailleurs parfaitement sain, ne paraissant devoir être que médiocrement impressionné par l'agression du stimulant, et par conséquent n'offrant aucune contre-indication à son emploi. Ainsi, la racine de notre *angélique*, que Palmarius, Geoffroy et Cartheuser ont préconisée comme un antiseptique précieux à opposer aux affections pestilentielles, dont l'utilité dans le scorbut, les scrofules et le rachitis, est tout-à-fait chose incontestable. non-seulement nous donne cette *gomme-résine*, produit concret du *suc gommo-résineux jaune* enlevé, comme nous l'avons dit, par incisions, à la tige et au collet de la racine de cette plante, *suc* solidifié par évaporation spontanée de l'eau de végétation qui le tenait en dissolution ou plutôt en suspension pendant la vie végétale, *gomme-résine* qui pourrait, à coup sûr, nous être une précieuse ressource ; non-seulement elle nous donne aussi, grâce à l'industrie pharmaceutique, un *extrait résineux-balsamique* parfaitement analogue au *benjoin*, production fort recherchée, obtenue, suivant les uns, du *laurus benzoïn*, L. (*laurinées*), et, suivant d'autres, d'un *aliboufier* (*styrax benzoë*, *dryander*, *dyospyrées*), au *benjoin* que certainement il peut remplacer avec avantage, quelque estime que d'ailleurs ont pu faire du produit exotique Grimm, Sylvius d'après Valentin, l'un et l'autre l'estimant échauffant, anti-asthmatique, anticatarrhal et atténuant (voir Cartheuser et Zorn) ; mais encore cette racine, employée sèche et administrée en substance, peut même suppléer le fameux *genzeng des Chinois*, racine du *panax quinquefolium*, L., plante de la famille des *araliacées*, et, à plus forte raison, rivaliser le *ninzing* ou *ninseng*, racine fort estimée des peuples de l'ancienne Sérique, mais fort peu connue chez nous, et qui provient, dit-on, du *sium ninsi*, L. (*ombellifér ées*), racine dont la saveur douceâtre, amère et agréablement aromatique, partage, avec le *genzeng*, l'heureux privilége d'être d'un utile emploi dans le marasme et dans toute espèce d'asthénie possible, et, aussi, d'être une précieuse ressource pour l'impuissance et la vieillesse. (Lafiteau, Haldée, G. Pison, Du Halde, Neuhof, Dekker, Spies, Geoffroy, Valentin.)

« Grew (*mus. reg. societ.*, *part.* 2, *sect.* 3, *cap. I*, *p.* 227), » *nimias tamen istas virtutes ac laudes huic charæ nimis ra-* » *dici abjudicat.* » (Triller.)

« Hoffmann (*in dissert. de vera medicamentorum in mor-* » *bis virtute et efficacia rite dignoscenda*), *ipsique virtute*

» *analeptica cinnamomum, cardamomum et caryophyllas;*
» *alexipharmaca autem, radices vincetoxici, angelicæ et im-*
» *peratoriæ longisssime præfert : rectissime profecto et sapien-*
» *tissime.* » (Triller.)

« *Quod et dudum antea sic judicaverat, notissimus ille*
» Kircherus *qui gentianæ parabili. nostræ, longe nobiliores*
» *dotes et præstantiores virtutes justius tribuit quam quidem*
» *peregrinæ illi charæ radici nisii, observante summo viro,*
» Th. Bartholin, *ubi de hujus radicis natura, figura et*
» *notitia tum primum in illis oris borealibus facta.*

» *Idem quoque de hac radice, nimium præter meritum,*
» *laudibus onerata, sentit magnus* Boerrhaavius (*consult.*
» *med.*, *p.* 360) *et* Ottmannus; (*Iren.*, *p.* 267 *et seq.*)
» (Triller.) »

Il est de fait que la racine de l'*angélique* serait aussi précieuse pour nous que le *musc* et le *benjoin* peuvent l'être aux populations qui les possèdent, que le *genzeng* et le *ninzing* peuvent l'être aux Chinois et aux Tartares Mongols; que, comme eux, elle se vendrait au poids de l'or, si, comme eux, elle avait le bonheur d'être étrangère et rare. Tel est le sentiment de Bodard; tel est aussi celui du dr Roques, qui, à son sujet, s'écrie :

« *Nous voyons avec peine qu'une plante si active et si riche*
» *en propriétés, soit si peu usitée de nos jours, tandis que*
» *l'on adopte avec enthousiasme quelques remèdes exotiques*
» *dont la nouveauté, la rareté, la cherté, font seules tout le*
» *mérite !* »

En effet, tous les composés dont l'*angélique* est la base, ou dont elle fait partie, ont une propriété excitante très-marquée, déterminent de la chaleur à l'épigastre, rappellent à ses fonctions l'estomac affaibli, soit par suite de diètes trop rigoureuses et trop prolongées, soit par une longue accumulation dans sa cavité de boissons fades et mucilagineuses, et favorisent ainsi la digestion et l'assimilation. On vante leur usage dans la chlorose; des médecins allemands assurent avoir trouvé en eux des remèdes efficaces et constants vers la fin des fièvres ataxiques et nerveuses; ce en quoi nous sommes formellement d'accord avec eux. Sans lui attribuer la propriété positivement, incontestablement aphrodisiaque que les Chinois accordent (fort gratuitement peut-être) au *genzeng* et au *ninseng*, et assurent rencontrer toujours en eux (ce qui d'ailleurs ne nous importe aucunement), l'on peut dire que ce n'est pas sans raison qu'elle est estimée tonique, stomachique, cordiale, céphalique; et que (eu égard à la médication générale qu'elle exerce, par absorption de ses principes diffusibles, à la médication directe qu'exerce son agression sur les voies digestives) elle est évidemment sudorifique, emménagogue, carminative. L'on peut dire aussi que pour les résorptions à opérer dans les cas d'épanchements séreux atoniques, que dans certains cas de dysurie et de dysménorrhée, de leucorrhée et de blennorrhée, elle ne sera pas moins puissante que le *panax fruticosum*, plante cultivée en Chine et en Cochinchine (Loureiro). et dont la racine, d'une odeur agréable, d'une saveur pénétrante, est souvent, dans le commerce, mêlée au véritable *ginseng*.

Enfin, l'ébranlement qu'à haute dose l'*angélique* et ses produits impriment au système nerveux, les rend convenables dans toutes les affections soporeuses, dans certaines céphalées, toutes les fois qu'il y a vertiges, engourdissement, paralysie; leur action stimulante pouvant, dans un grand nombre de cas où tout phénomène de réaction a disparu, où l'économie se trouve en proie à un état de *collapsus* général et profond, décider la résorption des fluides épanchés dans la cavité encéphalo-rachidienne, à la suite des arachnoïdites et des myélites aiguës se terminant ou ayant tendance à se terminer par l'adynamie : c'est en ceci principalement que notre *angélique* peut être considérée comme la véritable succédanée du *musc*.

La racine de l'*impératoire* (*imperatoria ostruthium*, L.), plante assez commune dans les bois des environs de Paris, racine qui jouit d'une puissance stimulante égale au moins à celle de l'*angélique*, qui fut si appréciée par HOFFMANN, que cet auteur la préfère aux racines de *zédoaire* et d'*angélique* dans les cas de coliques nerveuses, déclare ne pas lui reconnaître d'émules dans le traitement des fièvres tierces ou quartes, et dans celui de l'hydropisie; racine dont BOERRHAAVE a vanté l'infusion théïforme comme étant puissamment diurétique et vermifuge, de la décoction de laquelle il faisait grande estime dans les cas où il était besoin de faciliter l'accouchement et l'expulsion de l'arrière-faix (toujours, bien entendu, dans les circonstances où il y a pour difficulté principale à l'accomplissement de ces actes, non pas éréthisme, mais asthénie), que ces auteurs, et avec eux CARTHEUSER et LOESEKE estimaient nervine, alexipharmaque et carminative; racine dont la puissance sur le système nerveux a, dans un temps, paru tellement formelle, qu'on a été jusqu'à établir qu'il suffisait de la maintenir entre les pouces des mains et aux pieds pour arrêter certaines convulsions épileptiformes propres aux enfants en bas âge; la racine de l'*imperatoria sylvestris* (*angelica sylvestris* de LINNÉ et de LOBEL), que j'ai trouvée dans les bois de Longwy (Moselle), et ses semences, l'une et les autres recommandées dans le sens de la médication toni-stimulante par CARTHEUSER et par TOURNEFORT; les racines du *méon commun* (*meum vulgare*, RICHARD; *æthusa meum*, L.), racines employées jadis comme expectorantes et diurétiques, alexipharmaques et carminatives (GEOFFROY, BOERRHAAVE, ZORN), et aussi comme tonique-excitant fort propre à rétablir les fonctions de l'organe digestif, à provoquer les évacuations menstruelles et à les soutenir, à combattre la flatulence abdominale, et au moyen desquelles plusieurs auteurs prétendent avoir subjugué des fièvres intermittentes rebelles aux *toniques* proprement dits, et au *quinquina* lui-même, expériences intéressantes qu'il serait important de renouveler, et qui, sans doute, ne seraient pas infructueuses, si l'on ajoute foi aux succès que, bien antérieurement à la connaissance du *quinquina*, DIOSCORIDE et GALIEN disent avoir obtenus avec les racines de notre *méon*, et que, depuis l'importation du *remède péruvien*, HOFFMANN affirme avoir obtenus par elles; la racine et les semences de la *livèche* (*levisticum ligusticum*, L.), analogues pour les propriétés à celles de l'*angélique* et de l'*impératoire*, agents fortement carminatifs, utérins et discussifs pour CARTHEUSER, ZORN, LOESEKE, BOERRHAAVE, GEOFFROY, RIEDLIN; la racine de l'*ache odorante* ou *officinale*, dont l'*apéïne*, principe gélatiniforme, paraît, au dire de BRACONNOT, être le principe actif; la racine de l'*apium graveolens*, L., racine si préconisée autrefois par CARTHEUSER, GEOFFROY, ZORN, DODOENS, GESNER (*cicuta aquatica*), Sim. PAULLI et TOURNEFORT, en qualité de diaphorétique, d'antivénérienne, d'apéritive, racine que nous avons vue plus haut être l'une des *cinq racines apéritives majeures*, laquelle, confite au *sucre*, donne un *candit* fort utile et fort estimé dans le catarrhe pulmonaire chronique, et qui ne le cède, comme agent de friandise et de médication, qu'au *candit d'angélique* : tous ces produits, aujourd'hui tout-à-fait négligés, et presque inconnus à la plupart de nos jeunes médecins, surtout aux jeunes officiers de santé de l'armée, auxquels les doctrines trop exclusivement pyrétologiques dont ils sont imbus, apprennent à mépriser la matière médicale, à en croire certains autres officiers de santé de l'armée, qui déclarent la mépriser souverainement, tous ces produits de notre sol ne sont pas indignes de prendre place à côté de l'*angélique*, et d'être, comme elle, estimés bons.

antagonistes des stimulants aromatiques disputés aux régions lointaines de l'Amérique, des Indes-Orientales, de la Polynésie.

Le *persil* (*apium petroselinum*, L.), dans lequel d'abord BRACONNOT a trouvé l'*apéïne*, duquel nous avons vu les racines être, avec celles de l'*ache* et du *fenouil*, comptées au nombre des *cinq racines apéritives majeures*, et à propos duquel DE JUSSIEU a dit : « *petroselinum inter hortensia condimenta saluberrimum est* », le *persil* contient dans toutes ses parties un suc propre aromatique, vif, excitant des forces gastriques, de l'action sécrétoire des reins et ainsi des urines. TABERNÆMONTANUS, d'après PLINE, défend sérieusement le *persil* aux femmes enceintes, aux femmes en travail et aux femmes nourrices, attendu (dit-il) que son usage suffirait à donner des convulsions aux enfants, et les conduirait à l'épilepsie; tandis que GALIEN, interprété par DALÉCHAMP, indique le *persil* comme un remède efficace à opposer aux affections épileptiformes, aux fièvres d'accès, ce que nous avons dit, et d'autres aux blennorrhagies, ce que nous aurons à dire plus tard.

Le *céleri* (*apium dulce, seu hortense*), dont nous reconnaissons deux variétés potagères, le *céleri-rave*, dont la racine est riche en *mannite* (PAYEN), le *céleri commun*, dont les racines et les feuilles, au dire de VOGEL de Munich, contiennent de la *mannite* et une *huile volatile* d'une odeur très-pénétrante, dont la racine, adoucie par la culture, était (employée en épithèmes) estimée émolliente, sédative et fort propre à calmer les douleurs dilacérantes du *cancer* par RIEDLIN et ZORN, dont les semences, qui faisaient partie des quatre semences chaudes, étaient recommandées dans les affections calculeuses et dans la dysménorrhée par inertie de l'utérus; le *céleri*, plus à l'ordre du jour dans les théories culinaires que dans les spéculations thérapeutiques, lequel pourtant passe, dans l'esprit de certains pathologistes, pour un bon antiscorbutique et même pour un puissant aphrodisiaque, et qui, dans le fait, aromatique, chaud et âcre, possède, aussi bien dans sa racine que dans ses tiges, ses feuilles et ses fruits, des propriétés fortement stimulantes lorsqu'il n'est pas traité en plante potagère, lorsqu'il n'est pas abâtardi par une culture intéressée à le dépouiller, par l'étiolement, de son énergie native; le *cerfeuil commun* (*scandix cerefolium*, **L.**), dont l'herbe estimée diurétique, carminative, emménagogue et lithontriptique, dont les semences, douées d'une saveur chaude, âcre et amère, étaient fort appréciées comme agents médicateurs par **Helwig**, **Zorn**, **Geoffroy**, **Boerrhaave** et Sim. **Paulli**, le *cerfeuil commun*, qui, outre un principe stimulant aromatique bien reconnu, contient aussi des principes muqueux féculacés propres à être convertis en chyle; enfin, le *cerfeuil musqué* (*scandix odorata*, L.) (2), petite plante que, dans sa matière médicale, **Geoffroy** recommande, avec le *cerfeuil commun*, pour combattre l'hydropisie et produire une diaphorèse salutaire : ces quatre *ombellifèrées* seront toujours des excitants généraux auxquels, à l'occasion, l'on pourra recourir avec confiance dans les contrées où elles croissent spontanément, si les espèces que nous avons citées avant elles devenaient rares, difficiles à se procurer, ou venaient à manquer tout-à-fait.

Ne possédons-nous pas assez de modificateurs indigènes propres à être opposés efficacement aux flatuosités abdominales, et aux différentes pneumatoses, soit qu'elles dépendent d'un état nerveux des viscères abdominaux, soit qu'elles se trouvent être produites par la fermentation des matières fécales accumulées dans l'intestin pendant un long temps de constipation opiniâtre, soit qu'elles doivent leur origine ou à l'ingestion de boissons fermentescibles (le *cidre*, le *poiré*, la *bière*, le *vin nouveau*), ou de graines entourées d'écorces dures, coriaces, parcheminées, résistantes, et par conséquent d'une digestion difficile (les *pois*, les *haricots*, les *lentilles*, etc., etc., etc.), soit enfin que les gaz formés, prenant leur source dans une disposition particulière des tissus, se développent alors spontanément dans la cavité des intestins, ou dans les mailles du tissu cellulaire qu'ils distendent? Manquons-nous d'agents, dits *carminatifs*, pour que nous soyons forcés d'aller mendier à la Chine la *badiane*, à l'Éthiopie le *cumin*, au Portugal l'*ammi*, à l'Asie et à l'Archipel grec le *daucus* de Crête?

Les semences du *daucus* de Crête (*daucus creticus*, L.), plante originaire des Échelles du Levant, d'où le commerce nous les apporte, mais qui, si l'on en croit nos phytologistes, se rencontrent aussi dans nos Alpes du Dauphiné, ces semences ne sont-elles pas d'ailleurs parfaitement représentées par celles de nos *carottes* (*daucus carotta, sylvestris* et *sativa*, L.), semences aromatiques et âcres, qui, dans certaines brasseries, mêlées à la *bière*, la rendent (dit-on) plus agréable et de digestion plus facile (MOUTON-FONTENILLE), lesquelles faisaient partie des quatre semences chaudes mineures des anciens pharmacologes, et qu'ont recommandées, comme carminatives et diurétiques, CARTHEUSER, ZORN, GEOFFROY, BOERRHAAVE? A l'*ammi* (*ammi majus*, L.), que je ne sais trop pourquoi l'on tire encore du Portugal, car il est fort commun dans nos guérets, où je je l'ai récolté à l'état positivement agreste (à Auch, département du Gers); à l'*ammi*, dont la graine, l'une des quatre semences chaudes mineures, recommandée par MATTHIOLE contre la leucorrhée et la stérilité des femmes, était, comme alexipharmaque, diurétique et carminative, en grande faveur auprès de BOERRHAAVE, Sim. PAULLI, VALENTIN, J.-B. SITON, CHARAS, CARTHEUSER et ZORN, ne pourrions-nous pas opposer les fruits odorants et sapides de notre *ammi visnaga*, LAM.? ceux du *séseli des boutiques* (*laserpitium siler*, L.)? ceux du *séseli de Marseille* (*seseli tortuosum*, L.), carminatifs, alexipharmaques, diurétiques, emménagogues, recommandés par CHARAS ? ceux de nos autres *séselis* (*seseli verticillatum*, DESF., *seseli saxifragum*, *ses. elatum*, *ses. montanum*, *ses. annuum*, *ses. hippomarathrum*, L.), qui, pour être moins connus, n'en sont pas moins dignes de notre attention ? ceux du *sison aromatique* (*sison amomum*, L.), « *aromate injustement oublié, et qui, spontané chez* » *nous, abonde aux environs de Montpellier, de Grenoble et* » *dans tout le département de la Drôme* (BODARD) ? » Ne peut-on pas également suppléer l'*ammi* par les semences de nos *berles* (*sium repens*, *s. latifolium*, *s. angustifolium*, L.), espèces communes dans tous nos cours d'eau ?

Les graines de l'*athamanta cretensis*, L., espèce que certains botanistes pensent n'être autre que le *daucus creticus*, espèce assez commune dans les lieux chauds des hautes montagnes de la France, et fort répandue sur toute cette portion de notre territoire Algérien qui s'étend de Philippeville à Constantine, ces graines, de saveur chaude et âcre, mais agréablement aromatique, que recommandent, pour être alexipharmaques, diurétiques et carminatives, GEOFFROY, ZORN et BOERRHAAVE ; les graines de l'*athamanta libanotis*, L., qu'au rapport de KRAMER, les paysans de la Styrie emploient journellement pour se guérir de la fièvre intermittente, et qui d'ailleurs sont, par tous les praticiens, estimées emménagogues, carminatives et stimulantes des fonctions digestives ; celles du *carvi* (*carum carvi*, L., *seseli carvi*, D. C.), graines qui faisaient partie des quatre semences chaudes, que proclamaient puissamment stomachiques, diurétiques, carminatives, MILHAU, CARTHEUSER, BOERRHAAVE, LOESEKE, ZORN, GEOFFROY, et qu'au rapport d'un grand nombre de pathologistes, on peut prescrire dans les dyspepsies par inertie du canal digestif, dans les maladies de langueur, dans les affections soporeuses, dans les fièvres intermittentes vernales ; celles du *séseli de Crête* ou de *Candie* (*tordylium majus et maximum*, L.); celles enfin du *tordylium officinale*, L., les unes et les autres fort en vogue comme carminatives, utérines et diurétiques, et qui proviennent d'espèces très-communes dans nos campagnes de la Provence et du Languedoc, ne sont-elles pas de bonnes succédanées au *cumin* (*cyminum cuminum*, L.), graine dont l'odeur est désagréable, dont la saveur est fatigante, et dont nous pouvons répudier l'emploi, bien qu'elle entre dans la formule des quatre semences chaudes majeures, bien qu'elle ait été recommandée par Ehrmann, Cartheuser et Geoffroy ? Certes, les graines citées dans ce paragraphe sont bien suffisantes pour la succédanéïté que je propose, en supposant toutefois que l'on voulût ne pas tenir compte des semences de nos *sélins*, entre autres de celles du *selinum sylvestre*, L., dont plus loin la racine sera pour nous l'objet d'une appréciation importante, si nous ne voulons pas reprendre dans la pratique les semences de quelques-uns de nos *boucages*, *pimpinella magna* et *pimpinella saxifraga*, plantes sur lesquelles nous aurons à revenir plus tard.

Certainement la suave *badiane* (*anis étoilé*), fruit étoilé de l'*illicium anisatum*, L., d'après Hayne (*illicium japonicum* de Siébol., *illicium religiosum* de Zuccarini), grand et bel arbre de la famille des *magnoliacées*, certainement la *badiane* est fort précieuse pour les confiseurs et les liquoristes, et avec raison ils la réclament au commerce ; mais, bien que recommandée par Geoffroy, Zorn, Valentin et Loeseke, est-elle d'une utilité thérapeutique si essentielle qu'elle ne puisse être représentée chez nous par l'*anis vert* ? Cette semence du *pimpinella anisum*, L., plante herbacée, originaire du Levant, nous doit être d'autant plus précieuse que, par la culture, elle nous est devenue une propriété indigène ou au moins régnicole : car, fort bien naturalisé chez nous, ce *boucage* y est cultivé en grand, particulièrement aux environs de Tours (Indre-et-Loire). Si l'industriel de la friandise recherche la *badiane*, il n'est pas à dire pour cela qu'il repousse l'*anis vert*; et le pharmacien, revenant sur des droits qu'il s'était laissé enlever, lui dispute cette graine odorante et fortement sapide, pour masquer par elle l'odeur et la saveur nauséuses de certaines préparations, pour aromatiser et en même temps rendre plus puissamment *incisifs* l'*extrait de réglisse* et quelques-unes des *pâtes pectorales* dont cet *extrait* est la base, tandis que le médecin la réclame pour l'opposer aux pneumatoses intestinales. Du reste, thérapeutiquement parlant, nous devons, sous tous les rapports, la préférer à la *badiane*, attendu que sa valeur médicatrice nous est plus positivement connue. En effet, estimé stomachique et carminatif par les *Pères de la médecine*, notre *anis*, duquel HIPPOCRATE (maladies des femmes) dit :

« *Anisum vino maceratum bibendum propinato, ad uterum expurgandum...... confert anisum, et quæ urinam movent.* »

Notre *anis*, qui a fait dire à GALIEN : « *anisi semen acre est, subamarum, urinam ciet, digerit, flatus reprimit.* »

Notre *anis*, préconisé comme apéritif, diurétique, emménagogue, par DIOSCORIDE, AÉTIUS, ORIBASE, AVICENNE, HEMMINGER, LOESEKE, CARTHEUSER, ZORN, GEOFFROY, et par beaucoup de nos anciens *oracles*, n'a pas perdu de son crédit parmi nous, et fut, dans ces temps derniers, recommandé par VOGEL pour combattre la dyspepsie par inertie des puissances digestives.

C'est ici le lieu de placer, comme pouvant être substituées aux semences exotiques que nous venons de passer en revue, celles du *laserpitium gallicum*, L. (d'après GOUAN), et celles aussi du *laserpitium latifolium*, L. Cette dernière espèce nous offre, en outre, sa racine aromatique amère, qui se rapproche beaucoup de celle de l'*angélique* par son odeur et sa saveur. LINNÉ et BERGIUS l'estimaient diurétique, apéritive, emménagogue et fébrifuge, ce qui peut être admis, si l'on tient compte de l'action générale que peut exercer sur l'économie tout agent de stimulation.

Avons-nous donc, en bonne foi, à envier aux nations étrangères et à leurs différentes contrées, des produits que nous pouvons si bien représenter par ceux qui viennent d'être cités, et auxquels il nous est facile d'en réunir tant d'autres? Tels sont, par exemple : 1° les fruits de l'*aneth* (*anethum graveolens*, L.), plante dont les semences, bien que repoussées habituellement de la pratique usuelle, à cause de l'odeur et de la saveur peu agréables qui leur sont propres, n'en sont pas moins d'excellents agents de stimulation générale : recommandées en qualité de digestives, de carminatives, de diurétiques, elles ont passé pour augmenter la sécrétion lactée (BOERRHAAVE). 2° Le *mâceron commun* (*smyrnium olusastrum*, L.), dont les graines, fort usitées comme condiment dans la cuisine des Grecs, étaient louées, par les anciens médecins, dans tous les cas où il fallait susciter de salutaires phénomènes de réaction. 3° La *coriandre* (*coriandrum sativum*, L.), dont le fruit occupe une place dans le *Dispensarium* du confiseur, à cause de la suavité de sa saveur et de l'arome qu'il développe; fruit que, sans doute en raison de sa puissance stimulante, on voit, en certains de nos départements (Haute-Vienne, Moselle et autres), entrer pour une part dans la préparation de la *bière* qu'il rend plus enivrante (ivresse morne, dormeuse et stupide, véritable empoisonnement par congestion cérébrale, véritable effet de narcotisme avec perversion de la perceptibilité et de la susceptibilité nerveuse, d'où les hallucinations et tous les rêves fantasmagoriques d'une imagination en délire); fruit que, de tout temps, les médecins ont estimé stomachique, carminatif et fébrifuge (Boerrhaave, Cartheuser, Zorn, Geoffroy, Loeseke): fruit qui fut si précieux aux yeux de Cullen, que ce pathologiste déclare avoir trouvé en lui seul le moyen d'empêcher le *séné* de causer des coliques (ce que pourtant on rencontre aussi dans les infusions d'*anis* et de *cerfeuil*), opinion adoptée, pratique suivie depuis Cullen par beaucoup de médecins de nos jours. L'action de ce fruit sur le système nerveux est si formelle et si puissante, que son odeur (surtout lorsqu'il est récent et réuni en masse) agissant à la manière des *narcotico-âcres*, porte le trouble dans les fonctions intellectuelles, occasionne de la céphalalgie, de la pesanteur, des vertiges, de la cardialgie, des nausées, effets que la plante fraîche produit également, propriétés qui justifient certains auteurs par lesquels ces semences ont été signalées comme vénéneuses : aussi avaient-ils soin de les faire macérer dans du *vinaigre* avant de les consacrer à l'usage médicinal (Triller). 4° La *berce branc-ursine* (*heracleum sphondylium*, L.), plante fort en usage autrefois dans l'hippiatrique, dont l'herbe et la racine, de saveur douceâtre et un peu aromatique, furent, dit-on, fort estimées jadis dans le traitement de la dysenterie. Mais si l'on tient compte de la nature des éléments modificateurs qu'elles recèlent (bien que l'on puisse estimer que leurs principes actifs sont mitigés par leur division dans un fluide doux et mucilagineux qui leur sert de correctif), l'on s'expliquera difficilement les succès que l'on dit avoir obtenus par elles dans cette affection, à moins que les expérimentateurs qui en parlent n'aient eu qu'à agir sur des dysenteries chroniques, sur des diarrhées essentiellement passives et tout atoniques. Et d'ailleurs les doctrines du *contre-stimulisme*, et celles de la *médecine substitutive*, ne sont-elles pas là pour tout expliquer? Quoi qu'il en soit, plus véritablement stimulantes que *modificatrices-sédatives* de l'irritabilité intestinale, l'herbe et la racine de l'*heracleum sphondylium* paraissent, par leur constitution chimique, se rapprocher assez de la *coriandre*, et agir sur les centres nerveux de la même manière que celle-ci; car, si l'on en croit MOUTON-FONTENILLE, mêlées à une boisson fermentée en usage en Lithuanie, elles en augmentent la force et la propriété enivrante. 5° Pour corollaire enfin, le *fenouil*, déjà démontré utile par sa racine aromatique, stimulante de la sécrétion rénale et de l'exhalation cutanée. Cette belle *ombelliférée* (*anethum fœniculum*, L.), agreste et commune dans nos départements du midi, dans une grande partie de nos possessions Algériennes, nous offre, dans ses semences et dans ses feuilles, les moyens de nous passer de tous les autres excitants ses congénères; aussi ce serait à nous injustice et ingratitude que de l'omettre ici. Elles jouissent encore de quelque faveur parmi certains de nos médecins modernes; mais, au fait, elles sont plus usitées dans la médecine vétérinaire que dans la médecine humaine; c'est du moins ce que j'ai vu en 1816. N'oublions pas, toutefois, que les anciens, qui rangeaient la graine du *fenouil* parmi les *semences chaudes majeures*, l'estimaient puissamment stomachique, digestive, carminative, et que, très-excitante, elle peut être employée avec avantage toutes les fois qu'il s'agit de stimuler les différents appareils de l'économie animale. N'oublions pas non plus qu'HIPPOCRATE, DIOSCORIDE, EHRMANN, ROSENSTEINS, LOESEKE, HALLER et SCHENCK, les employaient, soit seules, soit unies aux feuilles de la plante, tantôt à l'intérieur, tantôt à l'extérieur en épithèmes, tantôt aussi des deux manières à la fois, pour favoriser la sécrétion lactée et en augmenter la somme, moyen qui, dit-on, est encore empiriquement usité dans quelques-unes de nos campagnes.

Par la constitution chimique des individus qui le composent, le groupe nombreux des *corymbifèrées*, en se rapprochant on ne peut plus des deux séries que nous venons de parcourir, semble devoir servir de point de transition de l'une à l'autre, ou mieux encore de point d'union entre l'une et l'autre. Herbes ou arbustes d'une fragrance extrême (en grande partie du moins), d'une amertume franche, pure ou aromatique, mais toujours très-prononcée, les *corymbiférées* (presque toutes les *astérées* et quelques *carduacées*) nous offrent un grand nombre de modificateurs parfaitement propres aux exigences de la médication stimulante. Toutes agissent comme purement stimulantes par leur simple infusion, comme toniques et corroborantes par leur décoction, effet double que nous avons vu être le partage des *salviées*. Quelques-unes, stimulant vivement les voies digestives, les appareils d'exhalation et de sécrétion, sont aussi sûrement *céphaliques*, *diaphorétiques*, *toniques*, *stomachiques*, *carminatives*, *apéritives*, *emménagogues*, que nous avons vu l'être les *salviées* et les *ombellifférées* étudiées jusqu'ici; et, aussi bien que ces dernières, les individus *corymbiférés* peuvent nous dispenser de recourir aux *excitants exotiques* quels qu'ils soient.

Dans toutes se trouvent : 1° une *huile volatile* très-riche en *camphre*, principe éminemment excitant et diffusible, éveillant tous les systèmes de l'économie à la fois ; 2° avec ce principe, dans quelques-unes, une substance purement *extractive*; 3° dans d'autres, une matière de nature *extracto-résineuse*, l'une et l'autre toniques, amères, tout-à-fait convenables pour remédier aux accidents qui résultent d'un état asthénique, soit des appareils de nutrition, soit des appareils de sécrétion ; 4° dans les cotylédons de leurs graines, une *huile fixe* plus ou moins âcre. Chacune des préparations faites avec ces plantes cause de la soif, de la chaleur à l'épigastre, imprime au sang un rhythme plus rapide, accélère le mouvement péristaltique des intestins. Des témoignages respectables, et faciles à vérifier chaque jour, confirment leur utilité dans la chlorose, dans la dysménorrhée et l'aménorrhée, dans le traitement des leucorrhées chroniques, du scorbut, des affections cachectiques. On les a reconnues, et chaque jour encore on les reconnaît convenables pour modifier la constitution scrofuleuse, pour combattre les infiltrations du tissu cellulaire, les épanchements séreux, et, comme déjà nous l'avons pu reconnaître, pour enrayer les accès de certaines fièvres intermittentes, et en empêcher le retour. Mais administrées à haute dose, ou long-temps continuées, elles sont remarquables par un mode d'excitation en quelque sorte électif et spécial, lequel, plus tard, nous aurons occasion d'apprécier.

C. ANTISPASMODIQUES, DIAPHORÉTIQUES.

Chaque pays a ses produits.
(De Buffon, *hist. nat.*)

Nitimur in vetitum... cupimusque negata.
(Horace.)

Ce ne sera que pour ne pas laisser de lacune dans notre travail, que, reprenant la série des *excitants généraux*, nous parlerons de ceux qui passent pour être plus spécialement *antispasmodiques* que les agents cités ou à citer; car, tous appartenant à notre territoire, soit à titre d'indigènes, soit à titre de régnicoles, nous aurons à peine à signaler deux ou trois opposants *exotiques*.

Continuant donc l'énumération des excitants généraux, laissant de côté, pour les reprendre plus tard, ceux dont le mode d'action a quelque chose de plus spécial, et, si j'ose m'exprimer ainsi, de plus caractéristiquement électif, nous allons nous occuper des agents qui peuvent suffire dans les cas où l'innervation n'a besoin que d'être légèrement impressionnée dans son mode de vitalité actuelle, n'a besoin que d'une légère stimulation, soit pour rétablir la perspiration cutanée momentanément suspendue, sans que, pour cela, il soit nécessaire d'imprimer à l'économie une violente secousse, soit qu'il faille remédier à ces désordres nerveux, à ces exagitations insolites et presque inexplicables, à ces névroses vagues connues dans le monde sous le nom de *vapeurs*, de *spasmes*. Ces névroses se manifestent souvent par céphalées générales ou partielles (hémicrânies ou migraines, maux de tête), lesquelles, pour l'ordinaire, apparaissent brusquement, à l'époque de la menstruation, chez les femmes; ou à peu près sans cause connue chez les sujets qui en souffrent, et toujours, alors, elles sont dégagées de tout phénomène de réaction. Ces névroses se manifestent aussi, soit par des palpitations vives, obscures ou véhémentes, auxquelles paraît ne prendre aucune part le reste de l'appareil circulatoire dont alors le mouvement rhythmique n'est point isochrone à celui du cœur, palpitations qu'accompagne une respiration anxieuse et courte (cœur serré); soit par des dyspnées douloureuses, suffocantes, pouvant même devenir mortelles (angine de poitrine); soit par des vomissements spontanés sans état morbide de l'estomac (premiers temps de la gestation chez les femmes, mal de mer); soit enfin par des pandiculations, par un indicible sentiment de lassitude, de malaise général dont le siége, aussi vague que la dénomination qui désigne l'affection (état nerveux), est partout à la fois chez les personnes aisément impressionnables par l'électricité atmosphérique, est placé, pour les femmes, tantôt à l'utérus qui, primitivement influencé, troublé dans ses fonctions, ou doué d'une survitalité nerveuse, réagirait d'abord et de suite, ou sur tout l'organisme et l'influencerait secondairement, ou bien dont l'état de malaise serait d'abord sympathiquement transmis au cerveau, et de là retentirait sur toute l'économie, où il donnerait lieu aux phénomènes généraux désignés sous le nom d'état nerveux. Tantôt aussi on lui assigne pour siége primitif et point de départ tous les centres nerveux troublés dans leur état physiologique, dans leur vitalité normale, ou par vésanie dans les fonctions d'affectivité, ou par toute autre cause qui aurait pu influencer ensemble ou isolément, soit le centre encéphalo-rachidien, soit les centres ganglionnaires.

Enfin, faisant également abstraction du rôle spécial que, dans cette catégorie de faits pathologiques, l'utérus ou tout autre viscère facile à impressionner peut jouer ici, quelques auteurs pensent, non sans raison peut-être, que le point de départ de ces névroses est dans le système du grand sympathique, notamment dans le ganglion semi-lunaire ou sous-diaphragmatique : assertion qui pourrait expliquer certaines gastropathies, la dyspnée, l'anxiété, la cardialgie que les malades éprouvent dans un grand nombre de cas, opinion qui justifierait celle de Lucrèce qui, ne tenant compte que de la sensation perçue, nous dit que l'*esprit est au milieu de la poitrine.*

Idque situm mediâ regione in pectoris hæret;
Hic exultat enim pavor ac metus; hæc loca circum
Lætitiæ mulcent.

Mais comme ces désordres d'innervation sont ordinairement produits par des affections morales à l'occasion desquelles la sensibilité surexcitée devient maladie, que, chez les femmes en particulier, ils sont dus, la plupart du temps, à un état particulier de l'utérus,

C'est donc ou le cerveau ou l'utérus, et non le ganglion sous-diaphragmatique, qui doivent être pour nous les véritables points de départ de ces névroses. Quoi qu'il en soit, la cause la plus positive de ces phénomènes généraux existe donc presque toujours dans la corrélation sympathique du cerveau secondairement ou primitivement affecté, sur les muscles de la respiration et sur le cœur, produisant ainsi ou l'angine de poitrine, ou la cardiopalmie, sans qu'il y ait altération matérielle des poumons ou du cœur; produisant aussi la cardialgie, les centres nerveux réagissant sur l'estomac par le nerf pneumo-gastrique servant de filet conducteur; et alors il y a gastralgie, et non pas gastrite. Si même il arrive parfois que des vomissements spontanés ne soient pas précédés par un état d'orgasme de l'utérus, ou par une céphalalgie plus ou moins intense existant longtemps avant que ces vomissements aient lieu, et les déterminant, cet état de malaise dont le siége primitif est à l'estomac, et s'annonce sans céphalée précurrente, et qui, avant l'éruption du vomissement, produit pourtant le vomissement (encore par transmission, au moyen du même nerf pneumo-gastrique, avec le cerveau, le centre sensitif, de l'état actuel de l'estomac), ce phénomène (le vomissement) peut être expliqué, si l'on veut, par une impression douloureuse que d'abord ressentirait vivement ce viscère (l'estomac), sa cavité, sa poche, étant distendues outre mesure, comme on le voit à la suite des excès de table, ou parce qu'il serait trop fortement ou trop habituellement excité par d'abondantes et de fréquentes ingestions de boissons fermentées ou alcooliques, sans qu'il faille nécessairement attribuer ces vomissements et cette souffrance de l'estomac à une phlegmasie de sa muqueuse; ce phénomène (toujours le vomissement), cet état primitif de l'estomac retentissant sur le cerveau toujours secondairement et sympathiquement influencé, peut encore être estimé produit par des oscillations et des tiraillements exercés sur ce viscère par le diaphragme, en raison des connexités de ce muscle avec lui (mal de balançoire, mal de voiture, mal de mer) (3). Et, dans le fait, les *antispasmodiques proprement dits* suffisent seuls à enrayer tous les désordres qui en procèdent; et, sur ce point, nos *indigènes* ne le cèdent en rien aux *exotiques*.

Si la suspension de la perspiration cutanée est essentiellement due à un désordre d'innervation, sans qu'il soit besoin de recourir à aucun des *antispasmodiques*, à aucun des *excitants diaphorétiques* empruntés aux régions étrangères, nous pourrons produire une détente, une diaphorèse douce et abondante, avec l'infusion chaude de *fleurs de sureau* (*sambucus nigra*, L., *caprifoliacées*), fleurs recommandées comme résolutives, émollientes, diaphorétiques, déclarées propres à combattre les toux opiniâtres chez les vieillards, les douleurs rhumatismales, et à augmenter la sécrétion lactée, par WERLOFF, BLOCHWITZ, WEDEL, RIEDLIN, ZORN, Sim. PAULLI, TOURNEFORT, BOERRHAAVE, et, depuis eux, reconnues telles par les praticiens modernes; fleurs dont le mode d'action a quelque chose d'hypnotique, et lesquelles chaque jour se montrent d'une utilité réelle dans les cas de rétrocession d'affections exanthématiques. Le *caille-lait* (*galium verum*, L.), estimé par GEOFFROY, BOERRHAAVE et TOURNEFORT, nous rendra les mêmes services. Le *mollugo* (*galium mollugo*, L.), comme le précédent, de la famille des *rubiacées*, le *mollugo*, dont le *suc*, mêlé à du *vin blanc*, a été signalé comme bon anti-épileptique par JOURDAIN, recteur de l'hôpital de Tain, en Dauphiné, a été depuis, ainsi traité, employé avec un même succès dans les affections épileptiformes, par WILLEMET en 1790, et par GOUAN quelques années plus tard. Le *galium cruciatum* a été recommandé dans la céphalalgie par certains de nos prédécesseurs, et, entre autres, par GEOFFROY, BOECLER et ZORN.

A ces humbles herbacées, communes dans les endroits herbeux de nos campagnes, nous réunirons le *mille-pertuis* (*hypericum perforatum*, L., espèce *hypéricinée* dont les sommités fleuries font, avec la *fleur de sureau*, partie du fameux remède diaphorétique et antilaiteux de WEISS; dont les fleurs, froissées entre les doigts, répandent une odeur légère de térébenthine, et donnent une teinture rouge à l'alcool; espèce regardée précieuse (*herbe* et *fleurs*) pour ses propriétés vulnéraires, diurétiques, anthelmintiques, dont les semences étaient, en outre de ces propriétés, estimées encore antinéphrétiques (ZORN, GEOFFROY, WEDEL, BOERRHAAVÉ, Sim. PAULLI et Th. BARTHOLIN), et à laquelle le célèbre PARACELSE attribuait des propriétés positivement et puissamment antimagiques.

« *Sed miser sane atque inermis videtur omninò dæmon,* » *quem solum hypericum in fugam conjiciat, aliis quippe,* » *et longe valentioribus et sanctioribus armis, fugandus et* » *expellendus est, uti notum.* (PARACELSE.) »

(Voir aussi EUSELIUS, *dissert. de hyperico, seu de fuga dæmonum.*)

J.-B. PORTA se rit avec raison de ces croyances absurdes, et stigmatise les narrateurs pieux et doctes de ces contes de vieilles femmes (TRILLER); et nous aussi, adoptant les pensées de PORTA à cet égard, nous levons les épaules, ne pouvant qu'accueillir avec dédain ces puérilités d'un mysticisme fantastique devenu complètement incompréhensible pour nous : mais était-ce à PORTA qu'il appartenait de tourner en ridicule les assertions de PARACELSE, celles d'EUSELIUS, et les croyances de leur époque ? PORTA, le grand promoteur de la doctrine des *signatures*, avait, peut-être moins que tout autre, le droit de s'ériger en censeur âcre et acerbe d'hommes semblables, surtout de PARACELSE, qui, malgré ses erreurs et sa fougue, n'en fut pas moins un homme de génie (4). Mais laissant de côté les allégations des uns et les dires contradictoires de l'autre, logomachies qui doivent, au fait, nous importer fort peu; nous n'en établirons pas moins que le *mille-pertuis commun* s'est constamment, administré à propos, montré digne d'occuper une place parmi les antispasmodiques et les diaphorétiques dont l'action, pour être formelle et vraie, ne fatigue jamais l'économie, et que, par conséquent, il est un précieux auxiliaire dans la médecine des femmes et des enfants. Sans sortir de la famille dont il est le type et à laquelle il donne son nom, nous lui adjoindrons la *toute-saine* (*androsæmum vulgare*, D. C.), espèce fort estimée de nos prédécesseurs; car elle aussi exagère doucement les fonctions de la peau et les sécrétions glanduleuses ; et, comme les autres espèces qui la précèdent, elle peut, à non moins juste titre que la *fleur de sureau*, être administrée dans les mêmes indications.

Pour produire une médication purement *antispasmodique*, nous avons à notre disposition la fleur du *tilleul* (*tilia europæa*, L.), arbre *tiliacé* indigène à nos contrées; sa fleur, remède populaire et partout des plus vulgarisés, fut préconisée comme fortifiante, discussive, céphalique, anodine; contre l'épilepsie, l'apoplexie et le vertige, par Ilmer, Stegius, Cartheuser, Zorn, Boerrhaave et Geoffroy. Nous possédons également la fleur de l'*oranger* et la fleur du *citronnier* (*citrus aurantium* et *citrus medica*, L.), toutes deux estimées, dès long-temps avant nous, céphaliques et cordiales, de l'*huile volatile* desquelles MM. Henry fils et Plisson ont isolé un principe particulier qu'ils ont nommé *aurade*; lesquelles réunies, confondues et employées indistinctement, donnent à l'infusion une boisson aromatique amère, antispasmodique, cordiale et stomachique; lesquelles, entre les mains des *confiseurs*, transformées en candits fort recherchés, ont été pendant long-temps et sont sans doute encore, de nos jours, très-préconisées et fort en vogue dans la précieuse thérapeutique des damerets et des petites-maîtresses, contre les spasmes, les vapeurs et les langueurs d'estomac. Qui pourrait ignorer que l'*eau distillée* de ces fleurs, véritable modificatrice de l'innervation, sur laquelle, à dose modérée, elle agit à la manière des *sédatifs*, tandis qu'administrée à haute dose elle l'exalte, qui pourrait ignorer que cette *eau distillée* est le condiment obligé de toutes les tablettes, de toutes les pâtes pectorales, incisives et anticatarrhales, de tous les *électuaires* laxatifs, lénitifs, expectorants, dont le *miel*, la *manne*, le *kermès* ou l'*ipécacuanha* sont les agents médicateurs, de tous les *loochs*, de toutes les *potions* béchiques, calmantes, antispasmodiques, dans lesquelles, suivant l'occurrence, elle joue le rôle ou d'*adjuvant* ou de *correctif*? A ces fleurs justement recherchées par tous, nous réunirons les semences du fruit de l'*oranger*, semences que plus haut nous avons signalées comme pouvant prendre rang dans la série des *fébrifuges*, semences déclarées toniques, diaphorétiques et anthelmintiques, par GEOFFROY et ZORN; à ces fleurs nous ajouterons l'*écorce de l'orange*, estimée (même encore de nos jours) tonique, antiscorbutique et même astringente, attendu qu'elle renferme, dit-on, quelques traces de *tannin*, ce que j'ai déjà mentionné sur la foi de M. le d^r GOLDSCHEIDER. (Voir, au sujet des produits de l'*oranger*, FERRARI, MONARD, Petr. NATUS, HEISTER, BURGGRAVIUS, VALENTIN, CARTHEUSER, STAHL, LOESEKE et BOERRHAAVE.)

Enfin, nous leur adjoindrons les *semences* du *citronnier* et l'*écorce* de ce fruit, laquelle passait pour être chaude, cardiaque et puissamment tonique, écorce et semences recommandées dans les fièvres malignes, inflammatoires, contagieuses, putrides et pestilentielles. (Voir, à leur sujet, PONTAN, MONARD, NATUS, VOLKAMER, LANZONI, GRUBE, FRANCUS, NEBEL, HOFFMANN, VALENTIN, PALMARIUS, CARTHEUSER et LOESEKE.)

J'ai entendu parler de *pharmaciens* qui, dans les préparations ci-dessus énumérées, substituaient à l'*eau distillée de fleurs d'oranger*, l'eau distillée sur la fleur suave de l'*héliotrope odorant* (*heliotropium peruvianum*, L., *borraginées*), arbuste fort répandu chez nous, mais d'orangerie; et ces préparations, ainsi aromatisées, n'étaient (m'a-t-on assuré) ni moins agréables, ni moins calmantes, ni moins salutaires que les autres. Un *pharmacien* qui a long-temps exercé à Paris, M. LAMÉGIE, avait voué une espèce de culte à l'*hémérocalle du Japon* (*hemerocallis japonica*, L., *liliacées*), plante assez rare alors (1816), mais aujourd'hui si commune en France, qu'elle y est l'ornement obligé de tous les jardins d'amateurs. Il consacrait le parfum de cette suave et belle espèce (avant lui estimée des seuls curieux) à remplacer le parfum de la *fleur d'oranger* dans tous les mixtes qui la réclament ; et je puis affirmer, pour en avoir été le témoin, que les produits *hémérocallisés* ne perdaient rien de leur valeur médicatrice, étaient fort agréables à l'olfaction et au goût, et n'acquéraient aucune qualité qui pût faire condamner cette substitution. En supposant que, n'étant douées que d'une médiocre portée, que d'une médiocre énergie, ces eaux distillées, même la dernière, quoique par son arome elle se rapproche beaucoup de l'*eau de fleurs d'oranger*, fussent insuffisantes pour tous les cas auxquels on les oppose, principalement lorsqu'il est besoin d'exercer une modification positive et complète, pourquoi, pour atteindre ce but, ne pas se rendre plus familière qu'on ne l'a fait jusqu'ici et qu'on ne le fait encore, la fleur odorante du *robinier commun* (*acacia de nos jardins*, *robinia pseudo-acacia*, L., *légumineuses*), grand et bel arbre d'Amérique (Virginie), si bien acclimaté dans nos contrées, qu'il décore une grande partie de nos jardins publics, borde quelques-unes de nos routes, et que, dans quelques endroits, ses semis sont des ressources fourragères très-estimées ? Certains confiseurs ont déjà su, dit-on, tirer un heureux parti de ces fleurs dont l'odeur aromatique douce représente parfaitement celle de la *fleur d'oranger* ; et si l'on en croit des expérimentateurs modernes, leur eau distillée bien remarquablement suave, que depuis quelques années on mêle à des potions et à des juleps (Mouton-Fontenille), cette eau distillée peut, en qualité d'antispasmodique anodin ou de correctif condimenteux, rivaliser l'eau distillée de *fleurs d'oranger*, mais encore, soit seule, soit unie au sucre ou à des potions appropriées à la dose de une à deux onces, elle s'est montrée utile dans certaines asthénies, et pour combattre les affections de nature pituiteuse (catarrhes chroniques). Elle semble ainsi se recommander par des propriétés fortifiantes, stimulantes, incisives et cordiales. Agent bien digne de prendre place dans le cadre des *excitants généraux*, y étant réuni à nos régnicoles et à nos indigènes, ce produit, conquête de l'horticulture, complètera, si, par la suite, il justifie les observations auxquelles il a donné lieu, complètera, dis-je, les précieuses ressources dont le sol de la France est déjà si prodigue pour nous.

Pour remédier aux légers désordres d'innervation compris dans cet article, quelques médecins se sont bien trouvés des infusions faites avec l'herbe et la fleur de l'*erodium moschatum*, *géraniée* agreste de nos contrées; d'autres ont obtenu des succès avec la feuille du *cassis* (*botrychium nigrum*, Rich., *ribes nigrum*, L., *ribésiées*), et c'est principalement dans les affections hystériques (Gouan), dans certaines hémicrânies, dans les cas pour lesquels on croit devoir recourir au *thé de Cang-Ton*, qu'ils l'ont trouvée efficace. On rapporte que ces feuilles, réunies à certaines racines alexipharmaques et à certaines herbes, ont servi à préparer un spécifique très en vogue dans la Touraine et le Poitou (Chauvelin, Triller). D'autres prétendent avoir retiré des avantages positifs des fleurs du *mélilot bleu* (*trèfle musqué*, *melilotus cærulea*, Lam., *légumineuses*), plante aromatique et légèrement stimulante, fleurs estimées alexipharmaques, anodines, diurétiques et vulnéraires, par Geoffroy et Camerarius. En Suisse, dit-on, on les mêle aux fromages qu'elles rendent plus savoureux et qu'elles colorent en vert : nos prédécesseurs les ordonnaient réunies à la *rue des jardins*, et cuites ensemble dans du *beurre*, pour en composer un onguent qui, selon eux, était un remède souverain de certaines ophthalmies. Les fleurs de ses congénères ne lui sont point inférieures : celles du *mélilot commun* (*melilotus officinalis*) se sont montrées utiles dans la néphrite, et aussi dans certains cas d'accouchement difficile par inertie de l'utérus ; elles ont été employées avec succès en injections dans les phlegmasies de cet organe, et ses semences aromatiques et quelque peu chaudes ont été reconnues pour posséder des propriétés apéritives et diurétiques, par GEOFFROY, ZORN, Sim. PAULLI, BOERRHAAVE et TOURNEFORT. Puis, après ces produits, nous citerons les fleurs des autres *mélilots* (*melilotus kochkiana, m. parviflora, m. racemosa*), dont les grappes odorantes, pour n'avoir pas été expérimentées jusqu'à ce jour, n'en sont pas moins, comme les espèces citées avant elles, d'heureuses émules de la *fleur de tilleul*, n'en paraissent pas moins, les unes et les autres, avoir la même portée; car toutes ces espèces sont entre elles identiques d'action, ainsi que je l'ai reconnu par moi-même, et peuvent, par conséquent, être substituées les unes aux autres, soit qu'on veuille employer leur infusion comme antispasmodique et diaphorétique, soit qu'on veuille, par elles, combattre les ophthalmies légères. Dans ce cas-là, et surtout au début, cette infusion, comme celle de la *fleur de sureau*, est positivement utile; car sa puissance stimulante, sans irriter, sans fatiguer l'organe avec lequel on la met en contact, détermine la rétrocession, soit du sang dont les capillaires sont gorgés dans l'injection du globe oculaire, soit de la sérosité dont l'accumulation constitue l'œdème palpébral.

Pour être opposé au spasme hystérique, GOUAN propose le *satyrium hircinum*, L. (*orchidées*) : « la matrice (dit-il) est singulièrement affectée par l'odeur des *satyrium*; » d'autres indiquent en ce cas l'*hypericum balearicum* et l'*hypericum hircinum*, L. ; d'autres conseillent l'*herbe à Robert* (*geranium robertianum*, L.), *géraniée* remarquable, dit-on, par ses propriétés vulnéraires, et qui, appliquée en topique sur les seins, en dissipe les engorgements laiteux. Telles sont, à son sujet, les assertions de TOURNEFORT, HEUCHER, GEOF-

FROY, ZORN et BOERRHAAVE. Le dr ITIER, à Agen, fit cesser une attaque hystérique en appliquant au nez de la malade un bouquet de fleurs de *satyrium hircinum*, et un étudiant en médecine employa, en pareil cas, le *geranium moschatum* (*erodium*) et le *geranium robertianum* (GOUAN).

Depuis long-temps la vertu calmante et antispasmodique de la fleur du *narcisse des prés* (*narcissus pseudo-narcissus*, L., *narcissées*), dans laquelle, aussi bien que dans son bulbe, JOURDAN a trouvé la *narcitine*, principe émétique uni en elle à un aromite hypnotique, est chose démontrée ; et sa puissance médicatrice ne se borne pas à cela seul, si l'on en croit M. LOISELEUR-DESLONGCHAMPS, qui affirme avoir, avec succès, opposé sa poudre aux fièvres intermittentes, en l'administrant à la dose de 2 gros délayés dans 6 à 12 onces d'eau ; et alors, par la *narcitine*, elle agirait peut-être comme perturbateur, comme puissance vomitive, d'après AVURET, WALTECAMP et DUFRENOY ; ce dont il sera question ailleurs.

La propriété antispasmodique, stomachique, carminative, nervine, utérine et calmante, a, depuis un temps presque immémorial, été reconnue à notre *mélisse* (*melissa officinalis*, L., *salviées*), base de la fameuse *eau de mélisse des Carmes*, à laquelle elle donne son nom. Notre *mélisse*, citée avec éloges par SCHULZ, CARTHEUSER et ZORN, vantée par PARACELSE, d'après GALIEN qui l'administre aux maniaques, vantée depuis par BOERRHAAVE dans les vésanies cérébrales, notre *mélisse* a de tout temps, en effet, réuni tous les suffrages. SÉRAPION, cité par M. le profr TROUSSEAU, prétend qu'elle ôte toutes inquiétudes et imaginations du cerveau, et principalement celles qui résultent d'humeurs mélancoliques : AVICENNE dit qu'elle réjouit le cœur et fortifie les esprits vitaux ; FERNEL en parle dans les mêmes termes ; LAFORÊT (FORESTUS), RIVIÈRE, HOFFMANN, ajoutent qu'elle aiguise l'esprit, et relève la mémoire affaiblie ; MÉRAT la proclame excellent tonique-antispasmodique; il la déclare convenable dans l'apoplexie, la paralysie, la syphilis, la débilité musculaire. Quoi qu'il en soit des propriétés merveilleuses que l'enthousiasme des prôneurs a pu lui attribuer, et dans l'énumération desquelles existe une exagération probable, il est vrai de dire que la *mélisse officinale*, non moins puissante que la *mélisse turque* et que la *mélisse des Moluques* dont il a été question, paraît exercer surtout une action spéciale sur les désordres d'innervation qui semblent prendre leur point de départ dans un état pathologique de l'utérus : aussi la conseille-t-on avec avantage dans le spasme hystérique, dans les palpitations nerveuses, dans les dyspnées, les dysménorrhées, les céphalées, les agrypnies de même nature. Et, de fait, elle m'a toujours été formellement utile dans les névroses vagues, et pour combattre l'élément spasme.

GOUAN, d'après HALLER et SPIELMANN, propose comme anti-hystérique, bon emménagogue, le *mellitis melissophyllum*, L., *salviée* commune dans nos bois montueux et couverts, et à laquelle d'ailleurs ZORN, SCHULZ, BOERRHAAVE et CARTHEUSER ont attribué les mêmes propriétés qu'à la *mélisse*. GILIBERT propose comme antispasmodique à expérimenter, la *moschatelle* (*adoxa moschatellina*, L., *saxifragées*), humble habitante de nos taillis, de nos bois couverts, montueux et sablonneux, laquelle, enfermée dans une boite de fer blanc, lui communique une odeur de *musc* très-prononcée et assez persistante. Nous pourrions, à notre tour, proposer comme véritables succédanés du *musc*, l'*erodium moschatum*, *géraniée* déjà citée, les anthodes fragrants et musqués du *conyza squarrosa*, L., et ceux du *cacalia suaveolens*, L. (*carduacées*), l'une et l'autre agrestes dans nos campagnes; et enfin le *mimulus moschatus*, L. (*antirrhinées*), herbe à suintement visqueux, résinoïde, plante d'agrément, originaire de la Colombie, conquise à notre horticulture, et très-facile à multiplier; plante qui exhale une forte odeur de *musc*, parfum que peut-être il serait aisé de fixer, et duquel peut-être aussi on pourrait tirer un bon parti dans les cas où le *musc* est appelé à devenir modérateur de l'influx nerveux. Peut-être avec lui pourrait-on (aussi bien qu'avec le produit fourni par le *bouquetin du Thibet*) combattre ces vésanies cérébrales, ce vague, ce trouble, ces aberrations de l'intelligence; cette hébétude, rarement morne et stupide, plus ordinairement étonnée, susceptible, irritable; cette perte de la mémoire des choses et des mots; cette difficulté dans la perception et l'appréciation des objets présents, des faits qui se passent sous les yeux, des discours qui se tiennent; ces hésitations de la pensée et de sa manifestation; cette parole ou brusque et brève, saccadée ou tremblotante, en quelque sorte inarticulée, inintelligible, accidents consécutifs des méningites aiguës dont certaines causes morales ont augmenté l'intensité (qu'elles aient ou non présidé à leur invasion), et qui ont fortement ébranlé l'appareil encéphalique : accidents qui, lorsqu'ils sont dégagés de tout phénomène fébrile, représentent assez bien l'aliénation mentale, et en font redouter l'existence réelle.

A tant de moyens, nous pourrions, avec Gouan, ajouter la fleur du *seringat* ou *syringa odorant* (*philadelphus coronarius*, L., *myrtées*), fleur dont la puissance sur l'organe olfactif influence d'une manière très-vive l'encéphale et ses dépendances; nous pourrions y ajouter également les fleurs de l'*heliotropium europæum*, et celles de l'*heliotropium supinum*, L. (*borraginées*), bien qu'elles portent une odeur forte et peu agréable; celles du *tussilago fragrans*, L. (*corymbiférées*), plante herbacée qui, à cause de la nature du parfum qu'exhale sa fleur, est désignée par les floriculteurs sous le nom d'*héliotrope d'hiver*, et qui se plaît à élever au-dessus des neiges ses anthodes odorants et rosés, et beaucoup d'autres espèces aromatiques, variables de fragrance et d'énergie, qui conviennent également dans tous les cas où il est besoin de remédier à de légers troubles d'innervation.

Toute cette série parcourue et appréciée, doit nous convaincre, ce me semble, que nous possédons assez pour satisfaire aux exigences de la médication antispasmodique, nous convaincre que nous pouvons, à son sujet, nous dispenser de rechercher au loin des modificateurs plus appropriés, plus utiles, plus positifs, et que nous ne devons pas éprouver de regrets si nous ne possédons pas ceux que produisent les contrées étrangères; si nous ne possédons pas le *capraria biflora,* bien que l'infusion de cette *scrofulariée,* estimée par les *Mexicains* comme puissamment tonique, antispasmodique et céphalique, soit, par ces peuples, préférée (dit-on) à tous les agents d'égale valeur, sans en excepter même le *thé des Chinois.*

D. DIGESTIFS, CÉPHALIQUES.

> **Advehuntur illa (aromata) magno crumenæ nostræ damno ex Indiis, sed majore sanitatis; nunc postquàm tot onerariis navibus in Europam peregrina aromata invehuntur, multis millionibus argenti emungimur; et, quod dolendum! cruentorum bellorum causæ foventur.**
>
> **Ludibrium debemus (esse), justis de causis, mercatoribus et barbaris Indis, qui ditescunt ex nostro luxu insano, peregrinarumque mercium malaciâ.**
>
> (Th. BARTHOLIN, *de errore Danorum dissertatio.*)

Parmi les substances estimées propres à favoriser la digestion, à doubler la puissance des fonctions assimilatrices, à éveiller l'intelligence, à ranimer les centres nerveux momentanément déprimés ou frappés de stupeur, le *café*, graine du *coffea arabica*, L., arbuste *rubiacé*, originaire de l'Arabie-Heureuse et de l'Éthiopie, le *café* a, depuis sa découverte et son importation en Europe, été placé au premier rang comme agent de stimulation et de tonicité. Convenable aux constitutions molles, débiles, froides et lymphatiques, contraire aux tempéraments chauds, bilieux et sanguins, aux sujets doués d'une grande susceptibilité, d'une grande mobilité nerveuse, auxquels, parfois même, il peut devenir funeste (5). Le *café* est un agent médicateur fort précieux sans doute; corollaire des repas, il en est le complément obligé, il en rend la digestion moins laborieuse; mais est-il tellement virtuel, tellement spécifique dans son action, qu'il ne puisse être représenté (au point de vue thérapeutique) par aucun autre agent? C'est ce dont il est permis de douter; c'est, au reste, ce qu'ont cherché à faire bon nombre de nos prédécesseurs et de nos contemporains.

Dès la découverte du *café*, et surtout dès le moment où il fut importé en Europe et livré aux consommations journalières, on s'est évertué de toutes parts à faire des recherches en succédanéité de cette graine exotique. On semblait déjà prévoir qu'un jour viendrait où sa rareté dans le commerce mettrait dans l'obligation de s'imposer des privations pénibles. Ce qui était prévu arriva, et cela fut à partir de notre *ère Républicaine*. Les premiers essais de ce genre sont dus à DILLENIUS (vers 1715). Il traita successivement les *pois*, les *fèves*, les *haricots*, le *riz*; mais il dit que c'est avec cette dernière graine que l'on peut faire la liqueur la plus semblable à celle du *café*, et qu'on distinguait très-difficilement cette dernière d'avec celle qui était le produit du *riz* torréfié (Rich. PULTENEY). En Suède, on a fait du *café* avec les graines de l'*astragalus bœticus* (VOGEL de Munich); pendant le temps du blocus continental (*ère du Consulat et de l'Empire*), beaucoup de substances à saveur ou franchement amère, ou amère-astringente, ou âcre-amère-aromatique, ont attiré l'attention des personnes pour lesquelles l'usage du *café* était devenu un impérieux besoin, et chaque population vivant dans cette enceinte que circonscrivent les Alpes et les Pyrénées, la Méditerranée, le Zuiderzée et le grand Océan, a fait valoir son *café indigène*. Ainsi nous avons mis en faveur les *racines torréfiées* du *cichorium intybus*; dans quelques contrées, les semences du *grand soleil des jardins* (*helianthus annuus*, L., *astérées*) ont été décorées du nom de *café indigène*, et, sur ce point, leur réputation n'était point usurpée; car leur infusion (après qu'elles ont été torréfiées et moulinées) se rapproche plus (ainsi que je l'ai reconnu moi-même) du *café*, par l'arome et la saveur, que ne le font l'infusion ou la décoction de la *racine*.

de chicorée, qui n'ont rien qu'une amertume âpre, sans parfum. Les Hollandais nous enseignèrent le parti qu'en ce sens on pouvait tirer du *pois-chiche* (*cicer arietinum*, L.), *légumineuse* que, depuis long-temps, nous cultivons en grand dans nos départements du midi, et que nous vendions aux Hollandais, pour ensuite la racheter sous la forme d'un *café* dont ils savaient nous taire et nous cacher l'origine. C'est ainsi que long-temps nous leur avons vendu la *racine de garance*, au moyen de laquelle ils fabriquaient une *laque* qu'ils nous vendaient à très-haut prix comme étant d'origine chinoise ou japonaise; c'est ainsi que, leur livrant le *camphre* brut, nous leur laissions le soin de le purifier et de nous le faire payer au double de sa valeur.

Mais, rentrant dans notre cadre actuel, pour en revenir au *pois-chiche* transformé en *café* (*café césé* de la *réclame moderne*), *café de pois*, dont quelques praticiens de Montpellier mêlent aujourd'hui l'infusion à la *magnésie calcinée* (*a*), dans certains cas d'oligotrophie intestinale par inertie du canal alimentaire et des glandes abdominales, dans les cas où les sécrétions hépatique et pancréatique étant ralenties ou insuffisantes, les digestions se font mal et sont incomplètes, dans les cas où les tissus viscéraux presque atteints d'atonie, ont perdu de leur contractilité, circonstance qui les rend momentanément inhabiles à fonctionner, de même qu'autrefois, en occasion semblable, nous prescrivions un mélange de *rhubarbe* (fauteur de l'exhalation intestinale) et de *quinquina* (agent de tonicité, aidant à l'accomplissement des actes fonctionnels, éveillant la force d'expulsion), nous ajouterons que notre *graine légumineuse* (le *pois-chiche*), séchée et torréfiée, prend une saveur amère-aromatique,

---

(*a*) Je dois la connaissance de ce mixte nouveau à M. BOURDEL, interne à l'hôpital clinique dit *hospice St-Éloi*, à Montpellier.

et que, réduite en poudre, elle fournit une liqueur agréable imitant (dit-on) assez bien le *café*. « On prétend que la » décoction du *pois-chiche* (torréfié ou non torréfié), admi- » nistrée aux femmes en couches, favorise l'écoulement des » lochies : on prétend même que cette graine excite à l'acte » vénérien (Triller). » (Voir, à son sujet, Galien, Athénée, Æginète, Aristophane, Théophraste, Stapel, Reinesius, Tanaquil Fabre, Geoffroy, Boerrhaave, Sim. Paulli, Zorn.)

D'autres chercheurs de *café indigène* se trouvèrent bien d'avoir expérimenté en ce sens les *baies de l'asperge officinale*, et d'autres celles de notre *houx commun*. Dans les graines et la racine de l'*iris des marais* (*iris pseudo-acorus*, L., *iridées*), la même préparation développa une saveur amère et une odeur aromatique, analogues, en quelque sorte, à celles du *café*, et qui furent très-goûtées et fort appréciées alors. Soumis à la torréfaction en vases clos (comme on peut le faire pour les *marrons*, ayant le soin de fendre le *tegmen* qui ne doit être séparé de la graine qu'après torréfaction), le *gland du chêne de nos forêts*, émule, en ceci, du *gland doux d'Espagne* aujourd'hui préconisé par la *réclame* comme infaillible dans la migraine, à l'instar de la *graine* du *caféyer*, en un mot tous les *glands de chêne* se rapprochent le plus encore de la *graine exotique* à laquelle, avant nous et de notre temps, on opposa tant de substitutions, par l'odeur, la saveur, et surtout par l'exsudation d'un principe oléagineux : ce que j'ai pu constater moi-même par des expériences que j'ai renouvelées avec les *glands* récoltés dans les forêts du Limousin (1835). Enfin, M. Espagne a trouvé, dans la graine torréfiée de l'*astragalus hamosus*, un excellent *café indigène*. Mais, à l'exception du *café-chicorée*, qui survit au blocus continental, et qui, aujourd'hui encore, est en grande faveur dans beaucoup de nos ménages, je ne sache pas qu'aucun de nos *cafés indigènes* cités ait résisté à l'affranchissement de nos ports : j'en excepterai pourtant le *café-châtaigne*, fait au moyen de la *châtaigne commune*, fruit du *castanea vesca*, GÆRTNER (*quercinées*), lequel, d'une invention, d'une exploitation beaucoup plus modernes, se vend comme substitut du *café*, et se débite encore aujourd'hui sous le nom de *café des dames*. Je doute cependant que ce *café* (tout séduisant que puisse être le patronage sous la protection duquel on l'a placé) puisse triompher jamais de la concurrence qu'il doit soutenir contre le *café* obtenu de la *graine arabique*.

Toutes ces substances, féculentes pour la plupart, ou amères, ou astringentes, ou fades, ou aromatiques, quelques-unes douées d'un principe âcre, quelques autres d'un principe vireux, changent en quelque sorte de constitution chimique par la torréfaction, par l'accumulation du calorique qui développe plutôt leur amertume qu'il ne l'a détruit, qui même en dote celles qui n'en sont pas pourvues, comme il développe l'amertume et le parfum du *café vrai*, et même y ajoute.

Dans ces *cafés indigènes* et *nouveaux*, qui nous offrent de nombreux antagonistes à la *rubiacée arabique*, on a trouvé, il est vrai, des toniques assez propres, en un grand nombre de cas du moins, à la remplacer pour éveiller les puissances digestives, activer le mouvement circulatoire, toutefois sans l'exagérer formellement, et retirer l'économie de cet état de lourde stupeur où la plonge une digestion lente, laborieuse et pénible; mais, certes, ils sont loin d'avoir une portée médicinale égale à celle du *café vrai* : et, bien que stimulants de l'innervation, ils sont très-éloignés de pouvoir aussi sûrement, aussi énergiquement que lui, influencer les centres nerveux et leurs irradiations, réveiller la vitalité de l'encéphale frappé de narcotisme, dans les empoisonnements par l'*opium*.

Qu'importe! sommes-nous donc si dépourvus d'énergiques excitants de l'innervation, qu'il nous faille absolument, pour agir sur les centres nerveux, ne voir de ressources vraies et positives que dans la *graine arabique?*

N'avons-nous pas, dans ce sens de médication à exercer, n'avons-nous pas les racines aromatiques du *peucedanum officinale*, L. (*ombellifèrées*), racines dites résolutives, atténuantes, carminatives, diurétiques, alexipharmaques, de la décoction desquelles on assure s'être bien trouvé dans le pansement des ulcères invétérés et sordides, racines que, d'après les expérimentateurs, MOUTON-FONTENILLE recommande dans les affections soporeuses? N'avons-nous pas vu les *menthes*, le *scordium*, le *marum*, les *sauges*, et en général toutes les *salviées* aromatiques, offrir le double avantage qu'offre le *café* employé comme puissance médicatrice, tant en raison de leur action sur l'appareil digestif, qu'en raison de leurs propriétés céphaliques? N'avons-nous pas encore à opposer au *café*, comme substance médicinale, la *camphrée de Montpellier* (*camphorosma monspelica*, L., *atriplicées*), plante précieuse et trop peu connue, si fragrante, et d'une saveur si prononcée, qu'on ne peut douter qu'elle soit propre à susciter les plus vifs phénomènes de réaction? Préconisée dans l'athsme et l'hystérie par MAGNOL, très-estimée par LINNÉ, en un mot, mieux appréciée autrefois, elle était regardée par PEYRILHE comme puissamment nervine, céphalique, emménagogue. Ne possédons-nous pas aussi le *romarin* (*rosmarinus officinalis*, L., *salviées*), le *romarin* (*hyssope des Hébreux*, suivant DALECHAMP), dont les feuilles, si riches en *camphre*, agissent à la manière de la *sauge*, mais avec beaucoup plus de force qu'elle, sur les centres nerveux, le mouvement circulatoire et la perspiration cutanée? le *romarin*, dont les feuilles et les sommités fleuries balsamiques, nervines, utérines, diurétiques et diaphorétiques pour WEDEL, ALBEET, FIKIUS, SPIESS,

Panarol, Riedlin, Cartheuser, Zorn et Mindérérus, étaient en grande estime chez ces praticiens, qui considéraient leur *maceratum vineux* comme un remède précieux à opposer à certaines maladies invétérées, à la leucorrhée, à la chlorose, à la faiblesse apathique par hyposthénie de l'innervation, aux obstructions du foie et à la goutte, enfin à toutes les maladies qui doivent leur existence et leur durée à la faiblesse matérielle de la vie organique? Boerrhaave employait à combattre l'épilepsie l'*huile essentielle* des feuilles de cet arbrisseau; la dose en était de 8 à 10 gouttes dans un véhicule approprié : Welchius a (dit-il) guéri des diarrhées opiniâtres avec l'*infusum vineux* de ses feuilles : on conseille leur *infusum aqueux* comme étant un puissant auxiliaire dans les affections soporeuses, dans le traitement de la chlorose, de l'aménorrhée, en un mot dans toutes les asthénies. Enfin, les feuilles de cet arbrisseau de nos côtes méditerranéennes paraissent ne le céder en rien aux stimulants les plus énergiques, soit comme agents locaux, soit comme agents diffusibles.

D'une bien moindre portée, mais cependant, chose à noter, recommandée, par M. le prof[r] Trousseau, comme pouvant être employée avec succès dans la toux convulsive, d'une portée bien moindre et pourtant bien avant nous mise en pratique et préconisée dans les convulsions, l'épilepsie, la colique des peintres, le spasme hystérique, par Westerhaef, De Haen, Werlhof, Mieg et Locher, lesquels n'en parlent qu'avec enthousiasme, la feuille de l'*oranger*, feuille aromatique et amère (quoi qu'aient pu dire contre elle Tissot et Home, adversaires des praticiens qui la vantaient en leur temps), la feuille de l'*oranger* est véritablement utile dans quelques cas d'asthénie générale, dans certains troubles de l'innervation, et, aussi bien que le *café*, est d'un bon emploi pour aider aux digestions laborieuses et pénibles; mais, dans le fait, c'est du *thé* que son action sur l'économie la rapproche le plus. Aussi bien que lui, on la voit remédier aux migraines (céphalées partielles opiniâtres), ordinairement consécutives des excès de table, de l'abus des boissons fermentées ou alcooliques. Ainsi nous avons dit qu'agissaient la *sauge*, la *menthe*, et toutes les autres *salviées* fragrantes et amères.

Lorsque nous sommes riches de tant de modificateurs d'action énergique ou d'action moyenne, devons-nous toujours échanger nos millions contre une denrée (le *thé*) qui, dans le commerce, pour nous être présentée sous un grand nombre de formes, expressions de propriétés mirifiques, n'en est pas moins fort loin d'être indispensable à notre bien-être? Au temps de Bodard (1810), le *thé* coûtait à la France plus de 9 millions de francs : estimons maintenant ce qu'il peut nous enlever de numéraire, aujourd'hui que la liberté des mers favorise son importation. Les feuilles du *thé* (*thea bohea*, L., *théacées*), ces feuilles que les Chinois et les Japonais aromatisent, dit-on, avec l'infusion des fleurs de l'*olea fragrans*, L. (*jasminées*), ces feuilles donnent, infusées dans l'eau bouillante, une boisson qui, je l'avoue, affecte agréablement l'olfaction et le goût; elle convient pour aider aux fonctions digestives, pour favoriser les fonctions de la peau chez les personnes d'une constitution molle et humide : telles on voit être celles qui peuplent les contrées septentrionales de l'Europe, soit les côtes de la brumeuse Angleterre, soit les marais et les lagunes de la Hollande, soit les plages humides et glacées de la Suède, de la Norwège, du Danemarck. Mais en quoi donc nous importent-elles ces feuilles dont l'infusion n'est réellement pour nous qu'un objet de mode, de caprice, de luxe! Que dira-t-on, en effet, lorsque l'on saura que ces feuilles, si avidement recherchées par nous autres Européens, ne sont pas tellement estimées des régnicoles du pays qui les produit (des Chinois), qu'ils ne leur préfèrent nos herbes aromatiques, et principalement nos *sauges*, contre lesquelles ils les échangent volontiers? BODARD affirme que les Chinois, les Tartares, les Japonais, nous envient tellement la *sauge officinale*, que, pour se la procurer, ils avaient habituellement recours aux Hollandais, qui, seuls, à une certaine époque, faisaient le commerce avec les peuples de l'ancienne Sérique, et monopolisaient leurs productions et les nôtres; et que, pour échanger notre *sauge* contre le *thé des Chinois*, les hauts et puissants seigneurs du commerce d'alors, lesquels, au besoin, auraient vendu l'Europe à l'Asie (et en ceci les Anglais leur rendraient des points), les Hollandais faisaient enlever tous les ans une grande quantité de *sauge* recueillie dans nos départements méridionaux. C'est bien ici le lieu de dire, avec VIRGILE : « *Sic vos non vobis*................... » Digne résultat de notre incurie habituelle (6) !

Outre la feuille de l'*oranger* et les autres agents qu'avant de parler d'elle nous avions déjà cités comme pouvant être substitués au *thé des Chinois*, combien n'avons-nous pas à notre disposition de substances indigènes ou régnicoles, lesquelles, non moins que lui, sont des puissances digestives, céphaliques, sudorifiques! Il n'est, pour ainsi dire, pas un auteur de matière médicale, qui, considérant l'inutilité de l'impôt onéreux que sur nous fait peser notre singulier et niais engouement pour la feuille de *Cang-Tong*, et comprenant la nécessité de nous en affranchir, n'ait proposé au moins un succédané à ce produit exotique.

Les uns ont proposé le *muguet des bois* (*asperula odorata*, L.), *rubiacée* commune dans tous nos bois ombragés, plante déjà citée comme pouvant être utile dans les cas où la médication astrictive doit être exercée; et que les habitants de la Lorraine-Allemande, la traitant comme on a coutume de faire le *thé*, emploient journellement sous forme d'infusion; obtenant ainsi, par elle, une boisson bienfaisante au moyen de laquelle ils aident aux digestions laborieuses, et combattent l'ivresse lourde, morne et stupide, qui surprend et déprime les buveurs de *bière*. Il est de fait que l'infusion de cette jolie espèce est agréablement aromatique, qu'elle stimule convenablement l'économie, accélère doucement le mouvement circulatoire; que, légèrement diaphorétique, elle assouplit la peau, y développe une chaleur douce et halitueuse; qu'elle favorise l'accomplissement des actes fonctionnels; qu'enfin, elle éveille la pensée, la rend lucide et joyeuse, et que, soustrayant ceux qui en font usage à l'empire des rêveries et des impressions mélancoliques, elle est (non moins puissante que le *thé* et le *café*) un fort bon antidote à opposer aux idées sombres, aux passions tristes, au spleen, à la morosité. Elle était estimée vulnéraire et propre aux affections du foie, par Geoffroy, Boerrhaave et Zorn, ce que nous avons dû mentionner déjà.

D'autres antagonistes de la *graine arabique* et du *produit chinois*, ont proposé de leur substituer, à ce dernier surtout, le *botrys* (*chenopodium botrys*, L.), petite plante très-aromatique, originaire de Carthagène (Mexique), petite *atriplicée* très-fragrante qui, chez nous, se sème en pleine terre et réussit fort bien dans les lieux cultivés; d'autres, sans sortir de cette tribu, ont adopté le *chenopodium ambrosioïdes*, L., espèce généralement connue dans le commerce sous le nom de *thé du Mexique*, autre espèce indigène à l'Amérique-Mexicaine, et qui s'est si bien naturalisée en France, que, dans nos campagnes, elle se sème d'elle-même, croît et se multiplie sans le secours de la culture. Ces deux espèces que la fragrance camphrée, vive et pénétrante, que la saveur aromatique, amère et stimulante, rapprochent beaucoup de la *camphrée de Montpellier*, ne sont certainement pas, sous le rapport médical, indignes de notre attention et de notre sollicitude. A côté d'elles, peuvent prendre place : 1° la *dryade* (*dryas octopelata*, L.), jolie *rosacée* de nos Pyrénées et de nos Alpes, petite plante aromatique que CRANTZ mettait au même rang que les *benoîtes*; 2° les feuilles du *cerasus mahaleb*, citées par LEMERY, POMET, TOURNEFORT, BOECLER, VALENTIN, et souvent, dans le commerce, mélangées au *thé vert*; 3° celles du *rubus arcticus*, L., arbrisseau *rosacé* transporté chez nous de la Suède, de la Sibérie, du Canada, qui maintenant décore quelques-uns de nos parcs d'agrément, et dont les baies très-odorantes, acidules, aliment dans les pays du nord, mais peu usitées en France, ont été recommandées dans les fièvres putrides, dans les fièvres exanthématiques, dans le scorbut et dans toutes les affections pyrétiques (MOUTON-FONTENILLE); 4° l'*aya-pana* (*eupatorium aya-pana*, L.), *corymbiférée flosculeuse* originaire du Brésil, aujourd'hui naturalisée et cultivée avec succès dans tous nos jardins académiques, plante dont les feuilles, par l'odeur aromatique qu'elles exhalent (émules en ceci de l'*aspérule odorante* et du *mélilot* (7)), représentent fort bien la graine si chère aux priseurs, la *fève Tonka*, semence suave du *coumarouna aromatica, seu odorata* (AUBLET), arbre *léguminosé* de la Guyane, que WILLDENOW pense être le *dipterix odorata*, semence dont le principe aromatique, isolé par VOGEL de Munich, est regardé par lui comme étant de l'*acide benzoïque*, tandis que MM. GUIBOURT, BOULAY et BOUTRON, le regardent comme un principe particulier auquel ils ont donné le nom de *coumarine*. Toute précieuse qu'elle peut être, cette semence (la *fève Tonka*), que rivalise, à Cuba, la feuille du *pigneria trinervia* de CAVANILLES, cette semence dont l'infusion théïforme, nombre de fois éprouvée, est, en Amérique, reconnue pour véritablement utile dans tous les cas où le *thé des Chinois* peut rendre des services, est encore, aussi bien que celui-ci, facile à représenter par celles de nos espèces fragrantes dont il vient d'être question.

Bodard ayant eu occasion d'expérimenter et d'apprécier l'*aloyse citronnée* (*aloysia citridora*, Ortega, *verbénacées*), sous-arbrisseau désigné par nos horticulteurs sous le nom de *verveine d'orangerie*, *verveine citronnelle*, nous recommande, pour des infusions théïformes aromatiques, cette plante spontanée au Chili, naturalisée en Italie, d'orangerie chez nous, et qui, selon notre auteur, réussirait sans doute en pleine terre dans nos départements méridionaux; Bodard (dis-je) en propose la feuille (qui a, pour ses propriétés odorantes et sapides, beaucoup d'analogie avec notre *mélisse*) comme devant être une précieuse succédanée à la feuille de l'*arbuste de la Chine*; et il pense même que cette dernière trouverait en l'*aloyse*, si nous la savions adopter, un antagoniste redoutable : car ses feuilles nous seraient une conquête dont nous aurions sujet d'être fiers. Il nous serait donc important de l'acquérir à notre agriculture médicinale.

Jaloux d'accroître nos moyens et nos ressources indigènes, le même auteur (Bodard) propose, en outre, un *thé artificiel* composé comme il suit :

Pr. : *Sommités fleuries de botrys*............ 2 *onc.*
Feuilles récentes et bien mûres d'aloyse citronnée........................ 2 *onc.*
Feuilles naissantes de tilleul.......... 1 *onc.*
Feuilles de véronique officinale........ 1 *onc.*

Le tout haché bien menu, bien mêlé, et séché le plus promptement que possible à un soleil ardent.

« L'infusion théïforme de ce composé est (dit-il) propre » à exciter la sécrétion de l'urine, à favoriser l'expectora» tion. Elle ranime les fonctions de l'appareil digestif, et » peut, en mille circonstances, remplacer le *thé des Chi*» *nois*. »

Si, pour être substituées à la *feuille chinoise*, l'on repousse comme trop fragrantes, trop stimulantes, nos herbes fortement aromatiques, tenant compte de la constitution chimique du *thé*, dans lequel je vois coexister un principe aromatique, une matière extractive médiocrement amère, de l'*acide gallique* et du *tannin*, constitution à laquelle je crois devoir attribuer ses propriétés toniques et stimulantes, à mon tour je proposerai, pour lui être substitué, le mixte suivant :

Pr. : Mélisse officinale. . *Fraisier commun.*	*Feuilles récentes récoltées au moment de leur complet développement ; par un temps sec, réunies et mêlées en parties égales.*

Le tout disposé sur des claies, dans un endroit abrité du soleil et bien aéré, pour être séché rapidement et sans déperdition des principes aromatiques de la *mélisse*.

Ce mélange ne peut qu'être d'un aussi salutaire et aussi agréable emploi que le *thé* (8).

Pour terminer cette énumération, nous ajouterons que M. Bosc, horticulteur et naturalisateur aussi zélé qu'éclairé et infatigable, essaya, pour suppléer le *thé vrai*, l'infusion d'un *lédon* de l'Amérique-Septentrionale, où il est employé et désigné sous le nom de *thé James*. Cet arbuste *éricacé* (*ledum latifolium*, L.), habitant des lieux humides, ombragés et froids, ami du terrain sablonneux des bruyères, peut, si l'on en croit les expériences de M. Bacon, pharmacien à Caen, lequel, en 1823, l'a signalé à l'attention des thérapeutistes, et alors en a donné l'analyse, ce *lédon* étranger peut, dis-je, être cultivé en pleine terre dans nos campagnes. M. Bosc a trouvé son infusion douce, agréable, odorante, stimulante des sécrétions bronchiques, excitant une faim fort active, qualité qu'on lui reconnaît aux États nord de l'Union, sa patrie. Ainsi donc, nul doute que ce végétal n'a point dégénéré par sa transplantation.

Pourquoi, toujours esclaves et tributaires de nos préventions et de notre engouement, ne serions-nous pas en ceci les sages et judicieux imitateurs de certains peuples dont la civilisation, fort éloignée de la nôtre, nous excite à une pitié dédaigneuse, lesquels cependant ont, mieux que nous, su comprendre que leurs besoins peuvent être satisfaits par les seules productions du sol dont ils sont indigènes ? Ces peuples, dont il est question ici, voisins de la Sérique, ont le bon esprit de ne point lui envier des richesses végétales qu'il leur faudrait acquérir à force de combats, de sacrifices, d'humiliations; ces peuples de l'Inde, possesseurs du *morinda citrifolia*, L. (arbuste *rubiacé* que, dans leur langue, ils désignent sous le nom de *bancudu*), trouvent, dit-on, dans ses feuilles, un remède efficace à ces douleurs, à ces névroses atroces qui torturent les viscères abdominaux, et sont les prodrômes vrais, les infaillibles précurseurs du choléra asiatique, fléau des contrées que baigne le Gange. Pourquoi donc ne saurions-nous pas, comme eux, utiliser les productions de notre sol ? et si réellement elles sont insuffisantes, pourquoi négligerions-nous des acclimatements utiles, pourquoi n'enrichirions-nous pas notre agriculture et notre matière médicale indigène d'une espèce (le *lédon* cité) qui, agréablement aromatique, tonique des organes de la digestion, stimulante des centres nerveux à la manière des feuilles de *Cang-Tong*, peut ajouter à nos jouissances, remplir les conditions médicatrices qu'offre celle-ci, et nous affranchir pour toujours de l'impôt onéreux, énorme, qu'à son sujet le commerce étranger prélève sur nous ?

Puisque dans ce travail il ne s'agit que de substitutions, cessant de nous préoccuper des merveilles publiées au sujet des exotiques dont la découverte des Indes-Orientales et des Amériques a subitement doté nos divers laboratoires, aussi bien ceux d'Hygie que ceux du *gras* Comus, à propos de la *vanille* (9), fruit de l'*epidendrum vanilla*, L. (*vanilla aromatica* et *vanilla planifolia*, Andrew, *orchidées*), à propos de ce fruit suave et si justement recherché, de ce fruit, aromate exquis que savent apprécier les parfumeurs, les confiseurs et les petits-maîtres, de ce fruit condiment précieux de toutes nos friandises sucrées, soit alcooliques, soit autres, mais qui, considéré comme agent médicamenteux, n'a pas de portée vraie, d'action réellement définie, réellement importante, nous proposerons pour lui être substitués, en qualité de cosmétiques, notre *violette odorante*, dont plus loin il sera question encore; l'*iris à fleurs blanches* (*iris florentina*, L., *iridées*), dont les bulbes solides exhalent une odeur de *violette* très-marquée; les bulbes solides des *iris germanica*, L., et *iris pseudo-acorus*, L., espèces dont l'*iridine* passe pour être le principe actif, et desquelles aussi nous aurons à nous entretenir plus loin. En qualité de cosmétiques et de condiments, nous proposerons les pétales de l'*œillet ratafiat* (*dianthus caryophyllus*, L., *caryophyllées*), et ceux aussi de l'*œillet mignardise* (*dianthus plumarius*, L., *dianthus moschatus*, Mayer), agréable et suave bordure de nos parterres; puis également les racines de l'*angélique*, celles de la *livêche*, celles de l'*impératoire*, celles de l'*ache*, celles du *méon*, citées plus haut comme précieux agents médicateurs, lesquelles, non moins suaves que la *vanille*, peuvent très-bien nous la remplacer; car les unes et les autres ne sont point indignes d'être l'objet des travaux inspirés par les élucubrations cosmétiques et gastronomiques. Crèmes, alcoolats sucrés, candits, élixirs, glaces, préparations culinaires ou pharmaceutiques, chrèmes, eaux de senteur, eaux virginales, pommades, seront tout aussi agréables au goût, tout aussi suavement aromatiques, tout aussi salutaires extérieurement et intérieurement, s'ils ont pour seule base condimenteuse ou aromatiquement médicatrice et corrective des odeurs désagréables et fatigantes, des saveurs nauséeuses, l'*aromite* de nos indigènes cités, que s'ils ont pour adjuvants correctifs et pour condiments la *vanille*, le *benjoin*, le *baume du Pérou*, le *baume de Tolu* et le *gérofle*. C'est à cette dernière substance surtout (calice et fleur non développée du *caryophyllus aromaticus*, L., *myrtées*), c'est, dis-je, particulièrement au *clou de gérofles* (10) qu'en qualité de condiment d'alcoolats sucrés et de candits, ou d'aromate de cosmétiques, on peut opposer notre *œillet ratafiat* (11), qui, par son parfum, représente parfaitement la production des Moluques, mais, il faut en convenir, non pour sa portée stimulante et médicinale ; car cette portée est en quelque sorte nulle dans notre *œillet*, comparativement à celle qui est le partage du produit exotique. Plus loin, nous aurons à signaler les agents médicamenteux qui peuvent et doivent être considérés comme véritables succédanés de celui-ci. Mais, avant de passer outre, nous n'omettrons pas de signaler ici les fleurs de l'arbre aux *anémones* (*calycanthus floridus*, L., *seu pompadoura*), arbrisseau *rosacé* indigène à la Caroline, et naturalisé dans nos climats où il est un ornement brillant et suave de nos parcs d'agrément, même dans nos départements du nord, et même en Belgique, fleurs qui peuvent être un précieux aromate condimenteux digne d'occuper une place dans le *Dispensarium* du confiseur.

Pour en revenir à la *vanille*, si, pour la remplacer, faisant abstraction de toute autre substance odorante qui aurait, par son aromite, une portée égale à la sienne comme correctif et condiment, on ne voulait admettre que celles dont l'aromite (olfactivement parlant) serait absolument semblable au sien, peut-être on pourrait satisfaire à cette condition en recourant au *salsifix noir*, plus communément et mieux désigné sous le nom de *scorzonère d'Espagne* (*scorzonera hispanica*, L.). Les fleurs de cette *chicoracée* potagère, fleurs qui sont d'un beau jaune-soufre, exhalent une forte odeur de *vanille* que peut-être il serait facile de fixer. Il serait fort à désirer que l'on pût en trouver les moyens ; car la fragrance de ces fleurs se dissipe à mesure que les heures s'écoulent depuis le moment où leur épanouissement a eu lieu : flétries, elles ne présentent qu'une odeur faible ; sèches, elles n'ont plus qu'une odeur herbacée qui, plus ou moins, se rapproche de celle du *mélilot*. Le procédé adopté par les parfumeurs pour fixer et conserver l'arome fugace de la *jonquille* et des *narcissées* odorantes, du *lys* et de la *tubéreuse*, du *jasmin*, etc., etc., etc., du *jasmin* dont le *decoctum oléagineux* s'est montré antispasmodique et sédatif, étant administré à l'intérieur, à la dose de 15 à 20 gouttes, dans les coliques hystériques (Gouan), ce procédé ne pourrait-il pas être applicable aux fleurs de notre *scorzonère* ? Ne pourrait-on pas également l'appliquer aux fleurs de la *pompadoure*, desquelles l'aromite est excessivement fugace, si par cas il arrivait que l'on en voulût tirer parti ?

D'après certaines assertions de gens du monde, j'ai traité dans l'eau et dans le lait l'enveloppe ligneuse des *amandes en coques* du commerce, et, par ce moyen, j'ai obtenu des boissons légèrement stimulantes de la perspiration cutanée et des organes digestifs ; boissons suaves, d'un aromite assez analogue à celui de la *vanille*, mais moins prononcé, moins persistant, beaucoup plus fugace.

Si donc, pour représenter le fruit du *vanillier*, on peut avoir parfois recours à la fleur de *scorzonère d'Espagne*, à celles de l'*heliotropium peruvianum* (*fleur de vanille* dans le département de la Moselle), aux *coques des amandes douces*, enveloppes habituellement dédaignées, l'on peut, à plus forte raison, recourir à l'*avoine commune* (*avena sativa*, *nigra aut alba*, L., *graminées*), ainsi que déjà, et depuis long-temps avant nous, on l'a tenté avec succès.

Dans cette *glumacée*, dont M. le d[r] Thémont d'Ath, en Belgique, a retiré de grands avantages en opposant sa décoction à l'hydropisie consécutive d'hypertrophie du cœur, boisson qui donna lieu à une diurèse fort abondante, laquelle, ayant duré trois jours, termina l'hydropisie; dans cette graine *glumacée*, plusieurs auteurs, entre autres notre célèbre Parmentier, et depuis lui un M. Journet, ont signalé et caractérisé l'existence d'un principe aromatique duquel l'odeur et la saveur représentent parfaitement l'odeur et la saveur de la *vanille*; ce qu'effectivement il est facile de reconnaître et de démontrer en faisant bouillir dans du lait ce fruit (*péricarpe*, *graine et balle*) qui seul et sans aucune préparation agit si puissamment sur l'encéphale, qu'en certaines circonstances, il produit des effets analogues à ceux de l'ivresse. Il est vrai de dire que cette propriété d'affecter ainsi l'odorat et le goût, que cet aromite vanillé de l'*avoine* est peu persistant et même est assez fugace; que d'ailleurs la torréfaction est nécessaire à son parfait développement; qu'alors il est plus prononcé, plus sensible, plus positif : que nous importe! il existe, et, pour nous, voilà le point essentiel. J'ai eu très-fréquemment occasion de vérifier ce fait. C'était l'*avoine noire* que, dans beaucoup de ménages, on employait de préférence à l'autre variété pour aromatiser les crèmes et les candits lorsque, gêné dans ses relations ultra-maritimes, le commerce français ne pouvait qu'à grand'peine se procurer et livrer au poids de l'or les gousses de la précieuse *orchidée*, gousses qui jusqu'alors avaient été seules en possession de communiquer à ces sortes de friandises l'odeur suave et la saveur délicate qui les font rechercher.

Et nunc erudimini.

E. CORDIAUX, AROMATES CONDIMENTEUX.

> Aromatis peregrinis cibos suos condiunt in Dania plerique, quasi simplicem cibum gula fastidiret, vel domesticæ herbæ deficerent. Hæc aromata Orientalium cælum sapiunt, calore nimis æstuant, nosque accendunt et inflammant, potiusquam nutriunt. Si rebus Europæ consultum vellemus, spretis Orientis mercibus, ex hortis nostris illa substitueremus quæ minori sumptu stomachoque gratiore haberi possent. Luxus est, non necessitas, peregrinis uti et divitias suas prodere, quas utilioribus rebus impenderemus, sublevandis nempè pauperibus.
>
> (Th. Bartholin, *de errore Dan. dissert.*)

Arrivé tout naturellement à parler des substances qui, condimenteuses et médicamenteuses à la fois, ont tenu, dans la matière médicale, une place distinguée que beaucoup d'entre elles occupent encore aujourd'hui, sans trop nous préoccuper de leur utilité culinaire ou de l'importance qu'elles peuvent avoir pour les confiseurs, nous allons, fidèle au plan que nous nous sommes tracé, examiner si, comme agents thérapeutiques, leur puissance médicatrice ne peut pas être représentée par celle de quelques-uns des produits indigènes ou régnicoles de notre patrie.

Par les effets immédiats que suscitent les *cannelles* (*cannelle de Ceylan* et *cannelle de Chine*), écorces de saveur aromatique, chaude, âcre et piquante, dues au *laurus cinnamomum*, L. (*laurinées*), et principalement la plus estimée d'entre elles, la *cannelle de Ceylan*, la muqueuse gastrique devient le siége d'une excitation bien marquée. Sous cette influence, les facultés digestives se développent, l'assimilation se fait plus rapide. Cette impression se trouvant brusquement transmise aux centres nerveux, la circulation s'accélère, la chaleur du corps s'élève, toute l'économie enfin se trouve ranimée et fortifiée à la fois ; ce qui, de temps presque immémorial, a été reconnu et constaté, tant par Théophraste, Salmas, Stapel, Hermann, Grimm, Pison, Wedel, Boerrhaave, Schenck, Valentin, Th. Bartholin, Riedlin et Cartheuser, que, depuis eux, par tous les modernes, qui, ainsi qu'eux, les ont toujours conseillées et les recommandent encore aujourd'hui, comme stimulantes et cordiales, aux personnes de constitution froide, molle, pâle, lymphatique, dans les cas de cachexie asthénique, de congestions passives ; pour favoriser et la résorption des fluides épanchés, accumulés, stationnaires, et le développement des forces toniques qui seules peuvent s'opposer à leur reproduction, peuvent favoriser et leur expulsion par les émonctoires naturels, et l'écoulement, soit des règles, soit des lochies, et le travail de la parturition.

Autant on en peut dire de toutes les substances exotiques à comprendre dans cette série (*racines*, *écorces*, *feuilles*, *fleurs*, *fruits*), la plupart plus en usage dans l'art culinaire que dans la médecine, et que, sous le nom d'*épices*, le commerce range parmi ses plus précieux moyens d'exploitation.

Pour nous, à qui l'avantage des saveurs importe bien moins que le résultat physiologique, que l'importance thérapeutique, qui cherchons moins à satisfaire la sensualité qu'à répondre aux besoins pathologiques, nous opposerons aux *cannelles* citées, et à la *cinnamyle*, principe obtenu de leur *huile essentielle*, l'écorce du *laurier franc* (*laurus nobilis*, L.), laquelle pour n'avoir point encore, que je sache, été mise en œuvre par les praticiens, ne m'en semble pas moins, comme agent thérapeutique, digne de quelque estime, et, avec cette *écorce*, les feuilles du même *laurier*, *feuilles* bien propres à remplacer le *malabathrum* de nos officines. En effet, si ces feuilles du *cannellier du Malabar* (*laurus malabathrum*, LAM.) ont été estimées balsamiques, alexitères, apéritives et diurétiques, par SALMAS, LANGE, GEOFFROY, ZORN, VALENTIN, DEXBACH, les feuilles de notre *laurier franc*, non moins utiles dans la médecine que dans l'art culinaire, se sont montrées diurétiques, stomachiques, carminatives (ZORN, CARTHEUSER, GEOFFROY, AGNETLER). Nous avons ensuite à opposer aux *cannelles* et au *malabathrum* les feuilles du *romarin*, déjà signalées comme propres à remplacer le *café* dans les empoisonnements par l'*opium*, feuilles que, bien long-temps avant nous, CAMPÉGIUS regardait, sous le rapport de la médecine, comme pouvant parfaitement être substituées à la *cannelle*.

Je proposerai de substituer l'*écorce* de la racine de *fraxinelle* (*dictamus albus*, L., *rutacées*) à la *cannelle blanche* (*winterania canella*, L., *canella alba*, CATESBY, *méliacées*), écorce répandue et désignée dans le commerce sous le nom de *costus doux*, substance jadis en grande vogue comme incisive, siccative, anti-émétique et antiscorbutique (VESLING, LOESEKE, GEOFFROY). Notre *fraxinelle* pourra également être substituée à l'*écorce de* WINTER (*costus âcre*), quels que soient d'ailleurs les éloges qu'aient pu faire d'elle WILLIS, SILTEMANN, GEOFFROY, VALENTIN, CARTHEUSER, LOESEKE, ZORN et CHARAS, qui tous la proclamèrent un antiscorbutique spécifique d'après les assertions de WINTER, lequel déclara que, par elle seule, son équipage fut délivré du scorbut. Ce néanmoins notre *fraxinelle* ne me semble pas non plus inférieure, en propriétés médicinales, à cette *écorce* enlevée aux branches moyennes du *drymis winteri* (FORSTER), arbre de la famille des *magnoliacées*, écorce à laquelle, plus haut déjà, nous avons opposé (sur la foi de BODARD) la racine de *benoîte* comme agent tonique et antiscorbutique. En effet, la *fraxinelle*, arbuste à feuillage d'une fragrance extrême, d'une saveur chaude et aromatique très-prononcée, plante fort commune dans nos contrées méridionales, et que l'on cultive dans tous nos jardins dont elle est un des plus agréables ornements, la *fraxinelle* est portée sur une racine que recouvre une écorce blanche, non moins énergiquement stimulante que les produits que nous l'appelons à suppléer, produits auxquels souvent on la mêle frauduleusement dans le commerce, et auxquels, d'ailleurs, elle ressemble assez par son aspect, son odeur aromatique et sa saveur pipéracée, piquante, quelque peu âcre, pourvue de quelque peu d'amertume; et non moins qu'eux, elle fut par nos prédécesseurs, par BUCHNER, ZORN, LOESEKE entre autres, et même de nos jours elle est encore, quoique fort peu employée, estimée à juste titre tonique, anthelmintique, antiscorbutique, diurétique, diaphorétique, emménagogue. Quant à la propriété anti-épileptique que nos anciens lui attribuaient, d'après sans doute des résultats obtenus, il est probable qu'alors ils avaient eu à combattre des accidents épileptiformes dus à des congestions cérébrales passives dont la résorption et la disparition s'effectuaient sous l'influence de l'impression stimulante exercée, et de la tonicité développée par l'agent médicateur.

Appréciant à leur juste valeur les drogues fournies par les *drymyrrhizées*, au *galanga majeur* (*maranta galanga*, L.), au *galanga mineur*, racine de l'*aponogeton monostachyum*, racines puissamment stimulantes, aujourd'hui presque inusitées en médecine, mais dont la vogue a été extraordinaire autrefois, et même encore à une époque peu éloignée de nous, et qu'en qualité de cordiales, de céphaliques, d'antivermineuses, de spécifiquement emménagogues, d'atténuantes, de fortifiantes et d'incisives, recommandaient fort STAPEL, traducteur et commentateur de **Théophraste**, **Salmas**, **Geoffroy**; **Boerrhaave**, **Loeseke**, **Hermann** et **Cartheuser**; aux *zédoaires officinales* (*kæmpferia longa* et *k. rotunda*, L.), racines âcres, amères, fragrantes, à odeur camphrée, que recherchaient, comme recommandables agents de stimulation, les auteurs cités, à propos des *galangas* et avec **Mauritius**; à la *zédoaire jaune* (*cassuminiar de* **Geoffroy**, *kæmpferia lutea de* **Guibourt**), laquelle, aujourd'hui presque inconnue au monde médical, était jadis estimée nervine, confortante, propre à combattre le spasme hystérique, les coliques, les vertiges, les convulsions musculaires (**Triller**, **Valmont-Bomare**); au *gingembre*, dont le principe actif et sapide a été isolé et nommé *pipéroïde* par le pharmacien **Béral**; au *gingembre* (*amomum zingiber*, L.), dans le fait fort peu important pour nous, quoiqu'il soit bien reconnu, bien constant qu'il est stimulant des propriétés vitales, et favorable au développement des forces organiques, bien qu'effectivement il convienne aux constitutions molles, cachectiques et dans toutes les affections asthéniques, bien qu'il ait été reconnu propre à modifier la forme catarrhale, à favoriser la résorption des fluides passivement épanchés et accumulés, soit dans les cavités splanchniques, soit dans le tissu cellulaire, à aider le rétablissement des évacuations périodiques dont un état de faiblesse matérielle générale a suspendu le cours; au *gingembre*, que **Riedlin** flétrit en l'accusant d'avoir conduit à une phthisie incurable et mortelle une femme qui en faisait habituellement usage; au *gingembre* enfin, dont nous pouvons fort bien nous passer, malgré les articles élogieux que, dans un temps, nos journaux largement salariés ont prodigués au *vin antileucorrhéïque* au *zingiber* du pharmacien **Apché**, *vin médicinal* qui trouve un antagoniste à redouter dans le *vin d'aunée* de nos formulaires, préparation (*le vin Apché*) que l'on peut réunir et mettre dans le même sac avec le *rob antisyphili-*

tique de Boyveau-Laffecteur, plus que jamais en réclame aujourd'hui, grâce au dr Giraudeau-de-St-Gervais, qui, pour lui, a répudié tous ses autres arcanes; les *bonbons mauritains* contre les enrouements (*a*), les *bonbons de Malte* contre le mal de mer, le *sirop antigoutteux* du pharmacien Boubé, l'*élixir antiglaireux* du dr Guillié, aussi bien que le fameux et trop célèbre *remède Leroy*, que la *teinture purgative de* Micque, que la *teinture germanique de* Steinacher, imitations de l'*eau-de-vie allemande* de nos formulaires, le *sirop antiphlogistique* du pharmacien Briant, le *sirop Dunand*, le *sirop de* Lamouroux, le *sirop de mou de veau* du pharmacien Dégénetais, et toutes autres miraculeuses et panacéïques compositions *ejusdem farinæ* qu'avec l'effronterie la plus déhontée placarde sur tous les murs un impudent charlatanisme qu'encourage la crédulité publique, mine féconde, mine intarissable qu'il exploite audacieusement; au *zerumbet* (*amomum zerumbet*, L.), cité avec éloges comme échauffant, stimulant et résolutif, par Grimm, Geoffroy, Garcias, Hermann, Burmann, Salmas, Dale, Ray, Schroeder, Morison, Breyn, mais, au fait, complètement dédaigné aujourd'hui et par conséquent tout-à-fait inusité; aux *curcumas* (*curcuma longa* et *c. rotunda*, L.), racines stimulantes, condimenteuses dans les pays dont elles sont originaires, recommandées dans l'ictère et l'hydropisie, par Boerrhaave, Buchner, Cartheuser et Zorn; aux *curcumas* et à la *curcumine* leur principe actif, leur *alcaloïde*; à la racine du *costus arabique* (*costus amer*, *costus arabicus*, L.), racine béchique, céphalique, hystérique, diurétique, antitoxique et diaphorétique pour Geoffroy, Zorn, Charas, Triller, racine d'ailleurs aujourd'hui assez rare dans le commerce; enfin, ne tenant pas plus de compte de certaines *scitaminées*, à la racine de l'*acorus verus*, L., racine

---

(*a*) Voir l'une de nos notes, à propos du *cerfeuil musqué*.

stimulante, aromatique, carminative, tonique et stomachique, préconisée par **Wedel**, **Martinellus**, **Geoffroy**, **Cartheuser**, **Zorn**, **Salmas**, racine au moins aussi rare aujourd'hui, dans le commerce de la droguerie, que l'est celle du *costus arabique*, et qui, aussi bien que cette dernière, ne nous parvient jamais que toute vermoulue; à la racine de l'*acorus verus palustris*, **Loureiro**, racine à laquelle les Chinois attribuent un grand nombre de propriétés admirables, laquelle, selon eux, déploie une force herculéenne, en quelque sorte, contre les fièvres malignes et les maladies contagieuses, l'administrant alors en poudre, à la dose de 30 à 40 grains, dans un véhicule approprié, poudre qu'ils opposent, étant délayée dans du *vin* et employée comme agent externe, à la morsure des animaux venimeux; à la racine du *piper ombellatum*, L. (*caapeba* des Brésiliens, pour lesquels elle est un diurétique énergique); enfin, à cette *pipérinée*, à cette *scitaminée*, à ces *drymyrrhizées* que peut représenter parfaitement tout ce que, parmi nos produits indigènes, nous avons pu citer déjà, et tout ce que nous avons à citer encore de substances chaudes, âcres, aromatiques, fragrantes, j'opposerai encore la racine aromatique, pipéracée, amère, d'une *aroïdée* de nos climats, du *roseau aromatique* (*acorus calamus*, L.), plus habituellement désigné sous le nom de *jonc odorant de Hollande*, racine préconisée et employée par le d[r] **Bulleyn** sous le nom de *calamus aromaticus*. Si ce que **De l'Écluse** (**Clusius**) dit à propos de l'*aroïdée tartaro-indienne* (de l'*acorus verus*) est admissible, s'il est vrai (toujours d'après lui) que les Tartares qui habitent les frontières orientales de la Lithuanie ont coutume de se munir de cette racine et d'en porter constamment avec eux, ne buvant jamais de l'eau de leurs marais sans y en avoir laissé tremper pendant un peu de temps quelques morceaux, coutume que Sim. **Paulli** approuve (non sans raison) comme étant tellement salutaire;

qu'il exhorte nos soldats en marche à suivre en ceci l'exemple des Tartares, ce qu'il leur sera facile de faire lorsqu'ils trouveront la substance indiquée, ou au moins notre *roseau aromatique*, plante commune dans la Bresse et le Bugey, aux lieux humides et marécageux de l'Alsace, de la Belgique, de la Provence, plante de la racine de laquelle **Hoffmann** a retiré 2 onces d'huile essentielle sur 50 livres, et de laquelle **Neumann** et **Cartheuser** en ont, sur une livre, retiré 2 scrupules. Ces résultats indiquent suffisamment que ce produit indigène est réellement propre à satisfaire aux conditions de la médication particulière aux exotiques que je viens de citer; que, contenant aussi comme eux un principe résinoïde, il mérite d'être pris en considération, qu'il peut les remplacer tous parfaitement, et tout en lui peut nous démontrer victorieusement, je pense, combien sont grands nos torts à l'égard des productions de notre sol. Ensuite j'attribuerai, avec les auteurs, une même parité d'action aux racines du *scirpus maritimus*, et à celles du *schœnus mariscus*, *cypéracées* communes dans quelques-uns de nos départements maritimes; à celles de notre *achillea millefolium*, L., décorée du nom de *galanga des marais*, plante *astérée* de la distillation de laquelle on retire une huile essentielle qui, aussi bien que celle de la *camomille*, est bleue, plante estimée propre à réprimer le flux de sang et le flux hémorrhoïdal, ce que déjà nous avons dû dire plus haut, et dont l'infusion théïforme, de saveur assez agréable, a été recommandée en boissons aux phthisiques. Les Dalécarliens la substituent au houblon dans la fabrication de la bière. (Voir, à son sujet, **Rivière**, **Stahl**, **Henninger**, **Lange**, **Cartheuser**, **Zorn**, **Boerrhaave**, **Haller**, **Loeseke** et **Tournefort**.) Je présenterai également comme oppositives aux exotiques cités, les racines de certaines de nos *cypéracées*, communes aux lieux humides et marécageux du Languedoc; celles du *souchet* *long* ou *odorant* (*cyperus longus*, L.), lesquelles, douées de propriétés stimulantes et toniques très-marquées, peuvent être utiles dans les maladies asthéniques, les leucorrhées, les hémorrhagies passives, les langueurs d'estomac, la diarrhée atonique (BOERRHAAVE, Sim. PAULLI); celles du *souchet rond* (*cyperus rotundus*, L.), qui, bien que plus habituellement employées dans la parfumerie que dans la médecine, n'en sont pas moins estimables comme alexipharmaques, antipestilentielles, antiseptiques, stomachiques et diurétiques, leur poudre étant, à la dose de 1 gros, mêlée, soit à du *vin blanc*, soit à l'*eau cordiale*, si l'on s'en rapporte à PALMARIUS, qui dit, à propos d'elles : « *solam* » *externam illius fragrantiam*, *pestilentis*, *aut aliter cor-* » *rupti*, *aeris*, *inquinamenta discussisse*; » si l'on s'en rapporte aux dires de GEOFFROY, de Sim. PAULLI, de BOERRHAAVE, de CARTHEUSER, de ZORN.

Je pense que nous devons trouver les mêmes ressources économiques et médicinales dans la *pyrèthre* (*anthemis pyrethrum*, L., *astérées*), plante dont la racine, douée d'une force véhémentement stimulante, dans laquelle M. GAUTHIER, pharmacien de Paris, et, après lui, M. PARISEL de Montbrison, ont isolé un principe résinoïde actif que ce dernier a dénommé *pyrétine*, était fort appréciée par nos anciens, qui l'estimaient puissamment aphrodisiaque, étant appliquée en topique sur les parties génitales (ETTMULLER, SCHROEDER, SLEVOGT, CARTHEUSER, ZORN, LOESEKE), racine dont la saveur, aussi chaude, aussi âcre, aussi brûlante que celle du *poivre*, est suffisamment indicatrice des propriétés actives qu'elle recèle; dans l'*herbe à éternuer* (*achillea ptarmica*, L.), *astérée* que, d'après les auteurs (ZORN, BOERRHAAVE, GEOFFROY), MOUTON-FONTENILLE présente comme congénère d'action avec la *pyrèthre*, ce qui a valu à cette herbe la dénomination de *pyrethrum germanicum*; et dans la racine du *boucage saxifrage* (*pimpi-*

nella saxifraga, L.), *ombelliférée* commune dans nos prés secs, sur nos coteaux arides et pierreux. Cette dernière, surnommée *bouquetine* à cause de l'odeur qu'elle exhale et qui a trouvé place parmi les *antispasmodiques* proprement dits, cette jolie *ombelliférée* donne une racine vivement stimulante, très-piquante et très-âcre, lorsque surtout elle est récente. Cette racine échauffe fortement la langue, et peut, en conséquence, remédier à l'hypostaphylie aussi bien que le *poivre*, remède vulgaire de cette indisposition. Émule de la *pyrèthre*, et son égale en puissance, formellement excitante et modificatrice de l'état actuel et de la sensibilité des appareils organiques, la racine de ce *boucage* (avec celle de la *pyrèthre*, ou sans elle) peut certainement, aussi bien qu'elle, étant employée comme masticatoire, anti-odontalgique, antiscorbutique, rivaliser les *costus exotiques* cités, le *betel* (*piper betel*, L., ou *betle*), *pipérinée* si recherchée par les naturels des Indes-Orientales; la racine du *piper venosum*, *pipérinée* plus connue au Brésil sous le nom de *jaborandi* que sous son nom botanique, et qui y est estimée sialagogue très-actif. Il est fort probable que notre indigène peut rivaliser le célèbre *cresson de Para* (*sit bidens fervida*, *sit spilanthus oleracea*, *sit spilanthus fusca*, espèces *corymbiférées* réunies sous la même dénomination française, d'où le *paragay-Roux*, mélange en grande vogue aujourd'hui, mélange au moyen duquel s'est exploitée naguère, et sans doute s'exploite encore, comme par le passé, la crédulité publique toujours habile à se laisser surprendre par le charlatanisme éhonté qu'elle enrichit. Certes, si, en ceci comme en beaucoup d'autres choses, le public est encore dupe des jongleurs, des vendeurs de remèdes, des guérisseurs prétendus, des marchands d'*orviétan*, c'est qu'il le veut bien : assez d'esprits droits, consciencieux et désintéressés ont cherché à le désabuser, à le mettre en garde contre les piéges tendus à sa bonne foi; ainsi jadis la malheureuse CASSANDRE s'évertuait à prémunir les Troyens contre la perfidie des Grecs : « *Vulgus decipi vult* », a dit un charlatan de place ; « *Ergo decipiatur* », a répondu un sage : laissons donc s'arranger entre eux les charlatans et le public, sans davantage nous en préoccuper.

Si, nonobstant ce qui vient d'être dit, les thérapeutistes répugnent à rendre à notre *boucage* la place que, dans la matière médicale française, ses racines ont long-temps occupée à titre de produit utile, qu'ils sachent que STAHL, dont l'autorité en vaut bien une autre, les a employées avec succès dans toutes les circonstances où il lui semblait nécessaire de réveiller la vitalité fibrillaire des tissus, de susciter de salutaires phénomènes de réaction ; que LOBEL, PÉNA, HEMREICH, HERT, CARTHEUSER, ZORN, LOESEKE, TOURNEFORT et GEOFFROY, les reconnaissaient alexipharmaques, utérines, lithontriptiques, vulnéraires, anticatarrhales et diurétiques, surtout pour ce dernier cas, étant administrées en décoction dans l'eau (Ach. RICHARD) ; qu'ils apprennent aussi que cette décoction est un emménagogue puissant, un diaphorétique antirhumatismal et antisyphilitique éprouvé, au dire du dr HARNISCH de Leipsik.

Comme stimulants et carminatifs (abstraction faite des *semences chaudes* que déjà nous avons citées, *anis*, *fenouil*, *coriandre*, *carvi*, *aneth*, *carotte*, etc., etc., etc.), pour représenter les différents fruits des *amomes* (*amomum racemosum*, *am. meleguetta*, *am. villosum*, *am. medium*, *am. globosum*, *am. cardamomum majus et minus*), pour représenter, dis-je, les fruits de ces diverses *amomées*, fruits en vogue comme échauffants, atténuants, stomachiques, incisifs, céphaliques, fortifiants, anti-asthmatiques, diurétiques, emménagogues, au temps de BONTIUS, HEISSIUS, CRAUSIUS, BOERRHAAVE, GEOFFROY, CARTHEUSER, ZORN, LOESEKE, FORESTUS (LAFORÊT), GESNER, POMET, SALMAS, commentateur de **Pline**, **Stapel**, commentateur de **Théophraste**, **Rodius**, **Pros. Alpin**, **Scaliger**, **Doleus**, **Hermann**, **Valentin**, **Maronea**, **Martinellus** et **Charas**, qui en faisaient grand usage, fruits à la poudre desquels on a souvent, dans le commerce, substitué la poudre de *poivre*, j'offrirai, dis-je, pour représenter ces fruits, les baies aromatiques des deux *gattiliers*, originaires de nos provinces, et bien connues de l'antiquité qui les avait en grande vénération ; les *vitex agnus-castus* et *vitex laciniatus*, L., arbustes *verbénacés*, dont **Wedel** employa avec succès, pour combattre la leucorrhée, les baies, agents anti-aphrodisiaques pour les personnes d'un tempérament chaud, aphrodisiaques pour celles d'une constitution froide, suivant **Ammann**, **Zorn**, **Geoffroy**, **Valentin**, Sim. **Paulli** (contradictions curieuses et bien dignes d'une époque où l'empirisme dominait les meilleurs esprits), mais, dans le fait, agents de stimulation, soit générale, soit locale, de portée égale aux fruits des *amomées*, si même ils ne leur sont pas supérieurs en énergie.

Outre le *romarin*, la *sauge* et quelques autres *salviées* très-fragrantes, déjà et plusieurs fois citées, outre les racines du *roseau aromatique*, de la *pyrèthre*, du *boucage saxifrage*, que déjà aussi nous avons citées et offertes comme pouvant être substituées aux racines de certaines *drymyrrhizées* et *scitaminées*, outre ces herbes et ces racines indigènes que nous pouvons considérer comme fort capables de remplacer, en qualité d'agents médicateurs, les *poivres*, soit le *poivre* de la Polynésie, décrit par **Forster**, compagnon de **Coock**, sous le nom de *piper methysticum*, soit le *poivre économique* (*piper nigrum*, L.), distingué en *poivre noir* et en *blanc*, parce que l'un est vendu recouvert de son écorce, et que l'autre en est dépouillé par l'excortication, ce qui a fait croire à **Jonston** et quelques autres que ces graines provenaient d'espèces distinctes, soit, dis-je, le *poivre économique*, qui a été avantageusement opposé aux fièvres quartes, *poivre* dont le *pipérin* a été déclaré être le principe actif (ce que nous avons dit plus haut), *poivre* qu'estimaient échauffant, incisif et résolutif, mortel aux poux et à la teigne des lainages, PISON, HEISTER, CARTHEUSER, LOESEKE, ZORN; soit les chatons du *piper longum*, L., positivement plus actifs que les *poivres* dont il vient d'être question, et que l'on estimait particulièrement stomachique; soit le fruit du *piper cubeba*, L., et non le *piper caudatum* de VAHL, espèce de l'Ile-Bourbon, un des *Nhandi* de PISON (dr DIEU de Metz) (*poivre à queue, cubèbe, poivre pédonculé*), dont nous aurons à parler plus loin, tous produits dus à des plantes de Goa et de la famille des *pipérinées*; soit le *schinus molle*, L. (*poivrier d'Amérique*), arbrisseau *térébinthacé* originaire du Pérou, dont les fruits, ou dont les rameaux effilés et pendants, ont une odeur et une saveur de *poivre* très-prononcées; je proposerai ici l'essai d'une substitution qui serait faite encore avec les baies de nos *gattiliers*, et notamment avec celles de l'*agnus-castus*, substitution nullement hasardée, car elles sont souvent employées (dit M. le dr MARTINS) à suppléer le *poivre* dans l'économie culinaire de nos provinces méridionales.

Je proposerai aussi, pour suppléer les *poivres*, une substitution qui, non plus que celle faite avec les baies de l'*agnus-castus*, ne sera pas un essai positivement nouveau, car nos prédécesseurs nous en avaient ouvert la voie, et le commerce de l'épicerie et l'économie domestique de plusieurs contrées ne l'ont pas oubliée, si elle est tout-à-fait ignorée des médecins d'aujourd'hui. Cette substitution ferait représenter de nouveau les produits *pipérinés* par les graines de quelques *nigelles*, herbes *renonculacées*, aujourd'hui pour la plupart d'entre nous, plus d'ornement que d'utilité, savoir : 1º la *nigelle de Damas* (*nigelle romaine*, *nigella damascena*, L.), herbe originaire du Levant, et qui s'est si bien naturalisée dans nos jardins, qu'elle s'y sème d'elle-même et s'y multiplie sans le secours de la culture. « Cette » graine (*graine noire, habé-sodé, graine bénite, habé-barakė* » en arabe), employée, dans la Haute-Égypte, à saupoudrer » certaines espèces de pains ou gâteaux, leur communique » une saveur aromatique qui n'est point désagréable, et » son usage passe pour être sain et pour exciter l'appétit » (SONNINI). » 2° La *nigelle cultivée* (*nigelle de Crête, nigella sativa*, L.), plante agreste et fort répandue dans nos départements du midi où elle est indigène, et qui, par la saveur pipéracée de ses graines, a mérité le surnom de *toute-épice, poivrette*; graines qui, répandues dans le commerce, servent probablement à sophistiquer le *poivre* pulvérisé. Pendant long-temps, ces graines furent regardées comme suspectes à cause de leur origine; mais elles ont fini par trouver grâce devant les praticiens : en effet, BOERRHAAVE, GEOFFROY, CARTHEUSER, Sim. PAULLI, ZORN et TOURNEFORT, n'ont pas hésité à en faire emploi, et ils affirment s'en être bien trouvés. Elle a été préconisée contre les fièvres quartes et l'hydropisie; elle a été ajoutée à certaines poudres sternutatoires. 3° La *nigelle des champs* (*nigella arvensis*), partout en France si commune dans les blés dont elle rend la farine âcre et vertigineuse, si l'on n'a pas soin de l'en séparer avant la mouture du grain, graine dont les vertus stimulantes n'avaient point été inconnues à GALIEN, qui l'employait fréquemment comme emménagogue et vermifuge, et de laquelle VAN-SWIETEN préférait la poudre à tout autre sternutatoire. En effet, ces trois espèces *renonculacées* donnent des graines dont la saveur chaude, âcre et piquante, est assez analogue à celle du *poivre*, et qui, par conséquent, pourraient avantageusement le remplacer. Bien mieux! par l'action en quelque sorte élective qu'elles exercent sur les exhalations morbides de l'appareil génito-urinaire, elles peuvent, médicalement parlant, suppléer le *cubèbe*, que WEDEL, GEOFFROY et CARTHEUSER recommandaient comme nervin, antivertigineux, aphrodisiaque et spécifique dans les maladies lymphatiques; et, avec le *cubèbe*, suppléer son principe immédiat, la *cubébine* des modernes, l'un et l'autre fort en vogue et fort en faveur aujourd'hui dans le traitement des leucorrhées atoniques et de la blennorrhagie, et même dans l'état le plus aigu de cette forme de l'urétrite (dr DIEU). Ce qui peut conduire à l'expérimentation proposée, c'est l'opinion des anciens, qui estimaient les *nigelles* incisives, apéritives, atténuantes, diurétiques, emménagogues, et les opposaient au ramollissement du tissu pulmonaire, à l'engouement catarrhal des bronches. Ils faisaient surtout usage de leur *extrait alcoolique* qui est âcre, amer et astringent.

Le *drupe* de notre *laurier franc* (*laurier sauce des cuisines; laurier d'Apollon des poètes!*), arbre de nos départements du midi, duquel plus haut nous avons dit que les *écorces* pourraient suppléer, rivaliser même les *cannelles*, et les *feuilles* rivaliser le *malabathrum*, ce *drupe*, dont la *laurine*, matière cristalline de la nature des sous-résines, due aux recherches de M. BONASTRE, paraît être le principe actif, ce *drupe*, auquel CARTHEUSER, ZORN, AGNETLER et GEOFFROY attribuaient des vertus emménagogues, sudorifiques, diurétiques et fébrifuges, et que ces auteurs ont conseillé dans la dyspepsie et l'anorexie asthéniques: ce *drupe*, par l'*huile fixe* odorante exprimée des cotylédons de son amande, par l'*huile volatile*, fragrante que recèle son péricarpe, pourrait certes, comme nervin et tonique, être employé, avec un égal succès, aux usages médicinaux que réclament la *noix muscade* (14), fruit du *myristica moschata*, L., et du *myristica malabarica*, LAM. (*myristicées*), et parfaitement représenter cette production exotique prise dans son ensemble ou dans quelqu'une de ses parties; soit le *macis*, arille de l'amande, improprement nommé *fleur de muscade*, *bongo-pala moluccensibus*, *bebsé* de Sérapion, *befbahé* d'Avicenne; soit l'*huile fixe* et concrète (*beurre de noix muscade*), soit l'*huile volatile*, soit la poudre de l'*amande*. A plus forte raison aussi le *drupe* de notre *laurier franc* pourra-t-il être opposé à la fève *péchurim*, fruit odorant, oléagineux, mais peu connu, du *laurus pichurim* (Bergius).

Quel singulier, quel inexplicable engouement que celui qui sans cesse tient toute notre attention fixée sur des exotiques si coûteux et nullement indispensables au salut des malades confiés à nos soins, et qui nous fait dédaigner un arbre si commun chez nous, et lequel, pourtant, devrait être pour nous si précieux ! car il est le véritable succédané, l'antagoniste positif de l'*arbre de banda*, des *cannelliers* de la Chine et de Ceylan, du *cassia lignea* (*cannelle en bois*), écorce du *laurus cassia*, L., malgré la faveur dont cette écorce jouissait auprès de Cartheuser, de Dexbach, de Valentin, de Koempfer, de Geoffroy, de Charas, de Zorn, de Loeseke, qui cependant convenaient qu'elle était beaucoup plus faible d'action que la *cannelle*, à cause de la grande quantité de mucilage qu'elle contient; car il est également le véritable antagoniste du *malabathrum*, ainsi que déjà nous l'avons dit, et peut fort bien nous dispenser de recourir au *laurus culilaban*, L., dont l'écorce est analogue aux *gérofles* pour l'odeur, la saveur et la puissance stimulante, mais pourtant de portée bien moindre que ceux-ci, écorce connue, dans le commerce, sous le nom de *cannelle géroflée* (*culilawan*), d'ailleurs peu usitée dans notre médecine actuelle, écorce attribuée, dans ces derniers temps, au *myrtus caryophyllata* (Cazenave), et que recommandaient, comme fortifiante, stomachique et carminative, Cartheuser, Geoffroy, Loeseke, Valentin, Rumphius et Buchner.

C'est encore cet engouement, cette exoticomanie, qui

nous font négliger en ceci les graines aromatiques de nos *ombellifèrées*, et qui nous font fermer les yeux sur les agents nervins et toniques qu'elles renferment. La plupart de ces belles plantes si répandues dans nos campagnes (j'en excepte pourtant les suspectes, dont plus tard nous aurons à nous entretenir), la plupart de ces belles plantes concourent, avec notre *laurier*, à nous présenter, à coup sûr, les mêmes avantages que les divers *cannelliers*, et surtout que les *muscadiers*, tant par leurs semences, du corps cotylédonaire desquelles l'expression retire une *huile grasse*, la distillation enlevant à la texture de leur enveloppe une *huile volatile camphrée*, que par leurs feuilles très-aromatiques, dans quelques-unes surtout, que par les tiges odorantes qui les supportent, et que par les racines de certaines d'entre elles : semences, feuilles, tiges, racines, fournissant toutes de l'extractif et un principe résinoïde, suivant qu'on les traite par l'eau ou par l'alcool.

Il serait facile d'adjoindre à ces agents un grand nombre d'autres substances stimulantes et toniques, aussi agréables dans les préparations culinaires, aussi propres à exercer une médication excitante, locale et générale à la fois.

De ce nombre seraient les *orangettes*, fruits naissants et en quelque sorte avortés de l'*oranger commun*, desquelles la saveur amère, aromatique et chaude, indique suffisamment les vertus, et lesquelles, en qualité d'agents provocateurs des exhalations morbides artificielles, partagent, avec les racines d'*iris* et les *marrons d'Inde*, le privilége de servir à la fabrication des *pois à cautères*. Avec ces fruits dont le principe actif est l'*hespéridine*, obtenue successivement par M. Lebreton d'Angers, puis, après lui, par M. Widnmann, principe que, vers 1771, avait découvert Gaubius dans l'*huile volatile de fleurs d'oranger*, et qui peut-être n'est autre chose que l'*aurade* dont nous avons parlé aux antispasmodiques proprement dits ; avec les *orangettes* et les substances que nous venons de citer avant elles comme agents d'excitation interne à produire, de ce nombre aussi seraient les *écorces*, les *feuilles* et les *fruits* du *myrte commun* (*myrtus communis*, L., *seu romana*, *seu tarentina*), *myrtée* cédée par l'Italie à nos départements méridionaux, arbuste dont toutes les parties sont odorantes, et lesquelles, chez les anciens (GALIEN et DIOSCORIDE), étaient le recours et la consolation des virginités perdues, lesquelles furent souvent employées en gargarismes ou comme masticatoires (les feuilles surtout), pour raffermir les gencives scorbutiques et fongueuses. N'avons-nous pas encore à notre disposition l'*estragon* (*artemisia dracunculus*, L., *corymbiférées*), dont l'*infusum acéteux* (le *vinaigre*), estimé astringent et tonique, est, de nos jours (aussi bien que jadis le *myrte* et que ses *baies*, auxquelles, suivant TRILLER, en qualité d'astringent on substituait parfois les *baies* sèches du *vaccinium vitis idæa*), d'un précieux secours pour les virginités flétries ou compromises ? Ne possédons-nous pas les *écorces des oranges* et celles des *citrons*, qui, entre les mains des confiseurs, deviennent des candits cordiaux aussi agréables que salutaires, et desquelles la portée, positivement médicatrice, a été appréciée plus haut ? N'avons-nous pas les poudres odorantes de nos *iris*, celle de l'*iris à fleurs blanches*, ou de *Florence*, naturalisée et actuellement spontanée dans nos contrées méridionales, et dont il a été parlé déjà ; celle de l'*iris germanica*, L., agréste dans nos départements nord-est, et cultivée dans tous nos jardins ; celle de l'*iris pumila*, L., commune sur les murs de nos clôtures champêtres ; celle de l'*iris des marais* (*flambe-bâtarde*, *iris pseudo-acorus*, L.), espèce commune dans toutes nos localités humides, racine estimée antiscorbutique prise à l'intérieur, astringente employée en lotions, et que, sous cette forme, on a opposée aux érythèmes furfuracés de la face (ZORN et TRILLER) ?

La poudre de ces quatre *iridées* peut, sans contredit, remplir toutes les conditions de la médication tonique et stimulante ; car elle fut jadis, sans élection d'espèce, fréquemment employée par les praticiens pour produire cette médication.

A ces moyens de substitution, nous pouvons ajouter la *balsamite* (*costus des jardins*, Lémery, *balsamita suaveolens*, *seu major*, Desf., *corymbiférées*), laquelle autrefois a joui d'une grande réputation comme antispasmodique et nervale; et, à cette belle espèce de nos jardins, nous réunirons les *balsamita annua*, *bals. virgata*, *bals. audibertii*, *bals. ageratifolia*, ses congénères : puis aussi le *myrte du Brabant* (*myrica gale*, L., *myricées*), arbrisseau de nos départements du nord, lequel, tout fragrant, d'une odeur forte, aromatique et résineuse, était, par Peyrilhe, regardé comme doué de propriétés vivement stimulantes, lequel, par Gilibert, dont l'opinion est la même, est recommandé à l'attention des praticiens, lequel enfin est, dans quelques-unes de nos localités septentrionales, employé à la place du *thé de la Chine*. Nous y réunirons également les *sarriettes* (*satureia hortensis*, *sat. montana*, *sat. juliana*, L.), *salviées* consacrées, dans l'art culinaire, à relever la saveur, à masquer l'âcreté, à compléter l'assaisonnement de certaines graines *légumineuses*, des *fèves de marais* entre autres, dont elles favorisent la digestion; *salviées* qui, en plus d'une circonstance (à Limoges, Haute-Vienne, et à Auch, Gers), m'ont été utiles dans ma pratique régimentaire, constituant seules la tisane que j'associais aux médications spécialement et spécifiquement diaphorétiques, antisyphilitiques, antiscorbutiques et antiscrofuleuses.

Sans sortir des *salviées*, nous y joindrons les *thymus reflexus*, *thymus citratus*, *thymus grandiflorus*, *thymus piperella*, arbustes d'Italie et des contrées méridionales de l'Europe, les uns et les autres cultivés en pleine terre dans nos jardins, où ils supportent parfaitement la rigueur des hivers; le *thymus corsicus*, aussi commun dans nos Pyrénées que dans la Corse; le *thym commun, thymus vulgaris*, duquel Aétius faisait grand cas dans les affections soporeuses, et qui certes est un aussi heureux stimulant des propriétés vitales, est un aussi bon fauteur de salutaires phénomènes de réaction, que le *thym de Crête* (*thymus creticus*, D. C.) que lui préféraient Cartheuser, Boerrhaave et Zorn; et enfin le *serpolet* (*thymus serpyllum*), de toutes ces *salviées* fruticuleuses la plus estimée par Campégius, qui avait surnommé le *serpolet musc des Gaules*, ayant reconnu, sans doute, qu'il agit sur les organes à la manière du produit *thibétain*. Nous ne nous ferons pas faute de leur accoler le *petit basilic* (*ocymum minimum*, L.), *salviée* aussi, herbe aromatique de nos jardins trop peu connue, et, comme ressource médicinale, trop négligée par ceux qui la peuvent connaître. Frédéric Hoffmann propose l'*huile essentielle* de cette plante comme un stimulant tonique susceptible d'augmenter la chaleur générale, comme un précieux remède contre la céphalalgie résultant de l'inertie du canal alimentaire. Bodard, d'après les conseils du d[r] Bienville, l'employa avec succès dans certaines affections nerveuses dont le point de départ lui semblait être dans une diminution des propriétés vitales actives de l'organe encéphalique, soit qu'une commotion l'eût frappé de stupeur, soit qu'il y ait eu dépression de la masse cérébrale par épanchement atonique; et s'il est vrai qu'il ait eu alors la propriété de réveiller brusquement et de rappeler à ses fonctions physiques l'appareil encéphalique momentanément engourdi par quelque cause que ce soit, peut-être trouverait-on encore dans ce *basilic* un bon succédané du *café* dans les empoisonnements par l'*opium*. Le même auteur propose cette *huile essentielle* pour succédanée à l'*essence de gérofles*, de laquelle MM. Henry fils et Plisson ont isolé la *caryophilline*, et à laquelle nous avons dit qu'en qualité d'anti-odontalgique, pouvait être substituée l'*huile essentielle d'origan commun*. Encore un substitut au *clou de gérofle*, auquel nous avons déjà opposé comme moyen de stimulation générale la racine d'*angélique*, et comme aromate condimenteux des liqueurs et des candits, comme aromate des cosmétiques, l'*œillet ratafiat*.

Tant d'agents propres à exercer une médication excitante générale doivent bien suffire, je pense, à nous empêcher d'envier aux Grandes-Indes, à l'Égypte, aux Antilles, l'*ambrette*, graine musquée de l'*hibiscus abelmoschus*, L. (*malvacées*), graine fort estimée jadis comme stimulante et aphrodisiaque, par VALENTIN, BOECLER, BOERRHAAVE, HEUCHER et LINNÉ, mais aujourd'hui complètement abandonnée par la médecine qui a cessé de la disputer à la parfumerie.

Si nous refusons d'admettre au rang de nos stimulants, de nos aromates condimenteux les *baies* du *myrte commun*, lesquelles, au dire de PLINE, étaient en usage chez les Romains avant qu'ils connussent le *poivre*, et lesquelles sont aujourd'hui en grande vogue culinaire chez les gens de la Moselle, qui les ont baptisées du nom de *poivre domestique*; eh bien! sans qu'il nous soit nécessaire de recourir au *poivre de la Jamaïque*, fruit bacciforme du *myrtus pymenta*, L. (*myrtées*), au fruit du *vitex trifolia*, L., *poivre strié des Indes-Orientales*, et qui, dans le commerce, servent, dit-on, à sophistiquer le *poivre*, nous aurons recours aux divers *piments* que nous avons acclimatés et naturalisés, que ces fruits nous proviennent, soit du *capsicum annuum*, L. (*poivre d'Espagne*), lequel, lors de son importation en Europe, fut recommandé comme spécifiquement propre à diminuer l'obésité des personnes atteintes de polysarcie; soit du *capsicum lycopersicum* (*piment-tomate*), espèce en grand usage dans le département de l'Hérault; soit du *capsicum grossum*, soit du *capsicum ar-*

boreum, L., *solanées* heureusement acquises à notre horticulture économique, baies fortement sapides, auprès desquelles une place est due aux fruits du *solanum pseudocapsicum* (*amomum des jardiniers*), arbrisseau de Madère, d'orangerie chez nous, très-facile à multiplier, et dont nous ne savons pas encore tirer parti dans l'intérêt de nos besoins et de nos jouissances gastronomiques. A ces *solanées condimentaires* (pour terminer cette énumération), réunissons comme stomachiques et digestifs, comme propres à combattre la dyspepsie qui ne reconnaîtra pas pour cause une phlegmasie apparente ou latente des viscères abdominaux, qui, au contraire, sera due à une débilité matérielle de ces organes; réunissons, dis-je, à ces divers *piments*, les boutons floraux et les fruits du *caprier commun*, arbuste de nos côtes méditerranéennes, et dont la racine a pris rang parmi les diurétiques; les boutons floraux du *populage* de nos marais et de nos prés humides (*caltha palustris*, L., *renonculacées*), plante dont nous aurons à parler ailleurs; les graines du *genêt d'Espagne* (*genista juncea*, L.), charmante *légumineuse* parfaitement acclimatée à notre ciel et à notre sol: les *cornichons*, fruits naissants et âcres du *cucumis sativus*, L. (*cucurbitacées*), l'*estragon*, *corymbiférée* déjà citée, la *perce-pierre* (*crithmum maritimum*, L., *criste marine*), *ombelliférée* de saveur âcre, aromatique et pipéracée, surtout lorsqu'elle a macéré dans le *vinaigre*, feuilles, boutons floraux, graines et fruits vulgairement employés confits au *vinaigre*, lequel, modifiant ce que leur saveur native peut avoir de désagréable, développe leurs propriétés stimulantes et y ajoute. Joignons-y également les capsules fraîches des diverses *capucines* que nous cultivons en pleine terre dans nos jardins, où elles se multiplient d'elles-mêmes, et sans le secours de la main et des soins de l'homme, surtout celles des *grande* et *petite capucine*, espèces que nous retrouverons aux antiscorbutiques proprement dits. De ces plantes régnicoles (vivaces au Pérou et au Mexique, dont elles sont originaires, annuelles chez nous), de ces plantes, *fleurs* complètement développées ou à peine épanouies, *graines*, *fruits*, pris dans leur sincérité première, seuls et sans avoir été soumis à aucune préparation préalable, ou confits au *vinaigre*, tout en elles est d'une bonne ressource pour l'industrie culinaire, qui les emploie à relever la saveur de certains aliments fades, aqueux, amylacés, tandis qu'ils exercent sur l'appareil gastrique une action analogue à celle des *épices de l'Orient.*

Je le répète donc encore ici, la France peut entièrement s'affranchir des transactions onéreuses que lui impose le commerce exotique; mais sachons, pour arriver à ce but, reconnaître et utiliser ce que nous devons à la fécondité de notre sol, et, s'il en est besoin, encouragés par d'heureuses tentatives faites avant nous, doublons nos richesses territoriales, en confiant à la culture le soin de les multiplier. C'est alors que, justement fiers des richesses que nous aurons su ajouter à celles dont la nature nous a dotés, que justement fiers de pouvoir répondre à la fois aux sensualités gastronomiques et aux exigences thérapeutiques, nous pourrons dire avec HORACE :

Omne tulit punctum, qui miscuit utile dulci.

NOTES.

(1) Les cabaretiers sont (dit-on) dans la coutume de frelater les *vins* avec la *sclarée* et les *fleurs de sureau*, pour donner à leur odeur et à leur saveur un bouquet de *muscat*. Mais il est à signaler que ce *vin*, ainsi travaillé, produit rapidement l'ivresse, et donne lieu à des céphalées atroces.

(2) « Un médecin vient de découvrir qu'une plante (le *cerfeuil* » *odorant*) avait la vertu de donner à la voix la pureté, la force, » la souplesse. Du suc de cette plante, il a fait avec du *sucre*, de » l'*eau de roses* ou de *fleurs d'oranger*, des *bonbons délicieux qu'il* » *nomme mauritains*. Il faut en manger six ou huit avant de chan- » ter..... Je ne sais si ces *bonbons* ont agi sur ma voix ou sur mon » imagination, mais le fait est que je suis assez contente de moi... »

(*Journal des Demoiselles*, 1841.)

(3) « Surpris par le *mal de mer*, nous oubliâmes bientôt et le » froid et la brume. On ne se figure pas (celui du moins qui n'en » a pas été pris), on ne se figure pas l'état d'angoisse, d'anxiété, » d'anéantissement qui fatigue l'économie, avant, pendant et après » les vomissements. Au début, ou plutôt comme symptôme pré- » curseur, céphalalgie pesante, compressive, coronaire, qui tor- » ture l'encéphale depuis la région occipitale jusqu'à la région sus- » orbitaire. On dirait la tête étroitement enveloppée d'une calotte » de plomb, et serrée par elle : affaissement général, état d'abatte- » ment, de brisement, de langueur. Puis nausées, vomituritions, » crampes d'estomac, et enfin vomissements nombreux, véhé- » ments, atroces, auxquels succèdent abattement et décourage- » ment absolus. On n'a cure ni de vivre, ni de mourir.........

» ....

» J'ai considéré cette affection comme étant due à un simple dés- » ordre d'innervation de l'estomac, comme étant un état spasmo- » dique, un état d'orgasme, exerçant particulièrement son action » sur la tunique musculeuse de cet organe, étant dû, sans doute, » aux mouvements de traction et d'oscillation secondairement res- » sentis par le viscère, et primitivement imprimés au diaphragme » par le roulis et par le tangage, dans la station assise ou debout. » Ce serait donc, selon moi, un retentissement de l'action en quel-

» que sorte convulsive imprimée à ce muscle, une participation » à l'état de malaise qu'éprouve ce muscle, et non une exaltation, » une exagération des propriétés vitales de la muqueuse gastrique; » ce n'en serait donc point une phlegmasie, n'en déplaise à nos pyré- » tologistes : et si parfois (par le fait d'une torture incessante, la » sensibilité gastrique étant exagérée), avec la susceptibilité du vis- » cère viennent coïncider la rougeur, la sécheresse de la langue et » les phénomènes de l'état fébrile, la forme inflammatoire dont l'af- » fection revêt alors l'apparence, ne me paraît qu'essentiellement » secondaire et consécutive de l'irritation nerveuse prolongée du » viscère, laquelle y augmente le mouvement circulatoire, y dé- » termine des congestions, des afflux, en même temps qu'il en » pervertit le mouvement péristaltique, y détermine la turgescence » des capillaires qui sillonnent et abreuvent la muqueuse, et ainsi » produit ou du moins peut produire la phlegmasie de cette mem- » brane.

» *Ubi stimulus, ibi fluxus.* Hippocrate.

» *Ubi dolor, ibi sanguis missio.* Baglivi.

« Ou bien, ne pourrait-on pas, considérant la céphalée comme un » phénomène essentiel et tout primitif, regarder l'encéphale comme » point de départ, et, de même que dans l'hémicrânie, réagissant » sur l'estomac par le nerf pneumo-gastrique ? »

(*Voyage à la Vera-Cruz, Mexique*, 1827.)

En fait, le mal de mer ne me semble être qu'une simple névrose; et peut-être le *terrible choléra* (n'en déplaise encore à nos pyrétologistes) n'est-il pas plus.

(*L'Auteur.*)

(4) « Porta (*Phythognomica*, 1588) crut trouver de la ressem- » blance entre certaines plantes et les parties des animaux; il cher- » cha les rapports entre leurs mœurs et les nôtres, entre leurs » habitudes et le mouvement des astres; il s'imagina que les plantes » devaient avoir des qualités médicinales en raison de leurs formes; » qu'en conséquence, celles dont quelques parties représentaient » le foie, devaient guérir les maladies du foie; celles qui repré- » sentent des doigts devaient guérir de la goutte; que celles qui » imitent des testicules devaient être bonnes contre les maladies » des parties de la génération, ou au moins être aphrodisiaques, » etc., etc., etc. »

(Boitard, *Manuel complet de botanique*, 1828.)

(5) Voir ce qui a été dit, sur le *café*, par Willis, Velfing, Jacq. Spon, Dufour, Geoffroy, Zorn, Barbeyrac, Casp. Neumann, Triller.

(6) *Thé* des *Chinois*, *the Sinensium. Tsia Japonensium*, *thee Indorum.* (Voir Koempfer, Valentin, Rhyne et Breyn, Neuhof, Du Halde, Cartheuser.)

« Toutes les espèces de *thé* proviennent du même arbrisseau. » Dans la première récolte, l'on ne prend que les feuilles les plus » tendres, celles qui ne sont pas encore développées, et que l'on » estime comme étant supérieures à celles qui doivent leur suc- » céder (*folia nobilissima*); la récolte formée par ce premier choix » est mise au nombre des choses rares et précieuses, et, pour cela, » est d'un prix très-élevé dans le pays même. La seconde récolte » est constituée par les feuilles déjà développées, à demi ouvertes, » et qui sont cueillies à différentes époques, sont séparées ensuite » entre elles suivant leur âge, leur grandeur et leur maturité : » de là naissent les qualités qu'on leur reconnaît.

» Le *thé* de la première récolte est nommé *thé césarien* (*thea* » *cesarea*), et *fleur de thé*.

» La troisième récolte qui termine la moisson donne les feuilles » les plus complètement développées, et celles qui, restant, ont » dépassé l'époque de leur maturité.

» Les *thés* étant ainsi récoltés, on étend de suite les feuilles sur » des plaques de fer chauffées pour les sécher; et quand elles sont » à demi sèches, on les roule dans les mains jusqu'à ce qu'elles » soient toutes grippées, recoquillées et volutées. C'est dans cet » état qu'elles sont livrées au commerce.

» On a, de cette façon, deux espèces de *thé* :

» 1° Le *thé bohe*, *thé bou*, *thé rouge*;

» 2° Le *thé vert*, qui est le véritable *thé impérial* ou *césarien*.

» Toutes les espèces de *thé* sont plus ou moins astringentes : le » *vert* l'emporte en saveur astringente sur le *rouge*. L'infusion de » *thé* est pour tous un remède agréable et salutaire; aussi cette » feuille est-elle estimée polychreste; mais nous sommes persuadés » que, dans l'action que cette infusion exerce sur l'économie, on » doit accorder plus à l'eau chaude qu'à l'herbe elle-même.

» On estime les meilleures, et par conséquent les préférables, » les feuilles qui sont petites, tendres, blanches ou blanchâtres, » ou duvetées vers la pointe; qui sont légèrement astringentes, » qui ont une saveur flatteuse, et qui répandent une odeur agréable.

» Le *thé vert* communique à l'eau une teinte verdâtre, répand une » odeur à peu près semblable à celle de la *violette*, ou au moins » à celle du *foin récent*.

» Comme toute chose nouvelle, le *thé*, à son apparition surtout, » a eu ses prôneurs et ses enthousiastes, ses détracteurs plus ou » moins sévères, plus ou moins justes. Sans passer en revue ici » le sentiment de chacun d'eux, nous nous contenterons de les » indiquer :

» BONTEKOE, *mirus et summus theæ laudator et assiduus per* » *vitam potator.*

» JO. THILE, *in theologia medica.*

» RHINE, MUNDIUS, PECHLIN, BLANKART, Andr. CLEYER, » HALDE, Georg. EMERICH, SPONIUS, RIEDLIN, MAPPUS, » DUFOUR, ALBIN, WALDSCHMIDT, SLEEVOGT, J.-Jo. STAHL, » J.-Joach. HAHN,

» *Tractatus et dissertationes de hujus panaceæ* » *exoticæ virtutibus planè insignibus.*

» SCHULZ, *prælect. ad. dispens., Brandenb.*, *p.* 305.

» ZORN, *botanol.*, *p.* 675, *et seq.* 676.

» Les *poëtes*, surtout ceux qui se sont fait une loi de ne célébrer » que les plaisirs de la table et les bachiques distractions, ont » signalé les breuvages au *thé* comme une nouvelle source héli- » conienne favorable au développement de l'intelligence, et aux » anacréontiques inspirations. Ainsi fut :

» HERRICHIUS ou CYRILLE, qui fit revivre, à Leipsick, ANACRÉON » et THÉOCRITE, sans parler des poëtes français, italiens, anglais, » allemands, qui s'évertuèrent à chanter le *thé*, ses vertus et ses » bienfaits.

» PIERRE, PETIT, FRANCIUS.

» HÜET, *in comment. ad eum pertin.*, *lib.* 5, *p.* 126.

» TRILLER, *poemat.*, *t. IV*, *p.* 102 *et seq.*

» Mais aux panégyriques ampoulés et nombreux dont il a été » l'objet, on peut opposer que son usage intempestif et trop fré- » quent ou trop copieux, fatigue l'estomac, détruit l'appétit, rend » les digestions laborieuses, cause de l'altération, des vertiges, » relâche la fibre, donne lieu à des rapports et à des éructations, » à des coliques, à des tranchées, à des vents; rend le ventre » paresseux, amène l'émaciation, produit l'incontinence d'urine, » le diabétès et la leucorrhée. Nombre d'observations de ce genre » ont été relatées par CRUGER et GRIMM.

» Voir : Geoffroy, *mat. med.*, *tom. II*, *sect.* 1, *cap.* 4, *art.* 6,
» *p.* 279 *et seq.*
» Dolæus, *epist. amœb. ad Waldschmidt*, *p.* 31, dit
» qu'il produit la diathèse vermineuse.
» Riedlin, *Lin. med.*, *ann.* 1699, *mens. Novemb.*, *obs.*
» 11, *p.* 1201 *et seq. Commerc. litt. med.*, *Norimb.*
» *ann.* 1733, *p.* 247, *et ann.* 1732, *p.* 11.

» Puis donc que le *thé*, loin d'être essentiellement utile aux » malades, peut parfois nuire aux bien portants, principalement à » ceux dont la fibre est naturellement lâche, chez lesquels existe » langueur de forces et débilité de l'estomac, il vaut mieux y re- » noncer que de continuer à le conseiller aux malades, se con- » formant en ceci à une sotte coutume, à un stupide engouement.

» Depuis long-temps déjà Jo. Francus et le savant Hoffmann » avaient déclaré que notre *véronique*, par les propriétés médica- » trices dont elle est pourvue, l'emportait de beaucoup sur le *thé* » *des Chinois*. En outre de la *véronique* à laquelle ces praticiens » accordaient, à juste titre, une préférence si marquée, combien » n'avons-nous pas à notre disposition de plantes salutaires qui non- » seulement égalent, mais même surpassent le *thé* en vertus, et » que la nature fait à chaque instant surgir, croître et se développer » sous nos yeux, et qu'insoucieusement nous foulons aux pieds ? » Telles sont : la *mélisse*, la *menthe*, la *sauge*, la *mille-feuille*, et, » par-dessus toutes, la divine *camomille*. »

(Cohausenius.)

Triller (traduction de l'auteur).

« On pense que les *thés* pourraient être de pleine terre dans le » midi de la France. (*Bon Jardinier*, 1844.)

(7) M. Guillemette dit avoir retiré du *mélilot* une matière analogue à la *coumarine*, en ces derniers temps extraite de la fève *Tonka*. Cette découverte a été, avant lui, signalée par M. Cadet-Gassicourt.

(8) *Thés* succédanés au *thé* des *Chinois*.

	Noms	Espèce	Famille
1°	*Thé des Jésuites* .... *Thé du Paraguay*....... *Thé à foulon du Japon*..	*Psoralea glandulosa.*	*Lég.*
2°	*Thé de la Martinique*... *Thé d'Amérique*........ *Thé de la rivière de Lima.* *Thé du Mexique*........	*Capraria biflora.*	*Scroph.*

3° *Thé du fort St-Pierre....*	*Capraria crustacea.*	*Scróph.*
4° *Thé d'Oswégo..........*	*Monarda didyma.*	*Salv.*
5° *Thé du Labrador.......*	*Lepidium latifolium.*	*Ericac.*
6° *Thé du Mexique* ou *Thé de santé..........*	*Chenopodium botrys* et *Chenop. ambrosioïdes.*	*Atr.*
Thé de la mer du Sud... *Thé du Paraguay.......* 7° *Thé des apalaches.......* *Cassine de la Caroline...* *Cassine Péragua........* *Apalanche............* *Apalachine............*	*Cassina Peragua* *amère, acerbe, à odeur urineuse. Colique calculeuse. Fait prodigieusement uriner.* (MOUTON-FONTENILLE) *Prinos verticillatus.* *Prinos glaber.*	*Rhamn.*
8° *Thé de la Nouvelle Jersey.*	*Ceanothus americanus*	*Rhamn.*
Thé du Pérou.........	*Erythroxylon.*	
9° *Thé des Indes-Orientales.*	*Andropogon nardus.*	*Gram.*
10° *Thé du Brabant........* 11° *Thé de Belgique.........*	*Myrica gale.*	*Myricées.*
12° *Thé de la Nouv.-Hollande*	*Metrosyderos citrina.* CURT. *Metrosyderos angustifolia.* D. *Feuilles à odeur de citron.*	*Myrt.*
Thé de la presqu'île du Gange.............. 13° *Bancudu.............*	*Morinda citrifolia.*	*Caprifol.*
14° *Thé des Alpes..........*	*Ledum palustre.*	*Éricac.*
15° *Thé des Vosges.........*	*Betonica officinalis.*	*Salv.*
16° *Thé des Vosges.........*	*Lobaria pulmonaria.*	*Lich.*
17° *Thé d'Europe..........*	*Veronica officinalis.*	*Véronic.*
Thé de France......... 18° *Thé de Provence.......*	*Salvia hortensis.*	*Salv.*
19° *Thé Suisse............*	*Faltrancks.*	
20° *Thé du peuple en Chine.*	*Rhamnus theezans.*	*Rhamn.*

(9) « Les gousses de la *vanille* sont échauffantes, carminatives » et favorables à la coction. On les estime fortifiantes et diuré- » tiques. La teinture alcoolique de *vanille* est recommandée comme » spécifique dans la mélancolie et la manie. RAY (*hist. des pl.*) » affirme que nombre de personnes ont été guéries par elle, après » avoir vainement employé beaucoup d'autres moyens.

» Avec les semences triturées avec du sucre (triple ou sextuple » quantité de sucre royal), on prépare une poudre que les Espagnols » nomment *vakaka* (*a*), et que l'on mêle au *chocolat* au moment » de le prendre, afin de lui communiquer de la fragrance, une » odeur agréable et des propriétés stimulantes.

(*a*) Le *vakaka*, ou *wakaka*, se retrouvera plus loin.

» Voir : Jo.-Car. SPIES, *dissert. de siliquis convolvuli ameri-*
» *canis, vulgò vainigliis.*
» GEOFFROY, *mat. med.*, *tom. II*, *sect.* 1, *cap.* 6, *art.*
» 10, *p.* 360 *et seq.*
» ZORN, *botanol.*, *p.* 691 *et seq.*. »

(TRILLER.)

On prétend que la *vanille* a commencé à fructifier en Europe, et que ses fruits y ont présenté le même arome qu'au Brésil.

(*Bon Jardinier*, 1844.)

Il vient de fleurir un *vanillier* à St-Loup, près d'Orléans (Loiret), chez M. CHEVRIER, secrétaire de la Société d'horticulture de cette ville. Cette floraison est la 4e qui soit constatée en Europe : la première au Jardin Botanique de Liége (Belgique), en 1836; la seconde au Jardin des Plantes de Paris; la troisième à Padoue (Italie), en 1842.

(*Journal du Commerce*, 1847.)

Swainsonie à feuilles de galéga (*swainsonia galegifolia*, AITON; *colutea galegifolia*, SIMPSON), arbrisseau indigène à la Nouvelle-Hollande, d'orangerie chez nous. Ses fleurs, d'un rouge éclatant, exhalent une légère odeur de *vanille*.

(*Bon Jardinier*, 1844.)

Ne pourrait-on pas chercher à en tirer parti ?

(10) *Les clous de gérofles*, estimés cardiaques, céphaliques, stomachiques, échauffants, recommandés dans les fièvres intermittentes, étant unis à l'*écorce péruvienne*; les *antofles* (si recherchés dans le commerce), mais dans le fait moins énergiques que les *gérofles* proprement dits dont ils sont le fruit ; la *griffe de gérofle*, pédoncule brisé du *gérofle*, recommandés dans la dyspepsie et l'hystérie, n'ont pas réellement plus de valeur médicatrice que les substances aromatiques consignées en notre glose.

Voir, à propos de ces produits d'amboine :
Guill. PISON, *in mantissa aromatic.*, *cap.* 5 *et* 6.
HOFFMANN, *in dissert. singulari de caryophyllis aromaticis.*
GEOFFROY, *tom. II*, *mat. med.*, *p.* 389 *et seq. ad* 394.
CARTHEUSER, *fund. mat. med.*, *art.* 2, *cap.* 46, *p.* 351, 354 *et seq.*
ZORN, *p.* 172 *et seq.*
LOESEKE, *mat. med.*, *p.* 343 *et seq.*

Salmas, *de homonym. hyl. iatric.*, *cap.* 95, *p.* 143 *et seq.*, *et in not. de* Achill. Tat., *p.* 611 *et seq.*

Hermann, *cynos. mat. med.*, *p.* 248 *et seq.*

Rumphius, *in herbario amboinensi.*

(11) L'*œillet ratafiat* est originaire d'Afrique.

(12) *Acorus verus palustris* (Sanley). Cette espèce ne nous paraît différer en rien de l'*acorus verus*, L., *calamus aromaticus officinarum.* Elle naît dans l'empire Chinois, et se trouve principalement autour de la ville de *Cang-Tong*, province de *Suchuan*, où s'en opère la récolte.

Voir : Loureiro, *calamus verus*, *fl. coch.*

Acta physico-med., *vol.* 4.

(13) Le nom de *caa-peba* est, dans Pison, le nom de la *pareire* (*cissampelos pareira-brava*, L., *ménispermées*), dont la racine est signalée aux toniques diurétiques.

(14) *Noix muscade.* Fruit échauffant, légèrement astringent, céphalique, stomachique et anodin.

Paullini, *descript. nucis moschatæ.*

Diezius, *dissert. de nuce moschata.*

Nic. Schulz, *dissert. de nuce moschata.*

Riedlin, *Linn. med.*, *ann.* 1695, *mens. Aug.*, *obs.* 3, *p.* 228.

Zorn, *botanol. med.*, *p.* 470 et 472.

Bontius.

Verlhof, *obs. de febribus*, *sect.* 6, *p.* 256.

Rolfincius, Moebius, Hoffmann.

Geoffroy, *mat. med.*, *tom. II*, *p.* 444, *de nuce moschata.*

Cartheuser, *fund. mat. med.*, *part.* 2, *sect.* 12, *cap.* 44, *p.* 337 *et seq.*

Valentin, *mus. mus.*, *p.* 290.

Loeseke, *mat. med.*, *p.* 336 *et seq.*

Macis. Carminatif, utérin, stomachique.

Valentin, *sub. tit.* macis, *dissert.*

hist. simplic. reform., *lib.* 2, *sect.* 5, *cap.* 6, *p.* 201 *et seq.*

Geoffroy, *mat. med.*, *tom. II*, *p.* 440.

Salmas, *exercit. de homonym. hyles iatric.*, *cap.* 92, *p.* 137 *et seq.*

Zorn, *botanol.*, *p.* 470.

2° EXCITANTS SPÉCIAUX.

> Homo sui conscius observat mundum omnipotentis theatrum; undique ornatum summis omnisciæ sapientiæ miraculis. Hospites ut digni evadamus, orbis opera hæc creatoris scrutari nobis necesse est, quæ cum nostris commodis combinavit summum ENS, ut eis unde omnia nostra bona desumimus, carere nulla ratione queamus; et quo magis intelligimus, eo etiam plura in usum generis nostri humani cedunt.
>
> (LINN., *præf. sp. plant.*)

Parmi les agents thérapeutiques dont nous allons nous entretenir, les uns retentissent violemment sur les centres nerveux, réveillent brusquement leur vitalité, appellent à des mouvements désordonnés, convulsifs, cloniques, le système musculaire et tout l'appareil locomoteur, mais sans influencer aucunement (d'une manière notable du moins) le mouvement circulatoire, sans qu'il y ait, par le fait de la médication générale qu'ils exercent, rétablissement ou exagération des exhalations et des sécrétions.

Les autres, en même temps qu'ils agissent sur l'innervation d'une manière aussi brusque, aussi instantanée, aussi générale, en un mot avec une énergie qui les rapproche des premiers, sont violemment perturbateurs du mouvement circulatoire, et semblent alors, par un mode d'action tout spécial, influencer à la fois les systèmes nerveux et vasculaire de l'appareil utérin chez la femme, de l'appareil génito-urinaire chez l'homme. Si on les voit déterminer des afflux sanguins, et ainsi, agents de médication *transpositive*, amener la formation de la congestion menstruelle, favoriser l'éruption d'une exhalation qui, supprimée ou suspendue, ou insuffisante, suscite, dans toute l'économie, des troubles sympathiques, fait surgir des congestions pulmonaires ou encéphaliques toujours graves, souvent funestes, et quelquefois aussi donne lieu à des endocardites, on les voit également, par une vertu tonifiante et toute spécifique, ou plutôt suivant les conditions sous l'influence desquelles se trouvent momentanément être les organes d'impulsion et de fonction (les centres nerveux et les organes évacuatoires placés sous leur dépendance), les appareils et les tissus organiques, arrêter les exhalations morbides, borner l'exagération des sécrétions muqueuses dont les bronches, la vessie, l'urètre, le vagin, deviennent le siége à la suite de phlegmasies plus ou moins intenses, plus ou moins franches qui les ont frappés et y ont déterminé, dans un temps, un abord considérable de fluides, l'appareil absorbant manquant alors de la tonicité propre à en opérer la résorption. C'est alors que, par une tonicité en quelque sorte élective, ces agents réveillent en ces organes et en ces appareils la vitalité momentanément assoupie, corroborent les tissus mous, lâches et languissants, y suscitent une irritabilité salutaire, une circulation plus normale, et, les soustrayant à des modifications accidentelles, les rappellent aux fonctions qu'ils sont appelés à remplir.

D'autres, enfin, malgré les services qu'ils peuvent rendre dans ces indications, ont, en outre, un mode d'action tellement spécial, que nous devons les séparer tout-à-fait de ceux qui sont simplement modificateurs d'un système, soit l'appareil intestinal, soit l'appareil génito-urinaire et le viscère utérin, soit le système lymphatique, soit le système cutané, soit enfin l'ethmo-pathogénie. Tels sont les résineux-balsamiques, les *anthelmintiques*, le *camphre*, les *cruciférées*, les *cystiques* et les *vésicants*.

A. CLONIQUES, ANTIPARALYTIQUES.

Il est fâcheux de le dire, mais c'est chose vraie, le titre d'étranger est un droit à la prédilection; le titre d'indigène est un motif d'exclusion.

Les effets immédiats que par son ingestion fait naître la *noix vomique*, fruit à périsperme corné du *strychnos nux vomica*, L. (*apocynées*), ceux que suscite la *fève de St-Ignace*, fruit d'un usage commun aux Philippines, où, suivant SLOANE, elle est employée comme tonique et parfois même comme fébrifuge, fruit de l'*ignatia amara* (*strychnos ignatia*, L.), arbre de la même famille que la *noix vomique*, soit aussi ceux auxquels donne lieu la *strychnine*, *alcaloïde* actif propre à l'une et à l'autre de ces productions, agent toxique au plus haut degré, et dont le *brômure de potassium* passe pour être l'antidote reconnu, ceux que probablement peut produire l'*acide isagurique*, *acide* particulier à la *fève de St-Ignace*, découvert et isolé par MM. PELLETIER et CAVENTOU, ceux enfin qui se font ressentir par l'emploi de la *brucine*, *alcaloïde* extrait de l'*écorce de bruce* dont il a été question à propos des fébrifuges, ces effets immédiats donnent le type et la portée de la médication véhémente et en quelque sorte hasardée à l'influence de laquelle on est parfois contraint de soumettre l'innervation.

Déclarée par les uns médicament infidèle et suspect, redoutée par tous en raison de la rapidité de son action sur l'économie, en raison de sa virulence, expérimentée par LOSSIUS et RIEDLIN, par WEDEL qui la repousse comme nuisible et positivement toxique, opinion que partagea **Hoffmann**, mais qu'il ne tarda pas à répudier; expérimentée par **Buchner**, **Geoffroy**, **Zorn**, **Hermann**, **Zwelffer**, **Aman**, **Ludovic**, **Friccius**, **Gesner**, **Renodæus** et **Sachsius**, par **Stahl** qui s'efforce à prouver qu'elle est remède polychreste et panchreste, surtout quand il est question de combattre la peste la plus atroce, et de laquelle, selon lui, rien n'égale la vertu alexipharmaque, la *noix vomique* (par la *strychnine* son alcaloïde) est effectivement un agent perturbateur d'une importance extrême dans tous les cas de paralysie, son agression modifiant brusquement l'état actuel des centres nerveux points de départ de ces sortes de lésions, imprimant au viscère encéphalo-rachidien un mode de vitalité nouvelle et surtout exagérée. Aussi, comme antiparalytique, est-elle en grande faveur chez tous les praticiens.

Moins connue, et par conséquent moins usitée, ayant, comme la *noix vomique*, donné lieu à de nombreuses expérimentations, et à des discussions sans nombre, la *fève de St-Ignace* (1) peut prétendre aux mêmes droits que la *noix vomique*, si on la considère comme agent médicateur; elle doit être frappée de la même réprobation qu'elle si on veut l'estimer médicament infidèle, dangereux, toxique. **Geoffroy**, dans sa Matière médicale, tome II, pages 458, 460, 462, pense que cette fève doit être repoussée par les médecins, non pas tant à cause des dangers auxquels son emploi peut donner lieu, qu'à cause de la difficulté qu'il y a à la mettre opportunément en œuvre, et de l'extrême circonspection qui doit présider à son administration.

« *Sed qui potest quæso ità administrari? quum ferox, atrox-*
» *que remedium ejusmodi, semel intrà corpus assumptum posteà*
» *ne prudentissimi quidem medici habenas audiat; sed hu-*
» *mana cum strage ruat, et omnia perdat atque subvertat,*

» *quod ipse* (Geoffroy), *funestis exemplis ibidem probat,*
» *et tamen ipsius usum suadet.* » (Triller.)

« Cette fève est un obstacle aux poisons; elle dompte, met » en fuite les fièvres intermittentes, et favorise l'écoulement » des règles. » (Boecler, Bonhius, Zorn.)

« Si l'on en administre une trop forte dose, elle produit » le vertige, les vomissements, les sueurs froides et la » syncope. » (Valentin.)

Ray, *in hist. plant.*, dit qu'on peut l'administrer à la dose de 6 à 10 grains en substance à un adulte. On l'administre aussi infusée dans le *vin* et réunie à la *petite centaurée.*

« La *fève de S*t*-Ignace* cache une virulence funeste, et » est l'un des plus grands ennemis de notre nature. Son » usage amène la prostration des forces. » (Hoffmann.)

On en peut dire autant de la *brucine.*

« La *fève de S*t*-Ignace* est une espèce de poison très-amer » qui se rapproche beaucoup de la *noix vomique.* Aussi est-» elle plus digne du feu, que d'être honorée du nom d'un » saint. Il est probable que c'est sur elle qu'est fondé le » symbole de Pytagore :

« χυάμων ἀπέχεσθαι. »

(Boerrhaave, Riedlin, Wedel) (2).

Ne tenant pas compte des funestes désordres auxquels leur emploi peut donner lieu, attendu qu'entre les mains de l'expérience et de l'habileté, l'agent le plus pernicieux, le plus positivement toxique peut devenir et devient même un remède éminemment salutaire, ce dont il n'est permis à personne de douter; ainsi, ne tenant compte que des services que peuvent nous rendre la *noix vomique*, la *fève de S*t*-Ignace*, la *strychnine*, la *brucine* et l'*acide isagurique*, sagement, prudemment et opportunément administrés, nous n'opinerons pas pour leur répudiation et pour leur radiation des cadres de notre thérapeutique; mais nous croyons pouvoir dire que, quelque puissants que soient ces agents, ces produits exotiques, nous ne tarderions pas à les évincer de notre matière médicale, si, moins épris de la vogue qui les a élevés sur le pavois, et surtout de leur qualité d'*étrangers*, nous voulions nous souvenir et tenir compte des services qu'autrefois rendait à la thérapeutique l'*arnica*, plante de nos Vosges, plante que M. le docteur FEHZ conseillait dans l'asthme et le catarrhe, dans les chutes et contusions suivies de stupeur; l'*arnica*, que ce praticien décorait du nom de *lapsorum panacea*, et qu'avec lui d'autres ont nommée *panacée des blessés*; si, enfin, l'on voulait se montrer un peu plus soucieux des services qu'en qualité d'antiparalytique, entre les mains des praticiens qui redoutent pour l'organisme l'agression de tout poison tétanique, cette substance indigène rend encore tous les jours.

En effet, l'*arnique* (*arnica montana*, L., *astérées*), espèce indigène au moyen de laquelle COLLIN, cité par GOUAN, dit avoir guéri plus de vingt paralytiques; l'*arnique*, qu'estimaient par-dessus tout SCOPOLI, WOLF, HALLER, BUCHNER, CARTHEUSER, LAMARCHE, GOEZ, JUNCKER, ALBERT, DÉLIUS, PLENCK, MEISNER, FRANCUS, l'*arnique* suscite à l'intérieur des phénomènes bien remarquables. D'abord sa racine, d'une odeur et d'une saveur très-prononcées, qualités que la dessication ne lui fait pas perdre, a fait long-temps considérer, non à tort, cette plante comme une précieuse succédanée de l'*ipécacuanha*; et, dans le fait, lorsque surtout elle est réduite en poudre, son agression sur les voies alimentaires produit, ainsi que je l'ai reconnu par moi-même, une action émétique que l'on voit ses fleurs exercer également. Mais ce qui doit principalement fixer notre attention sur cette herbe de nos montagnes et nous la rendre intéressante, c'est que la manière dont ses *fleurs* se comportent avec l'appareil encéphalo-rachidien, et les phénomènes nerveux qu'elles provoquent, les rapproche de la *noix vomique*, à laquelle on peut les opposer, avec égalité de chances de succès, dans les paralysies, dans les cas où les muscles sont soudainement soustraits à l'empire de la volonté, quand ces cas pathologiques existent sans que les centres, sans que les points d'où procèdent les nerfs, soient atrophiés, désorganisés, détruits, soient le siége d'une anomalie organique, d'une dégénérescence quelconque, d'une lésion ou même d'une simple modification pathologique, ce qui doit être bien entendu : car alors, tout énergiques qu'elles puissent être, la *noix vomique*, la *fève de St-Ignace*, la *strychnine*, la *brucine* et l'*acide isagurique*, seraient sans puissance aucune. Donc l'*arnique*, désignée par Stoll sous le nom de *quinquina des pauvres*, à cause des propriétés éminemment fébrifuges qu'il lui avait reconnues, l'*arnique*, réellement propre à réveiller la vitalité des centres nerveux, à réveiller la vitalité des appareils qui en dépendent, n'est certainement pas conseillée à tort dans les fièvres ataxiques, adynamiques et soporeuses. Stoll, et comme lui Schulz, Buchner, Cullen, Berdot, la mettaient en usage lorsque (le pouls tout-à-fait ou presque naturel) les forces étaient abattues; quand il y avait congestion vers le cerveau, congestion qu'alors on pouvait estimer passive; quand ils remarquaient de la somnolence, un délire morne, de la stupidité, phénomènes saillants de la forme adynamique, de la forme typhoïde, de la forme dite jadis fièvre putride d'hôpital. Comptant sur les phénomènes que son abord, que son agression soulèvent dans l'économie, appréciant à sa juste valeur son impression brusque et perturbatrice sur les organes dont les actes fonctionnels sont ralentis ou exagérés, troublés ou pervertis par l'état pathologique particulier aux fébricitants, opposant ainsi une perturbation générale à une perturbation générale, une modification thérapeutique à une modification pathologique, nos anciens s'en servaient avec avantage dans les fièvres quartes, et affirment avoir (au moyen de cette espèce indigène) obtenu des succès positifs et nombreux. Les fleurs de la plante étaient, en cette circonstance, la partie dont ils adoptaient l'emploi. **Bergius** rapporte qu'**Aascow** guérit deux femmes atteintes de fièvre intermittente, en leur faisant boire, deux heures avant l'accès, de la *bière* très-chargée des principes de l'*arnique*. Mais laissons de côté les avantages incontestables que l'*arnique* peut nous offrir comme agent fébrifuge; tenons seulement compte de la véhémence de son agression, de la brusque médication générale qu'elle exerce, de son influence positive et puissante sur les centres nerveux et sur leurs dépendances (motilité, circulation, exhalation, sécrétions, absorption), et nous conviendrons, avec **Gilibert** et **Barthez**, que l'*arnique* mérite réellement l'attention des praticiens modernes qui croient devoir la sacrifier à la *noix vomique*.

Souvent, sans doute, eu égard à cette vive influence sur le système nerveux, son emploi présente des inconvénients graves; on la voit, à haute dose, produire parfois une cardialgie insupportable, atroce; donner lieu à des mouvements convulsifs, désordonnés qui fatiguent beaucoup le malade : mais la *noix vomique*, la *fève de St-Ignace*, la *strychnine*, l'*acide isagurique*, l'*écorce de bruce* et la *brucine* sont-ils moins inoffensifs? sont-ils, plus que notre *arnique*, exempts de tout danger dans leur administration? La prudence, l'expérience et la sagacité du médecin, doivent lui faire prévoir, prévenir, enrayer les désordres produits par une médication dont la perturbation est l'essence et le moyen.

Mais ce n'est pas à l'*arnique seule* que nos moyens antiparalytiques indigènes sont bornés; que sont limitées les oppositions à présenter à la *noix vomique*, à ses congénères et à leurs produits. L'*ergot du seigle* (*seigle ergoté, secale cornutum*, *sclerotium clavus*, D. C., *funginées*) vient ici ajouter à nos ressources. Certains praticiens, tenant compte de l'action véhémente et clonique que le *seigle ergoté* (sur lequel, tout à l'heure, nous aurons sujet de nous étendre assez longuement) exerce sur le système nerveux, l'ont proposé comme succédané de la *noix vomique* dans le traitement de la paralysie, surtout de celle qui semble dépendre d'un état particulier de l'appareil spino-sacré. La première expérience en est due, dit-on, à M. le dr Ducros de Marseille.

Encore ici, quelque énergiques que puissent être les drogues qu'il nous présente, quelque utiles qu'elles puissent être dans les cas où la vitalité, où l'organique sensible ayant abandonné certains de nos organes, en laissant suspendus les fonctions et les actes, et, si j'ose m'exprimer ainsi, abandonnent pied à pied un domaine que progressivement envahit la mort dont elle ne doit pas tarder à s'emparer tout-à-fait, encore ici, je crois pouvoir le dire, l'exoticisme ne saurait, auprès des esprit sages, équitables et consciencieux, l'emporter sur l'indigénéïté.

B. ANTI-ÉPILEPTIQUES, ANTI-HYSTÉRIQUES, EMMÉNAGOGUES.

Cœci ruimus in rerum remotissimarum amplexus, patriam ignari et incurii.
(SCHEUCHZER.)

Si, à propos de ces affections désolantes, de ces fâcheux désordres d'innervation dont l'ensemble constitue la forme épileptique (soit l'épilepsie proprement dite, soit la chorée), de ces névroses bizarres (soit l'éclampsie, soit la catalepsie), si, dis-je, à propos de ces singulières vésanies nerveuses dont la manifestation ou l'effet n'expliquent jamais positivement la cause formelle, et dont le point de départ, vrai en tant que lésion organique, échappe à notre investigation, nous cherchons, dans les écrits de nos prédécesseurs, les enseignements qui doivent nous guider lorsque nous sommes appelés à les prévoir, à les prévenir, à les combattre; si surtout, laissant judicieusement de côté ce que certains ont cru trouver de concluant ou plutôt de spécieux dans l'application de l'électricité, du galvanisme et du magnétisme animal, nous adressant aux plus judicieux thérapeutistes, nous interrogeons leur pratique, nous verrons que tous, ou du moins le plus grand nombre, se sont d'abord, sur la foi des traditions, adressés au *guy à fruits blancs* (*viscum album*, L.), *loranthacée* parasite qui croît partout en France, sur grand nombre d'arbres différents de nature, de famille et de genre : ainsi soit le *guy des arbres pomacés*, soit le *guy du bouleau*, le *guy du coudrier*, le *guy de saule*, le *guy de tilleul*, le *guy de chêne*.

Le *guy de chêne* est le premier dont il a été fait emploi, et celui dont l'usage est le plus répandu : cependant quelques-uns préfèrent le *guy de coudrier*, d'autres celui de *tilleul*. Pourquoi cela?. Ne serait-ce pas, pour les uns, parce que la fleur de tilleul étant estimée antispasmodique, la plante qui vit parasitiquement sur l'arbre qui fournit une fleur antispasmodique doit, en s'appropriant pour sa nutrition les sucs de cet arbre, devenir ou être devenue antispasmodique? ne serait-ce pas, pour les autres, parce qu'une baguette de coudrier frappant un serpent, l'immobilise, dit-on, et fait taire en un instant tout ce qu'il possède et peut développer de susceptibilité nerveuse et d'organique sensible, et qu'ainsi, l'on doit estimer que le *guy du coudrier* est, par le fait seul de son origine, le plus propre à remédier aux névrosthénies les plus manifestes, les plus positives, les plus atroces?

Le *guy de chêne*, plante mucilagineuse, à odeur désagréable, à saveur amère, donnant, traité par l'eau, un extrait aqueux, amer et salé; donnant, par l'alcool, un extrait résineux, austère et nauséeux; plante parasite à laquelle la vénération superstitieuse des anciens *Druides* avait donné une grande célébrité, le *guy de chêne* était, pour nos anciens, un remède polychreste, et, de nos jours, il est encore en faveur dans les affections lymphatiques. Estimé anti-épileptique, recommandé dans les tranchées des enfants en bas-âge, dans l'asthme convulsif, dans la chorée et dans toutes les affections nerveuses à type convulsif, il est peu de poudre anti-épileptique dont il ne fasse pas partie; il est également estimé diurétique, utérin, anti-arthritique, anticatarrhal, et très-propre à être opposé aux trop grandes exagérations du flux menstruel. (Mouton-Fontenille, Triller, Tournefort, Zorn; Camérarius, Geoffroy, Bajer, Koelderer, Lebenwald,

WESEL, COLBATCHIUS, CARTHEUSER, LINDENIUS, VOGEL, LOESEKE.)

Rich. MEADE, *in comment. de morbis biblicis, cap.* 10, *p.* 89, *ita aperte scribit :*

« *Celebratum a longo tempore, viscum quercinum, inutilem* » *esse lignum, jamdudum experientiâ compertum habeo.* » *Neque, id mirum, quum gustatu, vel odoratu, vix quid-* » *quam virtutis in eo deprehendatur, et Druidarum veterum* » *religioni commendationis suæ originem præcipue debeat.* »

Ici, raisonnant comme plus haut, et ainsi que nous supposons l'avoir pu faire et les partisans du *guy de tilleul* et les partisans du *guy de coudrier,* nous dirons, n'en déplaise à MEAD et à ceux qui partagent son opinion, le *guy* (ce que nous avons ailleurs établi pour la *noix de galle*), le *guy,* qui vit parasitiquement sur le *chêne,* doit participer des propriétés toniques, astringentes et fébrifuges attribuées et reconnues à l'*écorce,* aux *feuilles* et à la *galle du chêne.* Il a donc tort, parce que le *guy* a pu souvent manquer à ses prévisions et à son attente, d'en dire ce que nous venons de citer, et d'ajouter :

« *Quo circa inter frivolas res istas numerari oportet, quas* » *vana superstitio in arte medendi invexit : nisi forte falcem* » *auream, qua demetebatur, candidam sacerdotis vestem,* » *taurorum candidi coloris sacrificia, et alia id genus inania,* » *ad sanandum conferre aliquid, sibi quis persuasum ha-* » *beat.* » (MEAD.)

« *Hæc ille, sapienter non minus et acute, quam confidenter,* » *et, ut videtur quidem, forsan etiam solide. Quis igitur hic* » *justam ferat sententiam, nisi experientia ipsa, et quidem* » *longa et solertissime explorata? Ergo certe hic* ἐπέχω. » (TRILLER.)

Quoi qu'en aient pu dire MEAD et TRILLER, le *guy de chêne,* pour n'être pas un remède éminemment héroïque, peut bien aussi n'être pas un remède sans aucune portée.

Mais si, ne le considérant que comme agent purement et simplement tonique (ce qui peut être admis), nous croyons devoir le répudier comme anti-épileptique, il n'en sera pas de même pour nos *valérianes.*

En effet, d'une puissance incontestable sur les appareils de la sensibilité et des mouvements organiques, la *racine de valériane officinale* (*valeriana officinalis*, L., *valérianées*), que **Morgagni** unissait au *gayac* dans le traitement des engorgements glanduleux, que **Camerarius** et **Tabernæmontanus** opposaient aux rétentions d'urine (probablement dues à un état spasmodique ou d'orgasme), cette *racine*, que je ne sais trop pourquoi le d[r] **Wauters** propose comme succédanée au *simarouba*, n'est pas moins que la *noix vomique*, digne d'éveiller et de fixer notre attention ; car elle fut, par **Ettmuller** et **Stancks**, utilement employée à combattre la paralysie du nerf optique, et, par elle, on est également parvenu à dominer certaines autres paralysies locales, soit des héméralopies, soit des surdités accidentelles, soit le tic douloureux de la face, soit l'angine de poitrine, affection toute spasmodique, névropathie des muscles intercostaux, dans le plus grand nombre des cas : et l'angine de poitrine dût-elle être attribuée à la *cardopathie*, que la *valériane* serait encore un modificateur utile.

Préconisée contre l'épilepsie, d'abord par **Dioscoride** et **Aétius**, puis par **Arétée**, pendant long-temps, après eux, on sembla la perdre entièrement de vue. **Fabius Columna**, vers la fin du 16e siècle, fut le premier qui la tira de l'oubli et la remit en honneur. Pensant reconnaître en elle la véritable *phu* auquel les anciens attribuaient la propriété anti-épileptique (et sans doute il n'avait pas tort), il l'essaya sur lui-même, et, par elle, il parvint à se débarrasser des accès d'épilepsie qui le tourmentaient depuis long-temps ; par elle, il se trouva guéri heureusement de cette affreuse maladie à laquelle il était en proie. Un siècle plus tard, Dominique PANAROLI de Rome, plus tard encore, HALLER, TOURNEFORT, DEHAEN, SAUVAGES, SPIES, WILLIS, ALBERT, ROLFINCIUS, MARCHANT, CARTHEUSER, ZORN, TISSOT, BOERRHAAVE et QUARIN, qui l'estimaient alexipharmaque, emménagogue, utérine, diurétique, anti-hystérique et anti-ophthalmique, obtinrent par elle les mêmes succès en l'opposant à la même affection. SCOPOLI, cité par GILIBERT, signale une expérience décisive relativement à cette propriété anti-épileptique de la *valériane officinale*; et GILIBERT lui-même a, par elle seule, guéri trois sujets atteints de cette cruelle maladie. Le d[r] CRICHTON, médecin de l'empereur de Russie, a, par le même moyen, subjugé une épilepsie qui, pendant sept ans, avait résisté à tous les remèdes; et, dans semblables cas enfin, le célèbre HALLER en employa l'extrait aqueux avec un égal succès. Ces observations, qui sans doute dirigeaient M. le prof[r] DUMÉRIL dans sa clinique à la maison de santé du faubourg St-Denis, à Paris, sur lesquelles, probablement aussi, s'est fondé le d[r] MÉGLIN pour la composition de ses pilules anti-épileptiques, ces observations, dis-je, peuvent être concluantes en quelque sorte; mais, j'en conviens, on ne peut, dans la pluralité des cas d'épilepsie, compter sur des succès, s'attendre à une guérison formelle et positive, quand bien-même, sur la foi de certains expérimentateurs, on lui opposerait l'*indigo* (3), proposé comme médicament antispasmodique par M. SHALY, d'Ofen (Hongrie), quand bien même, dis-je, on lui opposerait l'*indigo* administré à l'intérieur, ainsi que prétendent l'avoir fait avec avantage le d[r] INDELER, médecin de la maison des aliénés et épileptiques de Berlin (Prusse), le d[r] RÉCH à Montpellier, le d[r] NOBLE à Versailles, et le d[r] BLANCHE à Paris, lesquels l'ont donné à la dose de 30, 40 grains et plus par jour; et enfin le d[r] BERTON, l'un de nos chirurgiens militaires :

quand bien même enfin on lui opposerait le *sulfate d'indigo*, présonisé par le dr LIPPICH de Padoue.

Cette affection bizarre et terrible, si parfaitement décrite par LUCRÈCE, dans son immortel poème *de natura rerum* :

« .... *Ut fulminis ictu*
» *Concidit, et spumas agit, ingemit et tremit artus,*
» *Desipit, extentat nervos, torquetur, anhelat*
» *Inconstanter, et in jactando membra fatigat.* »

cette affection que la *valériane*, l'*indigo*, le *sulfate d'indigo*, l'*indigotine*, seraient appelés à combattre, échappant, comme je l'ait dit, à toute espèce d'investigation; cette affection, de laquelle les phrénologistes les plus distingués ont peut-être pu soupçonner la cause matérielle, cause qu'ils n'ont point encore pu rendre manifeste et palpable; cette affection qu'ils ne sont point encore parvenus à guérir, mais dont ils ont pu, dans nombre de cas, modifier la gravité, l'intensité, retarder les tristes récidives; cette affection, due le plus ordinairement (à ce que l'on présume du moins) à une lésion organique de l'encéphale, lésion que nos sens ne peuvent saisir ni apprécier, lésion qui n'est peut-être pas autre chose qu'une susceptibilité particulière aux masses encéphalo-rachidiennes, qu'une exagération momentanée de leurs propriétés vitales, dont les retours seraient, en ce qui concerne l'épilepsie, ce que sont les accès dans les pyrexies à type intermittent, lésion dont la nature intime et positive, dont les formes et les variétés, la marche et les progrès sont, la plupart du temps, impossibles à bien préciser, lésion toujours incurable alors, quelque moyen que l'on puisse tenter; cette affection, si elle n'est due qu'à un ébranlement nerveux accidentel et momentané (la peur, la joie), si elle n'a pris sa source que dans une excitation vive et subite des organes les plus facilement impressionnables (le cœur, l'utérus), si elle ne dépend que de la suspension, de la suppression d'une évacuation périodique (la menstruation), l'épilepsie peut être dominée et vaincue : nombre d'exemples le prouvent; mais si elle dépend d'un vice organique, d'une disposition constitutive, si surtout elle est congéniale, soit essentielle, soit acquise par voie d'hérédité, l'épilepsie, nous ne pouvons nous lasser de le dire, échappe à la thérapeutique, comme sa cause échappe à l'investigation.

« *Ex his porrò qui morbo sacro corripiuntur, difficil-*
» *lime quidem hi liberantur, quibus à pueritiâ contigit mor-*
» *bus; et simul ad virilem ætatem adolescit : deindè quibus*
» *ætate florente ortus est, ab anno nempè quinto et vigesimo ad*
» *quadrgesimum usque. Post hos autem, quibus accidit morbus,*
» *nihil anteà ex quâ corporis parte incipiat, significans.* »

(HIPPOCRATE, *prorrhét.*, *livre* 2, 55.)

Aussi, quelques échecs de l'action médicatrice de la *racine de valériane* considérée comme agent anti-épileptique, ne doivent, en aucune façon, infirmer, je pense, les observations d'après lesquelles on lui reconnaît la propriété bien positive d'agir sur le système nerveux et sur les appareils évacuatoires placés sous la dépendance de ce système; ne doivent pas empêcher que cette racine tienne la première place parmi les agents qui, modificateurs de l'innervation, exercent une sorte d'action spéciale sur l'utérus, sur ses fonctions, et sur les retentissements sympathiques auxquels la susceptibilité de ce viscère donne lieu. Et, quoi que l'on puisse publier dans certains écrits périodiques de nos jours, on n'en peut pas dire autant de l'*acide valérianique* découvert et isolé par M. le prof[r] SOUBEIRAN, et des *valérianates de quinine* et de *zinc*, malgré la protection qui leur est accordée au nom du *Prince* LOUIS, leur créateur, de ces *valérianates* qui me semblent n'être autre chose que des *stéarates valérianiques*, mes expérimentations personnelles ne m'ayant pas permis d'admettre celles des préconisateurs de ces préparations : au reste, toute logomachie chimique à leur égard, comme à l'égard de toute autre élucubration scientifico-industrielle, importerait fort peu, si l'action médicatrice était vraie et constante.

Si le *castoréum*, sécrétion adipocireuse fournie par le *castor fiber*, L. (*rongeurs*), animal sociétaire en Laponie et au Canada, et que l'on trouve aussi, mais terrant et vivant isolé dans quelques contrées de notre France; si, dis-je, le *castoréum*, qui paraît agir d'une manière spéciale sur le cerveau par la voie des sympathies, est constamment conseillé et employé avec succès contre les accidents qui produisent l'orgasme hystérique ou en dérivent; qui produisent l'hypochondrie, la céphalée, lorsque ces accidents tiennent à la perversion de l'influence nerveuse, indépendante de toute altération organique; si, au moyen de ce produit, on parvient à rétablir l'évacuation menstruelle dont la rétention et la suppression étaient la cause de ces accidents, ou étaient occasionnées par eux, accidents, désordres dont on peut aussi trouver la cause dans l'exagération de la fonction, il est hors de doute que la *racine de valériane*, signalée par M. le d^r^ MÉRAT comme remède héroïque à opposer à l'hystérie, aux maladies nerveuses, aux fièvres malignes, aux fièvres putrides, lorsque surtout elles ont revêtu la forme comateuse, lorsqu'à l'hébétude de la face se joint le tressaillement des tendons, il est hors de doute, dis-je, que cette *racine*, dont l'odeur forte et fétide se rapproche en quelque sorte de celle du *castoréum*, ne donne lieu à des effets, à des résultats exactement semblables. C'est, au surplus, ce que démontrent les observations de J.-Fréd. STANCKS, de J.-Fréd. BISMARCK, de HILL, de MARCUS, de HERZ, qui l'ont fréquemment expérimentée, et entre les mains desquels elle paraît avoir rendu d'importants services, dans l'hystérie, dans les céphalées nerveuses, et dans nombre de cas où l'irritabilité des organes paraissait avoir pris sa source dans une modification (non matérielle, non désorganisatrice) de la vitalité des centres et des sources de l'innervation. Comme le *castoréum*, elle excite les organes digestifs sur lesquels son agression est telle, que l'expérience clinique la signale comme un excellent vermifuge : aussi bien que lui, elle excite le cœur, le cerveau, les poumons, et (ce qui peut ajouter à l'estime que nous devons faire d'elle, ce qui n'est peut-être pas l'heureux partage du *castoréum*, voire même de la *castorine*, principe actif découvert par BRANDES dans ce produit animal) elle a passé pour être un précieux recours contre les prétendus maléfices de prétendus noueurs d'aiguillettes, pour doubler les forces dans l'amoureuse gymnastique, si du moins on ajoute foi à ce qu'AGRICOLA nous dit à son sujet.

Si le *musc*, auquel, avec l'*angélique*, nous avons déjà opposé plusieurs substances stimulantes aromatiques, pénétrantes, parfaitement diffusibles, si cette sécrétion animale réussit dans les fièvres typhoïdes, lorsqu'il existe du délire, des soubresauts de tendons (ce que j'ai vu à l'hôpital St-Louis de Paris, où M. le dr LUGOL le mettait fort largement en œuvre, ce que moi-même j'ai eu nombre de fois occasion de reconnaître dans ma pratique particulière), après et avec bien d'autres, j'ai vu la *valériane* triompher, dans les fièvres typhoïdes, dans les fièvres ataxiques, dans les névroses générales, des symptômes les plus menaçants; suspendre les mouvements convulsifs, les soubresauts des tendons, le délire; ramener l'influence nerveuse à une mesure plus normale. On l'a vue ainsi réduire au silence les céphalées les plus cruelles et les plus opiniâtres, rétablir les exhalations et les sécrétions momentanément suspendues par un état d'éréthisme général, et devenir alors, en même temps qu'emménagogue positif, diaphorétique et diurétique. On l'a vue, entre les mains de JUNCKER, amener la réapparition d'exanthèmes qu'une rétrocession subite avait fait brusquement disparaître ; et, par une médication instantanée, vive et générale, arrêter dans leur cours des fièvres intermittentes, quotidiennes, tierces, double-tierces, quartes, double-quartes, aussi bien que la *cascarille* et le *quinquina*, sans même qu'il soit besoin de l'associer à ce dernier, contradictoirement à l'opinion de M. le d^r Mérat, ainsi que d'ailleurs on peut s'en assurer en lisant les observations consignées dans les écrits de Bauhin, Bontielle, Miocchi et Carminati; et; non moins qu'eux, elle peut se montrer agent de tonicité matérielle et locale, si du moins on en croit Mindérérus, qui l'employait en épithèmes dans la débilité des membres. Enfin, quelques praticiens ont eu à se louer de l'emploi de cette racine et des fleurs de la plante, réunies ou isolées, dans les fièvres intermittentes pernicieuses, avec délire sourd, abattement des forces et coma; et M. le d^r Vaidy, médecin militaire, a, en 1809, publié un grand nombre d'observations que certes il serait important de renouveler.

Douée d'une saveur plus prononcée, d'une odeur plus vive, plus pénétrante encore que la racine de la *valériane officinale*, la racine de sa congénère, la *valériane celtique* (*valeriana celtica*, L.), racine désignée dans le commerce sous le nom de *nard celtique*, substance fort recommandée pour être diurétique, utérine, cardiaque, alexipharmaque, par Celse, Salmas, Hiller, Stapel, Ursin, Geoffroy, Zorn et Charas, la *valériane celtique* a droit de protester contre l'oubli qu'aujourd'hui l'on fait d'elle; elle offrirait, sans doute, le mêmes avantages que ceux qui nous rendent recommandable la *valériane officinale*; et, aussi bien que ces deux espèces, probablement on pourrait heureusement mettre en œuvre les *valeriana sylvestris*, *val. elatior* et *val. uliginosa*, que M. Woekrling dit avoir été préférées à toutes les autres espèces pour l'extraction de l'*acide valérianique*;

les *valeriana dioïca*, et *val. phu* (*phu folio olusastri Dioscoridis*), que quelques-uns pensent être la *valériane* de Fabius COLUMNA : cette dernière partageait, avec l'espèce dite *officinale*, l'estime de Dominique PANAROLE, de ZORN, de TOURNEFORT, de BOERRHAAVE et de HALLER. Nul doute que, si l'on voulait se donner la peine d'être un peu soucieux d'elles, l'une ou l'autre de ces espèces suffirait à nous faire oublier la *noix vomique*, le *castoréum* et le *musc*, et à plus forte raison les *racines du nard indique*, soit le *schénanthe commun* (*andropogon nardus*, *andropogon à odeur de citron*), avec les feuilles duquel, aux Indes-Orientales, les Anglais font, dit-on, un *thé* fort agréable, et dont la racine fut long-temps tenue en grande estime comme carminative, stomachique, néphrétique, anthelmintique (SALMAS, CELSE, STAPEL, GEOFFROY, ZORN), racine long-temps mêlée et confondue dans le commerce avec le *spicanard vrai*, lequel provient, assure-t-on, du *valeriana jatamansi* (JONES et GUIBOURT), ce qui d'ailleurs doit nous importer fort peu : soit l'*andropogon schœnanthus*, L., *graminée* des Indes-Orientales, aujourd'hui presque entièrement négligée par les pathologistes; soit enfin l'*andropogon squarrosum*, L. (*andropogon muricatum*, FOY), les arts seuls s'étant jusqu'ici préoccupés de ce *schénanthe*, qu'ils emploient, sous le nom de *véti-ver*, à préserver les lainages des attaques des mites (*tinea tapezella*, *tin. sarcitella*, *tin. pellionella*, LATREILLE, *ordre* 10, *lépidoptères*, *fam.* 46, *nocturnes*, *tribu* 7, *tinéites*, *genre* 16., BOITARD). D'ailleurs, cette espèce, devenue régnicole, n'est plus une étrangère pour nous, car elle commence à se naturaliser dans les îles d'Hyères et sur les côtes de la Provence. Mais, loin de rendre la justice due à notre *valériane celtique*, plante fort commune dans les montagnes du Dauphiné, nous l'abandonnons au commerce extérieur qui l'exporte pour l'Égypte et l'Afrique, où l'on en prépare, dit-on, des *essences* que les peuples de ces contrées emploient à s'oindre le corps comme moyen fortifiant et nerval.

Cette propriété éminemment modificatrice de l'innervation, qui fait de nos *valérianes* de si précieux antagonistes du *musc* et du *castoréum*, se retrouve également dans les *boutons floraux* de la *pomme aigre*, fruit du *malus acerba*, Mérat, *pomacées*, si l'on en croit du moins M. le d[r] Biermann, qui les a expérimentés, et qui en a constaté les bons effets, soit que les malades en mâchent plusieurs dans la journée, soit qu'on leur en administre l'infusion à la dose de quelques cuillerées à café, dans les cas où il est nécessaire d'agir sur les centres nerveux, sur ceux du système ganglionnaire, surtout, dit-il, quand il y a prostration profonde.

Si, d'une énergie égale à celle du *musc* et du *castoréum*, la *civette*, sécrétion sébacée fort odorante due à deux petits animaux vertébrés mammifères de la tribu des *carnivores digitigrades*, les *viverra civetta* et *viv. zibetha*, L.; si, non moins puissant qu'eux, l'*ambre gris*, matière fort odorante aussi regardée par la plupart des naturalistes, soit comme un excrément endurci, soit comme un *bézoard du cachalot* (*physeter macrocephalus*, L., *mammifères pisciformes*, *cétacés*); si, dis-je, toutes ces substances, vivement stimulantes du système nerveux et des appareils évacuatoires, ne peuvent pas (penserait-on) être suffisamment représentées par nos *valérianes*, malgré les nombreuses observations recueillies en leur faveur; eh bien! on reconnaîtra peut-être, je pense, qu'elles ont dans le *safran* un puissant émule de leur portée médicatrice.

Originaire de l'Asie et de la Barbarie, parfaitement naturalisé en France, et cultivé en grand dans l'Angoumois et le Gâtinais (aujourd'hui départements de la Charente et du Loiret), le *safran* (*crocus orientalis* L., *iridées*) est, par ses stigmates, un précieux excitant de l'organe gastrique, et fort propre à être opposé aux anorexies qui dépendent d'un état de débilité générale, de l'oligotrophie de l'appareil digestif. Son influence détermine une médication générale qui se manifeste par l'accélération du mouvement artériel, et par le rétablissement des évacuations périodiques dont le cours a été momentanément suspendu. Il exagère l'exhalation cutanée, modifie les divers états pathologiques du système lymphatique, et il fut, par le dr WENDT de Copenhague, employé avec succès contre les douleurs ostéocopes consécutives de l'infection syphilitique. Estimé anodin, nervin et cordial, conseillé dans la pneumonie, l'hystérie et la chlorose, par LABAT, MILIUS, HERTODT, BOERRHAAVE, SCHULZ, LOESEKE, CARTHEUSER, FRICCIUS et ZORN, il est d'une grande importance médicinale; « mais » (dit TRILLER) il faut se montrer sobre de son emploi, » et ne l'administrer qu'avec circonspection, surtout lors- » que l'on doit agir sur des femmes, sur des sujets jeunes » et pléthoriques; car il active fortement et rapidement le » mouvement circulatoire, produit les hémorrhoïdes chez » les hommes, détermine et parfois même exagère les » évacuations menstruelles chez les femmes. Son usage » fréquent ou immodéré augmente la susceptibilité ner- » veuse, donne lieu à des phénomènes convulsifs, et amène » la stupeur en produisant des épanchements dans la cavité » encéphalique, des congestions cérébrales actives rapide- » ment produites. Cette action congestionnaire qu'on lui » voit parfois exercer nous a porté à le repousser de la » médecine des pleurétiques. »

(TRILLER, *de pleuritide, cap.* 3, *p.* 45, *et cap.* 5, *p.* 84.)

Cet excès de vitalité que le *safran officinal* imprime à tout l'organisme, se fait principalement remarquer sur les fonctions dépendantes de l'appareil cérébro-spinal. Par cette impression première, il éveille la gaîté, ajoute, dit-on, aux facultés intellectuelles, influence secondairement le mouvement circulatoire, favorise le développement des forces organiques, porte partout la chaleur et la vie, et serait, peut-être, un stimulant-tonique préférable et préféré au *café*, si son odeur et sa saveur n'étaient pas des sujets de répugnance pour beaucoup de personnes. Comme l'odeur forte dont il est pourvu détermine souvent des céphalées intenses et vertigineuses, et ainsi le dénonce comme l'un des plus énergiques modificateurs de la vitalité et de la sensibilité du cerveau, l'on a pensé qu'il devait recéler un principe narcotique : CAMERARIUS, cité par PEYRILHE, dit que, pris avec excès, il devient somnifère jusqu'à causer la mort. Mais si l'on suit les expériences que le dr HANIN dit avoir faites sur lui-même, on y verra que 30 grains de poudre de *safran* augmentèrent sensiblement ses facultés morales, produisirent une sorte d'ivresse qui lui parut avoir plus de rapport avec l'ivresse produite par les stimulants diffusibles, qu'avec celle produite par les narcotiques; que ses forces n'en furent pas diminuées, et que son appétit s'en accrut de beaucoup. Bien plus, cet auteur annonce qu'un de ses compagnons d'étude, ayant pris la même dose, éprouva de très-forts désirs vénériens. La vertu médicatrice des *stigmates du safran*, en tant qu'elle devra être opposée aux anomalies de l'innervation, ne saurait donc être mise en doute; et certes, elle peut victorieusement rivaliser celle de tous les excitants médicamenteux ou condimenteux que le commerce va chercher si loin, acquiert à si haut prix, et qui ne nous parviennent jamais purs de tout mélange frauduleux.

Vainement donc encore ici, comme on a essayé de le faire pour nos *valérianes*, voudrait-on lui opposer le *barbon schénanthe* cité plus haut, dont les feuilles étaient estimées excitantes, d'action générale, discussives, utiles et favorables à la tête et à l'estomac, et propres à aider le mouvement menstruel. (RUMPHIUS, VALENTIN, POMET, SALMAS, ZORN, HERMANN.)

Trop négligée par les modernes (car c'est à peine si les pathologistes d'aujourd'hui la connaissent même de nom), l'*iris fœtidissima*, L. (*iris gigot*), plante *iridée* commune dans nos bois couverts, fut réellement appréciée autrefois dans l'hystérie, l'hydropisie et les scrofules (Mouton-Fontenille). Que l'on n'ignore donc pas qu'elle s'est montrée utile dans les névroses qui semblent avoir leur point de départ dans un état pathologique de l'utérus! Sa racine a, par le prof[r] Récamier, été préconisée contre l'hydropisie; ses semences et sa racine, depuis 1 gros jusqu'à 2 en décoction, et la poudre de sa racine, à la dose de demi-once dans une livre de vin blanc, ont été, avant nous, employées comme emménagogues et anti-hystériques; les fleurs odorantes de l'*iris sambucina*, L., pourront ici être proposées comme sudorifiques et utérines; celles de l'*iris xiphium*, L., fleurs odorantes et suaves, pourront aussi trouver place parmi les nervins et les céphaliques.

Non moins négligées que ces *iridées*, et cependant également dignes de notre attention, car elles sont riches en principes stimulants, doivent encore prendre ici place les *pimpinella saxifraga, pimpinella magna* et *pimpinella ægopodium*, L. (*ægopodium podagraria*), dont les racines fortement odorantes et représentant assez l'odeur du bouc, dont l'herbe médiocrement fragrante, mais de saveur chaude et assez aromatique, sont recommandées comme alexipharmarques, vulnéraires, utérines, diurétiques, par Lobel et Pena, par Hemmereich, Hert, Cartheuser, Zorn, Tournefort, Gesner et Geoffroy, ce que d'ailleurs je dois avoir signalé plus haut.

Avec nos *salviées* les plus fragrantes et desquelles déjà nous avons été à même d'apprécier la valeur médicale, l'ordre des *astéreés*, auquel nous devons adjoindre quelques *carduacées* (*corymbiférées*), est, sans contredit, de tous le plus riche en modificateurs de l'innervation utérine et de son mouvement circulatoire. En effet, après nos *camomilles*; prenons la *grande absinthe* ou *aluyne* (*artemisia absinthium*, L,), espèce recommandée, par le d[r] **Mérat** et par bien d'autres, comme pouvant être employée avec succès dans les entéralgies et dans les tympanites nerveuses, comme un bon et puissant emménagogue! Nous la voyons fortifier le tissu des organes, et en accélérer les mouvements; convenir toutes les fois qu'il est besoin de remédier aux vices de la digestion qui ont leur source dans l'inertie des forces gastriques, dans la débilité matérielle ou vitale des organes digestifs, et se montrer stomachique et carminative ; et, suivant les circonstances qui accompagnent ou commandent son emploi, arrêter le cours d'une fièvre intermittente. **Wauters**, et, depuis lui, notre illustre **Pinel**, et aussi feu le prof[r] **Alibert**, ont eu, dans leur pratique, fréquemment occasion de constater son efficacité comme fébrifuge et antileucorrhéïque; **Palmarius**, *de febre pest.*, *cap*. 18, p. 456., parle des succès qu'offre son emploi dans les divers cas de fièvres endémiques et endémo-épidémiques. Voulons-nous apprécier sa puissance modificatrice des fonctions organiques, soit qu'il y ait exagération, soit qu'il y ait inertie, soit qu'il y ait à la fois exagération d'une part et inertie de l'autre? Voyons ce qu'en pensent Joh. **Ferh**, **Loeseke**, **Zorn**, **Geoffroy**; **Boerrhaave**, qui, dans ses consultations, dit que son usage exagéré est nuisible à l'organe de la vue ; **Cartheuser**, qui dit qu'elle est nuisible à beaucoup de personnes, tant à cause de sa fragrance très-prononcée, qu'à cause de sa force narcotique, et qu'ainsi elle est plus préjudiciable qu'utile; **Triller**, qui affirme avoir vu plusieurs personnes prises par un mal de tête fort véhément pour avoir fait usage d'une dose fort exiguë d'*huile essentielle d'absinthe*, et il ajoute que cette plante ne convient pas à toutes les constitutions, et que les tempéraments chauds et bilieux doivent la repousser! ce qui est juste et vrai. Ouvrons

Heister! Entre autres faits qu'il signale, nous y verrons l'observation d'une femme ascitique, avec anasarque, guérie par l'usage de l'infusion des *sommités d'absinthe* unies aux *baies de genièvre*, usant de *bière* pour boisson ordinaire. En général, les suppressions menstruelles lui résistent rarement, surtout lorsqu'elles sont dues à l'état cachectique d'un sujet frappé de chlorose, ou ruiné par un concours fâcheux d'influences, soit débilitantes, soit déprimantes de l'innervation. Enfin, utile aussi dans la pathologique externe, appliquée en topiques, elle est pour elle un précieux modificateur de la vitalité organique; elle arrête la dégénérescence putrilagineuse des ulcères, limite la gangrène, et, ranimant la vie languissante des tissus, détermine dans les plaies cacoëtiques une inflammation éliminatrice et réparatrice à la fois : ce que produit également la *sauge officinale*, ainsi que j'ai eu maintes fois occasion de le remarquer, ce que je crois avoir signalé plus haut. Enfin, recommandée en lotions dans le traitement de la gale, elle passe pour avoir produit de bons effets dans l'otalgie, sa vapeur étant introduite dans l'oreille au moyen d'un appareil fumigatoire. (Triller.)

Comme emménagogue et diaphorétique, la *grande absinthe* a pour analogues d'action :

1º L'*armoise commune* (*artemisia vulgaris*, L.), plante plus que vulgaire dans nos campagnes, et qui, bien que moins énergique que l'*absinthe*, n'est cependant pas à dédaigner ; ses feuilles paraissent avoir été employées avec succès dans l'hydropisie, au dire de Bayer, de Zorn, de Geoffroy, de Tournefort, de Sim. Paulli, de Spindler, qui, en son *Scholiaste*, affirme avoir parfaitement guéri un hydropique par l'usage continuel du *vin d'armoise* : ses feuilles, estimées vulnéraires, emménagogues, alexipharmaques et antiseptiques, par Cartheuser et Palmarius, furent également reconnues telles par Mérat, qui les recommande dans l'hystérie; et toujours, au fait, elles se sont montrées utiles dans les névropathies, soit utérines, soit intestinales, dans les dysménorrhées spasmodiques, dans les suppressions lochiales par atonie, et dans la chlorose. Cinq observations de M. le dr BURDACH, observations consignées au *Journal d'*HUFELAND, tendent à prouver que sa racine, employée en poudre, possède des propriétés anti-épileptiques très-marquées, très-positives, propriétés dont avant lui avaient fait mention THÉOPHRASTE, FERNEL, MATTHIOLE, BUCHWALD, AMMAN, Michel ETTMULLER, HELWIG, MISALDE, JOEL, WELCHE, MAYERN, ZORN, TRAGUS, GEOFFROY, STAPEL, Sim. PAULLI, SCHROEDER et BARBETTE, qui recommandaient cette racine comme un remède souverain à opposer à l'épilepsie, à la chorée, et qui l'avaient essayée dans l'aliénation mentale.

2o La *santonine marine* (*artemisia cœrulea, seu cœrulescens*, L.), espèce maritime avec laquelle aujourd'hui on prépare un *sirop* tonique et fébrifuge (RIGHINI).

3o L'*armoise à corymbes* (*artemisia corymbosa*, L.).

4o L'*aurône* (*artemisia abrotanum*, L.), plante d'Italie et de Provence, d'orangerie dans nos départements du nord, mais de pleine terre dans nos contrées du midi, plante très-active, très-fragrante, et désignée communément sous le nom de *citronnelle*, fort sapide, fort stimulante, estimée antiseptique, anti-ictérique, emménagogue, par GEOFFROY, CARTHEUSER, ZORN, BOERRHAAVE et PALMARIUS.

5o L'*absinthe pontique* ou petite *absinthe* (*artemisia pontica*, L.), estimée stomachique, anticachectique, anthelmintique, et spécialement diurétique, par TOURNEFORT, ZORN, HERMANN et GESNER.

6o L'*armoise maritime* (*artemisia maritima*, L.), qui toutes présentent de grandes analogies de nature et d'action avec l'*aluyne*.

7° Les *génépis*, panacées des montagnards et des charlatans de nos places, et qui, dans le fait, par leurs propriétés toniques-stimulantes, méritent la faveur dont ils sont l'objet; les *génépis*, que l'on distingue en *génépi blanc*, soit l'*artemisia rupestris*, L., soit l'*absinthium mutellinum*, VILL. (BOISDUVAL), espèces communes dans les Hautes-Alpes et dans les Alpes de la Provence; en *génépi des Alpes* (*artemisia glacialis*, L.), plante amère-aromatique dont on se sert en Suisse pour le traitement des fièvres intermittentes, dans toutes les maladies qui se jugent par les sueurs, tels sont les rhumatismes et les catarrhes, et fort connue de nos montagnards du Dauphiné (MOUTON-FONTENILLE); en *génépi jaune* (*artemisia tanacetifolia*, L.), estimée par les montagnards du Galibier et du Lautaret; en *génépi du Valais* (*artemisia vallesiaca*, L.); en *génépi noir*, soit l'*artemisia Bocconi*, ALL. (*artemisia spicata*, L.), à laquelle les habitants des montagnes du Dauphiné attribuent des propriétés merveilleuses; soit l'*achillea spicata*, WILLD.; soit encore l'*achillea atrata*, L.; enfin, en *génépi vrai* (*achillea nana*, LAM.), espèce des Alpes et des montagnes de l'Auvergne.

8° L'*achillea nobilis*, L. (*tanacetum minus album, odore camphoræ, sive achillea Dioscoridis*), espèce qui répand une odeur de *camphre* très-marquée, et à laquelle les praticiens accordent une grande puissance de stimulation, espèce qui se trouve assez abondamment dans le Dauphiné et aux environs de Montpellier, et qui se rapproche beaucoup, par son odeur camphrée et ses propriétés stimulantes, de l'*artemisia maritima*, laquelle, dans le nord, remplace l'*absinthe vulgaire*, et dont on prépare un vin stomachique qui est moins désagréable, mais non moins virtuel que celui de *grande aluyne*.

9° L'*achillea odorata*, L., plante aromatique de nos Alpes

et de nos Pyrénées, et l'*artemisia camphorata*, VILL., espèce particulière aux montagnes arides de Vizille, à Briançon.

10° Les *santolines* (*santolina incana* et *santolina tuberculosa*, L.), espèces sous-ligneuses, bordures odorantes et gracieuses de beaucoup de nos parterres (*santolina chamæcyparissus*, *santolina rosmarinifolia*, L., Éd. MOUTON-FONTENILLE, *herba immortalis*, TRILLER), estimées à l'égal de l'*absinthe pontique*, par BOERRHAAVE, ZORN et GEOFFROY, qui leur reconnaissaient des propriétés anthelmintiques et diurétiques, et qui furent pendant long-temps recommandées dans la jaunisse, la leucophlegmatie, les empâtements des viscères abdominaux, l'asthme pituiteux, la chlorose, la leucorrhée, l'anorexie et la paralysie, plantes de la Provence, du Dauphiné, des Cévennes, tombées aujourd'hui dans le discrédit le plus complet.

En signalant les productions indigènes qui peuvent être d'avantageuses succédanées aux agents exotiques, énergiques, stimulants de la circulation utérine, et ainsi provocateurs de la ménorrhagie, sans représenter de nouveau nos *aristoloches*, qui pourtant ici ne seraient pas déplacées, sans reparler ici de la *mille-feuille commune*, dont la racine, qui, récente, exhale parfois une odeur camphrée, et, dans un temps, a été proposée pour remplacer la *serpentaire de Virginie*, continuant à nous entretenir des productions plutôt exclusivement stimulantes que toni-stimulantes, j'ajouterai, à la série que nous venons de parcourir, la *rue des jardins* (*ruta graveolens*, L.), plante spontanée dans nos départements méridionaux, plante dont le suc exprimé a été recommandé pour ses propriétés anti-épileptiques, plante dont les semences ont été estimées antiblennorrhagiques, plante dans toutes ses parties préconisée alexipharmaque, céphalique, nervine, utérine et diurétique, par BOERRHAAVE, SYLVIUS, RIEDLIN, VATER, SLEVOGT, STENZEL, MINDÉRÉRUS, et aussi pour ZORN, qui affirme qu'en épithèmes sur les mamelles, elle dissipe les congestions lactées; plante dont l'odeur forte, nauséeuse, fétide pour nous, mais agréable pour les Napolitains qui, dit-on, la préfèrent à nos parfums végétaux les plus suaves, dénonce assez la force que, par son agression, elle déploie sur le système nerveux, surtout chez les femmes douées d'un tempérament irritable, en qui elle peut occasionner, non-seulement l'inflammation de l'utérus, mais aussi des métrorrhagies mortelles. Excellent emménagogue, puissant vermifuge, et bon antispasmodique par son *huile essentielle* mêlée par gouttes à des potions appropriées, cette espèce officinale était fort appréciée par les anciens, qui préconisaient un *vinaigre* dont elle était la base, et auquel ils attribuaient la propriété de préserver des maladies contagieuses. Autant, sans doute, on en peut dire de la *rue sauvage* (*ruta sylvestris*, Mill. Dict.), si commune aux lieux élevés et arides de nos bois, espèce qui n'est guère connue que des botanistes, et qui, aussi bien que les agents les plus appréciés, mériterait probablement de fixer notre attention.

Les *ruta angustifolia*, Pers., *ruta bracteosa* et *ruta corsica*, D. C., ne pourraient-elles pas également ajouter à nos ressources thérapeutiques?

Je me garderai bien ici de passer sous silence la *sabine* (*juniperus sabina*, L., *sabina cupressi folio*, et *sabina tamarisci folio, seu Dioscoridis*, C. Bauh. Pin. 48, nos 1 et 2), arbre *cupressiné* dont les feuilles douées d'une saveur âcre, amère et brûlante, d'une odeur fortement aromatique, térébinthacée, pénétrante, souvent fatigante, parfois fétide, dont les feuilles échauffantes, provoquant l'agitation et l'ébranlement de toute l'économie, agissent avec une énergie extrême, sont violemment emménagogues, et, en raison de cette véhémence spéciale, doivent être refusées aux femmes et aux filles dont la moralité est suspecte. (Wedel, Cartheuser, Zorn, Boerrhaave.) A une dose un peu élevée, elles produisent l'accélération du pouls, l'augmentation de la chaleur animale, en un mot, tous les phénomènes suscités par les médicaments irritants; c'est-à-dire, chaleur incommode à l'estomac, parfois même pyrosis, déjections alvines sanguinolentes, ulcération des intestins, ardeurs d'urine avec émission excessivement douloureuse, inflammation de l'utérus. Malgré les dangers réels et graves qui suivent inévitablement l'emploi inopportun, inconsidéré, immodéré des feuilles du *sabinier*, ou *savinier*, ou *savigny*, ces feuilles ne doivent pas, pour cela, être absolument rejetées de la matière et de la pratique médicales. En agissant ainsi, l'on se priverait volontairement d'une bonne ressource tout-à-fait à notre portée. Il est constant qu'habilement maniées, et associées à un correctif convenable, elles se sont souvent montrées utiles dans toutes les asthénies organiques : la pathologie externe, qui parfois les oppose à la gangrène et aux ulcères malins, trouve dans sa poudre un caustique qu'elle préfère, en certains cas, à tous les autres, pour opérer la destruction de certains fongus et de certaines excroissances ou végétations de nature syphilitique : elle fait partie du caustique de Vienne.

Outre la *rue* et la *sabine*, que le praticien timoré sera toujours disposé à repousser de son *dispensarium*, ou qu'il n'y admettra qu'avec crainte, ou du moins avec mille restrictions, notre attention pourra être accordée à la *matricaire*, partout et depuis long-temps estimée comme un remède efficace dans l'hystérie, l'hypochondrie et les convulsions, dans le météorisme des vaporeux, et en général dans toutes les maladies nerveuses, donnant, avec le dr Mérat, la préférence à l'espèce cultivée sur l'espèce agreste, cette dernière étant moins odorante, et l'aromite étant réellement le principe actif. La *matricaire commune* (*pyrethrum parthenium*, Smith) a de tout temps été reconnue propre à remédier aux affections passives de l'utérus, à favoriser l'écoulement des règles et des lochies, à combattre la flatulence abdominale; on l'a toujours regardée comme un bon vermifuge: on l'a souvent employée en épithèmes sur les mamelles, pour détruire les congestions lactées. (GEOFFROY, CARTHEUSER, LOESEKE, Sim. PAULLI, ZORN, BOERRHAAVE, SPINDLER.) CHESNEAU dit que la *matricaire* contusée, chauffée dans une poêle, et ensuite appliquée sur la tête, est curative de l'hémicrânie; cependant il lui préfère la *renoncule* (laquelle?) disposée de même et appliquée sur le point douloureux. Mais la *renoncule* est-elle par elle-même antispasmodique, et si l'hémicrânie n'est pas autre chose qu'une névrose, agira-t-elle dans le même sens qu'un modificateur reconnu de la susceptibilité nerveuse? La *renoncule* est douée d'une puissance caustique et cathérétique bien connue, à laquelle ne peut qu'ajouter l'élévation de la température par le calorique accumulé dans l'épithème proposé, et ainsi une douleur non-seulement en fait oublier une autre, et peut même, la dominant, la faire taire: ainsi agirait alors la *matricaire* d'après ces conditions de préparation et d'application, et non d'après ses vertus antispasmodiques. Passons donc outre sur ce dernier point.

Nous devrons ici accorder une attention égale à la *camomille commune* (*matricaire camomille*), reconnue bon antispasmodique par GALIEN, BAGLIVI, WERLHOFF, HOFFMANN, RIVIÈRE, BOERRHAAVE, reconnue bon antiseptique par PRINGLE, et aussi à la *camomille romaine*, et aussi à la *camomille des champs,* déjà citées comme toniques-fébrifuges éprouvés; à leur congénère, la *maroute* (*anthemis cotula*, L.), humble *astérée* des bords de nos chemins arides, du long de nos murs, et des lieux incultes de nos campagnes, plante fort énergique, fort odorante, quoique, suivant SPIELMANN, qui n'a peut-être pas su isoler et fixer son aromite, elle ne donne pas d'*huile essentielle* à la distillation, assertion qu'il serait bon de vérifier. Quel que soit, au surplus, le principe médicateur qui lui donne son activité, il n'en est pas moins vrai de dire qu'elle est particulièrement recommandée dans le spasme hystérique, et dans le cours des accidents nerveux de cette maladie si bizarre, si fréquente, si difficile à saisir et à soumettre; phénomènes que la *maroute* calme pourtant d'une manière si positive et si soudaine, que long-temps on a cru, en cette plante, à la présence d'un principe hypnotique; à la *maroute* enfin, qui s'est maintes fois montrée puissamment emménagogue, étant administrée en lavements.

Comme modificateur organique de la vie et de la susceptibilité du viscère utérin, comme exerçant une positive influence sur ses fonctions, nous tiendrons note ici de l'*ergot du seigle* (*seigle ergoté*), production considérée comme une maladie du *seigle* par quelques-uns, par d'autres comme un être à part, comme une végétation particulière rangée par les *botanistes* dans la famille des *agames funginées*, substance que plus haut nous avons présentée comme pouvant être succédanée de la *noix vomique*.

Je pense qu'à son sujet, nous ne pouvons rien faire de mieux que de reproduire textuellement ce qu'en dit M. le dr Foy, dans son *Nouveau formulaire des praticiens*, et d'y ajouter ce qui nous est propre, bien que ce que nous aurons à en dire soit étranger à l'obstétrique.

« Les vertus obstétricales ou obstétriques du *seigle ergoté* » (*secale cornutum, sclerotium clavus*, D. C.) sont connues » depuis long-temps. Les *sages-femmes* du Lyonnais s'en » servaient, du temps de Camerarius (1586), pour accélérer » les accouchements. Aujourd'hui cette substance est d'un » usage presque universel. Son action consiste à solliciter » les contractions de la matrice lorsque cet organe tend » à se débarrasser du produit de la conception. On l'ad- » ministre avec succès lorsque l'accouchement est ralenti

» par l'inertie de la matrice, et lorsque l'on a affaire à des
» femmes affaiblies, soit par des grossesses multipliées, soit
» par toute autre cause. On le donne aussi avec avantage
» pour convertir les douleurs de reins, les douleurs lom-
» baires, en douleurs utérines expultrices. Avant d'admi-
» nistrer le *seigle ergoté*, on doit toujours s'assurer si la
» position de l'enfant est telle que son expulsion ne soit
» retardée que par la faiblesse ou par l'absence des con-
» tractions utérines. Dans aucun cas, on ne doit employer
» cette substance que, lorsque le travail étant déjà com-
» mencé depuis un certain temps, on reconnaît que l'enfant
» se présente, soit par la tête, soit par les fesses; que son
» volume n'est pas en disproportion avec les dispositions du
» bassin, et que la vulve ne présente pas d'étroitesse.
» Administré dans des cas de ce genre, il n'est pas rare
» de voir promptement de vives douleurs utérines se mani-
» fester après un travail ralenti ou suspendu depuis un
» temps plus ou moins long, et l'accouchement s'effectuer
» en peu d'instants. Le même moyen détermine aussi la
» sortie du placenta, lorsque ce corps ne peut, par les
» seules forces de la nature, être expulsé ou extrait, soit
» à cause de son adhérence, soit à cause de la rupture du
» cordon ombilical. Il détermine également l'expulsion des
» caillots qui se forment et séjournent dans l'utérus après
» l'accouchement. Le *seigle ergoté* convient parfaitement
» dans les cas d'avortement, c'est-à-dire quand la matrice
» tend (par quelque cause que ce soit) à se débarrasser
» du produit de la conception dans un temps plus ou moins
» éloigné du terme ordinaire de la grossesse. Dans les cas
» de pléthore générale, il ne faudrait employer ce moyen
» qu'après une saignée suffisamment abondante. Les con-
» vulsions puerpérales ne sont pas une contre-indication à
» l'emploi du *seigle ergoté*, puisqu'il existe des observations
» qui prouvent que cette substance, administrée dans cer-

» tains cas de ce genre; en a procuré la cessation en dé- » terminant l'accouchement. On a employé cette substance » avec succès pour prévenir les hémorrhagies utérines après » l'accouchement, chez les femmes sujettes à cet accident. » On la donne alors à la dose de 10 à 12 grains d'heure en » heure, à partir du commencement du travail. Quelques » médecins disent avoir administré le *seigle ergoté* avec » succès dans les cas de flueurs blanches asthéniques, à la » dose de 12 à 15 grains par jour. Le *seigle ergoté* en » poudre, étendu dans l'eau, étant, de toutes les prépara- » tions de cette substance, la plus prompte et la plus » active, il ne faut avoir recours au *décocté* (1 gros à 1 » gros et demi de substance dans un verre d'eau) que » dans les cas où une répugnance invincible de la part de » la femme ne permettrait pas d'employer la première de » ces préparations. Lorsqu'il existe une semblable répu- » gnance ou une disposition aux vomissements, on pourrait » administrer le *seigle ergoté* en lavements (2 gros de poudre » en suspension dans un lavement) (le dr VILLENEUVE). » Aucun fait bien constaté ne justifie les craintes mani- » festées, par quelques-uns de nos plus célèbres accoucheurs, » sur l'emploi obstétrical de cette substance, qui, si elle » est inerte dans quelques cas, n'est nuisible dans aucun, » à moins, toutefois, qu'elle n'ait pas été administrée con- » venablement. Le dr PAULY regarde le *seigle ergoté* comme » un fondant qui a une action directe et spéciale sur l'utérus, » qui détermine sur cet organe, soit qu'il soit rempli par le » produit de la conception ou par tout autre corps, soit » même qu'il soit à l'état normal, des contractions fibrillaires » incessantes qui tendent à le ramener à un volume moin- » dre, à une espèce d'atrophie. De là son usage pour ex- » pulser le fœtus, le placenta, et pour suspendre les flux » hémorrhagiques et les écoulements blancs; prévenir les » tranchées utérines en s'opposant à la formation et à l'ac-

» cumulation des caillots. Dans les cas où les effets du *seigle* » *ergoté* doivent être lents et gradués, comme dans le traite- » ment des engorgements blancs, des leucorrhées, etc., le » dr Pauly donne, dans les vingt-quatre heures, 2 cuillerées » de *sirop* qui contiennent chacune 2 grains et demi de *seigle* » *ergoté*, et demi-grain d'*extrait aqueux d'opium*; ou bien, » trois heures après avoir mangé, une des pilules suivantes :

» Prenez : *Poudre de seigle ergoté*... 30 grains.
» *Extrait thébaïque*.......... 1 *id.*

» Mêlez et faites 6 pilules.

» Dans les cas contraires, quand la médication doit être » prompte, active, comme dans les hémorrhagies, les ac- » couchements, etc., il donne l'*ergot* en poudre, et plutôt » à haute qu'à faible dose (20 grains, 30 grains et quelque- » fois davantage, délayés dans un peu d'eau). Le *seigle ergoté* » fait partie de la poudre *hémostatique* de M. Néjulbin. »

Il y a lieu d'être étonné et de regretter que M. le dr Foy n'ait pas mentionné, dans son intéressant travail, les expériences faites par M. Ducros aîné de Marseille, que nous avons cité plus haut.

L'état d'orgasme utérin qui suit l'emploi du *seigle ergoté*, lequel agit d'une manière tout élective et toute spéciale sur l'appareil génital de la femme, a fait penser aux praticiens que l'on en pourrait tirer un utile parti en l'opposant aux métrorrhagies passives qui signalent l'époque critique de la ménopause.

C'est dans une circonstance semblable que, d'après le dire de M. le dr Bazin, jeune chirurgien militaire, lequel d'ailleurs était fondé à m'en indiquer l'emploi, d'après les observations qu'il avait recueillies à la clinique de M. le dr Jaumes de Montpellier, c'est dans une circonstance semblable, dis-je, que j'en ai essayé l'action et la portée chez une dame âgée de 45 ans, fortement constituée, dont les règles avaient toujours été abondantes, mais régulières, et chez laquelle une métrorrhagie considérable survint inopinément, dans l'intervalle d'une époque à l'autre, sans cause connue ou du moins appréciable. Les saignées du bras, les sangsues appliquées à la région sacro-lombaire et recouvertes de ventouses, les réfrigérants appliqués à la face interne des cuisses, les antispasmodiques diffusibles, les astringents les plus énergiques (la *bistorte*, la *tormentille*, le *kino*, le *ratanhia*), administrés à haute dose, tant à l'intérieur qu'en injections, rien n'avait pu borner l'hémorrhagie utérine. Parfois cependant, sous l'influence de ces moyens, elle se modérait momentanément, et lorsque l'on pouvait estimer s'en être rendu maître, elle reparaissait plus foudroyante. La malade s'épuisait, et progressivement arrivait de jour en jour à l'adynamie anémique. Près de deux mois s'étaient écoulés ainsi en alternatives de bien et de mal. Enfin, j'eus recours au *seigle ergoté*. Le succès le plus rapide et le plus positif a couronné mes tentatives. J'administrai la poudre de cette substance à la dose de 5 grains matin et soir, délayés dans un peu d'eau sucrée. Le quatrième jour, toute perte sanguine ou blanche avait complètement cessé. Dès lors, cette dame entra en convalescence et ne tarda pas à se rétablir. Voisin de cette dame, et médecin de sa famille, je l'ai suivie pendant deux ans, à l'époque où j'étais chargé en chef du service médico-chirurgical à l'hôpital militaire de Longwy (Moselle), et, durant ce temps, rien, chez elle, n'a reparu.

Rentrant dans notre cadre de comparaison et de substitution, et continuant à rechercher, parmi nos espèces botaniques fragrantes ou fortement odorantes, celles qui, en qualité d'antispasmodiques utérins, en qualité de bons modificateurs des centres nerveux, peuvent avantageusement rivaliser les productions exotiques les plus en faveur sur ce point, parmi les *salviées*, en outre de celles dont nous avons parlé déjà, nous accorderons une juste et légitime confiance à la *cataire* (*nepeta cataria*, L.), plante dont l'odeur forte, pénétrante, peu agréable, a beaucoup d'analogie avec celle de la *valériane*, de laquelle elle se rapproche par son mode d'action sur l'économie, par sa valeur thérapeutique, mais qui aujourd'hui est tout-à-fait négligée par les praticiens. Cependant, bien que le dr MÉRAT se contente de la signaler comme se rapprochant, par ses propriétés, de l'*hyssope* plutôt que de toute autre substance active, déclarant même qu'il accorde à l'*hyssope* une plus grande puissance virtuelle (*errare humanum est*), cependant il est vrai de dire que la *cataire* a en sa faveur quelques bonnes observations qui établissent son utilité dans les désordres fonctionnels dont le point de départ semble être à l'utérus. LINNÉ la recommandait dans la chlorose, BOECLER dans la dysménorrhée et dans la suspension des lochies; CELSE et BOERRHAAVE avaient trouvé en elle un puissant fébrifuge, et TABERNÆMONTANUS en préconisait l'emploi dans les catarrhes chroniques et dans toutes les cachexies froides. Cette espèce, commune dans les lieux arides et incultes (la *cataire officinale*), pourrait trouver dans une espèce exotique une rivale à redouter, si nos industriels *panacéïques* avaient su s'en aviser. Cette espèce, tout-à-fait analogue à notre *cataire*, d'odeur, de saveur et d'action, est la base d'une composition dont la parfumerie fait grand bruit en ce moment, et dont nos petites maîtresses et nos jeunes gens à la mode estiment tellement les émanations odorantes, que n'en être point imprégné est se déclarer indigne de figurer parmi les gens comme il faut et de bon goût. Cette préparation, que rend précieuse surtout l'avantage d'une dénomination barbare (*patchouli*), n'est autre chose que la dissolution et la division, dans l'alcool ou dans un corps gras, du principe aromatique d'une plante herbacée qui nous parvient par la voie de la droguerie, et, qu'après l'avoir attentivement examinée, je crois devoir rapporter au genre *cataire*, me proposant de la dénommer *nepeta patchouli*. Et tandis que notre monde merveilleux (s'il en était question) repousserait notre *cataire* dont l'odeur forte et prononcée affecterait péniblement sa sensibilité olfactive, la délicatesse de son système nerveux, il s'est engoué d'une production non moins odorante, non moins pénétrante, non moins fétide que notre indigène; mais sa rareté, son étrangeté, renforcées par un nom barbare, en font pour lui l'objet d'une affection particulière, je devrais dire d'un culte (ce qu'est la *rue* pour les merveilleuses de Naples, selon **Bodard**), et j'ai tout lieu d'être surpris de ce que nos médecins à la mode n'ont point encore songé à l'introduire dans leur thérapeutique des spasmes et des vapeurs. Avis aux *Esculapes* de boudoir !

Revenons à nos indigènes. Si, constants dans nos répugnances, nous continuons à répudier le *nepeta cataria*, si, en qualité d'agents modificateurs de l'innervation, nous ne voulons que tenir médiocrement compte du *nepeta citriodora* (**Dumortier**, *flore de Spa*), du *nepeta melissæfolia* (*melissa nepeta*, L., *thymus nepeta*, **Smith**), espèce qui pourtant est un assez bon antispasmodique, et qui, selon **Clayton** et **Gronovius**, est journellement employée comme agent fidèle et sûr, et qui d'ailleurs est fort commune dans tous les endroits arides de nos contrées (je l'ai trouvée à Tours, dans des décombres); si nous refusons d'adopter et de classer ici l'*erigeron acre*, L., plante *astérée* que **Gilibert** recommande dans les affections catarrhales passives, et avec raison, l'*erigeron viscosum* (*conyse odorante de Montpellier*), emménagogue héroïque pour **Dioscoride** et **Galien**, l'une et l'autre espèces vulgaires en nos climats, ne soyons point aussi rigoureux à l'égard du *marrube blanc*, déjà cité comme expectorant et incisif, et, de plus, désigné par le d[r] **Mérat** comme fort utile dans la chlorose, recommandé par lui comme un emménagogue sûr dans la dysménorrhée et dans l'aménorrhée atoniques, comme très-convenable dans l'asthme humide (bronchite chronique des modernes), dans les cachexies froides de l'organe pulmonaire (ramollissement œdémateux), et qu'avant nous GILIBERT estimait être une des meilleures plantes médicinales de l'Europe. Injustement abandonné aujourd'hui, le *marrube blanc* a-t-il, pour cela, perdu toute espèce de vertu médicatrice? Peut-être (si l'on voulait encore se préoccuper de lui) la science thérapeutique en tirerait un parti avantageux dans les maladies produites et entretenues par l'atonie et la débilité, si du moins on en croit les expériences et les observations de CELSE, ALEXANDRE-DE-TRALLES, COELIUS-AURÉLIANUS, ETTMULLER, BORELLI, LANGE, si l'on ajoute foi à ce qu'en ont dit Sim. PAULLI, LAFORÊT (FORESTUS), ZACUTUS-LUSITANUS, FREITAGIUS, HARTMANN, CHOMEL, CARTHEUSER, GEOFFROY, BOERRHAAVE, ZORN, LOESEKE, TOURNEFORT, qui tous parlent au long et avec les plus grands éloges du *marrube blanc* et des services incontestés qu'il a rendus dans les obstructions du foie, dans le squirrhe, l'ictère, la cachexie, l'hydropysie, la chlorose, l'asthme, la phthisie, la fièvre quarte, la fièvre hectique, la parturition difficile, la suppression des règles et le scorbut. Il paraît, en effet, convenir toutes les fois qu'il faut réveiller l'organique sensible, toutes les fois qu'il faut ranimer l'action languissante d'un appareil organique, favoriser la résorption d'un fluide épanché, combattre certaines concentrations vicieuses de vitalité, en imprimant à l'économie une commotion générale et salutaire, enfin, hâter l'exercice d'une fonction : car, donné à haute dose, il ébranle tout le système artériel, pousse avec force le sang dans le tissu des organes, et ainsi exagère les fonctions qu'ils sont appelés à remplir. Il faut le dire, les gens du peuple, ceux de la campagne surtout, connaissent mieux que nous la portée du *marrube blanc* : c'est leur abortif habituel, et gens de l'art, et gens de lois sont loin de s'en douter. Aussi sa réputation de diaphorétique, d'expectorant, n'est-elle pas tout-à-fait usurpée, non plus que celle dont ont joui dans le même sens d'action, et aussi comme diurétiques, comme convenables dans l'arthritis et l'hystérie, la *ballote fétide* (*ballota nigra*, *ballota alba*, *ballota lanata*), *salviées* fort en estime auprès de TOURNEFORT et de GEOFFROY, mais aujourd'hui plus négligées encore que lui. Adopté dans ma pratique régimentaire, le *marrube blanc* m'a été non moins utile que l'a pu être pour le d[r] ANDREWS le *lobelia inflata*, dont la teinture alcoolique a fourni à ce praticien un bon remède expectorant et diaphorétique ; le *marrube blanc*, dis-je, m'a été un excellent auxiliaire dans certaines bronchites chroniques, dans certaines pneumonies passives, dans le traitement des diverses affections psoriques, syphilitiques et scorbutiques soumises à mon observation ; mais j'ai remarqué que son emploi exigeait beaucoup de prudence et de circonspection, et que, chez les sujets pléthoriques sanguins, il donnait lieu à la cardiactasie (congestion apoplectiforme des vaisseaux coronaires), au cardiogme (palpitations douloureuses par exagération du mouvement circulatoire), à l'hémoptysie, à l'épistaxis, à la métrorrhagie, à la formation et au développement des tumeurs hémorrhoïdaires.

C'est également ici le lieu de faire mention de l'*arroche fétide*, de la *vulvaire* (*chenopodium vulvaria*, L., *chénopodées*), plante fort commune le long des murs et des chemins, plante dont l'odeur, on ne peut plus caractéristique, indique assez les propriétés qui lui sont reconnues. CHARAS en composait un *mellite* qu'il préférait, employé en lavements, à tout autre moyen proposé pour être opposé à l'aménorrhée hystérique. GILIBERT assure que ses feuilles fraîches, froissées entre les doigts et introduites dans les narines, arrêtent comme par enchantement les spasmes hystériques ; et, ainsi que le faisait RAI, et d'après les indications de PALMER, il prescrit son infusion aqueuse dans les mêmes cas. TOURNEFORT obtint beaucoup de succès avec la teinture alcoolique de cette plante, et CARLBORN, cité par LINNÉ, recommande, pour ces mêmes désordres pathologiques, l'*électuaire anti-hystérique de* FULLER, qui se compose de 4 onces de conserve de cette *arroche*, additionnée de 40 gouttes d'*huile de succin*.

Enfin, à ces apéritifs emménagogues, pour compléter notre cadre, nous croyons devoir réunir le *perce-mousse* (*polytric commun*, *polytrichum trichomanes*, L.), *bryée* employée en ce sens par M. le dr BONAFOUX, à la dose de 1 gros pour 16 onces d'eau réduites à 12 onces, *bryée* estimée bon sudorifique et même antipleurétique, par RONGEARD et TOURNEFORT, et par ZORN qui la signale comme ayant jadis tenu une place distinguée parmi les herbes antimagiques. La considérait-on alors comme propre à dénouer l'aiguillette ?

En bonne conscience ! ne possédons-nous pas assez pour nous dispenser de recourir jamais aux produits exotiques, en y comprenant même l'*asa-fœtida*, ce suc gommo-résineux dont l'origine est encore peu certaine, que VALMONT-BOMARE pense être le *silphium* des anciens, le *laser* des Romains (*laser fœtidum syriacum*), que la pluralité des botanistes modernes s'accorde pourtant à attribuer à une *férule de Perse*, qu'ils ont dénommée *ferula asa-fœtida* (opinion de LINNÉ), espèce que certains pensent être le *ferula persica*, espèce qui a été dénommée *ferula hooschee* (LINDLEY). Quand bien même aucune substance ou produit indigène ne nous représenterait qu'imparfaitement ou ne nous représenterait pas la valeur thérapeutique de cette gomme-résine de source *ombellifére* (ce dont il est fort permis de douter au surplus), son odeur alliacée, forte, pénétrante, persistante, repoussante pour presque tous tant que nous sommes d'Occidentaux, sa saveur âcre, amère, nauséabonde, persistante, ne devraient-elles pas nous suffire à prononcer l'exclusion, de la matière médicale française, d'une substance que d'ailleurs on ne peut considérer ni comme un remède spécifique, ni comme un remède héroïque? Certes, et l'on ne peut se dispenser d'en convenir et de le reconnaître, ce *panis angelorum* des Indiens, ce *stercus diaboli* des Allemands, l'*asa-fœtida*, enfin, est stimulant de l'appareil gastrique; il combat avec succès l'anorexie par asthénie, il est utile dans les digestions pénibles et laborieuses; mais trop souvent il excite le dégoût et provoque des nausées. Plus heureux, nos toniques-amers et nos infusions aromatiques atteignent le même but sans présenter les mêmes inconvénients. L'*asa-fœtida* exerce-t-il, plus qu'aucun de nos indigènes cités, une action spécifique sur l'utérus et sur les sympathies qu'éveille l'état pathologique de cet organe? Non sans doute! Aussi bien que les nôtres, n'a-t-il pas sa part d'insuccès? Agit-il plus spécialement qu'eux sur les centres nerveux et sur leurs dépendances? Pas davantage! Se comporterait-il à la fois comme stimulant local d'abord, puis, secondairement et par absorption, comme stupéfiant ou comme modérateur de l'innervation? Est-ce ainsi que l'on doit expliquer le succès rapide, instantané, que l'on obtient de son injection dans le gros intestin, laquelle fait subitement cesser le spasme hystérique, la chorée et la catalepsie de même nature, faits que j'ai eu plusieurs fois occasion d'observer dans ma pratique? Est-ce ainsi que l'on doit expliquer les succès que l'on obtient de son application épithémique dans la gastralgie hystérique, et aussi même dans toute autre gastralgie dont la cause ne pourrait point être prise dans l'orgasme utérin? de son emploi dans le traitement externe des ulcères cacoétiques, des dégénérescences squirrho-cancéreuses où parfois on le prescrit en topiques, et dont, tout en modifiant la vitalité actuellement vicieuse des tissus, il calme les douleurs dilacérantes? Il est très-possible qu'à lui seul il possède un double mode de médication; qu'il soit en même temps stimulant et modérateur. Mais que nous importent et la manière dont il se comporte avec l'organisme, et son influence sur la vitalité vicieuse des tissus, et ses succès dans l'hystérie, dans les névroses générales ou locales! En pathologie interne, que nous manque-t-il pour le suppléer comme modificateur du système nerveux? Et pour les cas de pathologie externe, outre la *ciguë commune*, sur laquelle nous aurons à revenir, nos autres *narcotico-âcres* expérimentés par STOERCK, et par bien d'autres depuis lui, ne peuvent-ils pas le suppléer également? Combien de fois, dans des affections dites hystériques ou hystérimorphes, n'ai-je pas employé des pilules faites avec le *camphre*, l'*extrait de valériane*, celui de *jusquiame*, et toujours avec succès? De quoi donc se compose le fameux remède de MÉGLIN, dont nos praticiens se trouvent si bien dans le traitement de ces diverses névropathies signalées? D'un mélange d'*extrait de valériane*, d'*extrait de jusquiame* et d'*oxyde blanc de zinc* divisé et administré en pilules. Les Indiens emploient l'*asa-fœtida* comme *épice* pour assaisonner leurs mets; les Chinois l'emploient comme antiscorbutique et anti-hystérique; ils le font ordinairement infuser dans du *vin de riz* : la décoction de l'*asa-fœtida* dans l'eau leur sert à laver et à panser les ulcères. On prétend que l'odeur de l'*asa-fœtida* produit sur les *renards* (*vulpes communis*, *carnivores digitigrades*) une espèce de paralysie qui leur ôte l'usage de leurs facultés et jusqu'à la volonté de s'enfuir. (*Revue Britannique*, 2e *année.*) On préconise l'*asa-fœtida* pour combattre les spasmes et les soubresauts dans les fièvres typhoïdes et dans les fièvres intermittentes pernicieuses! Si ces symptômes et soubresauts dépendent d'une lésion organique, qu'y peut-il faire ? S'ils n'en dépendent pas, la *valériane*, les *cataires* et tant d'autres, ne sont-elles pas là ? Les uns le regardent comme un apéritif précieux : eh bien ! opposons-lui alors nos apéritifs signalés et ceux que nous avons à signaler encore ! entre autres, la *scille* (*scilla maritima*, L.), *liliacée* dont il nous faudra reparler, la *scille*, qui est à la fois (dit Ach. Richard) expectorant et diurétique, puis aussi l'*extrait d'aconit* et nombre d'autres sur lesquels nous aurons à revenir. Bergius vante les vertus fébrifuges de l'*asa-fœtida* ; d'autres sa puissance emménagogue ; d'autres ses propriétés anthelmintiques. On le recommande pour remédier au spasme de l'œsophage, aux céphalées hystériques, aux palpitations nerveuses ; Zorn, Geoffroy, Cartheuser, Koempfer, Loeseke, Salmas, l'ont recommandé dans les affections cœliaques et utérines, dans l'hydropisie et la tympanite : sans répéter ici ce qui a été dit, en plusieurs endroits de ce travail, à propos des fébrifuges, des antispasmodiques, des emménagogues ; sans parler ici spécialement des vermifuges dont nous aurons à nous occuper plus tard, nous redirons : n'a-t-on pas vu souvent un éméto-cathartique, un purgatif, un lavement cathartique, rendre, en circonstances semblables, les mêmes services que lui, étant administrés dans des conditions opportunes ? Si l'on admet que ces états de malaise (les névroses générales) qui, d'abord agissant sur un seul point peu déterminé de l'économie lors de leur invasion, la possèdent ensuite tout entière, et ne se font connaître que par une manifestation désordonnée, que par des phénomènes généraux ; si l'on admet, dis-je, que ces névroses sont dues à une lésion primitive ou des tissus ou des centres nerveux, sera-t-on conduit, par des raisonnements tout physiologiques, à préférer l'*asa-fœtida* à quoi que ce soit ? Il pourra modérer, mais non guérir ; mais c'est ce que feront toujours nos antispasmodiques unis à nos narcotiques; c'est ce que feront toujours certains de nos narcotico-âcres. CULLEN désigne l'*asa-fœtida* comme un expectorant précieux ; mais, ainsi que nous l'avons pu voir, le *marrube blanc*, l'*hyssope*, le *lierre-terrestre*, nos *capillaires* et l'*aunée*, le peuvent parfaitement rivaliser en ceci : agents auxquels nous pourrions joindre la *carmentine* (*justicia pectoralis*, L.), petite plante *acanthacée* originaire de l'Amérique, qui la compte au nombre de ses bons produits, et laquelle, cultivée en pleine terre dans tous nos jardins académiques, y réussit parfaitement, et qui, par conséquent, si son utilité médicale devenait positive, serait très-facile à multiplier chez nous; agents dont la vertu médicatrice est formelle en ce sens de modification à exercer sur la vitalité et sur l'exhalation des membranes muqueuses, et lesquels, certes, suffisent à nous dispenser de recourir à l'*asa-fœtida*, non plus qu'au *sagapénum*, son congénère d'origine, de famille, de constitution chimique, de portée médicinale, mais aussi de source plus incertaine encore. En effet, le *sagapénum*, classé par les uns parmi les purgatifs puissants, reconnu par les autres pour un antitoxique infaillible et comme le seul vrai remède à opposer à la morsure des animaux venimeux; par certains, estimé atténuant et résolutif; par nombre de praticiens, conseillé aux hydropiques, aux asthmatiques, aux personnes atteintes de toux chroniques, recommandé pour aider à l'écoulement des règles et des lochies (RAY, VALENTIN, CARTHEUSER, ZORN), le *sagapénum*, long-temps attribué au *ferula persica* (WILLDENOW), le *sagapénum*, *è ferula vel è laserpitio, ex ombelliferâ quadam adhuc ignotâ, exertum*, doit nous préoccuper encore moins que l'*asa-fœtida*; car, au fait, le commerce en est assez pauvre aujourd'hui, ce qui prouve de reste le discrédit absolu dans lequel cette drogue est tombée, malgré les enthousiastes et les prôneurs qui l'avaient décorée du beau nom de *gomme séraphique*.

De même en est-il aussi de deux autres produits *gommo-résineux* (la *gomme-ammoniaque* et le *galbanum*), produits d'*ombellifèrées* dont les traits caractéristiques n'ont pas encore suffi à constituer, soit l'espèce, soit même le genre.

La *gomme-ammoniaque*, estimée stimulante des sécrétions alvines et cystiques, émolliente, résolutive, digestive et maturative, par SALMAS, GEOFFROY, CARTHEUSER, ZORN et LOESEKE, provient, disent les uns, de l'*heracleum gummiferum*, suivant d'autres du *selinum gummiferum*, du *ferula persica* suivant d'autres; suivant certains, elle provient du *ferula orientalis*; d'autres enfin la font découler du *dorema ammoniacum*. (WILLDENOW, TOURNEFORT, SPRENGEL, FASHOOK, JAKSON, WRIGTH, David DON, GUIBOURT.)

Le *galbanum*, gomme-résine, base de la plupart de nos emplâtres et de nos onguents maturatifs, privilége qu'elle partage souvent avec la *gomme-ammoniaque*, le *bdellium* et le *sagapénum*, gomme-résine autrefois très-préconisée comme emménagogue, anticatarrhale et antileucorrhéïque (RAY, TRILLER, GEOFFROY, BOERRHAAVE, CARTHEUSER, ZORN), exsude, dit-on, du *bubon galbanum*, L.; selon M. DON, du *galbanum officinale*; selon quelques-uns, de l'*opoidia galbanifera* du d[r] LINDLEY; et, suivant d'autres, du *selinum galbanum* de SPRENGEL.

Déplorable vague qui doit toujours nous tenir en garde contre les produits de l'extérieur, lesquels, eu égard à de certaines ressemblances, peuvent très-facilement être confondus entre eux!

Au surplus, qu'importe!

La *gomme-ammoniaque* et le *galbanum*, parties intégrantes et basiques, pierres angulaires des fameuses *pilules hydragogues de* BONTIUS, et de nombre d'autres préparations pilulaires, eurent, dès l'abord, une telle vogue pour les propriétés éminemment stimulantes, toniques, expectorantes, fondantes, diurétiques, emménagogues qu'on se hâta de leur reconnaître, que ces drogues exotiques devaient, à elles seules, être, pour l'humanité souffrante, de véritables *Messies libérateurs*, de véritables *panacées universelles*, infaillibles, uniques, devant lesquelles ne pouvait que s'arrêter la faulx du temps. Mais aujourd'hui, bien déchues de la haute faveur qui accueillit leur admission dans la matière médicale, leur introduction dans la thérapeutique, elles se trouvent, en quelque sorte, réduites à la pathologie externe, à la chirurgie des onguents et des emplâtres, qui elle-même ne tient plus que fort peu de compte de leur présence parmi les modificateurs ou dans les mixtes dont elle réclame l'intervention.

C. DIGESTIFS, VULNÉRAIRES, MODIFICATEURS DE LA PUOGÉNIE ET DES EXHALATIONS MORBIDES.

> Il est si facile à la France de se suffire à elle-même, que je ne comprends pas son engouement pour tout ce qui lui vient du dehors.

Que dirons-nous de cette nombreuse variété de *résines*, *sous-résines*, *gommes-résines*, et *résines balsamiques*, odorantes, âcres, amères, toniques, stimulantes, qui, pendant long-temps, remplirent toutes les pages de nos formulaires pharmacologiques, soit pour des préparations internes, soit comme étant indispensables aux composés digestifs, maturatifs, fondants, résolutifs de la chirurgie d'alors? Fixés sur ce que nous devons penser du *sagapénum*, du *galbanum*, de la *gomme-ammoniaque*, que nous retrouvons dans cette catégorie, et, par conséquent, cessant d'en faire mention, que dirons-nous du *benjoin*, résine balsamique long-temps attribuée suivant les uns à un *laurus* (*laurus benzoïn*), par d'autres à un *croton* (*croton benzoë*), par d'autres enfin à un *terminalia* (*terminalia benzoïn*), aujourd'hui généralement attribuée, d'après les observations de Dryander, à un arbre *diospyré*, au *styrax benzoë* ou *benzoïn*, résine que, par sa présence, l'*acide benzoïque* distingue de la plupart des autres principes résineux ou résinoïdes, substance d'ailleurs bien facile à représenter, pour l'usage interne, par la *racine* de l'*angélique*, ainsi que déjà nous avons dû le dire, et mieux encore par l'*extrait aqueux* et par l'*extrait alcoolique* de cette racine indigène, en admettant même tout ce qu'en ont pu dire BOERRHAAVE, GRIMM, SYLVIUS, VALENTIN, CARTHEUSER et ZORN, qui l'estimaient atténuant, anticatarrhal et anti-asthmatique? Que dirons-nous du *styrax* ou *storax*, du *liquidambar fluide*, dit *huile de liquidambar*, et que l'on vendait autrefois sous le nom de *baume blanc du Pérou* (GUIBOURT), produits que fournissent dans l'Orient le *styrax officinale*, L., à la Caroline, le *liquidambar styraciflua* (CATESBY), arbres également de la famille des *dyospirées*, résines solides ou fluides, également remarquables par la présence de l'*acide benzoïque*? du *baume benna*, dont l'origine est encore inconnue, et dont, en général, nos pharmacologistes paraissent s'être peu préoccupés? du *ladanum*, produit résineux aromatique des *cistus creticus*, *cistus ledon* et *cistus ladanifera*, L. (*cistées*), substance jadis très en vogue, mais tellement discréditée, grâce aux sophistications du commerce, que, par une juste méfiance, l'art de guérir l'a évincée de son répertoire thérapeutique? de l'*hypociste*, produit *extracto-résineux* du *cytinus hypocistis*, parasite *aristolochiée* qui croît et se développe sur les racines des *cistes*? de la *résine élémi*, substance odorante et térébinthacée obtenue, au Brésil, de l'*amyris ambrosiaca* (L. fils), de l'*icica icicariba*, D. C., de l'*amyris plumieri*, D. C., de l'*amyris elemifera* (WILDENOW), obtenue, dans l'Éthiopie et à Ceylan, de l'*amyris zeylonica*, arbres et arbustes *térébinthacés*? de la *myrrhe*, produit âcre, amer, aromatique de l'*amyris kataf*, suivant FORSKAHL (*amyris myrrha*, L.)? du *baume de la Mecque* (*baume de Judée*), dû à l'*amyris opobalsamum*, WILLD., également *térébinthacés*? Que dirons-nous du *baume du Pérou*, résine *solide ou fluide*, qui découle naturellement du *myroxylum peruiferum*, L. (*myrospermum peruiferum*, D. C.), et du *carpobalsamum*, fruit de cet arbre américain? du *baume de Tolu* ou *Tholu*, suc résino-balsamique-benzoïné du *myroxylum toluiferum*, L. (*myrospermum toluiferum*, D. C.), l'un et l'autre de la famille des *légumineuses-mimosées*; produit attribué aussi, par MILLER, à un arbre *térébinthacé*, au *toluifera balsamum*? des divers *tacamaques*, que ces résines odorantes découlent, soit de l'*elaphrium tomentosum* de JACQUIN, suivant KUNTH (*fagara octandra*, L.), arbre *térébinthacé* originaire de Curaçao du Mexique ; soit du *calophyllum tacamahaca*, WILLD. (*calophyllum inophyllum*, L. ?), arbre *guttiféré* qui, au dire de GUIBOURT, donnerait la *tacamaque ordinaire* (*baume focot* de quelques auteurs), résine qui peut-être ne serait autre que la *tacamaque* de l'île Bourbon, le *baume vert*, le *baume de Marie*, le *baume de Calaba* ; soit enfin que, sous le nom de *tacamaque jaune terreuse*, cette résine provienne de l'*amyris tecoma* et de l'*icica tacamahaca*, *térébinthacés* tous deux, et tous deux compris dans le prodrôme de DE CANDOLLE ? Que dirons-nous de la *résine chibou* ou *cachibou*, produit du *gomart* ou *gommier* (*bursera gummifera*, L.), et du *sucrier de montagne* ou *bois à cochon* (*hedwigia balsamifera*, SWARTZ ; *bursera balsamifera*, PERS.), arbres *térébinthacés* indigènes à nos Antilles, produit tellement négligé aujourd'hui, qu'il ne se trouve plus que comme curiosité dans quelques droguiers d'amateurs ? de la *résine caragne*, attribuée à un arbre du Mexique nommé, par HERNANDEZ, *arbor insania caranna nuncupata* (*icica caranna*), arbre *térébinthacé*, mentionné dans le prodrôme de DE CANDOLLE (GUIBOURT)? de la *résine alouchi*, probablement produite (GUIBOURT) par l'*icica aracouchini d'*AUBLET (*icica heterophylla*, D. C.)? du *bdellium*, gomme-résine assez souvent mêlée à la *gomme arabique* du commerce, produit dont l'origine est demeurée si incertaine, qu'on est encore dans une complète ignorance à son égard, substance qui d'ailleurs n'a jamais été employée que dans la chirurgie des emplâtres, et dont la vogue n'a eu qu'une fort minime durée ? et aussi de la *résine animé* que donne, au Brésil, aux Antilles et à la

Nouvelle-Espagne, un arbre de la famille des *légumineuses*, l'*hymenæa courbaril*, L. ? et enfin de la *gomme* qui découle de certains *oliviers sauvages*, lesquels bordent la Mer-Rouge, *gomme* qu'autrefois on estimait fort, que l'on recherchait avec empressement pour ses propriétés détersives, astringentes, hémostatiques ?

Nous en dirons ce que, depuis le commencement de cette revue analytique, nous n'avons cessé de dire et de répéter, que nos indigènes peuvent, en tous points, nous dispenser de recourir aux exotiques; que tous ces stimulants-toniques ou stimulants-diffusibles et proprement dits, quels qu'ils soient, peuvent, pour l'usage interne, être parfaitement remplacés par nos *salviées*, *chénopodées*, *corymbiférées*, *ombellliférées*, *verbénacées aromatiques*, etc., etc., etc., soit qu'il faille exciter les fonctions de l'estomac ou simplement les favoriser, combattre l'anorexie, la dyspepsie; soit qu'il faille, exerçant une médication générale et vive, modifier l'exhalation bronchique et les sécrétions catarrhales des muqueuses.

Pour conserver à ces produits la place qu'ils occupent dans notre matière médicale, arguera-t-on de l'utilité dont ils ont été et dont ils peuvent être dans nombre de cas du domaine de la pathologie externe, nous ajouterons :

Si le *styrax solide* ou *storax*, reconnu pour provenir du *styrax officinale*, L., mais attribué, par M. Bernard de Jussieu, au *copalme d'Orient* (*liquidambar orientale*, L.) ; si cette substance, connue des Grecs sous le nom de *styrax* ou *storax calamite*, parce que, pour la conserver, on l'apportait de la Syrie enveloppée dans des feuilles de *roseau*; si, dis-je, cette *résine balsamique*, encore usitée parmi nous, a été bien avant nous regardée comme un baume émollient, échauffant, maturatif, et recommandée comme douée de vertus céphaliques, nervines et anti-catarrhales (voir Kirstanius, Geoffroy et Cartheuser) ;

Si le *styrax liquide* (*baume*, *résine copalme*), connu aussi, par l'une de ses variétés, sous le nom de *baume blanc du Pérou*; si ce produit, attribué au *liquidambar styraciflua* que Michaux a, dit-il, rencontré dans la Caroline; si ce fluide *oléo-résino-balsamique*, riche en *acide benzoïque* qui vient s'effleurir à sa surface (Guibourt), et dans lequel nos chimistes analysateurs modernes, âpres à la curée quand il s'agit de principes immédiats, de principes alcaloïdiques ou alcaloïdiformes, ont découvert la *styracine* (Bonastre), et qui paraît n'être autre chose que de l'*acide benzoïque* moins 2 p. °/₀ d'*oxygène*, est encore aujourd'hui en vénération dans la pathologie externe comme heureux modificateur local, et fut, par nos prédécesseurs, estimée maturative, émolliente, et employée dans certaines affections de l'estomac et de l'utérus (Nieremberg, Geoffroy, Zorn);

Si le *ladanum* ou *labdanum* fut par nos anciens préconisé pour être infailliblement nervin, vulnéraire et résolutif (Tournefort, Belon, Pierre de la Vallé, Geoffroy, Cartheuser, Zorn);

Si le *suc d'hypociste*, estimé rafraîchissant, siccatif et astringent par Geoffroy, Charas et Zorn, fut long-temps en faveur;

Si, dans un temps, a joui de quelque faveur la *résine canarine*, décrite par Rumphius, et produite par les *canarium commune* et *zephyrinum*, espèces *térébinthacées* voisines des *amyris* et des *icica;*

Si de tout temps la *résine élémi* fut appréciée comme bon digestif, bon résolutif et bon nerval (Van-Royen, Ray, Geoffroy, Cartheuser, Zorn, Loeseke), substance dans laquelle, de nos jours, M. Bonastre a trouvé l'*amyrine;*

Si la *myrrhe*, recommandée comme échauffante, apéritive, résolutive et atténuante au temps d'Hermann, de Stapel, Celse, Théophraste, Zorn, Valentin, Samuel Polisius, Fusch, Becker, Cartheuser, Loeseke, Geof-

FROY, RIEDLIN, PRINGLE, et, de leur temps, opposée à la pourriture d'hôpital et au sphacèle;

Si le *baume de la Mecque* ou de *Judée*, qui, dans un temps peu éloigné de nous, *baume célèbre*, a rempli l'univers de son nom, qui, tant pour l'usage interne que pour l'usage externe, a été estimé remède polychreste, précieux surtout pour les asthmatiques et les calculeux (Prosp. ALPIN, VESLING, CASTEL, LOBEL, DONZELLI, GUIBERT, VOLCAMER, DOERING, ZORN, LINDEN, MERCKLING, SLEVOGHT, GEOFFROY, VALENTIN, RIEDLIN, LOESEKE, LOESCHER et VATER);

Si les *baumes du Pérou*, *blanc* et *noir*, encore un peu en faveur parmi nous, ont, en qualité d'anticatarrhals, d'antidiarrhéïques, d'antiblennorrhagiques et de vulnéraires, de digestifs, de dissolvants et de fortifiants, été en grande estime auprès de PISON, CARTHEUSER, LOESEKE, GEOFFROY, HOFFMANN, LEHMANN, RIEDLIN, ZORN, HERMANN et TRILLER;

Si le *baume de Tolu*, fort en vogue encore parmi nous en qualité de tonique-stimulant et d'anticatarrhal, encore aujourd'hui recommandé dans la phthisie par les Anglais, a été estimé vulnéraire et cicatrisant par GEOFFROY, ZORN et LOESEKE;

Si la *résine tacamahaca* provenant des espèces exotiques que nous avons signalées, appréciée plus autrefois qu'aujourd'hui comme résolutive, fortifiante, maturative, émolliente, carminative, recommandée dans la tympanite abdominale, mêlée alors aux emplâtres, à l'odontalgie et aux douleurs de l'estomac (GEOFFROY, HERMANN, POMET, VALENTIN, CARTHEUSER, ZORN, LOESEKE, HOCHSTETTER), a pu et peut encore, en certains cas, rendre de bons services;

Si le *dammar-puti* (*résine animé oriental*, Dominico PAOLI), résine attribuée à un arbre *coniféré*, au *dammara alba* de RUMPHIUS; si la *gomme cancame* (*animé blanche*, d'Amatus LUSITANUS); si la résine de l'*hymenæa courbaril* (*résine animé de* BORRICHIUS, véritable *résine animé* des officines); si la *résine lactée*, autre variété de *résine animé* que souvent dans le commerce on trouve mêlée au *copal*, et que l'on présume provenir d'un arbre *conifére*, de l'*araucaria imbricata* (GUIBOURT), se sont souvent montrées utiles dans certains cas de pathologie externe (CARTHEUSER, GEOFFROY, ZORN, LOESEKE, SALMAS, TRILLER, VALENTIN, J. BODOEUS d'après STAPEL, et STAPEL d'après THÉOPHRASTE);

Si la *résine chibou* ou de *gomart* a pu jouir de quelque faveur autrefois, bien qu'elle soit tout-à-fait inusitée aujourd'hui;

Si la *résine caragne*, qui, suivant M. BONASTRE, n'est autre que la *résine alouchi*; si la *résine caragne*, agent de stimulation qu'avant nous on réunissait à des préparations emplastiques (MONARDÈS, VALENTIN, HERMANN, CARTHEUSER, ZORN, LOESEKE et GEOFFROY), a été justement recherchée;

Si le *baume benna* fut jadis recommandé dans les coliques par KOEMPFER et VALENTIN;

Si jadis le *bdellium*, si négligé aujourd'hui, fut estimé l'égal de la *myrrhe*, et confondu avec elle (VAN-ROYEN, PLUCKNET, SALMAS, GEOFFROY, CARTHEUSER, ZORN);

Enfin, si le *copal*, plus rarement employé que toutes les autres substances que nous venons de citer, et qui fut plus habituellement consacré à la préparation des vernis qu'à la préparation de compositions médicinales; si ce produit du *rhus copallinum* suivant les uns, de l'*hymænæa verrucosa* suivant PERROTET, a, dans certains cas, été recommandé par PISON, HERNANDEZ et GEOFFROY;

Nous ajouterons que la pathologie externe peut, sans contredit (ce que d'ailleurs l'expérience démontre chaque jour), rencontrer leurs propriétés toniques, stimulantes, modificatrices des solutions de continuité frappées d'atonie, et qui ne se réparent pas faute de phénomènes réactionnaires; rencontrer leurs propriétés modificatrices de la puogénie et des exhalations morbides dans la *gomme-résine* de l'*hedera helix* (*lierre commun* ou de *muraille*), substance qui exsude spontanément du tronc des vieux sujets, qui, brûlée, répand une forte odeur d'*encens*, substance qui, non-seulement, peut à tous égards nous tenir lieu des produits *gommo-résineux*, *résineux* et, *résineux-balsamiques* cités, mais qui aussi peut parfaitement nous représenter: 1° le *saruru*, produit *gommo-résineux* aromatique qui, à Amboine, découle de l'*hedera umbellifera*; 2° l'*oliban* (*encens mâle*), si long-temps estimé siccatif, échauffant, fortifiant, astringent (VALENTIN, HERMANN, HERBOLET, BOCHART, STAPEL après THÉOPHRASTE, HILLER, URSIN, CELSE, TRILLER, GROTIUS, HIPPOCRATE, GALIEN, DIOSCORIDE, GEOFFROY, ZORN), *gomme-résine odorante*, d'abord attribuée successivement à un *poirier*, à un *lentisque*, à un *laurier*, à un *pin*, aujourd'hui reconnue pour être le produit du *juniperus lycia*, L., du *juniperus thurifera* et du *boswelia serrata*, arbres de la grande famille des *conifères*; 3° le *mastic* (*resina lentiscina*), recherché par ses préconisateurs pour ses propriétés siccatives, astringentes, diurétiques, fortifiantes; estimé propre à raffermir les gencives, à redonner de l'immobilité aux dents vacillantes; produit fourni par le *pistacia lentiscus*, arbuste *térébinthacé* commun entre Philippeville et Constantine (Algérie), arbuste dont le bois a été recommandé en décoctions contre le flux de sang, surtout contre celui qui complique le cours de ventre, dont le bois a été opposé aux prolapsus de l'utérus et du rectum (TOURNEFORT, GEOFFROY, TAVERNIER, CARTHEUSER, STROBETBERGER, WEDEL, RIEDLIN, ZORN, LOESEKE); et enfin la *sandarac* (*sandaraque*, *gomme de genièvre*), plus employée dans les arts, pour la composition des *vernis*; qu'en médecine, mais qui pourtant, comme agent médicateur, se vit appréciée par Geoffroy, Salmas et Zorn, et que, d'après l'opinion commune, donne le *thuya articulata* (Desfontaines et Broussonnet), arbre de la famille des *conifèrées*.

Nous retrouverons les mêmes avantages dans l'*opopanax*, *gomme-résine* due au *pastinaca opopanax*, L., plante *ombellifèrée* originaire de nos départements du midi, où elle croît agreste et spontanée, *gomme-résine* long-temps avant nous estimée digestive, carminative, anticatarrhale, et que, je ne sais trop pourquoi, l'on va chercher dans les échelles du Levant; puis aussi dans la *tacamaque du populus balsamifera*, L., arbre *saliciné*, indigène à l'Amérique-Septentrionale, lequel réussit parfaitement dans nos climats, et surtout dans le Midi, où il ne dégénère pas par la culture; et mieux encore dans nos *térébenthines*, parce que ces produits étant aussi sûrs, sont, en outre, plus abondants, plus faciles à se procurer sincères, soit que l'on exploite le *pistacia terebinthus*, arbre *térébinthacé* de l'île de Chio, de la province de Constantine (Algérie) et des environs de Montpellier, soit que l'on exploite le *mélèze* (*larix europæa*), lequel nous donne la *térébenthine de Venise*, soit que l'on exploite d'autres *conifèrées*, le *pinus sylvestris*, le *pinus maritima* et le *pinus pinea*, auxquels on doit la *térébenthine commune*, dite aussi *térébenthine de Bordeaux*, le *pinus balsamea*, L., lequel, fort bien acclimaté à notre sol et à notre ciel, nous fournit la *térébenthine du Canada* (*baume du Canada*, *faux baume giléad* des Anglais), l'*abies excelsa* et l'*abies pectinata* (*pinus picea*), arbre auquel nous devons la *térébenthine* dite de *Strasbourg*, *térébenthines* qui, suivant la manière dont elles sont traitées, nous donnent le *galipot*, *térébenthine* desséchée à l'air, et qui ne contient pas assez d'*huile essentielle* pour demeurer à l'état de fluidité; la *poix de Bourgogne* (*jaune* ou *blanche*), qui n'est autre chose que le *galipot* purifié; la *colophone* ou *colophane* (*brai sec* ou *arcanson*), résidu de la distillation de la *térébenthine* coulé encore chaud dans des moules de sable; la *poix résine* (*résine jaune*) : première sorte, *galipot* purifié et brassé avec de l'eau; deuxième sorte, résidu de la distillation de la *térébenthine* brassé avec de l'eau; l'*huile de raze*, obtenue par la distillation du *galipot* encore mou et abondant en *huile volatile*; la *poix noire*, que l'on obtient en brûlant les filtres de paille qui ont servi à la purification de la *térébenthine* et du *galipot*, en brûlant aussi les éclats de bois qui proviennent des entailles faites aux arbres; l'*huile de poix* (*pissæleon*), produit liquide qui se forme dans la préparation de la *poix noire*, et en demeure séparé lorsque le produit solide est refroidi; le *gaudron* ou *goudron* (*pissa officinalis*), que l'on obtient par la combustion des troncs épuisés, lequel, en qualité d'antiphthisique, a, de temps immémorial, été préconisé; lequel, en qualité d'antipsorique et d'anticatarrhal, a fourni tant de brillants succès au d[r] Girou de Buzaringue et aux célèbres docteurs chefs de service à l'hôpital St-Louis de Paris; l'*huile de goudron* (*fausse huile de cade*), fluide oléagineux dont la distillation a donné, outre la *pyrétine*, résidu noir, à M. Péraire de Bordeaux, trois autres produits qu'il nomme *résinone*, *résinéone* et *résinéïne*, fluide qui surnage le *goudron* comme le *pissæleon* surnage la *poix noire*; la *poix navale* (*pix navalis*, *brai gras*, *poix bâtardée*), mélange de *brai sec*, de *poix noire* et de *goudron*; la *fausse poix de Bourgogne*, mélange de *poix noire*, de *colophone* et de *térébenthine* que l'on fait fondre ensemble, et qu'ensuite on brasse avec de l'eau; l'*essence de térébenthine*, *huile essentielle* obtenue par la distillation des diverses *térébenthines*, produits auxquels nous devons ajouter l'*huile de cade vraie*, que l'on retire, par la distillation à feu nu, du bois du *juniperus oxycedrus*, L., et aussi ceux que pourraient nous fournir, soit le *pinus palustris*, KIEW (*pinus australis*, MICHAUX, *pinus serotina* de nos *hortulaires*), grand et bel arbre du Nord-Amérique, lequel supporte fort bien la pleine terre dans nos départements du midi et de l'ouest, et auquel on doit la *térébenthine* dite de *Boston*; soit le *pinus pyrenaïca* de LAPEYROUSE, arbre de nos contrées malheureusement encore trop peu connu dans les cultures, ce qui fait que, jusqu'à ce jour, on a négligé de le multiplier, produits résineux et oléo-résineux non moins bons stimulants et maturatifs, non moins bons modificateurs de la puogénie et des exhalations morbides, que les exotiques que nous avons cités avant eux. (TOURNEFORT, GEOFFROY, KOEMPFER, ZORN, RIEDLIN, DONAT, MULIUS, SYMPHORIEN, CAMPEGIUS, Jacob YONGE, BOERRHAAVE, CRUGNER, HOFFMANN, WEDEL, SALMAS, CARTHEUSER, LOESEKE, HERMANN, GALIEN, BORELLI, BARTHOLIN, GUIDAT, TRILLER, JOS.-CONZ. AXTIUS, BERKELEY, LINDEN, BUCHNER, CHARAS, BORRICHIUS, PAULLINI.)

En effet, sans parler des produits enlevés à nos *térébenthines*, à nos arbres *conifērés* et *térébinthacés* par les diverses manipulations industrielles dont ils sont l'objet, en effet, ne voit-on pas les *térébenthines* être utilement appliquées en topiques sur les tumeurs indolentes, y susciter un mouvement intestin qui détermine leur résolution ou hâte leur suppuration? Le *digestif simple*, habituellement préparé avec un *jaune d'œuf* et la *térébenthine* commune, n'offre-t-il pas, employé à propos, un modificateur puissant pour tous les cas où, dans une plaie dont la suppuration languit, il est nécessaire de ranimer les propriétés vitales des tissus frappés d'atonie et tombant en *deliquium*? Ne voit-on pas fréquemment cette préparation, opposée à certains ulcères de mauvaise nature, chancreux ou gangréneux, y ramener la vie, et, par l'inflammation salutaire qu'elle provoque, en faire un centre de fluxion, y donner lieu à un travail adhésif et réparateur? Il faut le dire, nous ne tirons pas de nos *térébenthines* tout le parti que l'on pourrait en obtenir; et **Barbier** d'Amiens, l'un de mes premiers et principaux guides dans ce travail, va m'aider à démontrer combien elles peuvent être utiles. Si nous les administrons à l'intérieur, nous les verrons, par une absorption rapide, transportées de l'estomac dans le torrent circulatoire qui les distribue à l'économie; nous les verrons, dis-je, imprégner les tissus que leur agression excite vivement, et dont elles augmentent la vitalité. Ce qu'il y a de remarquable en elles, c'est qu'elles paraissent exercer une action toute spéciale sur le système glanduleux, sur les organes sécréteurs, et principalement sur l'appareil génito-urinaire duquel elles exagèrent beaucoup les fonctions : on les voit enfin combattre efficacement la dyspermasie, et produire la diurèse en communiquant aux urines une odeur de *violette* très-prononcée. Mais, ainsi que tous les excitants, elles sont plus convenables dans les exhalations tout-à-fait atoniques, que lorsque ces exagérations sont dues à un état phlegmasique dans la période d'acuité, ou entretenues par lui. Car, sous l'influence de cette dernière condition morbide, et aussi chez des sujets facilement irritables, quand bien même la maladie à combattre ne serait accompagnée d'aucune trace de phlogose, elles donnent lieu à une dysurie brûlante et douloureuse, à des urines rouges et sanguinolentes. Toutefois, il est de fait qu'habilement maniées, elles rendent, dans certains catarrhes muqueux, d'aussi bons services que les modificateurs les mieux éprouvés, sans en excepter même et le *baume de copahu* et la prétendue *copahine*.

D'une composition analogue à celle de nos *térébenthines*, formé comme elles de *résine* et d'*huile essentielle* (cette dernière en si grande proportion qu'elle donne au *copahu* une fluidité oléagineuse, tandis que nos *térébenthines* ont la consistance du *miel*), le *baume de copahu* est dû au *copaïfera officinalis* (L. et Jacq. Am.), grand et bel arbre de l'Amérique-Méridionale, et de la famille des *légumineuses*. Stimulant des plus énergiques, cet agent, à très-petites doses, produit presque toujours des effets salutaires. Il anime les forces gastriques, réveille, dans certains cas de catarrhe bronchique, l'énergie expultrice des poumons, et son usage journalier contribue évidemment à rendre à la muqueuse des bronches son état normal en la tonifiant par son abord. Mais, à haute dose, cette médication générale devient réellement perturbatrice. Alors le *baume de copahu* provoque le vomissement, détermine sur le gros intestin une irritation notable, accélère le cours du sang, augmente beaucoup les mouvements rhythmiques du cœur. Sous son influence, la chaleur animale s'élève, et si, pendant quelques jours, cette substance médicinale est ainsi administrée, des phlegmasies locales s'établissent; la commotion artérielle légèrement provoquée d'abord, devenant de plus en plus forte, la fièvre s'allume, s'accompagne de diverses hémorrhagies, de céphalalgie, de soif, de chaleurs d'entrailles, d'éruptions cutanées : faits et phénomènes observés et signalés par le d[r] américain HEWSON. L'individu, ainsi médicamenté, éprouve dans le canal de l'urètre une vive cuisson au moment de l'éjection des urines, qui sont rouges et sanguinolentes (ce que nous avons dit survenir par l'emploi intempestif ou immodéré de nos *térébenthines*), et ce fluide, sécrété sous l'influence de telles conditions, acquiert une saveur amère toute caractéristique, une odeur de *baume de copahu* très-prononcée, très-remarquable. Ces faits, signalés par BARBIER d'Amiens, et avant lui par HOPPE, CULLEN, BERGIUS, et, depuis lui, par tous les praticiens qui ont eu des services de vénériens à diriger; ces faits qui établissent une vraie parité d'action entre le *baume de copahu* et nos *térébenthines*, cette similitude et dans la constitution chimique, et dans les phénomènes observés, et dans les modifications produites, doivent, ce me semble, nous induire à ne pas faire, de l'un ou de l'autre de ces produits, l'objet d'une préférence tout exclusive, à moins pourtant que cette faveur soit départie à l'indigénéïté.

Le *baume de copahu*, recommandé comme vulnéraire par nos prédécesseurs, a été par eux opposé à la diarrhée et à la dysenterie (HOPPE, VALENTIN, RIEDLIN, ZORN, CARTHEUSER, LOESEKE, GEOFFROY, HERMANN), et, pour eux comme pour nous, son triomphe est dans le traitement du catarrhe vésical, surtout dans le traitement du catarrhe de l'urètre et du vagin (*gonorrhée*, *blennorrhagie*, *blennorrhée*), soit aigu, soit chronique, dans celui de la leucorrhée chronique, affections pour lesquelles le d[r] TOM préfère son *extrait*, c'est-à-dire la *résine* isolée de l'*huile essentielle*, affections pour lesquelles M. DUBLANC fils, de Paris, préfère l'*huile essentielle* isolée de la *résine*, affections dans le traitement desquelles le *copahu* a eu, antérieurement à nous, d'incontestables succès. Mais, outre nos *térébenthines* qu'avec juste raison nous pouvons lui opposer, le *baume de copahu* est contraint à reconnaître encore le *cubèbe* et la *cubébine*, ou *cubébin* de MM. CAPITAINE et SOUBEIRAN, et de MONHEIN, la graine de notre *nigella sativa*, et aussi le fruit de notre *agnus castus* (*petit poivre*, *poivre sauvage*) pour antagonistes puissants. Combien de fois le *baume de copahu*, tout virtuel qu'il peut être, n'a-t-il pas échoué en semblables cas? Ne voit-on pas fréquemment, par son emploi, l'exhalation blennorrhéïque être exagérée au lieu d'être bornée, en même temps qu'il donne lieu à des superpurgations atroces? Cela peut tenir, sans doute, à certaines conditions dépendantes de l'idiosyncrasie des sujets, aux dispositions où se trouve être l'économie lors de son agression, ou au mode d'administration du moyen :

je le concède volontiers. Mais convenons aussi que cette concession faite en sa faveur doit être également faite en faveur de nos *térébenthines* indigènes, et doit alors nécessairement infirmer le reproche qu'on leur adresse, de donner lieu parfois à des désordres semblables, à l'occasion desquels on se croit autorisé à en repousser l'emploi. Je le répète donc, on peut, avec le dr Mérat, reconnaître nos *térébenthines* comme vraiment anticatarrhales, et les substituer au *baume de copahu* que nous sommes obligés d'aller chercher au loin, qui nous coûte fort cher, que nous ne sommes pas toujours certains d'avoir sincère et pur, que d'ailleurs trop souvent la cupidité mercantile sophistique avec quelqu'une de nos huiles grasses (fraude aisée à reconnaître), et d'autres fois avec l'*huile de ricins*, fraude dont il est d'autant plus difficile de s'apercevoir de prime-abord, que la consistance de l'une et de l'autre est la même, à bien peu de chose près, et que ces deux substances sont également solubles en entier dans l'*esprit-de-vin* : la distillation seule peut en faire justice.

D'après ce que nous venons de dire des expériences du dr Tom, il paraît donc positif que la *résine de copahu* est efficace dans le traitement de la blennorrhagie : eh bien ! j'ai vu obtenir et j'ai moi-même obtenu, dans le même cas, des succès égaux avec la *térébenthine cuite*. M. Gauthier, pharmacien de Paris (guidé sans doute par des indications antérieures), est le premier (en 1812) auquel j'en vis prescrire l'usage en circonstance semblable. A cette époque du blocus continental, le *baume de copahu*, assez rare en France, comme toute drogue exotique, y était fort cher, par conséquent fort rare, et force était de trouver ailleurs qu'en lui un remède à cette variété du catarrhe de l'urètre. La *térébenthine*, à son état primitif, ou cuite, c'est-à-dire privée de son *huile esssentielle*, le suppléait alors parfaitement. Pourquoi les a-t-on répudiées depuis ?

D'après les observations de feu le profr DELPECH de Montpellier, le *baume de copahu* (pris dans son ensemble primitif, *résine* et *huile essentielle* réunies) apporte un soulagement réel dans le catarrhe chronique de la vessie : fort bien ! Mais dans le service clinique de M. le profr RÉCAMIER, à l'Hôtel-Dieu de Paris, j'ai vu plusieurs affections de ce genre, chez des vieillards principalement, guéries complètement par la *térébenthine* en nature (*résine* et *huile essentielle* réunies) solidifiée au moyen d'une poudre inerte, et administrée ainsi en pilules du poids de 6 grains (30, 60, 80 par jour), la tisane des malades étant une décoction de *bourgeons de sapin* (*abies pectinata*, D. C.), *bourgeons* de l'extrait résineux desquels HEYSCHEL faisait grand cas dans la gonorrhée syphilitique et dans le scorbut. J'ai maintes fois, dans ma pratique particulière, renouvelé les expériences de M. RÉCAMIER, et toujours le succès a répondu à mon attente, sans que jamais, dans ces deux séries d'expériences, une phlegmasie de l'appareil réno-cystique ou de tout autre point, sans que jamais, aucun phénomène de réaction soient venus, portant le trouble dans l'économie, ajouter des modifications pathologiques à la maladie existante, entraver la marche du traitement et de la guérison.

Nous venons de voir le *baume de copahu* favoriser l'expectoration et borner l'exhalation bronchique : le *baume du Canada*, *térébenthine* qui découle de l'*abies canadensis*, D. C., arbre de l'Amérique-Septentrionale, lequel, ainsi qu'il a été dit plus haut, réussit fort bien en France et est très-facile à y naturaliser, « cette *térébenthine* (dit le dr » ROQUES) augmente la chaleur générale, favorise l'exhala- » tion cutanée, est infiniment utile dans le catarrhe chro- » nique du poumon, provoque l'expectoration, et en même » temps aide à la sécrétion des urines. »

Dans toutes les affections catarrhales quelles qu'elles

soient, le *baume de copahu* peut donc être parfaitement représenté par nos *térébenthines*. Nous n'hésiterons donc pas à lui opposer, dans le traitement de la gonorrhée, soit récente, soit invétérée, la *térébenthine commune* (celle de nos *pins* et *sapins*), soit seule, soit additionnée d'*oxyde de magnésium*, dans les proportions de demi-gros d'*oxyde* sur 14 gros de *térébenthine*, comme parfois on le fait pour le *baume de copahu*, substitution à laquelle on devrait se croire dûment autorisé par l'opinion des *auteurs du Formulaire à l'usage des hôpitaux militaires de France*, si déjà même elle ne comptait des succès nombreux obtenus dès long-temps avant nous.

Nous lui opposerons également les fluides *résino-balsamiques* connus sous le nom, l'un de *térébenthine de Chio*, l'autre de *térébenthine de Venise*. En effet, ces produits du *pistachier térébinthe* et du *mélèze* ne sont pas moins convenables dans les mêmes cas que les agents cités. Boerrhaave, Astruc, Hoffmann, Baglivi, Fernel, s'en sont bien trouvés dans le traitement des diarrhées atoniques et des gonorrhées invétérées : « à la dose de 1 gros mêlé à un jaune d'œuf, » et divisé dans l'eau, elles favorisent les évacuations al- » vines, calment les douleurs néphrétiques, et apaisent les » ardeurs d'urine (Riedlin, Zorn). » Si l'on a vu le *baume de copahu* remédier à des hydropisies par sa force stimulante sur les suçoirs absorbants et sur les organes sécréteurs de l'urine, on a vu Werlhoff, et depuis lui feu le prof[r] Alibert, obtenir d'heureux succès par l'emploi du produit du *térébinthe* dans l'hydropisie, l'anasarque et la leucophlegmatie.

L'on cite quelques faits en faveur du *baume de copahu* dans le traitement des flux muqueux entériques et dans la leucorrhée. Barbier d'Amiens a trouvé les mêmes avantages dans la *térébenthine du commerce*, sans faire acception ou élection de quelque espèce que ce soit ; elle lui a toujours suffi seule à remédier aux leucorrhées, à certaines diarrhées rebelles, aux dysenteries atoniques : BAGLIVI et VAN-SWIETEN en avaient, avant nous, obtenu des succès dans les dévoiements chroniques et colliquatifs. Enfin, le même BARBIER a eu à s'en louer également dans les toux humides, lorsque le tissu pulmonaire est ramolli, lorsqu'il est le siége d'une congestion passive habituelle (cachexie froide du dr MÉRAT), enfin lorsqu'il y a œdème du poumon (5).

Objectera-t-on ici, pour proscrire à l'intérieur l'emploi de nos *térébenthines*, l'odeur et la saveur vives, pénétrantes, persistantes, qui caractérisent ces *résines balsamiques* ? Que l'on sente, que l'on goûte le *baume de copahu*, et le procès sera jugé ! Je parie qu'avec la certitude de chances médicatrices égales, certitude unie à la modicité de la dépense à faire, le *baume de copahu*, tout virtuel qu'il est, serait bientôt abandonné pour nos *térébenthines*. Avis aux tristes victimes de COTTYTO.

Si pourtant les répugnances ou les préventions l'emportent sur les observations prises et sur les faits constatés, nous proposerons, comme substitut au *baume de copahu*, les racines du *soldanella alpina*, L. (*lysimachiées*), racines dont la décoction fut, dans un temps, estimée un remède efficace dans les affections catarrhales atoniques, racines qui, lorsqu'on les arrache, répandent (dit MOUTON-FONTENILLE) une odeur forte et agréable, laquelle rappelle celle du *styrax*, et paraîtrait être due à un principe *résino-balsamique* qui les rapprocherait de celui-ci.

Si l'on en croit M. le profr LALLEMAND de Montpellier, le *suc de persil* est préférable au *baume de copahu* et aux *térébenthines*, dans la période blennorrhagique de l'urétrite aiguë, et réussit d'autant mieux que l'écoulement est plus abondant. Il l'exagère d'abord, mais ne tarde pas à le faire disparaître. Nous devons cependant en convenir, ce moyen, tout efficace qu'il peut être en certaines circonstances, compte aussi des insuccès, et il paraît qu'il échoue dans la blennorrhagie chronique. Sa dose est de 2 à 3 gouttes dans un verre d'eau matin et soir, dose que l'on augmente progressivement.

Si la *soldanelle* que nous venons d'indiquer paraît, quoi qu'on en ait pu dire, peu digne d'entrer en lice avec le produit exotique ; si, malgré les assertions du professeur, nous ne devons pas trop compter sur le *suc de persil*, on pourrait encore (et à plus juste titre, peut-être) substituer au *baume de copahu* la poudre des feuilles résineuses et aromatiques enlevées aux *thuyas* cultivés dans nos jardins (*thuya occidentalis* et *th. orientalis*, L., *cupressinées*). On pourrait, dans le même sens, en utiliser les fruits ou *sycônes*. La poudre de la feuille de ces arbres avait été reconnue, par nos prédécesseurs, vraiment utile pour arrêter les écoulements muqueux de l'urètre et du vagin ; elle était pour eux sudorifique et vulnéraire (GILIBERT) ; et quelques expérimentateurs modernes en ont reconnu l'efficacité dans le catarrhe urétral, expérimentateurs parmi lesquels, entre autres, je citerai le dr NICOD, qui, tout *homœopathe* qu'il était, alors que je le connus, ne l'administrait pas à dose *globulique*, mais à dose pharmaceutique vulgaire. Cette efficacité anticatarrhale de la poudre des feuilles des *thuyas* est fort explicable, sans doute, par la tonicité que ses principes, transportés dans le torrent circulatoire, impriment ensuite à la muqueuse, siége de l'exhalation.

Autant on en peut dire probablement des feuilles et des fruits du *lentisque commun* (*pistacia lentiscus*), arbuste *térébinthacé*, commun dans nos contrées méridionales et dans la province de Constantine (Algérie), arbuste auquel on croit devoir attribuer le *mastic*, bien que ces feuilles et ces fruits n'aient pas encore, que je sache, été l'objet d'aucune expérimentation sur ce point.

Si l'on était porté à révoquer en doute cette action élective par transmission ou transfusion, que certains agents, soumis d'abord aux puissances gastriques, exercent ensuite d'une manière si spéciale et si formelle sur l'appareil génito-urinaire; comment expliquerait-on la polyurèse par le *nitrate de potasse*, par l'*acétate de potasse*, par le *nitrate* et par l'*acétate de soude* ? l'odeur si particulière et si caractéristique des urines de ceux qui font un emploi interne du *copahu*, de la *térébenthine*, ou qui viennent de manger des *asperges* ? Comment expliquerait-on l'action si connue exercée sur la vessie par les *cantharides*, si ce n'est par la simple voie de l'absorption cutanée ? Comment expliquerait-on l'odeur bien signalétique que les sécrétions, les exhalations, les excrétions, les évacuations exhalent chez les personnes pour lesquelles l'*asa-fœtida* a été employé en épithèmes sur la région épigastrique dans les gastralgies hystériques qu'ainsi administré il fait disparaître subitement, ce que déjà nous avons signalé plus haut? Sur quoi, enfin, se fonderait la méthode endermique ?

Guidés par les expérimentateurs qui nous ont précédés, et par des faits plus récents, sachons nous livrer à des recherches nouvelles qui doivent nous éclairer sur les véritables intérêts de la science et de l'humanité, et nous rendre aussi meilleurs et plus justes appréciateurs de nos richesses territoriales : car il est temps que l'exoticisme cède le pas à l'indigénéïté.

D. ANTHELMINTIQUES.

En thèse générale, tout agent stimulant ou violemment perturbateur peut être vermifuge.

Tous les agents de cette série sont pris parmi les stimulants les plus énergiques, parmi ces stimulants qui, sous le nom d'*hydragogues*, d'*emménagogues*, de *panchymagogues*, portent dans toute l'économie un trouble vif, subit, rapidement retentissant partout. Aussi une propriété vermifuge essentielle leur est-elle attribuée, quoique les effets qu'ils produisènt dans les maladies vermineuses soient également le partage des *purgatifs* (des *drastiques* principalement), effets que l'on voit aussi résulter de la brusque impression produite par l'ingestion des *toniques-amers* (par l'*helminthocorton* entre autres) et par quelques astringents. Notons bien que je ne veux pas parler ici de ces panacées universelles préconisées par les charlatans de place, selles à tous chevaux, moins pour eux, que pour la niaise crédulité publique qui, bouche béante et bras balants, les encourage.

Quoi qu'il en soit, qu'il y ait, de la part des *anthelmintiques* proprement dits, spécificité ou non, c'est toujours aux agents qui en forment la série que l'on s'adresse de préférence pour opérer la destruction et l'expulsion des *vers intestinaux*. Il paraît que, soit par la fragrance et l'intensité de leur principe odorant, soit par les autres principes auxquels ils doivent la saveur prononcée qui les distingue, ils agissent toxiquement sur les *entozoaires*, les font mourir, et, dans le même temps, leur agression, brusquement stimulante, torturant le canal intestinal, exagère la vitalité contractile de sa tunique musculeuse, exagère aussi le mouvement péristaltique de tout l'appareil, et provoque ainsi des évacuations alvines, de copieuses déjections qui entraînent avec elles ces *parasites* détruits. Par leur présence aussi, et par une médication en quelque sorte spécialement modificatrice de la vitalité organique, ils tonifient l'économie, favorisent les fonctions assimilatrices, réparatrices, et, de cette façon, s'opposent à la reproduction des *entozoaires*, des *helminthes* détruits et chassés.

C'est probablement à cette triple propriété reconnue que les *vermifuges* doivent leurs succès et leur réputation.

C'est par cette raison, sans doute, que l'*écorce*, le *bois* et le *fruit* de l'*angéline* (*geoffræa vermifuga* de MARTIUS, *skolemora pernambucensis*), *léguminosée* confondue par le commerce avec l'*angelin à grappes* (*umari à grappes*, *andira racemosa*, DESCOURTILZ, *térébinthacées*?), sont employés comme vermifuges dans l'Archipel des Antilles, au lieu que ce ne serait que par l'influence d'une action toute mécanique que l'on devrait expliquer l'action produite dans le même cas par les *soies* du *pois velu* (*dolichos pruriens*, L., *légumineuses*), *duvet* qui agit, en effet, comme excitant local, et que les *Nègres* emploient pour déterminer le vomissement. Au reste, ce végétal des Antilles a d'autres droits à notre attention que ceux qui l'ont rendu recommandable à notre bon public, surpris de voir une matière blanche, micacée, en quelque sorte pulvérulente, produire, étant appliquée sur la peau, un prurit atrocement douloureux. En effet, si l'on en croit RHEED et DESCOURTILZ, la racine de ce végétal serait utile comme diurétique, et comme efficace dans le catarrhe vésical; sa *graine* posséderait une propriété *antivermineuse* positive, réellement spécifique, et ses propriétés stimulantes seraient telles, que ces auteurs la considèrent comme un véhément aphrodisiaque. Que cette pensée, que cette assertion soient fondées ou ne le soient pas, cela doit importer fort peu; car, s'il est des circonstances où il devient nécessaire d'augmenter la sensibilité et l'irritabilité de l'appareil génito-urinaire, et même de les exagérer, de venir en aide à l'impuissance, loin d'être pauvres d'agents propres à produire ce genre d'excitation, nous sommes, au contraire, dans l'embarras du choix. Et, dans le fait, sans reparler ici du *safran*, de nos *aromatiques* et de tant d'autres, il n'est pas un de nos *anthelmintiques* indigènes qui ne soit apte à l'exercer.

C'est également, sans doute, à cette réunion de propriétés toniques et stimulantes très-marquées que le *pourpier très-amer* (*portulaca amarissima*, *maritima*, *rotundifolia*, Plumier, *portulacées*), plante native des bords de la mer, a dû sa réputation et son emploi comme substance éminemment vermifuge. Parmi les praticiens de nos îles sous le vent, le d[r] Poupée-Desportes, médecin aux Antilles-Espagnoles, était, de tous, celui qui avait le plus habitude de prescrire cette espèce. Dans ces mêmes contrées, l'*oldenlandia corymbosa*, L., plante de la famille des *rubiacées*, et commune à la Martinique, plante qui s'est montrée utile pour combattre toutes les affections asthéniques compliquées d'atonie du canal alimentaire ou produites par elles, affections qui prédisposent à une diathèse vermineuse, et parfois même la font naître, l'*oldenlandia corymbosa* a souvent été mise en œuvre comme puissamment et formellement *anthelmintique*. Indiqué comme hydragogue et sialagogue sûr par les d[rs] Poupée-Desportes et Chevalier, le *bidens fervida*, déjà cité parmi les stimulants qui manifestent leur énergie par une médication vive et générale, ce *bidens* s'est montré anthelmintique constant entre les mains du d[r] Descourtilz, qui, dans les mêmes circonstances pathologiques, a répété, avec un égal bonheur, les tentatives faites avant lui, soit par des praticiens éclairés, soit par l'empirisme populaire : succès qu'il a également obtenus avec la *bocconie chélidoine* (*bocconia frutescens*, L., *papavéracées*), plante recommandée aussi dans l'hydropisie, dans l'ictère, dans l'atrophie mésentérique. Ce même praticien obtint des résultats avantageux, tant avec l'*ambroisie à feuilles d'armoise* (*ambrosia artemisifolia*, L., *corymbifères*), plante reconnue avant lui pour être antileucorrhéïque, fébrifuge, emménagogue, stomachique, qu'avec les feuilles du *passiflora laurifolia*, L. (*passiflorées*). A Ste-Lucie, il n'est (dit-on) point d'officine où l'on ne trouve la *brinvilliers* (*spigelia marylandica*, L., *gentianées*), et du *sirop* composé avec le *suc* exprimé de ses feuilles et de ses tiges, où l'on ne trouve également la *brinvilliers anthelmintique* (*spigelia anthelmia*, L., *spigelia anthelmintica*, NOVERRE), espèces mêlées et confondues dans le commerce de la droguerie, et qui, en qualité de *vermifuges*, possèdent des propriétés égales ; et ce qui rend l'une et l'autre un précieux bienfait de la Providence pour ces contrées lointaines, c'est que toutes deux, vantées par BROWN comme bons fébrifuges, sont, en outre, un précieux spécifique du *tœnia*. Cette action importante qu'elles exercent sur le plus redoutable des *entozoaires*, est, pour les charlatans qui parcourent les campagnes, une mine féconde qu'ils savent adroitement exploiter avec audace, à la honte de la pluralité des médecins modernes qui connaissent à peine ces plantes, même de nom. C'est ce dont (en 1828) j'ai moi-même été le témoin, étant, à cette époque, attaché comme médecin à la cristallerie de Vonèche (Belgique). Un certain dr RÉMY, médecin belge, habitant à Beaurain, chef-lieu de canton dans la province de Namur, en ayant, pour son usage personnel et en désespoir de cause, acheté en ma présence d'une femme qui, montée sur le char consacré (trépied de la pythonisse nomade), débitait, à grand renfort de musique étourdissante, la *spigélie* sur les places des villages de la province, et la préconisait comme une nouvelle *panacée vermifuge* inconnue à tous avant elle, et dont elle seule avait sû découvrir et apprécier les inappréciables vertus. En effet, notre confrère ne connaissait cette plante ni de forme, ni de fait, ni même de nom; et pourtant, il passait dans le pays pour un illustrissime. La médicastre vagabonde, dominant, de toute la hauteur de son tréteau improvisé, l'*Hippocrate* à diplôme, lui en vendit quelques onces, lui indiqua l'usage qu'il en devait faire, la manière de s'en servir, et, dans le fait, il s'en trouva bien. Aussi, depuis ce jour, ne manqua-t-elle pas de tympaniser le nom du célèbre dr Rémy (c'était son expression), et les succès dont il était une preuve : ces succès et l'opinion du docteur devant, aux yeux des paysans, être une garantie formelle de la bonté, de l'infaillibilité de son remède. *Sic itur ad astra.* Pour rentrer dans le sérieux dont nous a fait sortir cette digression, qui ne peut, quelle qu'elle soit, infirmer les propriétés *anthelmintiques* attribuées aux *spigélies*, nous dirons, pour le *spigelia marylandica* (*œillet de la Caroline*) : célèbre comme *vermifuge*, « c'est sa racine que l'on préfère, » à cette condition de l'employer à l'état frais et récent, car » nulle ne se détériore davantage par le contact de l'air. Sa » propriété vermifuge tient aux principes qu'elle renferme, » lesquels produisent des effets narcotiques semblables à » ceux que produiraient les semences du *stramoine*, c'est-» à dire l'accélération du pouls, la dilatation de la pupille, » etc., etc., etc. Garden l'a donnée avec succès dans quel-» ques cas fébriles. Chez les *Osages*, elle est employée » comme sudorifique et sédative dans les maladies aiguës; » son odeur est nauséeuse, sa saveur amère et astringente; » et, par elles, elle présente quelque analogie avec la *ser-» pentaire de Virginie*. » (Griffith.)

Nous dirons pour le *spigelia anthelmia* (*brinvilliers vraie, brinvilliers des Antilles*) : cette espèce, dédiée à André

SPIGELIUS, la seule des *spigélies* cultivée au Jardin des Plantes de Paris, s'emploie entière (herbe et racines); son odeur est désagréable, fétide; elle se rapproche de l'odeur particulière à la vase formée par du bois pourri dans l'eau. LINNÉ en faisait grand cas comme le meilleur ou l'un des meilleurs vermifuges (MOUTON-FONTENILLE). Et enfin, à ces deux espèces, nous ajouterons les *spigelia hamelloïdes*, *sp. speciosa* et *sp. peduncularis*, fort en honneur comme vermifuges dans les lieux de leur origine.

Il est à la connaissance de tous ceux qui s'occupent d'histoire naturelle médicale, que le *brayera anthelmintica*, petite plante de la famille des *agrimoniées*, laquelle croît en Afrique, et que, les premiers, les drs BRAYER et KUNTH nous ont fait connaître, présente les mêmes ressources et rend les mêmes services. Une demi-once de cette plante, macérée dans 12 onces d'eau, suffit, en général, pour expulser un *tœnia* (Ach. RICHARD).

Serions-nous donc les seuls qui, dans l'univers entier, ne trouverions pas, parmi les produits de notre sol, des remèdes à opposer aux affections vermineuses? Nous sommes loin d'avoir à nous plaindre sur ce point, et d'en être réduits à envier les productions des contrées étrangères. En effet, qu'est-il besoin pour nous de les désirer, de les rechercher avec tant d'empressement? Que nous peuvent importer les végétaux, les substances que nous venons de passer en revue? Que nous peuvent importer le *chenopodium anthelminticum*, *atriplicée* de la Pensylvanie et des États de Buénos-Ayres, dont LINNÉ et KALM, son disciple, annoncèrent les puissants effets vermifuges, et le grand usage qu'on en fait en ce sens dans l'Amérique du nord et au Mexique? le *zygophyllum fabago*, L., la *fabagelle*, *rutacée* qui, douée d'une saveur âcre et amère, jouit, en Syrie et en Mauritanie, de la réputation d'être un bon vermifuge? Qu'est-il besoin pour nous de recourir au *semen-*

contrà, *semence sainte*, nom empirique donné aux fleurons de la *semencine* ou *sementine*, espèce que j'ai trouvée agreste sur le sommet et le versant de *Santa-Cruz* (province d'Oran, Algérie)? Bien que cette espèce, dont les fleurons ont fourni au commerce plusieurs sortes dont la plus estimée par lui est le *semen-contrà* dit *d'Alep*; bien que cette espèce, dite aussi *barbotine* (*artemisia contrà*, *seu judaïca*, L., *artemisia glomerata* du dr MARTINS, *corymbiférées*), dont le principe actif serait la *santonine*, au dire de GUILLEMETTE, MARCK et KOEHLER, serait le *santonin*, au dire de PERETTI, KTHLER et ALMI (*acide santonique* de KAHLER), soit, à fort juste titre, vantée comme emménagogue, stomachique et vermifuge, par CARTHEUSER, GEOFFROY, Bernard DE JUSSIEU et ZORN, par CLEYER et SAGER, qui la considéraient comme étant une variété de l'*aurône* (*artemisia abrotanum*), par certains autres qui voyaient en elle une espèce de *tanaisie*; bien qu'elle jouisse encore de la faveur de nos modernes? Qu'est-il, en effet, besoin pour nous de recourir à cette étrangère, de recourir au *vernonia anthelmintica* (WILL.), *calagirah*, *calageri* de l'Inde (RHEED), *synanthérée* qu'on propose de lui substituer, lorsque, parmi nos *amers*, et mieux encore parmi nos herbes aromatiques les plus fragrantes, les plus énergiquement stimulantes de l'innervation, de la circulation et des appareils évacuatoires, herbes entre lesquelles nos *armoises* (et, entre toutes, l'*absinthe aluyne*, plante puissamment vermifuge pour SPIELMANN) tiennent le premier rang, nous rencontrons des vertus au moins aussi efficaces; au moyen desquelles nous obtenons des résultats aussi positifs, aussi constants?

Consultons ROSENSTEIN! Il a vu, au moyen d'une cuillerée à bouche d'*essence d'absinthe*, être subitement calmés des accidents produits par le *ver solitaire*, et son usage continué en déterminer la complète expulsion. Il n'est aucun praticien qui n'ait rencontré de bons et de sûrs *vermifuges* dans les infusions, la poudre et l'*huile essentielle* de nos divers *génépis* déjà cités parmi les agents de stimulation générale ; de l'*artemisia vulgaris*, proposée, par BAGARD de Nancy, comme succédanée de la *sementine* ; des *artemisia pontica*, *corymbosa*, *cærulea*, *maritima*, *abrotanum* ; des *santolina incana* et *santolina tuberculosa* ; du *ruta graveolens* et des autres *rues* indigènes à notre sol, les unes et les autres déjà soumises à l'appréciation des thérapeutistes ; et enfin de cette *cupressinée* véhémentement énergique du *juniperus sabina*, dont (en même temps que de celle-ci), nous avons eu à signaler la médication générale et vive qu'exercent ses principes et ses produits.

Disons ici que LINNÉ donnait, aux semences de l'*armoise champêtre* (*artemisia campestris*, L.), la préférence sur les fleurons de l'*armoise de Judée*. N'oublions pas l'*huile de cade*, liquide oléagineux et térébinthacé que nous avons dit être obtenu, par la distillation, de l'*oxycèdre* (*juniperus oxycedrus*, L., *cupressinées*), liquide principalement employé dans l'hippiatrique au temps de GILIBERT, depuis lui négligé, en quelque sorte tombé en désuétude aujourd'hui, et qu'alors (comme anthelmintique) on employait en frictions sur l'abdomen.

Passerons-nous sous silence l'*huile essentielle de térébenthine*? D'après plusieurs observations publiées par KENNEDY et POMMER (ce qui d'ailleurs avait été reconnu avant ces praticiens), cette *essence*, cette *huile volatile*, vermifuge réel, agit, donnée à petites doses, à la manière de tous les excitants, et porte principalement son action sur l'appareil génito-urinaire. Remède curatif énergique, éprouvé, constant, dans toutes les affections rhumatismales et névropathiques, remède (en ce sens d'action) bien connu de tous tant que nous sommes aujourd'hui, et à l'emploi duquel nous avons été conduits par un grand nombre d'expériences antérieures à notre époque, par celles de GALIEN, HOME, HERZ, THILLENIUS, CHEYNE, PITCAIRN ; puis aussi par celles de CULLEN, RÉCAMIER, DUFOUR, DUMÉRIL, de LAROQUE, l'*essence de térébenthine* provoque, administrée à l'intérieur, une diaphorèse abondante, une diurèse dérivative : ce qui explique les succès que, dans l'arthritis, ont obtenus par elle le d^r^ POMMER, le prof^r^ OZANNE, le d^r^ MARTINET et le d^r^ HUTCHINSON, lequel eut (dit-il) beaucoup à s'applaudir de l'avoir mise en œuvre dans certains cas d'épilepsie et de tétanos. Outre cela, topiquement appliquée à l'extérieur, elle a presque toujours réussi dans les névralgies sciatiques ; elle fut toujours opposée avec bonheur, par le d^r^ CLOSE, aux convulsions chez les enfants, convulsions qu'il arrêta instantanément (dit-il) en appliquant tout le long du rachis une bande de flanelle imbibée dans ce fluide, moyen adopté aussi dans le traitement des fièvres intermittentes, ainsi que nous l'avons annoté à la fin de notre série des fébrifuges indigènes. Alors cette *huile volatile* produit la rubéfaction de la peau, rubéfaction toute révulsive, toute métastatique des concentrations, des congestions qui menacent la vie ; sensation nouvelle, toute modificatrice de la sensation qui représentait l'état pathologique, et qu'elle fait disparaître entièrement. Bien plus ! soit en topiques, soit associée à des boissons, à des potions appropriées ; elle a été employée avec succès dans certains cas pathologiques dont le foie peut être le siége, et a été estimée dissolvante et fondante des calculs biliaires, par F. HOFFMANN, BOERRHAAVE, VAN-SWIETEN, BAGLIVI, LENTILIUS, VALISNERI, HÉBERDEN, DURANDE, SPRENGEL et WITH ; elle a été préconisée dans la fièvre puerpérale éphémère (*fièvre de lait*), et même dans la péritonite puerpérale (affections dans lesquelles, sans doute, elle agit comme stimulant des organes évacuatoires) par Fernandès BRENON de Londres, Jame MACABE, ALKINSON,

Henri Payne, Richard Edgel, Georges Parkmann, Isaac Johnson, John Douglas d'Édimbourg et Kinnéir. Mais sans nous appesantir sur des faits qui, pour être intéressants, ne peuvent être signalés ici qu'en passant et pour mémoire, car ils ne rentrent point dans le cadre de cette section, ce qu'il nous importe de savoir, et ce que nous avons à constater actuellement, c'est qu'à haute dose, cette *huile volatile*, prise à l'intérieur, seule ou associée à l'*éther sulfurique*, et secondée par un *purgatif*, est un remède infaillible contre le *tœnia* : et si alors on l'emploie seule, sa dose est de un gros à une once dans une émulsion. Faits confirmés par une expérience de tous les jours, et que signalent des observations publiées avant nous et de notre temps, par Cross, Jean Ralph, Fenwich de Durham, Marc, Chaumeton, Peschiez, Butini, Maunoir, Duméril, Mérat et De Lens.

Ainsi que les *armoises*, d'autres *synanthérées*, par exemple la *camomille noble* et ses congénères, les *pyrèthres* et d'autres analogues en constitution chimique et en propriétés médicinales, et avec elles la *tanaisie* (*tanacetum vulgare*, L.), se sont toujours, ainsi que déjà plus d'une fois nous avons eu occasion de le dire, montrées utiles dans tous les cas où la médication excitante doit être exercée, se sont toujours montrées des auxiliaires efficaces dans toutes les cachexies, dans toutes les maladies asthéniques. La dernière surtout, par ses feuilles, ses fleurs et ses fruits, la *tanaisie commune*, était pour Coesalpin un précieux emménagogue; nos prédécesseurs l'estimaient carminative, utérine, antinéphrétique et antiseptique; Linné en faisait grand usage, en Laponie, dans l'hystérie par dysménorrhée; depuis lui, on a constaté son importance dans l'anasarque, dans la leucorrhée, dans les fièvres intermittentes, dans la chlorose et dans les affections cachectiques par asthénie : enfin, elle ne se montre pas moins utile dans les maladies vermineuses, soit qu'on l'administre à l'intérieur sèche et pulvérisée, soit que l'on administre son infusion ou en tisanes, ou en injections dans le gros intestin, soit aussi que, fraîchement cueillie, ainsi prise, pilée et réduite en pulpe, elle soit appliquée en épithèmes sur l'abdomen : c'est ce que, tous tant que nous sommes, nous avons été à même de reconnaître; c'est ce qu'avant nous avaient reconnu Bergius, Hoffmann, Tournefort, Boerrhaave, Cartheuser et Zorn.

Nous pouvons en dire autant de sa congénère et voisine la *balsamita suaveolens*, Desf. (*tanacetum balsamita*, L.), plante très-agréablement fragrante, déjà citée dans ce travail, et désignée, par les horticulteurs, sous le nom de *menthe-coq*, de *baume* ou *coq des jardins*; et nous pourrions peut-être utiliser comme anthelmintique le *tanacetum boreale*, Fisch., espèce originaire de la Sibérie, et parfaitement acclimatée chez nous. Enfin, le dr Lavini, cité par le profr Ach. Richard, dit que, pour détruire les vers intestinaux, on peut employer avec succès, à la dose de quelques gouttes, l'*huile essentielle* de la *perce-pierre* (*crithmum maritimum*, L.), plante *ombellifèrée* commune sur toutes nos côtes maritimes, et agent condimenteux à la manière des *cornichons* et des *boutons floraux* du *câprier commun*.

Il n'est bien certainement personne au monde qui ne connaisse la propriété anthelmintique de la *mousse de Corse*, de laquelle plus haut nous avons cherché à expliquer le mode d'action, et surtout la propriété vermifuge, lorsque, la consignant dans la catégorie des plus puissants toniques-amers, nous avons tenté de faire apprécier l'influence qu'exerce sa brusque agression sur les parois du canal alimentaire, nous avons tenté de faire apprécier quelle modification cette agression peut apporter à l'état actuel, à la sensibilité, à la vitalité organique de ce conduit, aux fonctions qu'il est chargé d'accomplir, soit qu'il y ait, de la part de l'*helmintocorton*, action purement locale et simplement instantanée, soit qu'il y ait, par absorption de ses principes, propagation de la tonicité inhérente à ses éléments constitutifs, tonicité qui ajoute à la puissance des fonctions élaboratrices, assimilatrices et réparatrices, qui consolide l'organisme, et s'oppose ainsi à la reproduction des *entozoaires* détruits. Sa réputation antivermineuse fut d'abord établie par le d[r] STEPHANOPOLI, alors chirurgien à l'hôpital militaire d'Ajaccio (Corse); et malgré de nombreuses expériences dont pas une ne démentit l'autre, elle ne fut employée en France que vers 1775. Mais, depuis, elle y est d'un usage tellement répandu, tellement vulgarisé, qu'elle y est devenue remède populaire.

Avec tant de moyens à notre disposition, serait-ce une branche de culture médicale importante à encourager que la multiplication de l'*azédérach commun* (*melia azedcrach*, L., *méliacées*)? Il faut en convenir, cette multiplication ne serait pas difficile; car ce grand et bel arbre, originaire de la Sicile et de l'Inde, est si bien naturalisé dans nos provinces, où il est connu sous le nom de *lilas des Indes*, qu'il y parvient à une hauteur considérable, et maintenant il y est l'ornement de quelques allées de nos parcs ou de nos jardins. Ses racines, expérimentées comme vermifuges en Amérique, et, comme telles, employées par les d[rs] BARTON et VALENTIN, les amandes de sa noix, qui, oléagineuses et de saveur âcre, pourraient être estimées propres à exagérer les fonctions et les exhalations intestinales, en feraient sans doute une acquisition précieuse qui viendrait ajouter à nos richesses agricoles et thérapeutiques; mais avant de s'occuper de la naturalisation et de la multiplication des espèces étrangères, ne serait-il pas aussi avantageux, pour le moins, de s'occuper de la multiplication des espèces enfants de notre sol, au lieu de les négliger ainsi que nous le faisons?

N'obtient-on plus, ainsi qu'autrefois, dans le traitement

du *tænia*, des succès par l'emploi des *rhizômes* de nos différentes *fougères*, entre autres de celui du *nephrodium filix mas*, Rich. (*polypodium filix mas*, L.), plante dont les *bourgeons*, épuisés par l'*éther*, ont fourni à M. Peschier un fluide *oléo-résineux* épais et noir, d'une odeur toute caractéristique, fluide (*huile de fougère*) qu'avec succès il a opposé au *tænia*? Considérerons-nous comme pouvant, en ce cas, être sans portée, le *rhizôme* de l'*aspidium filix fœmina*, Swartz (*athyrium filix fœmina*, L.), et celui du *pteris aquilina*, L., puissants vermifuges à opposer aux *lombrics* et même au *tænia*, suivant Triller, Geoffroy, Zorn et Boerrhaave, qui les recommandaient dans la goutte, dans le calcul et dans les affections du foie, *filicées* dont l'action et le mode d'action peuvent, je pense, être assimilés à la manière dont l'*helmintocorton* se comporte avec l'économie? Tour à tour pris, délaissés et repris, tour à tour préconisés, ces *rhizômes*, tous trois pris indistinctement, tous trois aussi séparément appréciés et prisés, et chacun des trois se trouvant l'objet d'une adoption partiale, souvent ils ont justifié la confiance des médecins et des malades. Mais de tous trois, cependant, soit qu'il se soit toujours trouvé le plus commun, le plus abondant, le plus facile à rencontrer, soit qu'il se soit toujours montré le plus constant dans ses effets, le *polypodium filix mas* est celui qui compte le plus de suffrages en sa faveur. Déjà, au temps d'Hippocrate, il était d'un usage généralement adopté pour combattre le *tænia* que l'on croit être l'*entozoaire* désigné par Galien sous le nom de *lumbricus latus*; il était l'anthelmintique adopté par Théophraste, Dioscoride et Galien, dans les cas où la présence du *ver solitaire* était manifeste. Depuis eux, Andry, Dionis, Boerrhaave, Hoffmann, Marchant, Herrenschwand, Aëtius, Van-Swieten, Fothergill, Rollin et Gouan, l'ont toujours employé avec succès dans les cas de tympanite vermineuse; et d'après les observations publiées par le d^r J.-J. LBERS, il est devenu constant que l'*huile de fougère* que nous venons de citer, que cet *extrait oléo-résineux* préparé avec les *bourgeons* et le *rhizôme* de la *fougère mâle*, préparé suivant la formule et le procédé indiqués par M. PESCHIER de Genève, jouit de propriétés plus énergiques encore que la simple décoction, que l'extrait aqueux et même que l'extrait alcoolique de cette *filicée* et de ses analogues.

Des propriétés formellement anthelmintiques ont été rencontrées par GALIEN, DIOSCORIDE et par nos prédécesseurs, dans le ligneux et dans l'écorce de la racine des *morus alba* et *nigra*, substances qu'ils recommandaient aussi dans les empâtements du foie, substances auxquelles ANDRY, beau-père de DIONIS, donna une grande célébrité vermifuge.

MOUTON-FONTENILLE accorde plus de confiance à certaines parties enlevées au *mûrier blanc*, dont aujourd'hui l'écorce est frauduleusement mélangée dans le *commerce* avec celle du *grenadier*.

Ces propriétés, puissamment anthelmintiques, se rencontrent également prononcées dans le *bulbe* et dans les *cayeux* de l'*ail de nos cuisines* (*allium sativum*, L., *liliacées*), vermifuge habituel de la *médecine populaire*; dans la *semence* de nos *moutardes*, dans celle d'une grande partie de nos *crucifèrées*, dans les tiges, feuilles, fleurs et siliques de l'*alliaire* (*hesperis alliaria*, L.). Elles se rencontrent surtout dans l'*écorce de la racine du grenadier commun*, arbre dont la *fleur* doublée par la culture (*balauste*), et dont l'*écorce* du fruit (*malicorium*) occupent, ainsi que nous l'avons pu voir, non loin du *bois* de nos *mûriers*, une place distinguée parmi nos toniques astringents et fébrifuges.

Cette *racine* (celle du *grenadier*) dont parle DIOSCORIDE, et après lui MATTHIOLE, est ligneuse, noueuse, dure, d'une couleur fauve-pâle, d'une saveur astringente. Son *écorce* avait été, par les anciens, employée à combattre le *tænia*, et, depuis eux, elle était tombée dans un complet oubli, lorsque de nouvelles expériences faites dans l'Inde, et dont le succès parvint jusqu'à nous, éveillèrent notre attention, et la remirent en faveur. Et, au fait, on n'eut qu'à s'en louer, quoique, depuis sa réintégration dans la pratique médicale française, quelques insuccès aient pu faire douter de son efficacité anthelmintique, et surtout de son infaillibilité. Nonobstant ce, il est vrai de dire qu'en elle on a trouvé le meilleur moyen de combattre sans danger et d'expulser complètement, non moins bien à coup sûr que l'infaillible *kousso* du pharmacien BOGGIO, le plus redoutable des *entozoaires* (le *tænia*), qui en est aussi le plus tenace, et qu'elle est, en effet, bien préférable aux *drastiques*, aux *fougères*, à l'*essence de térébenthine*, à l'*éther sulfurique*, agents qui, parfois, donnent lieu à des phlegmasies graves de la muqueuse gastro-intestinale, à des retentissements fâcheux, à de funestes désordres d'innervation. Inoffensive pour l'appareil digestif, son action n'est rien qu'instantanée quant à l'impression que son agression brusque exerce sur les tissus primitivement soumis à son influence; et, du reste, elle paraît se comporter avec l'organisme de la même façon que les agents toniques doués d'une certaine énergie. Quoi qu'il en soit de sa manière d'agir, et quelle que soit l'explication qu'on en puisse donner, l'appréciation qu'on en puisse faire, toujours est-il qu'elle m'a constamment réussi sans accidents consécutifs, dans un temps (1826) où, sous le patronage de MM. Ant. DELONDRE, HERVEZ DE CHÉGOIN, LEGRAS, PARENT DU CHATELET et TAFFIN, j'étais attaché au service du 6e dispensaire de la Société philanthropique de Paris : alors, aussi bien que ces honorables praticiens, j'eus à soigner un grand nombre de personnes attaquées du *tænia*. Une nouvelle occasion de la mettre en œuvre se présenta pour moi en

1840, à Mostaganem (Algérie), époque où j'étais chargé en chef du service médico-chirurgical de l'hôpital militaire de cette place, et j'obtins alors les mêmes succès que par le passé.

Il est certain pourtant que, tout héroïque, tout efficace qu'il puisse être, un remède peut parfois se montrer infidèle ou insuffisant. Certain concours de circonstances nées, soit de l'idiosyncrasie du sujet, soit des dispositions où il se trouve être lors de l'emploi du moyen, soit du mode d'administration adopté ou de son opportunité, peut amener des insuccès décourageants. Ces insuccès peuvent aussi être dus à la nature du remède, mal ou intempestivement récolté, ou altéré, soit par l'incurie, soit par l'ignorance des conservateurs, par des manipulations maladroites et vicieuses; soit donc que les écorces aient été enlevées ou hors de la saison propice à ce genre d'exploitation, ou à des sujets trop jeunes et alors plus riches en eau de végétation qu'en principes actifs, trop avancés en âge et alors dépourvus d'une grande partie des sucs séveux et propres qui tiennent le véritable principe actif en suspension et en réserve; soit qu'elles aient été mal surveillées durant leur exsiccation, soit qu'après leur exsiccation elles aient été renfermées dans des endroits humides où elles auraient pu contracter l'odeur et les caractères du moisi, soit qu'on ait, pendant la durée de leur emmagasinage, négligé de les secouer de temps à autre afin de les dépouiller à la fois de la poussière et des mites, soit enfin qu'elles aient été altérées par la vétusté. Dans les échecs qu'il éprouve à l'occasion de son emploi, le praticien ne doit-il pas aussi tenir quelque compte des fraudes et des roueries commerciales? Et parce que l'*écorce de racine de grenadier* (comme toute autre substance en faveur et en hausse) en aura pu être l'objet, devra-t-il la répudier d'une manière absolue? Il est positif que, non contente de mélanger des *écorces* de vieilles souches aux *écorces* enlevées aux racines moyennes des jeunes arbres (les seules réellement actives), souvent même aussi de substituer complètement les unes aux autres, la cupidité mercantile les mélange encore d'*écorces* étrangères : les *écorces* des racines du *buis* (par exemple) se trouvent, en général, être alors son moyen de mélange, de substitution, de sophistication. Eh bien ! ici, nous arriverons à la sincérité par l'analyse chimique, ainsi qu'il en est à l'égard des *quinquinas vrais* et des *quinquinas faux*.

M. LATOUR DE TRIE a isolé de l'*écorce de racine de grenadier* un principe *alcaloïdique* auquel il a donné le nom de *grenadine*, principe qui pourrait bien n'être autre que la *punicine* découverte dans la même *écorce* par M. RIGHI. Eh bien ! si les *quinquinas vrais* sont ceux dans lesquels on trouve la *cinchonine* et la *quinine*, si les meilleurs sont ceux qui en contiennent le plus, la véritable *écorce de racine de grenadier* sera celle dans laquelle on démontrera l'existence de la *grenadine* ou de la *punicine*, et la meilleure sera celle qui en fournira le plus. Et si, d'égale valeur thérapeutique que les autres *alcaloïdes*, ceux ou celui de l'*écorce anthelmintique* est ou sont l'essence véritable de ses propriétés médicatrices, on pourra peut-être, en offrant aux malades un remède facile à prendre, moins désagréable et aussi sûr, échapper aux fraudes et à l'impéritie des collecteurs, des manipulateurs, des vendeurs. Mais si l'*alcaloïde* nouveau n'est rien qu'un principe sans portée médicatrice, on pourra toujours, quand on le voudra, assurer les effets et la constance d'une *écorce* trop précieuse pour que l'on doive se dispenser de toute sollicitude à son égard.

Pour cela, que nos productions indigènes soient récoltées par des mains expertes et consciencieuses, que les préparations préliminaires qu'elles ont à subir avant d'être livrées à la pratique soient faites avec soin, ne soient point abandonnées à l'inexpérience, à l'ignorance, à la cupidité ! que celles d'entre elles qui, détériorées par une manipulation maladroite, par les intempéries de l'air, par l'humidité qui les aura imprégnées et couvertes de *byssus*, ou enfin par les insectes qui les attaquent, méritent la réprobation, soient rejetées! qu'une surveillance sévère soit constamment exercée par des gens de l'art sur la culture des espèces indigènes à multiplier et des espèces étrangères à naturaliser, sur leur récolte, leur préparation, leur conservation et leur dispensation! et bien certainement les insuccès seront plus rares, et dès lors, à coup sûr, l'exoticisme perdra tous les droits que lui ont acquis notre indolente négligence pour tout ce qui nous appartient, notre singulier engouement pour tout ce qui nous vient du dehors, travers d'esprit favorable à son envahissement.

E. CAMPHRE.

Quære et invenies.

Je ne terminerai pas cette revue des agents de la médication excitante, pris en grande partie parmi les *aromatiques*, sans dire un mot du plus puissant de tous, de celui qui peut, à lui seul, tous les représenter, du *camphre*, produit si singulier, si remarquable par les effets qu'il suscite dans l'économie.

Le *camphre* est chaud, anodin, alexipharmaque, et, par le vulgaire (bien à tort certainement), estimé anti-aphrodisiaque. (Cartheuser, Geoffroy, Ryne, Paullini, Güldenklee, River, Rivin, Fréd. Hoffmann, Wedel, Gothof, Moebius, Lud. Gravius, Joh.-Franc. Gronovius, Meisner, Albert, Gerikius, Hoenelius, Heucher, Junkius, Neumann, Schulz, Zorn, Balthas.-Lud. Tralles, Buchner et Loeseke.)

Le *camphre*, sédatif pour Hoffmann qui l'employait à calmer les accidents inflammatoires, et véritablement il produit un effet sédatif marqué étant réuni à certains moyens de pansements adoptés dans les brûlures, et, en effet, il apaise les douleurs cystiques et les ardeurs d'urine produites par l'absorption du principe actif des *cantharides*, car le *camphre* est réellement modérateur de l'action fâcheuse exercée sur la sensibilité génito-urinaire par le principe stimulant diffusible propre au *coléoptère* auquel on a coutume de recourir pour produire la vésication; le *camphre* est admis et adopté tour à tour, comme stimulant et sédatif, dans la pratique et les écrits de Collin, Werlhoff,

CULLEN, BERGER, JOERDENS, SCHWILGUÉ, ALIBERT et BARBIER d'Amiens. Positivement sédatif et modérateur des troubles nerveux pour MERTIUS, POUTEAU et KINNÉÏR, il était fréquemment par eux opposé aux vésanies cérébrales, et aussi pour AVENBRUGGER qui, par lui, obtint la sédation la plus formelle et la plus complète en l'administrant à des maniaques, se conduisant, pour son emploi, d'après la méthode tracée par Nicolas SEDANA son maître. POUTEAU, JUNCKER et MURRAY, l'employèrent avec succès dans le traitement de l'érysipèle, et, de nos jours, le dr MALGAIGNE l'opposa heureusement à l'érysipèle traumatique. Antinévralgique pour CHÈZE de Paris et pour DELORMEL, il fut employé avec bonheur par DUPASQUIER dans le rhumatisme articulaire aigu et fébrile. Comme stimulant antiseptique, il fut fréquemment mis en œuvre par Frédéric HOFFMANN, PRINGLE, HEINSIUS, RIVIÈRE, FERNEL, MINDÉRÉRUS, SCHULZ, HARTMANN, WEPFER, CALLISEN, HUXHAM, CARMINATI, MENGHINI, MONRO, BRUMWELL, CRATON, Lud. DANIEL, ETTMULLER, QUARIN, ALBERTI et BERGONSI de Pavie, qui tous (et beaucoup de nos modernes également) l'estimèrent, non à tort, propre à réveiller les forces organiques déprimées par le typhus, par l'asthénie scorbutique et pétéchiale, propre aussi à donner le change à l'innervation dans les fièvres lentes nerveuses.

Enfin, *contre-stimulant* pour l'*école rasorienne*, *narcotico-âcre* pour le profr ORFILA, caustique et antigangréneux pour les *Arabes*, comme on le lit dans les écrits de ABU-OZÉÏBAH (GOUAN), par conséquent modificateur local de la vitalité des tissus; véritable et unique panacée universelle pour M. RASPAIL; calmant et hypnotique dans certaines conditions, excitant violemment perturbateur dans certaines autres, agent toujours salutaire pour les uns, agent toxique pour les autres, son action sur l'organisme semble être, comme celle de la *sauge officinale* (ce que plus haut nous croyons avoir noté), semble être, dis-je, une contradiction continuelle; aussi aucun agent médicamenteux n'a donné lieu à autant d'opinions diverses, car rien n'est bizarre comme la manière dont il se comporte avec l'économie.

En effet, on le voit déterminer le trouble général des fonctions, et les exagérer toutes; pervertir les sens et l'intelligence, causer des ulcérations de la muqueuse gastrique, amener la dysurie, frapper d'impuissance (dit-on) et même de paralysie celui qui en fait usage, et même aussi donner la mort. On le voit également, favorable modificateur de l'innervation, déprimer le mouvement circulatoire, diminuer la force propulsive du cœur, ralentir le pouls, amener un abaissement notable de la température vitale, et, par cette influence sur le système nerveux, apaiser l'éréthisme et produire le sommeil dans les cas où les *opiacés* n'agissent pas; et, loin d'allumer la fièvre, donner lieu à une détente générale qui rétablit la perspiration cutanée, provoque une diaphorèse salutaire, en même temps qu'une diurèse abondante, et fait subitement disparaître un état fébrile sans lésion apparente ou appréciable. Alors cessent les battements tumultueux du cœur dans les affections de ce muscle avec exagération de ses propriétés vitales; alors cessent le ténesme dysentérique, les céphalées hystériques, la dysurie due au ténesme du sphincter de la vessie, et aussi celle qui prend sa source dans une phlegmasie urétrale aiguë. Alors disparaissent les convulsions tétaniques, et tous les désordres qui tiennent à une aberration de vitalité du système nerveux, soit qu'il y ait exagération, soit qu'il y ait diminution dans la somme de son activité fonctionnelle, et dans la portée des commotions, des retentissements sympathiques dont il est le moyen de transmission. Cette force de puissance médicatrice rend l'une des plus importantes pour la pratique médicale, et l'une des plus difficiles à suppléer convenablement, cette substance que jusqu'à ce jour Sumatra, Bornéo, les îles Moluques et de la Sonde, ont été seules en possession de nous fournir. Mais le temps semble venu où, éclairée par les privations que nous imposa un long blocus continental, l'Europe savante a compris qu'elle devait s'évertuer à chercher autour de soi le moyen de suppléer par des indigènes (soit de valeur égale, soit de valeur analogue) les productions des régions lointaines. Les travaux des chimistes (et les nôtres y ont pris une grande part) ont tranché d'une manière tout affirmative une question qui, au sujet du *camphre*, avait été soulevée long-temps avant nous.

Ainsi que chacun le sait, le *camphre* du commerce et des officines est un produit de la distillation des racines et des tiges de plusieurs arbrisseaux de la famille des *laurinées*, et notamment du *laurus camphora*, L., *arbor camphorifera, foliis laurinis, fructu parvo, globoso, calyce brevissimo*, KOEMPFER; RUMPHIUS, SYLVIUS d'après VALENTIN, BREYN, KUNSTIUS.

« *Præter hanc arborem camphoriferam aliæ quoque plantæ* » *complures occurrunt, quæ camphoram elargiuntur. Radi-* » *ces arboris cinnamomi, magnam camphoræ quantitatem* » *destillando emittunt; zedoaria quoque destillando, cam-* » *phoræ aliquid prodit, sed parumper.* » (BOERRHAAVE.)

« *Camphora borneensis, optima ducitur, qui nativa est,* » *et sine ullâ destillatione è nudo trunco eruitur.* » (SALMAS.)

D'autres *laurinées* le produisent également : telles sont le *pterygium teres* de CORRÉA, le *shorea robusta* de ROXBURG, et le *dryobalanops camphora* de COLEBROKE, arbre des forêts de Sumatra; espèces distinctes suivant les uns, variétés d'une même espèce suivant les autres, et selon d'autres, enfin, pure et simple logomachie scientifique, dénominations nouvelles peu justifiées.

Pendant long-temps l'appréciation de sa véritable constitution chimique a été pour tous incertaine et problématique.

« *Camphora videtur substantia resinosa, vel potius oleum* » *destillatum solidum, candidissimum, acre, amaricans; et* » *graviter molesteque aromata quasi redolens.* » (Hoffmann.)

Quelle était donc sa nature ? Était-ce une *résine vraie*, une substance *oléo-résineuse*, une *huile volatile concrète* ? Était-ce (pour me servir du langage de Morelot) une substance *sui generis* ? Dénomination vague, si jamais il en fut, et bien démonstrative de l'insuffisance de la science analytique à une certaine époque, avant qu'elle soit venue à bout de fixer l'opinion à cet égard. Ces questions, vainement agitées pendant un long espace de temps, viennent d'être résolues d'une manière toute péremptoire, toute concluante. Sans parler d'un *camphre artificiel* obtenu, par M. Houton-Labillardière, en faisant passer un courant de *gaz acide hydrochlorique* à travers de l'*essence de térébenthine*, se conduisant en ceci d'après les travaux et les procédés indiqués par Kind dont il reprit et répéta les expériences; sans parler de ce *camphre* auquel d'ailleurs nous n'attribuons qu'une médiocre importance, attendu que Tromsdorff, agissant depuis Kind, observa que l'*acide nitrique* décomposait ce *camphre artificiel*, phénomène qu'il attribua à une certaine quantité d'*essence de térébenthine* que ce *camphre* aurait retenue; attendu que Boullay, Cluzel et Chomet, observèrent une différence marquée entre ce *camphre artificiel* et le *camphre naturel*, principalement par sa saveur, par son odeur et par l'action des *acides nitrique* et *acétique*; qu'ils le regardèrent, en conséquence, seulement comme une espèce de *camphre*, et estimèrent le produit liquide (*liquide brun*) qui le surnageait, produit indiqué par Kind, comme étant un mélange d'*acide muriatique* et d'*essence de térébenthine* (ce qui ne prouverait pourtant pas que la réaction réciproque des principes constitutifs de l'*essence* et de l'*acide*, n'ait pas pu donner lieu à la formation d'un *camphre* identique ou au moins analogue au *camphre vrai*); attendu que GEHELEN, qui reprit ces travaux, démontra dans les deux produits (*camphre* et *liquide brun*) la présence de l'*acide muriatique* comme l'un des principes constituants, cé que depuis ont confirmé les expériences de M. le baron THÉNARD, et celles aussi de MM. ROBIQUET et COLLIN, qui émirent cette pensée que le *camphre artificiel* leur paraissait avoir quelque analogie avec l'*éther muriatique*; attendu, enfin, que les conclusions de HOUTON-LABILLARDIÈRE, le dernier expérimentateur, disent que le *camphre artificiel* est seulement formé d'*oxygène*, d'*hydrogène* et d'*acide muriatique*. Ne nous occupant ici que des expériences de M. MARGUERON, qui, ayant exposé à un froid de 22° les *huiles volatiles de menthe*, de *fleurs* d'*oranger*, de *bergamotes*, de *citrons*, en a vu se précipiter des cristaux fort odorants, tandis que le fluide surnageant était presque inodore; que de celles de M. DUBLANC sur l'*essence de menthe*, laquelle, exposée par lui à une température de quelques degrés seulement au-dessous de zéro, a cristallisé presque entièrement; de celles de M. BONASTRE sur l'*ocymum basilicum*, de laquelle il a obtenu des cristaux en pyramides à quatre faces très-aiguës; de celles de PROUST, qui affirme avoir trouvé, dans certaines *huiles volatiles*, du *camphre vrai* tout formé et qui n'avait besoin pour apparaître que d'être isolé du fluide qui le tenait divisé ou suspendu; des expériences faites par WINTER sur l'*huile essentielle du poivre cubèbe* (*fruit hyposthénisant cardiaco-vasculaire*, malgré son origine, son odeur et sa saveur, selon le doctr DIEU de Metz), laquelle, par la reposition sous l'action d'une température de 4° *Réaumur*, laisse échapper un *camphre* qui, pendant quelque temps, conserve l'odeur et la saveur des *cubèbes*, mais pourtant avec quelque chose de *camphré* qui devient plus manifeste et plus franc par la suite, *camphre* qui, à une température de 120 à 124° *Réaumur*, jaunit par décomposition partielle sans se sublimer, ce qui le différencie du *camphre vrai*; enfin, d'après celles de Vauquelin, de Deyeux et de beaucoup d'autres chimistes, nous reconnaîtrons que si les *huiles volatiles*, produits végétaux composés, contiennent, comme les *huiles fixes*, deux principes immédiats, tous deux aromatiques à un degré variable; que l'un d'eux, ordinairement fluide, n'est cristallisable en aiguilles que par un fort abaissement de température; que l'autre, solide, concret et volatil, se dépose souvent au fond des vases sous la seule influence de la température ordinaire. Ces expériences ont démontré aussi que, si ce dernier produit présente parfois des qualités propres aux *acides*, il présente, dans un grand nombre de cas, une odeur *camphrée* fort remarquable, et il se comporte, avec le feu et avec l'*acide nitrique*, absolument de la même façon que le *camphre du commerce*, et qu'alors il peut être estimé *camphre vrai*. Si, de là, on doit conclure que le *camphre* est aux *huiles volatiles* ce que la *stéarine* de MM. Chevreul et Braconnot est aux *huiles fixes* et aux *corps gras*, l'on doit en conclure, je pense, que le *camphre du commerce* est la partie concrète ou *stéarine* de l'*huile volatile* des *laurinées* dont on le retire, et que la partie concrète ou *stéarine* (*stearopton* de E. Herbeger) de nos *huiles volatiles* expérimentées est nécessairement du *camphre* : on doit en conclure aussi, par conséquent, qu'il est inutile d'aller jusque dans les archipels de la Polynésie, jusque dans l'Océanie, chercher une substance qu'il nous est très-facile de recueillir chez nous, en traitant les *huiles volatiles* enlevées à nos végétaux aromatiques.

Terminons cet aperçu d'un si grand avantage à venir, en signalant quelques-unes des expériences qui nous portent à l'espérer.

Avant nous, Cartheuser et Neumann, cités par Four-

Croy, ont retiré du véritable *camphre* des *huiles essentielles* de la *sauge*, du *romarin*, de l'*origan commun*, du *thym commun* : cette dernière espèce en avait fourni à Bergius un morceau de la grosseur d'une aveline; le même Bergius en avait trouvé une quantité assez notable dans l'*essence de marjolaine*; Gaubius en avait obtenu de l'*huile volatile de menthe poivrée*, et Gouan de celle de *serpolet*; et tous ces expérimentateurs, auxquels nous devons réunir Margraw et Lewis, déclarent avoir tiré du *camphre* de toutes les *labiées*.

Le d[r] Roques annonce que, de toutes les *labiées*, on extrait une substance analogue au *camphre* : Bodard reconnaît la présence réelle du *camphre* dans leurs *huiles essentielles*; Perylhe assure positivement qu'en Espagne, on retire du *vrai camphre* des diverses *huiles essentielles* des plantes *labiées*; Fourcroy a vu chez M. Josse, alors pharmacien à Paris, du *véritable camphre* retiré de la racine d'*aunée*, résultat également obtenu par Malavin; Chomet-Mars, pharmacien de Paris, a extrait du *camphre* de l'*huile volatile* de *térébenthine*, de celle de l'*absinthe*, et de celle de plusieurs *labiées* cultivées sur les collines et dans les terrains arides des environs de Paris dont l'exposition est au midi; Proust, pendant son séjour à Ségovie (Espagne), a retiré, au moyen de la seule évaporation spontanée de quelques *huiles essentielles*, du *camphre vrai* dans les proportions suivantes :

H. v. de *lavande*, plus du quart de son poids,	ou	$1 \frac{32}{128}$
— de *sauge*, un huitième,	ou	$1 \frac{17}{128}$
— de *romarin*, un seizième,	ou	$1 \frac{8}{128}$
— de *marjolaine*, un treizième,	ou	$1 \frac{13}{128}$

Il a trouvé que ce *camphre* se comportait, avec l'*acide nitrique*, comme le *camphre* obtenu des *lauriers camphriers*, et qui constitue le *camphre* du commerce.

Il vient d'être constaté que la racine du *cabaret* (*asarum europæum*, L.) contient une huile volatile d'odeur camphrée, et de laquelle, sans doute, pourrait être retiré du véritable *camphre*. (LASSAIGNE et FENEULLE.)

Enfin, il est, ou du moins il peut être constant pour tous ceux qui se laisseront guider par une judicieuse analogie, que les *huiles essentielles* de la *fraxinelle*, de la *camphrée de Montpellier*, des *ambroisies mexicaine*, *botrys* et *maritime*, que celles de l'*origan de Crête*, de la *fausse marjolaine*, des *teucrium marum* et *botrys*, des divers *ocymum* que nous cultivons, et en un mot de toutes nos *salviées* fragrantes; que celles de la *camomille noble* et de toutes nos autres *synanthérées* aromatiques, que celles des semences, des feuilles et des racines d'un grand nombre de nos *ombellifères*, pourraient, facilement et à très-bas prix, fournir une quantité de *camphre indigène* suffisante aux besoins de la thérapeutique; et cette exploitation, satisfaisante pour tous, serait un pas de plus fait vers un affranchissement que chacun de nous devrait s'efforcer de conquérir, et dont, certes, il est bien temps que nous jouissions.

Cette acquisition d'un *camphre indigène* est, en effet, d'une incalculable importance. Avec la découverte, faite par LINNÉ, d'un véritable *sucre* dans le fluide séveux de notre *aulne commun*, de nos *érables*, de notre *bouleau blanc*; avec la découverte, due à MARGRAFF, d'un *sucre cristallisable* dans le parenchyme de la *betterave* (6) (*beta vulgaris*, L., *atriplicées*), dans celui de la *carotte cultivée* (*daucus carota sativa*, L.), dans celui des racines du *chervi* (*sium sizarum*, L.), et, par GOUAN, dans la racine du *panais cultivé* (*pastinca sativa*, L.), racines de trois espèces *ombellifères*; avec la découverte que feu notre illustre PARMENTIER fit d'un produit *sacchariforme* dans le suc du *raisin*, fruit si connu du *vitis vinifera*, L. (*ampélidées*); avec la découverte de ce fluide sucré pouvant, au moyen de l'évaporation, se rassembler en masse amorphe et grenue par cristallisation confuse, pouvant être transformé en alcool ainsi que tout autre produit sucré, *fluide sucré* (*glucose*) qu'il y a quelques années les arts chimiques obtinrent en traitant par l'*acide sulfurique* l'*amidon de la pomme de terre* (*solanum tuberosum*, L., *solanées*), et que, sans doute, on pourrait obtenir de tous les autres *amidons* en les traitant de la même manière; avec la découverte d'un véritable *sucre* que Linné et Bergius, que, depuis, Neuhol de Grætz, et que, depuis ce dernier, le d^r Pallas (de nos jours) ont obtenu en quantité notable et tout identique au *sucre de canne des Colonies*, des chaumes du *zea mays*, L. (*graminées*), traités comme le sont ceux du *saccharum officinarum*; avec le produit *saccharin* que, si l'on voulait se donner la peine de les exploiter, peut-être on pourrait retirer des *chaumes* du *saccharum ravennæ*, L., *graminée* aussi commune aux environs de Montpellier qu'en Italie; que l'on pourrait également retirer de notre *festuca fluitans*, L., *manne de Prusse* des auteurs, *vrai gramen mannæ* de Elcholz de Bergen, de Begmann, de Linné et de Loesel cités par Gouan; avec celui que l'on affirme avoir obtenu de la *châtaigne comestible* séchée à la fumée sans être dépouillée de sa tunique cartacée; avec celui que, de nos jours, on vient d'extraire des *melons* et des autres *fruits cucurbitacés* dans lesquels le principe *mucoso-sucré* domine; enfin, avec la découverte de tous ces *sucres indigènes*, la découverte d'un *camphre indigène* est, j'ose le dire, la plus précieuse conquête qu'aient faite, à l'avantage de nos contrées, la chimie végétale et l'industrie pharmaceutique. En effet, si l'on veut se donner la peine de s'en occuper sérieusement, ce *camphre indigène* pourra rivaliser un jour, sous le rapport commercial, le *camphre exotique*, aussi avantageusement au moins que le *sucre de betterave* rivalise aujourd'hui le *sucre de canne*.

F. ANTISCORBUTIQUES.

Les modificateurs de la vie humaine sont partout.

(BROUSSAIS.)

Les végétaux propres à la médication dite *antiscorbutique* sont en très-grand nombre dans nos contrées; mais les plus importants de tous, parce qu'en effet ils sont les plus sûrs, sont incontestablement ceux qui constituent la grande famille des *crucifèrées*. Aussi est-ce par eux que nous allons commencer ce chapitre de notre revue appréciative.

Les plantes *crucifèrées*, plantes qui, dans nos climats, forment un groupe des plus nombreux et des plus utiles, sont toutes, à fort peu d'exceptions près, pourvues d'un principe amarescent, âcre, caustique, volatil, dont la nature peut être considérée comme tenant le milieu entre les *huiles volatiles* proprement dites, et les *acides* à odeur, à saveur vives et piquantes; principe que la température ordinaire suffit à volatiliser, et dont l'odeur a quelque chose de positivement spécial. Toutes, donc, remarquables par une saveur amère, âcre et caustique, toutes fournissant à l'analyse une variable quantité de *soufre*, elles présentent entre elles une grande similitude dans la nature et la proportion de leurs éléments constitutifs et dans leur mode d'action. Elles agissent d'une telle manière sur l'économie, qu'elles rencontrent peu d'analogues et point de rivaux parmi les végétaux préconisés pour exercer spécialement la médication dite *antiscorbutique*, pour produire sur nos tissus la modification organique qui leur rend l'irritabilité engourdie, la tonicité perdue, soit par un long séjour dans des lieux bas et marécageux, dans des endroits humides et mal aérés, mal éclairés, soit par l'usage d'une alimentation malsaine et insuffisamment réparatrice; pour leur rendre la tonicité dont l'absence est due à un état de cachexie générale, soit congéniale, soit amenée par des excès, des affections morales ou physiques, des médications qui ont profondément frappé l'économie, ont retenti sur tout l'organisme, et en ont paralysé les ressorts.

Malgré notre engouement habituel pour tout ce qui nous vient du dehors, sera-t-il vraiment raisonnable d'opposer à nos *crucifèrées* l'*écorce de* Winter déjà citée, quoique celle-ci ait, par les premières personnes qui ont écrit sur les Indes-Occidentales, été vantée outre mesure comme le seul remède véritablement efficace et souverain dans le scorbut? Aura-t-on plus de droits à nous offrir, comme leur étant virtuellement supérieur, le *bidens fervida* (*synanthérées*), en se fondant sur la portée antiscorbutique que veulent bien lui attribuer certains auteurs de matière médicale? Devra-t-on leur préférer le *spilanthus oleracea*, autre *synanthérée* à laquelle, aussi bien qu'à l'*écorce de* Winter et qu'au *bidens fervida*, nous avons trouvé d'heureux émules indigènes dans les maladies scorbutiques, asthéniques, vermineuses, et dans les fièvres d'accès? Ce *spilanthe*, il est vrai, non moins actif que ses congénères les *spilanthus acmella* et *spilanthus hamelloïdes*, a été, non moins heureusement qu'eux, employé par les d[rs] Bahi et Rousseau dans le traitement des affections scorbutiques; son administration à l'intérieur a paru souvent arrêter l'hémorrhagie des gencives, phénomène commun dans ces dégénérescences des tissus : fort bien! Nous ne prétendons infirmer en rien les assertions de ces honorables confrères.

Que ces végétaux soient donc, dans les pays où ils croissent, et où ils doivent être nécessaires (car, bien qu'on en dise, partout la puissance créatrice a mis en ce monde le bien à côté du mal), que ces végétaux soient opposés au scorbut, aux adénites strumeuses, aux maladies syphilitiques qui, ayant envahi toute l'économie, l'ont jetée dans une débilité matérielle profonde; que leurs préparations soïent réellement d'un salutaire emploi, lorsque, par suite de pertes énormes, soit naturelles, soit artificielles, pendant le cours d'une maladie longue et grave, lorsqu'alors, dis-je, il ne se soulève naturellement aucun phénomène de réaction capable de ranimer le mouvement circulatoire, et ainsi de favoriser les fonctions assimilatrices et la nutrition organique des tissus; enfin, que, dans les lieux de leur origine, les recherchant à juste titre, on les estime utiles lorsque, ce collapsus général existant, lorsqu'aussi une dépression physique, résultat d'un affaissement moral, a frappé d'une torpeur indicible l'ensemble du mécanisme organique, il est nécessaire de recourir à un agent propre à réveiller subitement, par une médication promptement et fortement stimulante, les appareils fonctionnels tombés dans l'inertie : j'y consens ! Mais en France, chez nous, en quoi peuvent-ils nous importer ?

Convenons que nos *crucifèrées* nous sont en ceci une richesse dont le sol de la patrie peut à bon droit s'enorgueillir, et que peut-être devraient nous envier les populations qui n'ont qu'un si petit nombre d'analogues à nous offrir en échange. Peu faites, en général du moins, par leur aspect et leur ensemble, pour flatter nos sens, captiver l'attention des amateurs enthousiastes qui, horticulteurs-civilisateurs outrés, dénaturent, hybridifient tout ce qu'ils touchent, des amateurs enthousiastes de ces plantes qui rivalisent entre elles d'éclat et de parfum, les *crucifèrées*, végétaux modestes, mais bien précieux par les services que chaque jour ils rendent à l'économie domestique, aux arts, à la médecine, sont, comme nous l'avons dit, pourvues d'un principe particulier, agent énergique d'une puissante médication générale s'il est administré à l'intérieur, et lequel, s'il est appliqué à l'extérieur sous forme de topique, exerce une impression vive sur nos tissus, détermine la rubéfaction et parfois même la vésication de la peau ; lequel, mêlé aux émanations qui l'entraînent dans l'atmosphère, dans l'air que nous respirons, irrite et la conjonctive et la membrane muqueuse qui tapisse la paroi interne, les circonvolutions et les anfractuosités des fosses nasales, produit ainsi le larmoiement, le coryza, l'épistaxis. Sa volatilité est telle, qu'il se perd par l'exsiccation; aussi les plantes d'où il procède ne doivent-elles être mises en œuvre que récentes, et, pour mieux dire, au moment où elles viennent d'être cueillies. Cet inconvénient serait fort grave si l'industrie pharmaceutique n'avait pas su trouver, à l'aide de diverses préparations qui fixent ce principe en le développant (*hydroolés*, *alcoolés*, *alcoolats*), le moyen de le conserver plein, entier et actif pour les moments de l'année où la végétation est en sommeil. Heureusement encore que certaines parties de quelques-unes d'entre elles peuvent être conservées d'une année à l'autre et même plus long-temps, sans rien perdre de leurs propriétés actives, que les-unes soient retirées de la terre dont elles tiraient leur aliment, que les autres soient séparées de la tige qui les supportait, et a aidé à leur développement, à leur accroissement, à leur maturité. Telles sont les racines du *cranson de Bretagne* ou *grand raifort*, que l'on conserve enfouies dans du sable humide, après les avoir dépouillées de leur collet et de leurs radicules : telle est la semence des *moutardes* (*sinapis nigra*, *sinapis alba*, *sinapis arvensis*, L.), et celle de quelques autres espèces, qu'il suffit, pour les conserver saines, bonnes et actives, de tenir renfermées dans des boîtes et à l'abri de toute humidité. Bien mieux! le principe actif que les *moutardes* recèlent dans leurs semences, principe découvert et isolé par MM. O. Henry et Plisson, lequel a été signalé par eux pour la première fois, et qu'ils ont baptisé du nom de *sulfo-sinapisine* (*acide sulfo-sinapique* de quelques autres), semble d'abord ne pas exister tout formé ou plutôt tout puissant, dans la graine non encore soumise aux manipulations qui doivent la rendre condimenteuse et médicatrice; et ce principe semble attendre, pour se développer et se manifester, la préparation à laquelle doit être soumise la graine avant qu'il soit procédé à son emploi. Il paraît, en effet, ne se développer et ne s'armer de propriétés actives que sous l'influence réactionnaire des fluides et des liquides (soit la *salive*, les *sucs gastriques*; soit l'*eau*, le *vinaigre*) dans lesquels se délaye ou est délayée la poudre des graines qui le contiennent. Il paraît en être de même pour les graines des autres végétaux *crucifères* qui, ayant une grande similitude analogique de propriétés avec la semence de nos *moutardes*, peuvent être appelées à les suppléer à l'occasion.

Le plus énergique, le plus virtuel de tous les produits *crucifères*, de tous celui qui est le plus à notre portée, le plus facile à conserver long-temps sain et actif, et par conséquent celui qui doit tenir le premier rang parmi eux, la *semence de moutarde*, reconnue pour agent antiscorbutique si long-temps avant nous, a fixé de tout temps l'attention des *médecins*, des *hygiénistes*, des *pharmaciens*, des *gastrologistes* et des *gastronomistes*. De temps immémorial, elle a été indiquée à l'intérieur, en poudre (*farine*), comme substance condimenteuse-hygiénique, et ainsi propre à s'opposer à la dyspepsie en réveillant la vitalité des forces gastriques. De temps immémorial aussi, elle a été employée et essayée, soit entière, soit en poudre, comme agent violemment perturbateur dont l'agression brusque porte dans les voies digestives un trouble véhément et subit qui modifie en un instant certains phénomènes pathologiques rebelles à tous les autres moyens physiologiquement indiqués et rationnellement mis en œuvre. C'est pour cela que, guidés sans doute par un certain nombre de faits incontestables et d'observations bien prises, plusieurs praticiens l'ont opposée aux fièvres intermittentes endémiques dans les contrées basses et marécageuses, lui adjoignant un *amer* dont la vertu tonique pût, favorisant l'assimilation, la nutrition organique des tissus, et les fonctions des appareils sécréteurs, combattre efficacement les causes déprimantes sous l'influence desquelles naissent ces affections, et qui les entretiennent. Ainsi les uns l'associèrent à la *gentiane* : Bergius, qui d'abord l'employa seule, suivant les indications de Dioscoride, et suivant celles de Fragrée, lesquels, avec la graine entière qu'ils faisaient avaler par cuillerées à bouche pendant l'apyrexie, avaient guéri, sans récidive, un grand nombre de fièvres intermittentes de tous les types, succès qui, pourtant, manquaient d'être obtenus si le malade buvait après les ingestions; Bergius donc proposa plus tard de l'associer au *quinquina*; Bodard à la *camomille romaine*. Son énergie sur la muqueuse gastro-intestinale ne saurait être contestée; et c'est par elle qu'elle tient un rang honorable parmi les *anthelmintiques* les plus certains, parmi les hydragogues les plus vantés, soit diurétiques, soit purgatifs-drastiques; car, à la dose de 2 gros, elle produit les effets et les phénomènes de la purgation : ce qu'avant nous Cullen avait démontré. Le d^r^ Mead cite plusieurs guérisons opérées par elle seule, entre autres celle d'une femme qui, étant atteinte d'une hydropisie des ovaires, fut guérie en un an, et dont tout le traitement se borna à lui faire avaler, matin et soir, une cuillerée à bouche de *graine de moutarde*, par-dessus laquelle il faisait boire une demi-livre de décoction de *pointes de genêt* : Cullen en conseille la *poudre*, comme vomitif, à la dose d'une cuillerée à bouche dans une verrée d'eau. Alors sans doute cette substance exerce une médication véhémente, mais toujours favorable, surtout dans les cas où la sensibilité étant abolie, où la circulation étant arrivée à sa dernière période de ralentissement, la vie semble prête à s'éteindre. C'est ce que, dans ces derniers temps (Avril 1832), expérimenta avec bonheur et reconnut un de mes amis, le dr Texier, alors interne à l'Hôtel-Dieu de Paris, lequel l'administra à l'intérieur et à dose vomitive, avec le plus grand succès, à plusieurs cholériques déjà cyanosés, qu'il fut, par cet unique moyen, assez heureux pour rappeler à la vie.

L'action de la *moutarde* sur l'appareil tégumentaire externe (action d'autant plus vive et plus rapide que l'eau pure et froide a été son seul délayant, car chaude elle aide à la volatilisation et ainsi à la déperdition du principe actif, car le *vinaigre* paraît en diminuer et même en paralyser la puissance), cette action n'est pas moins vive, et surtout n'est pas moins importante dans tous les cas où, eu égard aux lésions pathologiques dont les centres encéphalo-rachidiens, dont le centre ganglionnaire, dont les parenchymes, dont les viscères, soit thoraciques, soit abdominaux, dont les bourses et capsules synoviales peuvent être le siége, une dérivation externe, rapide et puissante est indiquée comme pouvant seule (sans rien soustraire à l'économie, sans donner lieu à aucune déperdition notable et par conséquent fâcheuse, sans affaiblir, donnant seulement le change à l'incitation pathologique, justifiant ainsi cet aphorisme plus que vulgarisé, *duobus doloribus simul obortis, non in eodem loco, vehementior obscurat alterum*, Hipp., modifiant d'un seul coup et brusquement la vitalité locale et générale actuelles), comme pouvant seule, dis-je, détruire rapidement des concentrations vicieuses de vitalité, des congestions cérébrales, pulmonaires, hépatiques, spléniques, actives ou passives. Stimulant énergique de la sensibilité, et de l'irritabilité organique, souvent, en ce cas, mise en œuvre par **Arétée** et **Dioscoride**, elle s'est montrée une bien précieuse ressource entre les mains du d^r^ **Menon** (dit **Menou**) de Tours (Indre-et-Loire), lequel a guéri plusieurs *cholériques* parvenus au dernier degré, en faisant plonger les malades dans un bain chaud animé par de la *farine de moutarde*. C'est à la dérivation brusque dont, employée en épithèmes, elle devient l'agent, et sur l'effet de laquelle je comptais d'ailleurs, que je dois d'avoir vu, chez un soldat du 6e *régiment de dragons* (en 1835), disparaître, par la seule application d'un *sinapisme* à la région épigastrique, une fièvre intermittente qui le rongeait depuis plus de dix mois, laquelle avait résisté à tous les moyens, et durant les accès de laquelle il se plaignait d'une gastralgie intolérable. Combien de fois, dans ma pratique régimentaire, et aussi dans mes salles à l'hôpital de Mostaganem (Algérie), dans mes salles à l'hôpital de Mustapha, près Alger, dans mes salles à l'hôpital de Longwy (Moselle), combien de fois n'ai-je pas vu des diarrhées passives et rebelles céder à l'application d'un *sinapisme* sur l'abdomen, et des céphalées opiniâtres disparaître promptement et sans retour par l'application d'un topique de cette nature étendu depuis la nuque jusqu'au-dessous des omoplates! Employée ainsi, la *farine de moutarde* fluxionne la peau en peu d'instants; et, si l'on veut la laisser séjourner durant quelques heures, on trouve en elle un moyen prompt et sûr d'en produire la vésication (moyen, m'a-t-on assuré, habituel à M. le d^r^ **Batigne** de Montpellier) sans faire redouter au praticien les violentes sympathies que les *cantharides* soulèvent et mettent en jeu par l'absorption de leur principe actif, sans faire redouter les funestes influences que ce principe exerce secondairement sur les viscères abdominaux et thoraciques, sur le cerveau et sur l'appareil génito-urinaire. D'ailleurs, bien préférable en vertu de la rapidité, de la spontanéité de son action, elle agit en quelques minutes, tandis qu'il faut à la *cantharide* plusieurs heures pour produire un effet marqué. La *cantharide* est, sans contredit, un agent fort précieux, mais, nous ne nous ferons pas faute de le répéter, la *moutarde* doit lui être préférée, en bon nombre de circonstances du moins ; car ce produit *crucíféré* agite, bien moins que la *cantharide*, le système artériel, ne porte pas, comme l'*insecte coléoptère*, le trouble dans les fonctions intellectuelles, ne détermine ni le priapisme, ni la nymphomanie, ni la strangurie, ni la dysurie, ni enfin la formation de tumeurs hémorrhoïdales. Si la *cantharidine*, principe actif de la *cantharide*, offre, pour produire la vésication, un agent très-facilement maniable, nous pouvons parfaitement la suppléer au moyen d'une *liqueur* préparée avec l'*huile volatile* obtenue de la *farine de moutarde* par la distillation, et dissoute dans de l'*alcool* portant 25° à l'aréomètre de BAUMÉ, liqueur qui produit sur la peau une irritation telle, qu'au bout de 15 à 20 minutes, on voit la rougeur s'établir et les phlyctènes se soulever. C'est à cette *huile volatile* que semble appartenir la *sulfo-sinapisine* que j'ai mentionnée plus haut. Si la *teinture alcoolique* des *cantharides*, administrée à l'intérieur, s'est montrée utile dans certains cas de paralysie, que, dans les mêmes cas, on essaie la *moutarde*, et mieux encore son *huile volatile* ou l'*alcoolé* de cette *huile* ! et probablement on aura les mêmes chances de succès avec moins de chances de dangers ; car jamais son agression ne donnera lieu à des retentissements funestes.

Bien que, dans le commerce, on puisse trouver indistinctement mélangés et livrés ensemble aux besoins de la médecine les *sinapis nigra*, *alba* et *arvensis*, cependant il est vrai de dire que le *sinapis arvensis* n'est, soit à tort, soit à raison, consigné que pour mémoire dans les pharmacologes ; qu'on ne l'y voit faire partie d'aucune formule, d'aucune prescription, et pourtant sa graine peut rivaliser d'énergie avec celle de ses congénères, et que, dans toutes les appréciations thérapeutiques, il n'est question que du *sinapis nigra* (*senevé noir*) et du *sinapis alba* (*senevé blanc*) ; et encore (à part les observations et les faits qui ressortent de la pratique du d[r] MEAD, lequel préférait à toutes les autres la *moutarde blanche*, et la mit fort en vogue) le *sinapis nigra* est-il celui de ces deux derniers qui, de tout temps, a été estimé le plus virtuel et le plus digne de confiance, ce qui est également la pensée des praticiens de nos jours. RIEDLIN, BOERRHAAVE, CARTHEUSER, ZORN, l'estimaient incisif, atténuant, diurétique, et le recommandaient surtout dans les maladies où la lymphe prédomine (7).

« Une jeune fille d'Amsterdam était fatiguée par de » violentes et incessantes convulsions ; tous les remèdes » employés jusqu'alors avaient échoué. D'après le conseil » de RUYSCH, on lui administra de la semence de *moutarde* » contusée et mêlée avec du *vin*, et elle fut guérie incon- » tinent. (TRILLER.) »

Non moins énergique que la semence de nos *moutardes*, la semence du *grand raifort*, ou *raifort sauvage* (*cochlearia armoracia*, L.), estimée jadis incisive, diaphorétique, diurétique, apéritive et lithontriptique, et, mieux qu'elle encore, la *racine* de cette espèce, le plus puissant de tous les *antiscorbutiques* (MÉRAT), condiment obligé dans les théories culinaires fort en vogue en Allemagne et dans l'Alsace, où elle passe, à juste titre, pour un stomachique efficace, où elle est habituellement conseillée et reconnue véritablement utile comme topique rubéfiant dans les affections rhumatismales, la *racine de raifort*, antiscorbutique constant, anthelmintique formel, diurétique, hydragogue, emménagogue pour CARTHEUSER, BOERRHAAVE et ZORN, l'une et l'autre (*semence* et *racine*) viennent tout naturellement prendre place ici. Mais, à dire vrai, la racine du *cranson de Bretagne* est, de toutes les parties de cette plante, celle qui mérite le plus de fixer notre attention; car, de fait, elle en est la plus éprouvée. Sa saveur est tellement âcre et caustique, que rarement on l'administre seule à l'intérieur, et que toujours, au contraire, on l'associe à un correctif, à des préparations qui tendent à la rendre inoffensive pour les organes qui doivent les premiers être soumis à son contact, à son agression, sans pourtant diminuer en rien la force de son activité médicatrice. Quoi qu'il en soit, elle exerce une impression si vive sur le tube digestif, dont elle exagère le mouvement péristaltique, qu'elle nous est un bon remède vermifuge; et son influence directe sur la membrane muqueuse de cet organe est si prononcée, qu'elle en exagère l'exhalation en en augmentant rapidement la vitalité, qu'elle en fait un centre de fluxion métastatique et formellement dérivative, éliminatrice, qu'en un mot, elle transforme l'appareil intestinal en un salutaire émonctoire au moyen duquel l'économie se débarrasse, sans secousses, des fluides épanchés dans les cavités splanchniques, ou accumulés et stagnants dans les mailles du tissu cellulaire qu'ils gorgent et distendent; et, agissant en même temps sur l'appareil génito-urinaire, dont ils exagèrent les fonctions, ses principes, agents de médication diffusible, agents d'une stimulation générale qui influence puissamment et comme d'une manière élective les organes sécréteurs, déterminent, en ajoutant à leur énergie, la résorption et la disparition des infiltrations, des congestions séreuses atoniques. Aussi ne doit-on pas être étonné des dires de RUSTING et de HEISTEN, lesquels affirment avoir guéri un grand nombre d'hydropisies ascites sans recourir à d'autre agent médicamenteux qu'à la *racine du grand raifort*.

Encore un antagoniste de plus à opposer aux diurétiques et aux drastiques-hydragogues exotiques!

D'une bien moindre valeur pour PRINGLE qui lui préfère la racine du *grand raifort*, et, dans le fait, plus faible que celui-ci d'action et de portée, le *cochléaria commun* (*cochlearia officinalis*, L.); diurétique éprouvé, puissant antiscorbutique pour STAHL, DODOENS, MOELLENBROCCIUS, KOENIG, RIEDLIN, CARTHEUSER, ZORN, GEOFFROY, BOERRHAAVE, et pour beaucoup d'entre nous, le *cochléaria*, plante herbacée dont certaines personnes (dit-on) mêlent le suc à la *bière* qu'elles boivent, suc que les Groënlandais mêlent à celui de l'*oseille* pour se guérir du scorbut de terre, ce qui leur réussit très-bien (VALMONT-BOMARE), plante estimée par nos devanciers apéritive, détersive, et très-propre à raffermir les gencives, le *cochléaria* ou *cranson officinal* paraît influencer, plus spécialement encore que ne le fait le *cranson de Bretagne*, les fonctions de la peau, et en augmenter l'exhalation d'une manière sensible, non moins bien que les *quatre bois* soi-disant *sudorifiques*, lesquels ont déjà tant d'antagonistes parmi nos productions indigènes, lesquels il faut aller chercher si loin, et dont l'emploi n'est plus déclaré indispensable aujourd'hui. Les semences du *cochléaria* ont été estimées de même portée médicatrice que ses tiges herbacées.

Comme stimulant de l'appareil digestif, et propre à exagérer la sécrétion urinaire, toutefois sans donner lieu à une polyurèse débilitante et fâcheuse, comme ressource culinaire et médicinale à la fois, nous leur adjoindrons (quoique réellement d'une bien moindre énergie) le *radis noir* (*raifort des Parisiens*, *raphanus sativus*, L., *var. c.*, LESTIB.), racine tellement stimulante de la muqueuse gastrique, que, par son ingestion, elle donne souvent lieu à des rapports, à des éructations toutes caractéristiques. Les semences de la plante qu'elle supporte, considérées aussi comme agents de stimulation salutaire, ont été employées comme celles du *navet*, et, comme celles-ci, administrées en émulsions dans les affections exanthématiques ; dans la variole, dans la rougeole (TRILLER).

Après les *moutardes*, le *grand raifort* et le *cochléaria officinal*, qu'une expérience de chaque jour a maintenus, dans la matière médicale, à la haute place que leur ont faite les premiers qui les ont mis en œuvre, vient, en première ligne, se recommander à notre attention le *cresson de fontaine* (*sysimbrium nasturtium*, L.), plante herbacée d'autant plus sapide, stimulante et virtuelle que l'on se rapproche plus des contrées septentrionales dont elle couvre les marécages (8). Grand antiscorbutique, selon GALIEN et DIOSCORIDE, selon ZWINGER, Sim. PAULLI, DODOENS, STAHL, RIEDLIN et ZORN, selon BARTHOLIN qui cite une observation dans laquelle cette *crucifèrée* s'est montrée diurétique et lithontriptique, le *cresson de fontaine*, suivant MÉRAT, le plus actif et le plus puissant de tous les antiscorbutiques que nous possédions (après le *grand raifort*, bien entendu, car, en ce sens, il ne peut lui être admis aucune rivalité), et, au fait, de tous le plus généralement employé principalement dans la médecine et dans l'hygiène populaires, dans la diététique et la thérapeutique des enfants, des femmes, des convalescents, des chlorotiques, des anémiques, des scrofuleux, le *cresson de fontaine*, remède précieux à opposer (selon BOURGEOIS) à l'esquinancie atonique, et aussi à l'angine gangréneuse; diurétique spécifique pour WERLHOFF, BOERRHAAVE et HALLER, en un mot, énergique stimulant de la vitalité organique, le *cresson de fontaine* a pu mériter la confiance des praticiens, qui l'ont opposé aux affections asthéniques, aux cachexies strumeuses et scorbutiques, et aux maladies qui en dérivent. Susceptible de donner lieu à d'heureux phénomènes de réaction, il a pu être, non à tort sans doute, préconisé dans les affections soporeuses, par FORESTUS, RONDELET et TOURNEFORT : mais parce qu'on lui aura vu exercer parfois de salutaires effets sur l'exhalation bronchique (ce que produisent d'ailleurs le *marrube blanc*, les *gléchômes* et les stimulants-toniques déjà cités), il ne s'ensuit pas de là qu'on lui doive, avec certains auteurs, attribuer une puissance antiphthisique toute formelle, puissance présumée qui a inspiré aux amateurs du merveilleux, et fait répandre, à son sujet, plus d'une fable monstrueusement absurde : telle est, entre autres, celle dans laquelle on fait jouer un rôle odieux au célèbre Érasistrate.

De même famille que le *cresson de fontaine*, et son congénère, le *vélar* (*sysibrium officinale*, D. C., *erysimum officinale*, L.), plante dont la semence, presque aussi âcre que celle de la *moutarde*, fut estimée antiscorbutique et diurétique, le *vélar*, dont l'herbe d'odeur faible, mais de saveur un peu âcre, a quelque analogie avec celle du *cresson*, et que jadis on recommandait dans la phthisie commençante et dans les engorgements lymphatiques, le *vélar* ou *tortelle, herbe au chantre*, base du *sirop du chantre*, n'est pas indigne d'occuper ici notre attention, d'occuper une place ici, bien que ce ne soit plus, en quelque sorte, que pour mémoire, malgré ses préconisateurs nouveaux, qu'il se trouve encore mentionné dans notre matière médicale actuelle. Fort apprécié par ceux qui ont cherché, dans les productions végétales, des remèdes à l'asthme humide, fort estimé d'Arétée qui l'opposait aux flux muqueux atoniques, atténuant, résolutif, stimulant de la diaphorèse, en un mot, stimulant des appareils évacuatoires et de l'expectoration, diurétique pour Zorn, Geoffroy, Tournefort, Boerrhaave, Ettmuller et Boccone, il était la base d'un *sirop* imaginé, disent les uns, par Lobel, et préconisé par Boerrhaave, *sirop* inventé, disent les autres, par Rondelet, cité par Lobel et Péna, et que tous conseillaient dans les toux muqueuses, dans l'enrouement par refroidissement subit : et malgré le dédain que, chaque jour, nos praticiens modernes témoignent pour lui, il n'est pas moins, qu'il ne l'était jadis, en vogue dans la médecine populaire, qui l'estime efficace dans les maux de gorge avec aphonie ou raucité (9).

Nous devons également annoter ici le *cresson des prés* (*cardamine pratensis*, L.), lequel, comestible en plusieurs endroits, paraît, par sa saveur et ses propriétés antiscorbutiques, se rapprocher beaucoup du *cresson d'eau* (Mérat); et aussi le *cardamine amara*, et le *cardamine saxatilis* (*myagrum saxatile*, L.), plantes douées d'un goût amariuscule, âcre et piquant, indice des propriétés qu'elles possèdent; puis encore le *grande-passerage* (*lepidium latifolium*, L.), espèce citée et signalée par Pline, espèce dont la saveur âcre-aromatique représente à la fois celle du *poivre* et celle de la *moutarde*, plante véritablement antiscorbutique, quoique de portée assez faible (Mérat), et de laquelle les *cuisiniers danois* consacrent le suc, mêlé avec du *vinaigre*, pour relever la saveur des viandes rôties (Sim. Paulli), dans le but aussi d'exciter l'appétit et de favoriser la digestion. Sa racine, suivant Sebizius, cité par Triller, constitue un remède très-important pour les femmes chez lesquelles la parturition est difficile. On s'est bien trouvé, ajoute le même auteur, de mêler avec du *beurre* ou du *sain-doux* vieilli ces racines et les feuilles de la plante, et de les appliquer sur les points où les douleurs sciatiques se font sentir : cet épithème agit à la manière du *sinapisme*.

Nous annoterons également ici le *cresson alénois*, aussi nommé *nasitor* (*lepidium sativum*, L.), espèce douée d'un principe odorant, volatil, piquant, devenant sternutatoire pour ceux qui respirent le suc exprimé de ses feuilles et de ses tiges, espèce remarquable par une saveur analogue à celle du *cresson de fontaine*, assez énergique aussi dans les effets immédiats qu'elle produit, plante à la fois potagère et médicinale, opposée avant nous aux *achores* des enfants (*dartres*, *croûtes laiteuses*), au scorbut, à l'asthme humide; préconisée autrefois comme antidysentérique, comme propre à aider les fonctions digestives, à influencer d'une manière vraiment salutaire le mouvement circulatoire, les appareils sécréteurs, les exhalations cutanées, et enfin à favoriser les évacuations menstruelles : ce qui, bien antérieurement à nos prédécesseurs, avait été reconnu par HIPPOCRATE et GALIEN, lesquels ont signalé ce *lepidium* comme un diurétique efficace, et l'employaient dans toutes les formes de l'hydropisie; plante importante pour DIOSCORIDE, qui, en outre des vertus toniques, stimulantes, apéritives, hydragogues, qu'il avait eu occasion de reconnaître en elle, lui reconnaît une propriété bien plus précieuse encore, celle de tuer le *ver solitaire* (*tænia solium*), assertion qui a trouvé plus d'un contradicteur, et qui, pour paraître hasardée, ne doit cependant pas être repoussée d'une manière absolue, sans qu'au moins on soit justifié à le faire par des insuccès nombreux qui suivraient de nouvelles tentatives. Tentatives bien faciles! qui, si elles ne répondaient point à notre attente, ne fatigueraient pas l'économie, et ne compromettraient pas le salut des malades : ce que l'on ne peut pas dire toujours des anthelmintiques et des drastiques employés en ce cas. Enfin, notre *cresson alénois* passe pour avoir été opposé avec succès au développement des hernies commençantes : *commendatur herniosis*, dit TRILLER. Laissant de côté cette propriété que l'on peut être fondé à considérer comme problématique, contentons-nous de l'estimer diurétique et antiscorbutique, et de suivre, à l'égard de son emploi, les enseignements que BOERRHAAVE, ZORN, FORESTUS et nombre d'autres nous ont légués.

Dans la thérapeutique des cachexies scorbutiques viennent en seconde ligne se ranger : 1° le *sysimbrium sylvestre*, L., (*roquette des marais*), souvent, dans les campagnes, substitué au *sysimbrium nasturtium*, et qui paraît jouir de la même activité, des mêmes propriétés que celui-ci ; 2° le *lepidium iberis*, L., herbe agreste trop négligée, et qui pourtant est susceptible de rendre de bons services, car son infusion est, en Espagne, fréquemment réunie au *quinquina* dans le traitement des fièvres intermittentes, ce que nous avons dû indiquer à l'occasion des *fébrifuges*; 3° le *lepidium ruderale*, L., espèce plus négligée encore, s'il est possible, et dont la saveur amarescente, âcre et piquante, indique assez les propriétés stimulantes ; 4° l'*erysimum barbarea*, L. (*herbe de Ste-Barbe*), plante potagère dans le Nord où on la mange en salade ; plante que le dr Mérat estime être un bon antiscorbutique, à laquelle les populations septentrionales attribuent les mêmes vertus qu'au *cresson de fontaine*, et que l'on dit avoir été employée avec succès dans les hydropisies naissantes ; plante d'autant plus précieuse que ses feuilles restent vertes sous la neige, et que l'on peut se la procurer même pendant les plus grands froids (Mouton-Fontenille) ; 5° le *sysimbrium sophia* (*cresson sauvage*, *sagesse des chirurgiens*), espèce dont l'herbe et les semences, d'odeur désagréable, de saveur très-âcre, chaude, approchant de celle de la *moutarde*, étaient fort en vogue autrefois, bien qu'à peu près inestimées et même tout-à-fait inusitées aujourd'hui, l'on ne voie plus en elles que des agents antiscorbutique de très-faible portée ; espèce dont les graines vulnéraires, mondificatives, anthelmintiques et diurétiques pour Boerrhaave et Geoffroy, vermifuge habituel de l'enfance au temps de Césalpin et d'Hoffmann, peuvent, réduites en poudre et appliquées en topique, produire la rubéfaction (Gilibert) ; 6° le *sysimbrium tenuifolium*, L. (*sinapi erucæfolio*, C. B. P., *roquette*, Mérat), plante d'une odeur très-fétide, et que Gouan estime être le plus actif des antiscorbutiques du genre *sysimbrium* ; 7° le *sysimbrium aquaticum*, L. (*raifort sau-*

vage à feuille de ravenelle, raphanus aquaticus rapistri folio, C. B. P.) ; 8o le *sysimbrium amphibium*, L. (*sysimbrium palustre*, M.-F., *raifort aquatique*, *raphanus aquaticus, foliis in profundas lacinias divisis*, C. B. P.) ; 9o le *coronopus vulgaris*, DESF. (*cochlearia coronopus*, L.), plante à laquelle (dit HALLER) Mlle STÉPHENS a donné de la réputation en la faisant entrer dans son remède contre la pierre ; 10o le *chou rouge* (*brassica rubra, oleracea*, L.), espèce réellement utile pour modérer et borner le catarrhe bronchique (10) ; 11o les *roquettes* (cultivée et sauvage), plantes estimées diurétiques, recommandées dans le scorbut chronique par BOERRHAAVE, plantes dont (au dire de BRUNSFELD) les graines sont, en plusieurs pays, appelées à suppléer la semence de *moutarde* pour opérer la rubéfaction de la peau, dont les graines étaient employées comme vomitives par les *méthodistes romains* du 2e siècle de notre ère, et, dans ce cas, alliées par eux au *thym*, à l'*origan*, à l'*hyssope*, à la *saumure* (BROUSSAIS) ; les *roquettes*, soit la *roquette cultivée* (*brassica eruca*, L.), plante d'une odeur forte, pénétrante et désagréable, dont l'herbe et les semences sont remarquables par une saveur âcre et brûlante, que l'on a conseillées dans la cachexie froide, la stérilité, la paralysie de la langue et dans l'apoplexie (MOUTON-FONTENILLE) ; dont les semences, en grande faveur près de GEOFFROY et de ZORN, étaient par eux recommandées en qualité d'antiscorbutiques, de diurétiques, et par eux employées en sinapismes ; la *roquette cultivée*, plante qu'en Italie on recherche pour la mêler dans les *salades*, à dessein d'en rehausser le goût (VALMONT-BOMARE) ; soit la *roquette sauvage* (*brassica erucastrum*, L.), plante d'une saveur plus prononcée encore que la *roquette cultivée*, et qui, ausi bien que celle-ci, passait, dans l'esprit des *médecins* et surtout des *poëtes de Rome*, pour avoir le privilége de porter à l'amour (VALMONT-BOMARE) :

Et venerem revocans eruca morantem. (MARTIAL.)
Excitat ad venerem, tardos eruca maritos. (COLUMELLE.)
Nec minùs erucas jubeo vitare salaces. (OVIDE.)

Enfin, ces deux espèces étaient, par nos devanciers, estimées propres à favoriser l'évacuation des urines, à combattre la dyspermasie, et ils les faisaient entrer dans leurs compositions aphrodisiaques; soit enfin la *roquette des champs* ou *masse au bedeau* (*bunias erucago*, L.), fort recommandée jadis en qualité d'incisive et de sternutatoire.

A ces agents, plus appréciés autrefois que de nos jours, nous réunirons le *thlaspi arvense*, L. (*monnoyère*), espèce dont les semences, puissamment stimulantes des urines et des mois, sont propres à provoquer l'ouverture des abcès internes (BOERRHAAVE), espèce dont la saveur, quoique faible, est assez analogue à celle du *cresson alénois*, dont l'odeur passe pour chasser les punaises et tuer les insectes qui s'attaquent au *blé*; *thlaspi* qui exhale une odeur d'ail que contracte le lait des animaux qui le broutent (MOUTON-FONTENILLE); les *thlaspi montanum* et *thlaspi perfoliatum*, L., qui cachent dans l'écorce de leurs semences un principe vif, piquant et âcre, analogue à celui des *moutardes*, et le *thlaspi alliaceum*, L. (*scorodothlaspi*), plante qui, toute fétide, d'une odeur d'*ail* très-prononcée, est prescrite par les auteurs en qualité d'antiseptique, de vermifuge et d'emménagogue.

« Les semences de ces espèces *crucifères* (dit VALMONT-BOMARE) ont une saveur âcre très-prononcée qui » laisse dans la bouche un goût très-prononcé d'*ail* ou d'*ognon*. » Propres à déterger les ulcères, étant employées en ap» plications topiques, on peut s'en servir en guise de masti» catoires. Depuis long-temps elles sont estimées incisives, » apéritives, et propres à procurer les menstrues; aussi les » femmes grosses ne doivent-elles point en user à l'intérieur » dans la crainte d'avorter. » Si l'on en croit le même auteur, autant on en pourrait dire de la *giroflée jaune* (*cheiranthus cheiri*, L.). « Les fleurs de cette plante (dit-il) » excitent les règles, chassent le fœtus et l'arrière-faix. On » prétend (ajoute-t-il) que la graine, prise intérieurement » à grande dose, favorise beaucoup l'accouchement; mais » aussi qu'elle tue quelquefois le fœtus. Les *auteurs de* » *l'herbier d'Embrun* disent à peu près la même chose du » suc de cette plante; et ils avertissent prudemment qu'il » ne faut le donner que dans une nécessité très-pressante. »

A propos des espèces végétales, lesquelles, par le mode de médication qui leur a été attribué de tout temps, ont reçu le nom spécial d'*antiscorbutiques*, jaloux de démontrer combien sont grandes, combien sont positives nos ressources indigènes, combien ainsi il nous serait ridicule d'envier à l'Amérique le *cresson de Para*, le *cresson du Brésil* (*spilanthus oleracea*, *spilanthus fusca*, *bidens fervida*); d'envier à la Nouvelle-Zélande le *tetragonia expansa*, L., *mésembryanthémée* reconnue, il est vrai, par le capitaine Cook, pour un bon légume, pour un excellent antiscorbutique, et introduite en Europe par Sir Joseph Banks, en 1772; toutes espèces d'ailleurs acclimatées à notre sol, et faciles à multiplier dans nos cultures potagères : à propos donc des agents antiscorbutiques, je me garderai bien de passer sous silence (demeurant encore dans la tribu des *crucifêrées*) la *ravenelle* (*raphanus raphanistrum*, L.), qui passe pour produire la dilatation de la pupille, et avec les graines de laquelle on peut (dit Gilibert) préparer un rubéfiant assez énergique; et aussi l'*alliaire* (*erysimum alliaria*, L., *hesperis alliaria*, Lam., *alliaria officinalis*, Martins), plante estimée jadis égale en portée au *teucrium scordium* dont il a été question plus haut, plante qui porte et répand une odeur d'*ail* très-marquée, que plusieurs auteurs ont signalée comme antiseptique, ont recommandée en applications sur les ulcères chancreux, sur les parties molles frappées de gangrène; plante qui s'est montrée utile dans le sphacèle et dans la pourriture d'hôpital (Boerrhaave, Van-Swieten, Hildanus, Sim. Paulli, Willis, Geoffroy, Boecler), et dont les feuilles, infusées dans du lait, ont été (assure-t-on) employées avec avantage dans les maladies vermineuses, ce que nous avons signalé en leur lieu.

A ces *crucifèrées*, nous devons réunir le *bécabunga* (*veronica becca-bunga*, L.), *véronicée* des plus communes dans nos ruisseaux, plante que d'ordinaire on associe aux *antiscorbutiques*, herbe dont la saveur amère, un peu âcre, piquante, dénote assez les propriétés stimulantes qu'elle possède, qui, employée en masticatoire, m'a été fort utile, en 1831 (armée du nord), pour combattre les stomatites scorbutiques dont nombre de nos soldats étaient atteints; plante dont le suc épuré, la conserve et l'extrait employés par Tournefort dans le scorbut, et aussi contre certaines maladies de la peau et du foie, indiquent suffisamment, par leur action sur l'économie, une réunion de principes analogues aux principes actifs de nos *crucifèrées*, principes qui en font un *antiscorbutique*, un *diurétique* aussi efficace que le plus virtuel d'entre elles; plante qui, avant nous, avait été en grande estime auprès de Boerrhaave, lequel l'estimait propre à guérir le carreau et le squirrhe interne, auprès de Geoffroy, Sim. Paulli, Heucher, Zorn, auprès de Forestus qui recommande de mêler son suc exprimé à du *petit-lait*, et de l'administrer ainsi le matin à jeun. Nous ne devons pas omettre de lui adjoindre ici sa congénère de famille, de genre et de portée médicatrice, la *véronique cressonnée* (*veronica anagallis*, L.), comme lui, et mêlée à lui, habitante des lieux humides, des étangs, des ruisseaux de nos prairies, confondue avec lui par Triller et par les auteurs que nous venons de citer, et, non moins que lui, estimée par Tournefort comme utile dans les mêmes cas pathologiques. Peut-être aurions-nous mauvaise grâce à repousser de cette partie de notre cadre le *mouron d'eau* (*samolus valerandi*, L.), humble *primulacée* de nos climats, par nous peut-être injustement négligée, jadis fort estimée par les *Druides* qui voyaient en elle un tonique-prophylactique, et qu'ils donnaient aux bœufs pour les garantir de la bouffissure (Richard PULTENEY). Je n'oublierai pas non plus, dans cette énumération, de mentionner les *capucines* (*cresson d'Inde de* Richard PULTENEY; *tropæolum majus et minus*; *cardamindum*), *tropéolées* desquelles déjà nous avons signalé les fruits comme pouvant, étant confits au *vinaigre*, être estimés agents condimenteux fort utiles dans la diététique, plantes originaires du Pérou et du Mexique où elles sont vivaces, et qui, naturalisées dans nos climats, pour n'y être plus qu'annuelles, n'ont rien perdu de leurs propriétés stimulantes, et ainsi ne sont pas déplacées auprès de nos *crucifėrées* avec lesquelles d'ailleurs elles présentent une forte grande analogie de saveur et d'action. Je leur adjoindrai, soit à titre d'agents condimenteux, soit à titre d'agents médicateurs (ce que déjà nous avons fait et ce que nous renouvelons pour compléter le cadre de nos espèces antiscorbutiques), le *fenouil marin* (*crithmum maritimum*, L.), dont nous avons dit que les feuilles, confites au *vinaigre* comme les *cornichons*, étaient, en qualité de condimentaires, fort employées dans nos cuisines; et les feuilles des *salicornia*, et notamment celles de l'espèce *herbacea*, laquelle (au dire de BASTER) est d'un usage commun en Zélande, soit confite au *vinaigre*, soit cuite, soit assaisonnée en salade, à titre d'aliment antiscorbutique.

Enfin, après tant d'agents divers éprouvés et appréciés, parlerai-je ici du *trollius europæus*, L., *renonculacée* que KALM le premier, et le seul, je crois, qui l'ait préconisée, signale comme un bon antiscorbutique, ayant (dit-il) guéri par elle seule un scorbutique sur lequel tous les autres remèdes avaient échoué? Pourquoi non, si l'assertion de

Kalm peut être reconnue fondée, si cette plante de nos départements du midi peut réellement être utile, et n'est point employée parce que nous ne la connaissons pas, quoique pourtant on la trouve consignée dans nos pharmacologes! Ferai-je également mention de l'*ancolie* (*aquilegia vulgaris*, L.), *renonculacée* qui, elle aussi, n'est guère plus que pour mémoire dans nos catalogues de matière médicale, *renonculacée* dont les principes peuvent offrir quelques points de rapprochement avec ceux de l'*aconit* et de certains autres *narcotico-âcres*; qui, douée d'une saveur mucilagineuse, nauséeuse, un peu amère, était jadis estimée antiscorbutique, antipsorique, diaphorétique, anti-ictérique, fort propre à venir en aide aux femmes dans certains cas d'accouchements laborieux, à favoriser la crise d'éruption dans les fièvres exanthématiques? Pourquoi non, si cette bizarre et jolie plante de nos bois et de nos parterres peut véritablement être utile comme stimulante, comme salutaire modificatrice des phénomènes organiques, de l'exhalation cutanée et des appareils évacuatoires! Il nous sera bon de savoir comment l'*ancolie* a pu jouir autrefois d'une haute réputation en qualité d'agent médicateur. Sa fleur était estimée diurétique, emménagogue, vulnéraire, antiscorbutique local, et alors on l'employait en gargarismes; sa racine était réputée alexipharmaque, diurétique, apéritive, et propre à combattre les coliques nerveuses; dans sa semence, on avait trouvé un alexipharmaque, un anti-ictérique, un antiscorbutique certain: son émulsion a été préconisée dans la péripneumonie, la variole, la rougeole, l'érysipèle, et dans toutes les fièvres exanthématiques. Contradictoirement à Eysel qui, parlant de cette plante, en dit: *aquilegia scorbuticorum azylum*, Boerrhaave dit, il est vrai: « *Nescio vero an solum illa* » *sit azylum tetro morbo edaci infectorum. Putem equidem*, » *ni fallor, in cochlearia, nasturtio, acetosa, acetosella*,

» *succo limonum, et id genus aliis acidis, tutius, fortius-*
» *que scorbuticorum inveniri azylum.* »

Certes, nous devons tenir grand compte de l'opinion de l'illustre Boerrhaave ; mais l'opinion de ceux qui se sont bien trouvés de son emploi, des Camerarius, Geoffroy, Zorn, Barbette, Decker, Schroeder, Sennert, Michaeli, Drawizius, Engalenus, Mellenbroccius, Sim. Paulli, Tournefort, Stahl, doit aussi, je pense, être de quelque valeur pour nous.

G. EXCITANTS SPÉCIAUX DES APPAREILS ÉVACUATOIRES.

A défaut d'un agent exotique réputé important, il nous sera toujours facile de présenter un agent indigène de même portée médicatrice.

Parmi les agents à principe âcre et volatil plus spécialement propres à stimuler les organes de l'absorption et les fonctions des appareils évacuatoires, parmi ceux qui présentent un mode d'action qui les rapproche plus des *crucifères* que des *apéritifs-toniques*, que des *excitants aromatiques* proposés et admis en qualité de diurétiques, toutefois faisant abstraction ici des *hydragogues* résineux et drastiques, laissant de côté la formule de Backer, et aussi celle de Bontius que la réclame remet en lumière après un si long temps d'oubli, préparations desquelles, au reste, nous pouvons fort bien nous passer, quoi qu'en dise la réclame, le premier rang appartient, sans contredit, à la *scille* (*ognon marin*, *scilla maritima*, L.), *liliacée* indigène aux littoraux méditerranéens, vivace et abondante sur toute l'étendue de cette partie de notre territoire maritime, et sur toute l'étendue (à une grande profondeur de pays) de nos possessions Barbaresques. La *scille* ou *squille*, dont la vertu spécifique contre l'hydropisie n'a guère été connue des médecins que vers le commencement du siècle dernier, si l'on en croit M. de Haller, découverte qui, d'après Bourgeois, serait due à un médecin italien, la *scille*, par son action vraiment spécifique sur les organes sécréteurs de l'urine, action qu'elle doit sans doute à la *scillitine*, principe isolé par Vogel, la *scille* est une ressource d'autant plus précieuse que tout notre système d'exhalation est soumis à son influence. Aussi n'est-ce pas sans motifs plausibles que les praticiens les plus recommandables la prescrivent toutes les fois qu'il est besoin de favoriser et d'augmenter l'expectoration dans l'engouement de l'appareil pulmonaire; toutes les fois que des épanchements séreux s'établissent dans les cavités splanchniques, ou envahissent le tissu cellulaire. Que l'on explique, si l'on veut, son mode d'agir par une sorte d'agression qui lui est particulière, agression vive qui, de la muqueuse gastro-intestinale qu'elle influence d'abord, est rapidement transmise par les cordons nerveux, soit aux organes où ils ont des connexions et qu'ils animent, soit au cerveau et au prolongement rachidien, il n'est pas moins d'observation qu'elle réveille la vitalité des suçoirs absorbants, détermine la résorption des fluides séreux en stagnation ou épanchés, détermine leur rentrée dans le torrent circulatoire, puis, exerçant une médication générale, provoque, par les organes propres, leur expulsion hors de l'économie.

Ce mode d'action, ce mode d'excitation générale, cette manière de se comporter avec l'économie, avec le système nerveux, ses annexes et ses dépendances, sont choses si positives, que, quelle que soit la forme sous laquelle la *scille* est administrée, les mêmes phénomènes se présentent toujours; que même, en frictions, elle donne lieu à des phénomènes, à des résultats semblables, qu'alors même elle aide, d'une façon comme de l'autre, à la résorption et à l'expulsion des fluides épanchés, dans l'hydrothorax et dans l'hydropisie ascite. Ce qu'après et avec bien d'autres, j'ai eu occasion de reconnaître dans ma pratique des hôpitaux militaires, notamment en 1840, époque à laquelle, chargé d'un service de fiévreux à l'hôpital de Mustapha, près Alger, j'eus à recevoir dans mes salles une portion des malheureux échappés aux misères qui avaient frappé de mort un grand nombre de leurs camarades à Médéah et à Miliana, lesquels tous, décolorés, œdématiés, leucophlegmatiés, ascitiques, durent leur salut, d'abord sans doute à un régime aussi tonique, aussi analeptique que possible, régime dont ils avaient grand besoin, mais aussi aux frictions scillitiques camphrées, seule médication à laquelle je me bornai.

Il est vrai que, eu égard au trouble véhément que parfois, que souvent même elle porte dans l'économie, que, eu égard aux retentissements auxquels son agression donne lieu; à son extrême énergie enfin, l'emploi de la *scille* n'est pas toujours sans danger. En effet, à trop haute dose, ou imprudemment administrée (j'entends ici lorsqu'on l'administre à l'intérieur, car, en frictions ou en topiques, elle n'a d'autre effet que d'irriter la peau et de produire un léger érythème), non-seulement elle peut produire des gastro-entérites mortelles, mais encore elle surexcite violemment le système nerveux, et suscite des convulsions cloniques d'apparence épileptiforme. Mais salutaire, même en ce cas, elle donne alors naissance à ces phénomènes que l'on cherche à soulever par la *noix vomique* et la *strychnine*, auxquelles (ce que nous avons fait à propos de l'*arnica*) on pourrait l'opposer comme bon antagoniste et véritable succédané dans le traitement des paralysies dues à une compression par épanchement, soit dans la cavité crânienne, soit dans le conduit rachidien. Si donc on la voit, à haute dose, ou accélérer ou ralentir le mouvement artériel, être tantôt formellement stupéfiante, tantôt véhémentement stimulante, ce qu'avant nous avaient remarqué Salmas, Albert, Corvin, Schulz, Wagner, Hoffmann, Nicolaï, Zorn, Cartheuser, Novierus, et Schuster qui la prescrivait comme spécifique dans l'asthme arrivé au dernier degré de suffocation; si on la voit donner lieu à des nausées, à des vomissements, à la strangurie, à l'hématurie, aux diarrhées séroso-sanguinolentes, on la voit, habilement maniée, quoique agissant toujours comme puissance perturbatrice, provoquer, soit une diaphorèse, soit une diurèse, beaucoup plus sûres, beaucoup plus positives et formelles que le fameux *pareira-brava*, durant tant d'années préconisé par l'empirisme, que le *cahinça*, dont quelques praticiens de nos jours (le d[r] FRANÇOIS en tête) ont voulu établir l'infaillibilité dans le traitement des hydropisies, ce qu'ailleurs nous avons signalé, agents desquels l'unique ou au moins la principale vertu est d'appartenir à un sol étranger et lointain, et desquels on a trop souvent eu occasion de reconnaître l'inutilité.

Après la *scille*, nous devons annoter ici une autre *liliacée* du même groupe, de laquelle les principes âcres sont à prendre en considération, médicalement parlant, bien que ses bulbes ou ses cayeux soient plus habituellement d'un usage culinaire que d'un usage médicinal. Je veux parler de l'*ail*, estimé, par nos maîtres, puissant alexipharmaque, antihectique, diurétique, anthelmintique (WEDEL, BUCHNER, GEOFFROY, RIEDLIN, ZORN, HALLER, LOESEKE et STAHL); FORESTUS qui fait l'histoire de deux hydropiques désespérés, lesquels ont été complètement guéris par le seul emploi de l'*ail* dont ils faisaient un usage fréquent.

L'énergie des principes contenus dans lès bulbes de l'*ail commun* (*allium sativum*, L.), ainsi que nous l'avons dit, vermifuge habituel de la médecine domestique, cette énergie, bien qu'exerçant, *à priori*, une action locale très-prononcée, n'est pas moins diffusible que celle de la *liliacée* dont nous venons de nous entretenir; et, de même que celle-ci, elle se rapproche beaucoup des *crucifères* avec lesquelles d'ailleurs on associe parfois l'*ail cultivé* dans la préparation des remèdes dits antiscorbutiques, dans celle de certains topiques rubéfiants. Cette énergie de stimulation générale et loçale qui devrait lui faire occuper une place honorable dans nos formulaires de pratique médicale où il n'est maintenant consigné que pour mémoire, tandis que nous l'abandonnons à l'empirisme et à l'inexpérience populaires, cette énergie se retrouve à un degré plus ou moins prononcé dans les autres espèces du même genre : ainsi, dans toutes les espèces potagères ou cultivées, savoir : dans l'*allium fistulosum* (*ciboule*), dans l'*ail d'Espagne* ou *rocambole* (*allium scorodoprasum*), dans l'*allium schœnoprasum* (*porrum sativum juncifolium*, C. B.), dans l'*allium rotundum*, espèce usitée communément dans la Gascogne, dans l'*ail d'Orient* (*allium ampeloprasum*), dans l'*échalote* (*allium ascalonicum*, *bulbus esculentus*), dans l'*ail pétiolé* (*allium ursinum*), dans l'*allium moly*, que l'on prétend être l'antimagique donné par MERCURE à ULYSSE, et au moyen duquel le héros d'Ithaque put échapper aux maléfices de CIRCÉ; dans l'*allium magicum* qui a passé pour être un antimagique de puissance égale à celle du *moly*; dans les *allium flavum, vineale, album, roseum, triquetrum*; dans l'*allium nigrum*, usité en Provence; dans l'*allium victorialis* (*ail serpentin*, *faux-nard*), en général peu employé en médecine, mais, pour les commères d'une certaine époque, *palladium* assuré, constant, contre les opérations magiques, les philtres, les sortiléges et les enchantements, et enfin dans les autres espèces agrestes, de nos jours complètement négligées, connues seulement des botanistes, et qui toutes, en cas de besoin, pourraient remplacer l'*ail cultivé*, puisque nous rencontrerions en elles une portée à peu près égale.

Mais, pour le moment, et aussi faute de données suffisantes à l'égard des autres espèces, ne nous attachant qu'à l'espèce principale, à notre *ail cultivé*, bien que les *Latins* aient dit :

« *Ne comedas allia, neque fabas*, »

bien qu'HORACE, exagérant son horreur pour l'*ail*, ait dit :

Parentis olim si quis, impia manu
Senile guttur fregerit,
Cedat cicutis, allium nocentius.

Ne nous attachant donc qu'à notre *ail cultivé* qui, selon VIRGILE, était le régal des moissonneurs,

Thestylis et rapido fessis, messoribus æstu,
Allia, serpyllumque herbas contundit olentes,

à cette espèce fort digne à tous égards de l'article élogieux que, par appendix, lui ont justement consacré les *auteurs du Formulaire à l'usage des Hôpitaux militaires* (1839), fort digne de l'ode inspirée par elle à M. DE MARCELLUS, sachons bien que, toutes les fois qu'il sera question de donner de la vitalité aux tissus, qu'il sera question d'établir sur la peau des fluxions dérivatives, de réveiller les centres nerveux, de rappeler à leurs fonctions les organes de résorption, d'exhalation, de sécrétion, l'*ail cultivé*, objet d'un culte divin dans l'ancienne Égypte où il consacrait la foi du serment, *thériaque des paysans*, au dire de certains auteurs, *sauve-vie* du père de LOUIS XIII, de notre roi HENRI IV, l'*ail cultivé* pourra toujours être mis en œuvre avec succès, sans que nous ayons à regretter de ne point avoir à notre disposition le *petiveria alliacea*, L. (*petiveria tetrandra* de GOMÈS), *chénopodée* vantée comme sudorifique et antiparalytique par le docteur brésilien SUARÈS DE MEIRELLES (11).

Épispastique puissant, diurétique éprouvé, anthelmintique sûr et bien apprécié dans la pratique vulgaire, à haute dose, l'*ail*, aussi bien que la *scille*, augmente le mouvement circulatoire, détermine des mouvements convulsifs, et, comme elle, sans être autant à craindre qu'elle, et, ainsi, bien moins dangereux encore que la *noix vomique*, l'*ail* peut parfaitement suppléer, dans le traitement des paralysies, cette substance exotique héroïque, mais redoutable. Il est facile de le voir, nous possédons en lui un agent d'une immense ressource, puisque, outre les réactions salutaires que, bien compris et bien manié, il suscite par son usage interne, réactions qui provoquent une diaphorèse abondante et une polyurèse formelle, phénomènes qui ont porté notre célèbre Desault à le présenter comme un antigoutteux excellent et sûr; puisque, en outre de ces réactions soulevées par son usage interne, son emploi en applications externes ajoute aux moyens nombreux, variés, éprouvés, dont se trouve déjà si riche la thérapeutique externe, la médication révulsive : car, aussi bien que la semence des *moutardes*, que la racine du *grand raifort*, et que l'*ognon de scille* récent, il nous est d'un bon recours dans tous les cas où la rubéfaction de la peau sera devenue nécessaire, dans tous les cas où l'on voudra produire la rubéfaction sans faire intervenir les *cantharides*, si dangereuses comme puissances médicatrices, si funestes entre les mains de la malveillance, de l'ignorance et de l'impéritie.

Si pourtant on pensait, en consacrant l'*ail* au seul usage externe, avoir à redouter, par l'absorption de ses principes, une trop énergique influence sur les centres nerveux, nous avons, comme vésicants végétaux à opposer aux *cantharides*, un grand nombre de substances simples agents de stimulation locale, dont la portée a été éprouvée plus d'une fois, dont il sera question dans le paragraphe qui va suivre, et dont nous pourrons alors apprécier la valeur médicale, en tant que considérées comme agents épispastiques.

Plus tard nous aurons encore à revenir sur ce mode de médication (la vésication), lorsque nous traiterons des *purgatifs-drastiques*, au nombre desquels nous retrouverons un certain nombre des agents dont nous allons nous entretenir ; et alors, comme actuellement, nous aurons à reconnaître que la France n'a rien à envier aux contrées étrangères, quelque riches qu'elles soient, quelque importance qu'on ait cru devoir attacher à leurs productions.

II. VÉSICANTS ET CAUSTIQUES.

> On ne saurait trop se méfier de la *cantharide* et de son action sur l'économie. Les *cantharides* vermoulues ne donnent lieu qu'à une vésication légère : les *cantharides* saines sont beaucoup plus véhémentes ; le retentissement des unes et des autres sur le système nerveux est donc proportionnel à leur état d'intégrité, de nouveauté ou de vétusté. Et, eu égard aux résultats dont le point de départ est dans l'appréciation des spéculations commerciales (à part, si l'on veut, les appréciations thérapeutiques), le plus sage est de dire :
>
> *In dubio abstine.*

Les mots vésication et vésicants se lient tellement à l'idée *cantharide*, que beaucoup de personnes (à part toutefois le populaire des départements et le populaire de l'armée) en sont encore à s'expliquer et à se demander comment la vésication peut être exercée sans l'intervention de ces *insectes coléoptères* qui tous, employés à produire la même action, ont été confondus sous le nom commun de *cantharides*, insectes qui, au fait, dans l'échelle des êtres du domaine de l'*entomologiste*, se touchent de si près, que l'on est tenté de les considérer comme de simples variétés d'un même genre, quelles que soient d'ailleurs les différences que la science a établies entre elles, quels que soient les noms génériques et spécifiques qui leur aient été donnés. Ces *insectes coléoptères* (19e section, famille des *trachélides*, 5e division) sont, en effet, tous vésicants à un degré plus ou moins prononcé, et tous employés comme tels dans les pays où ils habitent. Qu'il me soit permis de les signaler ici.

1° *Tetraonyx*. Genre exotique; Amérique septentrionale.

Tetraonix octo-maculatus, LATR.; Amérique.

2° *Mylabris*. Genre exotique et indigène; en Chine, en Italie, en France.

Mylabris decem-punctata, LATR.; dans le Limousin.

Mylabris fueslini, PANZ.; Hongrie.

Mylabris variabilis, LATR. et DEJEAN; espèce de la France méridionale, expérimentée par le docteur BRETONNEAU de Tours : officinale.

Mylabris geminata, FABR.; France méridionale.

Mylabris cichorii, L., FABR.; espèce des environs de Paris, *cantharide* de PLINE et de DIOSCORIDE.

Mylabris sex-maculata, LATR.; Russie méridionale.

Mylabris quadri-punctata, LATR., Russie méridionale.

Mylabris trimaculata, LATR.; Italie.

Mylabris algirica, LATR.; Italie, Algérie.

3° *Meloë*. Genre exotique et indigène : les espèces de ce genre étaient regardées autrefois comme bons remèdes contre la rage.

Meloë proscarabæus, L., LATR.; Paris : officinal.

Meloë majalis, L., LATR.; Espagne; *meloë variegata*, LEACH.; Paris : officinal.

Meloë autumnalis, LATR.; *meloë cyanea*, FABR.; *mylabris cyanescens*, signalé par M. FARINES, pharmacien à Perpignan : officinal.

Meloë tecta, LATR. ; *meloë similis*, MARSHAM ; Paris : officinal.

Meloë limbata, LATR. ; Hongrie.

Meloë lævigata, LATR. ; Espagne.

Meloë brevicornis, LATR. ; midi de la France.

Meloë sulcicolis, LATR. ; Mâcon : officinal.

Meloë punctatus, LATR. ; Bordeaux : officinal.

Meloë punctato-radiatus, LATR. ; midi de la France : officinal.

4° *Cantharis.* Genre exotique et indigène ; il a donné son nom à tous les *coléoptères* vésicants.

Cantharis vesicatoria, LATR. et GEOFFROY. ; *meloë vesicatorius*, L. ; *litta vesicatoria*, FABR. ; Paris : officinale.

Cantharis syriaca, LATR. ; *lytta syriaca*, FABR. ; Hongrie, Russie, Autriche.

Cantharis erythrocephala, LATR. ; *lytta erythrocephala*, FABR. ; Russie méridionale.

Cantharis dubia, OLIV. ; *cantharis verticalis* ; France méridionale : officinale.

(BOITARD, *Manuel de l'entomologiste.*)

De quelque secours que nous puissent être ces *insectes*, il est positif que nous pouvons avec autant d'avantage, et aussi avec moins de danger, les remplacer par des productions végétales à profusion éparses sur notre sol. En effet, sans revenir sur ce que nous avons avancé plus haut au sujet des *moutardes*, du *raifort sauvage* et de quelques-uns de leurs analogues, sans répéter ce que nous venons de dire à propos de l'*ognon* de *scille* et des *bulbes de l'ail*, sans nous préoccuper de l'action exercée sur l'appareil tégumentaire externe ou sur les surfaces dénudées par nos *caustiques*, nos *cathérétiques* minéraux, par les *acides*, par l'*ammoniaque*, par l'*eau bouillante*, ce qui nous sortirait du cadre que nous avons adopté, nous trouverons, dans les produits de la végétation que nous avons à étudier encore, plus qu'il ne nous faudra pour répondre aux besoins de la médication vésicante, rubéfiante, révulsive, sans qu'il nous soit nécessaire de recourir à l'*insecte cantharide*, ni même au *papier Dunand*, au *papier Blayn* et *Fayard*, si recommandés aujourd'hui contre les douleurs, les névralgies, les irritations de poitrine, les ognons et les durillons.

En premier lieu nous rencontrons, pour exercer l'action épispastique et vésicante, l'*écorce* vulgairement désignée sous le nom de *garou* ou *sain-bois*, laquelle, disposée en mèches, est employée à entretenir et ranimer les *sétons* dont la suppuration languit, laquelle, disposée en plaques et infusée dans le *vinaigre*, sert à établir le vésicatoire, principalement chez les sujets nerveux et facilement irritables, usage général partout en France, notamment dans le Limousin et dans la Lorraine, où l'emploi de cette substance est tellement vulgarisé, que, pour quoi que ce soit, on se l'applique ou on l'applique sans attendre que le médecin en détermine, en prescrive, en dirige l'emploi; *écorce* qui, récemment récoltée et macérée dans l'axonge, ou séchée, réduite en poudre et mêlée à l'axonge, donne une pommade épispastique réellement préférable à tous les suppuratifs de cette catégorie; *écorce* bien connue des militaires qui, au moyen de plaies artificiellement établies, essaient de se soustraire au service et aux corvées de chaque jour; *écorce* au moyen de laquelle les vagabonds et les mendiants se couvrent de plaies dégoûtantes qu'ils ont soin d'étaler aux regards, dans l'espérance d'inspirer la pitié et d'attirer les aumônes.

Cette *écorce*, ainsi que personne ne l'ignore, enlevée indistinctement à de jolis et gracieux arbrisseaux de la famille des *thymélées*, tous fort communs dans nos contrées, tous à l'état agreste, au *daphne mezereum* (*bois-gentil*), au *daphne laureola* (*saint-bois* ou *sain-bois*), que certains pensent être l'arbuste produit par la métamorphose de DAPHNÉ, ce qui en constituerait le véritable *laurier d'*APOLLON, au *daphne gnidium* (*thymélée à feuilles de lin*), au *daphne cneorum* (*garou camélée*), aux *daphne thymelæa*, *daph. tartonreira*, *daph. oleoïdes*, *daph. alpina*, *daph. lucida*, au *daphne delphina*, depuis peu de temps acquis à notre horticulture, et obtenu par M. FOIN en 1821; au *daphne pontica* (*daphné à feuilles de citronnier*), originaire de la Mer-Noire; au *daphne indica*, originaire de la Chine; au *daphne collina*, commun aux collines de l'Italie; au *daphne versaliensis*, dû à M. LAHAYE fils, horticulteur distingué, toutes espèces nouvelles pour nous, inconnues aux pharmacologistes, dont savent tirer bon parti les populations qui les possèdent, et qui, introduites dans nos cultures, y réussissent parfaitement bien : cette *écorce*, dont le principe actif, incristallisable dans le *daphne alpina*, blanc et cristallisable dans les autres espèces officinales, est la *daphnine* des chimistes, cette *écorce*, dont l'*extrait alcoolique* était l'un des principaux épispastiques employés par LECLERC, peut seule suffire à nous dispenser de recourir à l'*insecte coléoptère*, si redoutable par les retentissements auxquels l'absorption de ses principes donne lieu.

Après cette *écorce* si connue, toujours en faveur cependant, malgré son origine, en dépit de son indigénéïté (ce qui est digne de remarque), nous citerons le suc âcre et caustique de nos *euphorbes* (*tithymalées* que nous retrouverons aux *drastiques*); nous citerons également le suc du *cucumis elaterium* (que nous verrons aussi figurer parmi les substances propres à opérer les effets et les phénomènes de la purgation), que nous opposerons à l'*euphorbium des boutiques*, *gomme-résine* que nous fournissent les *euphorbes africains*, desquels la poudre est mêlée habituellement aux substances dont se compose l'*emplâtre épispastique*.

Comme caustiques, rubéfiants et vésicants, nous trouverons dans la famille des *renonculacées* : 1° le *ranunculus thora*, L., dont on dit que les anciens employaient le suc à empoisonner leurs flèches; 2° le *ranunculus acris*, L., caustique qu'HOFFMANN employait de préférence aux *cantharides*, et que TOURNEFORT, MURAU, BAGLIVI et WILLIS mettaient fréquemment en usage comme vésicant-dérivatif; 3° le *ranunculus bulbosus*, L., caustique vésicant adopté par APULÉE, puis par BAGLIVI et CRAPFT, dans leur pratique habituelle; 4° les *ranunculus sceleratus*, *ran. auricomus*, *ran. chærophyllos*, L., dont les feuilles contusées ont, comme celles de leurs congénères, été reconnues assez énergiques pour que leur application, pendant un quart d'heure, suffise à fluxionner la peau, à l'enflammer et à en produire la vésication; 5° toutes nos autres renoncules indigènes qui, dans les mêmes circonstances, pourraient rendre les mêmes services, et qu'il serait trop long et trop fastidieux de citer.

Sans sortir de la famille des *renonculacées*, nous adjoindrons aux *renoncules*, comme pourvues des mêmes principes, comme douées des mêmes vertus stimulantes, la *clematis recta*, L., espèce que STOERCK dit avoir heureusement opposée à la syphilis, que d'autres ont opposée à la gale, en faisant frotter les malades avec de l'huile dans laquelle on avait fait tremper pendant quelques heures un nouet formé de son écorce et de ses feuilles : il est vrai de dire que l'on doit se méfier de ce moyen qui pourrait donner lieu à des érythèmes graves, à des ulcérations même, en raison de l'activité de la plante. Nous devons lui réunir les feuilles et les écorces de la *clématite à vrilles* (*clematis cirrhosa*, L.), des *clématites viorne* et *odorante* (*clematis vitalba* et *clem.*

flammula, L.), plantes volubiles de nos haies, de nos bois, de nos jardins, dont elles ombragent et embellissent les berceaux; de la *clématite viorne*, la plus commune de toutes et aussi la plus agreste, plante dont les feuilles, appliquées sur la peau, fraîches et sans aucune préparation, ont la propriété de faire lever des phlyctènes; plante âcre et corrosive, habituellement désignée sous le nom vulgaire d'*herbe aux gueux*, parce que nos mendiants s'en servent pour s'établir des plaies d'aspect ulcéreux, dans le but d'exciter la compassion des passants et leur charité; dont se servent également certains conscrits de nos campagnes vers les époques où les conseils de révision sont appelés à prononcer sur leur sort actuel et sur leur avenir; espèce dont l'*alcoolé* a été préconisé dans le traitement de la gale; les *clematis vitalba* et *clematis flammula*, qu'en qualité de caustique vésicant MATTHIOLE, CHESNEAU, FORSTER, employèrent dans certains cas d'arthrite, et dont l'*extrait alcoolique* était, aussi bien que celui des *thymélées* et de nos *renoncules* agrestes citées, l'épispastique habituel de LECLERC.

La famille des *helléboracées* nous donnera l'*helleborus niger*, L. (*rose-Noël*), le véritable *ellébore d'Hippocrate*, probablement l'*ellébore* d'ANTICYRE (*helleborus orientalis, amplo folio, flore roseo*, T.), espèce commune dans tous nos jardins, et qui y fleurit vers la fin de Décembre ou au moins dans les premiers jours de Janvier, espèce dont la racine, réduite en poudre, fait partie de plusieurs préparations épispastiques; elle nous donnera aussi les racines des *helleborus viridis* et *helleborus fœtidus* (*pied-de-griffon*), lesquelles, effilées et disposées en mèches, sont, aussi bien que l'*écorce des thymélées*, propres à favoriser la suppuration des sétons : elle nous donnera également les *aconits*, que plus loin nous retrouverons dans la série des *narcotiques*, dont les racines, aussi énergiquement âcres que celles de nos *ellébores*, peuvent, comme elles, disposées en mèches et passées dans les sétons, servir à ranimer ces exutoires.

Dans la famille des *aroïdées*, nous trouverons les feuilles et les racines des *arum vulgare*, *arum arizarum*, *arum dracunculus*, L., celles aussi du *calla palustris*, L., agents rubéfiants éprouvés, mais dont le principe âcre, sans être positivement volatil, perd cependant de son énergie par la dessication, et lesquels, par conséquent, doivent, réduits en pulpe, être employés récents.

Le groupe des *colchicacées* nous fournira les bulbes âcres et amylacés du *colchicum autumnale*, L., ceux du *colchicum vernum*, espèce fort rare et peu connue, et dont je n'ai encore trouvé qu'un seul échantillon dans les prés qui avoisinent Longwy (Moselle), et ceux du *colchicum montanum*, indiqué dans nos Alpes et dans les montagnes de la Corse, et que j'ai trouvé dans les environs d'Arzew (Algérie). Ces bulbes, ceux du moins du *colchique d'automne*, le plus commun et le plus connu de tous, sont employés, dans la médecine populaire, pour opérer la destruction des cors. Ce même groupe nous fournira les bulbes pivotants du *veratrum album*, L. (*ellébore blanc*), dont la poudre, aussi bien que celle des racines de l'*ellébore noir*, aussi bien que celle des *écorces* de nos *thymélées*, entre dans la composition des graisses épispastiques les plus propres à ranimer les vésicatoires. Ajoutons à ces moyens le *suc* jaune exprimé des tiges du *chelidonium majus*, L. (*papavéracées*), *suc* dont la causticité est tellement démontrée et appréciée, que, dans les campagnes, il est très en vogue pour détruire les cors, les verrues et autres végétations ou indurations du derme, résultat que, plus haut, nous avons dit être obtenu avec la poudre de *sabine*. Ajoutons-leur aussi la *pulsatille* (*anemone pulsatilla*, L.), brillante et jolie *renonculacée* de nos bois, de laquelle les racines, dont quelques auteurs estiment suspect l'usage interne, étaient recommandées en qualité d'alexipharmaques, et qui, prescrites mêlées et bues avec du vin, étaient réputées infaillibles contre la peste, la contagion, et contre les plaies produites par la morsure des animaux venimeux (ZORN, BOERRHAAVE, GEOFFROY); plante de laquelle le suc et l'extrait étaient, comme vésicants, fort en usage au temps de DIOSCORIDE, de MATTHIOLE, de SAUR et de BERGIUS qui savaient en tirer un bon parti, et de laquelle l'*extrait* alcoolique était encore l'un des épispastiques de LECLERC; plante de laquelle, au rapport de GILIBERT, les paysans lithuaniens écrasent les feuilles et les fleurs dont ils se servent comme de vésicatoires sur le poignet pour guérir les fièvres intermittentes, ce qui, dit-il, leur réussit fort bien; plante âcre et corrosive, douée d'une activité extrême dans son état de fraîcheur, dit le dr MÉRAT, conseillée par STOERCK dans la paralysie, l'amaurose, et l'épilepsie vermineuse; plante dont le dr RAMO a préconisé l'extrait à la dose d'un demi-grain dans la coqueluche des enfants, l'estimant sans doute alors, non pas comme pouvant être hypnotique, mais comme agent de contre-stimulation. A cette espèce, qui probablement doit son activité et son énergie à un *alcaloïde* suivant les uns, à un *acide végétal* suivant les autres (*anémonine de* HEYER, *acide anémonique de* SWARTZ), principe que feu notre célèbre VAUQUELIN a retrouvé dans un grand nombre d'autres plantes de la même famille et dans toutes celles du même genre, à cette espèce joignons l'*anemone nemorosa*, L. (la *sylvie*), qui, ainsi que la *pulsatille*, est puissamment vésicante, et qui, administrée à l'intérieur, est formellement stimulante de l'exhalation utérine, propriété qui lui a fait assigner une place dans la série des emménagogues; l'*anemone ranunculoïdes,* espèce à expérimenter, et qui peut-être ne le serait pas infructueusement; le *populage* (*caltha palustris*, L.), dont les feuilles, de saveur âcre, produisent la rubéfaction, et enfin la *ficaire* (*ficaria ranunculoïdes*, D. C.), jolie *renonculacée* printanière, estimée antiscorbutique administrée à l'intérieur, recommandée dans les affections de la rate, contre certaines tumeurs et contre les hémorrhoïdes, par SLEVOGT, ZORN et TOURNEFORT, et qui, récoltée en sa saison, et fraîche, pilée et appliquée en topiques, produit en un instant la rubéfaction de la peau.

Joignons-y également la racine de *bryone*, dont la pulpe était employée par les anciens comme agent épispastique, et qui, depuis, le fut, à pareil titre, par le célèbre TISSOT.

Enfin, n'omettons pas de signaler ici le *prunellier* de nos bois et de nos haies, agreste arbrisseau dont plus d'une fois déjà nous avons eu occasion de parler, arbrisseau dont la *seconde écorce*, douée d'une saveur âcre et amère, fournit, par sa décoction dans le *lait* étendu d'eau et additionné de *sel marin*, un remède populaire contre la gale, remède fort usité chez les habitants de la campagne, dans les environs de Longwy (Moselle); et ne soyons pas oublieux du *curage* (*polygonum hydropiper*, L., *polygonées*), non à tort surnommé *poivre d'eau*.

« Le nombre des *espèces* de *persicaires* est très-grand et » très-varié, a dit l'illustre BOERRHAAVE. Mais de toutes » celles dont on parle et que citent les *botanologistes*, l'on » n'en doit réellement noter que deux qui puissent être » médicinales et pharmaceutiques; ce sont : 1° la *persi-* » *caria mitis* (*polygonum persicaria*, L.), la *persicaire* pro- » prement et vulgairement dite, plante sans portée médi- » catrice véritablement appréciable; et 2° la *persicaria acris,* » *sive urens et mordax*, qui est plus communément nommée » *hydropiper, seu piper aquaticum, aut zingiber caninum, item* » *piperitis*, en français *curage* ou *poivre d'eau.* Au temps » de TOURNEFORT, de GEOFFROY, d'HERMANN, de ZORN, de » TREW, de BOERRHAAVE, cette herbe de nos marais et de » nos ruisseaux était en grande faveur. » Ainsi, au sujet des *persicaires*, et notamment du *curage* dont seulement il est question ici, s'exprime Triller ; et aux espèces dont il fait mention, il ajoute une espèce indiquée par Schulz sous la dénomination de *persicaria acida jungermanniana, intermedia inter mitem et acrem*, espèce estimée puissamment lithontriptique par Boyle, et après lui par Carrichter, qui, l'un et l'autre, la recommandent fortement, et lui donnent la préférence sur toutes les autres espèces de *persicaire* : ils affirment qu'employée comme masticatoire, elle guérit aussi bien le scorbut que le fait le *myrte*. Peut-être cette espèce n'est-elle autre que la *renouée patience* (*polygonum hydrolapathum*, L., *hydropiper*, Dodoens, Lobel et Bauhin): je laisse aux botanistes le soin de décider la question. Ils auront à établir quelle est la véritable *persicaire* de Schulz ; soit si c'est le *polygonum hydropiper* dégénéré ou abâtardi, soit si c'est le *polygonum hydrolapathum*, soit si c'est le *polygonum amphibium*, ou bien si c'est une variété ou une hybride du genre *persicaire*. Cela, d'ailleurs, nous doit importer fort peu. Ce qui nous importe le plus ici, c'est de savoir que le *polygonum hydropiper*, que cette herbe âcre de nos marécages est un heureux stimulant local ; qu'appliquée sur de vieux ulcères, elle en a facilité la cicatrisation en les détergeant et en leur imprimant un nouveau mode de vitalité ; que, récente, pilée et appliquée sur la peau, elle en détermine la fluxion, la rubéfie en peu d'instants, ce qui l'a fait quelquefois employer avec avantage pour rappeler dans leur siége primitif les affections arthritiques vagues.

Et parce que nous sommes plus que riches en rubéfiants, en stimulants de la membrane cutanée, en modificateurs énergiques des tissus devenus le siége d'un état morbide chronique, d'une dégénérescence organique, d'une vitalité vicieuse, négligerons-nous de signaler et de recommander ici d'autres espèces que celles dont il vient d'être fait mention, et qui, non moins qu'elles, sont à tenir en estime dans les cas dont il s'agit?

Nous avons donc à citer encore, la *velvote* (*linaria spuria*, L.), *antirrhinée* des plus vulgaires dans nos campagnes, herbe prescrite comme tempérante, détersive, résolutive, apéritive et vulnéraire, recommandée dans les dégénérescences cancéreuses, dans la goutte, dans l'impétigo, dans la lèpre compliquée d'œdématie, et dans les scrofules, par GEOFFROY, BOECLER et TOURNEFORT.

« PENA et LOBEL racontent qu'un pauvre barbier ayant » entendu parler d'un individu auquel les médecins avaient » conseillé de se laisser faire l'ablation du nez, alla le » trouver, et le dissuada de se soumettre à cette opération, » en lui promettant de le guérir avec un remède qu'il tenait » d'un praticien dont il avait suivi les leçons. Ce remède » était la *velvote*. Il en exprima le suc, en fit des applica- » tions sur l'organe malade, lui en administra à l'intérieur; » et, non-seulement le nez de ce malade guérit parfaitement, » mais encore les points lépreux qui, se propageant de place » en place, menaçaient d'envahir tout le reste du corps, » disparurent complètement. » (TRILLER.)

Nous avons à citer également l'*onoporde* (*onopordium acanthium*, L.), *carduacée*, pour ses vertus médicinales, comparée à la *bardane*, et estimée son égale par GALIEN et DIOSCORIDE, qui en faisaient grand cas dans les affections pour lesquelles ils pensaient devoir recourir à l'emploi des *toniques-diaphorétiques*. Loin de passer sous silence cette plante agreste si commune sur le bord de nos chemins et dans tous les lieux incultes, nous devons, au contraire, en tenir bonne note, car plusieurs auteurs graves, STAHL entre autres, nous assurent qu'en appliquant le *suc* de ses feuilles sur des carcinômes, ils les virent promptement disparaître, ils les virent rapidement guéris par l'unique action de ce topique, qui y suscitait une inflammation régénératrice. Par ce topique seul, il a guéri, en quatorze jours, un cancer à la face jusqu'alors rebelle à tous les autres moyens employés; **Borelli** assure l'avoir vu guérir un cancer des narines; **Zimmermann**, un cancer qui avait rongé la moitié de la face; **Goelick**, un cancer qui avait établi son siége sur la face antérieure du cou, chez une femme déjà âgée.

« Ces assertions (dit **Gilibert**, dans l'ouvrage duquel » ces observations sont consignées) sont trop graves pour » n'être pas de nouveau examinées par les praticiens. Par » quelle fatalité donc, repoussant toute expérimentation » parce que le succès n'aura pas toujours justifié l'attente, » ne cesse-t-on de recourir tout d'abord au *fer,* au *feu*, aux » *caustiques*, lorsque l'on a ces dégénérescences à combattre! » Quel que soit le moyen chirurgical employé, ne faut-il » pas toujours, par une médication générale, intérieure, » appropriée, chercher à modifier la nutrition organique des » tissus, à la régulariser? Ne doit-on pas se fonder sur » l'insuffisance du topique, pour ne pas admettre exclusive- » ment les moyens que propose une chirurgie barbare?.»

Sans partager entièrement l'indignation chaleureuse du savant professeur de Lyon, cependant, adoptant en partie l'opinion qu'il émet, je dirai : le *fer*, le *feu*, les *caustiques*, sont, dans les différents cas pathologiques cités, des remèdes prompts, certains, positifs; mais, terribles modificateurs, ils ne sont salutaires qu'entre les mains expérimentées d'un homme de l'art : entre toute autre main, ils ne peuvent qu'être funestes. Si, en effet, les résultats que donne leur intervention peuvent être obtenus par certains végétaux, et notamment par la *linaire bâtarde* (*velvote*) et par l'*onopordium acanthium* cités ici, conseillons-les, indiquons-en l'usage et l'emploi aux pauvres, et surtout à ceux des campagnes, auxquels l'état de fortune et l'éloignement des villes ne permettent pas la présence continuelle et les soins assidus d'un homme de l'art (médecin ou chirurgien), dont la main et la surveillance sont indispensables à l'application de tout autre moyen chirurgical.

Je ne terminerai pas cette glose sans dire un mot de l'un des moyens les plus simples et non des moins énergiques à employer lorsqu'il s'agit de ranimer la contractilité musculaire, de réveiller la sensibilité organique diminuée ou abolie, de rappeler la vie prête à s'éteindre, en produisant l'irritation cutanée, en rendant la peau le siége d'une fluxion rapide et réellement dérivative. Ce moyen, qui, ainsi que le pense le d[r] MÉRAT, est peut-être préférable à beaucoup d'autres; parce qu'il n'est l'agent que d'une excitation vive et passagère, sans continuité, sans durée, sans retentissement funeste, et aussi parce qu'il peut être appliqué, dans le même temps, à la plus grande étendue possible, ce moyen est l'*urtication*, et se pratique en flagellant le malade avec un paquet d'*orties* fraîchement cueillies, soit l'*urtica dioïca*, soit l'*urtica urens*, soit l'*urtica pilulifera*, *seu romana*, devant en ceci accorder, autant que possible, la préférence à celle des trois dont les aiguillons sont les plus longs, les plus fermes, les plus acérés. Ainsi le premier rang appartiendra ici à l'*urtica pilulifera*, parce que non-seulement elle dépasse les autres par la longueur et la force de ses aiguillons, mais aussi parce que le suc qu'ils sécrètent est plus âcre et plus caustique que celui des autres, et qu'ainsi les piqûres en sont plus douloureuses; le second rang appartient à l'*urtica urens*, dont les aiguillons sont plus longs, plus fermes, plus acérés que ceux de l'*urtica dioïca* qui, pour être mise à la dernière place dans cette appréciation, n'en est pas moins douée d'une énergie formelle, n'en est pas moins digne d'estime. L'*urtication*, recommandée par CELSE et ARÉTÉE dans le coma et la paralysie, depuis eux, appelée à combattre la léthargie, l'apoplexie, les affections soporeuses, pratiquée par certains médecins en flagellation sur les cuisses pour rappeler le flux menstruel; l'*urtication* s'est, de nos jours, montrée avantageuse dans certains cas de choléra, si du moins on en croit le d[r] Max. Decourthile-de-St-Avit (chirurgien militaire), lequel affirme avoir, à Moulins (Allier), rendu à la vie et ainsi sauvé inespérément une jeune personne déjà cyanosée, qui depuis (assure-t-il), en reconnaissance d'un si grand bienfait, ne se présente plus à aucune réunion sans être parée d'un bouquet d'*orties*. Il est fort probable qu'elle doit ce bouquet plutôt à l'adresse de sa fleuriste qu'à la fécondité du sol.

NOTES.

(1) *Fève de St-Ignace. Strychnos ignatia. Ignatia amara.*
Ignatia vera.
Calamba pepita des Iles Philippines.

Employée, dit-on, avec succès contre le *choléra-morbus*, dans l'Inde, à Calcutta. On en fait une teinture alcoolique qu'on donne par gouttes dans un véhicule approprié, et parfois avec addition d'*opium*.

(2) *Strychnos colubrina. Bois de couleuvre.*
Clematis indica spinosa, floribus luteis. C. B.
Lignum colubrinum.

On estime ce bois spécifique contre la morsure des serpents et des animaux venimeux : on l'emploie comme vermifuge, et on l'a opposé avec succès aux fièvres intermittentes. Certains auteurs assurent qu'il est doué d'une virulence funeste, et qu'on l'a vu agir comme soporifique. On prétend qu'il y a plus de sûreté à employer les semences de cette plante que sa racine. (Bontius, Jo. Broenner, Boerrhaave, Ant. de Heidé, Cartheuser, Zorn, Dale, Hermann, Valentin, Nehem. Grew, Salmas.)

(3) M. Berger affirme que l'*indigo* donne lieu à tous les symptômes d'une affection rhumatismale aiguë, lesquels disparaissent lorsqu'on en cesse l'emploi, et reparaissent lorsqu'on le reprend. Les évacuations alvines, et non l'urine, sont colorées en bleu.
(Lartigues, *Répertoire de pharmacie.*)

Quel est le principe spécial qui agit dans l'*indigo*? Est-ce l'*indigotine* son principe colorant ?

(4) *Seigle ergoté.*

Décocté de Stearns.

Prenez : *Seigle ergoté*.................... 30 grains.
Eau commune................ 8 onces.

Faites bouillir pendant dix minutes.
Une cuillerée à bouche de dix en dix minutes.

Infusé de STEARNS.

Prenez : *Seigle ergoté*................ 30 grains.
Eau bouillante.............. 8 onces.
Une cuillerée à café de dix en dix minutes.

Lavement obstétrical.

Prenez : *Seigle ergoté*........... de 1 à 3 onces.
Eau commune........... 12
Faites bouillir pendant dix minutes.

(FOY.)

(5) *Pin Weymouth*, *pin du lord* WEYMOUTH, *pin du lord. Pinus strobus.* L.

Très-répandu dans nos cultures, il n'a pas encore, que je sache, été exploité pour les produits résineux qu'il pourrait fournir.

Il n'a pas encore non plus été tiré parti, en ce sens, du *pinus cembro*, arbre *conifère* de nos Alpes, et dont les fruits se mangent sous les noms d'*alvier* et *tenier*.

Nous proposerons également ici l'exploitation du *pin* de *Corse*, *pinus laricio*, qui a de grands rapports avec le *pin* des *Pyrénées*, et que l'on croit être le *pin rouge* d'Amérique, *pinus rubra*, MICHAUX.

(6) Bonne foi d'un homme d'état.

« La grande renommée de notre industrie reposait alors sur la » fabrication du *sucre* de *betterave.* C'était une heureuse exploi- » tation pour certains aventuriers d'industrie nationale, qui arra- » chaient au gouvernement avances, primes, concessions de ter- » rains. L'administration s'épuisait pour ces jongleries dont les » bateleurs nous promettaient du *sucre* de *betterave* à un prix » colonial. Déjà même, selon nos correspondants de Paris, l'*Em-* » *pereur* tenait sous verre, sur sa cheminée de St-Cloud, un pain » de *sucre* de *betterave* raffiné, qui pouvait rivaliser avec le plus » beau *sucre colonial* sorti des raffineries d'Orléans. Il était si » parfait, que son *Ministre* de l'*Intérieur* le lui avait présenté » en grande pompe comme une merveille digne de figurer dans » un musée. On en envoyait en cadeau au prince Primat, et à » tous les petits potentats de la confédération Germanique. »

(*Mémoires de Joseph* FOUCHÉ, *duc d'Otrante.*)

Dans ce passage d'amère et d'injuste ironie, perce la mauvaise humeur du Ministre disgracié, de l'ambitieux déchu. Du reste, il est bien dans le caractère de l'*Oratorien-Conventionnel*. Celui qui nous a si souvent sacrifiés à ses ressentiments, qui n'a pas hésité à nous livrer à l'étranger, devait flétrir l'industrie nationale; il devait trouver absurde que la France cherchât à se soustraire au joug onéreux et humiliant du monopole exotique, et s'évertuât à trouver en elle-même des ressources pour ses besoins.

Le préjugé vulgaire est que le *sucre* de *betterave*, plus léger, plus poreux que le *sucre* de *canne*, sucre moins, à volume égal, que celui-ci, et que, par conséquent, il lui est inférieur.

Cette différence dans la qualité condimenteuse est à tort, je pense, attribuée à sa légèreté, à sa porosité, propriétés qui ne lui sont pas absolues, mais qui peuvent dépendre des conditions sous l'influence desquelles la cristallisation s'est faite, conditions qui peuvent également présider à la cristallisation du *sucre* de *canne*.

Certaines personnes, ne tenant compte ni de son aspect, ni de son poids relatif, le repoussent, et assurent être habiles à le distinguer du *sucre exotique* par le fait seul de la saveur qui lui est propre et qui le différencie essentiellement de ce dernier.

Néanmoins, l'un et l'autre *sucre* sont indistinctement livrés à la consommation qui n'y regarde pas de si près, et ne s'en trouve pas plus mal.

Un *chimiste* de nos jours a cherché à éclairer la question de différence qu'il croyait devoir exister entre l'un et l'autre produits. L'*acide sulfurique* étant pris pour réactif, il a reconnu que cet *acide* ne changeait en rien la solution aqueuse du *sucre* de *canne*, mais qu'il colorait en noir celle du *sucre* de *betterave*. Ce phénomène paraît être dû à la *mannite* qui, ainsi que l'ont démontré VOGEL et VAUQUELIN, est un des principes immédiats de la *betterave*; principe incristallisable, il est vrai, mais qui peut se trouver interposé dans l'ensemble des molécules *saccharines*.

A propos de *sucre indigène*, je crois devoir consigner ici une note que nous fournit VALMONT-BOMARE, en parlant du *tilleul commun* (*tilia europœa*, L.).

« L'eau tirée du *tronc* du *tilleul* a été expérimentée par M.
» DALHMANN, Suédois, qui a essayé de faire du *sucre* avec elle.
» Pendant l'espace de sept jours, 8 de ces arbres lui ont fourni
» 94 pots de *sève* qui, après avoir été soumise à l'ébullition pen-
» dant quelques heures, ont donné 3 livres et demie de *sucre*.

» *brun*, une demi-livre de *sirop* ou *mélasse*, et 4 onces de *sucre* » *en poudre*. Ce *sucre* a de la douceur et une saveur qui n'est » point désagréable. »

(7) *Gargarisme détersif antiscorbutique et tonique.*

Prenez : *Farine de moutarde*........... 1 once.
Fleur de tan.................. 4 onces.
Alcool à 32°.................. 2 livres.

Laissez en macération pendant huit jours, passez avec expression, filtrez et conservez pour l'usage.

Une cuillerée à bouche dans un verre d'eau.

C'était mon *gargarisme* habituel au 6e régiment de dragons.

(8) Le *cresson* de *fontaine* est presque insipide dans la province de Constantine (Algérie). Le *radis noir* y est sucré.

(9) M. Courtois, pharmacien à Lyon, cherche à repopulariser le *vélar*, dans des annonces où il se qualifie de *pharmacien-chimiste* (ce qui veut indiquer, sans doute, que ses confrères les autres *pharmaciens* ne sont pas *chimistes*) : il offre au public un *sirop de vélar* devant lequel doivent baisser pavillon tous les *sirops*, *incisifs*, *béchiques*, *pectoraux*, *antiphlogistiques*, et autres tant préconisés contre les rhumes, toux, enrouements, catarrhes, asthmes, coqueluches, etc., etc., etc. Ce *sirop* peut effectivement être fort bon, fort efficace; mais je doute qu'il mérite les éloges pompeux que lui donne son propriétaire, et que son infaillibilité doive détrôner à jamais toutes les préparations du genre; et, fût-il véritablement miraculeux, une *cuisinière* sera aussi habile à le préparer qu'un *pharmacien*, tout *chimiste* qu'il pourra être.

Pour ceux qui ont connaissance des écrits et de la pratique de Rondelet, le *sirop* du *pharmacien-chimiste* de Lyon (pour la moderneïté de l'invention) marchera de pair avec le *noble jeu de l'oie renouvelé des Grecs.*

(10) *Choux.*

Les *choux*, soit blancs, soit rouges, et toutes les espèces qu'ont relevées avec un soin particulier Geoffroy, Boecler et Zorn, répandent, en cuisant, une odeur qui réjouit le cuisinier, sont un mets agréable pour le convive à l'estomac sain, et sont salutaires au malade. Dans les siècles écoulés (PLINE, *lib.* 20, *cap.* 9), CHRYSIPPE, PYTHAGORE, DIEUCHES et CATON, ont écrit plusieurs volumes sur les *choux*, et ont enchéri, à l'envi les uns des autres, sur les louanges à donner aux *choux* pour les innombrables vertus qu'ils ont rencontrées en ces plantes potagères. Bon nombre de médecins de grand renom avaient déjà signalé les cures merveilleuses que leur avait procurées le *chou rouge* dans le traitement de la phthisie pulmonaire et dans celui de l'empyème. BOERRHAAVE, éclairé par une expérience de tous les jours, a, depuis, confirmé les faits avancés par les anciens, dans des observations rédigées avec candeur et sans fard (*hist. pl., tom. II, p.* 423). Il cite, entre autres, la merveilleuse histoire d'un chef militaire qui avait eu la poitrine traversée de part en part. De la plaie s'écoulait continuellement une grande quantité de pus, et cette quantité était hors de toute proportion avec l'étendue et la gravité apparente de la blessure. L'usage du *chou* suffit seul à guérir ce blessé.

TRILLER, se conduisant d'après de tels précédents, guérit complètement une personne atteinte de pneumonie purulente (*qui putrido pulmone laborabat*), rien qu'en lui faisant prendre une décoction de *chou rouge* aiguisée par un peu de *sel* et de *suc d'orange*. TACHENIUS, cherchant le remède universel dans l'*arsenic*, tomba sérieusement malade. Les *vapeurs arsenicales* avaient gravement compromis les poumons, et aucune de ses *panacées chimiques* ne venait à bout de lui rendre la santé. D'après les indications de TRILLER, il fit usage de cette décoction de *chou rouge*, animée de *sel* et de *suc d'orange*, et il guérit.

Il est de fait que le *chou rouge* favorise l'expectoration, apaise la toux et déterge les ulcères. (VALMONT-BOMARE.)

GEOFFROY, Sim. PAULLI, BOECLER et ZORN, citent de mémorables exemples de diverses maladies graves et des plus rebelles, dont la guérison n'a été due qu'à l'usage du *chou*.

FORESTUS cite un exemple de strangurie extrêmement persistante, et contre laquelle avaient échoué tous les moyens employés jusqu'alors, qui fut guérie par le seul usage du *chou* cuit dans du *bouillon de mouton*.

Enfin, d'après GEOFFROY, BOERRHAAVE et ZORN, les semences de *chou rouge* ont guéri la gonorrhée, la colique, et tué les vers intestinaux. Leur saveur est huileuse, un peu âcre, et se rapproche beaucoup de celle de la semence de *moutarde*.

De nos jours, le *sirop de chou rouge* est encore officinal.

(11) *Ognon, oignon. Allium cepa*, L., *cepa vulgaris*, T.

Si nous n'en avons pas parlé dans ce travail, c'est une lacune qu'il est de notre devoir de combler.

Toutes les espèces d'*ognon*, si recherchées pour nos cuisines, ne sont pas moins à rechercher pour l'art de guérir. Autant médicamentairés qu'alimentaires, elles sont pour nous de précieuses ressources. On les estime diurétiques, alexipharmaques, anti-asthmatiques, antinéphrétiques, anti-hydropiques, anthelmintiques, emménagogues, prophylactiques. On les oppose avec succès aux élancements douloureux auxquels donnent lieu les hémorrhoïdes internes. Ils paraissent être antitoxiques éprouvés lorsqu'il s'agit de neutraliser l'action funeste du virus rabide, et celle aussi que produit la morsure des animaux venimeux. L'*ognon commun* sert à préparer le *mercurius Veneris vegetabilis* de *Leyde*. (GEOFFROY, BOERRHAAVE, Sim. PAULLI, BOECLER, ZORN.)

L'on vend, dans les rues du Caire et d'Alexandrie, des *ognons* crus et cuits qui y sont presque pour rien. Les Égyptiens les mangent crus avec leurs viandes auxquelles ils servent d'assaisonnement. Ils sont, en effet, agréables lorsqu'ils sont jeunes, verts et encore tendres. Ces *ognons* n'ont pas l'âcreté de ceux d'Europe : ils sont doux; ils ne piquent pas désagréablement la bouche; ils n'excitent pas le larmoiement quand on les coupe. Ils ne diffèrent des nôtres que par un goût piquant, par une saveur moins âcre. Peut-être leur usage excessif contribue-t-il beaucoup à augmenter les dispositions aux maladies des yeux.

(SONINI, *Voyages en Égypte.*)

Le *sirop d'ognon blanc* est encore officinal parmi nous.

III. NARCOTIQUES.

Quod sedat curat.

Puissants modificateurs de l'innervation qu'ils influencent d'une manière si spéciale, que pas une des autres substances médicamenteuses, de celles même qui exercent un empire formel sur le système nerveux, n'offre un mode d'action analogue, les *narcotiques* semblent agir primitivement et de suite sur l'encéphale et la moelle épinière, et changer ainsi l'état actuel de vitalité des appareils, des organes, des tissus placés sous leur dépendance; suspendre, diminuer leur vitalité, et, dérangeant les fonctions assimilatrices, enrayer la nutrition organique, le mouvement circulatoire se trouvant secondairement influencé. De là, par eux, trouble dans les fonctions et les perceptions, altération des sensations qui se trouvent ou exaltées, ou affaiblies, ou perverties; désordres de l'intelligence, torpeur ou délire, absence de toute pensée ou hallucinations; dérangements dans les actes de la locomotion, en général dans tous les actes de la vie. Cette influence, exercée sur l'encéphale et les autres centres nerveux, rend, entre les mains de la malveillance, de l'imprudence et de l'impéritie, les *narcotiques* causes d'accidents si graves, qu'ils peuvent, en peu de temps, déterminer la mort. Mais elle a cela de précieux, qu'employés à petites doses, ou à doses rationnelles, ils frappent momentanément de stupeur les organes de la sensibilité, engourdissent les douleurs les plus atroces, et rendent au malade que torturent de continuelles souffrances, que tourmente une insomnie cruelle, le calme, le repos et le sommeil, en un mot, un bien-être réel.

Faire taire la douleur, c'est presque guérir.

1° NARCOTIQUES HYPNOTIQUES.

A. PAPAVÉRACÉES.

> Lorsque les passions de l'âme portent un trouble général dans les fonctions du corps et excitent des mouvements désordonnés dans le système des nerfs, comme il arrive souvent chez les personnes attaquées d'affections hystériques, on a recours aux remèdes propres à ralentir le cours des esprits, et à suspendre pour un temps l'action trop vive du cerveau. Le premier remède en ce genre est le *suc de pavot*, qui, pris en petite quantité, répand le calme et la gaîté dans l'esprit; et, aussi efficace que cette plante qu'on appelle *nepenthes*, qui avait la vertu de chasser la mélancolie, cause l'oubli de tous les maux.
>
> (*Commentaires des aphorismes de médecine d'*Hermann, Boerrhaave, par Van-Swieten, *traduction de* Moublet, 1766.)

C'est cette heureuse propriété anodine, calmante, hypnotique, qui, dès les premiers temps où on a pu le connaître, a fait estimer remède panacéïque, universel, sans rival, l'*opium*, interdit par la loi de l'*Islamisme* aux vrais croyants, ce qui n'empêche pas les Musulmans de s'en servir pour se procurer une ivresse extatique, l'*opium* qui fut, dit-on, la consolation suprême et le dernier recours de notre illustre Paracelse, l'*opium*, *extrait* épaissi du *pavot blanc* (*papaver somniferum* et *papaver orientale*, L.), et que l'on obtient, soit au moyen d'incisions faites au fruit capsulaire de la plante, soit par la décoction des capsules, soit par la décoction des capsules et des feuilles, soit enfin par la décoction des jeunes pousses et des feuilles. La solidification du premier, qui est le plus précieux de tous, se fait par évaporation spontanée; la solidification des trois autres est produite par le rapprochement à feu nu des divers décoctés : le dernier de ceux-ci, et le moins estimé de tous, était, au temps de TRILLER, nommé *poust* par les gens du pays où on le prépare, et le commerce le désignait sous la dénomination de *meconium*. Ce suc épaissi, obtenu par la solidification du fluide fourni par la contusion et l'expression de la plante (capsules, tiges et feuilles), est le meilleur *opium*, à part toutefois celui que l'on obtient par incision.

Avec le *quinquina*, l'*opium* est, de tous les produits végétaux, le seul que réellement on puisse qualifier d'héroïque et même de constant, à part, il est vrai, certaines circonstances dans lesquelles non-seulement il échoue, mais même agit en sens contraire de l'action qu'on lui voit exercer le plus habituellement. Ainsi parfois on le voit, au lieu de produire le calme, causer l'exagitation et l'insomnie; ainsi l'on a vu le *quinquina* exaspérer la fièvre au lieu d'en enrayer les accès, provoquer des selles diarrhéïques au lieu d'amender l'exhalation morbide de la muqueuse intestinale. Nous aurons plus loin occasion de revenir sur ces différences dans l'action exercée sur l'économie par l'*opium* et par les préparations dont il est la base.

Bornons-nous pour le moment à noter les opinions des médecins à son égard, et nous verrons ensuite, en étudiant successivement les produits de notre sol qui, par leurs propriétés virtuelles, semblent s'en rapprocher le plus, s'il n'en est pas qui pourraient le suppléer avantageusement.

« *Opio multifariæ adscribuntur virtutes, quarum primariæ » sunt : somnifera, anodyna, diaphoretica et antispasmodica ; » Indi et Asiatici incolæ plures, his quoque aphrodisiacam » adjungunt. Hoc certo, divinoque medicamine, vix aut » nullo modo in medicina carere possumus, nam si medicis » hoc remedium divinitus non esset concessum, frustrà in » calidissimis Indæ regionibus medicinam præpararent, contra*

» *dysenteriam, choleram, febres ardentes, ac relictos adfectus*
» *biliosos, qui orgasmo turgent, judicante, tradente* Bontio.
» *Indubitatum quoque est, quod celebres illæ, theriacæ ac*
» Mithridatici *confectiones, aliaque Philonia, maximam*
» *laudis, efficaciæ, et meriti sui, partem opio debeant. Opium*
» *crudum raro apud nos in usum vocatur, sed extractum*
» *vario modo paratum. Utrum vero (ut multorum fert opinio),*
» *hac correctione opium revera corrigatur? An potius cas-*
» *trando quasi, virtute sua sensim ac insigne privetur* (1)*?*
» *Sub judicio medicorum lis esto!*

» *Dosis opii vix determinari potest; sufficiat interim unum*
» *aut alterum granum propinasse; melius atque tutius tamen*
» *est, si dosi minutissima (quarta silicet grani parte),*
» *vicibus que repetitis, exhibeatur, quam si quantitate ma-*
» *jore, unaque vice obtrudes. In colica spasmodica præsertim*
» *cum opio caute agendum est, ne paresis funesta subsequatur.*
» *Adsueti opio facile dosin majorem exhaurire possunt, et*
» *præsto sunt exempla nonnulla, quod Germanorum aliqui,*
» *spatio viginti quatuor horarum integram drachmam, citra*
» *damnum, deglutiverint.* » (Triller.)

Baumé parle de personnes (entre autres d'une femme) qui étaient arrivées à prendre impunément 2 à 4 gros de *laudanum de* Sydenham; et, dans le temps où j'étais élève à la Pharmacie centrale des hôpitaux et hospices civils de Paris, je pesais tous les matins une once d'*extrait gommeux d'opium* pour le secrétaire du Bureau central. Ce fonctionnaire était atteint d'une arthritis chronique qui lui tenait les articulations dans un état de flexion permanente par rétraction, et qui lui occasionnait d'incessantes et d'intolérables douleurs que de grandes quantités d'*opium* pouvaient seules amender.

C'est donc chose bien convenue : l'*opium* (2) est un agent médicateur de si grande importance, que jamais il n'est entré, que je sache, dans la pensée de qui que ce soit d'en contester les éminentes vertus, qui sont telles, que l'*Hippocrate anglais*, l'illustre Sydenham, déclare hautement que, sans l'*opium*, il n'y a pas de médecine possible. Aussi tous les praticiens, et nos modernes aussi bien que nos prédécesseurs, l'estiment indispensable pour produire la médication hypnotique, et tous veulent, à toute force et quand même, malgré nombre d'expériences faites et confirmées, qu'il soit établi qu'aucune substance, soit indigène, soit régnicole, soit même exotique, ne peut le suppléer dans sa manière d'agir sur les centres nerveux et sur le mouvement circulatoire.

S'il en est véritablement ainsi, pourquoi ne chercherait-on pas à enrichir la France d'une production aussi précieuse, aussi importante dans la matière médicale, afin que l'on ne fût plus, à l'avenir, obligé de recourir à la voie du commerce extérieur pour se la procurer?

D'après ce qu'il a vu de la culture du *papaver somniferum* dans le pachalick de *Kara-Issor* (Asie-Mineure), et du produit obtenu, un M. Texier pense, avec raison, que cette culture pourrait être introduite dans nos départements du midi. D'après cela donc, il paraît que, malgré les conditions de sol et de climat qui sembleraient s'opposer à ce que nous possédassions jamais de bon *opium indigène*, il est à croire cependant que si la culture et l'exploitation du *papaver somniferum*, propagées dans nos départements méridionaux, dans les îles d'Hyères, dans la Corse, comme elle l'est en Sicile (dit-on), étaient encouragées, étaient faites par des personnes éclairées, consciencieuses, amies de la patrie et de l'humanité, cette culture et cette exploitation satisferaient à la fois et à l'intérêt des exploitateurs, et aux besoins de la médecine.

Et maintenant que nos armes victorieuses (phrase de publiciste, mais qui pourtant a du vrai) nous ont assuré la paisible possession des États algériens, nos colons pourraient se livrer avec d'heureuses chances à la culture et à l'exploitation du *pavot-opium*. Je juge de la bonté, de la certitude des résultats à obtenir, par ceux qui ont couronné mes tentatives lorsque, remplissant (1839 et 40) à Mostaganem les fonctions de médecin et de chirurgien en chef pour l'hôpital militaire de cette place, je cultivais un petit jardin qui m'avait été concédé par le Génie militaire. Si alors j'avais pu être secondé par les autorités civiles et militaires de la place, et surtout par mon collègue, le pharmacien en chef de l'hôpital, j'aurais pu démontrer qu'il était facile de fournir abondamment, et à très-bas prix, nos établissements hospitaliers de fort bon *opium*. Et ce que je pouvais pour l'*opium*, je le pouvais également pour l'*huile de ricins*.

Mais, chose fâcheuse à dire et bien triste à penser, le mépris pour tout ce qui n'est pas d'intérêt personnel direct a toujours enrayé les efforts de la bonne volonté.

Pour en revenir à la culture du *papaver somniferum* (*papaver nigrum*, *album*, *orientale*, *cristatum*, des *naturalistes*, *papaver vescum* de VIRGILE, qui en parle comme étant, de son temps, employé aux incantations, *papaver bracteatum* de LINDL.), pour en revenir, dis-je, à cette culture bornée à la France seule, et propagée à toute l'étendue de son territoire, nous ne devons pas nous refuser à en admettre la possibilité avec avantage, surtout si nous voulons examiner de bonne foi et sans prévention les ressources que, chez nous, présente ce *pavot* cultivé en grand dans nos départements du nord, où il est plante médicinale par ses *capsules*, et plante d'économie domestique par ses *semences huileuses*, qui y représentent fort bien le fruit de l'*olivier*.

A part cette dernière circonstance, dont ce n'est point ici que nous devons tenir compte, le *pavot cultivé* nous est d'une bien précieuse ressource. Agent sédatif connu de tous et familier à tous, la décoction de ses *capsules*, estimées puissamment anodines et narcotiques par FISCHER, LOCHNER, ZORN, HERMANN, GEOFFROY, pour beaucoup d'autres encore, et pour nous tous également, cette décoction est, par tous (*doctis indoctisque*), habituellement associée aux préparations émollientes (injections, lotions, fomentations et topiques) que l'on veut rendre hypnotiques; et, dans l'emploi que l'on en fait alors, ce fruit capsulaire, la *tête de pavot*, ne rend pas moins de services que les préparations *opiacées* proprement dites, et, bien préférable à celles-ci (étant estimée d'égale portée médicatrice), elle offre à la classe indigente un moyen facile et peu dispendieux de calmer ses souffrances.

Attaqué d'une grave affection de l'œil qu'il croit être un chémosis, et qu'il nomme chémosie, SONINI en parle en ces termes :

« Le globe d'un de mes yeux sortait de son orbite; les » membranes, gonflées et extrêmement enflammées, le » recouvraient en totalité; il était horrible à voir, au point » qu'aucun des miens n'osait le regarder. Une fièvre ar- » dente me dévorait. Je ressentais des douleurs insuppor- » tables. Le sommeil ne pouvait plus fermer mes paupières » gonflées; il m'était impossible de me coucher, parce que, » dans cette situation, l'œil portant sur l'abcès (3) qui se » formait au fond de l'orbite, augmentait mes souffrances. » A peu près aveugle (l'autre œil était malade aussi, quoi- » que moins enflammé), je n'avais pas la facilité de me » saigner moi-même, ainsi que je l'avais fait en différentes » circonstances. Un missionnaire italien, qui ne se servait » que du phlébotome allemand, après plusieurs tentatives » inutiles, parvint enfin à me faire une saignée copieuse qui » ne me soulagea point; je ne l'étais pas davantage par » des cataplasmes émollients, par des torrents de boissons » rafraîchissantes, et par les autres moyens que la méde-

» cine emploie dans ces maladies. Mes souffrances, loin de » diminuer, allaient toujours en augmentant. Ennuyé de » ma position, je me fis apporter plusieurs *têtes de pavot*; » je les fis bouillir dans de l'eau que je bus à l'entrée de » la nuit. Je ne tardai point à éprouver l'effet du *nar-* » *cotique* : je fus bientôt endormi; et, tout en dormant, je » me débarrassai des liens qui me tenaient sur mon séant. » Je tombai étendu; et, après un sommeil profond de 15 » heures, je me réveillai sans ressentir de douleurs, l'œil » rentré dans l'orbite, entièrement nettoyé, enfin complète- » ment guéri. Il ne me resta plus qu'un peu de faiblesse dans » les yeux; mais elle ne fut pas de longue durée; et ma » vue redevint, en peu de temps, aussi bonne et aussi » perçante qu'auparavant. »

Cette parité d'action entre l'*opium* et la *tête de pavot*, qui, en grand nombre de cas, du moins, est chose réelle, qui, trop souvent a été contestée, non-seulement ne le serait plus, mais encore serait admise comme chose positive et hors de doute, si l'on voulait reprendre et renouveler les expériences auxquelles le *pavot des jardins* a donné lieu. Nous ne manquons, en ceci, ni de guides, ni d'exemples; il ne nous faut plus maintenant que de la bonne volonté, de la bonne foi, et un esprit dégagé de toute prévention.

Voyons donc, à son sujet, ce que, vers **1716**, en a publié Dillenius, professeur de botanique à Oxford : il rapporte une observation concluante qu'il a faite avec un *opium* qu'il obtint en traitant lui-même les *pavots* récoltés en Europe. Parcourons les travaux et les recherches de notre compatriote et contemporain, M. le d[r] Loiseleur-Deslongchamps, de ce praticien consciencieux, aussi éclairé qu'infatigable, qui, loin de se laisser décourager par notre inconcevable insouciance pour tout ce qui ne nous vient pas des contrées lointaines, appelle sans cesse l'attention des médecins sur le parti, qu'avec un peu de bon vouloir, on peut tirer de notre sol et de ses productions. Nous y verrons qu'à la suite d'incisions pratiquées sur les *capsules* et les *pédoncules* du *pavot cultivé*, il obtint un suc laiteux, lequel, épaissi par l'évaporation spontanée, donna pour résidu une matière brune de saveur amère, à odeur vireuse bien caractéristique, matière qu'avec succès il administra aux mêmes doses que l'*extrait aqueux d'opiun*, auquel d'ailleurs elle ressemblait beaucoup. Il nous apprendra qu'après avoir pilé les *capsules* vertes, il obtint, par l'épaississement du suc exprimé, un *extrait* qui fut narcotique à dose double; qu'en traitant les feuilles, il eut encore un *extrait narcotique*; mais d'une énergie bien moindre, et qu'enfin il exploita de plusieurs autres manières ce *pavot* importé et cultivé chez nous, ayant eu souvent occasion de remarquer que, plus l'été avait été chaud, plus ces différents produits s'étaient montrés énergiques. Enfin, nous saurons de lui qu'il se servit de ces diverses préparations dans les maladies où l'usage des calmants, des narcotiques était indiqué; que, par elles, il a obtenu des succès positifs dans les céphalalgies, dans les insomnies, dans les flux dysentériques, dans le *choléra*, dans les coliques, dans les vomissements spasmodiques, et dans la plupart des névroses, faits également annoncés et confirmés par M. Dubuc.

Puisqu'il s'agit d'une substitution importante à proposer, d'une culture et d'une exploitation médicale à encourager, n'oublions pas de dire que feu notre illustre Vauquelin ayant examiné le suc recueilli par incision des *capsules* et des *pédoncules du pavot* cultivé chez nous, y a trouvé la *morphine*, l'*acide méconique*, et la *matière extractive huileuse*, tous principes constitutifs de l'*opium d'Orient* : rappelons également que M. Prestandrea, confirmant les assertions de MM. Savarèze et Ténor, a démontré que l'*opium* récolté dans les environs de Naples et dans la Sicile, était identique avec l'*extrait thébaïque* du commerce, ce qu'il me semble rationnel d'admettre; car M. Dublanc, pharmacien de Paris, a obtenu, par incision des *capsules* des *pavots* cultivés aux environs de cette ville, un *extrait* dans lequel la *morphine* est pour un quart de la quantité contenue dans l'*opium de Perse*, et la *narcotine* en quantité double. Ajoutons à cela que M. Ricart-Duprat, pharmacien à Toulouse (Haute-Garonne), a constaté la présence de la *morphine* dans l'*extrait des têtes de pavot*, *extrait* que, par cette raison, il nomme *opium indigène*; qu'avant nous, Bosquillon en fit un usage fréquent, et que, bien que, d'après ses expériences, cet *extrait* ne produise un effet marqué qu'à la dose de 10 à 12 grains (proportions que Gilibert ramène à 4 grains de cet *extrait* pour 1 grain d'*opium*), il n'est pas moins vrai de dire qu'on s'en sert avec avantage pour dissiper les concentrations vicieuses de vitalité qui dépendent de l'état nerveux, pour faire cesser les mouvements organiques désordonnés, en un mot, pour modifier l'état actuel de l'innervation et de ses dépendances, en tant qu'il y a exagération dans sa manière d'être et dans sa manifestation; que, donné à la dose de 4 gros à une once, le *sirop de pavot blanc* (préparé avec la décoction concentrée ou l'extrait de ce *pavot*; *Codex*), *sirop* plus connu sous le nom de *sirop diacode*, se montre constamment calmant et hypnotique.

Si quelque inconstance que l'on peut être amené à remarquer dans les effets produits, si la diversité des résultats obtenus (circonstances qui probablement tiennent beaucoup à certaines conditions de terroir, d'exposition, de culture, d'exploitation, soit agricoles, soit pharmaceutiques, à certaines conditions sous l'influence desquelles se trouve être placé le sujet auquel on l'administre), si ces circonstances peuvent inspirer la méfiance et le découragement, si elles justifient le dr Mérat, qui, dans le *sirop diacode*, préfère à la décoction des *capsules de pavot* l'*extrait aqueux* de l'*opium* du commerce, comme pouvant donner une préparation plus sûre et plus constante; si elles justifient M. le professeur TROUSSEAU, qui pense que, comme agents de médication interne, on doit préférer les préparations d'*opium* à l'infusion et à la décoction de *têtes de pavot*; si elles peuvent justifier ceux qui, pour l'usage externe, leur préfèrent l'*opium brut* en solution aqueuse, il n'en est pas moins vrai que les *capsules* du *pavot cultivé* nous peuvent être, dans la médication narcotique, d'une bonne ressource en succédanéité de l'*opium*, et que leurs produits pourront, si l'on veut bien s'en donner la peine, acquérir une importance égale à celle du *pavot d'Orient*, nous offrir les mêmes garanties, nous donner les mêmes résultats et les mêmes succès.

J'ai vu le narcotisme produit par un lavement émollient dans lequel j'avais fait ajouter une *tête de pavot* de moyenne grosseur, ce qu'a pu apprécier aussi bien que moi feu le d^r^ BIETT, médecin de l'hôpital St-Louis, de Paris, appelé en consultation. Ce que je puis affirmer, c'est que, durant l'espace de quatre ans que je donnai mes soins à une dame atteinte d'une affection organique de l'utérus, n'obtenant aucun bienfait des *opiacés* et des *narcotiques solanés*, je fus contraint de me borner pour elle à la décoction de *têtes de pavot*, dont elle faisait un usage habituel comme d'une tisane ordinaire, moyen qui, seul, lui procurait une sédation réelle, et lequel, avant moi, lui avait été indiqué par le d^r^ PÉLICIER, alors chirurgien-major au 19e régiment d'infanterie de ligne.

Enfin, si, dans les maladies vénériennes, l'*opium* est avantageusement associé aux préparations *mercurielles*, il est reconnu qu'aussi bien que lui, le *suc de pavot* prévient la commotion artérielle et l'état d'excitation fébrile que suscite le *mercure*; que souvent, croisant les effets du *métal*, il retarde et presque toujours même empêche l'irritation des glandes salivaires, et par conséquent le ptyalisme. Ce qu'il y a de certain, c'est que j'ai toujours combattu avec succès, et toujours fait disparaître en fort peu de temps, la stomato-gengivite et le ptyalisme produits par les *mercuriaux*, au moyen du gargarisme suivant :

Prenez :	*Orge mondé*...	1 once.
	Fleur de tan..	2
	Têtes de pavot.	n° 1 à 2, suivant la grosseur.
	Miel.........	q. s.
	Eau commune.	2 livres.

Enfin, il est reconnu qu'aussi heureusement que la production *exotique*, les produits de notre *pavot* modèrent l'impression exercée sur les voies digestives par les préparations *mercurielles* administrées à l'intérieur, en diminuant leur sensibilité, en les rendant moins irritables.

M. Petit, pharmacien à Corbeil (Seine-et-Oise), a obtenu des résultats semblables à ceux que nous venons de signaler avec le *pavot d'Orient* (*papaver orientale*, L.), cultivé en France, où il est l'ornement de nos jardins, espèce de laquelle, en Perse, on retire aujourd'hui le véritable *opium* du commerce, si du moins on en croit Persoon.

Près de ces espèces principales (*papaver somniferum*, *nigrum*, *album*, *orientale*) vient naturellement se placer notre *coquelicot officinal* (*pavot rouge*, *papaver rhœas*, *seu sylvestris*, *seu erraticus*), lequel, tout abandonné qu'il est à l'empirisme populaire, tout négligé qu'il est par la haute pratique médicale, n'est pas, pour cela, indigne de notre attention. En effet, la faculté narcotique qui réside dans la capsule, les tiges et les feuilles du *grand pavot des jardins*, se trouve aussi au même degré dans les capsules du *coquelicot* prises avant la maturité complète ; et cela est si vrai, que le d[r] Gilibert dit que leur suc, réellement narcotique, laisse, par l'évaporation, une espèce d'*opium* (ce que j'ai eu lieu de remarquer aussi), et que le d[r] HOPPE, professeur de botanique à Édimbourg, annonce (dans une lettre écrite à GOUAN) avoir retiré de cette plante un *opium* qui ne le cède en rien à celui du *pavot blanc.* Ses *pétales*, qui, récents, exhalent une odeur vireuse, odeur persistante même après la dessication, ont, par quelques auteurs, par le d[r] NAVIER entre autres, été considérés comme narcotiques. Est-ce une erreur? Le procès est encore à juger.

Cependant il est reconnu qu'ils fournissent, par l'infusion, une boisson pectorale et calmante, précieuse dans les toux convulsives (la coqueluche), dans les toux sèches et férines. FISCHER, BOERRHAAVE, ZORN, TOURNEFORT, WEDEL, LOCHNER, SITON, MYNSICHT, SENERT, ETTMULLER, LUDOVIC, VERNA, les signalent comme doués de propriétés anodines, calmantes, adoucissantes, les estiment antipleurétiques, anticatarrhales, et les recommandent dans toutes les affections de poitrine, surtout dans celles où il y a exaltation de l'organique sensible. BARBIER d'Amiens explique leur action en ceci par la présence d'une grande quantité de mucilage contenu dans leur texture, mucilage qui, développé par l'infusion, favorise les phénomènes d'expansion en faisant cesser l'éréthisme des tissus, en modérant les mouvements de la vie, en affaiblissant l'innervation trop active, et qui, produisant ainsi une détente générale, devient calmant et diaphorétique.

Si pourtant on veut tenir compte de la source originelle de notre *coquelicot*, de l'opinion et des expériences de GILIBERT et de HOPPE à son sujet, de celles du d[r] MÉRAT, qui avance que 10 à 12 grains de son *extrait* peuvent remplacer 1 grain d'*opium*; si aussi, surtout, on veut tenir compte de la nature chimique du suc lactescent dont ses tiges et ses racines sont remplies, de l'odeur vireuse persistante de ses pétales, en un mot, de la grande analogie qui le lie aux principales espèces du genre *papaver*, on balancera fort, je pense, à repousser entièrement l'opinion du d[r] NAVIER.

Ici viennent également se recommander à notre attention nos autres *pavots agrestes*, les *papaver dubium* et *cambricum*, *pavots* à capsules lisses, les *papaver argemone*, *hybridum*, *alpinum* et *nudicaule*, *pavots* à capsules hérissées, toutes espèces analogues de propriétés avec le *papaver rhœas*, et desquelles les *pétales* sont, dans le commerce de l'herboristerie, confondus avec les siens.

Pour en finir avec les *papavéracées*, ne mentionnant ici que pour mémoire l'*argemone mexicana*, plante qui, étant froissée, exhale une odeur vireuse fort prononcée, et qui semble se plaire dans nos jardins académiques, où elle réussit parfaitement en pleine terre, nous accorderons dans ce travail une place au *cumin cornu* (*hypecoum procumbens*, L.), plante indigène à nos départements méridionaux, où elle est commune. Cette plante, estimée hypnotique par GALIEN, qui (dit-on) l'a jugée telle par analogie de congénération avec les *papavéracées* (*quæ conveniunt caractheribus*, *conveniunt virtutibus*, a dit LINNÉ long-temps après le *médecin de Pergame*), cette plante possède, au rapport de DODOENS, les propriétés calmantes du *suc de pavot* ; et je ne sache pas que, depuis, on ait cherché à confirmer ou à infirmer les expériences faites avec elle. Ne pourrait-on pas, dans les localités d'où elle tire son origine, en faire l'objet de tentatives nouvelles ?

B. VARIA.

> L'*opium* contient de la *morphine*, de la *codéïne* (*a*), nouvel alcaloïde découvert par M. Robiquet en 1833, et qui pourrait bien n'être qu'une modification de la *morphine*; de la *narcotine*, un *acide extractif*, de la *résine*, de l'*huile grasse*, de la *thébaïne* ou *paramorphine* (Coerbe); un *principe vireux volatil*, de la *méconine*, de la *narcéïne*, tous principes propres à modifier, à modérer l'irritabilité générale, l'excitabilité nerveuse, et à produire le sommeil.
>
> (*Formulaire des Hôpitaux militaires*, 1839.)
>
> Fort bien! mais qu'importe, au reste, la nature intime de l'*opium*! que nous importent les produits, les alcaloïdes, les principes actifs, ou narcotiques, ou simplement modificateurs déprimants de l'innervation qu'on en peut retirer, si, par nos substances indigènes ou acclimatées, nous pouvons représenter l'action de l'*opium*; si, parmi eux, nous pouvons trouver d'égaux modificateurs stupéfiants, des modérateurs égaux du système nerveux!

Selon les croyances des anciens (*est via declivis funestâ nubila, taxo*, Ovide), selon ces croyances, fondées sans doute sur ce qu'avaient pu dire leurs pâtres, les brebis qui se reposaient à l'ombre de l'*if* (*taxus baccata*, L.) éprouvaient de la torpeur, un engourdissement général et même des vertiges, effets qu'ils attribuaient aux émanations qui s'échappent du feuillage de cet arbre *conifère* de la section des *taxinées*. Dans nos temps modernes, le dr Watson a annoncé que les feuilles de cet arbre exercent sur les chevaux un effet vénéneux manifesté d'abord par les mêmes phénomènes : depuis, quelques auteurs, adoptant les croyances des anciens et l'assertion du dr Watson, ont avancé que le suc du fruit et l'extrait des feuilles sont réellement hypnotiques; et il paraît certain qu'employés autrefois, ces feuilles et leur extrait, donnés à la dose de un gros environ, ont produit un léger narcotisme. Des essais nouveaux sur ce point ne seraient peut-être pas chose inutile; et, certes, on ne pourrait que gagner en traitant analytiquement, en expérimentant médicalement un végétal qui, par son origine, touche de si près à des arbres dont les sucs propres nous sont de si utiles modificateurs de l'innervation et des exhalations morbides, expérimentations auxquelles nous serons encouragés par les observations qu'en a publiées le d[r] TSCHIERSKI, lequel propose d'unir l'extrait d'*if* au *protochlorure de mercure* dans le traitement de certaines aménorrhées.

Ne serait-il pas bien (contradictoirement à l'opinion de BARBIER d'Amiens) d'expérimenter chez nous le *chanvre cultivé* (*cannabis sativa*, L., *urticées*), plante inébriante (dit GOUAN), plante un peu narcotique (dit MÉRAT), de laquelle les tiges et les feuilles récentes exhalent une odeur forte, pénétrante, désagréable, nauséabonde, vireuse, qui occasionne à ceux qui se trouvent soumis à son influence de la céphalalgie, des étourdissements, des vertiges (ACH. RICHARD), plante à feuilles de saveur âcre et amère, desquelles, en Perse et en Égypte, la décoction, l'infusion et les principes qui s'y développent par la fermentation produisent tous les phénomènes de l'ivresse par l'*opium?*

Le *chanvre cultivé*, l'une des plantes économiques les plus importantes pour l'industrialisme européen, est, personne ne l'ignore, originaire de l'Égypte et de l'Orient, d'où le premier, dit-on, PYTHAGORE l'introduisit en Grèce; et les peuples de ces contrées, qui le cultivent en grand, en font une consommation immense; non pas que, pour eux comme pour nous, le *chanvre* soit plante textile, mais il est pour eux une plante riche en jouissances extatiques.

« Au défaut de liqueurs enivrantes, les Arabes orientaux
» et les Égyptiens en composent diverses préparations au
» moyen desquelles ils se procurent une sorte d'ivresse
» douce, un état de rêverie qui donne de la gaîté et des
» songes agréables. Cette espèce de sommeil de l'âme n'a
» aucun rapport avec l'ivresse occasionnée par le vin ou
» les liqueurs fortes, et notre langue n'a point de termes
» pour l'exprimer. Les Arabes nomment *keif* ce sommeil
» voluptueux, cet abandon, cette sorte d'ivresse, de stu-
» peur délicieuse. Toutes ces préparations, ainsi que les
» parties de la plante qui servent à les faire, sont connues
» sous le nom arabe de *haschisch*, qui proprement signifie
» *herbe*, comme si cette plante était l'*herbe par excellence*.
» La consommation en est considérable : il se trouve, sur
» tous les marchés, de ce *haschisch*, ou *hassich*, dont
» l'ivresse délirante qu'il excite est sacrée pour les vrais
» croyants de l'*Islamisme*, et les fait courir au martyre. »
(SONINI, *voyages*; VIREY, *Bibliothèque sacrée.*)

Avis à nos chirurgiens, à nos praticiens philanthropes qui n'ont encore (à part toutefois les prétendues merveilles du magnétisme, et les miracles des magnétiseurs) connu jusqu'à ce jour, pour soustraire les opérés aux terreurs qui les dominent, aux angoisses qui les assiégent, aux douleurs qui les torturent, et peuvent, par leur intensité et leur manifestation, donner lieu à des réactions fatigantes, à des retentissements funestes, que la *mandragore*, au temps de MÉSUÉ (4), que les préparations d'*opium*, ce qui était de pratique au temps de DIOSCORIDE, ce qui le fut, je crois, au temps de PARACELSE, et l'administration des *vapeurs éthérées* par inhalation, *éthérisation*, moyen hyposthénisant, procédé tout nouveau, procédé d'hier, qui, aujourd'hui, tient en éveil toute la presse médicale, procédé que l'on doit à MM. JACKSON et MORTON, chirurgiens-dentistes à Boston (Amérique du nord), qu'essayèrent le dr LISTON à Londres, le dr LANSDOWN à Bristol, et le dr WARREN; procédé dont un dr CHEREST semble vouloir réclamer la priorité dans une lettre adressée à l'*Union Médicale*; procédé que, le premier, a introduit en France le dr MALGAIGNE; procédé qui s'est attiré le blâme du dr MAGENDIE, et que tour à tour ont déjà mis en pratique avec plus ou moins de succès : à Paris, les profrs ROUX, VELPEAU, BLANDIN, les drs JOBERT DE LAMBALLE, LAUGIER, VIDAL; à Montpellier, les profrs SERRE, BOUISSON; M. Henri BOULLAY, professeur de clinique vétérinaire à l'établissement d'Alfort; le dr BESSERON, médecin militaire, qui l'a, dit-il, opposé avec bonheur à la méningite encéphalo-rachidienne, et cite, à ce propos, 5 guérisons sur 12 cas analogues; procédé qui, assure-t-on, a réussi à quelques autres praticiens dans le traitement de l'éclampsie, de la chorée, de l'hystérie, de l'épilepsie, et même de l'hydrophobie..

A tant d'essais plus ou moins heureux, plus ou moins concluants, nous devons réunir ici ceux qui ont été tentés sur lui-même par le dr BRUNO-TARON, chirurgien-major de l'armée ottomane, lequel affirme s'être délivré du choléra asiatique dont il était atteint, en aspirant largement de l'*éther* (*Gazette des Hôpitaux*), assertion confirmée depuis par les heureuses expériences d'un médecin de Marseille (*Gazette du Midi*).

Revenons au *chanvre* et au *haschich*, sur lequel peut-être un jour laissera tomber un regard favorable la philanthropie éclairée de nos opérateurs et de nos praticiens, qui peut-être alors feront succéder le *cannabisme*, déjà essayé par le profr RECH, de Montpellier, sur les aliénés et les épileptiques, à l'*éthérisme* (a), moyen de

---

(a) Mot très-convenablement significatif, dû à M. le dr LEVICAIRE, de Toulon.

dépression dont on ne peut pas toujours calculer, mesurer, borner, soit la puissance, soit la portée, soit les conséquences, et qui, d'ailleurs, manque quelquefois.

Cependant, ce qu'il y a de remarquable dans l'*éthérisme*, c'est que l'influence qu'il paraît exercer sur les centres nerveux, en tant qu'hyposténisant de la sensibilité matérielle, ou, si l'on veut, de la susceptibilité sensitive, ne semble s'adresser qu'à l'organique sensible, n'agit pas sur le mouvement circulatoire, n'en ralentit pas l'activité, n'en modifie pas le rhythme, ne diminue pas la force propulsive du cœur.

Une amputation de l'avant-bras ayant été, en ma présence (le sujet étant éthérisé), pratiquée par M. le prof[r] SERRE de Montpellier, le jet artériel a été ce qu'il aurait pu être en toute autre circonstance et en dehors de l'éthérisation. D'où l'on peut conclure que, pour être déprimante de la sensibilité, l'éthérisation n'est pas déprimante des phénomènes organiques. Nos agents narcotiques sont-ils inhabiles à produire les mêmes effets, à donner les mêmes résultats? C'est ce dont, après MÉSUÉ, DIOSCORIDE et PARACELSE, on pourrait chercher encore à se rendre compte; c'est ce que sans doute aussi le *chanvre* pourrait produire..

Les *feuilles* de ce *chanvre* (*l'odeur d'icelles est fort et peu plaisant aux nez délicats*, RABELAIS) sont désignées sous le nom d'*hassich* en *Orient*, où l'on en respire la fumée. (VIREY, *ibid.*)

Le fruit du *chanvre* est une semence oléagineuse qui, suivant quelques-uns, étant prise à l'intérieur, fatigue l'estomac et la tête, ce qui surtout est vrai pour la *semence du chanvre* cultivé dans la Perse et dans les Indes. (KOEMPFER, BOERRHAAVE, ZORN, GEOFFROY, TRILLER, HERMANN.)

« *La semence prouient vers le chef du tige et un peu au-*
» *dessoubz. Elle est numéreuse autant que d'herbe qui soit :*
» *sphéricque, oblongue, rhomboïde, noire, clère et comme*
» *tannée, durette, couverte de robbe fragile, délicieuse à tous*
» *oyseaulx canores, comme linottes, chardriers, alouettes,*

» *serins, tarins et aultres. Mais estainct en l'homme la se-*
» *mence génératifve, qui en mangeroyt beaucoup et souuent.*
» *Et quoy que iadis entre les Grecz, d'icelle l'on feist cer-*
» *taines espèces de fricassées, tartes et bignetz, lesquels ils*
» *mangeoyent après soupper par friandise, et pour treuuer*
» *le vin meilleur, si est ce que elle est de difficile concoction,*
» *offense l'estomach, engendre mauvais sang, et, par son*
» *excessifue chaleur, férit le cerveau et remplit la teste de*
» *fascheuses et doulourcuses vapeurs.* » (RABELAIS, *herbe*
» *pantagruélion.*)

« La préparation de *chanvre* à laquelle on donne le nom
» de *hassich*, se fait en pilant les fruits avec leurs capsules
» membraneuses : l'on met cuire la pâte qui en résulte avec
» de la *muscade*, du *poivre*, de la *cannelle* et du *miel*, et
» l'on avale de cette confiture gros comme une noix. Les
» pauvres se contentent de broyer les capsules des graines
» avec de l'eau, et d'en manger la pâte. Les Égyptiens
» mangent aussi ces capsules sans aucune préparation, et
» ils les mêlent aussi au *tabac à fumer*. D'autres fois ils
» réduisent en poudre les capsules seulement et les pistils;
» en rejetant les graines; ils mêlent cette poudre avec une
» partie égale de *tabac*, et fument ce mélange. » (SONINI.)

D'après tout ce que nous venons d'en dire, on peut conclure que le *chanvre* serait d'une bonne ressource thérapeutique, si, dans la matière médicale, on se décidait à le classer au rang des agents hypnotiques, narcotiques et calmants, auprès desquels, à coup sûr, il ne serait pas déplacé (5).

Ne pourrait-on pas s'assurer si, dans le genre *hypnum* (*bryées*), genre qui tient son nom d'une espèce de *mousse*, laquelle, chez les Grecs, passait pour endormir, si, dans ce genre, l'espèce *hypnum squarrosum*, L., dont, en 1817, le dr FÉE, aujourd'hui pharmacien-principal des armées, professeur à la Faculté de médecine de Strasbourg, et premier professeur à l'hôpital militaire d'instruction de cette ville, fut chargé de faire l'analyse pour être réunie aux travaux de la *Société de pharmacie* de Paris; si (dis-je) cette espèce ou d'autres de sa série ne justifieraient pas la dénomination que, sur la foi des Grecs, les modernes ont donnée au genre auquel elle appartient?

Nous refuserons-nous à faire quelques essais avec l'*extrait* des racines des *nénuphars* (*nymphæa alba et lutea*, L.), herbes *nymphéacées*, ornements de nos étangs et des ruisseaux de nos prairies, espèces dont le fruit capsulaire a la plus grande analogie de forme et de développement avec la *tête de pavot*, espèces dont les fleurs servent à préparer une *eau distillée*, un *sirop*, estimés l'un et l'autre puissants modérateurs des appétits vénériens, et, comme tels, fort en vogue dans les communautés de femmes, estimés humectants, rafraîchissants, et propres à être opposés au satyriasis et à la manie (Salmas, Stapel, Boerrhaave, Zorn); espèces dont les racines, remplies de mucilage et de matière féculacée, exhalent, lorsqu'on les coupe, une odeur faible, mais un peu vireuse, et ont été recommandées dans la diarrhée, la gonorrhée, les ardeurs d'urine, la tuméfaction laiteuse des mamelles, l'hémoptysie et la gastrorrhagie (Mouton-Fontenille), dans la leucorrhée (Cartheuser et Zorn), ont été estimées anti-aphrodisiaques par Rhazès, Mésué, et aussi par quelques-uns de nos modernes?

Nous refuserons-nous à faire quelques essais avec le *lolium temulentum*, L., *graminée* connue pour produire le narcotisme, l'ivresse et la stupeur, et que, dans certaines contrées, on fait entrer, au lieu d'*orge*, dans la fabrication de la *bière*, qu'elle rend plus enivrante? Avec l'*ageratum conyzoïdes*, *synanthérée* américaine cultivée et naturalisée dans nos jardins, et qui, au dire des auteurs, mérita le nom d'*herbe anti-épileptique*? avec la *pivoine* (*pæonia offi-*

cinalis, L., *helléboracées*), dont les fleurs qui sont la base d'un sirop jadis fort en vogue, dont les semences, estimées anodines et anti-épileptiques, furent recommandées dans les maladies nerveuses par Néhémie GREW, contradictoirement à BOERRHAAVE, qui les signale comme étant parfois émétiques et laxatives, ce qui devrait inspirer la pensée de les reporter dans la série des *narcotico-âcres*?

Devons-nous continuer à ne plus tenir compte des succès avant nous obtenus avec sa racine dans les maladies nerveuses, racine qui se comporte en ceci comme agent de dépression? A l'état frais, elle porte et répand une odeur vireuse qui agit d'une manière assez sensible sur le cerveau. Aussi a-t-elle, de tout temps, été estimée hypnotique, modératrice de l'innervation, par conséquent fort efficace dans l'épilepsie, et, comme telle, réunie aux poudres anti-épileptiques, d'abord par GALIEN, et, depuis le médecin de Pergame, par FERNEL, WILLIS, VOGEL, BERGER, HUNWERLHOF, LANGE, ZACUTUS-LUSITANUS, BUCHNER, CARTHEUSER et BOERRHAAVE. « Si, chaque matin à jeun, l'on » fait prendre un gros de cette racine à un épileptique, on » arrêtera l'invasion de l'accès, et le paroxysme n'aura pas » lieu. C'est ce que j'ai eu occasion d'observer dans l'épi» lepsie chez les enfants; mais aussi, dès que l'on en cesse » l'administration, les accès reparaissent; car la racine de » *pivoine* retarde, recule les accidents épileptiques, mais » n'opère pas la cure radicale de l'épilepsie. » (TRILLER.)

De nos jours, bien qu'abandonnée depuis quelque temps, elle a été reprise : M. le prof[r] DUMÉRIL est un de ceux qui se sont adressés à elle, et, par tous les praticiens qui l'ont mise en œuvre, elle a été considérée comme bon stupéfiant du système nerveux, et, comme telle, employée dans le traitement de l'épilepsie.

Comptant sur l'influence que pouvaient exercer les émanations vireuses de la *pivoine*, GALIEN faisait entourer d'un chapelet de ses graines récemment récoltées le cou des enfants atteints de convulsions (*amulettes* encore aujourd'hui en vogue parmi nous); d'autres ont fait les chapelets à consacrer au même usage avec des rouelles taillées dans la racine fraîche; d'autres (dans l'épilepsie) administraient son *extrait alcoolique*; et MURRAY en recommande le suc séché et réduit en poudre. Souvent elle a échoué, l'on ne peut en disconvenir : mais qui ne sait que cette bizarre et terrible maladie (l'épilepsie), dans la plupart des cas, reconnaît pour causes des lésions ou des dispositions natives que rien ne peut modifier! Il n'en est pas moins constant que la racine de *pivoine* a été reconnue efficace dans quelques épilepsies, dans quelques éclampsies des enfants, dans la chorée, et que souvent elle s'est montrée bon antispasmodique anodin, bon sédatif. L'on pourra (pour repousser son emploi), l'on pourra objecter que son principe vireux narcotique est volatil, qu'il se perd par la dessication, et qu'alors, plus abondante en *fécule amilacée* qu'en principe actif, cette racine ne peut réellement être utile qu'au moment de sa récolte. Cette objection n'est point inadmissible, quoique l'on ait vu parfois de bons résultats suivre l'emploi de la racine sèche, quoique tous les praticiens se soient accordés à reconnaître en elle un bon auxiliaire au traitement de l'épilepsie et des affections nerveuses cloniques.

Mais en tenant compte de cette volatilité du principe actif, de cette déperdition fâcheuse, ce ne serait pas un motif pour la repousser absolument de la matière médicale; et l'on pourrait chercher, dans les moyens pharmaceutico-chimiques, le plus approprié à sa nature, le plus convenable pour obtenir, fixer et conserver actif le principe médicateur qu'elle recèle. Ce serait une conquête précieuse, peut-être; pourquoi ne pas la tenter? Dans l'histoire de la science et de l'humanité, ce principe découvert pourrait occuper une place honorable auprès des nombreux principes *alcaloïdiformes* ou *acidiformes*, créations précieuses de la chimie organique moderne; et, certes, il pourrait arriver que, si l'on parvenait à l'isoler, le principe *péonique* serait bon à quelque chose, et pourrait avoir une portée médicatrice, une valeur virtuelle égale au moins à celle de l'*acide valérianique* et des *valérianates*.

Revenant sur des observations enfouies dans la poudre des bibliothèques, reprenant des expériences faites avant nous, que n'entreprend-on de nouveaux essais avec la racine de l'*alisma plantago*, L. (*alismacées*), plante âcre et vireuse tout-à-fait aujourd'hui abandonnée par les thérapeutistes français, mais jadis préconisée, et, de nos jours, dit-on, fort employée par les *médecins russes*, qui la considèrent comme un véritable stupéfiant du système nerveux, comme un heureux et puissant modificateur de l'innervation, surtout lorsqu'il est question de combattre les spasmes convulsifs de l'hydrophobie? Ces docteurs trouvent dans son emploi des avantages positifs contre cette affreuse maladie; nos anciens aussi affirment en avoir trouvé : pourquoi n'en rencontrerions-nous pas également? Admettons, si l'on veut, que nous n'en obtiendrions pas toujours une guérison complète, que même nous devrions rarement compter sur une certitude! Ne serait-ce pas beaucoup déjà que d'obtenir une sédation que, jusqu'à ce jour, aucun autre agent, aucun autre moyen n'a pu produire? Et d'ailleurs, ne serait-ce pas un nouvel hypnotique qui, ajoutant à nos ressources, viendrait, heureusement peut-être, s'associer à nos *indigènes* pour la lutte que nous les appelons à soutenir contre la production *thébaïque*?

Ce que je dis ici des substances consignées dans cette section, je puis le dire également, et à non moins juste titre peut-être, de la *pulmonaria maritima*, L., plante *borraginée* fortement narcotique, au rapport du dr Blair, plante indigène aux côtes de l'Angleterre, et que, certes, il serait facile de naturaliser et de multiplier sur nos littoraux maritimes, ce qu'en effet il serait bon de faire si son importance médicale nous pouvait être positivement démontrée. Je pourrais le dire aussi de certaines espèces *chénopodées* dont il sera parlé plus loin; enfin, je pourrais le dire encore de nos *cynoglosses* (*cynoglossum officinale* et *cyn. pictum*, L., *borraginées*).

Malgré les *pilules* calmantes auxquelles ces espèces indigènes donnent leurs racines et leur nom, l'on prétend que ces *racines* ne sont pas narcotiques par elles-mêmes, fût-ce même à haute dose, et que, dans ce mixte, dans ces pilules, la portée hypnotique n'est due qu'à l'*opium*, aux *semences de jusquiame*, et à d'autres substances narcotiques qui, dans cette composition, sont réunies à la poudre de ces racines : telle est, entre autres, l'opinion de Bukwald (Gouan).

Cependant, en décoction et employées seules, ces racines ont réussi à quelques médecins dans la toux, dans la dysenterie et le ténesme : Zorn, Schreck, Boerrhaave, Loeseke, Geoffroy, Tournefort, les estimaient rafraîchissantes, astringentes, vulnéraires, anodines, adoucissantes, incisives, et les recommandaient contre le flux de ventre et l'hémoptysie; Jourdain le Pèlerin les a heureusement opposées à l'urétrite aiguë; elles m'ont été utiles dans quelques cas de toux convulsive. Tenant plus de compte de leur mucilage que de leur principe vireux, comme le fait Barbier d'Amiens pour les *pétales* du *coquelicot*, estimera-t-on l'amendement des phénomènes morbides plutôt dû à ce mucilage, qui, modérant les mouvements de la vie, fait taire l'éréthisme et provoque la détente, qu'à la puissance narcotique qui leur est attribuée ? Cependant, à l'état frais, ces racines exhalent une odeur vireuse qui pourrait devenir fâcheuse si on la respirait long-temps. Il en est de même des feuilles récentes : elles répandent une odeur vireuse, nauséeuse, plus prononcée encore. Bref, tout, dans nos *cynoglosses*, indique, en toutes leurs parties, l'existence de propriétés narcotifères, modificatrices du système nerveux. On a vu des manipulateurs éprouver de la céphalalgie, des vomituritions, des étourdissements, des vertiges, pendant qu'ils en trituraient une grande quantité. Quelques observations prouvent que, mangées comme plantes potagères, elles ont causé le vomissement, la stupeur et la mort ; et qu'appliquées en cataplasmes sur les brûlures, ces feuilles pilées ont promptement calmé la douleur. Pour tout dire, enfin, long-temps avant nous, le dr. Blair les a signalées comme puissamment narcotiques et même vénéneuses à haute dose, et aujourd'hui elles sont la base du *baume tranquille réformé de* Chomel, préparation bien préférable, comme topique sédatif, à l'ancien *baume tranquille du Codex*, indigeste salmis de stimulants et de narcotiques.

Ce serait donc ici le cas de recommander aux praticiens des expériences nouvelles, qui pourraient, peut-être, agrandissant le domaine thérapeutique, augmenter la somme des narcotiques indigènes, et, dans leur nombre, faire trouver un ou plusieurs succédanés à l'*opium*. Que le doute accueille la présentation de ces agents divers et leur réintégration dans la matière médicale, surtout dans cette partie du cadre thérapeutique, je l'accepte : mais pourquoi, négligeant, à leur sujet, de nouvelles expérimentations, prononcer en dernier ressort, les repousser et les proscrire?

C. CHICORACÉES.

Lactuca frigida............
Grata nobilium requies ciborum.

Pourquoi se refuserait-on à essayer de nouveau le fluide lactiforme de nos *laitues agrestes*, et notamment celui de la *laitue vireuse* (*lactuca virosa*, L.) ? Elle était estimée et appréciée des *Pères de la médecine*. THÉOPHRASTE et DIOSCORIDE en faisaient grand cas : ce dernier attribuait à son suc beaucoup plus de qualités hypnotiques qu'au *suc de pavot* et qu'à l'*opium* lui-même. PLINE, en la citant, dit : *Est etiam alia distinctio, atræ, quæ meconis vocatur, à copiâ lactis soporiferi.* GALIEN, cité par CÉSALPIN, dit, en parlant d'elle : *Viribus quoque papaveri similis.* BAUHIN et LOBEL ont dit que son odeur était semblable à celle de l'*opium* et à celle de la *tête de pavot* fraîche, *latuca odore opii viroso* (*lactuca sylvestris costâ spinosâ*, C. B. P., 123). HOPPE d'Édimbourg écrivit à GOUAN qu'il avait obtenu de cette *laitue* un excellent *opium*. GOUAN, qui eut occasion de s'en servir, nous a laissé à son sujet l'observation suivante :

« Il y a quinze ans (dit-il) qu'étant aux bains de La- » malou, un jeune homme de Béziers fut atteint, dans la » nuit, d'une colique néphrétique. Je lui fis boire une forte » décoction de cette *laitue* (*lactuca virosa*) : les douleurs se » calmèrent, le malade urina beaucoup, et rendit plusieurs » calculs de la grosseur d'un haricot. »

En général, les applications pratiques furent confirmatives de la confiance accordée par les anciens à cette plante que nous négligeons aujourd'hui, et justifièrent les assertions des botanistes à son égard. En effet, préconisée par Schelinger et Toel dans l'angine de poitrine (ce dernier l'unissait à la poudre de *digitale* dans les hydrothorax consécutifs ou symptomatiques d'une affection du cœur), elle fut employée comme diurétique par Brassavola, qui, dans certains cas d'hydropisie, administrait son *suc* à la dose de une once. Par d'autres, elle fut employée avec succès dans certaines dysuries; là, sans doute, elle agissait par hypnoticité; elle provoquait une détente nécessaire au rétablissement de la fonction suspendue, en combattant l'éréthisme spasmodique de l'appareil urinaire. Par son *extrait*, disposé sous forme d'*onguent*, Floyer combattait avantageusement l'inflammation des brûlures. Enfin, « puissant narcotique » qui peut être comparé à la *jusquiame* et aux autres *sola-* » *nées*, l'*extrait de laitue vireuse* (dit le profr Ach. Richard) » peut, à la dose de 8 à 10 grains, être substitué à l'*opium*; » on peut le porter sans danger à la dose de 1 scrupule et » plus. Le professeur Orfila dit avoir reconnu qu'il devait » être administré à la dose de 1 gros et plus pour produire » un effet notable. »

« La *laitue vireuse* (dit Mouton-Fontenille), remar- » quable par son odeur désagréable et nauséabonde, par sa » saveur amère, non-seulement peut être utile dans la » bouffissure, l'ictère, l'hypocondrie, l'hydropisie, ma- » ladies dans lesquelles on l'a recommandée, mais encore » elle donne un *extrait* analogue par ses effets à l'*opium*, » et qui est très-énergique. »

Ces différences de portée dans son action peuvent très-probablement être expliquées par l'époque de la saison à laquelle la récolte a été faite, par le mode d'exploitation ou de préparation. Néanmoins cet agent, presque entièrement abandonné aujourd'hui, pourrait, sans doute, être employé avec avantage dans les différentes névroses, et, en général, dans tous les cas où l'*opium* est indiqué. En effet, si son action à doses égales est moins énergique que celle de l'*opium*, au moins a-t-elle (lorsque la dose est suffisante pour produire un effet hypnotique), au moins a-t-elle, dis-je, l'avantage d'être beaucoup moins excitante, et, comme la *thridace*, dont nous allons nous occuper, d'être simplement hypnotique.

L'espèce *lactuca perennis* et ses variétés *cichoriifolia* et *tenerrima*, l'espèce *lactuca scariola seu sylvestris*, les espèces *lactuca asperrima* et *saligna*, ont pareillement l'odeur de l'*opium*, et pourraient, à coup sûr (si l'on en croit Gouan et les auteurs), être réunies à la *laitue vireuse*, et au besoin la suppléer.

Si toutefois nous admettons que la substitution de ces différents agents à l'*opium* ne saurait être suffisamment justifiée, abstraction faite bien entendu des *pavots* naturalisés et cultivés chez nous, au moins trouverons-nous un excellent recours aux besoins de la thérapeutique dans nos *laitues cultivées*, soit *lactuca capitata*, *lactuca non capitata*, *lactuca crispa*, *lactuca romana*, *lactuca scariola*, et notamment dans les *capitata*, *romana* et *crispa*.

La *laitue cultivée* était appréciée, pour ses vertus hypnotiques, bien avant les époques de Pline et de Dioscoride, qui, l'un et l'autre, l'avaient en grande estime. Celse mettait cette plante à côté de l'*opium*; et Galien, dans sa vieillesse, la mangeait en salade le soir afin de se procurer un bon sommeil. Cette méthode de terminer ainsi le souper dans le même but fut long-temps en usage chez les Romains. Mais lorsque Martial existait, on avait interverti cet ordre antique, et l'on servait la *laitue* au commencement du dernier repas de la journée. Aussi, fort étonné de ce changement, cet auteur s'écrie-t-il :

Claudere quæ cœnas lactuca solebat avorum,
Dic mihi cur nostras inchoat illa dapes?

Selon les Anglais (au temps de TRILLER), elle était nuisible à la fécondité, en tarissant les sources séminales, ce que nie GEOFFROY, et ce qu'avant eux avaient établi les médecins de Rome et de la Grèce : « *Veneris vim re-* » *tundit, emasculat, esu suo lactuca.* » (THÉOPHRASTE, ATHÉNÉE, PYTHAGORE.) De nos jours, cette propriété déprimante des puissances génératrices n'a, que je sache, éveillé l'attention d'aucun praticien, et sa vertu simplement hypnotique, anodine et calmante, l'a seule fait conserver dans la matière médicale, et non à tort. Feu M. le prof[r] CHAUSSIER appréciait fort son *eau distillée* (*b*); et ses *semences*, qui faisaient partie des *quatre semences froides mineures*, étaient estimées rafraîchissantes, et recommandées aux tempéraments bilieux, par GEOFFROY, ZORN, BOECLER, Sim. PAULLI et BOERRHAAVE.

Mais ce qui devrait nous rendre la *laitue cultivée* plus précieuse encore, c'est la découverte qu'on a faite en elle, dans ces derniers temps, d'un principe positivement opposable à l'*opium*, de la *thridace* ou *thrydace* (Θριδαξ, *laitue*), substance nouvelle qui d'abord fut accueillie avec un juste enthousiasme, et qui, si elle ne jouit déjà plus de la faveur qui signala son admission dans le répertoire thérapeutique, doit sa déchéance aux manipulations vicieuses et j'oserai même dire frauduleuses de certains pharmaciens plus avides de succès d'argent, que jaloux de succès d'estime.

Décrite par DUNCAN d'Édimbourg sous le nom de *lactucarium*, la *thridace*, suc blanc et concrété de la *laitue cultivée* (*lactuca sativa*, L.), que plus abondamment encore nous fournit le *chicon* (*lactuca romana*, L.), que peut fournir aussi le *lactuca laciniata*, ROTH., la *thridace* fut pour la première fois, en France, expérimentée par le d[r] FRANÇOIS. Obtenue par incision des tiges vers l'époque de la floraison, et concrétée par une évaporation spontanée et lente, elle remplit très-bien toutes les conditions de l'*opium*. A la dose de 6, 4 et 2 grains, elle offre un excellent calmant, provoque le sommeil sans influencer d'une manière trop énergique l'encéphale et ses fonctions; elle ne donne lieu ni à gastralgie, ni à vomituritions; elle diminue la rapidité du mouvement circulatoire, par suite, l'intensité de la chaleur animale qui accompagne une excitation fébrile; et, bien préférable à l'*opium*, elle agit sans produire cet ensemble de phénomènes connus sous le nom de narcotisme, sans provoquer ces hallucinations, cette agitation convulsive et anxieuse qui, ainsi que chez certaines personnes: tout praticien a pu le remarquer, suit parfois l'emploi de l'*extrait thébaïque* ou de ses préparations. Malgré les faits les plus positifs, le règne de cette substance indigène, la seule qui, étrangère aux *pavots*, pouvait peut-être, parfaitement et en tous points, remplacer l'*opium*, ne fut pas de longue durée. La manière de la recueillir ne permettait pas, j'en conviens, d'en obtenir des quantités assez grandes pour répondre aux besoins de tous, et pour pouvoir la donner à un prix modéré sans multiplier considérablement la culture des plantes dont elle provient, ou sans les soustraire aux consommations potagères : ce qui d'ailleurs n'eût été qu'un très-faible inconvénient. L'on crut, voulant sans doute tout concilier, facile de remédier à l'exiguïté des récoltes dues aux incisions, par les procédés adoptés ordinairement dans la fabrication des *extraits* faits avec le *suc* exprimé des plantes fraîches. M. Caventou, professeur à l'École spéciale de pharmacie de Paris, donna l'exemple. Par contusion légère des tiges dégarnies de leurs feuilles, et par l'expression, il obtint un suc, lequel, évaporé à une chaleur qui ne dépassait pas 30 à 35° *Réaumur*, donna un *extrait narcotique*, mais non la véritable *thridace*; car bien certainement, dans cette préparation, elle se trouvait réunie aux autres principes solubles dans l'eau de végétation, et masquée, ou du moins croisée par eux. Maladroits imitateurs, ou plus hardis spéculateurs, d'autres pharmaciens (dans l'intention sans doute d'en tirer davantage, et de l'emporter sur leurs confrères en la livrant à vil prix) employèrent toute la plante, et se comportèrent avec le *lactucarium* comme avec un *extrait ordinaire*, en épuisant le résidu par des contusions et des lavages successifs, et le faisant évaporer à feu nu pour hâter le travail, et ainsi diminuer autant que possible les frais d'exploitation et de manipulation. De là, volatilisation du principe narcotique, ou, par l'action et l'accumulation du calorique, destruction de ce principe, dénaturation de l'extrait, et pour résultat enfin, un *extrait amer* qui n'avait plus d'autre portée que celle d'un *extrait amer* ordinaire. Il fallut donc se décider à repousser de la pratique un agent efficace et bien reconnu tel, mais devenu infidèle, car on ne pouvait plus se le procurer dans sa sincérité primitive.

En toutes choses, le malheur est que l'avidité du gain empoisonne, même à leur source, les découvertes les plus précieuses (6).

Ainsi nous avons vu des sophistications coupables dénaturer le *sulfate de quinine* au moment où de nombreux succès couronnaient les heureux efforts des savants auxquels on dut de le connaître; et ce médicament héroïque, transformé, par la cupidité mercantile, en un composé avec lequel on cherchait en vain une chance de réussite, fut près d'être abandonné sans retour. Ainsi on affirme avoir vu sortir de certains magasins de droguerie, et livrer aux officines, des *quinquinas* épuisés par des immersions dans des eaux acidulées, et qui, ainsi privés de l'*alcaloïde* auquel ils doivent leurs propriétés, étaient vendus comme vierges de toute manipulation.

Si donc, revenant à la *thridace*, elle était encore obtenue d'après le mode primitif, c'est-à-dire par incision et par évaporation spontanée, ainsi que je l'ai vu pratiquer par feu M. BLIN, pharmacien à Versailles, on trouverait encore en elle les succès que signala le d[r] FRANÇOIS, ceux que mon excellent camarade et ami, feu le d[r] POTTIER de Versailles, obtint dans sa pratique, et nous aurions un narcotique indigène aussi positif, plus calmant, moins dangereux que l'*opium*, et qui pourait nous dispenser de recourir à lui.

D. AMYGDALÉES.

Hic quoque nobis commendatur lauro-cerasus.

L'action du *laurier-cerise* (de ses feuilles, veux-je dire) sur l'économie, et du principe auquel cette action est due, est si connue de tous tant que nous sommes, qu'il peut sembler puéril de notre part d'en faire ici l'objet d'une mention spéciale. Cependant nous n'avons pas cru devoir nous en abstenir, ne fût-ce que pour accomplir intégralement la tâche que nous nous sommes imposée, ne fût-ce que pour compléter notre cadre, ne fût-ce que pour justifier la conviction où nous sommes, conviction qui, chez nous, est intime et profonde, que l'*opium* n'est pas toujours indispensable; que nous sommes, plus que nous ne le pensons, riches en modérateurs de l'éréthisme nerveux et de l'hypersthénie organique.

Puis donc qu'il est question ici des modificateurs déprimants de l'innervation, nous pensons qu'il est de notre devoir de mentionner à son tour le *laurier-cerise* (*lauro-cerasus*, B., *cerasus lauro-cerasus*, T., *prunus lauro-cerasus*, L.), arbrisseau dont les feuilles sont recommandées à juste titre comme agents médicamentaires, feuilles qui doivent leur puissance virtuelle à l'*acide hydrocyanique* contenu dans les mailles de leur tissu, *acide* qui, probablement, se trouve aussi dans la pulpe et l'amande du fruit de cet arbrisseau.

Les propriétés de la feuille de *laurier-cerise* étaient parfaitement connues de nos prédécesseurs. Ces feuilles, amères et riches en principe volatil, fort caractéristique, c'est-à-dire très-facile à caractériser par ceux qui savent ce qu'est l'*acide hydrocyanique*, ces feuilles ont été, avant nous, recommandées contre la phthisie, le cancer, les dartres et le rhumatisme, en un mot contre toutes les concentrations vicieuses de vitalité dans lesquelles l'organique sensible pouvait jouer un rôle; enfin, du moment où elles ont été connues, elles ont pris rang parmi les modificateurs sédatifs des exagérations nerveuses, parmi les déprimants formels de l'innervation.

« Cuites dans du lait, elles lui communiquent la saveur » de l'*amande amère*; distillées avec l'*esprit-de-vin*, elles lui » communiquent une saveur désagréable qui rappelle celle » de l'amande de la *pêche*. Nous ne devons pas omettre de » dire que la plus grande circonspection doit être apportée » à leur emploi; car, non-seulement on les a vues donner » lieu à de fâcheux symptômes, mais encore produire instantanément la mort, soit en substance, soit par leur » infusion, soit par leur *eau distillée*. Hommes, femmes, » enfants, animaux, tous les êtres vivants reçoivent une » impression funeste de l'action qu'elles exercent sur l'économie; tous par elles sont frappés d'une stupeur profonde » dont ils ne relèvent pas. » (TRILLER.)

Voir : Abraham VATER, *ann.* 1737, *de lauro-cerasi indole venenata, exemplis hominum et brutorum ipsius aqua enecatorum confirmata.*

BOERRHAAVE, *Commerc. litt. med. nor., ann.* 1733, *p.* 118 *et. seq.*

Transactiones anglicanæ, vol. 37, *n*° 418; *n*° 7 *et n*° 480, *not.* 3.

DU HAMEL, COHAUSSEN, Rich. MEAD.

« L'*eau de laurier-cerise* est antispasmodique et résolu- » tive. Le d[r] CARON-DUVILLARS l'a employée avec succès » en topiques contre les affections de la peau, pour sus- » pendre la sécrétion du lait dans les cas d'engorgement de

» la glande mammaire; pour calmer les démangeaisons qui » surviennent à la suite de certaines affections, et notamment pendant la desquamation et la dessication de la » petite vérole. Le même praticien se loue beaucoup de » bains préparés avec l'*eau de pied de veau* et l'*eau de laurier-cerise*. Telle était, peut-être, la composition des *bains* dits » *stupéfiants-hydrocyanés* du d^r^ Paganini d'Allemagne, employés également dans les affections douloureuses de la » peau. »

« L'infusion des *feuilles de laurier-cerise* est, dit-on, » employée avec succès dans les ulcères cancéreux des » lèvres. »

« L'eau de *laurier-cerise*, stupéfiant positif du système » nerveux, ralentisseur du mouvement circulatoire, est un » poison énergique à l'intérieur. Elle doit ses propriétés à » la présence de l'*acide hydrocyanique*. »

« L'*eau distillée* (*a*) *d'amandes amères* pourrait être employée dans les mêmes cas; cependant son action est plus » faible. » (Dr Foy.)

Nous en pouvons dire autant de toutes nos *amandes amygdalées* et de tous nos *pepins aurantiacés* : les uns et les autres contiennent de l'*acide hydrocyanique*, les uns et les autres peuvent être déprimants du système nerveux, et les uns et les autres ont eu des succès comme *fébrifuges*, ce que nous avons déjà dit.

(*a*) Cette *eau distillée*, outre *l'acide hydrocyanique* qui la rend virtuelle, contient encore une *huile essentielle* que MM. Robiquet et Boutron estiment produite par la réaction, sur l'*amygdaline*, d'un corps qu'ils ont nommé *synaptase* (συναπτω, je réunis), corps qui serait le lien commun entre l'*amygdaline* et l'eau.

(*Journ. de pharm. du Midi.*)

E. ASPARAGINÉES.

Asparagus edulis, cordis prodest erethismo.

Les expériences de VICAT sur les fruits de la *parisette* (*raisin de renard*, *herba paris*, *paris quadrifolia*, L.), lesquels, dit-il, contiennent un suc éminemment narcotique, sont bien faites pour nous disposer à de nouveaux essais avec cet humble végétal de nos bois, beaucoup trop négligé aujourd'hui, et, je crois pouvoir le dire, inconnu à la pluralité de nos praticiens modernes, lesquels devraient savoir que ses *baies*, qui, dans les anciens formulaires, faisaient partie de la *teinture bézoardique* de WEDEL et de la *poudre saxonne*, étaient estimées alexipharmaques, et recommandées dans la manie, par SARDUS, CÉSALPIN, LOBEL, SCHROEDER, ETTMULLER, BOERRHAAVE, Sim. PAULLI, ZORN, BUCHNER, GEOFFROY, HOFFMANN et TOURNEFORT.

Mais ce n'est point à la seule *parisette* que, dans la famille des *asparaginées*, se bornent nos ressources narcotiques ou hypnotiques.

L'*asperge*, depuis long-temps en possession de provoquer la sécrétion rénale et de favoriser la diurèse, et n'occupant de place dans nos pharmacologes que parmi les apéritifs-diurétiques, a, de nos jours, été mieux étudiée; et l'on a trouvé en elle un bon modificateur de l'innervation, en ce qui concerne son influence sur le mouvement circulatoire. Cette propriété, que l'on n'avait pas jusqu'alors remarquée en elle, est d'autant plus importante, qu'elle peut suppléer des substances énergiques qui ne sont pas toujours employées sans danger. Il est devenu évident aujourd'hui que, bon remède au cardiogme par orgasme du cœur, l'*asperge* affaiblit l'activité de cet organe, et ralentit la circulation artérielle aussi bien que l'*acide hydrocyanique*, et mieux peut-être que la *digitale*. Doit-elle cette propriété à l'*asparagine*, son principe immédiat, *alcaloïde* que feu notre illustre VAUQUELIN a trouvé dans son suc uni à la *mannite*, *alcaloïde* qu'aussi bien que, dans l'*asparagus sativus*, M. RÉGIMBEAU aîné a trouvé dans l'*asparagus acutifolius*? C'est probable; mais ce n'est point encore démontré. Quoi qu'il en soit, il est bien prouvé que l'*asperge* est modératrice des palpitations nerveuses, mouvements désordonnés, véritables convulsions du cœur; qu'elle est, par cela même, modératrice du mouvement circulatoire, et que, bien préférable aux agents auxquels on l'oppose comme antagoniste, elle n'a pas l'inconvénient de porter le trouble dans l'économie, de produire, même à haute dose, des congestions viscérales. Aussi feu le professeur BROUSSAIS, cette puissante illustration de notre siècle et de notre patrie, dont, en pathologie, l'opinion doit être d'un grand poids, propose-t-il de la leur substituer, puisque, inoffensive pour l'estomac, elle jouit à un degré des plus positifs de la propriété sédative que possèdent ensemble et l'*extrait de ses racines* préparé à froid, ainsi que l'a démontré M. VAUDIN, pharmacien à Laon (Aisne), dans une note publiée en 1830, et le *sirop* de ses jeunes *turions*, désigné sous le nom de *sirop de pointes d'asperge*, *sirop* imaginé, dit-on, et pour la première fois expérimenté par le dr BARTHEZ, médecin militaire, *sirop* à l'occasion duquel M. JONHSON aurait le droit de réclamer toute priorité, *sirop* que le dr MARTINS (*Dictionn. de méd. us.*) dit être fait avec l'*asperge amère* (*asparagus amarus*, L.), plante des contrées septentrionales, et que, partout où je me suis trouvé, j'ai vu préparer avec les *turions* de l'*asperge commune* ou *comestible*.

Ainsi, puisque l'on peut sans danger, sans aucune crainte de faire naître une phlegmasie de la muqueuse gastro-intestinale, ni de soulever d'autres désordres non moins graves, porter l'*extrait* cité à la dose de 2 à 3 gros et plus, plus même y ajouter de la poudre de la *racine* en quantité suffisante pour donner à cet *extrait* la consistance pilulaire; puisque, porté à haute dose, le *sirop* dont il est question ne donne lieu à aucun fâcheux résultat; puisque, dans tous les cas, et quel que soit le mode d'administration adopté, les principes de l'*asperge* ont diminué d'une manière notable les mouvements tumultueux du cœur, reconnaissons que nous possédons en plus une substance narcotiforme bien positive et réellement précieuse.

F. SCROFULARIÉES.

Dein germana sinu sese digitalis aperto,
Ostendit campis, cui discolor aura refulget.

(RAPIN.)

Après tant d'agents à l'appréciation desquels nous avons été conduits, trouverons-nous un stupéfiant plus positif dans la *digitale pourprée* (*digitalis purpurea*, L.)? L'action vraie de cette plante sur l'économie a, jusqu'à ce jour, été, en quelque sorte, chose toute problématique. Ses feuilles (et de toute la plante il ne peut être question que d'elles), ses feuilles ont passé pour efficaces contre le mal caduc, et, dans ce cas, on avait coutume de les réunir en décoction aux *racines du polypode* (PARKINSON, GEOFFROY, BOECLER); elles ont été considérées comme un remède sûr et salutaire, à cause de leur puissance émétique et cathartique; un *proverbe italien* dit : *Digitalis omnes plagas sanat,* » *imò et mors per ipsam omnia sanat vulnera.* » (TOURNEFORT.) BOERRHAAVE dit que ces feuilles excitent le vomissement, qu'elles impressionnent fortement le ventre au point de produire le plus souvent des dysenteries fort difficiles à guérir. Il en est de même pour la *nicotiane-tabac* : cette plante, dont plus loin nous aurons à nous occuper, est tantôt un des stupéfiants les plus formels, et tantôt un des *éméto-cathartiques* les plus véhéments.

Quelle qu'ait pu être l'opinion de nos prédécesseurs à l'égard de la *digitale*, aujourd'hui une place est définitivement assignée à cette *scrofulariée*, parmi les modérateurs des phénomènes de la vie organique qui doivent leur manifestation et surtout leur exagération à l'influx nerveux. Je me crois fondé à estimer spécifiquement modératrice de la nervosité du grand sympathique sur le système duquel elle me paraît agir d'une manière élective, cette plante, regardée comme sédative du grand appareil circulatoire par CULLEN et WITHERING, qui l'estimaient anti-hydropique. Est-ce vraiment à une propriété stupéfiante qu'elle doit ses succès quand on l'oppose aux mouvements désordonnés du cœur? Il est de fait que, dans la plupart des cas, elle en diminue la vitalité d'une manière notable et sensible, qu'elle en ralentit rapidement les pulsations. « Elle ralentit les » contractions du cœur, et dilate la pupille. » (Thém. LESTIBOUDOIS.) Cependant cette opinion généralement admise qu'elle est déprimante du mouvement circulatoire, cette opinion qui porte à la prescrire toutes les fois qu'il y a exagération dans la force propulsive du cœur, est combattue par M. le prof[r] ORFILA, qui, tous les jours, pendant un mois, a pris depuis 4 jusqu'à 20 grains de *digitale*, sans avoir obtenu la moindre diminution dans le nombre des pulsations, sans même en avoir obtenu la moindre incommodité. Ne serait-elle donc pas aussi dangereuse, aussi vénéneuse qu'on l'affirme et qu'on s'est cru fondé à le penser? D'une autre part, M. SANDERS prétend que chaque petite dose de *digitale* augmente la force et la fréquence du pouls, produit même la fièvre inflammatoire si l'on en continue long-temps l'usage, et si la dose en est accrue. Cette substance agirait donc d'une manière à peu près analogue à celle de la *ciguë*, à celle des *narcotiques solanés*, à celle de l'*aconit*, exerçant, dans certains cas et à certaines doses, une médication, soit stimulante, soit stupéfiante, soit nulle. Comme quelques-uns, elle se montrerait parfois puissamment diaphorétique, et produirait en même temps une diurèse abondante par la détente qu'elle opérerait: manière d'agir de la *douce-amère*; ou, se comportant comme la *scille* à laquelle on l'associe fréquemment, elle amènerait la diurèse, ayant d'abord (comme ce bulbe énergique) excité d'une manière notable les organes absorbants et les organes sécréteurs. Ce double mode d'action paraît être admis par le d[r] Turck, qui estime qu'on pourrait la conseiller avec avantage comme adjuvant à son traitement de la goutte : « puisque, dit-il, en excitant les urines, elle a, » jusqu'à un certain point, comme l'*opium*, la propriété de » calmer les douleurs. »

Quelle que soit la manière dont on explique l'action qu'elle exerce sur le système nerveux, je peux affirmer que la *digitale* en *teinture alcoolique* m'a toujours été utile lorsqu'il m'a fallu régler le mouvement rhythmique du cœur et diminuer sa force propulsive ; qu'elle m'a toujours été un précieux auxiliaire en l'associant au *sulfate de quinine* dans certains cas de fièvre intermittente avec névropathie bien manifeste du cœur, avec palpitations, avec respiration anxieuse, avec dyspnée, phénomènes saillants de l'accès. C'est principalement en Afrique, à l'hôpital de Mustapha-Pacha, près Alger, que j'ai associé la *teinture alcoolique de digitale* au *sulfate de quinine*. J'étais alors chargé d'un service de fiévreux. J'ai, depuis, renouvelé ces tentatives à l'hôpital militaire de Longwy (Moselle), pendant que j'y étais seul chargé du service médico-chirurgical, et j'y ai obtenu les mêmes succès.

Enfin, M. le prof[r] Bouillaud affirme avoir trouvé, dans la *digitale* administrée seule, un fébrifuge certain.

Que dirai-je de la *digitaline*, *alcaloïde* de cette plante ? Découverte par MM. Homolle et Quevenne, mais non encore expérimentée, que je sache du moins, peut-être serait-elle, aussi bien que le principe amer de la plante, isolé par M. Henry, pharmacien militaire, et chimiquement expérimenté par M. Bernardini, un agent thérapeutique précieux dans les cas où l'innervation doit être modérée dans son action vitale ! Peut-être serait-ce un agent plus sûr que la *poudre* ou les *teintures* des *feuilles*, produits si facilement altérables par le temps, l'air, la lumière, l'humidité, et en général par tous les agents extérieurs !

D'autres *narcotiques* nous restent à étudier, et nous verrons que chacun d'eux, préconisé tour à tour, tomba tour à tour dans le discrédit le plus absolu. Bien reconnus, au temps du blocus continental, comme de véritables succédanés de l'*opium*, on les a, depuis la paix, signalés comme agents des plus funestes, uniquement provocateurs des désordres fonctionnels les plus graves, désorganisateurs des tissus primitivement soumis à l'influence de leur agression, en un mot éminemment *toxiques*, et le nom de *narcotico-âcres* est venu les stigmatiser. Y a-t-il en cela justice et bonne foi ? C'est ce dont nous allons tâcher de nous rendre compte en passant en revue les *familles naturelles* qui nous fournissent ces agents médicateurs, toutefois en leur conservant, pour ordre, le nom fâcheux sous lequel on a cru devoir les désigner pour les différencier des *narcotiques-hypnotiques*, ou *narcotiques* proprement dits, ou simples modificateurs, soit stupéfiants, soit seulement déprimants du système nerveux.

2° NARCOTICO-ACRES.

A. SOLANÉES.

> Si aujourd'hui la liberté des mers et du commerce extérieur nous déconseille, au profit de l'*opium*, l'emploi de nos *narcotiques*, en tête desquels doivent être placées nos espèces *solanées*; si, depuis le retour de cette liberté, la médecine, moins impartiale qu'elle ne le devrait être, les repousse à cause de l'influence qu'ils exercent sur le système cérébro-spinal, sur ses fonctions et ses dépendances, nous dirons, pour contre-balancer l'opinion des praticiens modernes, que DIAGORAS, contemporain d'HIPPOCRATE, redoutait et proscrivait l'*opium* à cause de son influence sur la vitalité de la moelle épinière et sur celle du cerveau; et que, pour cette même raison, CELSE a peine à le conseiller.

C'est dans la famille naturelle des *solanées*, famille dont le nom d'ailleurs est tout-à-fait significatif des propriétés reconnues aux individus qui la composent, et cela, dès long-temps avant nous, que l'on chercha d'abord et que l'on trouva des ressources.

En effet, la *jusquiame noire* (*hyoscyamus niger*, L.), estimée anodine, émolliente, employée comme sédative dans les névralgies au temps de DIOSCORIDE, d'ÆGINÈTE, de PLINE et de CELSE, et, depuis eux, par COLLIN, WOLTJE, MURRAY, BREITING, MÉGLIN, CHAILLY et BURDEN, la *jusquiame noire*, que TROUBIUS opposait à la névralgie dentaire, SCHMIDT aux phlegmasies de l'iris après l'opération de la cataracte, PLATER aux flux hémorrhoïdaux immodérés, et

Stoerck à l'hémoptysie; que souvent on a recommandée en cataplasmes unie au *safran* et au *lait*, soit dans le traitement des engelures, soit pour combattre les rétentions d'urine et les congestions lactées; tour à tour vantée et décriée par Zorn, Geoffroy, Boerrhaave, Ludovic Friccius et Triller, panacéïque pour les uns, toxique pour les autres, suspecte pour le plus grand nombre, la *jusquiame noire* est certainement, quoi qu'on en ait pu dire, une utile modératrice de l'influx nerveux (7) :

> *Haustu somnifero languentes dejicit artus*
> *Succus hyoscyami.*

Elle imprime au cerveau une disposition vitale particulière, change son état pathologique et celui de la moelle épinière, les ramène aux conditions d'une vitalité normale, modère l'activité du cœur, et produit ainsi les plus salutaires effets toutes les fois qu'elle est appelée à combattre, non les modifications morbides des enveloppes du viscère encéphalo-rachidien, mais celles de sa substance ou simplement les réactions qui auraient opéré un retentissement sur les centres de la vie organique. C'est alors en donnant un autre cours à l'influence nerveuse, que l'on a vu des succès répondre à son emploi dans les palpitations de cœur, dans les secousses convulsives de cet organe, dans certaines hémicrânies, dans la plupart des affections hystériques, dans certaines hémoptysies. Si, dans la démence, ou dans telle autre vésanie cérébrale que détermine une congestion sanguine du cerveau, ou un épanchement séreux, soit dans les ventricules, soit sous la dure-mère, si, dis-je, on admet alors que la *jusquiame* est propre, en hâtant ou en décidant, soit la résorption des fluides épanchés, soit leur rétrocession, à ramener à l'état normal l'innervation troublée et pervertie par ces accidents, doit-on se refuser à la reconnaître comme un salutaire modificateur du système nerveux dont *à priori* elle fait cesser l'éréthisme, lequel, donnant lieu à une tension générale, avait produit les congestions en enrayant les actes intimes de la vie organique, provoque ainsi une détente curatrice par la diaphorèse déplétive qui la suit, et au moyen de laquelle l'organe chargé d'animer la pensée et l'appareil locomoteur est débarrassé et rendu à ses fonctions? Certains auteurs établissent que la *jusquiame* stimule d'abord vivement le système nerveux, qu'un affaissement proportionnel, succédant à cette secousse que son agression imprime à l'économie, la détente déplétive a lieu et ne peut s'accomplir que sous l'influence de ce double mode d'action. Qu'importe l'explication que l'on veuille donner à son mode d'action, pourvu que l'action désirée soit produite! De bonne foi, l'*opium* qu'on lui préfère a-t-il toujours un même mode d'action? est-il toujours hypnotique *à priori*? Ne l'a-t-on pas vu souvent, bien loin d'amener le calme et de provoquer le sommeil, donner lieu à des exagitations fatigantes, à l'agrypnie?

Contrairement aux assertions de M. le profr FOUQUIER, lequel la considère comme fort peu active, même à haute dose, la *jusquiame* (dit-on) provoque des congestions cérébrales, rachidiennes, pulmonaires; elle surexcite l'appareil gastro-intestinal, et, de là, anxiétés, cardialgies, vomiturítions, diarrhées ou constipations opiniâtres, dysuries, sécheresse de la gorge, soif ardente, chaleur âcre de la peau, dilatation de la pupille : oui! inopportunément administrée et mal maniée. L'*opium* ne présente-t-il pas les mêmes inconvénients, administré intempestivement ou à trop haute dose, lorsqu'il est mis en œuvre dans des conditions inopportunes, ou lorsqu'il rencontre dans l'économie des lésions pathologiques qui contre-indiquent son emploi? Chaque jour on le voit, aussi bien que la *jusquiame*, produire la dilatation de la pupille, la sécheresse de la gorge, les désordres signalés et dont l'appareil digestif est le siége, les congestions apoplectiformes du poumon et de l'encéphale, la paralysie des membres, le délire fou, furieux, vague, morne, la stupeur, les hallucinations, les vertiges, le coma, l'agrypnie, l'arachnoïdite, et tout ce qui s'ensuit. Quel est le narcotique qui pourra réellement convenir lorsqu'il existera une phlegmasie ou une irritation aiguë avec congestion de l'appareil respiratoire, et qui, dans ce cas, n'exaspérera pas la toux, n'amènera pas de l'oppression? Quel est le narcotique qui ne sera pas nuisible et même funeste dans le cas où, un corps vulnérant ayant pénétré dans la poitrine ou l'abdomen, aura donné lieu à un épanchement pour la résorption duquel les forces organiques ont plutôt besoin d'être stimulées et ranimées que d'être déprimées et ralenties ?

D'où vient donc qu'aujourd'hui, repoussés comme essentiellement toxiques, nos narcotiques indigènes sont proscrits au bénéfice de l'*opium*? C'est (répétons-le), c'est que la liberté des mers existe, et que, dans ce siècle de finance et d'exoticomanie, nous voulons conserver au commerce et au fisc une immense branche d'exploitation et de rapport; que nous sommes amateurs enthousiastes et fanatiques de tout ce qui nous vient du dehors et de loin, et ainsi fort oublieux des services rendus, il y a quelques années, par des végétaux dont alors la possession nous enorgueillissait. Et puis (convenons-en), maintenant nous connaissons fort peu leur portée, tandis que celle de l'*opium* nous est parfaitement connue : leur adoption, à l'exclusion de celui-ci, nous obligerait à des études pénibles, nous exposerait sans cesse à l'ennui des préoccupations fatigantes; et, dans le fait, il est beaucoup plus commode de faire la médecine avec des agents adoptés, avec des recettes toutes trouvées, en un mot, de courir la pratique le formulaire en poche.

Et puis enfin, nos narcotiques indigènes étant négligés par la plupart des praticiens modernes, il arrive que leurs *extraits*, préparés en quelque sorte à contre-cœur par les pharmaciens qui ne les regardent plus que comme choses d'assortiment, ne sont pas toujours l'objet de la scrupuleuse et minutieuse attention que d'ordinaire on apporte à la préparation des médicaments en faveur ; qu'ils ne sont pas toujours renouvelés en temps utile ; que, parfois, au lieu de plantes fraîches récoltées au plus beau temps de leur vie végétative, on se sert de plantes récoltées en toute saison, séchées tant bien que mal ; que ces conditions, et souvent aussi leur vétusté, jointes à une manipulation vicieuse, les prive de leur valeur réelle, de leur portée médicatrice, et décourage celui qui aurait la pensée de les remettre en œuvre, de s'en servir pour des expérimentations nouvelles.

Il n'en demeure pas moins constant que, dans les lésions vitales du poumon qui tiennent à un désordre nerveux, dans les bronchites, la diathèse inflammatoire ayant disparu, dans les névropathies, dans les toux sèches et convulsives, dans les coqueluches, dans les mouvements spasmodiques, l'asthme, l'hystérie, certaines dysuries, l'utilité de la *jusquiame* est démontrée positivement ; et l'*hyoscyamine*, son *alcaloïde* estimé son principe actif, pourrait, bien connue et bien maniée, pourrait (je le présume du moins) donner les mêmes résultats que les *sels de morphine*.

Si l'on a vu la *jusquiame* troubler le sommeil dans des cas où l'*opium* le provoquait, comme bien d'autres, j'ai vu, chez certains sujets, l'*opium*, donné à très-petites doses, produire des convulsions insupportables, des insomnies fatigantes, tandis que, chez d'autres, il était simplement hypnotique à des doses très-élevées. Fort multipliée dans ses formes, très-variée dans ses créations, très-diverse dans les modifications organiques, la nature n'est pas bornée à un seul type, et par conséquent nous ne sommes pas bornés à un seul moyen : loin de là, nous en possédons un grand nombre, et, soit paresse, soit prévention, nous nous refusons à des recherches qui agrandiraient le cercle de nos connaissances et de nos ressources.

Enfin, non moins utiles que les solutions et les préparations *opiacées*, dans nombre de cas de pathologie externe, les feuilles de la *jusquiame* fraîches, pilées et disposées en cataplasmes, ou leur suc exprimé, ou leur décoction, appliquées sur les hernies dans le cas d'étranglement spasmodique, et sur le pénis dans le cas de paraphymosis, en ont facilité la réduction à Chomel, à Magliari, et à M. le prof[r] Velpeau, ce que Ratier, Greding et Ludwig prétendent n'avoir pu être, et cependant ce qui est explicable par la vertu stupéfiante de ses principes qui détruisent la rigidité des tissus, et amènent une détente favorable au succès de l'opération. Ces mêmes topiques, appliqués sur des tumeurs qui présentent un mauvais caractère, tendent à éteindre le principe d'activité qui anime ces tumeurs, à donner un autre caractère au principe morbide qui y existe, à empêcher enfin la dégénérescence que l'on redoute.

Ce qui vient d'être dit de la *jusquiame noire*, est applicable en entier à la *jusquiame dorée* (*hyoscyamus aureus*, L.), espèce commune en Provence; à l'*hyoscyamus muticus*, L., espèce algérienne facile à naturaliser et à propager sur notre littoral méditerranéen; à l'*hyoscyamus pusillus*, L., espèce indigène à la Corse; à l'*hyoscyamus reticulatus* et à l'*hyoscyamus scopolia*, L., toutes deux étrangères à notre sol, mais que l'on cultive avec succès dans nos jardins académiques, et qui ne sont connues encore que des toxicologistes; et est plus applicable encore à la *jusquiame blanche* (*hyoscyamus albus*, L.), espèce de nos provinces méridionales, et, d'après l'expérience, sa véritable congénère d'action.

L'utilité de la *jusquiame blanche* a été formellement démontrée en certaines circonstances. Ses tiges, ses racines, ses feuilles et ses semences, ont tour à tour fixé l'attention des praticiens; et, bien avant nous, les médecins de la Grèce et de Rome avaient reconnu et constaté les bons et les mauvais effets de cette espèce qui n'est pas aussi pernicieuse que ses détracteurs l'ont avancé. CELSE et MARCELLUS vantaient sa décoction dans la pleurésie et les vertiges : au rapport de DARVIEUX, la préparation dont, sous le nom de *benge*, les Arabes font usage pour se procurer le sommeil, n'est autre chose que l'extrait des feuilles de cette espèce, extrait que FOTHERGILL, FOUQUET, cités par GOUAN, et quelques autres, ont heureusement combiné avec l'*extrait de ciguë* dans le traitement de la cataracte, en commençant par 1 grain, et en poussant jusqu'à 20, extrait qu'avec bonheur COLLIN a opposé au diabétès. Sa racine, préférée à celle de la *jusquiame noire*, comme étant beaucoup moins véhémente que celle-ci, participe, au dire de BARRÈRE et de LOBEL, de toutes les propriétés que possèdent sa tige et ses feuilles, et est surtout employée pour provoquer le sommeil. (HESSE, WEDEL, Sim. PAULLI, GEOFFROY, ZORN, WALTHER.) Sa semence, qui entre dans les *pilules de cynoglosse* et dans le *philón* de Perse, semence stupéfiante et narcotique, ce qui, de nos jours, vient d'être confirmé par le d^r ELTNER, fournit une *huile* douce que REVOLG recommandait comme purgative, parce que, sans doute, elle est laxative à la manière de tous les *oléagineux* à principe doux, *huile* que BELLON estimait narcotique, et qu'HIPPOCRATE employait à combattre le tétanos. Au temps d'ÉRASISTRATE, de GALIEN, de DIOSCORIDE et de PLINE, on réunissait aux graines, soit du *pavot*, soit de la *jugeoline* (*sesamum orientale*, L., *scrofulariées*), pour des applications topiques propres à apaiser toutes sortes d'inflammations, cette semence que ces praticiens de l'antiquité, conseillaient dans l'hémoptysie et dans d'autres flux hémorrhagiques, états pathologiques dans lesquels elle réussit également à GESSNER, et à propos de laquelle ZORN et TOURNEFORT ont dit : « Elle est utilement réunie à certaines » formules pharmaceutiques que l'on oppose avec succès » aux maladies les plus graves et les plus cruelles : à » la pleurésie, à l'hémoptysie, à la métrorrhagie, à la » néphrite, aux coliques, à la passion iliaque, et à l'épi» lepsie. » FRICCIUS, d'accord en ceci avec ZORN et TOURNEFORT, la stigmatise cependant, et, en outre, il signale la *jusquiame blanche* pour être, en toutes ses parties, éminemment pernicieuse et toxique, opinion que partagent, pour la semence surtout, HOFFMANN, GEOFFROY, BORRICHIUS, SALMUTHUS, SCHINDLER, BERLINGIUS, MATTHIOLE et TRILLER, tour à tour ses partisans et ses antagonistes, la jugeant sans doute d'après les succès et les insuccès qui ont suivi son emploi, inspirés par l'espérance ou le découragement. « De fâcheux exemples (disent-ils) avertissent qu'on doit en » être fort sobre, qu'on ne doit l'administrer qu'à des doses » très-minimes; on l'a vue fréquemment produire la manie, » le délire, les hallucinations, l'assoupissement profond, » et donner même lieu à des convulsions mortelles. » Mais M. le docteur BUSSCHAERT, l'un de nos jeunes chirurgiens militaires, a (dit-il) dans sa pratique, vu, chez une dame, quelques cuillerées d'une simple *potion opiacée* donner lieu à d'atroces convulsions, à une exagitation indicible : il a vu, chez trois enfants, la paralysie des muscles thoraciques et de l'appareil de la déglutition suivre l'administration d'une cuillerée de *sirop diacode*, et cet état durer assez long-temps pour inspirer de sérieuses craintes; mais, en fait, toute substance peut être à la fois nuisible et salutaire; tout succès gît dans l'appréciation des modifications à produire, des phénomènes à combattre, des sympathies à éveiller ou à réduire au silence, dans l'appréciation de la constitution intime et de l'opportunité. « L'*opportunité* est l'âme de la *guérison.* » (GOLFIN.) Telle a toujours été ma manière d'envisager l'action thérapeutique.

La *belladone* (*atropa belladona*, L.), plante narcotique très-vénéneuse, au dire de BOISDUVAL, présente, tout véhémentement toxique qu'il la signale, présente, dis-je, à la pathologie externe les mêmes avantages que la *jusquiame noire*, et, appliquée à l'usage interne, elle ne lui cède en rien.

Le suc exprimé de ses feuilles, topiquement administré, a été éprouvé salutaire dans le cancer des mamelles, les carcinômes et les ulcères malins, par GALIEN, ÆGINÈTE, WILLUGBI, SPIEFS, JUNKER, MARTEAU, DEGNER, OTTINGER, ERNDL, MUNCH, MURRAY, BRUMMEN, SPAETH, ALBERTI et QUERS, qui l'employaient à calmer la douleur dilacérante des cancers, à borner leur vitalité végétative, et qui prétendent même avoir, par ce moyen seul, obtenu des guérisons complètes. Il est vrai que plusieurs observations négatives combattent ces assertions : mais, dans des cas aussi graves, un seul succès obtenu ne doit-il pas suffire à éveiller l'attention ? C.-T. LAMBERGER, dans une lecture inaugurale faite à la Faculté de Groningue (1754), et ayant pour objet le traitement du carcinôme, dit que, par l'administration, tant interne qu'externe, de la *belladone*, il a guéri complètement un carcinôme ulcéré : GILIBERT cite un carcinôme de la langue guéri par l'emploi de ce seul remède, et TIMMERMANN nous offre en son fils un exemple remarquable des nombreuses guérisons qu'il dit avoir opérées par son moyen.

Mais laissant ici de côté l'action que la *belladone* peut, comme modificateur local, exercer sur la vitalité organique des tissus, occupons-nous seulement de la manière dont elle agit sur les viscères et sur les centres nerveux, soit par l'absorption de ses principes étant employée en lotions, en fomentations, en épithèmes, soit directement, étant administrée à l'intérieur. Exerce-t-elle, sur l'encéphale et la moelle épinière, une influence débilitante primitive ? Beaucoup veulent qu'elle commence par donner lieu à des phénomènes d'exagitation et de surexcitation :

Somnos affert lethæos; sed viscera primum
Et sensus et mentem discruciat, cerebrumque,

a-t-il été dit à son sujet; ce que je n'ai jamais eu occasion de remarquer, quoique je l'aie fréquemment employée à très-hautes doses, tant à l'intérieur qu'en injections, en lavements et en topiques. Certes, les succès obtenus avec elle par le d[r] Debreyn dans le traitement de l'épilepsie, ce que moi-même j'en ai vu, est loin de justifier la dénomination de *solanum furiosum* que lui donne Murray. Ce n'est pas que je veuille établir que, toujours bénignement hypnotique et calmante, jamais elle ne donne lieu à ces désordres qui l'ont rendue redoutable à plus d'un praticien : l'action que les médicaments exercent sur l'économie dépend de trop de causes, au premier rang desquelles viennent naturellement se placer le mode d'administration et l'opportunité, qu'en ceci, comme en tout, on doit tenir compte des observations recueillies, des faits consignés, ne repousser aucune des opinions émises, sans cependant se croire dans la nécessité de conclure péremptoirement. Qu'importe, d'ailleurs, le point de vue sous lequel on croit devoir envisager son action directe ! Soit qu'elle exerce une sorte d'irritation, une sorte d'excitation spéciale que suivrait un état de collapsus proportionnel d'intensité, soit qu'elle donne lieu à toute autre modification primordiale ou consécutive, il n'en est pas moins reconnu qu'elle ralentit les mouvements désordonnés du système nerveux, et, ainsi, le mouvement circulatoire placé sous sa dépendance; et si GREDING n'a pu avec elle guérir l'épilepsie, au moins est-il parvenu à en retarder les attaques, à en modérer les agitations convulsives auxquelles (sous l'influence de la *belladone*) succédèrent une polyurèse abondante et un sommeil profond. N'est-il pas prouvé que, dans les maladies dont la cause est dans le prolongement rachidien et dans les plexus nerveux, la *belladone* est véritablement utile? Et si cela n'était pas, comment expliquerait-on les succès obtenus par elle, de nos jours, dans les névralgies diverses et les rhumatismes, dans les toux convulsives, dans la coqueluche, dans certaines fièvres exanthématiques? Expériences confirmées par les observations pratiques du d[r] Ant. DELONDRE, médecin distingué de la capitale, lequel l'a, sous mes yeux, principalement opposée à la coqueluche, à la scarlatine, et toujours avec succès, sans qu'il ait eu besoin, pour combattre la coqueluche, de recourir à la *cochenille*, spécifique en ceci pour les d[rs] CAJETAN, WACHTL de Vienne; et quant à moi, je puis affirmer qu'elle m'a constamment réussi dans le traitement de la *grippe*, forme de gastro-bronchite que les émissions sanguines ne faisaient qu'exaspérer. Pourra-t-on nier les services qu'elle a rendus dans certaines diarrhées, ainsi que l'a observé GESSNER, qui, dans ces troubles des fonctions intestinales, l'administrant à la dose de 10 à 20 grains, dit en avoir obtenu les mêmes effets que de l'*opium*? dans la cécité par rétrécissement de la pupille? Si elle n'était pas réellement stupéfiante de l'innervation, comment pourrait-on expliquer les succès qu'obtinrent par elle HOLBROOK et WILL, qui l'opposèrent heureusement aux constrictions spasmodiques de l'urètre et du vagin? Comment expliquerait-on la détente et la laxité qui suivent son emploi en frictions, soit que l'on veuille combattre l'éréthisme douloureux de l'orchite et de l'engorgement du cordon spermatique, ce que j'ai eu occasion d'expérimenter journellement; soit que l'on veuille combattre l'éréthisme utérin pendant le travail de la parturition, principalement chez les primipares (CHAUSSIER); soit qu'il faille aider aux évacuations menstruelles qui, chez certaines femmes, sont pénibles et douloureuses par suite de ce même éréthisme; soit que l'on ait à remédier à une dysurie par rétrécissement accidentel du canal de l'urètre, ou par resserrement spasmodique du col de la vessie; soit enfin que l'on veuille obtenir le relâchement des brides qui constituent l'étranglement spasmodique de la hernie, ou obtenir la dilatation de l'anneau qui sera revenu brusquement à ses dimensions premières, immédiatement après la sortie des parties herniées (8)? Combien de fois, les autres moyens ayant échoué, la *belladone* ne m'a-t-elle pas (sous l'influence dont il est question ici, et surtout administrée en injections), ne m'a-t-elle pas réussi pour favoriser l'écoulement des règles et l'émission des urines! Combien ne m'a-t-elle pas aidé dans la pratique du cathétérisme! Administrée à l'intérieur, la médication en quelque sorte toute spéciale qu'elle exerce sur le système nerveux, augmente les mouvements artériels, cause une plus grande chaleur, provoque la sueur et l'écoulement des urines, et même la sortie des graviers qu'elles peuvent tenir en suspension : phénomènes et résultats qui sont d'accord avec les assertions de RAY et de SPIESS, qui lui attribuent une vertu antinéphrétique, et avec celles de GOUAN qui la déclare anticalculeuse; mais qui, loin de justifier l'opinion de ceux qui considèrent la *belladone* comme un agent de surexcitation, me semblent, au contraire, justifier la pensée d'une détente opérée par elle. Oui! c'est à la détente obtenue par son emploi, que, bien évidemment, l'on doit une guérison prompte dans certaines affections de l'appareil respiratoire, dans certains érythèmes, dans ces fièvres éruptives où l'économie se trouve être dans un état de tension extrême, d'éréthisme général et de surexcitation nerveuse ; tandis que l'opposé se manifesterait, tandis qu'elle ajouterait à l'intensité du mal ; si, comme on l'estime, elle était stimulante de l'innervation. La dépression qu'elle exerce sur le système nerveux est si positive et si formelle, qu'elle en vient parfois à détruire la sensibilité de l'estomac, au point que 20 grains d'*émétique* ne peuvent provoquer le vomissement. (Sauvages, Wepfer, Frank.)

Les *racines* de la *belladone* ne sont pas non plus à dédaigner, et plusieurs praticiens d'autrefois les préféraient au reste de la plante.

Ses *baies*, véritablement toxiques, prises en certain nombre (*observation communiquée* à Gouan par le prof[r] Brun), ce dont on ne saurait douter, car, chaque année, des accidents dont l'imprudente enfance est victime justifient les craintes qu'elles inspirent, ses *baies*, données à petite dose, ont offert à Gessner un moyen curatif rapide et sûr dans une épidémie de dysenterie contagieuse. Il dit (*epist, lib. I, folio* 34) qu'ayant exprimé le *suc des baies* de cette plante, il en composa un *sirop* dans lequel il trouva un remède efficace en l'opposant à certaines affections ; que, par lui, il tempéra la véhémence de certaines douleurs, rendit moins pénible le travail fluxionnaire de certaines congestions, guérit la dysenterie, et procura aux malades un heureux et doux sommeil : Haller (*orat. de bot. util*, pag. 161) applaudit au zèle et à l'audace de cet expérimentateur. Thomas Gataker approuve, pour tous les cas dont il vient d'être question, l'emploi de la *belladone*; mais (dit-il) l'usage en doit être fort modéré et fort circonspect. William Bromfield, découragé par des exemples funestes, en repousse et en condamne absolument l'usage : « *belladona* » *introrsum turpis, speciosa pelle decora, est enim venena-*

» *tissima planta, cujus imprimis baccæ dirum fatum acce-* » *lerant,* » disent ZORN, GEOFFROY, Sim. PAULLI, STAPPEL, HEUCHER, TOURNEFORT, FABER, Michel ALBERT et BOERRHAAVE, tour à tour ses fauteurs et ses dépréciateurs ; mais, depuis eux, cette précieuse espèce s'est signalée par trop de succès, pour que l'on puisse songer aujourd'hui à la repousser de l'arsenal thérapeutique; et l'*atropine*, principe alcaloïdique de cette *solanée*, nous offrirait peut-être, si on l'expérimentait, autant d'avantages et pas plus d'inconvénients que les *sels de morphine.*

Connue de DIOSCORIDE, de CELSE et de MÉSUÉ, qui l'employaient comme narcotique, surtout lorsqu'ils voulaient faire quelque amputation, afin d'éviter des douleurs aux malades ; appréciée par HOFFBERG, qui l'employait dans le traitement des adénites squirrho-cancéreuses, la *mandragore* (*mandragora officinalis*, MILLER, *dict.*, *atropa*, L.), stigmatisée comme toxique par DEUSING et Jac. THOMAS, adoptée, dans la médication tant interne qu'externe, par FRICCIUS, ZORN, GEOFFROY, HERMANN, HOFFMANN, BOERRHAAVE, SCHROEDER, WECKER, PAULLI, signalée comme stupéfiante et narcotique par GILIBERT, pourrait également, en circonstances opportunes, être une succédanée à l'*opium.* « Elle » apaise promptement (dit ce dernier) la douleur dila- » cérante des cancers; » et, modificatrice de la nutrition organique des tissus, il a vu céder à son action seule des tumeurs squirrheuses. Bien que TRILLER place la racine de cette plante au rang des médicaments infidèles et suspects, cependant MILLER dit que la pathologie externe l'emploie beaucoup (*in itiner. orient.*) ; cependant on en conseille la décoction en pédiluves pour combattre les douleurs céphaliques et provoquer le sommeil ; et notre GILIBERT cite deux observations favorables à l'usage interne de cette racine pour la goutte, de laquelle, par son moyen, les douleurs ont été calmées et les accès retardés. Le fruit de la *mandragore*, aussi actif sur les centres nerveux que celui de la *belladone*, a été signalé de tout temps pour être d'un dangereux emploi; RHAZÈS et ABU-BEKER blâment fortement qui le mangent : il paraît qu'il produit l'ivresse extatique et les folles hallucinations,

Mendaces larvas parit, et deliria somno;

action qui est estimée commune au suc exprimé de toute la plante aussi bien qu'à celui de ses baies, mais qui ne me semble pas devoir motiver leur exclusion de la matière médicale.

Enfin, la *mandragore* a été recommandée comme sédative dans l'hystéricie et dans l'épilepsie. (MOUTON-FONTENILLE.)

A défaut de la *mandragore*, plante plus italienne que française, à laquelle chez nous la culture fait perdre une portion de ses propriétés et de son énergie, nous pourrions (toujours fidèle à notre système d'appréciation oppositive), nous pourrions, pour suppléer l'*opium*, recourir à nos *stramoines* (*datura stramonium*, *datura tatula* et *datura metel*, L.), desquelles le principe alcaloïdique (*daturine* de nos chimistes) pourrait aussi être mis en œuvre; à nos *stramoines*, plantes vireuses, narcotiques, d'une puissance formelle, et communes dans toutes les parties de notre territoire. Toxiques à haute dose selon AVICENNE, RHAZÈS et TRILLER; utiles dans la manie et la folie selon STOERCK, SCHNEIDER, BERGIUS, AMELUNG; agents efficacement propres à opposer au tétanos, si l'on en croit JAMES et BEGBIE, si l'on en croit ATHSMER qui en faisait fumer les feuilles comme on fait pour le *tabac*, pratique qui, de nos jours, a été remise en vogue pour certains cas de névropathie, si l'on en croit SIMS qui les employait aux Indes-Orientales, et ANDERSON à Madras; estimées hypnotiques chez les Indiens et les Persans, au dire de WELSCH et de KOEMPFER; appréciées dans l'hystérie, les convulsions et les névroses générales par MEYER, et, de nos jours, par LAENNEC, CAYOL, MÉRAT et TROUSSEAU ; véritables ressources pour ces différents cas du domaine de la pathologie interne, elles ne rendent pas moins de services à la pathologie externe lorsqu'il arrive à celle-ci de recourir à leur intervention. Efficaces en lotions, en fomentations, pour dilater la pupille lors de l'opération de la cataracte (MÉRAT), préconisées dans les névralgies locales et principalement dans la névralgie sciatique par MARCET et KIRCHOFF, dans le rhumatisme articulaire par LEBRETON, qui, le plus habituellement, employait l'extrait de leurs semences, elles ont constamment répondu à l'attente des praticiens, toutes les fois qu'on a su les mettre en œuvre.

Atras sedant curas, invictosque dolores.

Ici, comme toujours, tout gît dans le dosage et l'opportunité.

GILIBERT a vu les feuilles de la *stramoine commune* (*endormie*) et les autres parties de cette plante, mais ses feuilles principalement, être avec avantage employées en applications topiques sur des tumeurs enflammées, et alors modifier heureusement l'état actuel des tissus où les propriétés vitales se trouvaient être momentanément exaltées; et, dans les divers cas pathologiques cités, se montrer pour le moins aussi précieuses que les feuilles, les fleurs, les semences, et, en un mot, que toutes les parties du *datura fastuosa*, employées principalement à Ceylan par le dr. CHRISTIE, et à Calcutta par le dr SKIPTERS, lequel administre en boisson des infusions faites avec l'écorce et la racine de cette belle et brillante espèce, suave ornement de nos orangeries : et, pour mention, nous réunirons à nos *stramoines indigènes* le *datura cerataucola*, espèce de Cuba, si facile à cultiver en pleine terre dans nos jardins d'agrément, qui s'y resème, s'y multiplie d'elle-même, et semble ne pas craindre la rigueur de nos hivers : ce que j'ai expérimenté à Longwy (Moselle).

Les *tabacs* (*nicotiana tabacum*, *nic. rustica*, *nic. fruticosa*, *nic. grandiflora*, L.), plantes d'un usage universel aujourd'hui, plantes si parfaitement acclimatées chez nous qu'elles y viennent en pleine terre et s'y multiplient sans le secours de la culture, viennent se recommander à nous dans cette question de substitution proposée.

La *nicotiane tabac*, plante sacrée pour les jongleurs de l'Inde, qui regardent la fumée de ses feuilles comme propre à chasser les esprits malfaisants et à guérir les maladies (Virey), plante médicinale *à priori*, mais tellement détournée de sa destination première, que le gouvernement, voyant en elle un objet de luxe, et non d'utilité médicatrice, s'en est exclusivement réservé le monopole; le *tabac*, plus stimulant parfois que sédatif, paraît être véritablement doué d'un double mode d'action capable d'inspirer de la défiance, et de disposer à l'hésitation les praticiens qui songeraient à recourir à lui. Quoi qu'il en soit, il n'en est pas moins vrai de dire que le *tabac*, pris dans le sens de modificateur sédatif de l'innervation, a, depuis son introduction en Europe (1558), été partout regardé comme un agent de distraction salutaire à opposer à la manie, à la mélancolie hypocondriaque, aux préoccupations sérieuses ou tristes, soit que, pris en poudre, il donne, par la stimulation qu'il exerce sur la pituitaire, une impulsion nouvelle aux organes qui président à l'intelligence et à la pensée, soit qu'aspiré en fumigations (*fumé* pour être plus exact et plus vrai), il aide à la création d'une fantasmagorie nouvelle et réjouissante. Le *tabac* justifie pleinement (n'en déplaise à ce bon professeur qui, argumentant contre une thèse inaugurale écrite en faveur du *tabac*, se bourrait le nez de la poudre probibée), le *tabac* justifie l'enthousiasme du naïf serviteur de Don Juan, du bon Sganarelle, qui dit à son sujet :

> Il purge, réjouit, conforte le cerveau,
> De toute noire humeur promptement le délivre.... (Th. C.)
>
> *Nunc curæ procul! exhilarans nunc ecce tabacum !*

Rien sur ce point ne manque à la louange du *tabac* dont nos prédécesseurs n'ont pas moins été partisans que nous, à en juger par les traités apologétiques qu'à l'envi les uns des autres ils nous en ont laissés :

« *Herba hæc, ubique notissima, usitatissima, ac laudatissima, cui per universum fere terrarum orbem, tot aræ atque altaria, ac parva quasi thuribula fumant, ut eorum nullus plane numerus inire possit, planta, inquam, illa salutaris juxta ac voluptaria, socialis et solitaria, doctorum, indoctorum, viatorum, nautarum, militum, artificum, opificum, divitum, pauperum, superiorum, inferiorum, mediocrium, senum, virorum, juvenum, verbo, omnis conditionis, dignitatis ac ferè ætatis hominum, unicum votum, solamen ac levamen, esurientium* αλιμον, *et sitientium* αδιφον, *egenorum et afflictorum panacea, et ægrotorum nepenthes, hoc nimirum vulgosis dictum tabacum, propter insignes planè ac multiplices virtutes et voluptates, innumeros pæne sui præcones et laudatores, dignissime invenit, quos diligentissime, pro more, laudat* Zorn. » (Voir Triller, *pharmac. Francof.*, 1764.)

A l'égard du *tabac*, si louangé par nos prédécesseurs, il faut en convenir, les modernes sont loin d'avoir négligé le culte que lui voua l'homme naturellement avide de jouissances, et si habile à saisir toutes les occasions qui se présentent de les mutiplier; et nous pouvons dire qu'à la grande jubilation du fisc, nous avons considérablement enchéri sur ceux qui, les premiers, l'ont connu, et qui en ont propagé l'usage.

Vainement on a voulu, pour obliger les hommes à sa répudiation, le présenter comme un agent éminemment pernicieux et toxique; en vain quelques souverains ont voulu le bannir de leurs États; en vain l'Église l'a frappé des foudres de l'anathème : triomphant des répugnances et des proscriptions, le *tabac* a soumis à son joug ses détracteurs eux-mêmes, et on en est arrivé à ne plus redouter l'influence qu'il peut exercer sur l'économie.

Il n'est pas à dire pour cela que son innocuité soit complète et constante : véritable stupéfiant du système nerveux, il peut, mis en usage avec immodération, devenir aussi funeste que l'*opium* et que les autres narcotiques de sa catégorie; on l'a vu, chez des priseurs qui en faisaient abus, produire la stupeur, la perte de la mémoire et l'hésitation de la parole; on l'a vu, administré en fomentations et en bains, produire le coma léthargique, et (en 1824) j'ai entendu citer, par un de nos confrères, le cas de deux personnes qui s'étant, comme dans un bain, plongées dans une décoction de *tabac* pour se guérir de la gale, y sont mortes en fort peu d'instants.

Au point de vue médical, le *tabac* est donc, aussi bien que les autres narcotiques dont nous venons de nous entretenir, digne d'occuper notre attention. Estimé modérateur des mouvements nerveux, il a été en ce sens mis en œuvre avec succès dans le spasme musculaire, dans le tétanos et dans certaines céphalées, par Boerrhaave et Th. Anderson; Graves de Dublin recommande expressément, dans le traitement de la colique des peintres, l'application sur l'abdomen de compresses trempées dans la décoction de ses feuilles, ou des cataplasmes faits avec les feuilles elles-mêmes; enfin, Shaw et Fowler les opposaient heureusement à la rétention d'urine par spasme de l'urètre et de la vessie. Sans doute ces auteurs et ces praticiens entendent ici parler des feuilles de *tabac*, de couleur jaune, séchées avec soin et non soumises aux manipulations du commerce, lesquelles, suivant Triller, et aussi selon nous, en doivent positivement changer les propriétés (9). Car c'est sans doute aux diverses préparations qu'on lui fait subir pour le rendre autant que possible agréable aux consommateurs, qu'il doit d'exercer sur l'économie une influence telle que, de sédatif, il devient provocateur de troubles violents et graves, qu'il doit de produire des phénomènes de perturbation générale et révulsive à l'occasion desquels nous le trouverons consigné plus loin.

Nous ne dirons rien ici de la *nicotine* son principe actif, découverte toute récente de MM. Posselt et Tiemann, alcaloïde entrevu par Vauquelin, et qui n'a encore, que nous le sachions, donné lieu à aucune expérience clinique.

A ces agents, à ces espèces énergiques, je joindrai, comme pouvant, bien que moindres en puissance, modifier utilement les aberrations de la vitalité nerveuse :

1° L'*atropa physalodes*, L., plante diurétique par hypnoticité, espèce originaire des Indes-Orientales, où l'on sait en tirer un bon parti, laquelle, au temps de Gouan, cultivée aux environs de Montpellier, y paraissait devenue presque indigène, et que j'ai trouvée à l'état agreste sur les coteaux de Mustapha, près Alger.

2° Le *physalis alkekengi*, L. (*halicacabum de* Pline), plante que plus haut nous avons vu mentionnée dans la série des diurétiques, et qui ne saurait être déplacée ici : Dioscoride employait sa racine à la dose de 1 gros infusé dans du vin pour procurer le sommeil; Arétée, Lister, Hoffmann, Gouan, l'ont déclarée utile dans la néphrite et dans l'urétrite aiguë.

3° Le *verbascum nigrum*, L., selon Gmelin, employé en Sibérie pour traiter l'épilepsie des enfants.

4° Le *verbascum sinuatum*, L. : ses graines (dit Aristote) ont la vertu stupéfiante des narcotiques, assertion confirmée par Boccone et Gouan, qui maintes fois les ont en ce sens, expérimentées avec succès.

5o La *douce-amère*, qui, par son action sur le système nerveux (ainsi que je l'ai déjà signalé à l'occasion des *toniques-sudorifiques* au milieu desquels tous les auteurs de matière médicale lui assignent une place), influence spécialement le mouvement circulatoire, et produit une diaphorèse abondante, et, de là, sa réputation dans les affections arthritiques, rhumatismales et cutanées, qu'elle guérit sans agiter l'économie, sans donner lieu à des phénomènes de réaction; d'où l'on a cru pouvoir conclure qu'il y avait quelque chose de stupéfiant dans son opération curative, à laquelle on rapporte les succès obtenus par elle dans certaines dysménorrhées.

6o Enfin, la *morelle à fruit noir* et la *morelle à fruit rouge* (*solanum nigrum*, L., si commune partout; *solanum miniatum*, L., si répandue, si usitée dans le Limousin), plantes douées de propriétés sédatives bien connues qui les rendent utiles dans la pratique externe, et que toujours on a employées avec succès dans le traitement du phlegmon, du panaris, des brûlures, des ulcères douloureux, des hémorrhoïdes, du squirrhe, du cancer; véritables panacées populaires, si jamais il en fut, vulgaires autant que possible, bases obligées des injections, des fomentations, des lotions anodines, des topiques calmants, pour lesquels, dans la pluralité des cas, on les préfère à la *tête de pavot;* comme aussi, dans les névroses locales, elles rivalisent l'*extrait thébaïque* non moins bien que les autres *solanées*. « Bien que la *morelle noire* puisse être estimée suspecte et » dangereuse (ce que des paysans ont appris à connaître » au détriment de leur volaille à laquelle cette *solanée* a » donné la mort), il est des médecins qui, loin de redouter » son action vénéneuse, la donnent à l'intérieur au lieu de » la *belladone*, et l'opposent à la dysenterie, à l'hydropisie,

» à la rétention des urines, et même à l'hydrophobie. » D'après ce dire de Triller, la *morelle noire* est donc une espèce injustement négligée par la pathologie interne, qui certes, si elle voulait la reprendre, en tirerait bon parti dans tous les cas où l'*opium* et les autres *narcotiques* peuvent être indiqués ; et ce qui n'est pas inutile à consigner ici, c'est que la *solanine* et la *dulcamarine* de M. Desfosses (lequel, par des expériences faites en 1821, fit le premier connaître ces substances *alcaloïdiques* qu'il retira, l'une (la *solanine*) des baies de la *morelle noire*, l'autre (la *dulcamarine*) des tiges de la *douce-amère*, sont, selon cet expérimentateur, comparables à l'*opium* et à la *morphine* dans leur action sur l'économie ; et, à la dose de quelques grains, elles donnent parfois lieu (dit-il) à des vomissements, mais toujours à de la somnolence, à un assoupissement profond et calme.

B. APOCYNÉES.

Væ cui floriferi nerii somno tegit umbra decipiens!

Trop peu connu des auteurs de matière médicale et des thérapeutistes, et pourtant digne de leur attention, le *laurier-rose* ou *laurose* (*nerium oleander*, L.), arbrisseau élégant, dichotome, susceptible d'atteindre une hauteur de 4 à 6 pieds, d'orangerie dans nos climats du nord, mais commun le long des cours d'eau qui parcourent et sillonnent cette partie du littoral algérien qui va de Bône à Philippeville, et de ces deux points à Constantine, arbrisseau commun dans la Corse, spontané dans la Provence et le Bas-Languedoc, agreste et gracieux ornement des versants ravinés de nos Pyrénées et de nos Alpes, le *laurier-rose* est un de ces végétaux dont le bon sens vulgaire redoute l'influence, que la science médicale néglige (bien que le méthodisme botanique lui ait assigné une place au milieu de plantes suspectes), et dont la thérapeutique pourrait peut-être tirer un bon parti.

En effet, d'après des expériences réitérées, M. le prof[r] ORFILA a prouvé l'énergie de ses propriétés dans tous les cas où STOERCK a indiqué la *ciguë*, la *stramoine* et les autres narcotiques analogues; et je ne sache pas que, dans ses expérimentations, il ait choisi, pour agir, entre la variété à fleurs roses et la variété à fleurs blanches, et ait exclusivement fait élection de l'une d'elles.

La variété à fleurs blanches, recherchée par l'horticulture en raison de sa rareté, passe, il est vrai, pour être douée d'une activité plus puissante que la variété à fleurs roses : au dire de tous, la variété à fleurs roses présenterait un ombrage inoffensif ; la variété à fleurs blanches, au contraire, serait vertigineuse, toxique même par ses seules émanations. En ceci, comme en beaucoup d'autres choses, le préjugé populaire est une erreur formelle, ce qui prouve que *vox populi* n'est pas toujours *vox Dei* ; et les deux exemples suivants suffiront à prouver, je le pense, que l'ombrage de l'un, en fait d'intoxication, ne le cède en rien à l'ombrage de l'autre ; car, dans les lieux où les scènes se sont passées, à peine connaît-on la variété à fleurs blanches.

En 1836, un détachement de 30 hommes, dirigé d'Ajaccio sur Bastia, ayant fait sa grande halte dans un lieu planté de *lauriers-roses*, fut tellement fatigué par les émanations que dégageaient ces arbrisseaux, que peu d'entre ces militaires résistèrent à l'influence de leur action, et que quelques-uns même en périrent.

Plus tard, un officier de la garnison de Cherchel (Algérie) fut un matin trouvé mort dans son lit, asphyxié par les émanations vireuses dont, pendant son sommeil, l'avaient enveloppé des branchages de *laurier-rose* récemment coupés, et dont il avait tapissé son alcôve.

« Le principe toxique de la *belladone* paraît être volatil » (dit LARTIGUE, *Répert. de ph.*, t. I, n° 44), » et pourtant l'extrait de *belladone* n'est réellement toxique qu'à une assez haute dose, et cette propriété reconnue du principe ne fait pas repousser l'emploi de l'extrait. N'en peut-il pas être de même pour le *laurier-rose*, dont le principe toxique serait volatil, et dont l'extrait pourrait être un bon succédané à la *belladone*, et au besoin même à l'*opium* ?

C. CAPRIFOLIACÉES.

E sambuco vertigines somnusque profundus.

Les émanations des végétaux, soit que, riches en acide carbonique ou en hydrogène carboné, elles deviennent funestes à l'hématose, soit qu'elles imprègnent l'air d'un aromite qui fatigue d'abord l'appareil olfactif, et ainsi exercent une impression fâcheuse sur le viscère encéphalique, ces émanations agissent d'une manière directe et formelle sur l'organisme que souvent elles excitent d'abord, mais qu'ensuite elles dépriment, qu'elles frappent de stupeur : elles produisent une sorte d'ivresse vertigineuse, conduisent à la somnolence, à la paralysie des forces vitales ; de là dyspnée, asphyxie, quelquefois même perte de la vie. Aussi a-t-il été recommandé, par certains auteurs, de ne jamais se reposer à l'ombre du *sureau commun* (*sambucus nigra*, L.) lorsqu'il est en pleine floraison.

J'ai vu des personnes prises de céphalalgie atroce, de lipothymie, pour avoir respiré involontairement l'odeur de la fleur de *sureau*, odeur puissamment prononcée pendant la vie végétative, mais qui, pour avoir perdu de son intensité par la dessication, n'en est pas moins persistante et caractéristique.

Quoi qu'il en soit, cette action due à la fragrance du principe aromatique particulier à la fleur de *sureau*, quelque prononcée qu'elle puisse se montrer parfois, ne saurait être que passagère ; et d'ailleurs l'infusion de cette fleur, sa décoction, les mixtes dont souvent elle fait partie, ne semblent participer en rien de la véhémente influence que, récente, elle paraît exercer sur le système nerveux.

De tout temps estimée anodine, émolliente, résolutive et calmante, sa portée hypnotique n'est que fort médiocre, et ce n'est réellement que pour mémoire et pour ne point laisser de lacunes dans notre cadre, que nous la mentionnons ici. L'arbrisseau qu'elle décore nous donne assez d'importants produits sans que nous ayons à nous préoccuper d'elle, en ce moment du moins.

Il n'en est pas de même du *sureau à grappes* (*sambucus racemosa*, L.), qui, dans ces derniers temps (1844), a été signalé à l'attention des médecins.

« Le fruit du *sureau à grappes* donne lieu, par son in-
» gestion intempestive ou immodérée, à tous les phéno-
» mènes qui signalent l'emploi des substances *solanées* les
» plus énergiques. » (LARTIGUE, *Rép. de pharm.*, 1844.)

Telle est donc l'action qu'il exerce sur l'économie, telle est donc son influence sur les centres nerveux, que, peu après son ingestion, la face devient pâle, les yeux s'injectent et deviennent saillants, le regard est fixe, la pupille est dilatée, et, quoi que l'on fasse, demeure dans l'immobilité la plus complète; puis viennent les vertiges, les hallucinations, les mouvements convulsifs, phénomènes qui, ordinairement, ont pour corollaire un état comateux profond. En un mot, ce fruit détermine la congestion cérébrale, essence et type du narcotisme le mieux caractérisé.

Mais, habilement mis en œuvre, il peut rendre de bons services dans tous les cas où il sera besoin de modérer l'activité nerveuse; et par conséquent, nouveau succédané à l'*opium*, prenant place au milieu des divers narcotiques dont il a été question jusqu'ici, il pourra, au besoin, les suppléer tous : et, à son sujet, nous répéterons ce que nous avons dit à propos de chacun d'eux, ce qui est applicable à tous les agents médicateurs : *tout gît dans le dosage et l'opportunité.*

D. TÉRÉBINTHACÉES, SECTION DES CORIARIÉES.

> **Tous les modificateurs de l'organique sensible peuvent, en quelque sorte, se suppléer les uns les autres.**

Analogues d'action avec les agents de la famille des *solanées*, aussi puissamment modificateurs de la nutrition organique des tissus, et pouvant, dans les dégénérescences des parties molles, dans les cancers et les ulcères cacoétiques, être consacrés aux mêmes usages, parce qu'en effet ils sont reconnus propres à donner lieu aux mêmes résultats, les *rhus toxicodendrum* et *rhus radicans*, L., arbrisseaux à tiges sarmenteuses et radicantes, dont le suc exprimé agit sur la peau à la manière des caustiques les plus énergiques, arbrisseaux étrangers à nos climats, mais fort bien naturalisés dans nos jardins académiques où la culture ne leur fait rien perdre de leurs propriétés, pourraient, malgré leur activité extrême et les qualités délétères qu'on leur attribue peut-être un peu gratuitement, pourraient, dis-je, nous offrir de précieuses ressources, si, moins timorés ou plus éclairés en ceci, nous savions parfaitement comprendre et diriger leur emploi.

Leurs extraits, administrés à l'intérieur, exercent sur l'innervation une action stupéfiante toute spéciale, bien formelle, sans donner lieu à la dilatation de la pupille, et même, assure-t-on, sans produire ces désordres de l'intelligence, ces congestions cérébrales qui rendent si redoutables les narcotiques au rang desquels ils ont été placés par leurs expérimentateurs ; et malgré l'activité caustique qui paraît être l'essence du suc exprimé des plantes récentes, ces extraits n'influencent pas d'une manière notable l'appareil digestif, contradictoirement à l'opinion de M. le prof[r] ORFILA, qui avance que leur ingestion donne lieu à une inflammation intense de la muqueuse gastro-intestinale.

Il en a été dit autant de tous les *narcotico-âcres*. Comme eux tous, les *végétaux* dont il est question ici ont été accusés de produire les vertiges, les convulsions, la stupeur et la mort, et d'eux comme des autres il a été reconnu, en grand nombre de circonstances, que, même à des doses très-élevées, ils étaient à peine sédatifs, à peine modérateurs de cette suractivité nerveuse dont la forme convulsive est la manifestation.

En effet, le d[r] DUFRESNOY de Valenciennes, qui, le premier, a introduit dans la pratique l'extrait de *rhus toxicodendrum*, et qui (eu égard à son innocuité sur les voies digestives, innocuité qu'il lui avait reconnue) n'a pas craint d'en porter la dose à 15, à 20 grains, et même à 1 et 2 gros par jour, a publié un mémoire dans lequel sont relatés les succès qu'il a obtenus par cet agent dans le traitement de l'épilepsie, de laquelle, dans la pluralité des cas, il a reculé les accès, modéré l'intensité, et dans lequel il signale les nombreuses guérisons qui ont couronné ses habiles tentatives.

D'une autre part, M. le prof[r] FOUQUIER prétend, en semblable circonstance, avoir employé sans résultats avantageux, même en le portant à des doses considérables, cet extrait qui avait si bien réussi au d[r] DUFRESNOY et à grand nombre de médecins recommandables qui, l'ayant heureusement imité, avaient confirmé ses expériences.

Déplorables contradictions qui font souvent, à juste titre, accuser la science de n'être qu'un vain et pompeux assemblage de connaissances vagues et purement hypothétiques dans leur application, et sont d'autant plus préjudiciables à l'humanité qu'elles inspirent la méfiance au médecin, et le jettent dans le découragement !

Quoi qu'il en soit pourtant de la portée que, suivant les diverses appréciations, cet extrait a sur les centres nerveux employé comme modificateur de leurs propriétés vitales, toujours est-il qu'il peut être estimé inoffensif pour les voies digestives, puisque, dans toutes les expériences dont il a été l'objet, il n'est pas dit qu'aucune des doses auxquelles il ait été administré, ait fait surgir la moindre gastrite ou gastro-entérite; et, certes, on n'aurait pas manqué à le signaler s'il en eût été ainsi. Ce silence à cet égard doit suffire aux esprits craintifs qui redouteraient de recourir à son emploi dans les cas indiqués par M. Dufresnoy et par le dr Bréra, qui affirme en avoir obtenu des succès positifs dans le traitement de la paralysie. Se conduirait-il alors à la façon de la *noix vomique*?

Des expériences comparatives que ce dernier a faites avec l'extrait du *rhus radicans*, lui ont donné des résultats égaux.

E. OMBELLIFÉRÉES.

Ad mortem somno ducit conium glaciale.

Si, continuant nos appréciations d'opposition substitutive, nous abordons la famille des *ombellifèrées*, nous trouverons encore ici de bons succédanés à l'*opium*, aux *opiacés* et à la *morphine*.

En effet, la *grande ciguë* ou *ciguë officinale* (*conium maculatum*, L., κονειων d'HIPPOCRATE et d'ARÉTÉE), plante en tout temps redoutée pour être bien formellement mortelle aux hommes, mais qui pourtant n'en a pas moins été admise parmi les agents médicamenteux ; plante que l'on fait habituellement entrer pour une part dans certains onguents ou emplâtres résolutifs ; végétal que les modernes, plus hardis qu'ANDROMAQUE, que GALIEN, qu'HIPPOCRATE lui-même, n'ont pas craint d'administrer à l'intérieur, et dans lequel ils ont rencontré un médicament efficace et sûr qu'ils ont opposé avec bonheur aux maladies les plus graves (TRILLER); la *grande ciguë*, dont les chèvres et les étourneaux se nourrissent impunément, quoiqu'il soit dit qu'elle est aussi funeste aux animaux qu'à l'homme : « *relinquam ergo cicutam Atheniensibus vel sturnis* (LUCRÈCE, *lib.* 5); » voir LEPIDUS et SCALIGER : cette espèce, bonne à utiliser en médecine, quoique véritablement vénéneuse (FRICCIUS), toute vénéneuse pour KIRCHER, SCHENCK, ETTMULLER, qui, ajoutant aux opinions émises par FRICCIUS, citent un grand nombre de faits dans lesquels la *ciguë* s'est montrée funeste et mortelle; cette espèce, expérimentée par BOERRHAAVE sur lui-même, et qui dit, à propos d'elle, que, s'étant introduit dans les narines des feuilles de *ciguë* légèrement contuses, il se trouva dans un état d'ivresse morne et stupide, ce qui nous porterait à croire que notre *grande ciguë officinale* serait l'espèce de PLINE (*cicuta venenum est, publica Athensium pœna invisa, lib.* 25, *cap.* 13), serait l'espèce des anciens, laquelle donnait lieu à un état d'anéantissement semblable au sommeil, et que suivait une mort douce et calme. La *grande ciguë*, à propos de laquelle il est bien de consulter Sim. PAULLI, ZORN, GEOFFROY, RICH-MEAD, STALPART, VAN DER WIEL, Tim. GULDENKLEE, BORRICHIUS, BAUHIN, MATTHIOLE, SALMAS et PETIT, peut, ainsi que beaucoup d'autres productions dont ses principes la rapprochent, être estimée salutaire et délétère tout à la fois. Rien d'absolu dans le monde et dans la science surtout!

Prise à l'intérieur, elle paraît agir sur le système nerveux, et se comporter avec lui comme les narcotiques que nous venons d'énumérer, puissance dépressive qui lui était reconnue au temps de St JÉRÔME; lequel considère son emploi comme propre à éteindre les désirs amoureux. L'on estime que, comme eux, elle irrite d'abord, puis occasionne des congestions locales consécutives par lesquelles on explique l'inertie intellectuelle et locomotive qui suivent les mouvements désordonnés primitifs, et à la suite desquels la diaphorèse s'établit. Je ne sais trop ce que de judicieux lecteurs peuvent penser de cette théorie explicative de l'action médicatrice de la *grande ciguë*, de cette phraséologie scientifique tant soit peu obscure à mon sens : tout ce que j'en sais, tout ce que je puis en dire, c'est que je l'ai fréquemment employée à l'intérieur et à l'extérieur, que toujours elle m'a été sédative *à priori*, que jamais en elle je n'ai rencontré un agent de perturbation, et que si parfois il est arrivé qu'elle n'ait pas calmé les douleurs, qu'elle n'ait pas amendé les accidents auxquels je l'opposais, au moins alors s'est-elle absolument comportée comme le fait une substance inerte ; et, ne produisant pas de bien, elle n'a pas causé de mal. Telle sans doute elle a été pour STOERCK, qui, le premier, dit-on, l'introduisit dans notre thérapeutique, l'administra fréquemment, l'employa sous plusieurs formes, encourageant, par son exemple et ses succès, ceux qui vinrent après lui. Si la forme qu'il avait adoptée de préférence à toute autre était l'extrait préparé avec le suc exprimé et non dépuré de la *fécule verte* à laquelle, pense-t-on, le principe narcotique est inhérent (ce qui ne veut pas dire pourtant que le suc dépuré soit privé du principe narcotique), PEYRILHE propose le suc de cette plante à la dose de 10 grains à 1 scrupule, et son extrait depuis 2 grains jusqu'à 12. Le dr MACARTAN préfère la poudre à la décoction, et surtout à l'extrait, qui souvent est brûlé, ou dont les éléments constitutifs sont altérés dans leur nature intime et dans leurs proportions relatives par la seule action du calorique, et qui, le plus ordinairement encore, est dépouillé de ses vertus narcotiques dont le principe est volatil selon lui. Ce principe narcotique de MACARTAN serait le principe vireux, le principe perturbateur, principe semblable à celui que nos prédécesseurs avaient reconnu exister dans l'*opium*, et qu'ils s'étaient évertués à détruire, à faire disparaître, à amoindrir, dans le but de rendre l'*opium* simplement narcotique, sédatif, hypnotique et toujours inoffensif, soit par la fermentation (*préparation de* ROUSSEAU), soit par l'intermède des spiritueux et des alcooliques (*laudanum de* SYDENHAM, *teinture thébaïque*, *gouttes anglaises*, *gouttes noires ou philosophiques*); ce principe vireux ne serait donc pas le seul principe narcotique : il est positif que, malgré la préparation et l'influence du calorique, un principe narcotique se retrouve dans l'extrait de ciguë, comme un principe narcotique, principe virtuel de l'*opium*, se retrouve dans son extrait, comme le principe narcotique du *pavot* se retrouve dans l'extrait de ses capsules. La pensée de MACARTAN, pour être admissible en certains cas, ne doit donc pas nous porter à répudier l'*extrait de ciguë*. En effet, si l'on doit admettre que tout principe vireux, principe caractéristique des productions narcotiques, est volatil, doit-on admettre également que nos extraits narcotiques, qui sont tous préparés à l'aide de la chaleur, ne sont ni narcotiques, ni sédatifs par le fait de la volatilisation du principe vireux ? Ce serait une erreur d'autant plus grave, que le contraire est prouvé par les expériences de chaque jour.

Si PLINE et AVICENNE vantent la *ciguë* contre les tumeurs, les ulcères cacoétiques, les engorgements glanduleux, les dégénérescences squirrho-cancéreuses des mamelles, des testicules, du foie, des ganglions mésentériques, des glandes axillaires et sous-maxillaires, dans ces différents cas de pathologie interne ou externe, nous la voyons, entre les mains de STOERCK, qui a suivi la pensée des anciens, se comporter, comme l'*opium* et les autres narcotiques, avec les ulcères de mauvaise nature, avec les affections cancéreuses, avec les altérations chroniques et passives des tissus, en modifier la vie, en changer l'état actuel, y susciter un mouvement insolite, une irritation particulière et toute dégagée de travail phlegmasique, phénomènes qui souvent en amènent la disparition. Peut-être aussi que la vertu stupéfiante qui lui est propre et qu'on lui reconnaît, y diminue d'abord la sensibilité, y comprime l'oscillation circulatoire, y suspend momentanément la nutrition et la vie, ainsi arrête le développement de ces dégénérescences, et, par une irritation nouvelle, née peut-être des réactions qui s'opèrent sous son influence, ramène à l'état normal la partie qui se trouvait être le siége de l'altération organique. Ce dernier mode d'action serait celui que l'on attribue à l'*opium* mis en œuvre dans des circonstances semblables. De quelque manière que l'on explique les modifications qu'elle exerce sur les centres nerveux, leurs appareils et leurs irradiations, en un mot sur la vie organique et sensitive, il n'en demeure pas moins vrai que les faits signalés par les anciens qui avaient reconnu en elle une action en quelque sorte élective sur le système lymphatico-glanduleux, que les faits signalés par STOERCK ont été confirmés depuis par MARTEAU de Grandvilliers, par GEIGER, qui, le premier, en isola le principe âcre actif, vireux, auquel il donna le nom de *conicine*, *alcaloïde* huileux volatil (*cicutine* de BRANDE?), avaient été confirmés avant ce dernier par DECÔTES fils, PORTES, LARRANTURE, RENARD, MASARD DE CASELLES, LEMOINE, BUISSON et COLLIN. Depuis eux, MUTEAU DE ROQUEMONT, DUPUIS DE LA PORCHERIE, HUFELAND et WATON, l'ont proclamée dans les teignes, les dartres et dans les affections scrofuleuses; RATTAW d'Amsterdam est parvenu (assure MICHAELIT) à guérir l'éléphantiasis européen avec les pilules de *ciguë*. GILIBERT dit avoir vu, à l'hôpital de Pazmann, plusieurs malades vraiment guéris par l'extrait de *ciguë* administré d'après les indications et sous la direction de COLLIN et de STOERCK; il ajoute que lui-même, pendant son séjour à Grodno, guérit, par ce moyen seul, un carcinôme de la langue, sans parler d'autres faits de ce genre qui lui sont également personnels. Me sera-t-il permis d'associer mon nom à tant de noms si justement honorables? J'ai eu nombre de fois à m'applaudir de l'avoir employé dans l'orchite aiguë consécutive et même concomitante de la blennorrhagie, dans l'orchite chronique, avec hypertrophie et induration des tissus siéges de la forme pathologique que j'étais appelé à combattre, et aussi dans certains cas d'hydrocèle, l'unissant alors à l'onguent mercuriel admis comme agent résolutif.

Enfin, non moins que ceux de la *jusquiame* et de la *bel-*

ladone, l'extrait de *ciguë*, estimé comme positivement narcotique, a été avec succès opposé à la coqueluche, par Schlessinger, Burter et Odier, cités par Mérat et Delens; aux névralgies par Chaussier, Duméril et Guersent; et, comme les extraits de ces *solanées*, il est, aussi bien que l'*opium*, un bon adjuvant (peut-être même plus formel encore) des préparations mercurielles, un bon modérateur de leur activité : ce que j'ai eu souvent occasion de remarquer dans ma pratique.

Plus énergique encore que le *conium maculatum*, surtout comme agent de médication interne, la *cicutaire* ou *ciguë vireuse* (*cicutaria aquatica*, Lam., *cicuta virosa*, L.), espèce recommandée avant nous comme d'un bon secours dans le traitement du bubon, du squirrhe, de l'engorgement du foie et de la rate, et de toutes les tumeurs inflammatoires non critiques (Mouton-Fontenille), la *cicutaire* que, bien à tort sans doute, Bulliard estimait être l'espèce dont on se servit pour empoisonner Socrate, tandis que cette espèce ne vient pas en Grèce, si du moins on en croit la flore de Sibthorp, cette plante qui, contrairement aux narcotico-âcres *solanés* et à l'*opium*, opère, non la dilatation mais le resserrement de la pupille, semblable en ceci à notre *grande ciguë* et à certaines autres *ombellifèrées* d'égale portée médicatrice, donne, par son extrait, un stupéfiant très-puissant, et, dans tous les cas précités, peut suppléer parfaitement l'espèce dont nous venons de nous entretenir, et à laquelle certains praticiens la préfèrent, bien que, d'après Wepfer, elle passe pour être plus énergiquement toxique que celle-ci.

Comme ces espèces, résolutive et calmante à l'extérieur, la *petite ciguë* (*æthusa cynapium*, L.), poison véhémentement toxique à l'intérieur, si l'on en croit le dr Lalé de Fontevrault, Vicat, Haller, Orfila et quelques autres expérimentateurs, espèce qui souvent, dit-on, a donné lieu aux accidents les plus graves étant mêlée au *cerfeuil*, avec lequel son aspect et sa forme permettent assez de la confondre, plante tout-à-fait inoffensive, au dire du dr Mérat, la *petite ciguë* peut cependant, habilement maniée, rendre d'importants services à l'art de guérir; et pareillement modificateurs narcotiques de l'innervation, nous adjoindrons à elle et aux espèces citées, l'*œnanthe fistulosa*, espèce trop peu connue des médecins, et qui pourtant mériterait de l'être davantage (Ferdinand Runge de Berlin), l'*œnanthe phellandrium*, L. (*ciguë d'eau*, *phellandrium aquaticum*, L.), espèce dont l'extrait aqueux des semences, et dont la poudre de ces semences (ainsi que nous l'avons dit à propos des *fébrifuges*), ont été, d'après quelques observations, indiqués dans les fièvres intermittentes de tous les types, espèce dont l'herbe, ainsi que celle des *ciguës*, appliquée en topique sur les carcinômes et les ulcères cacoétiques, a donné les mêmes résultats que celles-ci.

Plus virulente encore que toutes ces *ombellifárées*, l'*œnanthe crocata*, L., dont les racines ont donné lieu à plus d'une histoire lamentable, l'*énanthe* ou *ciguë safranée*, rapidement toxique à l'intérieur (car quatre cuillerées du jus de sa racine suffisent à donner la mort, si l'on ajoute foi à ce que Watson a publié à son sujet, à ce qu'avant lui les expériences de Ray avaient donné à connaître), cette *ombellifére* de nos marais pourrait néanmoins, prudemment mise en œuvre, être utilement administrée dans ces cas particuliers où l'on est appelé à modifier la sensibilité et la nutrition organique de certains tissus anormaux, de certaines exubérances dues à des concentrations vicieuses de vitalité, exubérances qui sont devenues des centres de fluxion, desquelles la résolution est presque impossible à opérer sans l'intervention d'un agent dont l'agression change d'une manière énergique et brusque les conditions sous l'influence desquelles elles se sont produites et se maintiennent. M. Godefroy dit que, dans le département de la Loire-Inférieure, la racine de cette plante, étant râpée, est le remède populaire des hémorrhoïdes.

Peut-être enfin se trouverait-on bien d'expérimenter le *chærophyllum temulum*, espèce de nos campagnes, dans laquelle on a cru reconnaître des propriétés enivrantes et vertigineuses, ce qui lui a valu le nom spécifique par lequel les botanistes le distinguent des autres espèces du genre; peut-être se trouverait-on bien d'expérimenter notre *chærophyllum sylvestre* (*cicuta vulgaris de* Ray), herbe fétide, un peu amère, préconisée dans la gangrène comme agent topique à ne pas négliger, et dont l'usage interne doit être dirigé avec une grande prudence, car (pense-t-on) elle pourrait devenir véritablement toxique entre les mains de la malveillance, de l'imprudence et de l'impéritie.

F. RENONCULACÉES.

Lurida terribiles miscent aconita novercæ.
(OVIDE.)

Riche en vésicants et en purgatifs-drastiques redoutables au point de pouvoir être estimés agents d'intoxication, la famille des *renonculacées*, que nous aurons occasion de rencontrer plus loin, ne nous offre que des narcotiques contestés et peut-être justement contestables, quoiqu'il ait été reconnu que les baies de la *christophoriane* (*actæa spicata*, L.), baies dont l'odeur est nauséuse et fétide, agissent à la manière des *narcotico-âcres*, si l'on en croit les assertions du dr LEMONNIER, touchant l'*herbe de St-Christophe*.

Narcotico-âcres ! Expression, explication bien vagues, et qui ne peuvent donner une idée réelle de la véritable valeur médicinale de ces baies ! Au point où en sont les choses aujourd'hui, on ne peut plus se contenter de mots plus ou moins sonores, plus ou moins étranges, lesquels ne sauraient être explicitement et rigoureusement représentatifs de faits matériellement reconnus, et certes, dans bien des cas, en général, on pourrait fort embarrasser les gens en leur demandant : qu'entendez-vous par ces paroles ? Qu'entendez-vous par *narcotico-âcres* ?

Bien que jadis recherchée pour ses racines, ses feuilles et ses baies (ces dernières, dit-on, tuent les poules et les chiens), bien que jadis estimée propre à combattre la chlorose, les écrouelles, la jaunisse et l'asthme pituiteux, la *christophoriane* est donc encore une espèce mal connue, plus mal expérimentée, et par conséquent à expérimenter de nouveau, quoique nul guide ne puisse, que je sache, nous diriger dans nos tentatives, nous éclairer pour son emploi, à part cependant le mémoire du dr LEMONNIER, dont il serait peut-être bien de consulter les recherches et les travaux; quoi qu'il en puisse coûter à notre paresse habituelle.

On pourrait également renouveler les expériences qui ont été faites avec sa congénère (l'*actæa racemosa*, L.), laquelle, dit-on, plus active sèche que fraîche, un peu fétide, a été (par sa racine) estimée narcotique, vénéneuse, et recommandée dans la chlorose et la leucorrhée. Originaire de la Sibérie, de la Virginie, du Canada, elle est commune aujourd'hui dans certains de nos jardins académiques.

Dans cette série des modificateurs de la vitalité nerveuse et des phénomènes organiques dépendant de son influence, n'est-il pas de notre devoir d'assigner une place à certaines *dauphinelles*; aux *delphinium elatum*, L., et *delphinium montanum*, LAM., espèces pyrénéennes dont les feuilles récentes, froissées entre les doigts, répandent une odeur vireuse très-prononcée, et que, par cela seul, on pourrait estimer narcotiques? espèces qui, avec la *staphisaigre* leur congénère, ont le privilége de posséder deux principes *alcaloïdiques*, la *delphine* (*delphinine de* BRANDE), et l'*aconitine*, principes actifs de ces plantes qui peuvent être rangées parmi les végétaux propres à enivrer les poissons, principes âcres, énergiques, toxiques, doués de la propriété de détruire l'énergie du système nerveux en frappant de stupeur ce système si impressionnable chez nous, si débile dans la dernière classe des animaux vertébrés.

Nous ne terminerons pas cette glose sans dire un mot des *aconits*, qui, à mon sens, ne tiennent pas dans notre matière médicale la place qu'ils y doivent occuper. Il était réservé à l'*Hippocrate de Vienne*, à STOERCK, médecin aussi hardi que savant, avant lequel, dit GILIBERT, on ignorait presque généralement l'usage médicinal des *aconits*, de faire connaître combien le *napel*, pris intérieurement, peut être avantageux dans certaines maladies très-rebelles.

Nous avons donc à mettre ici, sur le premier plan de cette dernière série de nos appréciations, le *napel* (*aconitum napellus*, L., *aconitum frigidum*, *veterum*), plante que plusieurs se sont accordés à reconnaître comme un véritable stupéfiant de l'innervation.

Il est vrai que, contradictoirement à ces assertions, considérant le *napel* comme principalement agent de stimulation locale, MURRAY dit l'avoir opposé aux concrétions tophacées, et en avoir par lui obtenu la résolution; que, le considérant sans doute comme modificateur de certaines dégénérations organiques auxquelles, par le fait d'une stimulation spéciale, tout élective, il imprimerait un nouveau mode de vitalité, PORTAL l'a essayé dans la phthisie pulmonaire tuberculeuse, mais il avoue qu'il n'a pas alors été heureux dans ses tentatives; tandis que BUSCH et TANCREL prétendent, dans cette lésion vitale de l'appareil respiratoire, avoir obtenu de véritables succès en unissant l'extrait d'*aconit* au *sulfure de chaux*; il est vrai enfin que beaucoup d'autres autorités imposantes, adoptant la pensée de MURRAY, de PORTAL, de BUSCH et de TANCREL, se sont refusées à reconnaître, dans le *napel*, l'existence d'une propriété narcotique analogue à celle de l'*opium*, et même à celle de nos *narcotiques indigènes*. Cependant, comme toujours on l'a fait, comme journellement on le fait encore pour l'*opium*, les drs BRÉRA et BIETT l'ont mis en œuvre dans le traitement des ulcères vénériens, et s'en sont bien trouvés; et, de même que celui de la *belladone*, son extrait a été employé, par le dr GAIGNON, pour opérer la dilatation de la pupille : ce qui indiquerait, je pense, qu'il peut y avoir, entre ces derniers et lui, quelques points de rapprochement par les phénomènes généraux qu'il suscite dans le viscère cérébro-spinal, ou au moins par l'influence qu'il exerce sur les rameaux nerveux.

Puissamment modificateur de l'innervation, et par conséquent de cette partie du système qui anime les appareils évacuatoires, l'extrait du *napel* est, par la médication générale qu'il exerce, énergiquement diaphorétique et diurétique; ce qui est incontestable : au dire de feu DE CANDOLLE, les paysans de la Suisse s'en servent pour guérir les hydropisies. Un médecin de nos armées, le dr CHAPP, a publié plusieurs faits qui constatent l'utilité de l'*aconit-napel* dans les affections rhumatiques et arthritiques, et, en ceci, d'accord avec ce psaticien, COLLIN, ROSENSTEIN et le profr ROYER-COLLARD, affirment l'avoir heureusement opposé aux douleurs rhumatismales violentes et à la goutte aiguë. Ce ne peut qu'être à la détente qui suit immédiatement son emploi que l'on est redevable de ces pertes abondantes, véritables crises curatives, auxquelles il doit d'être estimé diurétique et diaphorétique, auxquelles ces honorables praticiens ont dû leurs succès; ce ne peut qu'être à cette détente que STOLL, STOERCK, BLOM, BERGIUS, DEHORNE, WEPFER, RHEINOLD, ODHELIUS, BALDINGER, HALLER et GILIBERT, doivent d'avoir guéri, par lui seul, des chorées, des catalepsies, des paralysies. Et si l'on admet que l'on ne doit point ces résultats heureux à une action stupéfiante ou au moins modératrice qu'il exercerait *à priori*, à une vertu qui pour nous le rapproche des narcotiques, vertu que lui contestent les profrs RÉCAMIER et FOUQUIER, qui déclarent ne l'avoir trouvé que diurétique, vertu qui lui est contestée par certains autres encore qui s'obstinent à ne voir dans le *napel* qu'un agent de stimulation, malgré ce qui est ressorti de l'emploi de l'*aconitine* son principe *alcaloïdique*, ce que nous avons signalé plus haut, autant vaudra dire que l'*opium* est un agent de stimulation, parce que, dans certains cas et sous l'influence de certaines conditions, il paraît exagérer d'une manière notable la susceptibilité nerveuse.

Nonobstant donc ces opinions contradictoires à notre pensée, on peut, ce nous semble, appliquer à l'action médicatrice de l'*aconit-napel* la théorie au moyen de laquelle nous avons cherché à nous rendre compte de la médication exercée par la *jusquiame*, la *belladone*, la *douce-amère*, et le ranger, avec ces espèces, dans les utiles modificateurs des centres nerveux et des appareils placés sous leur dépendance. Nous le répétons, en modérant l'activité nerveuse, on fait taire l'éréthisme, et la détente a lieu. Et, à ce propos, nous ajouterons que l'on a beaucoup trop abusé des dénominations en spécificités. Nombre d'agents, bien qu'essentiellement différents entre eux, bien qu'essentiellement étrangers les uns aux autres par leur nature intime, par leur nature chimique, peuvent être également, au besoin, bons diaphorétiques, bons diurétiques : les toniques en soutenant les forces vitales, en aidant à leur développement; les aromatiques en les exagérant, en ajoutant à leur énergie; les narcotiques en combattant le spasme, en modérant la sensibilité nerveuse; les émollients en combattant le resserrement fibrillaire, en ramollissant les tissus. Pourquoi donc serait-ce par la stimulation plutôt que par tout autre mode d'action que le *napel* serait diaphorétique et diurétique?

Après cette espèce principale, nous signalerons, comme pouvant être estimés ses analogues d'action : 1° l'*aconitum cammarum*, espèce que Gilibert et Haller déclarent être positivement égale en puissance au *napel*, espèce de laquelle, au rapport d'Albert et de Gouan, les émanations, le simple attouchement même, suffisent à produire l'engourdissement; 2° l'*aconitum anthora* (*aconit salutifère*), espèce citée par Roques, espèce peut-être encore plus énergique (Gilibert), espèce préconisée dans les fièvres exanthématiques malignes, contre les vers et les coliques nerveuses par Zorn et Gesner, laquelle Geoffroy dit avoir plusieurs fois employée sans danger dans les fièvres malignes, à l'occasion de laquelle Haller recommande la plus grande réserve et la plus extrême prudence, espèce dont la racine, dit Boecler, est abondante en principes violents et virulents, et dont il est sage de s'abstenir : « *Inde potius ab hujus violentæ et virulentæ radicis usu* » *suspecto et damnoso, plane abstinendum*; » 3° les *aconitum lycoctonum*, *ac. pyrenaïcum*, *ac. variegatum*, et *aconitum storkeianum* de Reichenberg (*aconitum intermedium*, D. C.), espèces alpines jusqu'à ce jour plus connues des botanistes que des médecins.

Tous sont âcres, amers et d'un dangereux emploi à l'intérieur. « Tous (dit Gilibert) appliqués sur la peau, » l'enflamment et y soulèvent des phlyctènes; leur âcreté » semble avoir de l'analogie avec celle des *arums* et des » *renoncules*. » « Tous, mis en contact avec la muqueuse » gastro-intestinale, peuvent donner lieu aux phlegmasies » les plus graves, aux désordres les plus funestes. » (Orfila.)

Mais habilement maniés et prudemment administrés, ils pourraient encore nous donner les succès qu'ont obtenus avec eux les expérimentateurs que nous venons de citer, et, par l'effet direct qu'ils semblent exercer sur le système nerveux, nous être, comme à eux, également utiles dans les névroses générales, dans la paralysie, dans les fièvres intermittentes et dans la syphilis chronique, surtout dans celle dont les douleurs nocturnes et ostéocopes sont le caractère distinctif et la manifestation. Plusieurs observations qui me sont propres me confirment dans cette pensée.

Enfin, leur *alcaloïde*, découvert et isolé par Brande, l'*aconitine*, pourrait aussi, peut-être, nous devenir un heureux moyen de curieuses et satisfaisantes expérimentations.

Désormais, plus justes envers les productions de notre sol, reprenons les expériences faites, et je crois que nous obtiendrons les mêmes résultats ! car, de tous les faits énoncés, l'on peut, ce me semble, raisonnablement conclure que les *pavots* d'Égypte et d'Orient, bien cultivés chez nous, et la récolte de leur *suc* étant bien faite, doivent nous donner un bon et véritable *opium indigène*; que d'ailleurs la *thridace*, telle qu'elle doit être recueillie, peut parfaitement suppléer la production du Levant; que le *coquelicot*, l'*hypecoum*, pourraient devenir des agents admissibles dans cette succédanéité; que nos autres *narcotiques*, bien maniés, nous peuvent être encore aussi utiles qu'ils l'ont été, alors que la guerre continentale, alors que le blocus continental nous interdisaient la liberté du négoce dans les échelles du Levant, alors que la piraterie barbaresque ajoutait aux difficultés, aux obstacles que nous suscitait le monopole intolérant de la mercantile Angleterre. Grâce à eux (c'est une conviction que je voudrais pouvoir inspirer), nous pouvons cesser d'envier aux Orientaux leur *opium* et l'ivresse extatique qu'il leur procure, cesser enfin d'être constamment tributaires bénévoles d'un commerce toujours frauduleusement fait (10) !

NOTES.

(1) *Opium*. Nos chimistes actuels se sont chargés de résoudre les doutes et les problèmes de TRILLER.

(2) *Opium*. *Amphion* dans l'Inde, *jya-pien* en Chine. *Papaver orientale*, L.

« Celui qu'on porte à Wampou se récolte à Patma.

» L'empereur *Kang-Hi* a défendu, sous peine de mort, d'intro» duire l'*opium* dans ses états. Cependant on en vend tous les ans » quatre ou cinq cargaisons, soit à Macao, soit à Cang-Tong ; et » une caisse, de deux livres pesant, y est vendue jusqu'à 600 pias» tres. Les Chinois enveloppent l'*opium* avec des aromates, le » mêlent avec leur *tabac*, et le fument. Mais l'usage de cet *extrait* » est fort pernicieux ; et ceux qui ont l'habitude d'user de l'*opium* » portent, sur un front de 30 ans, toutes les marques de la ca» ducité, et l'air d'abrutissement qui ne leur est que trop réel, » puisque leur mémoire et leurs facultés intellectuelles sont abso» lument émoussées. » (*Extrait d'un mémoire manuscrit.*)

Tel est l'état des *tériakis* ou buveurs et fumeurs d'*opium*.

(3) Est-il utile de mentionner ici que SONINI, bien que voyageur distingué, n'était ni médecin, ni chirurgien, ni anatomiste? L'excessive tuméfaction de l'œil malade pouvait lui faire croire à l'existence d'un abcès.

(4) Voir la *mandragore*, page 512 de ce travail.

(5) *Chanvre*. Le *cannabis indica*, seul ou mêlé à l'*afioun* (*opium*), sert encore, sous le nom de *bangue* ou *bendje*, chez les Malais et autres peuples de l'Asie-Orientale, à exciter les extases sacrées, et à provoquer des actes fanatiques chez les *bonzes* et les *fakirs*, à leur inspirer des contemplations ascétiques qui les détachent du monde, et les lancent aux cieux.

(VIREY, *Botanique sacrée.*)

Bangue. Mélange que l'on fait, aux Indes-Orientales, avec le *musc*, le *sucre* et la graine du *cannabis indica*. Cette préparation rend joyeux et facétieux ceux qui en font usage.

Mélange de cette *graine* pulvérisée avec de l'*opium*, de l'*aréca* et du *sucre*. Les Indiens prennent de cette composition pour oublier leur chagrin, calmer leurs maux, et dormir sans inquiétude.

(Hyacinthe d'ORTES.)

(6) Cet intolérable, ce misérable et coupable abus en sophistication des substances exotiques ou précieuses, et alors d'un prix élevé, cet abus existait dès le temps de DIOSCORIDE. Il se plaignait de ce qu'on mêlait, à Alexandrie, le suc de *glaucium* (espèce de *chélidoine*, *chelidonium glaucium*, L., *papavéracées*), et celui des *laitues sauvages*, à l'*opium* qui parvenait à Rome.

« *Glaucio enim et sylvestribus lactucis succum detrahi solitum* » DIOSCORIDES *prodit*, *quo verum opium adulteraretur.* »

(PLIN., *lib. XX*, *cap. xviij.*)

(7) *Jusquiame* et *eau de genièvre.*

« Le 25 Mars 1649, on servit, pour la collation des R.R. P.P. » Bénédictins du couvent de Rhinow, de la salade que l'on croyait » être de la *chicorée blanche*. Il était venu de la *jusquiame* dans » la plate-bande de *chicorée*. Le jardinier arracha les deux plantes, » et eut soin de les séparer. Un domestique, qui n'en savait pas » faire la distinction, les porta pêle-mêle à la cuisine, où on les » fit cuire, et on les servit à table. Les religieux en mangèrent » avec beaucoup d'appétit. Aussitôt qu'ils allèrent se coucher, les » symptômes du poison commencèrent à paraître. Les uns étaient » attaqués de vertiges; les autres avaient la langue et les lèvres » brûlantes et le gosier sec : quelques-uns éprouvaient des dou- » leurs d'entrailles et un malaise dans toutes les parties de leur » corps. Quand l'heure de minuit fut venue, et qu'il fut question » d'aller à matines, on vit une triste métamorphose : il y eut un » de ces religieux qui avait un transport si violent, et qui pa- » raissait si faible, qu'il fallut lui administrer les sacrements, » comme à un homme désespéré.

» Parmi ceux qui étaient allés au chœur pour dire matines, » les uns ne pouvaient pas lire ni ouvrir les yeux, ou bien ils » entremêlaient quelques versets et quelques paroles qui n'étaient » pas de l'office du jour; de sorte qu'on fut obligé d'en renvoyer » un ou deux. Quelques-uns, voulant prier Dieu, en ouvrant leur » livre, croyaient voir courir des fourmis.

» Le lendemain matin, ce fut un spectacle assez plaisant de » voir un frère-tailleur qui voulait travailler : il était assis sur

» son établi ; il n'y voyait pas, et ne pouvait enfiler son aiguille ; » et, quand elle fut enfilée par son apprenti, elle lui parut avoir » trois pointes : il se piquait, à chaque fois, les doigts ou les » genoux, de façon qu'il était tout en sang.

» Un petit nombre de ceux qui s'étaient aperçus de la différence » de goût, laissèrent les grosses racines, mangèrent les petites, » et conservèrent leur bon sens.

» Telle fut la manière dont quelques-uns furent agités jusqu'au » jour, sans savoir l'origine de ce désordre ; mais comme le mal » était commun, on jugea qu'il venait de la cuisine. Enfin, après » avoir bien cherché, on reconnut la méprise du jeune domestique.

» On envoya, de grand matin, chercher un médecin de Schaf- » fouse, qui les trouva encore dans leur manie ; et, leur ayant » fait boire de l'*eau distillée de genièvre*, il les guérit tous. Il » les félicita de ce que l'on avait mêlé des racines de *chicorée* » avec celles de *jusquiame*, et qu'on avait un peu diminué de » leur mauvaise qualité en les assaisonnant avec du *vinaigre* ; car, » sans cela, ils auraient tous péri.

» L'un d'entre eux, qui avait mangé beaucoup de racines de *jus-* » *quiame*, se plaignit qu'il lui en était resté un obscurcissement » dans la vue, de sorte qu'il était obligé de se servir de lunettes, » au lieu qu'il avait la vue fort bonne auparavant. »

(Wepfer.)

On peut, je pense, conclure de ceci que la *baie de genièvre* serait, au besoin, un bon succédané du *café* dans les empoisonnements par l'*opium* et par les *narcotiques*.

(8) *Jusquiame* et *belladone*.

« Dans ces derniers temps, on a beaucoup parlé de la *jusquiame* » et de la *belladone* pour la réduction des hernies. M. Speziani » en a fait une pommade dont il enduit la tumeur. Meale, Vignes, » Joffre, Carré, Morand, Porta, Sorbet, Neuber, Chanel, » Perone, Koehler, Fuzet, Bouchet, Paget, Faye, Magliari, » se sont conduits de la même manière et avec succès. M. St- » Amand n'a pas été moins heureux en employant en cataplasmes » les feuilles de ces plantes. M. Riberi couvre, de cette pommade, » une bougie qu'il porte dans l'urètre, et prétend également en » avoir obtenu des succès. Il y a d'ailleurs long-temps que Guérin » de Bordeaux se sert de *bougies opiacées*, introduites dans l'u- » rètre, pour remédier à l'étranglement herniaire. Dire qu'il faille » accorder une grande confiance à de tels moyens, je ne l'oserais ;

» mais comme ils sont d'un essai facile et dépourvu de dangers, » je ne vois pas pourquoi on n'y aurait pas recours lorsque rien » n'oblige à pratiquer sur-le-champ l'opération. Je m'en suis servi » six fois. La tumeur, graissée matin et soir de *pommade de* » *belladone*, était ensuite recouverte de cataplasmes simples. Deux » fois j'ai fait porter de la même pommade dans l'anus, sur une » forte mèche, et je dois avouer que divers malades ont paru » s'en bien trouver. »

(VELPEAU, *Nouveaux éléments de médecine opératoire.*)

(9) *Pigneria trinervia* de CAVANILLES, suivant KUNT, plante *corymbiférée*, vulgairement désignée sous le nom de *trebel de Cuba*, est employée, à la Havane, pour aromatiser le *tabac* en feuilles.

(10) Dans cette série d'hypnotiques, de stupéfiants, de modérateurs de l'innervation, d'hyposthénisants de l'organique sensible, nous pensions avoir tout dit : notre tâche nous semblait accomplie, car, marchant avec notre siècle, nous leur avions (sortant de notre cadre) réuni l'*éthérisme*, lequel, entre les mains de praticiens connus, avait dépassé en puissance tout ce que le règne végétal peut nous offrir de plus formel. Nous possédons mieux que cela aujourd'hui, et plus tard, sans doute, nous posséderons encore mieux.

Grâce à M. SOUBEIRAN, *chimiste distingué*, pharmacien en chef de notre Hôtel-Dieu de Paris, nous possédons un agent, liquide semi-oléagineux, quelque peu jaunâtre, plus dense que l'eau, dont l'action, généralement plus prompte que celle de l'*éther*, a l'avantage d'être un peu plus durable; dont l'action spéciale est, comme celle de l'*éther*, d'engourdir la vie sensitive, sans pourtant (bien qu'il y ait à redouter une congestion pulmonaire par le fait de son emploi), sans pourtant, dis-je, agir d'une manière fâcheuse sur la circulation générale : il a été reconnu que, pendant l'inhalation de ce fluide nouveau, et pendant le sommeil qui la suit, le pouls est un peu accéléré.

Ce fluide nouveau, nommé *chloroforme* par M. DUMAS qui en a fait l'analyse, ce fluide qu'il serait peut-être plus radical de nommer *chloromorphe* que *chloroforme*, que M. le pharmacien SOUBEIRAN (1831) a obtenu en distillant une solution de *chlorure de chaux* additionnée d'un cinquième d'*alcool*, ce fluide (*trichloride of formil's* de SIMPSON, *hypochlorite*, *perchlorure de formile*, *chloroforme*), préparation reproduite en Allemagne, dans le laboratoire de M. Liebig, ce fluide laisse bien loin derrière lui les applications anciennes et les expériences modernes.

M. Simpson, son premier expérimentateur (son premier applicateur à la thérapeutique chirurgicale), et qui d'abord l'a essayé sur lui-même (ainsi que, depuis lui, l'a fait M. le prof[r] Gerdy), l'a employé avec succès sur un jeune enfant : depuis, M. le d[r] Quevenne, fabricant de produits chimiques, son vendeur, a su le préconiser; depuis, MM. Amussat, Faudras et Chatin, l'ont essayé sur des animaux; depuis, M. Miller d'Édimbourg, dans l'amphithéâtre de *King's Collége*, MM. Jobert de Lamballe, et Sédillot, M. le prof[r] Roux, dans leur clinique et à l'Hôtel-Dieu de Paris, ont opéré avec un succès remarquable des sujets qu'ils avaient soumis à l'influence des inhalations *chloroformiques*. Y aurait-il plus d'avantage à *chloroformiser* qu'à *éthériser*? *Videbimus infrà.* M. Flourens entrevit le premier la propriété stupéfiante, hyposthénisante, anesthésique, essentiellement immobilisable du *chloroforme*; mais, convenons-en, sans M. Simpson, son premier et courageux expérimentateur, nous en serions à la méconnaître encore. (Voir les journaux, 1847.)

En vérité, nous avons bien sujet d'en vouloir à M. Soubeiran, et plus encore à M. Flourens, pour avoir tant tardé à nous faire connaître et à répandre un agent dont la découverte (pour pouvoir être riche en résultats funestes entre les mains de la malveillance et de l'impéritie) paraît être si précieuse pour l'art de guérir et pour l'humanité. En ceci le blâme doit plutôt être déversé sur le *docteur-médecin*, membre de l'Institut, que sur le *pharmacien-chimiste*.

(*a*) *Opium.* La *codéine* est en grande faveur parmi quelques praticiens de l'*École* de Montpellier, qui la préfèrent à la *morphine*, et l'administrent aux mêmes doses que celle-ci.

(*b*) *Laitue.* M. Arnaud de Nanci a conseillé d'extraire le *suc* de *laitue*, et de le distiller. Il a obtenu une eau vireuse et très-odorante; mais elle a l'inconvénient de ne pas se conserver. M. Chevallier a pensé avec raison que, si on la convertissait en *sirop* au moment de sa préparation, on pourrait s'en servir toute l'année. Cette préparation doit être faite avec la *laitue montée* et prête à fleurir. Le *sirop* doit être fait au bain-marie, dans les proportions de deux parties de *sucre blanc* sur une d'*eau distillée*.

Ce *sirop* a été administré à 11 malades : à tous, il a donné le calme et le sommeil, et jamais, à la dose de 1 once à 1 once et demie, n'a causé de malaise. Il n'occasionne pas de céphalalgie, et n'agit pas sensiblement sur la circulation ni sur l'appareil digestif. Les effets du *sirop de laitue*, donné à des sujets atteints de maladies chroniques, ont presque été aussi marqués que ceux du *sirop diacode* et des *pilules* de *cynoglosse*. Une once de *sirop de laitue* nous a paru équivaloir à une demi-once de *sirop diacode*.

(*Bulletin général de thérapeutique.*)

IV. ÉMÉTIQUES.

Imperitissimæ gentes, herbas in auxilium vulnerum, morborumque noverunt.

C. Cels., *ad præs.*

Parmi les agents dont la propriété spéciale est d'exercer une impression brusque sur l'estomac, et de provoquer le vomissement, l'*ipécacuanha* proprement dit, racine du *cephœlis ipecacuanha* (Richard), *callicocca ipecacuanha* (Brotero), *ipecacuanha fusca* (Pison), *psycothria emetica* (L., suivant Bodard), production de la famille des *rubiacées*, l'*ipécacuanha* donc tient aujourd'hui le premier rang dans nos fastes thérapeutiques, abstraction faite toutefois des préparations *antimoniales*. Et encore le rang assigné à cette espèce (la seule officinale pour nous) lui est-il disputé par l'*ipécacuanha annelé gris* (*ipécacuanha annelé majeur* de Guibourt, *cephœlis emetica* Pers.), par l'*ipécacuanha annelé gris-rouge* de Lémery et de Mérat, et par l'*ipécacuanha strié* de Richard, *ipécacuanha glycyrrhizé* de Lémery (*psychotria emetica*, Mutis), également de la famille des *rubiacées*, productions toutes indistinctement officinales, ou à peu-près du moins, provenant toutes, selon moi, ou d'espèces non positivement distinctes entre elles, mais variétés les unes des autres, tirant leur origine d'une souche, ou pour mieux dire d'une race commune, ou dont les différences de forme et d'aspect que l'on peut remarquer en elles ressortiraient, soit de leur âge, soit de leur position radicaire, soit des conditions qui ont pesé sur leur vie végétative, en admettant que les unes et les autres auraient été enlevées au même individu, ce qui n'est pas probable.

Émétique doux et sûr, vomitif du jeune âge, des femmes, des constitutions délicates, purgatif parfois, alexipharmaque, antidysentérique (Adrien HELVETIUS, LEIBNITZ, PISON, WEDEL, VATER, VALENTIN, GEOFFROY, CARTHEUSER, ZORN, LOESEKE, SCHULZ, BUCHNER, HOFFMANN), notre *ipécacuanha officinal*, pris entre les productions que nous venons de citer, l'*ipécacuanha brésilien* (*herba paris brasiliana polycoccos*, RAY), sera toujours, ainsi qu'il l'a été, un utile et bon modificateur des tissus et des appareils, soit qu'il faille en éveiller, en exagérer momentanément la vitalité, soit qu'agent de contre-stimulation, il doive, au moyen de l'impression qu'il exerce, ramener à une mesure normale et physiologique les tissus et les appareils dont la vie et les fonctions sont perverties ou exagérées; mais cette production, toute précieuse qu'on la veuille estimer, ne peut-elle être représentée par aucune des nôtres ?

En vérité, ce n'est que chez nous que cet engouement pour tout ce qui nous vient du dehors, donnant aux exotiques un privilége essentiellement officinal, nous rend injustes pour tout ce qui nous est propre, rend l'*ipécacuanha* du commerce et des officines victorieux de toute autre production végétale qui, dans les mêmes circonstances, pourrait rendre les mêmes services que lui.

Au Brésil même, et dans beaucoup d'autres contrées éloignées du Brésil et du Pérou, ses lieux d'origine, cet *ipécacuanha* a des succédanés, compte de nombreux émules qui, parés de son nom comme indicateur de leur action, lui ont interdit tout envahissement, ou au moins toute possession exclusive. Tels sont, par exemple : 1° l'*ipécacuanha annelé blanc* ou *amylacé* du Brésil (*ipécacuanha branca* des Brésiliens), soit le *richardsonia brasiliensis* de GOMÈS, soit le *richardsonia scabra* de KUNTZ, soit le *richardsonia rosea* de St-HILAIRE (*richardsonia emetica* de MUTIS); 2° l'*ipécacuanha de la Caroline*, *podophyllum peltatum* de CATESBY

(*renonculacées*) ; 3° deux *faux ipécacuanhas* du Brésil, l'un, *caa-apia* (*ipecacuanha flava* de TRILLER), racine du *dorstenia brasiliensis* ou *brasiliana* (*urticées*), l'autre, racine d'une *violariée*, l'*ionidium ipecacuanha* de VENTENAT, espèce indigène et usitée dans la république Cis-Platine (*viola ipecacuanha*, L.).

Tels sont aussi l'*ionidium polygalæfolium*, autre *faux ipécacuanha du Brésil* ; l'*ionidium parviflorum* de VENTENAT (*viola parviflora*, L.), sorte d'*ipécacuanha blanc* du Brésil et du Pérou, espèce dont DE CANDOLLE a trouvé, dans le commerce, les racines mêlées à celles de l'*ipécacuanha blanc* ; et l'*ipécacuanha de Cayenne*, racine du *viola calceolaria*, L. (*ionidium calceolaria*, VENT.), racine presque toujours mélangée avec celle de l'*ionidium itouboa* de VENTENAT, l'un et l'autre *faux ipécacuanhas* de LEJEUNE, toutes espèces qui appartiennent à la famille des *violariées*. Aux îles de la Société, le suc d'une *thymélée*, du *daphne fœtida*, est employé comme vomitif (DE COMEIRAS).

A Cayenne, une autre racine vomitive, celle du *boerrhaavia diandra*, L., plante de la famille des *nyctaginées*, y est employée sous le nom d'*ipécacuanha*, nom également donné aux racines d'une autre plante de la même famille, à celles du *boerrhaavia hirsuta*, L., desquelles on fait usage sur la côte de Guinée. L'*ipécacuanha* de l'archipel des Antilles paraît être dû aussi à une *nyctaginée*, au *pisonia fragrans* ; celui de l'Amérique-Septentrionale provient de l'*euphorbia ipecacuanha*, L. (*euphorbiacées*); celui de la Virginie et des États de l'Union est donné par le *gillenia trifoliata* (*spiræa trifoliata*, SOUBEIRAN), sous-arbrisseau qui, avant M. SOUBEIRAN, avait été rapporté, par M. GUIBOURT, à la famille des *spiréacées*.

Outre les espèces officinales fournies par la famille des *rubiacées*, et que nous connaissons, M. LEMAIRE-LIZANCOURT cite encore, pour cette famille, l'*ipécacuanha noir du Ceylan*, racine que l'on doit au *spermacoce hispida*, et un *ipécacuanha gris* que, dans la même localité, fournit le *spermacoce hexandra*; puis le faux *ipécacuanha strié* des *commerçants*, probablement dû à un *spermacoce* du Brésil; puis encore, au Brésil, les racines du *spermacoce poaia* de M. St-Hilaire, celles du *spermacoce crocea*, et celles aussi du *spermacoce ferruginea* (*manettia cordifolia* de Martius), également indiqués par St-Hilaire; puis le *faux ipécacuanha de Ceylan*, apporté en France par M. Lechesnault; puis enfin l'*ipécacuanha des Indes*, que l'on enlève indifféremment aux *cephælis muscosa*, *ceph. asthmatica*, et *ceph. punicea*, tous trois originaires de Surinam, et qui fournissent aux Indiens des remèdes contre l'asthme et les catarrhes.

La famille des *papavéracées* donne, au Canada, le *sanguinaria Canadensis*, dont la racine est éméto-drastique (Ach. Richard); celle des *polygalées* donne, à la Chine, un *ipécacuanha noir* provenant du *polygala glandulosa*, et, en Amérique, le *polygala seneka*, espèce citée ailleurs, espèce que Cullen, dans sa Matière médicale, estime être uniquement purgative, mais dont la poudre, au dire de M. le prof^{r} Trousseau (d'après le d^{r} Bretonneau, son maître, lequel trouve dans cette poudre une grande analogie de propriétés médicatrices avec celle de l'*ipécacuanha officinal*), est positivement émétique, à double et triple dose cependant de l'*ipécacuanha vrai*.

Le faux *ipécacuanha des Antilles* tire son origine de l'*asclepias curassavica*, L.; celui des Hindoux serait représenté par le *mudar de l'Inde*, racine dont, parmi nous, il a été question pour la première fois en 1824, et depuis en 1835, racine qui provient du *calotropis mudarii*, d'après le d^{r} Buchanan de Calcutta, et non du *calotropis gigantea* de Brown (*asclepias gigantea*, L.), ainsi qu'on l'avait pensé d'abord : cette racine, préconisée comme éminemment tonique, sudorifique, antiscrofuleuse, antisyphilitique, par les d^rs WHITELAW AINSLIE, Georges PLAYFAIR, James ROBINSON, TWINING, BROWN, CUMMING, est émétique, et même éméto-cathartique à la dose de 3, 5 et 7 grains répétés trois fois par jour. *L'ipécacuanha de l'Ile-de-France* (*ipécacuanha blanc de* LÉMERY, *ipécacuanha filamenteux*), provient du *cynanchum ipecacuanha* (Ach. RICHARD) : c'est probablement le même que celui de WILLDENOW, lequel, sans doute aussi, est l'*ipécacuanha blanc de* PELLETIER. *L'ipécacuanha blanc du Bengale* est la racine du *cynanchum lævigatum*; celui des hôpitaux de Ceylan est la *cynanchum tomentosum*; celui de l'île Bourbon est le *periploca mauritania*, et enfin celui du Malabar est le *periploca ciliata*, toutes espèces appartenant à la famille des *apocynées*.

Nous pourrions signaler encore un grand nombre d'autres racines vomitives employées sous le nom d'*ipécacuanha* dans différentes contrées, lesquelles racines sont dues à des plantes répandues dans seize familles naturelles, et que, dans un mémoire fort remarquable, présenté à l'Académie des sciences, M. LEMAIRE-LIZANCOURT signale à l'attention des praticiens et des savants, indiquant aussi que le mot *ipécacuanha* est un terme brésilien consacré à désigner toute substance vomitive.

Ce n'est donc qu'en Europe, ou, pour mieux dire, ce n'est donc qu'en France que l'*ipécacuanha* dit *officinal* a fait repousser de la thérapeutique tout ce qui, avant lui et aussi bien que lui, avait rempli les conditions que l'on recherche dans une médication émétique, révulsive et contre-stimulante. Adrien HELVETIUS fut le premier, dit-on, qui l'introduisit en France en le présentant comme une véritable panacée antidysentérique. LOUIS XIV l'acheta d'HELVETIUS, et, à l'exemple du GRAND ROI, la cour, la ville, la province se hâtèrent d'adopter l'*ipécacuanha*; et nos produits, et les services qu'ils avaient rendus, et ceux qu'ils pouvaient rendre encore, grâce à l'enthousiasme d'alors (grâce à cet enthousiasme qu'inspire toute chose nouvelle), furent éclipsés, furent effacés par le nouveau venu. Il fut donc, dès ce jour, de vogue et de mode parmi les gens du monde, parmi les gens qui avaient à cœur de se distinguer du commun des martyrs, en se modelant sur Versailles; mais il paraît pourtant qu'il demeura long-temps encore éloigné de la pratique médicale vulgaire et répandue : car feu le prof[r] Desgenettes prétend que ce fut un de ses maîtres, médecin à l'Hôtel-Dieu de Paris, le d[r] Doucet, qui, le premier, l'introduisit dans la pratique des hôpitaux, où publiquement il en professa l'efficacité dans les flux diarrhéiques et dysentériformes. Et, dès lors, il devint un émétique, un cathartique, un antidysentérique, un anti-catarrhal, un anti-asthmatique des plus vulgarisés. Quels que soient les succès qui peuvent militer en faveur de son adoption, rien ne saurait, ce me semble, justifier l'entier abandon que nous avons fait de celles de nos substances végétales qui, avant lui, nous avaient, autant que lui, été utiles dans les mêmes circonstances.

Certes (au point de vue d'astringence, de purgation, d'éméticité), certes, la stimulation que l'*ipécacuanha* exerce sur les surfaces exhalantes de l'appareil digestif, stimulation qui parfois en exagère les actes fonctionnels, et qui parfois aussi donne lieu à une contre-stimulation modificatrice du mouvement vital, dont alors elle semble, au moyen d'une sorte de spécificité de l'agent, ralentir l'action et diminuer la force; certes, cette irritation qui, de la surface gastrique se propage à la surface gastro-duodénale, détermine l'épanouissement, la turgescence des capillaires qui les tapissent, augmente l'action sécrétoire des cryptes muqueux, donne ainsi lieu à une exhalation mucoso-séreuse considérable, met en état d'orgasme le foie et le pancréas, en stimulant, soit directement, soit indirectement et par contiguïté, l'orifice des canaux cholédoque et pancréatique, et fait ainsi affluer la bile dans la cavité gastrique et aussi dans le conduit gastro-intestinal; cette irritation, productrice des nausées et du vomissement, cette stimulation spéciale qui, maintes fois, fait de l'*ipécacuanha* un cathartique doux, cette contre-stimulation si utile dans les aberrations vitales des organes de la digestion, sont, non moins que par lui, produites par des agents végétaux dont l'unique tort, à nos yeux, est de n'être pas étrangers.

En effet, sans parler des *urtica dioïca* et *urtica pilulifera*, dans les semences desquelles MATTHIOLE, SÉRAPION et FERNEL avaient trouvé un émétique doux; sans parler de la *pivoine*, de laquelle, au dire de BOERRHAAVE, de LINNÉ, de Néhémie GREW et des *continuateurs de la Matière médicale de* GEOFFROY, la semence agit comme émétique et laxative; sans parler de l'*eau distillée* des fleurs du *robinier commun* que nous avons eu occasion de citer plus haut, laquelle, d'après des expériences toutes récentes, est signalée comme béchique, incisive, expectorante, anticatarrhale, laquelle (*eau distillée*), bouillie avec du *sucre* et prise tiède, provoque parfois le vomissement chez les adultes (peut-être l'analyse chimique y découvrirait-elle de la *cytisine*), beaucoup d'autres produits de notre sol nous peuvent venir en aide, et nous dispenser de recourir aux produits brésiliens.

Avant la découverte et l'importation de l'*ipécacuanha*, nos médecins se servaient ordinairement de l'*azaret* (*cabaret*, *oreille d'homme*, *azarum europæum*, L., *aroïdées*, JUSSIEU, *azaroïdées*, VENTÉNAT) lorsqu'ils voulaient produire un effet émétique; sa racine était le vomitif le plus vulgairement employé. Diurétique, emménagogue, fébrifuge habituellement opposé aux fièvres automnales, émétique par ses feuilles et ses racines (en poudre, en infusion, en décoction), l'*azaret*, ainsi que beaucoup d'autres agents énergiques, s'est vu tantôt accueilli comme espèce éminemment utile, tantôt répudié comme espèce suspecte et dangereuse, par HERMANN, BOERRHAAVE, GEOFFROY, SCHULZ, ZORN, LINDAN, WEDEL, Sim. PAULLI et LOESEKE. ARÉTÉE et PLINE administraient sa racine en poudre comme émétique et sudorifique; depuis eux, on l'a associée à l'*opium*, et elle a donné pour résultat tous les effets de la poudre de DOWER, et a représenté l'*ipécacuanha* pour les affections dysentériques. DIOSCORIDE comparait la racine de l'*azaret* à celle de l'*ellébore* pour l'énergie; LINNÉ dit qu'en décoction, elle devient un purgatif doux, et agit à la manière des diurétiques : c'est ce qu'avant lui avaient remarqué PLINE et MATTHIOLE. Purgatif hydragogue pour ZAPATA et SCHEFFLER, purgatif de moyenne portée pour TOURNEFORT, purgatif fébrifuge pour LINNÉ, BERGIUS, VOGEL et FERNEL, cette racine fut de tout temps, avant nous, considérée comme un agent précieux, mais dont il fallait savoir user avec prudence. Les expériences de CULLEN, celles de COSTE et WILLEMET, prouvent que sa puissance médicinale ne diffère que fort peu de celle de l'*ipécacuanha*. Bon sternutatoire, sa poudre est vomitive à la dose de 24 grains (MÉRAT) : s'il arrive que parfois l'*ipécacuanha* purge sans faire vomir, il en est de même de l'*azaret*; si quelquefois on est forcé, pour produire le vomissement, de porter notre indigène à la dose de 30 grains, on est souvent contraint d'employer la même dose avec la *racine brésilienne*; d'ailleurs TOURNEFORT assure que, plus la racine est récente, plus elle a d'énergie, et alors la dose en peut être diminuée de moitié, et ainsi des *feuilles*, lesquelles, au rapport du d^r LOISELEUR-DESLONGCHAMPS, ont plus d'activité que la racine : et cependant l'*azaret* est inusité aujourd'hui.

Ce n'est pas non plus sans de justes motifs que l'on a attribué la propriété émétique aux racines des diverses *violariées* de nos climats. COSTE et VILLEMET disent qu'à la dose de 2 scrupules à 1 gros, la poudre des racines du *viola odorata*, L., excitait trois à quatre vomissements, et provoquait cinq à six selles copieuses; que 2 à 3 gros de ces racines bouillies dans 6 onces d'eau pour réduire à 4, donnaient le même résultat et offraient les mêmes avantages que l'*ipécacuanha* pour le traitement de la dysenterie ; et, avant eux, HENNING et HOFFMANN avaient reconnu et démontré que 2 onces d'*infusum aqueux* des semences et des racines de cette espèce (douze heures de digestion) constituaient un purgatif doux, véritable et positive analogie d'action explicable par la présence, dans les racines et les semences de notre *violette*, de ce principe éméto-cathartique propre à l'*ipécacuanha*, de cet agent de médication modificatrice de la vitalité et de la sensibilité de la muqueuse gastro-intestinale, principe qui se retrouve dans le suc exprimé des feuilles de cette plante, lequel, selon LINNÉ, provoque de légers vomissements, et purge bien à la dose de 2 onces. Si, peu convaincu par les observations prises et recueillies, on persistait à nier ici la possibilité d'une succédanéité avantageuse, sous le vain prétexte de non similitude dans la constitution chimique (argutie purement scolastique!), eh bien! que l'on consulte les travaux du dr BOULLAY père! L'on y verra que les racines de la *violette odorante* sont, aussi bien que l'*ipécacuanha*, pourvues d'un principe *alcaloïdique* désigné par lui sous le nom de *violine*, principe actif, âcre, vireux, pouvant devenir toxique (ORFILA), principe qu'il a également trouvé dans les fleurs, les semences et les feuilles de cette jolie et suave espèce, principe qu'avec juste raison il a proposé de dénommer *émétine indigène*, lequel, suivant lui, y existe combiné avec l'*acide malique*, et lequel, suivant M. CAVENTOU, s'y rencontre réuni à une petite quantité d'*émétine*, principe actif *alcaloïdique* particulier à l'*ipécacuanha vrai des officines*, dans lequel il se trouve combiné avec l'*acide gallique*. (BOULLAY.)

Quoique moins énergiques, les racines de la *violette de Mars* (*viola canina*, L.) n'en sont pas moins émétiques et purgatives, et, sans doute, on ne se trouverait pas mal de répéter avec elles les expériences de NIEMEYER. Comme aussi l'on pourrait, à leur défaut, trouver des ressources dans la *pensée sauvage* (*viola tricolor*, *v. rothomagensis*, *v. arvensis*, L.), espèces déjà citées aux toniques-diaphorétiques, plantes dont les racines jouissent de propriétés vomitives égales en portée à celles du *viola odorata*, leur poudre étant, par M. le prof^r Ach. RICHARD, indiquée pour être émétique à la dose de demi-gros, plantes dont parfois l'infusion, au dire de BERGIUS, purge et fait vomir.

La famille des *euphorbiacées*, que nous trouverons si fertile en agents purgatifs, ne sera pas déplacée non plus dans la série des végétaux proposés pour suppléer l'*ipécacuanha*. COSTE et WILLEMET avaient déjà tenté des essais qui pourraient seuls déterminer à leur emploi dans les cas où la *racine brésilienne* est indiquée; et, depuis, le d^r. LOISELEUR-DESLONGCHAMPS, qui s'est de nouveau livré à des essais sur cette matière, est venu confirmer et corroborer leur opinion. Il a remarqué que les racines des *euphorbes vivaces* ont plus d'activité que celles des *euphorbes annuels*; que l'*euphorbia gerardiana*, l'*euphorbia sylvatica*, l'*euphorbia cyparissias*, plus décidemment émétiques que purgatifs, produisent ordinairement le vomissement, leur racine étant administrée en poudre à la dose de 15 à 24 grains; que l'*euphorbia cyparissias* paraît être plus énergique que les deux autres, et enfin que l'*euphorbia helioscopia* agit de la même manière qu'eux. Et, chose singulière! M. CAVENTOU n'y a point trouvé d'*émétine* : aussi en témoigne-t-il sérieusement la plus étrange surprise.

Il est, en vérité, bien dérisoire de s'attacher aussi exclusivement à certaines conditions dans la constitution chimique des végétaux ; et il est bien ridicule aux *feuilles du houx commun*, aux *écorces* du *saule*, du *frêne*, du *chêne* et du *marronnier* d'*Inde*, à l'*écorce* de l'*olivier* et aux *feuilles* de cet arbre économique, aux *capsules du lilas commun*, et à tant d'autres *amers* dont les *gentianées* ne sont pas les moindres en puissance, aux *camomilles* et à tant d'autres *amers-aromatiques*, de guérir la fièvre intermittente, car aucun d'eux ne donne à l'analyse ni *quinine*, ni *cinchonine* ! N'est-ce pas ici le cas de répéter ce que j'ai dit plus haut à l'occasion des *fébrifuges* ? Qu'importe le modificateur employé (et d'ajouter), qu'importe la constitution chimique du modificateur, si la modification a lieu !

La famille des *apocynées* ne nous donne, en France, que l'*asclepias vincetoxicum*, L. (*vincetoxicum vulgare*, Rich.), dont les racines, surtout récentes (Tournefort), possèdent la propriété émétique, soit en poudre, soit en décoction; propriété contestée par Gilibert, mais établie par M. Orfila, ainsi qu'il en a été fait mention aux *toniques-diurétiques* dans la série desquels cette espèce est rangée. Mais, dira-t-on (ce qui est loin d'être vrai), son action est toute toxique ! Quand même cela serait, qu'importe ! Cette puissance vénéneuse qu'on aurait à lui reprocher n'est-elle pas celle de tous les végétaux à suc âcre et caustique ? Tels sont les *gouets*, les *vérâtres* et la *vératrine*, les *colchiques* et la *colchicine*, et quelques *ranunculus* : les vomissements que parfois ils provoquent sont réellement une des manifestations de leurs propriétés vénéneuses; et, pour cela, croit-on devoir reculer toujours devant leur emploi ? L'*opium* et la *morphine*, l'*ipécacuanha* et l'*émétine*, la *noix vomique* et la *strychnine*, l'*écorce de bruce* et la *brucine*, le *tiglium*, l'*elaterium*, la *gomme-gutte*, l'*euphorbium des bou-*

tiques et bien d'autres, ne sont-ils pas des agents véhéments et redoutables, comme tous les agents dont l'agression met en état de souffrance les tissus primitivement atteints, et suscite dans l'économie les désordres fonctionnels les plus graves? et cependant, on voit chaque jour la médecine recourir à leur emploi! De fait, les anciens estimaient fort le *dompte-venin*, et tous ont affirmé en avoir retiré les plus grands avantages : pourquoi n'en serait-il pas de même aujourd'hui? Sommes-nous, plus qu'eux, inhabiles à manier les substances médicinales et à les marier entre elles? C'est donc à l'art à savoir modifier, modérer, adoucir l'énergie de leur action, ou même à l'exagérer, si besoin est.

A ces agents dont la propriété émétique est si positive et démontrée, que, vouloir la contester serait de la mauvaise foi, j'adjoindrai la *bétoine* (*betonica officinalis*, L.), *salviée* à peine odorante, il est vrai, mais dont jadis les feuilles, employées comme sternutatoires, étaient vulgairement désignées sous le nom de *tabac des Vosges*, et dont la racine était un émétique sûr pour Dioscoride, était un éméto-cathartique pour Lobel. « Sa racine affecte désagréablement l'organe du goût ; son ingestion fatigue » l'estomac, donne lieu à des nausées et parfois même à » des vomissements (Triller). » Geoffroy et Sim. Paulli en faisaient peu d'usage; mais Palmarius (*de febre pestil.*, *cap.* XVIII, pag. 453) déclare l'avoir en grande estime, ajoute qu'elle est très-puissante contre toute espèce de venin, qu'elle est toujours, avec avantage, réunie aux remèdes nommés antidotes, et qu'elle n'est nuisible qu'administrée à très-haute dose. Ses feuilles ont de tout temps été préconisées comme polychrestes; mais leur principal emploi a toujours été en qualité d'errhin. « Si vous introduisez dans les narines des feuilles entières, et que vous » les y mainteniez pendant quelques quarts d'heure, vous » obtiendrez des succès remarquables dans certaines oph-

» thalmies, notamment dans l'épiphora ou ophthalmie sé-
» reuse (*larmoiement*). Ses fleurs sont en général mêlées
» aux feuilles et confondues avec elles : on leur attribue
» des propriétés égales. » (*Act. phys. med.*, tom. IV, Antonius MUSA, *edente* Gabriel HEMELBERG, BARTHIUS, RINESIUS, FABRICIUS, HEROLD, SALMAS, EYSEL, GEOFFROY, Sim. PAULLI, CARTHEUSER, ZORN, TOURNEFORT.)

J'y adjoindrai les feuilles des *nicotiana tabacum* et *n. rustica*, lesquelles, soit en substance (entières ou en poudre), soit en décoction, soit en infusion, soit en fumée, sont plus positivement stimulantes que narcotiques, ainsi que nous l'avons dit plus haut; mais aussi notons qu'actuellement nous n'entendons parler que des feuilles qui ont été soumises aux manipulations du commerce, et non de celles que ces manipulations n'ont point altérées; j'y ajouterai, dis-je, les *tabacs* dont alors la virulence est telle, qu'à peine mis en contact avec la muqueuse gastro-intestinale, ils produisent avec véhémence le vomissement et la purgation, et, par la secousse violente que leur agression vive et brusque imprime à tout l'organisme, rendent de si éminents services dans tous les cas d'asphyxie, dans ces circonstances où les phénomènes organiques cessent instantanément de se manifester, où l'économie entière, plongée dans un état d'immobile inertie, se trouve tout à coup privée de la force et du ressort nécessaires au maintien de l'équilibre harmonique qui constitue la vie; le cerveau, le cœur, le poumon, ayant, en quelque sorte, cessé de fonctionner. Mais, par malheur, cette vive agression, cette puissante énergie, salutaire en certains cas, peut devenir funeste, et plus d'une mort violente et prématurée nous conduit à considérer les *tabacs* comme de véritables agents d'intoxication (1).

Quoi qu'il en soit, opportunément mise en œuvre, la feuille des *tabacs* (outre les cas précités) a été plus d'une fois utile à la thérapeutique. Leur poudre, prise par le nez, est un errhin, un sternutatoire trop connu, trop vulgaire, pour que personne en puisse reconnaître ou nier l'effet mécanique et stimulant, et chacun sait que, surtout dans les premiers temps où l'on en fait usage, cette poudre ajoute à la vitalité de la muqueuse olfactive, la fluxionne, donne lieu à une sursécrétion de mucus et de sérosités, et ainsi, dans certaines circonstances, peut produire une dérivation salutaire ou au moins utile, et qui, sans être aussi énergique qu'une vésication formelle, rend cependant quelques services dans certaines céphalées, dans certaines ophthalmies. Ces feuilles, mâchées, excitent les glandes salivaires, les cryptes muqueux de la cavité buccale; en exagèrent les fonctions, et, sialagogues recommandables, peuvent encore, par cette voie, opérer une dérivation utile, en même temps qu'elles s'opposent, en les stimulant sans cesse, à l'engorgement atonique des parties molles de la bouche, et sont ainsi d'excellentes préservatrices du scorbut que l'on contracte pendant les voyages de long cours, principalement dans les mers boréales, où tant de causes déprimantes pèsent sur l'économie, et que l'on contracte aussi lorsque l'on est long-temps soumis aux débilitantes influences d'un logement bas, humide et mal éclairé, d'une contrée basse et toujours submergée, d'une température constamment brumeuse et froide. Leur fumée non-seulement favorise les évacuations alvines, mais est même assez puissante pour les provoquer et les exagérer, et, ainsi, elle devient un agent des plus propres à combattre la constipation (ce que je tiens de certains fumeurs), sans qu'il soit nécessaire de recourir à une médication formellement laxative ou purgative. Linné avait remarqué que les personnes qui sont dans l'habitude de fumer ne sont pas sujettes au *ver solitaire*, et que cette fumée, administrée en lavements, tue et chasse les *vers*.

Quelques observations, consignées dans les *Mémoires de l'Académie de Suède*, nous apprennent que cette feuille récente, pilée et appliquée sur le carpe, y produit une vésication complète, et que ce moyen a été opposé avec succès aux fièvres intermittentes. PLATER, et DÉLIUS après lui, l'ont, avec avantage, appliquée sur des ulcères gangréneux. Au Mexique et au Brésil (dit GOUAN), on employait la décoction de *tabac* pour guérir la gangrène au rectum, maladie que les peuples de ces contrées désignaient en leur langue sous le nom de *bicho*, et pensaient due à la présence offensive du *dragonneau*, *entozoaire* qu'ils nomment *bicho*.

Réunirai-je à cette énumération les graines du *genista tinctoria*, L. (*légumineuses*), graines qui, au dire du profr Ach. RICHARD, sont réellement émétiques? cette admission au nombre de nos substances vomitives indigènes ne fût-elle que pour mémoire, pour réunir et faire connaître toutes les ressources que présentent à l'art de guérir la nature et la fertilité de notre sol, et pour encourager les médecins à en tirer parti. Y réunirai-je la semence de l'*arroche des jardins* (2)?

Il en est de même du *sceau de Salomon* (*polygonatum uniflorum*, DESF.), et sans doute aussi de ses variétés, *polygonatum verticillatum*, *polygonatum biflorum* (espèces suivant les auteurs); du *muguet* (*convallaria maïalis*, L.), de la *parisette*, déjà citée pour ses baies estimées narcotiques, toutes plantes de la famille des *asparaginées*.

Souvent expérimentées, les *baies du sceau de Salomon* ont chaque fois produit le vomissement; et ses feuilles, soumises à une légère décoction, ont causé des nausées, ont troublé le mouvement péristaltique des intestins, et ont provoqué des évacuations alvines, toutefois, il faut en convenir, à la manière des laxatifs, en produisant les effets, mais sans produire les phénomènes de la purgation.

Ne le feraient-elles plus aujourd'hui ? La *parisette* donne des racines que **Bergius** a employées comme purgatives. Il est constaté que ces racines, réduites en poudre, sont émétiques à la dose de 24 et 30 grains, et les feuilles en sont indiquées par **Linné** et **Gilibert**, et, d'après eux, par **Coste** et **Willemet**, comme vomitives à double dose de l'*ipécacuanha*. Les feuilles et les fleurs de *muguet*, de tout temps estimées céphaliques, sont, réduites en poudre, généralement employées comme sternutatoires ; mais si on les administre à l'intérieur, elles irritent vivement la muqueuse gastro-intestinale, et justifient ainsi les succès que l'on dit avoir obtenus par leur moyen dans certaines hydropisies passives, dans l'épilepsie dépendante d'une affection vermineuse, dans les fièvres vernales et automnales. **Herold**, **Schulz**, **Doederlin**, **Buchner**, **Cartheuser**, **Zorn**, **Geoffroy**, les conseillaient, comme laxatives, dans les maladies froides et pituiteuses; **Cartheuser** substituait l'extrait des fleurs à l'*aloès*. Leur action perturbatrice ne nous doit donc pas être chose douteuse, et certainement, comme celle de bien d'autres drastiques, elle a pu donner assez le change à la vitalité générale, pour justifier **Sewkenberg** qui les administrait dans les fièvres intermittentes, de préférence au *quinquina*.

Nous pouvons adjoindre à ces agents le *polygala amara*, jolie espèce *polygalée* de nos bois, que nous avons vu figurer aux toniques apéritifs, et qui, à haute dose, occasionne des vomissements et de copieuses déjections alvines.

Avec ces substances d'action identique, quoique peut-être de portée différente, ne possédons-nous pas encore l'*arnica*, dont plus haut nous avons été appelés à apprécier la valeur médicatrice, lorsqu'il nous a fallu chercher des succédanées à la *noix vomique*? « Sa racine, ses fleurs, ses » feuilles sont puissamment stimulantes, et sa racine pro- » voque le vomissement (**Haller**, **Triller**). » La fleur d'*arnica*, dont nous nous sommes spécialement occupé aux antiparalytiques, nous a offert un agent de stimulation générale provoquant la diaphorèse, et qui, réveillant brusquement les appareils placés sous la dépendance des centres nerveux, les rappelle à leurs fonctions. Ainsi il nous a paru constant et positif que la fleur d'*arnica* s'est toujours montrée utile dans les affections rhumatismales et dans la paralysie; mais, en outre, elle est émétique à haute dose, et c'est à cette propriété qu'elle est redevable de la place que nous lui faisons occuper ici. Le d[r] MERCIER, médecin à Rochefort (Charente-Inférieure), avait cru devoir attribuer ses effets émétiques à des larves d'insectes qui se trouvent souvent dans les anthodes de cette fleur; mais, d'après les travaux de MM. CHEVALIER et LASSAIGNE. il paraît certain qu'elle jouit par elle-même de la propriété vomitive (GUIBOURT), propriété due à la présence de la *cytisine* que, par l'analyse, ces chimistes y ont découverte. (*Nouveau Formulaire des hôpitaux militaires*, 1839.) La racine de l'*arnica*, douée d'une odeur forte et âcre, d'une saveur pareillement âcre, aromatique et chaude, est estimée antiseptique et résolutive; et, pour ma part, je l'ai trouvée vomitive, sa poudre étant administrée à la dose de 30 grains. Enfin, la poudre de ses feuilles est sternutatoire, et certes, eu égard à sa propriété stimulante, pourrait aussi être un agent d'éméticité.

Ne possédons-nous pas également les racines de la *valériane sauvage* (*valeriana sylvestris des officines*, *officinalis de* LINNÉ), espèce dont il a été question à propos des anti-épileptiques? LINNÉ donnait en infusion dans le *vin* ou dans la *bière*, à titre de purgatif-émétique, ces racines qu'il estimait agents de stimulation puissante.

Ne possédons-nous pas aussi les bulbes du *narcisse des prés*, dans lesquels, aussi bien que dans les fleurs, nos chimistes ont trouvé la *narcitine*, ce que j'ai dit, et ceux du *narcissus poeticus*, plantes déjà citées pour leurs fleurs estimées modificatrices-antispasmodiques de l'innervation, ceux du *galanthus nivalis*, ceux du *leucoïum vernum*, et ceux du *narcissus latifolius*? Les bulbes de ces plantes *narcissées* sont remarquables par leur âcreté, et sont reconnus pour être puissamment éméto-cathartiques. « L'ex- » trait du bulbe du *narcisse des prés* est doué de propriétés » émétiques très-énergiques. Il est rapidement mortel à la » dose de 1 à 2 gros (ORFILA). »

Enfin, pour corollaire à cette série de produits qui peuvent, en qualité d'agents d'éméticité, remplacer la *céphélide brésilienne*, je ferai remarquer que WEDELIUS, cité par PEYRILHE, considère la racine de la *dentelaire* (*plumbago europæa*, L., *plombaginées*), comme éméto-cathartique, tout-à-fait propre à remplacer l'*azarum canadense*, employé en qualité d'émétique et de sialagogue dans l'Amérique du nord, et même l'*ipécacuanha* dans le traitement de la dysenterie : aussi, par cette raison, propose-t-il de l'appeler *ipécacuanha nostràs*. Sa saveur âcre, mordicante et chaude, indique assez, ce me semble, avec quelle énergie doit agir sur la muqueuse gastro-intestinale cette racine, depuis long-temps sialagogue et anti-odontalgique constaté, non inférieur aux racines de la *pyrèthre* et du *boucage-saxifrage*; et autant qu'elles, elle est capable de bien rivaliser les *spilanthes* (*cressons de Para*), les *bidens* (*autres cressons de Para*), et tous les *paraguay-Roux* du monde, espèces et préparations beaucoup trop vantées, préparations dans lesquelles d'ailleurs aux *spilanthus*, aux *bidens* est adjoint l'*inule glomériflore* (*inula bifrons*, Bosc), *astérée* qui croît spontanée dans les contrées méridionales de la France (Provence, Alpes, Pyrénées).

Honte et guerre éternelle au charlatanisme effronté qui exploite impunément, à l'ombre des lois, à l'abri d'un brevet mendié bassement, et toujours chèrement acheté, la souffrance confiante, crédule et timorée, dussions-nous, lorsque nous-même nous aurons des odontalgies à combattre pour notre propre compte, nous voir refuser les secours d'aussi précieux, d'aussi merveilleux spécifiques, et même être à jamais privé des mirifiques bienfaits de la très-miraculeuse, mais très-âcre et très-fétide *créosote-Billard, huile empyreumatique du goudron* ! Cependant la *créosote* ou *kréosote* peut être, malgré ce que nous pouvons en dire à propos des médicateurs de l'odontalgie, un précieux agent dont l'introduction dans la thérapeutique deviendrait un véritable bienfait, si du moins on en croit ses expérimentateurs, qui l'estiment égale à la *noix vomique*; et alors son adoption complète et franche serait une bonne ressource indigène à ajouter à celles que déjà nous possédons. Selon ces expérimentateurs, stimulant clonique d'autant plus actif qu'il est uni à l'*acide acétique* (*acide pyro-ligneux*), ce principe du *goudron* détermine des convulsions, et combat la paraplégie avec un succès non contesté : mais non moins dangereuse que la *noix vomique*, la *fève St-Ignace* et la *strychnine*, la *créosote* est rapidement mortelle à la dose de 15 à 20 gouttes : ses antidotes, alors, sont les *oléagineux* et les *stimulants diffusibles*. Si, puissant et dangereux perturbateur, parfois la *créosote* a pu se faire craindre, dans certaines circonstances elle a donné d'heureux succès à ceux qui ont su la manier. Comme stimulant modificateur local de la vitalité des tissus, elle s'est montrée utile dans les ulcères, le psoriasis et quelques dartres. Enfin, au dire de CORNELIANI de Pavie, elle a, étant unie à l'*ipécacuanha*, rendu de bons services dans certaines diarrhées, dans certains catarrhes pulmonaires, dans le diabétès.

Il faut en convenir, studieux scrutateurs des productions du sol, les anciens connaissaient mieux que nous les modificateurs que le règne végétal peut fournir aux exigences pathologiques, et, sans doute aussi, savaient mieux les mettre en œuvre. Il est possible que, cependant, il y ait eu de leur part crédulité facile parfois, en faisant, aux agents employés, honneur de certaines guérisons qui ont pu être opérées par les seuls efforts de la nature et de la diététique. Une physiologie pathogénique plus lucide, plus judicieuse, plus positive; une meilleure appréciation des phénomènes organiques et morbides, des relations sympathiques qui lient les appareils entre eux, les rendent dépendants les uns des autres, et en quelque sorte solidaires les uns pour les autres par voie de connexion ou de retentissement : cette physiologie nouvelle et les appréciations qui en dérivent doivent certainement nous mettre en garde contre les agents pharmaceutiques, et contre les désordres que peuvent soulever les théories d'une médecine polypharmaque, parfois aveuglément empirique et routinière. Néanmoins, sans rien admettre, sans rien repousser exclusivement ni absolument, je crois qu'il est de notre devoir de renouveler des expériences qui ont été faites par des hommes judicieux, consciencieux et sages, dont le nom doit, ce me semble, être une garantie pour nous, et de tâcher, en suivant leur exemple, en nous adressant à ce qui nous entoure, de conquérir pour la thérapeutique française un affranchissement dont la nécessité se fit sentir pendant l'*ère impériale*, nécessité que des guerres étrangères peuvent nous imposer de nouveau.

NOTES.

(1) Étant enfant, plusieurs de mes camarades, externes de la maison d'institution ou je commençais mes études, me firent (pour se jouer de moi) boire quelques gorgées de *vin blanc* dans lequel ils avaient mêlé du *tabac en poudre*. Je fus vingt-quatre heures dans un état déplorable : vomissements atroces, évacuations alvines douloureuses et fréquentes, crampes, syncopes, sueurs froides; tout indiquait chez moi un état excessivement grave. J'avais alors 11 à 12 ans. Cet accident est encore aussi présent à ma mémoire que s'il venait de m'arriver.

SANTEUIL, religieux de l'ordre de St-Victor, l'un des littérateurs du grand siècle, qui, dans ses hymnes et cantiques sacrés, modula le plus harmonieusement et le plus dignement la langue d'HORACE et de VIRGILE, SANTEUIL était, chacun le sait, en haute faveur auprès des puissances de son époqne. Un jour, le *Grand* CONDÉ, dans un somptueux souper qu'il donna aux *États de Bourgogne*, mêla du *tabac d'Espagne* au vin que contenait le verre du *poëte* malheureusement pour lui convié à cette fête. Sans doute il n'avait d'autre intention que de l'enivrer, afin que cet homme, à imagination vive et ardente, s'abandonnant à toute la fougue de sa verve, à tout l'entraînement de son génie, régalât d'une improvisation chaleureuse et brillante les nobles *hôtes* que le *prince* avait réunis. Mais la dose avait été trop forte. D'horribles convulsions furent le résultat de cette fâcheuse inconséquence, et le *Victorin* expira vingt-quatre heures après.

Durant son agonie, un page survint, annonçant qu'il venait, de la part de Son *Altesse*, pour s'informer de son état. Pour toute réponse, SANTEUIL leva les yeux au ciel en disant : *Tu solus altissimus*, et il rendit le dernier soupir. Et les écrivains d'alors, mal informés probablement, dirent que SANTEUIL était mort d'un excès de table, le signalant d'ailleurs comme un homme fort adonné à l'ivrognerie (1697).

Et voilà justement comme on écrit l'histoire. (VOLTAIRE.)

(2) *Arroche des jardins*, *atriplex hortensis*, L., *atriplicées*.

Sa semence passe pour être émétique et purgative, étant étendue dans l'eau chaude à la dose de 2 gros. On l'a préconisée dans l'ictère. Ces propriétés, fondées sur des observations puisées dans SÉRAPION et MATTHIOLE, méritent confirmation. (TRILLER.)

(GEOFFROY, ZORN, BOERRHAAVE.)

V. PURGATIFS.

> Habitants de la contrée la plus richement fertile, lorsque toutes les autres devraient porter envie à notre position topographique, à la variété de nos productions territoriales, c'est nous, au contraire, qui semblons avoir quelque chose à leur envier. On dirait que, prodigue de ses dons pour les autres peuples, marâtre pour nous seuls, la Nature n'a jeté sur nous qu'un regard de réprobation; et le malade, imbu de cette pensée, envisage sa patrie comme une terre d'exil, les contrées lointaines comme autant de terres promises desquelles seules il doit attendre son salut.
>
> (*Notre thèse inaugurale*, 1833.)

Par les *purgatifs*, en agissant sur le canal intestinal dont on excite la susceptibilité, dont on augmente la vie, on déplace les congestions, les concentrations, on donne le change à la vitalité morbide, en un mot, on opère une révulsion métastatique. C'est ce que le prof^r^ Trousseau et nos modernes appellent faire de la *médecine transpositive* : expression aussi ingénieuse que vraie. Il est bien entendu que, pour que les purgatifs soient utiles et sans danger, il faut que l'économie soit disposée à recevoir leur agression, il faut l'absence de toute phlegmasie dont un viscère pourrait être le siége, il faut l'absence de tout phénomène réactionnaire. Admettons donc maintenant que toutes les conditions soient telles qu'il devienne indispensable de recourir aux purgatifs, que l'on puisse sans crainte opposer par eux une modification thérapeutique à la modification pathologique que l'on est appelé à combattre, nous sera-t-il, en ce cas, difficile de représenter les exotiques par dés indigènes? Je ne le pense pas. Le nombre des purgatifs est en si grande proportion dans nos productions territoriales, qu'il y a réellement plus que de la mauvaise volonté à n'en pas tirer parti. Non moins que ceux que chaque jour encore le commerce enlève aux Amériques, aux Indes-Orientales, aux échelles du Levant, nos purgatifs indigènes, de même que les exotiques, vésicants au petit pied, exagérant la sueur intestinale (car, dans l'état le plus physiologique, les intestins transpirent aussi bien que la peau (Hildenbrand, du *typhus contagieux*), ce qui n'est pas un doute pour quel que ce soit de nous), nos purgatifs indigènes jouissent, introduits à l'intérieur, de cette singulière propriété d'élection qui les fait passer presque inoffensifs par les premières voies, et déterminer seulement, sur la surface interne des intestins, une excitation spéciale et passagère qui s'y propage successivement de zone en zone, y excite une exaltation de leur sensibilité, un gonflement, une turgescence, par appel aux fluides qui, sous cette influence, distendent subitement leur tissu, un épanouissement de leurs capillaires, amène une abondante exhalation séreuse, une forte sécrétion de mucosités, et la séparation instantanée d'une grande quantité de bile; puis, par les contractions accélérées de leur tunique musculeuse, contractions auxquelles cette agression subite et vive donne lieu, provoquer enfin de copieuses évacuations alvines; et si, comme à certains exotiques, il arrive parfois à certains des nôtres de provoquer le vomissement, dans la pluralité des cas, ce phénomène est moins dû à la nature de leurs principes actifs, qu'aux mauvaises dispositions, qu'aux répugnances du malade, qu'à une susceptibilité particulière actuelle de l'organe soumis le premier à leur agression. En un mot, doux ou énergiques, simples cathartiques ou drastiques puissants, simples purgatifs ou vomi-purgatifs, innocents ou toxiques, nos régnicoles (indigènes ou aborigènes acclimatés) ont, aussi bien que les étrangers, la faculté de produire cet ensemble de phénomènes qui constituent l'essence de la purgation. Ils se comportent de la même manière qu'eux avec les tissus vivants qu'ils sont chargés d'influencer, possèdent comme eux l'odeur nauséeuse et la saveur âcre et amère, leur sont égaux en tout, et ne leur cèdent en rien. C'est ce dont il nous sera facile de nous convaincre en parcourant les oppositions comparatives que j'ai pu établir, sinon d'une manière rigoureusement positive, d'une manière suffisante, du moins, pour faire apprécier la portée relative de chacun d'eux, et la possibilité de suppléer les uns aux autres avec d'égales chances de succès, et pas plus d'inconvénients.

Voyons d'abord la famille des *convolvulacées* dans, laquelle, comme plante médicinale, le *jalap* occupe le premier rang.

Le *jalap officinal* est d'une origine en quelque sorte incertaine, malgré les indications qu'à son sujet ont pu donner les botanistes et les voyageurs.

Les entours de *Xalappa* (ou *Jalappa*) le produisent, dit-on, et c'est de lui ou c'est de la localité que réciproquement peut être tiré le nom de l'un et de l'autre; je l'accorde volontiers : mais il faudrait alors, pour justifier la dénomination de l'un ou la dénomination de l'autre, que l'on trouvât du *jalap* aux environs de *Xalappa*, et, durant le court espace de temps que j'ai séjourné à la Véra-Cruz, personne n'a pu m'apporter de *jalap*; et tous ceux que j'avais chargés de m'en munir, m'ont affirmé qu'il ne s'en récoltait point dans les environs d'une ville si caractéristiquement dénommée, et même que le *jalap* était chose inconnue au commerce de cette ville, distante de 30 lieues environ de la *Véra-Cruz*. M. Clérambourg-Delondre, alors pharmacien de Paris, m'avait chargé de lui en faire envoi pour la confection des *pilules* du d^{r} Franck, dont il était un des débitants les plus achalandés ; je devais, en échange de cette drogue exotique, donner un élixir dont le nom m'est échappé, et dont je n'ai pu me défaire.

Cette incertitude des lieux originaires des substances médicinales est chose plus fâcheuse qu'on ne pense ; car elle entraîne presque avec elle l'incertitude d'origine de souche, et par conséquent peut faire douter de l'identité des substances présentées sous le même nom.

Selon MILLER et HOUSTON, le *vrai jalap* provient du *convolvulus jalappa*.

Suivant LINNÉ, le *jalap officinal* est la racine tuberculeuse du *convolvulus jalappa* ; suivant MICHAUX, cette racine est due à l'*ipomœa macrorhiza* ; suivant d'autres, elle provient de l'*ipomœa purgans*; selon M. KAGSER, il est dû à l'*ipomœa schiedeana*, et celui-ci donne une résine purgative dans laquelle est un principe qu'il nomme *rhodéorétine*, à cause de la couleur cramoisie qu'elle prend par son mélange avec l'*acide sulfurique*.

Daniel SMITH donne à connaître que la plante envoyée par MICHAUX, décrite et figurée par DESFONTAINE, et reproduite dans le magasin de CURT, paraît être le *convolvulus mecoachanna* de LINNÉ, espèce qu'autrefois on avait considérée comme une *bryone*, et qu'alors on avait dénommée *bryonia, mecohacanna nigricans*.

La plante récoltée en 1827, à Xalappa même, par le d^r^ REDOMEOXE, de l'Université de Pensylvanie, représente un *convolvulus*; et NUTTAL, qui a vu la plante de REDOMEOXE et celle de CURT, estimant qu'il ne peut être établi aucune analogie entre elles, a fait une espèce nouvelle sous le nom d'*ipomœa jalappa*, de laquelle seule peut, selon lui, provenir le *jalap vrai* des *officines*. Quoi qu'il en soit, toutes ces plantes, originaires du Mexique, peuvent, quoique parées de noms différents, donner cette racine purgative que, sous le nom de *jalap*, le commerce de la droguerie répand dans nos officines, sans se préoccuper de son origine et de sa source, et qui paraît fournir à l'analyse ce principe *sous-alcaloïdique* que M. Saladin a retiré de la *résine de jalap*, principe auquel il a donné le nom de *jalapine*, *jalappine*.

Toutes choses égales d'ailleurs, le *jalap des officines* est sans contredit une substance purgative des plus maniables, des plus faciles à administrer, des moins dispendieuses. Heucher, Paullini, Siton, Zorn, Cartheuser, Loeseke, Wedel, Geoffroy, Bartholin, l'administraient comme purgatif à la dose de un scrupule à un demi-gros ; Riedlin le signalait comme un excellent anthelmintique : pour adoucir et favoriser son action, on a réuni à du savon son extrait aqueux, son extrait alcoolique et sa poudre ; au moyen d'un peu de *sous-carbonate de potasse* projeté dans son extrait alcoolique, on en a fait un extrait alcalin que le d[r] Ell. Durand propose de substituer au *savon jalappé* (*savon de jalap*), et que le d[r] Rees administre sous forme de pilules de 3 grains lorsqu'il ne convient pas d'employer les drastiques.

Mais outre que notre sol nous fournit une grande quantité de végétaux cathartiques tout aussi sûrs que lui, et moins coûteux encore, il devrait peut-être se voir repoussé de la thérapeutique par les inconvénients que chaque jour la pratique rencontre dans la variabilité de son action. Il arrive souvent que, dans les mêmes cas, et sous l'influence des mêmes causes, sous l'empire des mêmes conditions, soit physiologiques, soit pathologiques, la même dose produise, chez l'un, une superpurgation douloureuse, accompagnée de chaleur d'entrailles et de ténesme, chez l'autre, un effet débile et peu marqué. Indigène à des contrées lointaines, et devenu l'objet de grandes spéculations commerciales, on n'a pas toujours égard, dans la récolte du *jalap*, à la nature du terrain où cette racine s'est développée, à l'âge qu'elle peut avoir, à la souche que l'on exploite. D'une autre part, cette racine n'est pas toujours saine lorsqu'elle est livrée par le commerce aux besoins de la médecine. Abondante en *fécule amylacée*, elle est facilement attaquable par les vers qui s'en nourrissent, et laissent à nu son principe actif, la *résine*, seule et sans autre correctif qu'un peu de *ligneux* qui en est imprégné. De là, nécessairement plus d'activité dans certaines racines que dans d'autres. Il est vrai que l'on peut remédier à la variabilité d'action, résultat de la détérioration de la racine, en ne faisant usage que de la *résine* isolée par les moyens pharmaceutiques. Mais alors, le prix s'en élève considérablement; et, d'ailleurs, pour pouvoir l'employer avec sécurité, pour ne pas avoir à redouter des inflammations graves, il faut la ramener à ses conditions d'origine, c'est-à-dire l'unir à de la *gomme* ou à telle autre substance qui lui sert de correctif.

Comme exotique et de la même famille que lui, nous trouvons consigné aux formulaires le *mecoachan* (*rhubarbe blanche*, *scammonée d'Amérique*), plante toute lactescente, originaire du Brésil et du Mexique, plante sur l'origine de laquelle il y a peu d'accord, mais que quelques botanistes pensent être le *convolvulus mechoacan*, L. (*convolvulus americanus mechoacanna dictus*, RAY, *bryonia mechoacanna alba*, C. B.). La racine du *mécoacan* (*mechoacan*, *mécohacan*, *mecoachan*), confondue dans le commerce avec le *jalap*, parce que ceux qui la récoltent la mêlent fréquemment avec lui, cette racine purgative, inodore et insipide, était, au temps de sa faveur, administrée aux enfants à la dose de 5 grains à un demi-gros (VALMONT-BOMARE). ÉVERHARD, DONAT, OBERNDORFFER, WITTICHIUS, WEDEL, en recommandaient l'adoption pour les enfants en bas âge ; CARTHEUSER, ZORN, LOESEKE, GEOFFROY, LUDOVIC, en faisaient grand cas; mais TRILLER, qui l'estime d'ailleurs fort inoffensive par elle-même, recommande la plus grande méfiance à l'égard des envois qui en sont faits, attendu (dit-il) que souvent le *méchoacan* est frauduleusement mélangé de racine de *mandragore*, qui, blanche comme elle, peut être, pour l'aspect du moins, facilement confondue avec elle.

Nous trouvons aussi le *turbith* (*convolvulus turpethum*, L., *convolvulus indicus, alatus, maximus, foliis ibisco nonnihil similibus, angulosis, turbith officinis, turpetum arabum*), plante des lieux humides de Ceylan et du Malabar. Sa racine, dont les premiers les Arabes ont fait mention, est, en qualité de purgative-drastique, conseillée dans l'hydropisie; mais, en raison de la véhémence de son énergie, elle est interdite aux femmes enceintes. (SCHULZ, Gisbert HORSTIUS, RIVIN, GEOFFROY, SALMAS, ZORN, HÉERIUS, WEDEL.)

« *Sed quoniam vehementissimum et venenis ipsis causticis* » *proximum medicamentum, quod stomachum et intestina* » *inflammat atque erodit, item sævissima tormina, necnon* » *diros spasmos, quin et ipsam dysenteriam, aliaque deter-* » *rima symptomata sæpe concitat, observante quoque* CLUSIO, » *et ex eo* BOERRHAAVIO, *ideo ipsius usus suspectus, ambiguus,* » *et periculosi eventûs plenus, in tantâ præsertim meliorum* » *et molliorum remediorum abundantiâ tutius hodiè ac pru-* » *dentius planè negligatur, et turpissum hoc turpethum ex* » *officinis medicinalibus meritò proscribatur.* »

Nolo damnosum turbith dixit aliquis facetè, ne mea viscera turbet. (TRILLER.)

Enfin, nous trouvons encore le *quamoclit*, racine de l'*ipomæa quamoclit*, L. (*jasminum millefolii folio*, C. B., *quamoclit foliis tenuiter incisis et pennatis*, T., *convolvulus pennatus, exoticus, quamoclit*, COLUMELLE). Cette plante, commune dans l'Amérique-Intertropicale et dans les Indes-Orientales, aujourd'hui seulement connue des amateurs d'horticulture, n'offre dans ses racines, bien que BOERRHAAVE, LINNÉ et BOECLER les aient estimées apéritives et purgatives, bien qu'elles aient été préconisées par CÆSALPIN, qui l'introduisit dans les jardins d'Europe en 1580, rien qui puisse nous les rendre recommandables, rien qui puisse nous faire regretter le discrédit complet dans lequel elles sont tombées, le mépris auquel on les a vouées depuis long-temps.

Voyons donc maintenant quelles ressources indigènes nous avons à opposer à ces exotiques!

Parmi les végétaux indigènes à la France qui peuvent nous dispenser de recourir au *jalap*, au *méchoacan*, au *turbith*, au *quamoclit*, commençant mes oppositions comparatives par l'appréciation des individus qui appartiennent à la même famille que ceux-ci, je citerai : 1° le *liseron de haies* (*convolvulus sepium*, L.), si commun dans nos campagnes, soit le long de nos cours d'eau, soit entrelacé dans nos haies vives. Cette espèce était tellement estimée d'HOFFMANN, qu'il l'avait décorée du nom de *scammonée d'Allemagne*. Rempli d'un suc extracto-résineux qui le rend purgatif lorsqu'il est porté dans les voies digestives, notre *grand liseron* a recueilli les suffrages des praticiens, qui, s'en étant servis, le regardent comme un purgatif indigène très-précieux. D'après le témoignage de HALLER, son suc épaissi agit assez puissamment et aussi efficacement que la *scammonée*, dont nous aurons occasion de parler tout à l'heure : il le conseille à la dose de 20 à 30 grains : COSTE et WILLEMET l'ont fait prendre avec succès à quatre hydropiques, et GILIBERT conseille la décoction de ses feuilles comme purgatif-hydragogue, dans les proportions de une à deux poignées de feuilles pour une livre d'eau.

2° Le *liseron des champs* ou *petit liseron* (*convolvulus arvensis*, L.), plus répandu que le premier, car on le trouve partout où il y a un peu de terre végétale, n'est pas à dédaigner plus que lui. M. CHEVALLIER a retiré de sa racine une abondante quantité de *résine* analogue de propriétés physiques et médicamenteuses avec celles du *jalap*, et, soumise à l'expérimentation thérapeutique, elle a purgé doucement et sans coliques à la dose de 12 grains.

3° Le *convolvulus althæoïdes*, plante commune aux départements du Languedoc, à ceux de la Provence et à notre portion du littoral Barbaresque, espèce qui a été l'objet des fructueuses recherches et des heureuses expérimentations du d[r] LOISELEUR-DESLONGCHAMPS et de M. CHEVALLIER.

4° La *soldanelle* (*convolvulus soldanella*, L.), plante de nos côtes maritimes où elle est vulgairement désignée sous le nom de *chou-marin*. Cette espèce, dont les tiges et les racines sont remplies d'un suc lactescent de saveur âcre et nauséeuse, était mieux connue et surtout mieux appréciée de nos prédécesseurs. Redoutée par eux comme âcre et offensive pour l'estomac, comme agissant avec trop de véhémence sur l'intestin, ils faisaient mêler son suc à du bouillon très-gras pour en diminuer l'acrimonie. Cependant, malgré cette énergie d'action qui pouvait la rendre dangereuse, bien que RAY ait avancé qu'elle était plus nuisible qu'utile aux hydropiques, bien qu'ALTOMARE en déconseille l'emploi, BAUHIN, LOBEL, DODOENS, BOERRHAAVE, ZORN et TRILLER en conseillaient l'usage, et l'estimaient purgatif-hydragogue aussi sûr que puissant; ils l'administraient en poudre à la dose de 1 gros, et à la dose de une demi-once en infusion ou en décoction, et elle entrait dans la poudre hydragogue du collége des médecins de Lyon : enfin, DUMÉNIL, RULANDUS le jeune, CHARAS, DU RENOU, faisaient du *liseron soldanelle* la base de leurs purgatifs hydragogues. Depuis eux, toutefois après un assez long temps d'oubli, ce *liseron* a été repris par le d[r] LOISELEUR-DESLONGCHAMPS, qui le soumit à une série d'expériences nouvelles, lesquelles lui ont démontré qu'il possédait la propriété cathartique au même degré que le *jalap*, c'est-à-dire avec ses succès et ses infidélités. En effet, il a administré la décoction de ses feuilles sèches à quatre personnes : deux ont été très-bien purgées, les deux autres ne l'ont pas été du tout. D'une autre part, à la dose de 48 grains à 1 gros, la poudre de sa racine a donné lieu au phénomène de la purgation ; la poudre de toute la plante séchée s'est montrée purgative à la dose de demi-gros à 1 gros. Mais, en général, suivant la remarque de cet expérimentateur, l'action que la *soldanelle* exerce sur les tissus vivants, et notamment sur les intestins, est douce, ce qui paraît contradictoire à ce qu'en ont dit nos prédécesseurs ; et pour qu'elle produise un effet cathartique prononcé, il faut, dit-il, qu'elle soit animée par un adjuvant, il faut mêler ensemble une partie d'*euphorbe pithyuse* sur six de *soldanelle*. Cette nécessité d'ajouter à sa vertu purgative ne serait pourtant pas un motif suffisant pour la faire reléguer parmi les substances dont la portée est trop faible pour mériter une entière confiance, pour mériter même quelque attention ; car, d'après les praticiens que nous venons de citer, et qui, avant notre savant contemporain, se sont adressés à la *soldanelle*, il paraît positif que toujours ils ont eu à se louer de son emploi, à tel point qu'elle a, par eux, été préférée à la plupart de nos autres agents de la même catégorie, sans en excepter le *grand liseron* (*convolvulus sepium*).

C'est bien ici, je pense, le lieu de signaler la plante qui, sur la première indication de LINNÉ, fut, dès l'introduction du *jalap* en Europe, considérée comme étant sa véritable source. L'on voit que je veux parler ici du *nyctage jalap*. Originaire du Pérou, cette belle plante, naturalisée en France et cultivée dans nos jardins où nos horticulteurs la désignent sous le nom de *belle-de-nuit*, est le *nyctago jalappa* des botanistes modernes (*mirabilis jalappa*, L., *mirabilis peru-*

viana, BOERRHAAVE), et est rangée par eux dans la famille des *nyctaginées* dont elle est le type. Conquête de la floriculture, cette belle et brillante espèce se multiplie spontanément dans nos parterres, y brave impunément la rigueur des hivers, et nous donne des racines qui, par leurs propriétés médicinales et leur portée, justifient pleinement la première pensée de l'illustre *botaniste suédois*; car leur énergie purgative est égale à celle du *jalap des boutiques* ou *officinal*, qui, pour son origine vraie, donne lieu à tant de logomachies oiseuses, intéressantes peut-être pour le botaniste, mais peu importantes au fond pour le praticien, car il lui suffit que la substance qu'on lui dénommera *jalap* soit saine, non altérée, non vermoulue, et produise l'effet purgatif désiré. COSTE a obtenu cinq à six selles avec 40 grains de l'extrait aqueux de cette racine *nyctaginée*, et douze selles avec 60 grains, sans que le malade s'en trouvât fatigué; et pour ajouter à la similitude qui rapproche les deux *jalaps*, n'omettons pas de dire que, semblable à celui que l'on fabrique avec le *jalap vrai*, son extrait résineux est fort actif, à tel point que WEPFER demande beaucoup de circonspection dans son emploi.

Nous ne pouvons nous dispenser de signaler avec ce *nyctage*, d'abord si chaleureusement accueilli, puis bientôt après si froidement traité, puis enfin tout-à-fait répudié par la pratique, les racines de deux autres espèces du Mexique (*nyctago longiflora*, et *n. dychotoma*, L.), espèces acquises comme lui à nos cultures d'agrément, lesquelles nous promettent les mêmes avantages, ou à peu près. Car, si le *nyctago longiflora* purge peu à la dose de 1 gros, suivant BERGIUS, il est reconnu qu'à cette même dose, le *nyctago dychotoma* purge fort bien, qu'en général il est de portée égale à celle du *jalap* proprement dit, et même (assure-t-on) fort supérieur au type du genre, au *nyctago jalappa* (WEDEL et SCHULZ). Il est positif pour moi que cette dernière espèce (*nyctago dychotoma, sive parviflora*), que j'ai trouvée agreste dans le ravin de Mostaganem (Algérie), serait, si on consentait à la reprendre et à la multiplier, une ressource de plus pour la médication purgative. Je suis d'autant plus fondé à proposer cette nouvelle exploitation, que, laissant de côté ce qui peut m'être personnel en ceci, ne m'en rapportant qu'à ce qui a été avancé à son sujet, tant de la part des botanistes qui voient en lui le premier *jalap* reconnu par LINNÉ, et maintenu tel par BERGIUS, nonobstant l'opinion de MILLER qui le déclara issu d'un *convolvulus*, opinion à laquelle LINNÉ se rallia dans la suite, que de la part des médecins qui l'accueillirent à son apparition en Europe, et qui, l'ayant de suite mis en œuvre, comme on fait habituellement pour les choses nouvelles, le déclarèrent souverain dans les affections vermineuses, dans l'hydropisie, l'œdème, la leucophlegmatie, les fièvres quartes automnales; je puis affirmer que les principes constitutifs de ses extraits aqueux et alcoolique, sont identiques avec les principes des extraits fournis par les végétaux purgatifs dont nous venons de nous entretenir.

Plus positivement active, ou plutôt mieux connue dans ses effets, et plus répandue dans la médeciné populaire où elle est connue sous le nom de *navet du diable*, la racine de la *bryone* ou *bryoine* (*bryonia alba, seu dioïca*, L., *cucurbitacées*) mérite encore moins que les espèces que nous venons de citer les dédains de la thérapeutique moderne. Douée d'une saveur âcre, amère, nauséeuse; estimée purgatif anti-épileptique par GALIEN, DIOSCORIDE, VILLANOVA et REUSSNER; anthelminthique, anti-arthritique, hydragogue emménagogue et résolutive pour WALDSCHMIDT, ZACUTUS-LUSITANUS, TACHENIUS, GEOFFROY, CARTHEUSER, ZORN, PLATER, TOURNEFORT et BOERRHAAVE; proposée dans l'hystérie par Sim. PAULLI, recommandée dans la manie par

Sydenham et Vogel, la *bryone* est, en effet, un puissant drastique; elle purge violemment, donne lieu à d'abondantes évacuations séreuses, surtout lorsqu'elle est récente et fraîche. Dans cet état, si on l'applique sur une plaie vive, elle peut produire une inflammation mortelle (Orfila). Par la présence d'un principe *extracto-résineux* qui lui est propre (serait-ce la *bryonine* des modernes, substance rougeâtre d'une excessive amertume? le *Journal de Pharmacie du Midi* cite un fait qui ne doit laisser aucun doute sur les propriétés toxiques de la *bryonine*), la *bryone* est aussi active, aussi atrocement énergique que les autres évacuants drastiques que nous avons à signaler encore, et peut se montrer aussi formellement toxique que certains d'entre eux. Elle impressionne si vivement la muqueuse gastrique, qu'il arrive souvent que lorsqu'on l'administre à l'intérieur, l'estomac la repousse, et que des vomissements ont lieu. De là vient que, dans les anciens ouvrages de médecine, mise par certains pharmacologistes au rang des éméto-cathartiques, elle est présentée par eux comme un *ipécacuanha européen*, et, eu égard à sa violente agression sur les voies intestinales, conseillée comme un drastique, un hydragogue des plus puissants. On a vu son emploi faire disparaître presque subitement des hydropisies anciennes et rebelles jusqu'alors, et amener la résolution de tumeurs invétérées, même de celles qui sont de nature squirrho-cancéreuse (Triller). Mais, aussi bien que le *jalap*, pour modérateur de sa véhémence, elle porte, uni à son principe actif *résinoïde*, un correctif qu'elle doit à la nature, un correctif *amylacé*; et, grâce à ce correctif, elle est d'autant moins pernicieuse, que le moment de son emploi est plus éloigné du moment de sa récolte; qu'elle a depuis un plus long temps été soumise à l'acte de la dessiccation, ce qui donnerait à penser que son principe actif est volatilisable en partie. Alors elle devient simplement cathartique et vraiment propre à l'usage médicinal, si l'on en croit les expériences du dr HARMANT DE MONTGARNY (*Journ. de méd., chir. et ph. milit.*). Ainsi donc, à la dose de 24 à 30 grains, sa poudre produit tous les effets de la purgation, et semble, par sa manière d'agir, se rapprocher du *jalap*, comme en effet elle s'en rapproche par une certaine analogie de constitution chimique : et, bien que le dr LOISELEUR-DESLONGCHAMPS la trouve un peu lente à agir, il n'est pas moins évident que cette racine est un purgatif indigène fort important, très-maniable, et trop négligé par nos praticiens modernes. Plus précieuse qu'on ne le pense, elle est très-diverse dans sa manière de se comporter avec l'économie ; et suivant les différents âges de sa vie végétale, suivant que l'époque où on l'emploie, comme nous venons de le dire, est plus ou moins éloignée de sa récolte, la racine de *bryone* peut offrir seule toutes les espèces de purgatifs, depuis le drastique le plus véhément jusqu'au minoratif le plus inoffensif. Aussi, bien appréciée par les gens de la campagne dans certaines contrées, elle est, en quelque sorte, une *panacée* pour eux dans tous les cas où la nécessité d'une évacuation alvine est indiquée : en faisant infuser au bain-marie 1 gros de cette racine dans une verrée d'eau, ils en obtiennent un agent purgatif doux peu dispendieux, et que leurs femmes emploient en lavements pour suspendre et tarir la sécrétion lactée lorsqu'elles cessent de nourrir. Le suc des baies de cette *cucurbitacée*, fruit de saveur nauséeuse, est un laxatif dont ils savent tirer parti, et les jeunes pousses des feuilles leur tiennent lieu de *séné*. Cet usage adopté dans nos campagnes, et cet effet produit, semblent être positivement contradictoires aux assertions de DIOSCORIDE et de DARWIN, qui assurent que les jeunes pousses de la *bryone* sont aussi agréables à manger, et non plus malfaisantes que les *turions* de l'*asperge*. Mais il ne saurait être posé d'argument contradictoire à ce sujet, si l'on admet que, par la décoction dans l'eau animée par un peu de *sel* (ce qu'en terme de cuisine on appelle blanchir), on les débarrasse de leur principe âcre et purgatif, et qu'il ne reste plus d'elles alors que de la fibre végétale et du principe mucoso-féculacé.

Après la racine de *bryone*, nous classerons ici la racine d'*arthanita* (*cyclamen europæum*, L., *primulacées*), racine aujourd'hui complètement oubliée par la médecine, et actuellement abandonnée à la chirurgie surannée des onguents et des emplâtres. Usitée à l'intérieur comme émétique-purgative, par GEOFFROY, ZORN et quelques autres de nos prédécesseurs; à l'extérieur, comme caustique régénérateur des plaies et des ulcères *cacoétiques*, par DIOSCORIDE, ARÉTÉE, OPIAN, MARCELLUS et MÉSUÉ, elle était proscrite par HALLER et BOERRHAAAE, qui redoutaient son extrême activité, et qui, l'estimant propre à provoquer les mois chez les femmes, la rangeaient au nombre des substances fautrices de l'avortement. Acre et caustique lorsqu'elle est fraîche, elle devient, bien séchée et gardée avec soin dans un endroit préservé de toute humidité, un purgatif commode et sûr qui, administré en poudre, à la dose de 10 grains unis à de la *gomme* et divisés en pilules, agit cathartiquement sur le canal intestinal, sans donner lieu à des tranchées; et dans tous les cas où la purgation est l'essence de la médication à exercer, elle peut parfaitement, non-seulement remplacer le *jalap*, mais encore (au dire de GOUAN) remplacer la racine de *concombre sauvage* (*momordica elaterium*, L.). Que cette puissance d'action qui la caractérise soit due à l'ensemble des principes que recèlent les mailles de sa texture, qu'elle soit due à un *sous-alcaloïde* (principe fortement amer, *arthanitine* de M. SALADIN, principe âcre, *cyclamine* de MM. BUCHNER et HERBERGER), qu'importe! la racine de notre *arthanita* n'en demeure pas moins un purgatif indigène qu'il serait peut-être bien de ne pas tant négliger. Une même parité d'action peut être attribuée aux racines de ses congénères, les *cyclamen hederæfolium* et *cyclamen linearifolium*, lesquelles, pour n'avoir point encore été expérimentées et signalées par les doctrinaires, n'en sont pas moins, sans doute, connues et appréciées par les populations des contrées où elles croissent spontanément (*Corse* et *Var*).

Autant on en peut dire aussi du *taminier commun* (*tamier, tamus, seu tamnus communis*, L., *dioscorées*). Les anciens estimaient sa racine purgative, et en obtenaient de bons avantages dans les hydropisies passives. Essayée à petite dose (demi-gros) dans l'ictère idiopathique, elle a donné lieu à des guérisons promptes et bien constatées (Lobel et Bodard). Voilà donc encore une de ces plantes spontanées véritablement utiles, que l'incurie des médecins modernes abandonne aux tentatives téméraires des charlatans et des médicastres.

Ajoutons à ces agents, que je propose pour être substitués désormais au *jalap*, au *turbith*, au *méchoacan*, au *quamoclit*, et aussi au *jatropha apifera* de Martius; plante *euphorbiacée* dont la racine, très-activement purgative, est, comme telle, fort usitée au Brésil, mais non encore introduite dans notre matière médicale : ajoutons nos *thapsies*, plantes *ombellifèrées* plus connues de nos prédécesseurs que de nous, et les racines de quelques-unes de nos *iridées*, celles, entre autres, de l'*iris à fleurs blanches* (*iris florentina*, L.), de l'*iris des marais* (*iris pseudo-acorus*, L.), de l'*iris à fleurs bleues* (*iris germanica*, L.), lesquelles toutes peuvent parfaitement se suppléer les unes les autres (Gouan); et nous serons surpris d'avoir, en productions territoriales faciles à se procurer saines et sincères, tant d'agents à opposer à un seul dont les nôtres sont de dignes émules, si l'on s'en rapporte aux observations prises à leur sujet.

En parcourant les divers documents qu'il nous a fallu

consulter pour ce travail, nous y avons vu que plusieurs médecins ont trouvé un drastique violent dans la racine de la *thapsie commune* (*thapsia villosa*, L.) : aussi, dans les anciens répertoires de matière médicale, cette racine est-elle dénommée *turbith bâtard*, nom indicateur des propriétés qui lui ont été reconnues, nom par lequel certains auteurs désignent aussi la racine amère, nauséeuse, lactescente du *laserpitium latifolium*, L., racine dont l'odeur s'approche assez de celle de l'*angélique*, et dans laquelle ils avaient trouvé un toni-purgatif qu'ils opposaient avec succès à l'anorexie, à la chlorose, à certaines fièvres tierces ; nom qu'ils donnaient aussi à la racine de l'*apium pyrenaïcum*; aux racines violemment purgatives d'une espèce de *libanotis* (Valmont-Bomare) ; à la racine du *seseli turbith*, L. (*thapsia fœniculi folio*, C. B.) ; tous quatre *ombellifèrées*. Ces travaux, publiés avant nous, nous ont appris également que la *thapsie des Asclépiadés* (*thapsia asclepium*, L.), plante très-abondante et spontanée dans plusieurs parties du royaume de Naples, offre, dans sa racine et ses semences fraîches, des purgatifs-drastiques très-employés au temps d'Hippocrate. « Si (dit Bodard) » nous ne possédions pas un aussi grand nombre de pur- » gatifs pour remplacer le *jalap*, la *scammonée*, la *gomme-* » *gutte*, on pourrait naturaliser et multiplier chez nous » cette *ombellifèrée* qui réussirait très-bien dans le midi de » la France. » Ces travaux nous apprennent aussi que Schulz, Cartheuser, Zorn, Boerrhaave, Hermann, Hoffmann et Wolf, employaient comme purgatives-diurétiques, comme hydragogues, les racines de l'*iris de Florence*, qui servent également, chez les Sibériens, à combattre l'hydropisie (Linné), desquelles la poudre, que parfois on administrait seule à la dose de 3 grains à 1 scrupule, était mêlée au *sirop diacode*, la base des tablettes béchiques du d[r] Mac-Mahon, médecin irlandais. Ils nous apprennent enfin que les racines de l'*iris des marais*, et celles de l'*iris à fleurs bleues*, sont violemment éméto-cathartiques, et, comme telles, furent mises en usage dans tous les cas où la médication révulsive se trouvait indiquée. Aujourd'hui, négligées complètement par la thérapeutique moderne, elles sont abandonnées aux gens de la campagne, qui s'en servent pour se purger ; et cependant ces racines d'*iridées*, si communes dans notre France, étaient bien appréciées par les médecins d'autrefois. Puissamment stimulantes de l'appareil gastro-intestinal, elles provoquent parfois le vomissement ; mais, le plus ordinairement, elles donnent lieu à de copieuses déjections alvines, et, sollicitant vivement tous les appareils par la médication générale qu'elles exercent, elles favorisent les organes sécréteurs de l'urine et la perspiration cutanée. Aussi sont-elles, par les auteurs anciens, préconisées comme des hydragogues énergiques. Dans certains cas d'hydropisie, leur suc exprimé était administré par Chomel à la dose de une à 4 onces ; Antoine Constantin, auteur de la Pharmacopée provençale, Ray, Garidel et Sennert, ont tour à tour employé ces racines, et celles aussi de l'*iris fœtidissima*, dans les mêmes circonstances, et, chaque fois, se sont cru dans la nécessité de tempérer leur énergie par des mucilagineux, ou par d'autres correctifs analogues. Reprenons-les donc ! et, sans doute, par elles, nous serons aussi heureux que nos devanciers.

Les *scammonées*, sucs épaissis de nature extracto-gommo-résineuse obtenus, par des exploitations en grand, l'un du *convolvulus scammonia*, L. (*convolvulacées*), l'autre du *periploca scammonium*, L., plante de la famille des *apocynées*, produits de saveur âcre, amère, nauséeuse, dont l'odeur désagréable semble tirer sur l'aigre, les *scammonées* (soit de Smyrne, soit d'Alep), indiquées dans certaines maladies chroniques, préconisées jadis dans l'hydropisie, la fièvre quarte, l'asthme humide et la goutte, sont des purgatifs catholiques qui opèrent bien, disent **Sylvius**, **Stapel** et **Cartheuser**; mais contre lesquels on ne saurait trop se tenir en garde, qu'on ne saurait employer avec trop de précautions, en raison de leur puissance drastique inflammatoire qui souvent donne lieu à des tranchées, à des coliques atroces, à des superpurgations fâcheuses, ajoutent **Zorn**, **Loeseke**, **Duttel** : **Hoffmann** vote pour leur expulsion de la matière médicale, ainsi que celle des autres drastiques, comme devant être suspectes à cause de l'action pongitive et corrosive qu'elles exercent. **Thonerus** dit qu'un avocat, fatigué par l'action de ce produit, s'écriait qu'il fallait le nommer non *scammonium*, mais bien *schelmonium* (*perfidum nebulonem*), à cause de son caractère trompeur, suspect, et de l'énergie perfide qu'il déploie. Certes, ainsi que le *jalap*, ces productions exercent une forte impression sur les tissus vivants; mais il est vrai de dire que, prudemment employées, que, n'étant point administrées à des sujets émaciés ou délicats, à des sujets que des affections intestinales chroniques travaillent, que, mêlées ou associées, soit à de l'*extrait de réglisse*, soit à des *sels neutres*, les *scammonées* sont d'un salutaire emploi (**Triller**); mais il est vrai de dire que, maniées habilement, elles sont, comme le *jalap*, des purgatifs sûrs et sans danger. Mais à quoi bon, pour acquérir ce produit exotique, demeurer tributaire des industriels de Smyrne et d'Alep, qui, spéculant sur notre exoticomanie, se jouent de notre crédule bonne foi, en nous le livrant mélangé de *farine*, de *cendres*, de *sable*, tandis que, ainsi que déjà nous l'avons fait connaître, nous avons, pour le remplacer, la production extracto-résineuse du *liseron des haies*; tandis que, si nous voulions consentir à revenir sur ce qui a été fait avant nous, à reprendre les substances médicatrices éprouvées par nos prédécesseurs, nous aurions à lui opposer le *selin sauvage* (*selinum sylvestre*, L.), plante agreste indigène à toutes les parties de notre territoire, et de laquelle BOERRHAAVE a dit : « *Est hæc planta acerrima,* » *ita ut, cum primum in fossis hic inveni et gustavi, habuerim* » *os et fauces inflammatas. Est igitur inter plantas acerrimas* » *referenda; et potest quidem usum habere ; sed caute pro-* » *cedendum. Vis lactis ad scammonium accedit, et potest ejus* » *loco substitui.* » Telle est aussi l'opinion exprimée par BOECLER, par ZORN et par les continuateurs de GEOFFROY. Nous aurions, en outre, à opposer aux *scammonées*, la *thapsie des Asclépiades*, déjà citée, et mieux encore l'extrait gommo-résineux obtenu du *cynanchum monspeliacum*, L. (*apocynées*), extrait connu dans le commerce sous le nom de *scammonée de Montpellier, scammonée en galettes*, lequel est d'un aussi efficace emploi, et peut, aussi bien que les productions du Levant (y compris même l'extrait du *cynanchum acutum, liane* indigène aux côtes barbaresques), exercer une irritation prononcée sur les intestins, en faire un centre momentané de fluxion toutes les fois qu'il est nécessaire d'ajouter à leur vitalité, dans tous les cas où l'on recherche un dérivatif puissant qui, appelant une abondante exhalation séreuse à la surface intestinale, favorise la résorption des fluides épanchés et leur expulsion hors de l'économie, en les forçant à prendre une direction nouvelle. Moyens importants à mettre en œuvre lorsque l'épanchement et l'accumulation de fluides, soit dans les cavités, soit dans le tissu cellulaire, reconnaissent pour cause l'inertie des vaisseaux absorbants ; moyens efficaces à la suite des maladies qui ont affaibli la sensibilité, cas dans lesquels une secousse vive peut devenir utile.

Malgré l'énergie de son action, malgré les importants services qu'elle a pu et qu'elle peut encore rendre comme drastique-hydragogue, emménagogue, antivermineuse, surtout quand on s'arme de sa puissance contre le plus redoutable de nos *entozoaires*, le *tænia*, ne craignons pas de repousser de notre pratique médicale la *gomme-gutte*, gomme-résine qui découle du *mangostan guttier* (*mangostana cambogia*, Goertner; *cambogia gutta*, L.; *guttæfera vera*; *garcinia cambogia*; Noblet et D.-C.), espèces *guttiférées* des Indes-Orientales. Malgré les succès que l'on affirme avoir obtenus par elle dans la fièvre quarte, la cachexie froide, l'asthme et l'ictère, n'hésitons pas à la reléguer dans nos ateliers de peinture, où il serait peut-être impossible de représenter, par aucun des autres ingrédients qu'on y met en œuvre, cette belle couleur d'or dont elle enrichit les brillantes toiles de nos artistes, ce qui est de la seule compétence de ceux-ci. Assez de purgatifs-drastiques véhéments nous appartiennent pour que nous n'ayons pas à regretter sa proscription de notre matière médicale.

Lotichius, Wedel, Castel, Bontius, Ludovic, Riedlin, Hoffmann, Buchner, Geoffroy, Paullini, Duttel, Hecquet, Pechlin, Valentin, Reudenius, Hochstetter, Cartheuser, Loeseke, Zorn, s'attaquant les uns les autres, ont tour à tour approuvé et désapprouvé l'emploi de cette drogue des plus atrocement énergiques, s'accordant seulement sur ce point qu'on peut, à la dose de 8 à 10 grains, l'administrer impunément dans les hydropisies passives, et encore aux personnes chez lesquelles la lymphe prédomine. Mais Siton, n'admettant aucune concession à son égard, la déconseille formellement en ces termes : « *Pertinet enim hicce lacteus, esulæ indicæ, succus flavescens* » (*nihil enim aliud est gummi-gutta*), *ad vehementissima et* » *atrocissima remedia, quæ nisi parcissime et summa circum-* » *spectione adhibeantur, et sanitatem et vitam adeo ipsam in* » *eluctabile damnum ac periculum conjicere possunt, prout* » *multa luctuosissima ea de re exempla passim prostant, et* » *nobismet ipsis nota sunt.* » Triller, enchérissant sur Siton, ajoute : « *Redeat ergo ad suos indos, aureum hoc,*

» *sed suspectum et dolosum donum; a quibus venerat; sub*
» *hoc liquido, venenum, imo sæpius, mors ipsa bibitur;*
» *barbaraque esula nobis, ob ingratum et nauseosum saporem,*
» *nec jucundum præbet esum, nec securum usum. Licet enim*
» *hoc remedium, quod non negamus, valentissimum sit hy-*
» *dragogum, quod inertes hydropicorum aquas fortiter ex-*
» *pellit, tamen plerumque simul est violentum psychagogum,*
» *quod non solum aquam, sed ipsam quoque animam una*
» *sedibus suis exturbat, et ad inferos subito deducit.* »

Habitants de Surinam, de Camboye ou de Ceylan dont elle est originaire, nous aurions peut-être tort de l'évincer de notre compendium thérapeutique, car, sans doute, elle est appropriée aux constitutions sur lesquelles, dans ces contrées, elle est appelée à agir, la nature ayant, dit-on, créé l'homme pour le climat qu'il habite, et les productions pour l'homme qui doit en faire usage. Mais, enfants et habitants de la France, hommes de constitution et d'habitudes de vivre essentiellement dissemblables à celles des indigènes pour lesquels la *gomme-gutte* et les autres drastiques analogues peuvent être des bienfaits, pourquoi, préférant l'un des plus terribles agents étrangers aux nôtres, à ceux qui sont plus propres à notre nature, à ceux que, du moins, nous pouvons nous procurer sincères, pourquoi, dis-je, continuerions-nous à nous exposer, à son sujet, aux fraudes, aux négligences, aux maladresses commerciales? Combien de fois n'ai-je pas trouvé des fragments de *sulfure rouge d'arsenic* mêlés à des fragments de *gomme-gutte* (entre autres fois à Tours, en 1833), avec lesquels ils présentaient une ressemblance frappante de couleur et d'aspect, ressemblance d'autant plus grande (abstraction faite du poids comparatif), que les fragments de *gomme-gutte* peuvent être anciens, depuis long-temps exposés au contact de l'air, foncés et brunis par l'action prolongée de la lumière! Des gens instruits sauront, j'en conviens, séparer les uns des autres et faire leur choix ; mais, se fiant au vendeur, pense-t-on toujours à prendre cette précaution ? En traitant par l'*eau* ou l'*alcool* ces morceaux ainsi mêlés, on prépare des liqueurs qui, je le sais, n'auront pas d'autres propriétés que celles de la *gomme-gutte* ; mais si, sans un examen préalable, on les livre au mortier, si on les réduit et on les administre en poudre ?.....

Quoique l'on puisse davantage se confier au commerce lorsque l'on a choisi la *coloquinte* pour agent médicinal, cependant je ne l'en proscrirai pas moins : elle est étrangère, et, d'après les principes qui m'ont inspiré ce travail, cela m'est un titre suffisant. D'ailleurs, en quoi peut-elle nous importer plus que les productions du genre dont notre sol est riche et prodigue ? La *coloquinte*, fruit parenchymateux du *cucumis colocynthis*, L., *cucurbitacée* originaire de l'Orient et des îles de l'Archipel grec, la *coloquinte*, fruit très-amer, très-nauséeux, que SOLENANDER nomme *pomum diaboli*, *caput diaboli*, et qu'il repousse de la pratique, aussi bien que la *scammonée*, la *gomme-gutte*, les *ellébores*, et toute autre espèce de *drastique*, la *coloquinte* agit avec une violence extrême sur les tissus vivants. Appliquée en poudre fine sur une plaie récente, elle y détermine une inflammation très-étendue, accompagnée d'infiltration sanguine (ORFILA). Personne n'ignore qu'avec la *gomme-gutte*, la *coloquinte* soit, à l'intérieur, l'un des purgatifs les plus véhéments, l'un des plus forts irritants que l'on puisse se permettre de porter dans les voies digestives. Elle y suscite une accélération excessive dans le mouvement péristaltique des intestins, et souvent même elle provoque le vomissement, parce que la muqueuse gastrique peut difficilement supporter son contact. Cette grande activité indique assez qu'on ne doit s'en servir qu'avec une précaution extrême, quelle que soit la forme sous laquelle on l'administre, quel que soit le but que l'on se propose d'atteindre (bien que **Boerrhaave** et **Van-Swieten** établissent que son extrait aqueux est moyennement actif), soit qu'on en fasse la base ou l'adjuvant de certaines préparations spéciales, soit que l'on veuille détourner une irritation ou plutôt une congestion qui s'est portée ou établie sur d'autres appareils organiques où elles menacent de devenir pernicieuses, soit que l'on veuille arrêter subitement ou borner des exhalations abondantes, leur donner un autre cours, ajouter à la vitalité des appareils évacuatoires dont les fonctions se font mal par suite d'un état atonique général, ou par le fait d'inertie de l'appareil même. De ce second mode d'action lui vient la réputation dont elle jouit comme hydragogue, comme infaillible dans les leucorrhées chroniques, dans l'ictère, dans les écoulements gonorrhéïques anciens et rebelles (**Celse**, **Geoffroy**, **Rauwolf**, **Valerius**, **Schenck**, Vander **Wiel**, **Schulz**, **Ludovic**, **Plater**, **Hoffmann**, **Dodoens**, **Buchner**, **Cartheuser**, **Zorn**, **Loeseke**, **Duttel**, **Platner**, **Riedlin**, **Tulpius**, **Friccius**, **Wedel**, **Borrichius**). Violemment perturbatrice du mouvement circulatoire, c'est à elle que parfois on recourt pour rétablir ou favoriser les écoulements périodiques naturels; et alors, faisant des gros intestins un foyer d'irritation, un centre de fluxion, y attirant le fluide artériel, elle influe par contiguïté sur l'utérus, réveille ainsi la vitalité de l'appareil qui lui est propre et l'anime, et détermine ainsi la fluxion et l'évacuation menstruelles.

Que nous importe !

Produit pharmaceutique tiré d'un végétal de la même famille que la *coloquinte*, du *momordica elaterium*, L. (*concombre sauvage*, *cucumis asininus*), plante annuelle dans nos jardins du nord, et vivace dans la France méridionale, l'*élatérium*, duquel le d[r] **Morrus** a isolé un principe cristallisé, blanc, un peu styptique, auquel il a donné le nom d'*élatérine*, principe qui agit d'une manière très-énergique sur l'économie, l'*élatérium* se rapproche on ne peut plus, par ses effets, de la *coloquinte* et de la *gomme-gutte*, et ainsi les rivalise parfaitement. En effet, toute la plante est d'une excessive amertume unie à une extrême âcreté. Si le d[r] LOISELEUR-DESLONGCHAMPS a trouvé que la poudre de la racine de cette plante, moins énergique que celle de la *bryone*, doit être donnée à la dose de 40 à 50 grains pour produire un effet purgatif un peu marqué; si BOULDUC préparait avec elle un extrait aqueux qui lui donnait alors un purgatif très-doux et fort efficace; si, chez les Hollandais, au dire de LEWIS, cet extrait, préparé au *vin*, offrait de semblables résultats; si le même BOULDUC administrait le suc du fruit séché et réduit en poudre mêlé avec les graines comme un purgatif doux et innocent (et notons ici que ces semences douces et huileuses servaient de correctif au principe âcre et amer que ce suc recèle), l'on aurait tort d'en conclure que le *momordica*, tout en pouvant fournir des purgatifs utiles, est inhabile à remplacer dans la puissance de leur action la *coloquinte* et la *gomme-gutte*. Notre *élatérium*, fort connu et fort employé au 16e siècle, les remplace parfaitement en tout et pour tout; et, certes, bien préférable, selon certains auteurs, à beaucoup d'autres purgatifs hydragogues (GOUAN), peut nous empêcher d'envier au Brésil les fruits du *momordica purgans* de MARTIUS, et ceux du *melothria pendula*, L., usités à la Jamaïque.

En effet, le suc du fruit de notre indigène, production qu'HIPPOCRATE et GALIEN employaient comme éméto-drastique, et de laquelle, en notre temps, le d[r] PARIS a isolé un principe auquel il a donné le nom d'*élatine*, et que l'on estime être de nature différente à l'*élatérine* signalée plus haut, ce suc, administré à la dose de 4 gouttes dans une verrée de décoction de *guimauve*, donne lieu à une purgation très-intense. DIOSCORIDE prescrivait ce suc à la dose de 5 à 6 grains ; et AVICENNE se bornait à pareille dose pour la poudre de la racine, qui, depuis, a été reconnue par GOUAN pour être formellement purgative. L'*élatérium* donc, extrait que l'on prépare avec le suc du fruit de notre *momordica*, est effectivement d'une énergie extrême ; il exerce une impression très-profonde sur les voies intestinales : aussi M. le prof^r ORFILA regarde-t-il sa propriété médicinale comme pouvant devenir une propriété malfaisante, toxique même. Il l'a vu, appliqué en poudre sur une plaie, y déterminer une véhémente inflammation ; on l'a vu, à l'intérieur, opérer des dérivations salutaires dans les cas où les forces vitales ont besoin d'être déplacées, où des épanchements séreux atoniques existent et s'augmentent, aucune réaction, aucun travail organique ne pouvant, par les seuls efforts de la nature, opérer leur résorption, leur déplacement et leur expulsion. Depuis long-temps admis dans la thérapeutique des modernes, entre autres par ZORN, ÉBERHARD, TRILLER, qui l'ont opposé avec succès aux hydropisies passives, aux gonorrhées invétérées, aux leucorrhées, aux dartres, au tænia, il a montré, il est vrai, une variabilité d'action, laquelle a souvent arrêté ceux qui voulaient en faire usage ; car, d'après elle, il pouvait passer pour un médicament infidèle ou du moins peu sûr, tandis que cette variabilité pouvait dépendre, et du mode suivant lequel il avait été préparé, et des différentes circonstances sous l'influence desquelles on l'administrait. Ainsi FERNEL le donnait à 20 grains; FALLOPE en portait la dose à 1 gros ; SCHULZ l'a donné depuis la dose de 5 grains jusqu'à celle de 10 dans une once de *sirop de nerpruns*, et lui-même se guérit d'une hydropisie ascite avec cette substance qu'il s'administrait à la dose de 10 grains; LISTER le prescrivait depuis 1 grain jusqu'à 10 ; BOERRHAAVE se bornait à 4 grains dans un véhicule approprié; GILIBERT a vu expulser un tænia avec 4 grains d'*élatérium* mêlés à une soupe extrêmement grasse, tandis que cet agent avait paru si redoutable à SYDENHAM, qu'il n'osait pas l'administrer à une dose plus forte qu'à celle de 2 grains pour la plupart des sujets. Cette prétendue variabilité d'action ne saurait donc pas être péremptoirement admise, et n'empêche pas de reconnaître l'*élatérium* pour agent très-recommandable dans tous les cas où les drastiques sont indiqués.

Si nous voulions le reprendre et l'expérimenter de nouveau, nous retirerions du suc jaune exprimé des feuilles et des tiges de la *chélidoine commune* les mêmes avantages que ceux que, par leur emploi, nous peuvent présenter et notre *élatérium*, et les drogues exotiques qu'il est appelé à suppléer. Ce suc dont nous avons déjà eu occasion d'apprécier les propriétés vésicantes et cathérétiques, ce suc que DIOSCORIDE et MATTHIOLE employaient comme caustique-détersif, ce suc, s'il est administré à l'intérieur, fait vomir et purge à la dose de une demi-once; et, sans nul doute, il dote de son activité toute la plante qui, estimée jadis anti-ictérique et propre à combattre les obstructions du foie, était, en outre, recommandée en *applicata*, en qualité de vulnéraire, de détersive, de mondificative, et, comme telle, était employée à ramener certains ulcères sordides à la vitalité normale, par BOERRHAAVE et Sim. PAULLI; il dote, dis-je, de son activité toute cette plante dont la décoction était, comme antipsorique, fréquemment mise en usage par LINNÉ, BERGIUS et GOUAN. Pourquoi faut-il qu'aujourd'hui le suc énergique d'une plante commune chez nous, et dont l'utilité médicale a été reconnue, soit si négligé par la médecine, ou plutôt par les médecins qui n'en connaissent pas la portée, et, pour la plupart du moins, en soupçonnent à peine l'existence? Employé comme purgatif-dérivatif par nos devanciers, il nous offrirait encore les mêmes ressources, et pourrait fort bien, je le répète, suppléer tous les autres drastiques, exotiques ou indigènes dont nous venons de nous entretenir, et grande partie de ceux dont il nous reste à parler. DIOSCORIDE, FORESTUS, GALIEN, l'administraient dans l'ictère (et qu'on ne pense pas que, dans son emploi, ils étaient guidés par la théorie des *signatures*, car PORTA, l'apôtre de cette théorie, ne l'avait pas encore jetée à la face du monde); BOERRHAAVE l'employait comme purgatif-hydragogue, et KRAMER comme antigoutteux; MÉRAT avance qu'on en a conseillé l'usage dans l'hydropisie à la dose de une cuillerée par jour; LANGE préférait au suc exprimé l'extrait préparé avec toute la plante macérée dans le *vin* à un feu doux. Il dit que les gens du peuple, dans le duché de Brunswick, prennent habituellement 1 à 2 gros de la racine en poudre, ou le suc de toute la plante mêlé à du *vinaigre*, pour se guérir des fièvres intermittentes, et qu'ils réussissent parfaitement et constamment en répétant deux ou trois fois ce remède, qui provoque en eux une sueur abondante. WAGNER, HUNNERWOLF, LINNÉ, assurent avoir guéri plusieurs fièvres par le même moyen. Suivant MÉRAT, la racine de cette plante passe pour être un puissant diurétique: ETTMULLER, KOENIG, GEOFFROY, KEGLER, HOFFMANN, PALMARIUS, ZORN, TOURNEFORT, le recommandaient dans l'ictère et l'hydropisie. Malgré certaine influence que le suc de la *chélidoine* peut, dit-on, exercer sur les centres nerveux, sur le cerveau, bien qu'il paraisse en quelques circonstances agir à la manière des *narcotico-âcres* (si l'on ajoute foi aux assertions des praticiens auxquels il a présenté cette particularité), il n'en est pas moins, habilement manié, un agent qui, véritablement perturbateur, rendra toujours de bons services dans tous les cas où devra être exercée cette médication dérivative au moyen de laquelle on cherche à expulser de l'économie les fluides épanchés et accumulés dans les cavités splanchniques.

Autant on en peut dire du *chelidonium glaucium*, L., plante *papavéracée* de nos climats, et peut-être aussi des *chelidonium hybridum* et *chelidonium corniculatum*, ses congénères et ses voisins.

Certes, personne ne sera tenté d'expliquer par la spécificité les succès obtenus par les deux premières de ces espèces (*ch. majus* et *glaucium*) dans les fièvres d'accès; et, de bonne foi, chercher à le faire, serait le comble de l'absurde, puisqu'il est reconnu que toute agression brusque, violente, par une modification subite, toute perturbatrice, obtient souvent, dans ces sortes de fièvres, des succès long-temps en vain tentés avec le *quinquina*. C'est ainsi (dans la pratique, sachons nous en souvenir à propos), c'est ainsi, dis-je, que généralement agissent les émétiques et les drastiques administrés convenablement et dans des circonstances opportunes.

Prenons également ici note du suc de la *vermiculaire brûlante* (*orpin brûlant*, *sedum âcre*, L.), plante de saveur âcre et plus que commune sur les terrains arides et sur les murs de toutes les zones du territoire français. Ce suc, stimulant énergique, estimé spécifique antiscorbutique par Boerrhaave, Zorn et les *continuateurs* de Geoffroy, consigné comme tel dans les *Éphémérides des curieux de la nature*, ce suc purge et fait vomir à la dose de une once; il exerce une action assez analogue à celle des *moutardes* et des autres *crucifèrées* actives : aussi Gilibert, d'accord avec ses prédécesseurs, affirme-t-il en avoir tiré de grands avantages dans les cachexies scorbutique et scrofuleuse.

L'*élatérium*, le *suc de notre chélidoine*, celui de notre *vermiculaire*, peuvent donc parfaitement suppléer la *gomme-gutte vraie*, et encore mieux les *gommes-guttes fausses*, *gommes-résines* provenant, l'une de l'*hypericum baccatum*, L., l'autre de l'*hypericum cayanense*, L. (*hypéricinées américaines*), mélangées dans le commerce avec la *gomme-*

gutte vraie. Agents purgatifs, elles doivent avoir faveur dans les lieux de leur origine; mais, quant à nous, elles doivent nous importer fort peu.

Signalons encore ici les *gouets* de nos contrées (*arum vulgare* de Lam., *arum maculatum* de L., *arum arizarum*, *arum dracunculus*, L., *aroïdées*). Pline assure que les ours, qui sont sujets au ténesme et à la constipation durant l'hiver, s'en délivrent au printemps avec la racine du *gouet commun*, racine qui, en qualité de purgatif-fébrifuge, était fort estimée des *Pères de la médecine*, et qui, depuis eux, fut adoptée comme telle par Gessner et Bergius. N'omettons pas non plus, dans cette énumération de substituts végétaux indigènes à opposer à la *gomme-gutte* et à la *coloquinte*, la *calle des marais* (*calla palustris*, L.), autre *aroïdée* dont l'action topique sur les tissus vivants a, plus haut, été appréciée par nous, et dont l'action sur l'organe digestif et les appareils évacuatoires n'est pas à contester non plus. Ainsi que celle du *gouet commun*, sa racine a été recommandée dans le catarrhe chronique des bronches, dans la chlorose et dans certaines fièvres d'accès. Joignons-y également les *vérâtres* et les *colchiques*, plantes agrestes dans nos campagnes, dont la *vérâtrine* et la *colchicine*, agents très-vénéneux, sont les alcaloïdes actifs, plantes dont, plus haut, nous avons signalé aussi la propriété rubéfiante, vésicante et caustique.

La première espèce parmi les *varaires* ou *vérâtres*, parce qu'en effet elle en est la plus connue, est la *varaire blanche* (*veratrum album*, L., *ellébore blanc*), qui fut éprouvée par Gilibert, après bien d'autres, comme substance éminemment émétique, purgative-drastique, diurétique, hydragogue : il suffit d'une dose de 6 à 8 grains pour produire un effet très-marqué. Cette activité, qui la rapproche on ne peut plus des drastiques étrangers signalés dans cette partie de notre travail, la faisait considérer par nos prédécesseurs comme positivement suspecte et redoutable; et cependant ils ne répugnaient pas à la prescrire dans les circonstances où ils croyaient devoir opérer une révulsion métastatique, et remédier, par une véhémente secousse, à l'inertie atonique des organes et des appareils fonctionnels. BOERRHAAVE, SALMAS, GESSNER, CARTHEUSER, FRICCIUS, Sim.. PAULLI, BENIVEN, GEOFFROY, ZORN, HIPPOCRATE, PLINE, PARACELSE, CASTEL, BAUSCHIUS, RULANDUS, HERMANN, LUDOVIC, ETTMULLER, LENTILIUS, WEDEL, MURALT, RIVIN, HOFFMANN, PECHLIN, HEUCHER, BUCHNER, adoptant et répudiant tour à tour cette racine, finirent, dit-on, par l'abandonner à la médecine vétérinaire, qui déclara trouver en elle un excellent remède pour les porcs atteints de ladrerie.

« *Est enim helleborus albus planta, equis magis quam hominibus idonea.* »

Cependant, quand on nous voit encore employer, dans nos prescriptions, la *gomme-gutte* et la *coloquinte*, on pourrait se montrer justement surpris de nous voir repousser de nos formulaires un agent qui n'est pas d'une énergie moindre, j'en conviens., mais dont la véhémence ne dépasse pas la leur. « A une dose minime (dit TRILLER), la » racine de l'*ellébore blanc* purge fortement par haut et par » bas, et quelquefois même son emploi donne lieu à des » convulsions. Il n'est pas permis de l'administrer en substance, à moins que le sujet ne soit, ou très-robuste, ou » maniaque, ou mélancolique. Il est prudent, avant d'en » faire usage, d'enchaîner sa férocité au moyen d'un intermède : ainsi, en macération dans le *vin*, on peut impunément l'administrer à la dose de 1 scrupule. Le plus » fréquent usage que l'on en fait, c'est de la réunir aux » poudres sternutatoires. Le suc d'*ellébore blanc*, introduit » dans une plaie, la rend mortelle ou au moins incurable. »

La *varaire noire* (*veratrum nigrum*, L.), sa congénère,

espèce indiquée sur les montagnes de l'Alsace et de l'Auvergne, mais dont la Sibérie est la patrie véritable (**Boisduval**), a été mentionnée parfois, rarement il est vrai, comme agent de même portée, parce que fréquemment on a trouvé, dans le commerce, ses racines mêlées à celles de la *varaire blanche* : je n'ai connaissance d'aucune observation clinique qui lui puisse être spécialement applicable. Cependant il est probable qu'elle n'est pas absolument indigne de notre attention, et que l'on doit retrouver en elle les principes actifs et médicateurs qui ont pu faire rechercher l'*ellébore blanc*.

De ces espèces, rangées dans le groupe des *colchicacées*, les *colchiques* (*colchicum autumnale*, *alpinum*, *montanum*, *vernum*!) ne sont pas les moins énergiques ; et, de ces derniers, le *colchique d'automne* est le plus énergique encore ; et, il est vrai de le dire, apprécié tel, parce que, sans doute, il est de tous le plus vulgaire, et par conséquent le mieux connu. Brillant ornement de nos prairies, au retour de l'automne, il en émaille la verdure languissante, et nous tient lieu alors de toutes les jolies fleurettes dont la bigarrure en égayait le tapis. Diurétique dans le sens de la *scille* (Collin, De Haen), le bulbe, ou ognon, racine du *colchique d'automne*, possède la triple propriété d'agir à la fois d'une manière vive, prononcée, puissante, et sur la muqueuse gastro-intestinale, et sur les appareils évacuatoires, et sur le système cérébro-spinal, avec lequel il paraît se comporter à la manière des *narcotico-âcres*. Purgatif-hydragogue éprouvé depuis long-temps, on a, de nos jours, compté et spéculé sur sa puissance dérivative pour en faire un anti-arthritique, un antigoutteux sans pareil, qu'on ne craint pas d'employer à assez haute dose, parfois, malgré les dangers auxquels son activité peut donner lieu, activité qui l'avait fait nommer par les anciens *ephemerum lethale*. Considéré d'abord comme alexipharmaque,

si l'on redoutait son emploi à l'intérieur comme pouvant être délétère et funeste (TRILLER), on l'employait avec confiance pour déterger les ulcères gangréneux, et panser les bubons pestilentiels (GEOFFROY, ZORN, CARTHEUSER, BOECLER, STAPEL); on l'estimait un si puissant antidote contre la peste et contre toutes sortes de maladies épidémiques, qu'il suffisait, dit WEDELIUS, qu'il suffisait de le porter en amulette au cou pour s'en préserver : pratique qui n'a de vrai que l'influence qu'elle peut exercer sur les imaginations troublées, qui n'a d'autre effet que celui de les rassurer (QUIRINUS RIVINUS). Tenant meilleur compte de la modification que son agression exerce sur nos organes, ce n'est que de nos jours, et d'après le célèbre STOERCK, que les médecins ont assigné un rang thérapeutique aux bulbes et aux semences du *colchique*. Le prof[r] CHÉLIUS est le premier qui, dans les affections goutteuses et rhumatismales, essaya les semences de notre *colchique* traitées par le *vin*; et il affirme en avoir obtenu des succès positifs. Le *colchique* agirait, à en croire ses prôneurs, par une sorte de spécificité qui lui serait propre; c'est, du moins, ce que présume le d[r] BARDOULAT, médecin à Paris, et il n'est pas seul dans cette pensée; c'est ce qu'avance le d[r] ELLIOTSON; c'est ce qu'avant eux STOERCK et plusieurs autres médecins anglais, antérieurs à ELLIOTSON, lesquels, par préférence, se servaient de la teinture alcoolique de ses graines, ont affirmé dans leur temps. « A part l'*acu-*
» *puncture*, la *teinture de colchique*, administrée après la
» *saignée*, en tant que celle-ci a dû intervenir, me paraît
» le meilleur remède à opposer aux affections rhumatismales.
» J'ai tout lieu de croire que la teinture de cette plante
» possède des propriétés plus actives quand on emploie
» ses graines au lieu de ses bulbes, ainsi que le recom-
» mande le d[r] WILLIAMS D'ISPWICH. Ce médicament m'a
» paru être doué de plus d'énergie et d'activité. Cette pré-

» paration du *colchique* n'est autre que le *vin médicinal* de
» HUSSON. La découverte de ce remède est due à M. WANT,
» autant du moins que je me rappelle l'avoir lu dans les
» *journaux de médecine de Londres*, il y a plusieurs années.
» Ce médecin annonça alors que la *teinture de colchique*
» paraissait être le médicament employé chez les anciens
» sous le nom de *diahermodactylum* dans le traitement de
» la goutte. A ce sujet, on peut consulter ALEXANDRE DE
» TRALLES et PAUL D'ÉGINE. TURNER, BEHRENS et plusieurs
» autres auteurs, ont aussi considéré le *colchique d'Illyrie*
» comme étant l'*hermodactylum* des anciens. » (*Traité sur l'acupuncture, par* James MORSS CHURCHILL, *traduit de l'anglais par le* d^r^ CHARBONNIER.)

Les derniers expérimentateurs qui ont cherché un remède à la goutte dans le *colchique* et ses préparations, se fondent sur ce que l'on a cru remarquer que les urines, dont son emploi provoque d'abondantes éjections, sont, plus qu'à l'ordinaire, riches en *acide urique*, et sur ce qu'il semble être établi par les *chimistes* que les concrétions tophacées, chez les goutteux, sont principalement composés d'*urate de chaux*. C'est ainsi donc qu'ils expliquent la résolution par dérivation, au moyen d'une spécificité qui, agissant comme l'aimant sur le fer, appellerait vers le *colchique*, attirerait à lui l'*acide urique*. Et alors, que deviendrait la *chaux* demeurée seule ? elle continuerait à encroûter et à embarrasser les articulations ; ou l'*urate de chaux* divisé et peut-être en dissolution, obéissant à cette spécificité, suivrait la voie que lui aurait ouverte et indiquée le *colchique*. D'autres, moins subtils, expliquent simplement le fait de guérison, quand on en vient à l'obtenir, par les théories de la médecine transpositive, et voient dans les abondantes évacuations alvines, dans la polyurèse qu'il provoque, des évacuations dérivativement critiques, et repoussent de toutes leurs forces la théorie des éléments.

Si l'on admet que le *colchique*, comme agent de dérivation (soit qu'il produise la polyurèse, soit qu'il donne lieu à de copieuses évacuations alvines, soit enfin qu'il exagère fortement l'exhalation cutanée), peut combattre avec succès les accès de goutte, en retarder l'invasion, en atténuer l'intensité, je l'accorde et je l'admets également; mais je ne saurais partager cette opinion que, par une spécificité particulière, et qui certes serait bien précieuse, il guérisse et fasse disparaître complètement la diathèse goutteuse, et les concrétions articulaires qui en quelque sorte en sont l'essence. Mais, sachons-le bien, « l'*ognon* et les » *semences* du *colchique* enflamment souvent l'estomac, et » produisent quelquefois de très-graves accidents cérébraux. » J'ai connu plusieurs malades qui se sont donné la mort » en en faisant un trop grand usage. » (S.-A. Turck, traité de la goutte, 1837.) En un mot, « les préparations du » *colchique* sont des irritants très-actifs qui agissent à la » manière des drastiques, et on peut justement les com- » parer au remède du fameux Leroy. » (Charbonnier, *loc. cit.*) Enfin, quoi qu'ils aient pu faire ou publier, ses prôneurs n'ont pas encore cause gagnée sur ce point, de quelque façon qu'ils expliquent le mode de médication exercée par le *colchique*; car, outre que les médecins sages ou trop timorés peut-être le redoutent et le repoussent, des observations recueillies à la clinique de l'hôpital St-Louis de Paris sont loin de justifier leur enthousiasme et leurs assertions. « Les préparations du *colchique*, à la vé- » rité, diminuent quelquefois les vives douleurs de la goutte; » mais cet effet est loin d'être constant..... les accès revien- » nent bien plus souvent, le mal aigu passe à l'état chro- » nique, et les preneurs de *colchique* sont estropiés de très- » bonne heure. » (Turck, *loc. cit.*) Il paraît d'ailleurs que, dans certains cas, il n'exerce aucune influence sur l'appareil digestif, si du moins on en croit le dr Want, qui maintes fois a vu le *colchique* ne déployer aucune espèce d'action. « HALLER et STOERCK ont observé que la racine du *colchique* » perd presque sa vertu par l'exsiccation, et fournit une » *fécule amylacée* qui tue beaucoup d'animaux, mais non » pas les poules. Elle provoque chez tous le vomissement; » et MARANTA a averti de ne pas la confondre avec les » *hermodactes* : ce qu'il a dit touchant sa vénénosité doit » être appliqué surtout à celle qu'on arrache dans le prin- » temps. Cependant HALLER et CRATOCHWILL assurent » qu'elle n'est point âcre; qu'elle est même insipide quand » elle est fraîche; et, d'autre part, ces auteurs avouent » que les chiens auxquels ils l'ont donnée à 2 gros sont » morts bientôt après, et qu'ils leur ont trouvé les in- » testins dans un état de phlogose. HALLER est donc en » contradiction avec lui-même (GOUAN). » Il s'en faut donc bien, d'après ce que nous venons de dire, d'après cette variabilité d'action qui peut faire estimer le *colchique* médicament fort infidèle, il s'en faut donc bien que le succès réponde toujours à l'attente du médecin et à celle du malade! Sans doute, au début de la maladie singulière à laquelle on l'oppose aujourd'hui, il peut, exerçant une médication dérivative ou révulsive, soit purgative, soit diurétique, soit diaphorétique, déplacer et enrayer le travail congestionnaire, empêcher les fluxions, les congestions de s'établir dans les capsules synoviales, et alors, tous les agents de stimulation, diurétiques, diaphorétiques et drastiques, peuvent offrir les mêmes résultats. Mais admettons qu'il réussisse mieux et plus constamment que ces diaphorétiques, ces diurétiques, ces drastiques; encore faut-il que l'état actuel des parties qui doivent être primitivement soumises à son agression soit tel qu'elles puissent la soutenir sans danger; encore faut-il que des dispositions particulières ou idiosyncrasiques favorisent son action! Et, toutes choses égales d'ailleurs, quoi qu'en disent les partisans de sa spécificité élective sur l'*acide urique* et sur l'*urate de chaux*, quand les concrétions tophacées sont formées, que fera-t-il? Néanmoins, que les résultats obtenus par l'emploi du *colchique* soient expliqués ou explicables par la théorie des *chémiâtres*, que nous appellerons, si l'on veut, *théorie* ou *doctrine des éléments*, qu'ils soient expliqués ou explicables par la théorie du *transpositivisme*, ce qui, d'ailleurs, nous doit importer fort peu, faisant la part à l'exagération que jamais ne justifient quelques succès obtenus, nous refusant à partager les craintes souvent puériles qu'affectent d'éprouver, pour les agents de la médication perturbatrice, les adeptes d'une doctrine plus souvent spécieuse que juste, les prétendus médecins physiologistes, pyrétologistes outrés qui n'ont vu que la lettre et n'ont pas su comprendre l'esprit du *Maître*; n'acceptant donc, d'une manière absolue, ni les préjugés des uns, ni l'exclusivité des autres, sachons à propos user de tout et n'abuser de rien, modelons-nous en ceci sur HIPPOCRATE, qui, en parlant de l'hydropisie, dit : « *Si medicamentum purgans tibi exhibendum* » *visum fuerit, per veratrum suprà cum securitate purgabis* » (*de ratione victus morbis acutis*); » et convenons que, si une médication véhémentement dérivative doit être admise parfois, si la purgation en doit être l'essence; convenons, dis-je, qu'alors, dans tous les cas où elle doit être exercée, où les appareils évacuatoires doivent être stimulés, où les fonctions absorbantes doivent être réveillées, le bulbe et la semence du *colchique* ne nous seront jamais plus inutiles, jamais plus infidèles, jamais moins incertains que quelque agent exotique que ce puisse être; et, certes, l'un et l'autre nous dispenseraient à plus forte raison de recourir à l'*iris tuberosa*, L., *iridée* dont la racine, légèrement laxative, fut long-temps prise pour le véritable *hermodacte*, de recourir même à l'*hermodacte vrai*, bulbe du *colchicum il-*

lyricum, L., véritable *hermodactylum* des anciens, racine que QUINCY appelle l'âme des articulations (1), si déjà cette substance, long-temps attribuée à l'*iris tuberosa*, n'était complètement tombée en désuétude depuis un grand nombre d'années, bien que SALMAS, WEDEL, BOERRHAAVE, GEOFFROY, ZORN et BUCHNER, qui l'estimaient fort, l'aient recommandée comme doucement laxative, l'aient prescrite en collyres dans la goutte sereine, l'aient préconisée dans l'hydropisie, et l'aient réunie à des préparations anti-arthritiques et antisyphilitiques.

Si le *noyer* (*juglans regia*, L., *amentacées-juglandées*) ne se cultivait que dans les Amériques, ou n'était point encore sorti des Indes-Orientales et de la Perse, pour se répandre dans nos campagnes, où il est actuellement aussi commun, aussi productif que dans son pays natal, où il vient aussi bien que nos arbres forestiers, on s'empresserait de le classer parmi les végétaux les plus utiles en médecine. Véritable panacée universelle, il serait le panchymagogue, l'alexipharmaque par excellence; la renommée et la réclame n'auraient point assez de voix pour nombrer et publier ses vertus, ses services et ses bienfaits. (Voir BUCHNER, ZORN, Sim. PAULLI, BOERRHAAVE, HOFFMANN, GEOFFROY.) Mais comme il est advenu que, bien qu'originaire de la Perse, il s'est parfaitement acclimaté à notre ciel et à notre sol, comme il croît et de lui-même se multiplie abondamment autour de nous, fidèles à nos principes d'exoticomanie, nous négligeons sa puissance médicatrice, puissance que peut-être beaucoup de médecins ignorent, et, pour nous, il n'est rien qu'une culture d'agrément, d'art et d'économie domestique. C'est beaucoup, sans doute, mais il pourrait nous être quelque chose de plus, et ce ne sera pas difficile à prouver. En effet, HOFFMANN indique la seconde écorce de ses racines, trempée dans du *vinaigre* pendant une demi-heure, comme un vésicant énergique et prompt : voici donc, avec tant d'autres cités, encore un agent à opposer à la *cantharide*. Suivant SCHROEDER, l'écorce intérieure de ses branches moyennes est fortement émétique; selon BOECLER, son chaton est émétique, mais surtout sudorifique, et puissant auxiliaire aux *mercuriaux*, et au traitement général dans les affections syphilitiques, étant administré à la dose de 1 demi-gros. Le suc de la racine fraîche est constaté diurétique et purgatif violent, et ses feuilles ont été reconnues fébrifuges, anthelmintiques, emménagogues. Aujourd'hui préconisées comme infaillibles dans les affections scrofuleuses (en lotions, en tisanes, en extrait, en sirop) par le dr. NÉGRIER d'Angers, elles furent vantées autrefois contre l'ictère et les exanthèmes cutanés; elles font la base du remède antivénérien de MITTIÉ, remède constitué par le suc de ces feuilles mêlé à celui de l'*ache* et du *ményanthe*, tous trois rapprochés en un extrait que l'on administre sous forme pilulaire, à la dose de 12 à 16 grains par jour. (CAZENAVE, *appendice thérapeutique au Codex.*) D'autres ont trouvé une action narcotiforme dans le principe odorant de ses feuilles; le fait est que l'*aromite* qu'elles exhalent cause des céphalées douloureuses, des vertiges, de la stupeur, et que, par conséquent, il ne doit pas être sans influence sur les centres nerveux. Jean BAUHIN en indique l'*eau distillée* comme un cicatrisant efficace lorsqu'on s'en sert pour laver les ulcères matin et soir, en y maintenant des compresses constamment imprégnées de cette eau. Le *brou de noix* est positivement énergique. FRANCK en proclame la propriété sudorifique; il est la base d'une liqueur de table, ressource et réconfort des estomacs paresseux, liqueur recommandée comme un stomachique souverain par les amateurs gastronomes, qui l'estiment singulièrement propre à provoquer l'appétit, à favoriser les digestions, ce qui prouverait en faveur des vertus toni-stimulantes qui lui sont attribuées par ceux qui la recommandent dans la dyspepsie et la lienterie, par ceux qui la déclarent astringent infaillible, et remède unique à opposer à certaines diarrhées. Sa saveur acerbe et styptique justifie assez la pensée de ceux qui comptent sur elle quand il est besoin de recourir à une médication astrictive. D'accord avec FRANCK, SWÉDIAUR, dont, en matière médicale, l'opinion doit, ce me semble, être de quelque poids, dit avoir trouvé, dans ce *brou*, un remède antisyphilitique très-efficace ; il entrait en proportions très-considérables dans la fameuse tisane antisyphilitique de POLLINI ; et PEYRILHE, enfin, le regarde comme un bon vermifuge: « L'extrait de *brou de noix* est un bon vermifuge, dit » VALMONT-BOMARE. » Ces assertions d'hommes respectables et judicieux sont-elles donc dépourvues de fondement ? Et ne pouvons-nous assez surmonter notre paresse et nos habitudes routinières pour chercher à les confirmer ou à les infirmer ! Le *noyer* nous donne encore l'huile de ses graines, huile dont il sera question plus loin.

Entreprenons de nouveaux essais avec les écorces de nos *thymélées*, arbrisseaux dont les plus à notre portée sont le *sain-bois* et le *bois-gentil* (*daphne thymelæa* et *daphne mezereum*, L., *merascum* des anciens), écorces que nous avons pu voir figurer parmi nos épispastiques ; et souvenons-nous que, violemment drastiques, ainsi que leurs fruits, qui sont très-âcres (écorces et fruits que redoutaient DIOSCORIDE, GALIEN, MATTHIOLE, BAUHIN, FUSCH, HOFFMANN, FÆSIUS, MERCURIALI, ETTMULLER, SCHROEDER, SENERT, FERNEL, WEDEL), souvenons-nous que ces écorces, estimées anti-hydropiques (ZORN et GEOFFROY), mais aussi drastiques dangereux, ont, bien avant nous, été conseillées dans le traitement des dartres, des scrofules, des syphilis constitutionnelles, des rhumatismes, preuve suffisante de la médication violemment perturbatrice qu'elles exercent. Identiques d'action, soit interne, soit externe, les *daphne laureola* de nos bois montueux, *d. alpina* des Alpes, du Dauphiné et du Piémont; *d. lucida, d. oleoïdes* de la Corse, *d. gnidium* (*garou*, *sain-bois*) des lieux montueux du midi, *d. tarton-raira* de Provence, de Corse, d'Italie, *d. cneorum* de l'Alsace et des Alpes, ces *daphnés* peuvent, au besoin, être suppléés aux deux premiers (*d. thymelœa* et *d. mezereum*), dont plusieurs observations, faites et relevées du temps de Gilibert, prouvent l'utilité réelle, la décoction de leurs racines étant employée au traitement des maladies vénériennes invétérées. En vain, tenant compte de l'action vive que ces écorces exercent sur la peau, voudra-t-on objecter, pour conclure à leur expulsion de la thérapeutique interne, celle qu'elles doivent produire sur un organe beaucoup plus délicat, beaucoup plus impressionnable, sur la muqueuse gastro-intestinale. « Les anciens (dit Bodard) étaient parvenus à enchaîner » les végétaux les plus féroces en les associant à des *muci-* » *lagineux*, à des *astringents*, à des *acides*. Ainsi les » *mézeréons*, macérés pendant vingt-quatre heures avec » l'un de ces correctifs, devenaient, entre leurs mains, » des purgatifs sûrs et sans danger. » Remis en faveur et bien maniés, ajoutant à nos ressources indigènes, ils pourront nous tenir lieu des exotiques auxquels nous déclarons la guerre, et nous empêcheront d'envier à la Polynésie le *daphne fœtida* que nous avons cité aux émétiques.

C'est sous ce point de vue que doivent être considérées les *anémones*, et, entre elles, l'*anémone pulsatile*, dont la racine était estimée purgatif-anti-épileptique par Stoerck. Autrefois reconnue puissamment alexipharmaque, on la mêlait au *vin*; et ce breuvage passait pour être d'une efficacité incontestable contre la peste, la contagion, et contre les plaies provenant des atteintes et morsures des animaux venimeux. Comme elle paraît agir à la manière des *nar-*

colico-âcres (ce qui d'ailleurs semble être aussi le partage des *vérâtres*, des *colchiques*, de quelques *renoncules* et des *ellébores*), quelques auteurs la regardent comme devant être appréciée suspecte et d'un dangereux usage. Mais, outre que son principe actif étant volatil, l'*anémone* perd, par la dessication, une partie de ses propriétés irritantes, nous pouvons admettre, je pense, qu'elle n'est pas plus dangereuse à employer que les agents auxquels elle est assimilable. (Zorn, Boerrhaave, Geoffroy.)

C'est sous ce point de vue que doivent être considérées les diverses *renoncules* de nos prés et de nos bois; la *clématite viorne*, en même temps que nos *renoncules*, déjà citée parmi les agents épispastiques propres à suppléer la *cantharide*. En effet, au rapport de Gilibert, la racine de cette *clématite* de nos haies est fort drastique, tandis que ses jeunes bourgeons, pris à la dose de 1 gros, purgent doucement, sans coliques; et, administrés à la dose de 10 à 12 grains, ils augmentent considérablement le cours des urines. Ces faits très-certains, auxquels on pourrait adjoindre les observations de Chesneau et de Forster, qui se sont servis de cette *clématite* contre la goutte; ces faits, dis-je, réunis aux observations recueillies sur l'emploi de la *clématite odorante* (*clematis flammula*, L.), et de la *clématite droite* (*clematis erecta*, L.), l'une et l'autre autrefois opposées avec succès aux désordres de la syphilis, si du moins on en croit les expériences publiées par Stoerck, qui, au moyen de leur décoction seule, vint à bout de guérir les douleurs ostéocopes; ces faits, ces observations, devraient encourager les médecins à les essayer de nouveau, soit comme dérivatifs sur l'intestin, soit comme diurétiques et diaphorétiques; et ces remèdes énergiques offriraient peut-être, dans leurs localités, de grandes ressources à l'art de guérir. C'est dans le même sens de médication révulsive à produire que l'on pourrait entreprendre des essais avec la *clématite à vrilles* (*clematis cirrhosa*, L.), liane de nos départements méditerranéens et de la Corse, et aussi avec le *clematis alpina*, L., *atragene alpina* des modernes.

Mais de tous ces genres, si voisins les uns des autres, et si analogues d'action, lesquels peuvent tous occuper une place honorable parmi les substances au moyen desquelles on cherche, en attaquant la surface du corps, ou en portant le trouble dans le tube digestif, à opérer une dérivation salutaire, le genre le plus remarquable, tant à cause de son activité réelle, qu'à cause de la haute réputation dont il jouissait dans l'antiquité, et à cause aussi des polémiques auxquelles il a donné lieu, est sans contredit le genre *ellébore*, qui constitue la famille ou tribu naturelle des *elléboracées*, genre dont l'espèce *helleborus niger*, L. (*rose-noël*), plante vivace, commune aux lieux pierreux, frais, ombragés des Pyrénées et des Alpes, et cultivée dans nos jardins, est jusqu'à aujourd'hui estimée la plus importante, bien que, subissant le sort de nos agents indigènes, elle soit plus que négligée par la médecine moderne. Connu de toute antiquité, car l'on cite parmi ses expérimentateurs MÉLAMPE, contemporain ou antérieur à CHIRON, lequel nous assure avoir appris des chèvres à connaître ses vertus drastiques (VAN-SWIETEN, GOUAN), l'*ellébore noir*, que nous signalons ici comme déjà nous l'avons fait plus haut, paraît être l'*ellébore* d'*Anticyre* des anciens, et par conséquent l'*ellébore* d'HIPPOCRATE, *ellébore* qui, corrigeant et chassant l'atrabile, rendait les idées plus nettes, plus lucides, et débarrassait le cerveau des *humeurs noires*, *crasses et fuligineuses* qui venaient obscurcir la pensée. On dit (à ce propos) que CHRYSIPPE, quand il voulait disputer contre un philosophe grand dialecticien, se purgeait trois fois avec de l'*ellébore*, afin d'avoir le cerveau plus libre, et la conception plus vive et plus nette.

« *Et* CHRYSIPPUS, *ut ad inventionem sufficeret, ter helleboro animum detersit.* » (PÉTRONE, *satir., cap.* 88.) CARNÉADE, l'académicien, en faisait autant quand il voulait écrire contre ZÉNON le stoïcien. Depuis l'*Oracle de Cos*, l'*ellébore* a joui d'une grande faveur, non-seulement parmi les médecins dont l'ère a succédé à la sienne, mais aussi, et d'après eux sans doute, parmi les gens du monde dont les poètes sont habituellement les interprètes avoués.

Expulit helleboro morbum bilemque meraco. (HOR.)

I, bibe, dixissem purgantes pectora succos
Quidquid et in tota nascitur Antycira. (OV.)

En infusion dans l'eau ou réunie à des vins médicamenteux, la racine de l'*ellébore noir* a toujours, depuis cette époque, été consacrée à déterminer l'expulsion de l'atrabile (*humores melancholicos*), à remédier à certaines vésanies cérébrales, à ramener aux saines pensées l'intelligence troublée par les hallucinations.

Ma commère, il faut vous purger
Avec quatre grains d'ellébore. (LAF., fab., *le lièvre et la tortue.*)

(Voir BACHOVIUS, BUCHNER, AGATHINUS, AURELIANUS, BORRICHIUS, VERZASCHA, SALMAS, GULDENKLEE, SEDEL, CARTHEUSER, ZORN.)

BRASSAVOLA dit l'avoir, avec succès, opposée à la manie; GESSNER s'applaudit de l'avoir employée dans l'apoplexie et dans les arthrites chroniques; il fut tour à tour mis en œuvre par ARÉTÉE, PLINE, SÉRAPION, PARACELSE, FALLOPE; par l'anglais THÉMISSON et par CLAUDIN : son emploi en sétons était la pratique habituelle de MATTHIOLE, BOCCONE, WEDEL, HALLER, BOERRHAAVE; sa décoction était le caustique détersif de prédilection de BOERRHAAVE et de KOENIG dans le traitement de la teigne. GESSNER en a composé un *oxymel* pour les asthmatiques et les goutteux; PARACELSE donnait les feuilles et les racines à la dose de 1 gros; SÉRAPION,

Fallope, en portaient la dose à 2 gros ; Arétée, Pline, Thémison, la portaient à 4; Thémisson, Claudin et quelques autres, n'en ont porté la dose qu'à 10 et 12 grains, préférant à la plante en substance son *suc* mêlé à du *sirop* ou à du *sucre*. La racine, administrée en poudre, est purgative à la dose de 12 à 30 grains ; Triller dit qu'on ne doit l'administrer qu'à des hommes très-robustes, et que la dose en peut être portée de 15 grains à un demi-gros ; dans les infusions, la dose peut en être de 1 gros à 1 gros et demi ; l'extrait aqueux de toute la plante peut être administré à la dose de 10 et 20 grains. L'irritation que cette substance détermine sur le gros intestin y établit un travail fluxionnaire auquel participe l'utérus, et, de là, la réputation d'emménagogue qui lui valut d'être employée dans certaines aménorrhées ; comme aussi elle passe pour agent très-énergique dans les hydropisies passives, en raison des abondantes évacuations séreuses qu'elle provoque, et des copieuses excrétions d'urine auxquelles elle donne lieu. (Mead, Schulz, Schobinger, Freind, Avicenne.) Ce qui peut-être l'a fait, de nos jours, négliger par la thérapeutique humaine et reléguer dans l'*hippiatrique*, c'est la présence d'un principe *narcotico-âcre* qui influence d'une manière très-prononcée les centres nerveux, produit souvent du délire, de l'anxiété, des céphalées opiniâtres, et, en général, des phénomènes nerveux assez graves, lesquels, selon Tournefort, durent quelquefois plusieurs jours après son emploi. Mais ces désordres n'ont lieu, sans doute, comme l'observe le judicieux Barbier d'Amiens, que lorsqu'elle a été portée à très-haute dose ; et alors, comme tous les agents fort énergiques, cette substance, violemment perturbatrice, violemment stimulante de la sensibilité, éveille des sympathies douloureuses, et peut n'être pas sans danger, quels que soient les appareils organiques sur lesquels son influence s'exerce primitivement.

Quoi qu'il en soit, maniée habilement, la racine de l'*ellébore noir* a rendu et peut rendre encore d'importants services ; et n'oublions pas qu'HILDANUS, cité par GILIBERT, a guéri par elle seule des fièvres intermittentes quartes qui avaient résisté à tous les remèdes; sachons qu'il n'est pas rare (ce que ROSENSTEIN a eu souvent occasion de constater) de voir les sujets, purgés par elle, rendre des vers entraînés avec les déjections alvines. Ses congénères, l'*ellébore vert* et l'*ellébore pied-de-griffon* (*helleborus viridis* et *helleb. fœtidus*, L.), déjà, comme lui, cités à propos des épipastiques, l'*ellébore vert*, reconnu par BOERRHAAVE pour être un caustique utile dans le traitement de la teigne ; reconnu pour être un purgatif utile dans la manie et l'épilepsie, à la dose de 20 à 30 grains dans un véhicule approprié, par ARÉTÉE, DIOSCORIDE, CELSE, AÉTIUS, CLAUDIUS, MATTHIOLE et GESSNER ; l'*ellébore pied-de-griffon*, plante suspecte et dangereuse (MÉRAT), drastique véhément pouvant, à haute dose, aussi bien que ses congénères, les deux autres *ellébores*, déterminer les convulsions et la mort, mais pourtant purgatif-vermifuge habituellement employé en Virginie, où on l'administre en poudre aux enfants (CLAYTON, GRONOVIUS), et aussi en France, où l'on donne aux enfants de 5 à 6 ans, atteints d'affections vermineuses, 15 grains de ses feuilles sèches et 1 gros de ses feuilles récentes (MÉRAT). Ces herbes, moins énergiques que l'*ellébore noir*, mais plus que lui à la portée de tous, car, au nord aussi bien qu'au midi, elles sont communes dans nos bois, dans nos terrains arides et sur le bord de nos chemins, ces espèces, pour être moins éprouvées par nous, n'en possèdent pas moins une somme d'activité qui doit nous les rendre recommandables ; et, mises en usage, elles pourraient, sans doute, se montrer utiles dans les mêmes cas. Mais, ne l'oublions jamais, les *ellébores*, et surtout l'*ellébore noir*, sont des agents très-actifs, véhémentement énergiques, desquels l'emploi immodéré ou inopportun peut, aussi bien que le *colchique*, qui doit son activité autant à la *colchicine*, son *alcaloïde basique*, qu'au *gallate de vératrine*, peut, dis-je, produire, aussitôt après l'ingestion, des nausées, des vomissements, des convulsions tétaniques, en un mot les accidents, les désordres les plus graves, l'intoxication, de laquelle alors il résulte que la circulation est ralentie, la respiration gênée, fréquente et semblable à celle d'une personne essoufflée par une longue course, des vertiges, et la tuméfaction de la langue, qui, dépassant les arcades dentaires, pend au dehors de la bouche (ORFILA). « Cette » puissance véhémente et ces propriétés caustiques donnent » souvent lieu à des coliques atroces, à un ténesme des » plus douloureux, à de fréquentes évacuations alvines » accompagnées de flux mucoso-sanguinolent ; et l'on disait » jadis, à propos de l'*ellébore noir ; hic niger est, hunc tu,* » *Romane, caveto* (LOESEKE) ; » aussi leur action doit-elle toujours être tempérée par des correctifs. Cette nécessité a été reconnue de tout temps ; et les vrais médecins ont su la comprendre et y obéir. Mais c'est ce que n'ont jamais su faire les prétendus guérisseurs de maladies incurables, les charlatans de place ou de salon, les empiriques de tréteaux ou de cabinets. Aussi sont-ce eux que l'on doit voir dans la personne des médecins que PERSE attaque, et qu'il signale comme des médecins ignorants qui prescrivaient l'*ellébore* sans connaître les moyens de modérer son action par un traitement convenable, et par une judicieuse addition d'intermédiaires correctifs de son activité.

Diluis helleborum, certo compescere puncto
Nescius examen. Vetat hoc natura medendi.
(PERSE, *sat. V.*)

Je crois pouvoir, à l'exemple de plusieurs praticiens qui en recommandent l'emploi, mentionner le *bromus purgans* (*bromus catharticus*, *carapullo* au Pérou), espèce *glumacée* naturalisée dans nos jardins académiques, et dont les graines, desquelles, en Amérique, on se sert pour enivrer le poisson, bien qu'elles semblent participer des propriétés narcotico-âcres reconnues au *lolium temulentum* et au *saccharum fatuum*, sont, dit-on, réellement cathartiques, et peuvent être estimées agir sur l'économie à la manière des *vérâtres*, des *ellébores* et des *colchiques*.

A l'exemple de Bodard, j'ajouterai encore à cette série qui nous offre déjà tant de ressources indigènes à opposer aux exotiques, le *phytolacca decandra*, L., plante arborescente de la famille des *atriplicées*. Cet arbrisseau, spontané en Virginie, mais naturalisé dans nos climats où il ne redoute pas la rigueur des hivers, pourvu que l'on ait soin de garantir ses racines de la gelée, nous offre, dans le suc de sa racine et de ses baies vertes, un purgatif-drastique des plus énergiques. Sa culture, qui déjà est connue comme culture d'agrément, sa culture présenterait d'autant plus d'avantages, si elle était encouragée, que ses feuilles et ses racines, disposées par la coction pour des applications externes, agissent à la manière des émollients, ce qui indiquerait assez que le principe actif en est volatil, et se dissipe par l'action du calorique : en outre, ses fruits mûrs, riches en mucoso-sucré, sont tempérants-laxatifs, et enfin le suc de toute la plante, exprimé, épaissi au soleil, et ainsi réduit en extrait, semble, si l'on en croit les auteurs, agir sur les cancers et les ulcères cacoétiques à la manière des modificateurs caustiques les plus puissants. En effet, Linné parle d'une cure opérée par ce seul moyen dans l'espace de huit jours, et d'un cancer au sein guéri au bout de six mois. Colden, au rapport de Murray, a parlé de ses vertus contre le cancer et les plaies fistuleuses ; Schopf et Brown assurent que cette plante passe, en Amérique, pour un véritable spécifique contre le cancer

ouvert, les ulcères sordides et les plaies cancéreuses. Si Acrel fut obligé d'en suspendre l'usage dans une plaie qui, au lieu de s'améliorer, devenait plus fâcheuse; si Allioni dit que cette production végétale ne fait que calmer les douleurs sans modifier en rien les tissus frappés de dégénérescence; si enfin Miller prétend que ce remède n'a jamais guéri d'affections cancéreuses, leurs assertions doivent-elles infirmer ce qui a été observé avant eux et depuis eux? Souvent ces dégénérescences sont le résultat inévitable de dispositions congéniales; parfois aussi elles peuvent être acquises, et alors dues à certaines circonstances qui ont profondément influencé l'économie et perverti la nutrition organique générale; et alors le topique employé doit être secondé dans son action par une médication modificatrice interne. D'ailleurs, un agent thérapeutique a-t-il toujours la même portée, est-il toujours constant dans son mode d'agir? Se conduit-il toujours de la même manière avec la lésion organique, avec le trouble fonctionnel auquel on croit devoir l'opposer? Il s'en faut bien! « Les Américains (dit Gouan) avaient annoncé l'efficacité de l'extrait du *phytolacca decandra* dans les maladies cancéreuses. Si les médecins d'Europe n'ont pas eu les mêmes succès, c'est qu'ils ont ignoré que les insulaires, après avoir extrait le suc de la plante, le faisaient évaporer au soleil, ou qu'ils ont négligé de se conformer à cette méthode (Colden, Gronovius, fl. Virg.).
» On devrait donc (ajoute ce professeur) préparer de la même manière tous les extraits de *ciguë*, de *jusquiame*, de *pavot*, et surtout ceux des plantes aromatiques : alors on connaîtrait mieux la vertu de ces plantes et leur efficacité dans les maladies; on fixerait ainsi l'incertitude des médecins. S'il est plusieurs extraits sans effet parmi ceux fournis par les plantes héroïques, cela tient, comme l'enseigne le prof[r] Virenque, au principe aromatique qui

» s'évapore pendant la préparation de ces extraits, ou bien » au *carbone* qui s'en précipite *oxidé*, ainsi qu'il a eu lieu » de s'en convaincre par une foule d'analyses. » Au reste, ne tenant compte ici que des propriétés drastiques du *phytolacca-decandra* préparé convenablement, je conclus, avec Bodard, que l'on doit tenter son acquisition, son exploitation agricole, son emploi médicinal; car, en agissant ainsi, nous aurons encore une ressource de plus, et, grâce à cette détermination, nous serons passibles d'un tribut de moins.

La famille des *euphorbiacées*, que déjà nous avons eue à signaler à propos des substances vésicantes, à propos des médicaments émétiques, vient encore ici ajouter à nos ressources indigènes. De toutes les plantes qui la composent, le genre *euphorbia* est le plus nombreux en espèces, et aussi le plus riche en agents énergiques. De toutes les espèces de ce genre, on retire un suc épais et blanc, de nature gommo-résineuse, âcre et caustique, lequel, par son agression sur les tissus vivants, les irrite, appelle le sang vers les points avec lesquels on le met en contact, fluxionne fortement la peau, y produit la vésication, et se comporte avec les plaies à la manière des escharotiques les plus violents. Aussi l'usage interne de ce produit et des plantes qui le donnent est-il suivi d'importants changements organiques; et l'on conçoit que leur administration, lorsque l'on veut opérer sur le canal digestif une excitation dérivative, doive être dictée par une extrême prudence; car, à haute dose, leur action devient toute toxique.

Depuis long-temps des espèces exotiques, les *euphorbia canariensis*, *euph. antiquorum*, *euph. officinarum*, L., plantes *cactiformes* du continent Africain et de ses îles (Canaries, Éthiopie), espèces des Indes-Orientales, auxquelles il faut réunir les *euphorbia heptagona*, *euph. mamillaris*, *euph. cereiformis*, *euph. neriifolia*, L., depuis long-temps ces espèces étaient seules en possession de nous fournir la matière gommo-résineuse, de saveur âcre et brûlante, presque inodore, émétique, drastique, hydragogue, vésicante, qui, sous le nom d'*euphorbium* (*résine* d'*euphorbe*), est répandue dans le commerce de la droguerie, et par lui versée dans les officines de nos pharmaciens. « Opposé à la goutte se-» reine, à la paralysie, aux obstructions viscérales, aux » tumeurs froides, au tænia (MOUTON-FONTENILLE), fon-» dant des humeurs visqueuses qu'il expulse avec force, » puissant hydragogue, ce produit, d'une violence et d'une » véhémence extrême, n'est point digne, il faut en convenir, » du grand Roi qui en fit la découverte, et de l'illustre » médecin qui lui donna son nom (EUPHORBE, *médecin de* » MITHRIDATE, *roi de Pont*); et, en raison des horribles » accidents auxquels expose son emploi, il serait mieux » nommé εὐφοϐὲρὸν ou ἐπιφοϐερὸν, et devrait être repoussé » avec exécration de la matière médicale. Administrée à » l'intérieur, cette substance ne doit être nommée ni » ἔυφορϐον, ni ἔυφορον, mais bien plutôt δυσφορον, et mieux » encore, θανατηφορον. (TRILLER.) » SCHROEDER est d'avis de son expulsion de la matière médicale, de notre arsenal thérapeutique; ajoutant d'ailleurs qu'il est plus propre aux chevaux qu'aux hommes : telle est également l'opinion de BOERRHAAVE, lequel cependant la conseille pour quelques applications externes. Ainsi pensent à ce sujet ETTMULLER, SCULTET, CARTHEUSER, BUCHNER, WEKER, ZORN, WEDEL, GULDENKLEE, HILDAN et GEOFFROY. La vive et puissante, terrible même, énergie de ce produit n'a cependant pas empêché nombre de praticiens non moins sages, non moins consciencieux que ses détracteurs, de le prescrire pour des usages internes, de le recommander dans certaines maladies atroces et désespérées : tels sont QUERCETAN, ROLFINCCIUS, WIRTH, MASSA, HELMONT, SYLVIUS, Alexius PEDEMONTANUS, FRICCIUS, ZWELFER, HOFFMANN, HEERIUS, TIMÉE,

Sim. PAULLI, et enfin GESSNER qui faisait entrer l'*euphorbium* dans son antidote antipestilentiel. Mais, en somme, en quoi peut nous importer et la polémique dont il a été l'objet, et la confiance que l'on doit ou ne doit pas avoir en lui! Manquons-nous d'agents qui nous en puissent tenir lieu, et qui, plus à notre portée, plus maniables, nous offriront autant de chances de succès et beaucoup moins de dangers?

Revenant à des notions anciennes, reprenant des expériences que de nombreux succès avaient couronnées, des praticiens modernes (à la tête desquels placer GILIBERT et LOISELEUR-DESLONGCHAMPS est un devoir, un acte de justice) ont rappelé l'attention des médecins sur les *euphorbes* de nos contrées, et ont démontré que tous pouvaient fournir le même produit gommo-résineux, que pas un d'eux n'était, dans ses propriétés, réellement inférieur au *produit africain* et aux plantes qui le fournissent. Si, d'après LOISELEUR-DESLONGCHAMPS, les *euphorbia cyparissias*, *gerardiana*, *sylvatica*, sont plus décidément émétiques, les autres, en revanche, agissent plutôt comme purgatifs; et, par ces agents, aussi commodes que sûrs, l'on peut obtenir tous les avantages que l'on recherche dans la purgation.

Telle est, par exemple, l'*épurge* (*euphorbia lathyris*, L.) : quelquefois émétique, elle agit toujours comme purgatif puissant. Son suc, appliqué à la peau, la rubéfie, et y produit tous les phénomènes de la vésication; à la dose de 10 à 20 grains, la poudre de sa racine est fortement purgative; et « si (dit GILIBERT) on veut, parmi les plantes » européennes, trouver un spécifique contre les maladies » vénériennes, ce sera dans les préparations de cette espèce » et des autres *tithymaloïdes* : quelques expériences bien » sûres nous le font espérer. »

Si le *tiglium* (2), huile grasse exprimée de l'amande du *croton tiglium*, L. (*graine de* TILLY), arbre de la même famille; si ce produit, jadis fort usité, plus que négligé durant un certain espace de temps, aujourd'hui remis à la mode, appliqué sur la langue à la dose de 3 et 4 gouttes, ou étendu à la même dose mêlé à une petite quantité d'*huile d'amandes douces* ou d'*olives*, et, de cette façon, employé en frictions autour du nombril, ou enveloppé dans des pilules gommeuses, ou enfin introduit, soit dans une potion mucilagineuse, soit dans un bouillon gras; si, dis-je, ce produit, administré ainsi et à cette dose, donne lieu à des évacuations alvines fort copieuses, l'huile extraite des graines de l'*épurge*, déjà employée au temps de Théophraste, offre absolument les mêmes résultats, en adoptant à son égard le même mode de dispensation. Cela est tellement vrai, que cette plante, commune sur le bord de nos fossés humides, occupe une place distinguée dans la médecine populaire, et que les habitants de nos campagnes, en général assez bons appréciateurs de ce qui leur est propre, ont fréquemment recours aux fruits de l'*épurge* lorsqu'ils ont l'intention de se purger. L'effet qu'ils en ressentent est assez doux lorsqu'ils ont soin de n'employer que les cotylédons isolés de leurs enveloppes. Pourquoi ne tiendrions-nous pas compte de cette pratique usuelle indiquée à l'ignorance par un bon sens instinctif? Et si nous sommes en droit de nous méfier de cette adoption empirique, pourquoi nous refuserions-nous à nous laisser influencer par les suffrages d'Hoffmann, de Zorn, de Triller, qui disent : « La semence de la *grande ésule* est rapidement et fortement purgative. On ne l'emploie guère que dans certains cas d'hydropisie : elle donne aisément lieu à la phlegmasie intestinale. On peut administrer 5 à 7 de ces graines aux hydropiques; mais il faut se garder de les administrer aux personnes, de quelque sexe qu'elles soient, dont la constitution sera délicate et irritable. » Gouan nous affirme que une à deux semences de cette plante purgent violemment; Borius, Boerrhaave, Krantz, Chomel et Sénac, en ont fréquemment et avec succès administré l'huile exprimée, comme purgative-hydragogue, purgative-fébrifuge, comme antipsorique et antisyphilitique. Le dr Louis Franck de Parme, le dr Calderini de Milan, le dr Bailly en France, ont fait un grand usage de cette huile indigène, et, à la suite d'un grand nombre d'essais, ont, de nouveau, constaté qu'à la dose de 3, 4 et 8 gouttes, suivant les sujets, elle purge très-convenablement. Il reste donc démontré qu'elle peut très-facilement être substituée au *tiglium*, lequel, ainsi que l'observe judicieusement le profr Ach. Richard, est âcre, brûlant, d'une odeur désagréable, tandis que l'*huile d'épurge* est, sinon inodore et insipide, du moins d'une odeur et d'une saveur très-faibles, et ainsi très-supportables. En outre, ce médicament exotique, le *tiglium*, est fort cher, et se rencontre fort rarement à l'état de pureté dans le commerce : et cela est si vrai, qu'il est, à ma connaissance, des pharmaciens assez consciencieux pour ne pas répondre aux demandes qui leur en sont faites ; car ils ont assez de bonne foi pour convenir qu'on ne doit pas trop compter sur la sincérité et sur la portée du *tiglium* que leur a livré le commerce : c'est ce qui, maintes fois, m'a été un fait personnel. L'*épurge*, au contraire, plante spontanée sur notre sol, et pouvant se cultiver et se multiplier avec la plus grande facilité, donne une *huile* d'un prix si bas, qu'une once revient au plus à 1 franc, et peut purger copieusement 96 individus, à raison de 6 gouttes pour chacun d'eux (Ach. Rich.). Si l'on objecte que cette *huile indigène* est susceptible de s'altérer rapidement, et peut acquérir, en vieillissant, une âcreté qui la rend fort dangereuse, autant il en est du *tiglium* (*tigline* ou *tiglin*), avec lequel (il faut en convenir) nous n'avons pas la ressource de n'en préparer à la fois que ce que nous voulons, les matériaux d'exploitation ne se trouvant pas à notre portée, avantage énorme de notre *indigène* sur l'*exotique*. D'ailleurs, pour obvier à cet inconvénient, et conserver notre *huile* saine et bonne, on peut se comporter avec elle comme avec les autres *huiles grasses* qui ont de la tendance à rancir rapidement, c'est-à-dire la battre de temps en temps avec un peu d'eau, soit pure, soit légèrement *alcalinisée*.

A son défaut, et dans les contrées où elle manque, la petite espèce déjà mentionnée, l'*euphorbia cyparissias*, peut nous devenir une précieuse ressource d'exploitation et de substitution. En effet, selon M. Chevallier, l'*huile fixe* contenue dans les cotylédons de la graine de cette humble *euphorbiacée*, si commune partout, jouit à peu près des mêmes propriétés que celles des graines de l'*épurge*, et pourrait, en présentant les mêmes avantages, car, ainsi qu'elle, elle purge fortement à la dose de 6 à 8 gouttes, remplacer le *tiglium*; et son acide, l'*acide crotonique*, isolé par Brandt, pourrait remplacer également les fruits drastiques de deux *jatrophas américains*, l'*huile grasse* qu'on en retire, et l'*acide* particulier, *acide jatropique*, que MM. Pelletier et Caventou ont isolé de l'*huile fixe* de ces deux *médiciniers* d'Amérique, soit le *jatropha curcas*, L. (*croton Dioscoridis ricinoïdes*, T.), lequel, à la Barbade, à la Martinique, à St-Domingue, donne le *pignon d'Inde*; soit le *jatropha multifida* qui donne le *pignon du Brésil*. Cette heureuse substitution fût-elle la seule que nous aurions à opposer au *tiglium*, qu'elle suffirait à nous empêcher d'éprouver des regrets, de ne point avoir encore expérimenté chez nous les amandes de l'*anda Gomesii*, d'Auguste St-Hilaire (*dryandra cordata*, Thumberg), grand arbre *euphorbiacé* de Rio-Janeiro, dont les *amandes* purgent par haut et par bas, soit par elles-mêmes étant administrées en émulsion, soit par l'*huile* que l'on en extrait, et que les

Brésiliens s'administrent à titre de purgatif, à la dose de 3 à 6 gouttes.

L'espèce *cyparissias* est, en outre, dans toutes ses parties, riche en principes énergiques. Ses racines, rangées parmi les hydragogues par les prédécesseurs et les contemporains de TRILLER, sont, en effet, violemment purgatives; mais leur énergie, ainsi que celle des *thymélées*, peut être atténuée par la macération dans le *vinaigre* ou dans le *suc* de *citron*. En substance, on les administre à la dose de 1 à 2 scrupules, rarement à celle de 1 gros. THONER, RULANDUS, FERNEL, MYNZICHT, MAYERN, nient la violence et la virulence de ces racines, opinion que partagent FRICCIUS et BORRICHIUS, mais qui a pour adversaires PÉCHLIN, WEDEL, WILLIS, BUCHNER, Sim. PAULLI, LUDOVIC, HOFFMANN, GEOFFROY, ZORN, DUTTEL, Angel SALA et quelques autres, dont le plus fougueux, sans contredit, LOESEKE, lequel dit, en parlant de cette racine : « *Licet » enim inertes hydropicorum aquas potenter pellere illa dicatur, tamen cum illis ipsis aquis, animas quoque ipsas » eandem simùl deduxisse, tristi experientia teste, haud semel observatum fuit. Exulet igitur in posterum maligna » illa ac nociva esula ab officinis, ad perpetuum nec ad esum » usumque revocetur.* » Chassez donc aussi des officines l'*euphorbium*, la *gomme-gutte*, la *coloquinte*, la *scammonée*, le *colchique*, les *vérâtres* et les *ellébores* ! TOURNEFORT a tout-à-fait, à cet égard, adopté les répugnances de LOESEKE, et enfin BIERLINGIUS s'exprime ainsi, à propos de certain *élixir purgatif* fort en vogue de son temps : « *Hinc elixi- » rium illud purgans herbipolensium equis potius prescriben- » dum quam hominibus, imò rectius ne equis quidem, quippe » ex utroque helleboro, asaro, et detestabili insuper esula » compositum est, ut tanto magis nempe noceat, et tanto » minus prosit.* » Cette réprobation dont la racine de notre *petite ésule* a été frappée par des hommes graves, consciencieux sans doute, mais un peu trop timorés peut-être, ne doit pas nous induire à répudier sans retour un agent que d'autres praticiens non moins graves et non moins consciencieux n'ont pas craint de mettre en œuvre chaque fois qu'il leur a fallu recourir à une médication puissamment révulsive, et que des praticiens modernes non moins recommandables, non moins dignes de toute notre confiance, ont cherché et cherchent encore à réintégrer dans le *compendium* de notre thérapeutique. Avant que les observations de LOISELEUR-DESLONGCHAMPS vinssent éveiller notre attention à son sujet, GILIBERT en faisait fréquemment usage; il en préférait les feuilles aux racines; il préparait son *purgatif-polychreste* avec la poudre des premières, et il avait remarqué que le principe résineux propre à cette petite plante y est si bien masqué par le mucilage, qu'il irritait moins que le *jalap*.

La possession des *euphorbiacées indigènes* que nous venons de citer et que nous avons à citer encore, nous est, à coup sûr, plus que suffisante pour toute espèce de médication drastique, et nous défend d'envier aux contrées étrangères les drogues exotiques auxquelles nous les opposons, mais encore les *euphorbia myrtifolia* (*pantouflier des nègres*), *euphorbia pilulifera* (*mal-nommée des nègres*, *herbe à* Jean RENAUD), *euphorbia maculata* (AUBLET), *euphorbia anacampiferoïdes* (PLUMIER), *euphorbia picta*, *heterophylla*, *cotinifolia*, *articulata*, *buxifolia*, *geniculata*, *punicea*, *linearis*, *linifolia*, *glabra*, *hypericifolia*, *prostrata*, *obliterata*, *virgata*. (RICORD-MADIANA, *toxicologie des Antilles.*)

Ainsi donc, après les deux espèces par lesquelles nous avons commencé cette énumération oppositive, nous signalerons également : 1° l'*euphorbia sylvatica*, qui, la plus âcre et la plus caustique de toutes les nôtres, se rapproche le plus des exotiques, et pourrait d'autant plus les suppléer; 2° l'*euphorbia peplus*, dont l'écorce de la racine, donnée à la dose de 1 gros, a guéri quelques hydropisies passives; 3º l'*euphorbia helioscopia* (*réveille-matin*), dont le suc, à peine âcre, est cependant un bon purgatif; 4º l'*euphorbia esula*, dont les feuilles, séchées au four, et unies à de la *gomme*, offrent un purgatif très-sûr avec lequel (assure-t-on) on peut dompter les fièvres intermittentes les plus rebelles, en administrant cette poudre ainsi associée à la dose de 20 grains; 5º l'*euphorbia palustris*, qui, selon VALMONT-BOMARE, a mérité d'être décoré du nom de *turbith noir*, plante dont toutes les parties ont réussi comme purgatives, étant administrées à la dose de 1 demi-gros; 6º l'*euphorbia spinosa*, espèce spontanée dans les Apennins et sur les montagnes du midi de la France; 7º l'*euphorbia peplis*, laquelle est, présume-t-on, la même espèce que celle qu'HIPPOCRATE employait sous le nom de *peplium*; 8º enfin, les *euphorbia pithyusa*, *dulcis*, *exigua*, *chamæcyce*, *characias*, *segetalis*, *amygdalodes*, *platiphylla*, *paralias*, *myrsinites*, *serrata*, *pilosa*, *thymifolia*, *sive massiliensis*; l'*euphorbia peploïdes*, *sive rotundifolia*; les *euphorbia falcata*, *obscura*, *retusa*, *rubra*, *gracilis*, *sive tenuifolia*; les *euphorbia biumbellata*, *seticornis*, *longibracteata*, variétés de l'*euphorbia segetalis*; les *euphorbia portlandica* et *artaudiana*, *ptericocca*, *pinifolia*, *salicifolia*, et l'*euphorbia lucida*, variété de l'espèce *salicifolia*; l'*euphorbia saxatilis*, l'*euphorbia gerardiana*, *sive linæarifolia*, et sa variété l'*euphorbia affinis*; *les euphorbia dendroïdes*, *purpurata*, et l'*euphorbia carniolica*, peut-être variété de l'*euphorbia dulcis* (BOISDUVAL); les *euphorbia verrucosa* et *flavicoma*, *paniculata*, *pubescens*, *hyberna*, toutes espèces de nos climats, et qui, pour n'avoir pas encore été essayées, pour la plupart du moins, n'en sont pas moins, sans doute, dignes de toute notre attention et de toute notre sollicitude. On ne peut disconvenir que les médicaments tirés de cette série ne soient essentiellement redoutables par l'énergie qui les distingue ; mais les drastiques exotiques auxquels nous les opposons sont-ils plus sûrs, plus constants, et surtout plus innocents, plus inoffensifs? Comme à d'autres substances actives aussi redoutables, associons un correctif *huileux* ou *acidule*, *mucilagineux* ou *amylacé*, et nous préviendrons les suites d'une agression trop âcre et trop profonde. Ou bien, nous comportant avec eux suivant les indications de COSTE et WILLEMET, soumettons-les à une torréfaction préparatoire, puisqu'ils ont reconnu que la température élevée, que le calorique qui les modifie alors, fait perdre à leurs feuilles et à leurs racines une partie de leur âcreté et beaucoup de leur violence, soit qu'il y ait là volatilisation du principe actif, soit qu'il y ait là constitution nouvelle par réaction des principes élémentaires les uns sur les autres. Ou bien encore, puisqu'il est constant que l'esclavage adoucit, chez les plus indomptables animaux, le caractère féroce qui leur est propre, nous conformant au précepte de VIRGILE :

..... *Fructusque feros mollire colendo* ,

cherchons à les dompter par la culture; car on doit présumer qu'aussi bien que l'esclavage pour les animaux, la culture produira sur certains végétaux une dégénération en quelque sorte semblable (ici, l'organisation physique représentant, si l'on veut, l'organisation morale), produira un même abâtardissement, ce qui, d'ailleurs, a déjà été remarqué; et alors, cette diminution d'énergie s'est trouvée être telle, qu'il n'y avait plus rien qu'un aperçu de parité à établir entre la portée médicatrice d'une plante cultivée et celle de la même plante à l'état agreste. Cette pensée d'une modification à apporter par apprivoisement, n'est donc pas une pure hypothèse, une supposition gratuite : n'est-il pas reconnu que, par suite de culture et d'acclimatement, la vestiture des plantes change d'aspect? Un exemple de modification virtuelle dans les propriétés a été remarqué d'abord sur les *rhubarbes*, puis, plus tard, sur la *jusquiame*, par M. Rieken, pharmacien à Wittmad, et sur la *menthe poivrée*, par M. Nees.

Si donc la thérapeutique française, devenue toute nationale, se décidait un jour à adopter, franchement et sans réserve, notre *élatérium*, nos *ellébores*, notre *colchique*, notre *chélidoine*, nos *daphnées*, nos *euphorbiacées* comme succédanés de leurs congénères ou analogues exotiques, point de doute que la culture suffirait seule pour adoucir leur virulence, sans qu'il fût besoin, dans leur dispensation, de recourir à des moyens ou à des agents correctifs de leur excessive activité.

Pour terminer cette opposition en succédanéité aux véhéments drastiques que nous venons de passer en revue, nous ajouterons qu'originaire de l'Égypte, naturalisé et cultivé en grand dans le midi de la France, mais plus employé dans les arts qu'en médecine, à cause de son principe colorant (la *carthamite*), le *carthame* (*carthamus tinctorius*, L., *carduacées*), dont les fleurs, estimées relâchantes du ventre, sont recommandées dans l'ictère (Triller), le *carthame* est, à cause de sa graine, à citer et à recommander aussi bien que les agents indigènes dont nous avons tort de négliger l'emploi. Il est d'autant plus étonnant que cette graine soit tombée en désuétude, que l'huile douce et grasse de ses cotylédons peut, unie au principe résinoïde âcre que recèle son enveloppe, modérant beaucoup l'activité de celui-ci, constituer un cathartique efficace et doux, lequel, tout énergique qu'il puisse être, sera toujours bien moins dangereux qu'aucun de ceux auxquels, aussi bien que les nôtres, il est sacrifié. Purgatif-hydragogue éprouvé (Gouan), conseillée dans certains cas d'hydropisie, de catarrhe pulmonaire chronique, de fièvre quarte, à la dose de 2 à 6 gros en émulsion, par Renaudeau,

GEOFFROY, BOERRHAAVE et ZORN, ses succès d'autrefois n'ont pu, de nos jours, préserver cette graine du complet oubli auquel nous la condamnons, et de l'injuste discrédit qu'elle partage avec les racines de l'*eupatorium cannabinum*, L. (*carduacées*), bon purgatif, suivant GILIBERT, et préconisées jadis comme substances toni-purgatives fort rapprochées des *rhubarbes* par leur mode d'action. Il a été positivement reconnu que les racines de cette espèce (de l'*eupatoire chanvrin*) purgent assez fortement par haut et par bas, et donnent lieu à d'abondantes évacuations séreuses; que parfois même elles sont éméto-drastiques, et qu'elles ont réussi dans certaines hydropisies, dans certaines affections bilieuses (HALLER, ZORN, TRILLER). Elles étaient fort estimées de GESSNER, de CHOMEL, de BUCHWALD, qui les ont, avec avantage, opposées à l'hydropisie passive; elles étaient recommandées par RAY, HERMANN et BOERRHAAVE, comme fébrifuges; par TOURNEFORT, comme positivement antiscorbutiques et vulnéraires, propriétés attribuées à l'herbe de cette plante, herbe plus usitée à l'extérieur qu'à l'intérieur, et qui la rendent précieuse aux ouvriers qui travaillent à l'exploitation des tourbières, lesquels ne se servent pas d'autre remède pour se guérir des ulcères, des tumeurs œdémateuses, et des plaques scorbutiques dont leurs pieds sont le siége. (BOERRHAAVE, RIEDLIN, GEOFFROY.) Enfin, GESSNER dit qu'après avoir bu une décoction vineuse de ces racines, il vomit douze fois, et eut des évacuations abondantes par les selles et les urines (MÉRAT).

Chacun le sait, les racines désignées indistinctement, dans le commerce de la droguerie, sous le nom collectif de *rhubarbes*, proviennent de plantes étrangères à la France, et sont rangées, par les botanistes, dans la famille des *polygonées* : ce sont les *rheum palmatum*, L. (3) (*rhabarbarum verum off.*), *rheum undulatum*, L. (*rheum rhabarbarum off.*, *rhabarbarum verum*, TRILLER), *rheum compactum* (*rheum rhaponticum*, L., *rhaponticum verum*, TRILLER), et *rheum australe* de COLEBROOKE, espèce particulière au Bengale, et que le surintendant du jardin de Calcutta, le dr WALLICH, qui en reçut des graines, estime être le *rheum emodi*. Ce dernier *rheum* paraît être la source de la *vraie rhubarbe officinale*, et est désigné, dans la Tartarie-Chinoise, sous le nom d'*emodi* (GUIBOURT). Toutes ces *rhubarbes* (à part les préférences dont chacune peut être l'objet de la part des praticiens), toutes sont estimées polychrestes, laxatives; toutes ont été surnommées *âmes du foie* (TRILLER, *rh. palmatum*, *rh. undulatum*); toutes ont été recommandées dans l'anorexie, dans la constipation, dans l'atonie saburrale des premières voies, dans les coliques, les diarrhées, la dysenterie, la lienterie, la fièvre hectique des enfants, la leucorrhéee, la gonnorhée, l'ictère et l'hypocondrie; toutes sont pourvues d'un principe odorant qui n'a rien d'analogue, et c'est dans ce principe, qu'au dire de NEUMANN (à l'époque duquel il n'était point encore question du *rhabarbarin*, qui sera sans doute quelque jour transformé en *rhéine*, ce qui, ma foi, a été fait par Rudolphe BRANDES et Charles LEBER, puis par M. DULEK), c'est dans ce principe que réside leur vertu purgative : à moins que ce soit dans l'*acide rhubarbarique*, oxidation de la *rhéine* (DULEK), ou dans la *rhubarbarine*, matière résineuse unie à de l'*acide gallique* et à du *tannin* (BRANDES); c'est peut-être par cette pensée de la volatilité du principe purgatif des *rhubarbes*, que l'on est conduit à en torréfier la poudre lorsque, dans certaines vésanies viscérales, on veut trouver en elle un agent de stimulation tonifiante, et non de stimulation cathartique. Quelles que soient les applications thérapeutiques que l'on ait pu faire des *rhubarbes*, il faut en convenir, il y a (s'il m'est permis de m'exprimer ainsi), il y a quelque chose d'indéterminé dans leur action médicatrice, ce qui me semble pleinement justifier ceux qui les ont employées comme astringentes et purgatives, contre-stimulantes et révulsives, tonifiantes et laxatives. En effet, leur mode d'action a quelque chose de si spécial, qu'aucune substance exotique n'offre, je pense, la moindre analogie qui puisse la rapprocher d'elles et la leur faire comparer. « Réduites en » poudre et administrées à petites doses, elles exercent » sur les tissus vivants une action tonique qui, de la ca- » vité gastrique, se propage à toute l'économie, opérant, » par leur présence, un resserrement fibrillaire, et alors » éveillent la vitalité des forces digestives : et si alors elles » produisent un effet laxatif, ce n'est pour ainsi dire que » par accident; cet effet produit n'est dépendant que des » circonstances dans lesquelles se trouve être l'économie » lors de l'ingestion ; il n'y a pas alors perturbation. A une » dose élevée et traitées par l'eau, on les voit, exerçant » une action toute contraire, provoquer doucement la pur- » gation, sans porter, dans le canal intestinal qu'elles solli- » citent, un désordre assez grand pour donner lieu à des » coliques, à des tranchées, à des évacuations excessives. » (Barbier d'Amiens.) » Cette singularité d'action, singularité précieuse lorsqu'il est besoin de recourir à la purgation chez des sujets faibles et cachectiques, fit désespérer de pouvoir remplacer jamais, par aucun de nos indigènes, ce purgatif habituel de l'enfance et des convalescents. Pénétrés de cette pensée, et entravés dans les relations commerciales extérieures par les guerres de 1793 à 1814, on essaya d'enrichir notre agriculture médicale, en ajoutant à nos régnicoles les *rheum*, plantes originaires de la Chine, du Bengale, de la Sibérie, de la Tartarie, de la Moscovie. Mais les essais de naturalisation et de culture ne furent pas heureux alors, et l'on reconnut avec douleur que les racines récoltées chez nous n'avaient pas une constitution chimique analogue à celle des racines étrangères; car elles étaient, bien moins qu'elles, riches en *oxalate de chaux*, et, par conséquent, on estima qu'elles devaient être douées de propriétés médicinales beaucoup plus faibles : ce qui malheureusement se trouva justifié par les tentatives que firent avec elles les thérapeutistes de l'époque. On essaya en vain de leur suppléer la racine du *rhapontic* (*rheum rhaponticum*, L.), également naturalisé chez nous. Mais quoique, de prime-abord, cette espèce, indigène à la Grande-Tartarie, n'ait pas paru avoir, autant que les autres, dégénéré par la culture, par son existence dans un climat étranger au sien, elle répondit bien moins encore que les autres à l'attente des pathologistes; et cette *rhubarbe de France* (dénomination qui lui fut donnée dans l'origine) ne tarda point à être abandonnée aussi. Si du moins, en désespoir de cause, on ne les abandonna pas entièrement, il est vrai de dire que, dans certains points du royaume surtout, on ne les préféra pas d'une manière rigoureusement absolue à des substances médicamenteuses indigènes qui semblaient présenter la même portée, et qui, au fait, se sont montrées utiles dans tous les cas où l'on avait coutume de prescrire les *rhubarbes*.

Alors il a été constaté que le *rhapontic commun* (*rumex alpinus*, L.), *polygonée* aussi, depuis long-temps connu sous le nom de *rhubarbe des moines*, agit à la manière des *vraies rhubarbes* par sa racine amère, astringente et légèrement purgative, recommandée dans l'ictère et l'épilepsie par Heucher, Geoffroy, Cartheuser, Zorn et Triller; que les *pigamons de nos prés* (*thalictrum flavum* et *th. minus*, L., *renonculacées*), espèces herbacées dont la première est dite *rhubarbe des pauvres*, possèdent des racines douées de propriétés toni-purgatives. « Cette racine » (celle du *thalictrum flavum*), cette racine (dit Gilibert) » ne doit pas être négligée dans le traitement de certaines » fièvres quartes. » Telle était aussi l'opinion d'Hervieux et de Boerhaave, qui l'administraient comme purgatif-fébrifuge. Gilibert ajoute que cette racine lui a été utile dans l'ictère atonique, dans la constipation par oligotrophie, par inertie du canal intestinal. Même parité d'action a été, à juste titre, ainsi que nous venons de le dire à propos du *carthame*, reconnue être le partage de l'*eupatoire chanvrin*. Même parité d'action pourrait-elle être attribuée à la racine du *rhapontic centaurée* (*centaurea rhaponticum*, L.), carduacée pour la première fois décrite et citée sous le nom de *rha*, par Lyte, botaniste anglais qui vivait en 1557? Expérience à renouveler, et qui peut-être serait fructueuse!

Malgré ces faits, on en serait encore, sur ce point, à la méfiance de l'incertitude, et l'on considérerait encore les *rhubarbes* comme impossibles à remplacer chez nous, si les travaux de MM. Buchner et Herberger de Munich ne nous avaient ouvert une nouvelle voie. Dans la racine du *vinettier commun* (*berberis vulgaris*, L.), arbrisseau *berbéridé* si répandu dans toutes les parties de notre France, ils ont rencontré une substance dont les propriétés médicinales étaient, jusqu'à eux, demeurées tout-à-fait inconnues. Analysée et pratiquement expérimentée par eux, cette racine leur a offert un toni-purgatif fort convenable dans tous les cas où la *rhubarbe* est indiquée, agissant absolument comme elle, d'une manière toute semblable, aux mêmes doses, et soumise aux mêmes préparations. Si le *rhabarbarin* est réellement le principe actif de la *rhubarbe*, la *berbérine*, *alcaloïde* nouveau de notre racine indigène, plus facile à saisir et à manier que le *rhabarbarin*, se présente à nous comme un principe actif beaucoup plus avantageux, beaucoup plus sûr. Marchons donc sur les traces de ces savants qu'anime un patriotique dévouement pour la science, et cherchons, en ajoutant nos expériences aux leurs, à voir de quelle importance cette substance nouvelle peut être pour la thérapeutique.

Quoi que l'on en ait pu dire, il n'est pas plus difficile, je pense, de trouver parmi nos indigènes de bons succédanés à l'*aloès*, suc épaissi fourni par plusieurs plantes *liliacées* originaires des pays chauds; et principalement des contrées intertropicales. Ce suc est, par le commerce de la droguerie, livré aux officines sous trois noms différents, chacun de ces noms représentant une espèce ou plutôt une sorte (*terme de commerce*). Au dire des uns, ces trois sortes, *aloès succotrin*, *aloès hépatique*, *aloès caballin*, nommé aussi *aloès* noir, proviendraient de trois espèces distinctes qui seraient pour la première l'*aloë perfoliata*, *seu vera vulgaris*, pour la seconde l'*aloë hepatica*, *seu barbadensis*, et pour la troisième l'*aloë caballina*, *seu guineënsis*. Suivant d'autres, la différence qui existe entre ces trois sortes dépendrait uniquement du mode d'extraction ou de préparation : ainsi l'*aloès succotrin* (*aloë soccotorina*, D. C.) proviendrait du fluide qui, ayant exsudé des feuilles rompues ou incisées, se serait concrété et solidifié par évaporation spontanée au moyen de la seule chaleur solaire; l'*aloès hépatique* serait l'extrait obtenu par le rapprochement, au moyen de la chaleur artificielle, soit du suc retiré des feuilles pilées et exprimées, soit de l'infusion dans l'eau bouillante de ces mêmes feuilles; l'*aloès caballin* serait le produit obtenu par le rapprochement, en consistance d'extrait sec, de la décoction des feuilles qui ont fourni déjà l'*aloès succotrin* et l'*aloès hépatique*. Outre ces trois sortes principales, M. Guibourt signale encore l'*aloès lucide*, produit fort anciennement connu, provenant, au dire du d[r] Anislie, de Soccotore et du Cap de Bonne-Espérance, remplacé pour tous aujourd'hui par l'*aloès succotrin*; et, dans le commerce, on en rencontre encore une autre qui, sous le nom d'*aloès de l'Inde* ou de *Mozambrun*, n'a présenté à

M. GUIBOURT qu'un produit impur, bien qu'il ait été fort estimé vers la fin du siècle dernier; qu'un mélange hétéroclite de sable, de terre, d'aloès, ressemblant tantôt à l'*aloès hépatique*, et tantôt à l'*aloès caballin*. Quelle que soit la pensée que l'on puisse avoir, à cet égard; sur quelque base que l'on ait cru devoir établir l'origine des *aloès*, ou pour mieux dire de l'*aloès*, ce qui, dans la question que nous traitons ici, doit, au fond, nous importer fort peu; que l'*aloès lucide*, que l'*aloès succotrin*, le plus estimé de tous, provienne ou non des *aloë perfoliata*, *spicata*, *linguæformis*; que l'*aloès hépatique* provienne ou non, soit de l'*aloë vulgaris*, soit de l'*aloë sinuata* (*collége des méd. de Dublin*); que l'*aloès caballin*, le moins estimé de tous, noir, tout-à-fait opaque, souvent mélangé de sable et d'impuretés, soit ou non dû au fluide exprimé des feuilles de l'*aloë guineensis*, soit ou non le produit obtenu par la décoction des feuilles qui ont servi, à la Jamaïque, à la préparation de l'*aloès succotrin*, soit ou non le produit de la décoction des feuilles enlevées aux *aloès* qui croissent et se multiplient en Italie et en Espagne (consulter SIBTHORP, *flora græca*, et la *pharmacopée d'Édimbourg*, par ANDREW), cela ne nous importe pas plus. Que, laissant de côté la question d'origine, nous bornant à prendre, comme provenant d'une même source, la drogue du nom d'*aloès*, drogue éminemment amère et nauséeuse, d'une odeur et d'une saveur tellement particulières et caractéristiques, qu'elles n'ont rien d'analogue, nous nous décidions alors à prendre cette drogue pour être, ainsi que nous l'ont présentée nos prédécesseurs, y compris même l'anglais ANDERSON, la panacée des obstructions, des vers, de l'hypocondrie, de l'ictère, des maladies cutanées, des fièvres intermittentes rebelles, de la constipation, et même, *ô mirandum!* de la carie des côtes; que, d'après HEUCHER et quelques autres, reléguant l'*aloès caballin* dans les formulaires de l'hippiatrique, nous n'accordions pas toute notre confiance à l'*aloès hépatique*; malgré la préférence que semblaient lui accorder Raymond **Mindérérus**, **Schulz** et **Fridericus**; et qu'en revanche, d'accord avec **Cartheuser**, **Zorn**, **Loeseke** et **Triller**, d'accord aussi avec grand nombre de nos praticiens modernes, nous fassions état de l'*aloès succotrin*; qu'avec eux, nous trouvions en ce dernier un purgatif remarquable par son activité et par l'action qu'il exerce sur le mouvement circulatoire; que, comme eux, nous admettions qu'il excite l'éruption menstruelle et le flux hémorrhoïdal; que, pour nous comme pour eux, il soit anthelmintique; qu'avec eux, nous établissions que son activité, que la manière dont il se comporte avec l'économie peut le rendre nuisible aux personnes de constitution bilieuse et chaude, à celles qui sont sujettes aux hémoptysies, à celles que mine la fièvre hectique, aux hémorrhoïdaires, aux femmes chez lesquelles l'avortement peut être facilement pressenti; qu'importe encore en ceci notre adhésion aux appréciations thérapeutiques auxquelles l'administration de l'*aloès* aura donné lieu! Nous le répétons, tout virtuel qu'on l'estime ou que du moins on le dit être, il est, autant que tous les exotiques cités, facile à représenter par nos productions indigènes, et, bien à coup sûr, nous pouvons nous passer de lui. On ne peut le nier, l'*aloès* attaque avec force les organes digestifs, favorise, par son action sur le rectum, les congestions hémorrhoïdales et utérines, et peut, en rappelant une évacuation périodique ou habituelle, en provoquant une fluxion ou une évacuation critique, agir comme un dérivatif puissant que souvent on oppose avec succès aux congestions anormales. La médication générale qu'il exerce le rend convenable dans certaines céphalées, et aussi à la suite d'attaques d'apoplexie; lorsque l'innervation, devenue languissante, les phénomènes de réaction cessent, la bouffissure œdémateuse survient; lorsque, par inertie des viscères abdominaux, la digestion est laborieuse, pénible, le ventre paresseux.

Tous nos drastiques, maniés habilement, dissiperont, aussi bien que l'*aloès*, les ictères avec gonflement du foie; tous seront également des modificateurs utiles dans la leucophlegmatie et la chlorose, et aucun d'eux n'est indigne de notre attention : ils ne méritent, pas moins que lui, des éloges comme purgatifs, céphaliques, emménagogues, hydragogues, panchymagogues et vermifuges.

Mais, abstraction faite des drastiques que nous avons cités et de ceux que nous pourrons citer encore, nous renfermant exclusivement dans la série de ceux qui, plus spécialement que les autres, pourraient être appelés à suppléer l'*aloès*, nous citerons en première ligne l'*agaric blanc, agaric du mélèze* (*boletus laricis*, L., *funginées*), plante *agame*, base des préparations alexipharmaques d'Avicenne, de Pline, de Crollius, d'Hartmann et de Charas, et qui, selon le dr Caffe, a été quelquefois employée avec succès contre les sueurs colliquatives qui consument les phthisiques. Fort estimé de Salmas, de Geoffroy, de Cartheuser, de Loeseke et de Zorn, Triller avait dit de lui : « cet *agaric* est un des purgatifs drastiques, un » des perturbateurs les plus énergiques. Son administration » interne donne lieu à d'abondantes évacuations bilieuses, » muqueuses, séreuses. Il convient dans l'asthme et le » catarrhe pulmonaire chronique. On l'emploie toutes les » fois qu'une médication dérivative et révulsive est indi- » quée. Il est rigoureusement interdit aux femmes en- » ceintes. Il ne s'emploie jamais seul ou en substance. » On l'administre à la dose de 2 à 3 gros dans un véhicule » approprié, et réuni à un correctif. » Et parce que ce *champignon* de nos *mélèzes* est aujourd'hui complètement négligé, répudié même par la plus grande partie de nos thérapeutistes, en est-il moins virtuel, moins susceptible de représenter l'*aloès* dans les divers cas où est indiqué cé suc épaissi que le commerce nous a apporté de la Jamaïque, des Barbades, du Cap de Bonne-Espérance et de la côte de Guinée ?

Après lui, en raison de l'impression stimulante qu'elles exercent sur les intestins et sur le mouvement circulatoire, une place incontestable est assignée ici à l'*aristoloche longue* et à l'*aristoloche clématite*, déjà citées par nous aux toniques-apéritifs. Leurs extraits alcooliques, réputés emménagogues et drastiques-hydragogues, ont été fort en faveur dans ces derniers temps, et la décoction d'*aristoloche clématite*, additionnée de *sirop de nerpruns*, avait, avant que nous remissions cette espèce en cause, présenté à Bodard de bons résultats dans tous les cas où les *aloétiques* étaient indiqués. Cet auteur nous apprend que Paul d'Égine employait cette racine comme purgative à la dose de 1 gros dans du *vin doux* ; que Mésué en parle comme d'un purgatif tonique, et qu'Aétius, ayant à remplir cette indication, prescrivait à ses malades 2 gros des *baies* de cette même *aristolochiée*, qui, aussi bien que l'*aristoloche longue*, a été estimée remède antigoutteux des plus efficaces ; mais duquel pourtant on doit se défier, disent Boerrhaave et Haller, car son usage journalier devient nuisible, enlève l'appétit, plonge l'économie dans un état de langueur générale, amène l'énervation, et en vient même à ulcérer et détruire la muqueuse gastrique. Quels sont les médicaments énergiques, les drastiques surtout, qui n'en produisent pas autant lorsqu'ils sont inopportunément ou immodérément administrés ? Et ces résultats fâcheux, signalés par les lumières médicales du dernier siècle, doivent-ils, parce qu'ils auront pu quelquefois être justifiés par l'inexpérience et l'impéritie, nous en faire repousser l'emploi ?

Signalons après eux l'*extrait des fleurs du muguet commun*, que **Cartheuser** proposa comme succédané à l'*aloès*, et ne négligeons pas de rappeler ici ce que nous avons dit en parcourant la série des toniques, que l'*extrait d'aunée*, associé au *sirop de nerpruns*, a donné, au rapport de **Bodard**, un toni-purgatif tout-à-fait propre à la même succédanéité.

Fréquemment employée autrefois, plus négligée aujourd'hui qu'elle ne le devrait être, et cependant, d'après son action reconnue sur l'économie, véritable succédanée de l'*aloès* et de ses préparations, la seconde écorce des branches moyennes du *sureau commun* (*sambucus nigra*, L.), arbre de la famille des *caprifoliacées*, cette écorce, dans laquelle l'analysateur **Kramer**, qui y a découvert tant de choses merveilleuses, n'a pu pourtant découvrir encore le principe explicatif de l'action drastique qu'elle exerce ; cette écorce, dont la saveur âcre, amère, nauséabonde, constitue un purgatif énergique, lequel, eu égard à sa puissance révulsive, a été long-temps, administré comme purgatif-hydragogue infaillible, et, en quelque sorte, tout spécifique, tant semblait positive alors son activité sur les appareils évacuatoires qu'elle sollicite si formellement, qu'elle donne lieu à d'abondantes pertes séreuses, et qu'elle favorise l'écoulement des règles : on prétend qu'unie à la *thériaque*, cette écorce a guéri de la peste un grand nombre de malades qui en étaient atteints et prêts à en périr (**Triller**). **Gessner** et **Crato** la conseillaient dans certains érysipèles et dans l'ictère. **Hippocrate** et **Dioscoride** l'ordonnaient dans le volvulus, dans la suppression des lochies et dans l'hydropisie; les FF. **Bauhin**, **Dodoens** et **Boerrhaave** l'administraient comme hydragogue et comme emménagogue; et, dans ce dernier cas, dans ce dernier effet à produire, **Camerarius** l'unissait au *safran*. Sollicitant à la fois et l'estomac et les intestins, elle fut souvent employée comme éméto-cathartique, ce qui fit dire à **Sydenham**, l'un de ceux qui la mit le plus fréquemment en usage, qu'elle guérissait l'hydropisie en purgeant par haut et par bas. Cette surexcitation de l'appareil digestif pouvait, en certaines circonstances, devenir un inconvénient grave, et s'opposer à son emploi, surtout lorsque l'on voulait rendre les gros intestins et l'appareil génito-urinaire seuls solidaires des congestions à déplacer, des fluxions dérivatives à établir, des exhalations exagérées et anormales à détruire, des fluides épanchés dans les cavités ou les tissus, à expulser hors de l'économie, sans briser le malade par des commotions violentes qu'en bien des cas il n'aurait pas eu la force de supporter. Sydenham donc, pour obvier à cet inconvénient, donnait cette *écorce* à la dose de 3 poignées dans 2 livres d'*eau* et de *lait* à parties égales, pour réduire à une livre qui devait être prise, une moitié le matin à jeun, et l'autre moitié le soir. Grâce à ce correctif, il obtint un *mixte* qui put rivaliser les *aloétiques* et beaucoup d'autres : quelques praticiens, sentant aussi la nécessité de l'unir à un modificateur, l'ont administrée à la dose de une once infusée dans le *vin*. S'il en est ainsi de cette *couche corticale* administrée en substance, n'en doit-il pas être de même pour le *suc* qu'on en exprime ? Desbois de Rochefort le prescrivait à la dose de 3 onces dans un véhicule approprié, tandis que d'autres praticiens établissent qu'il ne doit être administré qu'à la dose de 1 gros à une once au plus, tant ils semblent redouter la véhémence de son action. Riche en ressources pour nous, cet arbre, si commun dans nos contrées, que, presque partout disposé en haies, il forme la clôture des cultures potagères, cet arbre, dont les diverses parties sont autant de succédanées à opposer aux exotiques les mieux famés et le plus en faveur, a tout récemment présenté au dr Martin-Solon, médecin de l'hôpital Beaujon, à Paris, a présenté, dis-je, à cet honorable praticien, dans le suc exprimé de sa racine, dont le principe actif serait une *résine molle* qu'en a isolée M. SIMON, pharmacien à Berlin, un hydragogue des plus énergiques et des plus véhéments. A part quelques médecins, sages répudiateurs des habitudes routinières, la médecine, en général, néglige trop aujourd'hui notre *sureau commun*, qui, en outre du parti que l'on a su tirer de la seconde écorce de ses rameaux et de l'écorce de ses racines, nous offre encore, dans ses feuilles, un cathartique bien apprécié des paysans de la Lorraine, lesquels, nous dit WILLEMET, les mangent en salade quand ils veulent se purger, feuilles et jeunes pousses dont, soit la décoction, soit le suc exprimé, donnent un purgatif efficace, ainsi que maintes fois l'a expérimenté CHOMEL; nous offre encore, dans l'*huile* grasse extraite de ses semences, un purgatif puissant qui donne lieu à d'abondantes évacuations séreuses (TRILLER), et lui a fait assigner une place parmi les anti-hydropiques les plus appréciés, tandis que dans ses *fleurs* et dans ses *fruits* résident des propriétés laxatives que plus tard nous aurons à opposer à des exotiques encore beaucoup trop en vogue aujourd'hui.

Son voisin et congénère, l'*ièble* (*sambucus ebulus*, L., *hyèble*), réclame également ici une part de notre attention. L'écorce de ses racines est violemment purgative-hydragogue; souvent elle produit un effet éméto-cathartique, et sa véhémence est telle, qu'on ne doit l'employer qu'avec la plus grande circonspection (JUCHIUS, GEOFFROY, ZORN, GESSNER, BOERRHAAVE); ses feuilles et ses jeunes pousses jouissent d'une égale portée (GABELCHOVER, PLATER, FORESTUS, TOURNEFORT); ses fruits possèdent la même activité, et leur extrait, communément désigné sous le nom de *rob d'ièble*, entre pour une grande part dans l'électuaire hydragogue de QUARIN; enfin, ses semences, estimées diurétiques, et, comme telles, opposées à l'hydropisie, soit en substance, soit infusées dans du *vin*, fournissent par expression une *huile grasse* qui purge par haut et par bas, étant administrée à la dose de 1 gros à une once et demie.

Pour en terminer avec les agents que nous croyons les plus susceptibles d'être opposés à l'*aloès* et aux *aloétiques*, parce qu'en effet ils nous semblent s'en rapprocher le plus par la manière dont ils se comportent avec nos tissus, avec nos appareils, nous leur ajouterons le singulier *agame* qui vit et se développe sur les vieilles souches du *sureau commun*, l'*oreille de Judas* (*excidia auricula Judæ*, Fries; *peziza*, L. et D. C.). Il est fort naturel de penser que, nourrie aux dépens d'un végétal doué de certaines propriétés actives, cette *pezize* doit posséder ces mêmes propriétés : aussi cela est-il. Sim. Paulli, l'un de ses expérimentateurs, attribue à ce *champignon*, infusé dans le *vin* ou dans la *bière*, des propriétés merveilleuses contre l'hydropisie. En effet, bien qu'il soit aujourd'hui complètement tombé en désuétude, ce *champignon*, au temps de sa vogue, était préconisé encore par d'autres que par Sim. Paulli, comme un drastique utile dans les épanchements séreux atoniques, dans l'anasarque et la leucophlegmatie.

Si pourtant le *suc gommo-résineux* des *aloès* importe tellement à la pratique médicale, que l'on ne puisse se dispenser de recourir à lui; si, malgré ce qui a pu être observé, il paraît encore impossible à remplacer par aucun de nos indigènes, pourquoi ne pas renouveler et encourager les essais dont a été témoin Garidel, qui, dans son histoire des plantes d'Aix, s'étend fort sur l'éclatante et prompte végétation des *aloès* cultivés en pleine terre dans la Provence? et, peut-être, avec le *suc* qu'on en retirerait, serait-on plus heureux qu'on ne le fut en cherchant à indigéner les *rhubarbes*. Les côtes de la Provence, les îles d'Hyères et la Corse, offriraient un climat et des terroirs tout-à-fait propres à cette nouvelle et importante exploitation.

Nous sera-t-il moins difficile de trouver, dans notre matière médicale, des succédanés au *séné* et à ses *follicules*, feuilles et fruits purgatifs, de saveur amère-nauséeuse, enlevés à diverses *cassiées*, espèces d'un genre assez nombreux de la famille des *légumineuses*, au *cassia acutifolia* (Delille), arbrisseau de la Haute-Égypte, au *cassia lanceolata* (Forskal), arbrisseau des déserts de l'Arabie, au *cassia obovata* (Colladon), produit plus connu sous le nom de *séné d'Italie*, parce que le petit arbrisseau qui le fournit, originaire de l'Égypte, de l'Arabie, du Sénégal, est cultivé avec un plein succès dans les contrées méridionales de l'Europe, et notamment en Italie, d'où, à coup sûr, il pourrait être heureusement transplanté dans notre Corse et dans notre Provence? Une substitution à ces produits, avec parité de valeur virtuelle, est, peut-être, plus aisée et plus positive (ce que plus loin nous essaierons de démontrer) que celles précédemment proposées; et cette substitution nous sera d'autant plus précieuse, que nous trouverons, parmi les agents indigènes que nous aurons à lui opposer, des cathartiques aussi bons, aussi sûrs et beaucoup moins fatigants que lui.

En effet, le *séné*, quel que soit le végétal auquel on prétende l'attribuer, le *séné*, indigène de l'extrémité méridionale de l'Égypte, et qui s'y administre à très-grandes doses presque sans inconvénients, parce qu'il n'a peut-être pas, à l'état récent, la même force purgative que lorsqu'il est desséché (Sonini, *Voyages en Égypte*); le *séné* et ses *follicules*, bien que, de tout temps, il ait été estimé pour être le cathartique le plus doux que nous devions aux régions étrangères et lointaines, attendu que, pour qu'il puisse produire un effet purgatif marqué chez les adultes, il doit être administré à la dose de demi-once, à 6 gros, à une once; le *séné* ne signale pas sa puissance virtuelle par une action purement locale, il ne se borne pas seulement à influencer le canal intestinal ; mais il est reconnu qu'il retentit assez fortement dans toute l'économie, qu'il accélère le cours du sang, qu'il rend le pouls plus vif, qu'il développe la chaleur animale ; et si, par ses feuilles, il n'est pas trop offensif pour la muqueuse gastrique, son *fruit*, en revanche (ses *follicules*), produit souvent la flatulence et la superpurgation, phénomènes fâcheux dus à de petites granulations résinoïdes cachées le long des sutures des valves de ce *légume*. Et, bien que FERNEL, FALLOPE, FUCHS, SYLVIUS, et bon nombre de nos contemporains, le préfèrent aux feuilles, il devrait, par la raison que j'ai dite, être interdit et même banni de toute médication. Telle était, avant nous, l'opinion de RIEDLIN, MONARD, GEOFFROY, HERMANN et VALENTIN. Mais en paraissant ici donner la préférence aux *feuilles* sur les *fruits*, nous ne voulons pas dire pour cela que les *feuilles* soient complètement inoffensives pour l'appareil qui doit le premier et le plus formellement être soumis à leur agression. Moins fatigantes que les *follicules*, comme celles-ci, cependant, ces feuilles ont coutume de produire la flatulence ; aussi, pour remédier à cet inconvénient, est-on dans l'usage de les réunir à un aromate qui, par un autre mode d'excitation, corrige celui qu'elles exercent, impose silence aux tranchées atroces que souvent elles occasionnent, et favorise leur action : ainsi soient la *cannelle*, les *anis*, le *fenouil*, la *coriandre*, le *cerfeuil*, les *menthes*. Comme aussi la saveur nauséeuse qui leur est propre et fatigue singulièrement le malade, est combattue et masquée par des feuilles, soit de la *scrofulaire noueuse*, soit de la *scrofulaire aquatique*, que l'on ajoute à leur infusion ou à leur décoction.

L'exagitation à laquelle souvent son emploi donne lieu, les désordres généraux et locaux que souvent on l'a vu produire, ont fait repousser le *séné* par plus d'un de nos prédécesseurs; et si, de la part des uns, il a été l'objet de louanges exagérées, de la part de certains autres, il a été, en quelque sorte, marqué du sceau de la réprobation. « .... *Frequenti experientiâ edoctus, didici, tormina sen-» nam plerumque atque flatus, ructusque, præterea vero » ventriculo imprimis nocere atque ipsius appetitum infrin-» gere, nauseamque creare, denique etiam sitim atque ardo-» rem inducere, et intestinis ipsis quandam quasi siccitatem » inferre, adeo, ut post hujus usum, pertinax plerumque alvi » obstructio obsequatur. Imo, molestum sæpius tenesmum » successisse observavi. Quare ex his rationibus gravissimis, » me quidem judice et monitore, ab intempestivo sennæ usu » omnes illi caute abstinendi sunt, qui affectibus colicis ac » torminosis, item ac hypochondriacis obnoxii sunt, nec-» non qui hæmorrhoïdibus tam cæcis, quam apertis laborant; » omnium minime vero, scilicet propter tenesmum atque tor-» mina hinc metuenda, sennæ folia conveniunt fœminis hys-» tericis, præsertim autem gravidis, aut puerperis, quas » dira nempe et atrocia symptomata ex inde afflixisse, nobis » aliquoties compertum fuit. Nec ut ingenue fateor, hic qui-» dem juvant adjecta laudatæ nimis scrophulariæ aquaticæ » folia; licet enim, quod, haud penitus nego, eorum ad-» juncto, nauseosus ipsius sennæ sapor nonnihil temperetur » et infringatur; ipsæ tamen illius suspectæ et malignæ » proprietates modo commemoratæ, scilicet, flatus, tormina, » colicam atque tenesmum, item passionem hystericam con-» citandi, per eædem nequaquam tolluntur, tametsi etiam » cinnamomum, zingiber, fœniculum, aliaque aromata ad-» jecta fuerint.* (TRILLER.) » Voir RIEDLIN, CARTHEUSER, GEOFFROY, MARCHANT; MIZALD, *opusculum de senna, planta inter omnes quotquot sunt hominibus beneficentissima et saluberrima* : SENNER, ZORN, HOFFMANN, BOERRHAAVE, HALLER.

Cette divergence dans les opinions des praticiens ne doit nous importer que fort médiocrement; car, si nous le voulons bien, il nous sera plus facile encore de rencontrer, parmi nos productions indigènes, des substituts de valeur égale à celle de la production du Levant. Et d'abord les semences, et surtout les feuilles de notre *baguenaudier* (*colutea arborescens*, L.), arbre, comme les *sénés* (les *cassies*), de la famille des *légumineuses*, semblent être, de tous nos purgatifs indigènes, ceux qui se rapprochent le plus de celui dont nous venons de nous entretenir. La saveur âcre, amère, nauséeuse de ces feuilles, indique assez les propriétés purgatives qui d'ailleurs leur ont été reconnues bon nombre d'années avant nous; et, non moins bien que le *séné*, elles portent une agitation salutaire dans le mouvement circulatoire, augmentent les sécrétions, et sont également de bons et sûrs révulsifs dans les épanchements séreux. Parce que depuis long-temps ce produit est abandonné par la haute pratique médicale, s'ensuit-il qu'il doive l'être toujours, qu'il doive être aujourd'hui considéré comme impuissant ou inutile, et alors laissé à la discrétion des herboristes des grandes villes qui en savent tirer un fort bon parti, chaque jour le prescrivant, le vendant au public pour *séné* véritable, tandis que Boerhaave l'appelle le *séné* de l'*Europe*, tandis que Césalpin, Gessner, Bartholin, Garidel, Tablet, assurent qu'il peut remplacer le *séné du Levant*? Consultons Bodard! nous verrons que M. De Bienville et lui l'ont souvent employé, en Italie et en France, toujours avec un égal succès, à des doses variées, tantôt de même poids que celles du *séné*, tantôt plus fortes. Le d[r] Mérat en porte la dose à employer de une once à une once et demie, à deux onces. Peut-être M. Mérat ne l'a-t-il pas expérimenté par lui-même! Quelle que soit, à l'égard du *baguenaudier*, l'opinion de ce botaniste, elle ne doit pas, ce me semble, infirmer les opinions émises, les observations auxquelles son emploi a pu donner lieu ; et si, les admettant comme consciencieuses, comme vraies, ce qui, je crois, est raisonnable, nous tenons également compte des travaux de COSTE et de WILLEMET, dans lesquels sont consignés des apozèmes purgatifs dont cette *feuille indigène* est la base, nous conclurons nécessairement à sa réintégration et à l'exclusion de son antagoniste.

Comme substitut à opposer au *séné*, nous avons les feuilles du *buis commun*, dont nous avons vu plus haut les racines décorées à juste titre du nom de *gayac indigène*. Si l'on en croit VOGEL et PUYHN, ces feuilles, en décoction à la dose de une once, et leur poudre à la dose de un gros, purgent comme le *séné*, et même plus fortement que lui, d'après le dire de GOUAN. Nous avons aussi le *coronilla emerus, seu hemerus* (*séné des jardiniers*), élégant arbrisseau *léguminosé* (4), dont les folioles cathartiques, à la dose de une once en infusion, ont autant d'efficacité que le *séné* lui-même, folioles que GESSNER, CÉSALPIN, GOUAN, BARTHOLIN et GARIDEL, mettent au rang des purgatifs moyens, et avec lesquelles, dit-on, se purgent fréquemment les gens de la campagne, dans le département de l'Hérault. Nous avons encore la *linaire commune* (*linaria vulgaris*, MŒNCH.), *urinalis* de PLINE et de DIOSCORIDE, qui l'estimaient diurétique et apéritive, qu'estimaient telle aussi GEOFFROY, ZORN, HARTMANN, VERZASCHA, HEUCHER et TOURNEFORT, *antirrhinée* si répandue sur le bord des chemins et dans tous les endroits incultes. L'odeur virulente qu'elle exhale, odeur à laquelle sans doute elle a dû d'être employée sous forme d'onguent, et consacrée, ainsi disposée, à calmer les douleurs hémorrhoïdales, le suc lactescent et poisseux dont elle est imprégnée, semblent indiquer en elle l'existence de propriétés actives; et, en effet, son infusion cause des nausées et produit la purgation. Peut-être aurait-on droit de dire que la *linaire* agit moins à la manière des purgatifs proprement dits, qu'à la manière des *narcotico-âcres* qui parfois exercent une action éméto-cathartique.

Plus formellement purgative que cette *linaire*, la *globulaire turbith* (*globularia alypum*, L.) a plus qu'elle des droits incontestables à la succédanéité que nous proposons ici. Après les expériences de Loiseleur-Deslongchamps sur les feuilles de la *globulaire turbith*, l'on aurait mauvaise grâce à douter de leur utilité comme agents provocateurs des phénomènes qui déterminent et signalent un effet cathartique. Le dr Ramel, qui le premier nous la fit connaître sous le nom de *séné des Provençaux*, a constaté qu'en elle on trouve toujours un purgatif doux, sûr, innocent et facile à administrer. Il nous apprend que les paysans de la Basse-Provence se purgent très-souvent avec cette plante, et que les personnes les plus délicates, les plus sensibles, les plus irritables, s'en servent sans éprouver d'accidents. « Depuis long-temps, ajoute-t-il, nous l'or- » donnons au lieu de *séné*. On donne ces feuilles à la dose » de 2, 4 et 6 gros, soumises à une ébullition légère dans » deux ou trois tasses d'eau que l'on édulcore avec du *sucre* » ou du *miel* : ainsi l'on provoque, sans coliques, sans » nausées, sans malaise, trois, quatre, six et huit selles. » Enfin, cet auteur vante les bons effets de la *globulaire turbith* dans les fièvres intermittentes, et la conseille dans les diarrhées anciennes avec état saburral des premières voies. Bien que sa vertu, parfois drastique, lui ait fait donner, par les paysans de l'Hérault, le nom d'*herbe terrible*, je puis affirmer, d'après mon expérience personnelle, qu'elle purge fort bien à la dose de 6 gros, sans donner lieu à aucune superpurgation, à aucune altération gastro-intestinale, à aucun retentissement fâcheux. Commune sur les bords de la Macta, entre Arzew et Mostaganem (Algérie), elle est désignée sous le nom de *tas-el-rha* par les Arabes du pays, pour lesquels elle est une panacée, un spécifique infaillible dans le traitement des maladies syphilitiques, et surtout de la blennorrhagie. Ce qui ne surprendra pas lorsque l'on apprendra que, du temps de Lobel et de l'Écluse, sa décoction (dans le royaume de Valence) était employée contre la vérole; et l'on pourra, eu égard aux relations qui ont lié entre elles les races espagnole et barbaresque, expliquer cette adoption empirique de la part des Arabes, comme chose traditionnellement acquise. C'est à Mostaganem que j'ai, pour la première fois, expérimenté la *globulaire turbith*: comme antiblennorrhagique, elle a constamment échoué; comme simplement purgative, j'ai eu à me louer de son emploi. J'ai commencé par 6 gros, et n'ai pas eu besoin de pousser à plus de une once.

Il en est de même de la *globulaire commune* (*globularia vulgaris*, L.), laquelle, donnée en décoction dans l'eau édulcorée avec du *miel*, détermine, à la dose de 4 à 6 gros, des évacuations alvines sans causer ni coliques, ni nausées.

A cette longue énumération, plus que suffisante pour démontrer combien peu il nous est nécessaire de recourir aux productions exotiques, que des sophistications volontaires ou involontaires, que des mélanges maladroits, que des substitutions frauduleuses, que des manœuvres coupables privent de leur valeur médicatrice, et trop souvent même rendent d'un dangereux emploi, ce qui arrive pour les *sénés* du commerce, lesquels, parfois, sont mélangés d'*arguel*, feuilles lancéolées aiguës, chagrinées du *cynanchum arguel*, L. (*apocynées*), feuilles éminemment toxico-drastiques, fraudes, mélanges, substitutions, sophistications que nous avons signalées à l'occasion des *scammonées* du Levant, de l'*opium*, des *quinquinas*, et que nous ne saurions trop signaler et flétrir; à cette énumération, je réunirai encore, pour en terminer la série, certains agents cathartiques auxquels je n'ai pu assigner une place au milieu de ces oppositions comparatives que je me suis attaché à rendre aussi plausibles que possible.

Après avoir rappelé ici ce que j'ai dit précédemment au sujet des jeunes pousses de la *bryone*, substituées au *séné* dans certaines de nos campagnes, après avoir indiqué les feuilles et les jeunes pousses du *sureau commun*, purgatif doux et sûr qui, dans bon nombre de cas, peut nous tenir lieu du produit égyptien, je citerai, pour les *campanulacées*, le *campanula pyramidalis*, L., brillant ornement de nos jardins d'agrément, espèce qui, au dire de Gouan, nous offre un purgatif doux dans ses feuilles et dans ses racines; pour la famille des *lentibulariées*, la *grassette* (*pinguicula vulgaris*, L.), petite plante inodore, de saveur acidule, acerbe et riche en mucilage, dont la décoction, violemment stimulante, tue les poux et purge fortement (Gilibert), petite plante avec laquelle les habitants de la province de Galles, en Angleterre, font un sirop, lequel, dit-on, leur sert de purgatif habituel; pour les *paronychiées*, les *turquettes* (*herniaria glabra* et *hirsuta*, L.), conseillées avec quelques succès aux graveleux, aux personnes qui ont des catarrhes de la vessie, qui sont atteintes de dysurie, qui rendent des urines glaireuses (Mérat) : humbles espèces, aujourd'hui presque ignorées de la médecine dogmatique, et par elle abandonnées aux médicastres clandestins qui savent en tirer un bon parti pour provoquer la polyurèse et opérer la purgation, ce dont j'ai été témoin en 1811 et 1812, alors qu'au début de mes études, j'étais élève en pharmacie dans l'un de nos faubourgs parisiens; puis enfin pour la famille des *scrofulariées*, la *gratiole* (*gratiola officinalis*, L.), plus habituellement désignée sous le nom d'*herbe à pauvre homme*, parce qu'elle est la médecine ordinaire des pauvres gens de la campagne.

Fort commune dans nos pays où elle habite le bord des ruisseaux et les prés humides, la *gratiole*, purgatif-drastique des plus énergiques, se montrant parfois éméto-cathartique, recommandée contre l'hydropisie, la cachexie, les fièvres quartes et les congestions utérines par suspension des règles, par Pena, Lobel, Camerarius et autres; recommandée comme un spécifique à opposer au *tænia*, la *gratiole* est réellement trop négligée par nos médecins modernes qui, au lieu d'aider le peuple à en diriger l'emploi (ce qui devrait leur être inspiré par la conscience et l'humanité), l'abandonnent à l'inexpérience et au charlatanisme : c'est ainsi que souvent elle a provoqué les accidents les plus graves, lesquels ont, de la part de nos pathologistes, motivé son expulsion de la matière médicale, de notre cadre thérapeutique. Et qu'ils ne disent pas, pour se justifier de cette coupable incurie, de cette réprobation imméritée, qu'à son égard, ils sont sans guides et sans indications précises ! Des praticiens qui ne l'ont point dédaignée (Burckel, Zorn, Geoffroy, Gessner) l'ont, avec succès, employée comme emménagogue et anthelmintique. Les uns l'ont administrée à la dose de 1 scrupule à 1 gros en substance; les autres l'ont donnée, soit en infusion, soit en décoction, à la dose de 1 à 2 gros : d'autres l'ont associée au *vin*, d'autres au *lait*, d'autres à des mucilages ou à des décoctions émollientes; d'autres enfin l'ont réunie à des clystères purgatifs. Quelques-uns ont trouvé dans sa poudre un purgatif sûr à la dose de 12 grains, et cette poudre, portée à 24 grains, a été pour eux un vomi-purgatif : cette poudre, ainsi administrée, leur a été fort utile pour combattre les fièvres automnales rebelles, endémiques aux contrées marécageuses; d'autres enfin ont trouvé, dans son *extrait*, un minoratif propre à remplacer, soit la *manne*, soit la *casse*. Son emploi peut quelquefois, il est vrai, donner lieu à des superpurgations; aussi faut-il être très-prudent et très-circonspect lorsqu'il s'agit de la prescrire. Si BOERRHAAVE la regardait comme très-pernicieuse, GESSNER l'employait sur lui-même à la dose de 1 gros; STOLL la recommande dans la syphilis; GARIDEL l'indique comme un remède purgatif précieux dans les fièvres intermittentes de tous les types, et il en propose la tige, les fleurs, les feuilles en poudre à la dose de 1 gros, et ces mêmes parties de la plante à la dose de 2 gros en infusion; TOURNEFORT l'employait associée à la *manne*; BOULDUC et GOUAN en prescrivent l'*infusum*, soit dans une décoction émolliente, soit dans du lait, comme hydragogue et comme vermifuge; le même BOULDUC l'administrait en poudre à la dose de 60 grains, dans la dysenterie, à la place de l'*ipécacuanha*; COSTE en employait avec confiance les feuilles sèches, à la dose de 2 gros, de préférence au *séné du Levant*; PEYRILHE la qualifie d'héroïque; BERGIUS, cité par PEYRILHE et par GOUAN, l'a donnée avec succès dans les fièvres repullulantes, à la dose de 18 grains avec 5 grains de *gentiane*, par administration de deux en deux heures; et, de nos jours, le dr ROQUES a renouvelé avec bonheur les expériences de BERGIUS.

Déjà si fertile pour nous en agents médicateurs, la famille des *légumineuses* nous offre encore pour cathartiques : 1o les *graines* de l'*aubours* (*cytise des Alpes, cytisus laburnum*, L.), graines de saveur amère, dont les propriétés nauséeuses purgatives sont dues à un principe *alcaloïdique*, la *cytisine*, qu'en ont isolé MM. CHEVALIER et LASSAIGNE; 2o les graines, les feuilles et les sommités fleuries du *spartium scoparium*, L.; *graines*, diurétiques et laxatives à la dose de 1 gros réduites en poudre, émétiques à plus haute dose, utiles dans certains cas d'ascite; *feuilles*, purgatif dans lequel les gens de la campagne ont grande confiance lorsqu'il est question d'hydropisie; *fleurs*, émétiques administrées en poudre, laxatives administrées en décoction; estimées antiscorbutiques, recommandées dans les affections de la rate et des reins, par GEOFFROY, BOERRHAAVE, ZORN; les unes et les autres employées à la dose d'une demi-once dans une livre d'eau contre l'hydropisie (MÉRAT); 3° les *racines*, les *fleurs*, les *feuilles* et les *semences* émétiques (ces dernières déjà citées) de la *génestrolle* (*genista tinctoria*, L.), toutes parties inodores, légèrement amères, conseillées dans l'hydropisie et dans les fièvres intermittentes: « *fleurs* » et *feuilles* donnant un émétо-cathartique qui n'est point » employé chez nous, qui y est presque inconnu, et qui » pourrait servir à remplacer le *séné*, dont l'odeur est » nauséabonde et détestable, et dont le plus grand mérite » est de venir de l'Égypte (MÉRAT); » c'est sans doute cette action perturbatrice, cette action stimulante des fonctions, des exhalations, des sécrétions, de la sensibilité de l'appareil digestif qui, exagérant la vie en la déplaçant brusquement, qui, véhémentement dérivative, a fait considérer cette *plante tinctoriale* comme efficace dans l'hydrophobie, maladie affreuse à laquelle les d^rs^ TSCHERNJAJEW et MAROCHETTI affirment l'avoir opposée avec succès : ne pourrait-on pas, d'après cela, la proposer comme succédanée de l'*indigo* dans le traitement de l'épilepsie? 4° l'*anagyris fœtida*, L., arbrisseau des contrées méridionales de la France, duquel, selon LOISELEUR-DESLONGCHAMPS, les graines et les feuilles sont émétо-cathartiques; et 5° enfin les graines de l'*ulex europæus*, L., et celles aussi de quelques-uns de nos *lathyrus*, dont la *cytisine* paraît être le principe actif, comme elle l'est de la *fleur de l'arnica*, des *graines* de l'*aubours*, du *genêt à balais*, du *genêt des teinturiers*, et de l'*anagyris fœtida*.

Si, avec tant d'agents à notre disposition, nous pouvons remplacer le *séné* et une grande partie de nos purgatifs exotiques, à plus forte raison n'aurons-nous point à regretter de ne pas posséder la *badukka* (*capparis baddukka*, L., *capparidées*), dont les fleurs sont, comme purgatives, employées aux Indes-Orientales?

D'ailleurs, outre les modificateurs que nous venons de signaler, la famille des *ombellifèrées* nous offrira la racine de l'*astrantia major* (*radiaire*), nommée, en raison sans doute des propriétés cathartiques qui lui ont été reconnues, *ellébore noir à feuilles de sanicle* : outre les *sureaux*, la famille des *caprifoliacées* nous offrira les baies du *lonicera caprifolium*, charmante *liane* de nos jardins, dont les fleurs odorantes sont employées pour des infusions antispasmodiques; nous offrira les baies du *lonicera periclymenum*, estimées purgatives et diurétiques par Floyer; celles du *viburnum tinus* (*laurier-tin*), arbrisseau originaire d'Espagne et d'Italie, mais naturalisé et cultivé en pleine terre dans les jardins de la Touraine et dans les campagnes de nos départements méridionaux, où il fleurit en toute saison. Au rapport de Gilibert, ses baies récentes sont purgatives; et s'il est vrai, comme l'avance Dodoens, que, sèches et réduites en poudre, elles lui aient réussi dans la diarrhée, ce n'a pu être alors que comme agent de contre-stimulation, lequel aurait modifié la sensibilité de l'intestin en l'exaltant momentanément : c'est qu'alors ce praticien n'aurait eu à opérer que sur des diarrhées chroniques et passives. Dans la famille des *hédéracées*, le *lierre grimpant*, dont la racine a été proposée pour antisyphilitique, nous offrira ses baies qui sont émétiques et purgatives : on les estime efficaces dans les fièvres intermittentes; la dose en est de demi-gros à 1 gros dans le *vin* ou le *vinaigre*. Dans celle des *renonculacées*, l'*actée* ou *christophariane*, dont les baies ont été signalées comme propres à exercer une action narcotique, nous donnera une racine excessivement âcre, et sûrement purgative, ainsi que l'a expérimenté Gilibert : elle nous donnera des feuilles de saveur amère, âpre, un peu âcre, que l'on a recommandées dans les écrouelles, la chlorose, la jaunisse, l'asthme pituiteux et la gale, et dont la décoction tue les poux; et, dans la même famille, nous trouverons, en outre, la *staphysaigre* (*delphinium staphysagria*, L.), plante du midi de la France, dont la semence doit (nous dit TRILLER) être classée dans la catégorie des purgatifs âcres et drastiques, qui purgent par haut et par bas, mais dont l'emploi le plus habituel est d'être consacrée à la destruction des parasites. (GEOFFROY, BOERRHAAVE, Sim. PAULLI, ZORN.) Par la *delphine*, son *alcaloïde*, récemment découvert et isolé par BRANDT, cette semence paraît agir sur les tissus vivants et sur l'appareil cérébro-spinal, à la manière des *vérâtres* et de l'*ellébore noir*. Cette triple action qu'elle exerce sur les viscères abdominaux, sur les centres nerveux et sur les parasites, nous dispense, à coup sûr, de recourir, pour la médication pédiculaire et anthelmintique, soit aux fruits de la *cévadille* (*veratrum sabadilla*, L.), espèce *colchicacée* dont la *sabadilline* (est-ce l'*acide vératrique* de M. MERCK?) paraît être l'*alcaloïde* actif; fruits auxquels souvent les droguistes substituent ceux du *delphinium elatum*, plante *renonculacée* de la Suisse et du Dauphiné; soit à la *coque du Levant*, fruit capsulaire du *menispermum cocculus*, L. (*ménispermées*), fruit dans lequel M. BOULAY a découvert l'*acide ménispermique*; substances toxiques à doses peu élevées (LUDWIG, LOESEKE, ORFILA, pour la *cévadille*; CONDROCHIUS, VALENTIN, DALE, BOECLER, ZORN, ORFILA, pour la *coque du Levant*), substances toxiques qui, se comportant avec l'économie à la manière de la *noix vomique*, doivent, par cela seul, être évincées de la pratique médicale, leur condition d'*exotiques* ne fût-elle pas un titre suffisant. En effet, aussi dangereux que la *noix vomique*, ces agents sont moins maniables qu'elle, attendu qu'à leur égard, l'expérience n'a pas encore suffisamment éclairé les thérapeutistes.

Laissant de côté ces espèces dont les propriétés mixtes sont de suffisants motifs de répulsion, car elles en font toujours des agents difficiles à manier, et par conséquent redoutables dans la plupart des cas, reprenant comme carthartique de moyenne portée et ainsi comme vrais représentatifs des *sénés* et des *rhubarbes*, les produits de notre sol dont l'action est uniquement purgative, nous citerons d'abord le *linum catharticum*, L., petite *linacée*, plante grêle et filiforme, d'un goût âcre et nauséeux, qui, produisant avec abondance, mais toutefois sans fatigue pour le malade, des évacuations séreuses (Geoffroy; Triller), présente un bon purgatif, un diurétique éprouvé, tel que, pendant long-temps, suivant Gilibert, ce *lin* fut fréquemment employé comme stimulant de l'appareil intestinal et de l'appareil réno-cystique, fut recommandé dans les dartres et dans les fièvres intermittentes, soit à la dose de demi-gros à 2 scrupules réunis à la *crème de tartre*, soit sec et réduit en poudre et administré seul à la dose de 1 gros, soit enfin infusé dans du *vin blanc* pendant 10 à 12 heures, et alors dans les proportions de une once et demie de la plante sèche pour 1 litre de liquide. Non plus que lui, nous ne passerons pas sous silence la *coquelourde* (*agrostema coronaria*, L., *dianthées*), plante indigène à l'Italie, mais devenue régnicole de notre France, commune dans les montagnes du Lyonnais, et qui maintenant est une parure obligée de tous nos jardins d'agrément. Quelques auteurs en recommandent la racine comme sûrement purgative.

Dans la famille des *térébinthacées*, nous trouverons la *camélée* qui, enfant de l'Espagne et de l'Italie, mais depuis long-temps acclimatée dans nos parcs et nos cultures de luxe, nous donne ses feuilles et ses fruits pour purgatifs-drastiques. « La *camélée* (*cneorum tricoccos*, L.), dit » GILIBERT, est une de ces plantes importantes qui ne » sont pas assez appréciées. Ses feuilles, pulvérisées et » adoucies par un mucilage, ont dompté des symptômes » vénériens qui avaient résisté à toutes les autres mé- » thodes. On commence par 12 grains de cette poudre. » Cette espèce se trouve agreste, dans les lieux arides, aux environs de Montpellier.

Dans la famille des *célastrinées*, nous avons à ajouter à nos ressources indigènes le fruit du *fusain* (*evonymus europæus*, L.) : ce fruit, de saveur âcre et nauséeuse, est, soit en poudre, soit en décoction, d'un utile emploi dans la maladie pédiculaire; il donne un émèto-cathartique fort économique; en général, il s'administre en décoction. Cette même famille nous donnera également ici les fruits du *houx commun*, arbre qui, si on l'avait voulu, serait devenu bien précieux pour nous, depuis que l'emploi de ses feuilles comme fébrifuges a été renouvelé par le d[r] Emmanuel ROUSSEAU. DODOENS recommande ces fruits comme doucement laxatifs et fort propres à calmer les coliques; ils deviennent purgatifs à la dose de 10 à 12 pris à la fois.

En terminant cette série, la tâche que je me suis imposée devient d'autant plus facile à remplir, qu'il ne me reste plus qu'à parler du seul purgatif indigène qui ait résisté à l'envahissement des exotiques, qui, chez nous, n'ait point éprouvé de déchéance bien complète, quoiqu'à vrai dire il soit moins habituellement usité dans la médecine humaine, que dans cette partie de la médecine vétérinaire que l'on pourrait nommer *cyniâtrie* : ce qui fait que, la plupart du temps, le médecin a, en quelque sorte, de la répugnance à le prescrire, et le malade à le prendre. Ce purgatif est le suc exprimé des baies du *nerprun officinal* (*rhamnus catharticus*, L., *rhamnées*). Ces baies, de saveur amère, nauséeuse, un peu styptique, recommandées bien avant nous dans les diverses cachexies froides, dans la goutte, la gale, l'hydropisie, l'asthme humide et la syphilis, se comportent quelquefois à la manière des drastiques. (RIVIÈRE, SOLENANDER, LOSSIUS, ETTMULLER, ZORN et BOERRHAAVE.) Chercher donc à démontrer que le fruit du *nerprun* opère les phénomènes de la purgation non moins bien qu'aucun autre agent exotique, serait ici tout-à-fait du hors-d'œuvre; car, malgré notre engouement pour tout ce qui nous vient de l'étranger, il jouit encore un peu de la faveur de quelques médecins français; et si nous l'adjoignons à l'énumération que nous venons de faire, c'est pour compléter notre cadre, et ne pas nous entendre dire qu'après avoir parlé de tant d'autres, nous l'avons frappé d'un oubli qu'il ne mérite pas. En effet, si l'extrait préparé avec le suc de ce fruit, bien qu'il jouisse d'une propriété purgative formelle, n'a jamais été fort usité en médecine, si maintenant il est tout-à-fait tombé en désuétude et même dans le plus complet oubli, il n'en est pas de même de ses baies, que parfois encore on emploie en substance, entières et sans aucune préparation; il n'en est pas de même du *sirop* que l'on fait avec leur suc exprimé, et qui est demeuré officinal. Personne n'ignore que 20 de ces baies ou une once de leur *suc* suffisent pour produire une purgation désirable; que les effets irritants de leur action sur la muqueuse intestinale doivent être mitigés par l'intermède d'une boisson mucilagineuse, et que c'est principalement allié au *sucre*, sous forme de *sirop*, que l'on est dans l'usage d'administrer ce purgatif. Il n'est aucun médecin qui ne sache que ce *sirop* purge fort bien à la dose de 2 onces, et qu'il a droit de passer pour un moyen très-efficace dans l'hydropisie passive. SYDENHAM (*tractatus de hydrope*), dans un cas de cette nature, l'a vu opérer de très-copieuses évacuations alvines de nature séreuse, et ainsi améliorer d'une manière notable la situation du malade ; mais il le vit parfois aussi aggraver les accidents morbides, et il est reconnu aujourd'hui que l'on ne doit point insister sur son emploi dans le traitement de l'hydropisie, quand d'abord il ne produit pas de selles abondantes ; car alors, bien loin de soulager le malade, il paraît abattre les forces, et souvent il lui arrive de donner lieu à de graves phlegmasies gastro-intestinales. M. BOURGEOIS avait, à cet égard, adopté et suivi les théories et la manière de SYDENHAM. TRILLER nous apprend que ces *baies*, desséchées et réduites en poudre, et ainsi administrées à la dose de 1 à 2 gros, soit en substance, soit en décoction, produisent des effets laxatifs, et sont fort convenables aux arthritiques et aux cachectiques. Enfin, l'*auteur de la flore du Piémont*, ALLIONI, nous donne à connaître que l'écorce moyenne des branches du *nerprun* provoque en même temps et des vomissements et des évacuations alvines.

Ses congénères ne nous importent pas moins que lui. En effet, les *baies du petit nerprun* (*rhamnus infectorius*, L.), baies désignées dans la teinture sous le nom de *graine d'Avignon*, sont aussi sûrement purgatives que celles du *rhamnus catharticus* : la seconde écorce de la racine de *bourdaine* (*rhamnus frangula*, L.), et l'écorce moyenne de ses tiges, écorces amères et un peu gluantes, purgent violemment par haut et par bas ; cependant, d'après les praticiens qui l'ont mise en usage, plutôt purgatives qu'émétiques lorsqu'elles sont desséchées, elles sont plutôt émétiques que purgatives quand elles sont vertes. On attribue des propriétés de moindre valeur aux écorces de la tige qu'à celles de la racine : aussi ces dernières sont-elles demeurées en faveur, tandis que les autres ont été constamment négligées. Cette seconde écorce de la racine, estimée apéritive par quelques-uns, est, par le plus grand nombre, mise au rang des cathartiques puissants, et c'est à ce mode d'agir qu'elle a dû surtout d'être opposée aux fièvres intermittentes, aux cachexies froides et aux hydropisies passives. (MATTHIOLE, TRAGUS, ETTMULLER, BOERRHAAVE, TOURNEFORT et ZORN.) TRILLER dit qu'on la donnait en infusion à la dose de 2 à 3 gros; LINNÉ, HALLER, GILIBERT, la prescrivaient à la dose de 1 scrupule à 1 demi-gros; le dr ROQUES indique 2 gros à une demi-once de cette seconde écorce sèche et concassée, pour 20 onces de décoction à prendre en cinq fois dans la journée.

Ces faits, auxquels l'autorité de praticiens aussi recommandables doit, ce me semble, donner une grande valeur, ces faits, dis-je, et ceux qui se rattachent à l'emploi des autres indigènes que tour à tour jusqu'ici nous avons signalés, ne nous trouveront pas toujours sans doute indifférents et froids, et nous encourageront, peut-être, à accorder un peu moins à l'habitude et à la vogue, à accorder un peu plus à la raison et aux enseignements de nos devanciers. Le nombre de nos moyens est assez grand pour qu'il nous soit facile de faire un choix. Ainsi, au lieu de les répudier en masse, comme, jusqu'à présent, nous ne l'avons que trop fait, qu'un discernement judicieux nous dirige dans des tentatives faites de bonne foi et sans prévention, et la main sur la conscience, *mente sibi conscia recti*, marchons d'un pas ferme vers un affranchissement dont peut-être on nous saura gré d'avoir pressé l'époque.

NOTES.

(1) *Poudre antigoutteuse de* PORTLAND.

Prenez :	*Sommités de grande et petite centaurée*	Parties égales.
	Chamædrys et chamæpitys...........	
	Racines de gentiane	
	—— *d'aristoloche ronde ou longue.*	

A prendre un gros chaque matin à jeun pendant un mois.

A réunir à toutes les autres recettes du genre.

(2) *Croton tiglium. Croton pignon d'Inde.*
Fruit. *Petit pignon d'Inde. Graine de* TILLY.
« C'est un purgatif des plus véhéments ; aussi ne doit-on jamais » en délivrer aux personnes que l'on peut estimer suspectes ou » inexpérimentées. Il provoque d'abondantes évacuations séreuses, » et ainsi est recommandable dans l'hydropisie. Son âcreté est » telle, que presque toujours il enflamme la gorge, le palais et » l'anus. On modère l'activité de son agression en l'associant à » de l'*extrait de réglisse*, à des mucilagineux, à des aromatiques. » Une seule graine, dont le poids peut être évalué à 6 grains » (poids médicinal), suffit pour une dose. » (TRILLER.)
(GRIMM, BOERRHAAVE, Sim. PAULLI, VALENTIN, GEOFFROY, HERMANN, ZORN.)

(3) *Rhubarbes.*
(Voir BOERRHAAVE, NEUHOF, DU HALDE, SALMAS, STAPEL, FREIND, WEDEL, Pierre PETIT, ROLFINC, TILINGIUS, HOLLSTEN, JUCHIUS, GMELIN, BUCHNER, CARTHEUSER, ZORN, LOESEKE, STAHL, GEOFFROY, RIEDLIN, RAY, C. HOFFMANN, MORISON, Prosper ALPIN, TOURNEFORT, MÉNARD, MARANTA, RUELLE, LANGE, ANGUILLARA.)

(4) *Coronilla emerus, seu hemerus.*
Ces feuilles macérées donnent, dit-on, une espèce d'*indigo*.

B. J. 1844.

VI. LAXATIFS.

Scire potestates herbarum, usumque medendi.

(VIRG.)

Antoine CONSTANTIN, dans son brief traité de la pharmacie provinciale et familière, démontre que chaque province produit les remèdes dont ses habitants peuvent avoir besoin, sans qu'on soit obligé de les aller chercher ailleurs. Le tout est de les connaître et de savoir s'en servir.

Les substances spécialement dites *laxatives* sont peu nombreuses, et peuvent toutes, pour la plupart du moins, être succédanées les unes des autres. En général, leur constitution chimique, qui, en quelque sorte, est la même pour toutes, consiste, pour les unes, en un principe mucoso-sucré seul, ou uni à un *acide végétal* de nature variée, et dans des proportions variables : d'autres doivent leurs propriétés à une huile fixe, soit essentiellement douce, soit animée par un principe âcre et stimulant ; d'autres enfin à du mucoso-sucré aidé dans son action par un principe particulier *alcaloïdiforme*.

Quoique ces substances, par leur mode d'action, semblent se rapprocher des agents que nous venons de passer en revue, leur action, leur impression sur le canal intestinal n'ont pourtant rien de positivement analogue à celle qu'exercent les *purgatifs* proprement dits. Leur influence est généralement légère, toute relâchante, lubréfiante, adoucissante : *leniendo purgant et lubricando*, dit MÉSUÉ. Elles déterminent des évacuations alvines sans irriter les intestins ; elles n'y font pas naître un centre momentané de fluxion, ne stimulent pas les organes exhalants et sécréteurs qui y aboutissent, mais elles affaiblissent la vitalité des tissus qui sont soumis à leur influence; et lorsqu'en passant par les premières voies elles ne sont pas altérées par les puissances digestives, elles fatiguent l'estomac qui les reçoit, et partout, dans leur trajet, devenues un poids incommode, elles sont repoussées au dehors par l'accélération du mouvement péristaltique du conduit intestinal, qui, s'en trouvant fatigué à son tour (que l'on me passe cette expression), se révolte contre leur présence, et tend à s'en débarrasser. C'est alors que, traversant les voies digestives, elles entraînent avec elles les matières qui s'y trouvent, et les humeurs à l'exhalation desquelles ces matières stagnantes ou une circonstance pathogénique particulière ont pu donner lieu; et c'est en suscitant un mouvement inaccoutumé dans les viscères abdominaux, qu'elles provoquent les évacuations qu'on les appelle à produire.

Cette théorie de l'action des *laxatifs* est fort simplement et fort judicieusement expliquée et formulée par certains praticiens, entre autres par feu le pharmacien Lamégie, lesquels, en parlant de la *manne*, disent qu'*elle purge par indigestion*. Mais il arrive assez souvent que, eu égard à la nature de leurs principes constitutifs, les substances *laxatives*, loin de produire la purgation, sont attaquées par les puissances digestives, altérées par elles; il arrive que, subissant alors le sort des substances *alimentaires*, elles sont assimilées, converties entièrement ou en partie en chyme et en chyle, et ainsi leur effet médicamenteux ne saurait être apprécié.

1° LAXATIFS STIMULANTS ET MUQUEUX.

En agents exotiques propres à la médication laxative, les médecins, les praticiens, les formulaires de toutes les époques, nous parlent de la *manne* comme devant toujours être placée en première ligne, comme étant l'agent dans lequel on doit avoir le plus de foi.

La *manne* est une production riche en *mucoso-sucré*, une excrétion que l'on recueille, dans la Calabre et la Sicile, sur différentes espèces de *frênes*, et entre autres sur le *fraxinus ornus*, L., sur les *fraxinus excelsior*, *fr. rotundifolia*, *fr. parviflora*, LAM., grands et beaux arbres de la famille des *jasminées*, dont les feuilles, au dire de TABLET, prises à la même dose que le *séné*, purgent tout aussi bien que lui et sans coliques ; essais renouvelés sans aucun inconvénient à doses plus fortes par BODARD, qui les expérimenta à Pise, en Toscane, et qui, d'après les auteurs, les recommande, ainsi que la poudre de leurs semences, dans l'hydropisie, l'ictère, l'engorgement des viscères abdominaux.

La *manne* est, de toutes les substances médicamenteuses laxatives, la plus anciennement connue et la plus en usage. CÉSALPIN, AVICENNE, SÉRAPION, ZACUTUS-LUSITANUS, BRIGANTI, et d'après lui DONATI, ALTOMARI et SPINELLI; dans le même temps qu'eux et depuis eux, SALMAS, RAUWOLF, TOURNEFORT, MYLIUS, RIEDLIN, CARTHEUSER, HOECHSTETTER, Thomas REINESIUS, DEUSINGIUS, HEUSTER, BERGER, POSNER, SAILLY, SMITH, HOFFMANN, GEOFFROY, CLENBERG, l'ont tour à tour décrite et expérimentée, ont trouvé en elle un laxatif abstergent des plus faciles à manier, tout-à-fait convenable aux femmes enceintes, aux enfants et aux vieillards. L'on présume que c'est elle que

GALIEN désignait et employait sous le nom d'*aéromelli*, et que les Arabes de la renaissance indiquaient sous le nom d'*éléomeli* (*sacchar-alhuzar* ou *alhasser*, *miel de l'air*). Voir VALMONT-BOMARE. « On en trouve une espèce, dit cet au-» teur, sur le *pin*, le *chêne*, le *genévrier oxycèdre*, l'*érable*, » le *saule*, le *tilleul*, le *lilas*, le *figuier*, et sur plusieurs » autres arbres : cette substance, appelée dans les premiers » temps *miel de l'air*, *rosée céleste*, peut être à la fois ali-» bile et laxative. »

Quoi qu'il en soit, la *manne* que nous connaissons, qui nous parvient par la voie du commerce, et qui seule est consacrée aux usages thérapeutiques, est toute formée de *mucoso-sucré* et d'un principe particulier auquel M. THÉNARD a donné le nom de *mannite*, principe cristallisable qui, au rapport de M. VASSAL, n'a aucune action marquée sur le canal digestif, ce qui nous semble peu probable; car la *manne* n'agit comme laxative qu'autant qu'il y a absence de son caractère alimentaire, ou lorsque le principe actif domine les principes alibiles et assimilables ; autrement, elle est tout élaborée, et les effets qu'on en attend, comme agent thérapeutique, sont nuls; car le *mucoso-sucré* est tout assimilable. La *manne* dite en *larmes* passe pour être uniquement laxative et fort douce dans son action; la *manne* dite *en sorte* passe pour être réellement purgative; la *manne grasse* passe pour être drastique parfois. A quoi tiennent ces différences d'action ? On a dit que ces deux dernières contenaient un principe âcre, résinoïde, qui, par le fait seul de sa présence, pouvait expliquer leur activité. Seraient-elles plus riches en *mannite* (1) que la *manne en larmes*? Je laisse à nos chimistes le soin de décider cette question. Pourquoi, jusqu'à ce jour, ne l'ont-ils pas encore fait, eux qui font tant et de si jolies choses? C'est pourtant une question qui mérite bien d'être éclairée, non-seulement dans l'intérêt de la science, mais aussi dans l'intérêt des malades, et même dans l'intérêt du médecin, qui, sachant mieux apprécier la portée relative des *mannes*, sera mieux guidé dans le choix qu'il aura à en faire. Une substitution (2) frauduleuse pourra tromper ses prévisions; mais sa conscience sera tranquille, car il ne se sera pas trompé dans ses appréciations; et, n'entrant pour rien dans les calculs d'une économie trop souvent impérieuse (ce que parfois il fait dans un esprit tout de charité), il ne prescrira pas indifféremment telle ou telle *manne* que ce soit.

Mais, quel que soit le mode d'action de la *manne* sur l'économie, quelles que soient les harmonies constitutives nécessaires à ce que l'action qu'on attend d'elle ait lieu, qu'elle doive ses propriétés médicinales ou à la *mannite*, ou à un principe *résinoïde*, ou au *mucoso-sucré*, ou à l'ensemble de tous ces principes réunis, il me semble positif que la *manne de Calabre* ne nous est pas absolument indispensable.

Si, dans la Perse, se rencontre, sous le nom de *téréniabin*, une espèce de *manne liquide*, matière blanche gluante et douce, assez semblable à du *miel blanc* (Guibourt), qui semble exsuder des feuilles de quelques arbustes et arbrisseaux non décrits et même non indiqués encore, *manne* à l'occasion de laquelle on ne rapporte aucun fait clinique, que je sache, du moins; si, dans la Perse encore, et dans l'Arabie, un arbrisseau épineux de la famille des *légumineuses*, l'*hedysarum alhagi*, L. (*agul* des Arabes et des Orientaux), fournit une *manne* qui, sous forme de petits grains blanchâtres quand ils sont purs, brunâtres quand ils sont mêlés à des débris foliacés ou pétiolaires, de saveur sucrée assez agréable, a, sous le nom de *manne du ciel*, été apportée, à M. De Mirbel, par le fils du consul de Trébisonde (Guibourt); si cette *manne*, dite *manne alhagi*, presque égale à la *manne de nos officines*, purge assez bien à la dose de 3 onces (Valmont-Bomare); si, dans l'Apennin, le *chêne* et le *saule* (au rapport de THÉOPHRASTE) fournissent une excrétion mucoso-sucrée que CÉSALPIN regarde comme une véritable *manne* aussi bonne, aussi belle que la *manne* du commerce : « *colligitur et apud nos in* » *Apennino, præcipue in quercu et in salice* », ce que NIEBURCK et ATLER ont également dit à propos d'un *chêne* des mêmes contrées ; si DE LA HIRE annonce qu'il exsude une *manne vraie* d'une espèce d'*oranger* duquel GOUAN, son citateur, ne donne pas le signalement, nous avons de quoi répondre à toutes. Il n'est pas difficile de les remplacer chez nous, et de remplacer même la *manne officinale*, n'eussions-nous, pour toute substitution, à leur opposer que la matière mucoso-sucrée qui, en Mai, Juin, et pendant les jours secs et chauds de l'été, exsude, sous forme de petits grains globuleux, gluants, blanchâtres, de saveur fade et sucrée, des feuilles et surtout des rameaux de notre *mélèze* (*larix europæa*, LAM., *abiétinées*). Cette matière, connue généralement et désignée dans le commerce sous le nom de *manne de Briançon* (*manna laricea*), et dont les paysans des Alpes savent bien apprécier la portée médicinale ; cette production peut (quoi qu'en dise LÉMERY, qui ne la considère que comme faiblement purgative), peut, dis-je, pleinement justifier la préférence qu'on lui accorderait sur la substance exotique, si l'on se déterminait à l'adopter en son lieu et place : car il est bien constaté qu'elle jouit de propriétés analogues, ce qu'avant nous avaient reconnu et signalé RAUWOLF et NIEBURCK.

Mais si pourtant on tenait à la *manne* proprement dite, à la production *calabroise*, ou, pour mieux dire, à la *manne du frêne*, ne serait-il pas fort aisé de multiplier, dans la Corse et dans nos départements du midi, les frênes qui la produisent ? ce qui rencontrerait peu d'obstacles de la part du sol et du climat, car déjà on y en trouve de naturalisés qui y réussissent très-bien. Ce qui nous porte à penser, en ces contrées, à la culture en grand de ces arbres intéressants, c'est que, dans la Corse, existe agreste et en nombre le *fraxinus argentea*, Lois., arbre que l'on dit être *mannifère*. Gouan assure avoir trouvé, dans les Cévennes, un *frêne à manne*; que cet arbre est l'espèce désignée par Duhamel sous le nom de *frêne de Montpellier*, et par Gaspard Bauhin, dans son *Pinax*, sous le nom de *fraxinus rotundifolia major*. Cette espèce est le véritable *frêne à manne* de Lamarck, qui le dénomme *fraxinus rotundifolia*. Si pourtant ces *frênes*, tout productifs qu'on les estime, étaient réellement improductifs dans nos contrées, les uns ayant dégénéré par la transplantation, les autres n'étant que de pâles copies des *frênes de la Calabre*, ne pourrait-on les rendre productifs au moyen de la greffe (3)? Nous avons su rendre productifs, au bénéfice de notre sensualité, les arbres fruitiers de la Perse et de l'Asie-Mineure, les *pêchers*, les *abricotiers*, les *cerisiers*; serons-nous moins heureux ou moins adroits à l'égard des végétaux qui nous peuvent être une immense ressource médicinale? Je ne le pense pas; il ne s'agit ici que d'être ingénieux et persévérant.

Si cela était, nous pourrions donc, rendant productifs les *frênes* transplantés, multipliant et rendant productif le *frêne* de nos Cévennes, avoir assez pour ne point nous préoccuper du parti que l'on pourrait tirer de la *manne mastichine*, que Valmont-Bomare prétend être l'exsudation du *fraxinus humilior*, arbre des provinces Italo-Pennines; pour ne point nous préoccuper de la *manne-cedria*, produit résineux de l'*oxycèdre*, et pour nous affranchir encore sur ce point. Alors, n'étant plus contraints de recourir à une intervention étrangère, nous serions à jamais dégagés des frais énormes qu'elle occasionne, nous serions garantis contre les manipulations frauduleuses dont elle est l'objet, et facilement possesseurs d'une substance, purgatif obligé des constitutions délicates et débiles, des femmes et des enfants, remède anticatarrhal de la routine et de la crédulité, témoins les *pastilles* de Calabre du pharmacien Potard, la marmelade de Tronchin, et le fameux *électuaire* du célèbre Cagliostro.

Nous pourrons encore mieux nous passer de cette drogue exotique, si l'on acquiert l'entière certitude que c'est à la présence de la *mannite* que la production *calabroise* doit ses propriétés actives. Braconnot a prétendu avoir trouvé ce principe dans le suc fermenté de la *betterave*, ce que nie M. Guibourt, et pourtant ce qui m'a paru démontré ; feu le prof[r] Laugier l'a découvert dans la *carotte potagère*, Vogel de Munich dans le *céleri*, Fourcroy dans les sucs fermentés d'*ognons* et de *melons*, Guibourt dans le *miel* fermenté. Enfin, M. Reingeis, pharmacien à Munich, a obtenu, du *céleri* fraîchement cueilli, un suc épaissi tout-à-fait analogue à la *manne* (4).

Outre ces produits que la nature agreste, l'industrie agricole et les arts chimiques pourraient nous offrir en compensation de l'abandon que nous nous résoudrions à faire de cette branche de commerce avec les États de Naples, ou, pour mieux dire, avec les Anglais (car nous savons nous résigner à n'avoir de commerce extérieur que sous le bon plaisir de cette nation *monopolisante*), outre ces produits, le *bouleau blanc*, dont nous avons vu l'écorce reconnue pour être douée de propriétés toniques, astringentes et fébrifuges, par la *bétuline* qui paraît être son alcaloïde, dont nous avons dit que les feuilles (desquelles la saveur est amère) ont été employées avec avantage dans les affections cutanées, le *bouleau blanc* nous présente encore ici une ressource de plus. Au printemps, et avant le développement de ses feuilles, on obtient, par des incisions pratiquées au tronc et aux branches, un *suc acidule* agréable, fort recherché (dit-on) par les bergers, dans les forêts, pour étancher leur soif. Ce suc, rapproché en consistance sirupeuse, fournit, selon **Marcgraff**, une substance assez analogue à la *manne*, dans son action sur les intestins.

D'une action beaucoup plus douce encore et beaucoup moins prononcée que celle de la *manne*, la *casse*, *siliqua purgatrix* de Triller, de Riedlin et de Zorn (*cassia fistula*, L., *légumineuses*), fruit d'un arbrisseau originaire du Levant, de l'Égypte, et que l'on rencontre aussi au Mexique, la *casse*, que les Arabes ont les premiers introduite dans la pratique de la médecine, comme antinéphrétique, comme propre à favoriser l'évacuation des premières voies dans certaines maladies aiguës, comme propre à combattre la colique, la constipation et les ardeurs viscérales, la *casse* n'est médicamenteuse que par la pulpe sucrée qui, dans chaque loge, accompagne et enveloppe la graine; et encore cette pulpe, plus fréquemment transformée en chyme qu'inaltérée par les puissances digestives, est-elle plus assimilable et nutritive que positivement médicatrice ? Il n'est pas à dire, pour cela, qu'elle ne produise jamais d'effet marqué. Introduite dans un estomac débilité, pour lequel la substance la plus légère devient un poids incommode, elle se comporte alors, ainsi que la *manne*, comme toute substance indigeste, produit, par sa présence, une commotion intestinale, et c'est ainsi que sa puissance laxative se manifeste plutôt que par une spécificité que lui contestent les auteurs, spécificité qui pourrait cependant exister en elle et y être représentée par un de ces principes particuliers alcaloïdiformes que la chimie moderne découvre à chacun des pas qu'elle fait dans le vaste champ des appréciations *phytophysiques*. Comme agent formellement médicateur, cette drogue exotique n'a réellement pour nous rien de bien positif, de bien précieux; et son importance thérapeutique n'est pas telle (qu'on l'emploie en infusion, en décoction, ou sous forme d'extrait, *pulpe de casse*) que l'on ne puisse s'en passer. N'avons-nous pas à notre disposition assez de productions indigènes bien capables de nous rendre les mêmes services qu'elle, et avec autant de constance et de sécurité ? Le *sureau commun*, si violemment drastique par les principes contenus dans la seconde écorce de ses branches moyennes, et dans l'écorce de ses racines, est encore ici pour nous d'une utilité incontestable : en effet, l'extrait de ses fleurs et l'extrait de son fruit nous représentent parfaitement la *casse* par la manière dont l'un et l'autre se comportent avec l'économie ; il y a même quelque chose de plus formel et de plus constant dans leur action. Pourrions-nous oublier les services que ces fruits ont autrefois rendus à l'art de guérir, lorsque l'on voulait provoquer des déjections alvines sans qu'il fût besoin d'irriter et de fluxionner la muqueuse intestinale ? Et si maintenant la préparation dont ils étaient la base, et que l'on désignait sous le nom de *rob* de *sureau*, n'est plus en faveur dans notre pratique médicale, est-ce à son insuffisance que l'on doit réellement attribuer le discrédit dans lequel elle est tombée ? C'est en la rendant l'objet d'expérimentations nouvelles que l'on pourra, en dernier ressort, résoudre cette importante question. A mon sens, la *casse* n'a pas, plus que ces produits de notre *sureau*, des droits à la préférence qu'on lui accorde sur eux, si ce n'est son titre d'étrangère ; et peut-être en aurait-elle moins, si l'on était quelque peu juste ; car souvent elle est infidèle, et son prix élevé doit la faire repousser de la médecine des nécessiteux ; et ce qui doit nous disposer plus encore à sa répudiation, ce sont les altérations graves qu'elle tient de la vétusté, de la négligence de ceux qui doivent veiller à sa conservation, de la cupidité mercantile qui la tient enfermée dans des lieux humides, afin d'en augmenter le poids.

Également à la portée de tous, autant au moins que les *fleurs* et les *fruits du sureau*, la *gratiole*, ainsi qu'il a été dit aux purgatifs, nous donne son extrait aqueux bien propre à remplacer la *manne* et la *casse*, extrait qui vient ajouter ici à la somme de nos ressources indigènes, lesquelles pourraient être augmentées par l'exploitation du *caroubier* (*ceratonia siliqua*, L., *légumineuses*).

Cet arbre, spontané dans les îles de l'Archipel grec et sur la portion du littoral barbaresque que nous occupons aujourd'hui, se trouve aussi, mais moins répandu, dans le midi de la France, où certes il pourrait facilement être multiplié, car, le plus souvent, il s'y multiplie de lui-même au moyen de rejetons qui partent de ses racines serpentantes dans les fentes des rochers, ou encore au moyen des graines qui, échappant au fruit, rencontrent un peu de terre végétale dans le creux du roc vif où l'humidité se conserve. Le *légume* de ce grand et bel arbre (le *carrouge*), qui déjà concourt à l'approvisionnement des marchés, à Marseille et à Toulon, ce fruit, *siliqua dulcis* de Triller, contient une pulpe succide, sucrée, adoucissante, propre à mitiger l'acrimonie bilieuse, ainsi que l'ont établi Lucas, Grotius, Wolf, Bochard, Salmas, Stapel, Hiller, Olavus, Celse, Rauwolf, Rudolf, Ursin, Lemoine, Casaubon, Valentin, Sim. Paulli, Cartheuser et Zorn : aussi nous semble-t-il permis d'estimer et d'admettre que cette pulpe est très-susceptible d'être opposée à celle des fruits du *canéficier*. Apre et astringente lorsque les gousses sont encore vertes, cette *pulpe*, à l'état de maturité du fruit, est assez semblable à un *électuaire* ferme et un peu cassant; alors elle est noirâtre, mielleuse, sucrée, assez agréable, moins nauséeuse que la casse, et lui est par conséquent bien préférable par cela seul. Enfin, comme elle, adoucissante et nourrissante quand elle vient d'être récoltée, sèche, elle purge doucement, si l'on en croit les observations de Rufus et de Boerrhaave, qui la mettaient fréquemment en usage.

Ne pouvons-nous pas, d'ailleurs, opposer à la *casse*, le *miel*, excrétion sucrée de l'*apis mellifica*, L., insecte *hyménoptère* de la famille des *apiaires* ou *mellites* (DUMÉRIL)? N'avons-nous pas, en outre, à lui opposer la *pomme de reinette*, fruit dans lequel le *mucoso-sucré* est uni à l'*acide malique*, et base d'un *sirop* purgatif qui porte son nom? la *rose pâle* (*rosa centifolia*, L., *rosées*), dont les pétales odorants, bases d'un *sirop* purgatif bien connu, sont conseillés aux hydropiques et dans les affections bilieuses (TRILLER)? les fleurs de notre *prunellier* qui, à la dose d'une poignée (GOUAN) en infusion dans l'*eau* ou dans le *vin*, purgent doucement, fleurs que RIEDLIN et ZORN estimaient anthelmintiques, diurétiques, et par conséquent fort propres à détruire la gravelle, à combattre certaine forme d'épilepsie? les fleurs du *prunier domestique* (*prunus damascena*, L.), dont les propriétés sont humectantes, rafraîchissantes et laxatives (TRILLER)? les fleurs simples ou doublées par la culture du *pêcher commun* (*persica vulgaris*, T.), fleurs laxatives et vermifuges qui, pour l'ordinaire, purgent doucement, et conviennent surtout aux enfants et aux personnes nerveuses, quoique parfois, cependant, leur action sur le tube digestif soit assez formelle pour donner lieu à des évacuations séreuses (GESSNER, GEOFFROY, Sim. PAULLI, HERMANN, ZORN et TRILLER)? et, aussi bien que ces fleurs, les jeunes pousses, les jeunes feuilles de ce même arbre fruitier, desquelles l'action sur l'intestin rappelle un peu celle du *séné*? les fleurs de l'*abricotier commun* (*armeniaca vulgaris*, T.), qui, purgatives, aussi bien que celles du *pêcher*, ont, comme elles, l'avantage d'avoir été positivement efficaces dans les affections vermineuses (GOUAN)?

N'avons-nous pas aussi les *mercuriales* (*mercurialis annua* et *merc. perennis*, L.), petites plantes herbacées, plus qu'abondantes dans nos bois arides et dans les lieux incultes, et desquelles l'action sur l'appareil intestinal a été signalée par la dénomination toute caractéristique de *foiroles*, dénomination sous laquelle elles sont vulgairement et habituellement désignées par les gens de la campagne? Connue et appréciée de temps immémorial, cette humble et modeste *euphorbiacée*, à odeur forte et en quelque sorte fétide, de saveur amère et désagréable, turgide d'un suc nauséabond et savonneux, plante à la fois médicinale et potagère pour les anciens qui l'opposaient aux obstructions des viscères, et la mangeaient accommodée comme nous faisons les *épinards*, la *mercuriale annuelle*, la plus commune chez nous et la plus usitée, est consignée dans THÉOPHRASTE, qui, le premier, distingua la plante mâle de la femelle; ORIBAZE la donnait en décoction dans du *vin* pour purger. « Depuis » des siècles, dit GOUAN, on donne ici (à Montpellier), aux » enfants attaqués des vers, une soupe faite avec la *mer*» *curiale*, ce qui leur procure quelques évacuations al» vines » : son extrait, d'après LEMOLT de Bourbonne, purge à la dose de 1 à 2 gros. Et cependant LINNÉ considère l'usage interne des *mercuriales* comme pouvant être pernicieux; selon VAN SLOANE, des personnes qui avaient mangé celle des montagnes moururent léthargiques; et il ajoute que l'on n'avait sauvé que celles à qui l'on eut le temps d'administrer les *émétiques* et les *purgatifs*. Quoi qu'il en soit de ces dires contradictoires, il n'en demeure pas moins reconnu et constant que ces plantes, encore en faveur malgré leur extrême vulgarité, sont réellement utiles, et qu'il n'a point été dénoncé que, de nos jours, leur emploi ait donné lieu à quelque accident appréciable; et leur *mellite*, estimé vermifuge par GOUAN, employé en injections dans le gros intestin, est encore le laxatif habituel des femmes en couches, auxquelles il réussit parfaitement.

N'avons-nous pas encore l'*électuaire miellé*, dont la base est la pulpe de l'*épinard cultivé* (*spinacia oleracea*. L.), *atriplicée* potagère dont les effets laxatifs sont tellement vulgaires pour les gardes-malades et autres bonnes-femmes, que, dans le langage bizarrement pittoresque qui leur est propre, elles nomment l'*épinard* le *balai de l'estomac* ? puis aussi la décoction des feuilles de la *bette-poirée* (*beta vulgaris*, L.), autre *atriplicée* potagère, celle des feuilles de nos *polygonats* et de notre *muguet de Mai* ? puis enfin les pulpes du *navet* et de la *carotte* ?

2° LAXATIFS TEMPÉRANTS OU ACIDULES.

Si nous abordons les *laxatifs* dans lesquels domine un principe acide, aux *tamarins* (5), graines enveloppées dans une pulpe réticulacée, succide, et renfermées dans une gousse ou légume (*siliqua indica, tamarindus dicta*, TRILLER), fruit du *tamarinier* (*tamarindus indica*, L., *tamar. hindi* des Arabes, *légumineuses*), arbre connu sous le nom de *dattier des Indes*, en Égypte, où ses gousses, ses graines, sa pulpe, cuites et pétries ensemble avec du *sucre*, forment une sorte de confiture grossière qu'apportent les caravanes de l'intérieur de l'Afrique, confiture qui est une des provisions indispensables dont il faut se munir avant de s'engager dans les déserts que l'on doit traverser, confiture qui se trouve dans tous les marchés des villes, et que l'on mange pour se rafraîchir, pour apaiser la soif dévorante que ces régions brûlantes excitent (SONINI) ; à la pulpe de ces fruits, pulpe estimée rafraîchissante, sédative de la soif, tempérante de l'acrimonie des humeurs, des ardeurs de la fièvre, et recommandée comme laxative, par TRILLER, CARTHEUSER, LOESEKE et ZORN, nous opposerons les *pruneaux des ménages*, fruits séchés, acidules (par l'*acide malique*?), sucrés et muqueux du *prunus domestica*, L., et mieux encore les fruits du *prunus damascena*, L., *pruneaux de Damas*, fruits d'une espèce acclimatée, peut-être variété de l'espèce primitive, plus communément désignés sous les noms de *petits pruneaux noirs*, *pruneaux à médecines*, et qui servent à faire des décoctions, des pulpes, des électuaires, d'action positivement laxative. Nous leur opposerons aussi la *cerise griotte* (fruit du *cerasus caproniana*), qui, séchée et disposée comme les *pruneaux*, se conduit avec l'économie de la même manière qu'eux ; et à ces produits de la famille des *amygdalées*, dans laquelle se rencontrent tant d'agents propres à la médication laxative-tempérante, nous adjoindrons, comme pouvant être succédanés des *tamarins*, et par analogie d'action sur l'appareil digestif, et par une sorte d'analogie dans la constitution chimique, tous nos fruits-acides et sucrés, toutes nos racines abondantes en mucoso-sucré, puis enfin les feuilles fraîchement cueillies de nos *oseilles potagères* ou *agrestes* (*rumex acetosa*, *acetosella*, *scutatus*, L., *polygonées*), feuilles préconisées dans les fièvres bilieuses (Boerrhaave, Zorn, Heucher, Geoffroy), et enfin toutes les herbes mucilagineuses, ou acides, ou amariuscules, qui servent à préparer les breuvages médicamenteux-laxatifs vulgairement désignés sous le nom de *bouillons aux herbes*.

Comme la *manne* et la *casse*, toutes ces productions subissent l'élaboration digestive; comme ces *exotiques*, l'influence de leur médication est relâchante; comme elles, prises en grande quantité, ou mises en contact avec un appareil digestif extrêmement susceptible, impressionnable, elles l'incommodent par leur poids, et leur présence n'a, pour ainsi dire, pas d'autre action réelle que celle d'un corps étranger qui, fatiguant l'organe, le force à se révolter contre son abord, et occasionne ainsi des évacuations alvines. Mais, quel que soit leur mode d'agir, il n'est pas une d'elles qui ne doive, dans tous les cas, être préférée aux *tamarins*; non pas que ces fruits, en tant qu'il faille recourir à la médication laxative-tempérante, soient plus infidèles ou moins utiles que nos agents indigènes, mais c'est que, ne pouvant nous parvenir que par la voie du commerce extérieur, il est excessivement rare qu'ils nous arrivent peu de temps après leur récolte, ou sincères et purs de tout mélange frauduleux. Souvent on ne peut nous les procurer que vieux, moisis ou desséchés, ayant alors contracté des altérations organiques qui, en changeant leur nature intime primitive, changent nécessairement leur portée d'action. D'autres fois on les reçoit imprégnés d'*eau de mer*. Trop souvent (et l'on ne peut se dispenser de le dire, tout en rougissant pour le commerce qu'avilissent de hideuses spéculations), trop souvent, dis-je, on a vu donner, sous le nom de *tamarins*, des *pruneaux* avariés, ramollis, déformés, rendus acides par une addition d'*acide sulfurique* dont on n'avait pas craint d'imprégner leurs débris. *Quò non pectora mortalis cogis, auri sacra fames!*

Je le répète donc, et ne puis me lasser de le faire, à l'avenir, dès à présent même, enfants et habitants de la France, indifférence aux *exotiques*! honneur aux productions de la patrie! Cette devise, franchement adoptée, nous deviendra une véritable et féconde source de richesses, une garantie pour la sécurité publique.

3° LAXATIFS LUBRÉFIANTS OU HUILEUX.

A défaut des *laxatifs-stimulants* représentés par la *manne*, la *casse* et par les *indigènes* que nous leur avons opposés, à défaut des *laxatifs-tempérants* représentés par les *tamarins* auxquels nous avons opposé nos fruits dans lesquels le principe acide est marié au mucoso-sucré, certaines de nos herbes dans lesquelles le principe acide est associé à un corps mucoso-féculacé, à défaut de ces agents dont nous venons de nous entretenir, les *huiles fixes* nous offrent des *laxatifs-lubréfiants* d'un effet sûr, et toujours innocents, lorsque surtout elles sont récentes. L'emploi général qu'on en fait, la facilité avec laquelle on se les procure, la facilité que chacun a de pouvoir vérifier leurs qualités bonnes ou mauvaises, les rendent précieuses à la médecine populaire, dans le répertoire de laquelle elles occupent une place importante. Administrées quelquefois seules à la dose de quelques cuillerées, à peu de distance l'une de l'autre, d'autres fois mêlées, soit à du *sucre*, soit à du *sirop simple*, soit à du *suc de citrons*, d'autres fois, enfin, tenues en suspension, au moyen d'un *mucilage* ou d'un *jaune d'œuf*, soit dans une potion, soit dans un clystère, elles manquent rarement le but que l'on se propose d'atteindre.

L'*huile d'amandes douces* exprimée des cotylédons du fruit que nous donne l'*amygdalus communis*, L., *var. dulcis* (*amygdalées*), arbre des parages barbaresques, naturalisé chez nous, et cultivé en grand dans nos départements méridionaux, cette *huile* provoque aisément des évacuations alvines chez les sujets facilement irritables et d'une constitution débile; aussi est-elle fréquemment employée pour calmer les coliques des nouveaux-nés, et favoriser l'expulsion du *méconium*.

Pour chasser les vers intestinaux, souvent, dit-on, on se sert avec succès de l'*huile d'olives*, que, dans la Provence et dans les départements limitrophes, on extrait du péricarpe charnu du fruit de l'*olea europæa*, L. (*jasminées*), arbre importé sur le sol de la France par les Grecs asiatiques fondateurs de Marseille, et duquel la culture fait aujourd'hui la principale richesse territoriale de nos départements du midi. Toutes les fois qu'il sera nécessaire de recourir à la médication laxative, la thérapeutique trouvera des agents de bonne et suffisante portée dans l'*huile* des *noix*, fruits du *juglans regia*, L., arbre qui déjà nous a offert tant de modificateurs bien appréciés avant nous, mais que nous ne savons plus utiliser, arbre dont le fruit n'est pas moins précieux pour nous que ses autres parties, et que le peut être pour les Indes-Orientales le *juglans alba*, son congénère (Catesby); elle en trouvera dans l'*huile* de *noisettes*, fruits du *corylus avellana*, L., arbre si commun dans nos bois, fruits qui déjà, au temps de Mésué, étaient consacrés à tous les usages domestiques et médicinaux; dans celle des *faînes*, fruits du *hêtre commun* (*fagus sylvatica*, L.), arbre de la tribu des *cupuliférées*, et voisin du *noyer* et du *coudrier* : ses fruits, trop peu appréciés par la médecine, sont, dans le département de la Moselle, d'une bonne ressource pour les pauvres gens de la campagne, qui en font des approvisionnements considérables, et en tirent une *huile douce* que souvent les personnes aisées préfèrent à l'*huile* d'*olives* elle-même; ils imitent en ceci les habitants de certaines contrées des Indes-Orientales, qui, possesseurs du *fagus pumila* (Catesby), arbre qu'en leur langue ils nomment *chinkapin*, en récoltent avec soin les *faînes*, lesquelles, chez eux, sont alimentaires et médicamentaires, et les conservent pour leur nourriture d'hiver.

Aussi bien que l'industrie dont elle est le *caoutchouc* (6), aussi bien que la peinture dont elle est le siccatif, l'art de guérir, dans les cas dont il s'agit, ne peut que se louer de l'*huile de lin*, *huile* grasse et visqueuse extraite des graines du *linum usitatissimum*, L. (*linacées*); *huile* simplement laxative lorsqu'elle est récente, véritablement cathartique, et positivement anthelmintique à la manière de l'*huile de ricins* lorsqu'elle a un peu vieilli. L'art de guérir ne peut également que se louer de l'*huile* que, sous le nom d'*olliette*, on emploie, dans nos départements du nord, à suppléer l'*huile d'olives* pour les usages économiques, *huile* généralement, dans le commerce, connue sous la dénomination d'*huile blanche*, production que la peinture a depuis long-temps adoptée pour *siccatif*, que maintenant la médecine propose de substituer aux *huiles de foie de raie*, *de foie de morue*, dans le traitement des affections strumeuses, ce que nous avons dit plus haut, et qui, bien qu'elle soit extraite des graines du *papaver somniferum*, n'a pas la moindre portée narcotiforme, en dépit de son origine, ce que déjà nous avons signalé. La médecine rencontrera toujours de précieuses ressources dans l'*huile de chènevis*, graines du *chanvre*, graines dont l'amande (dit-on, contrairement à certaines opinions émises) ne participe en rien du principe enivrant propre aux feuilles et aux tiges de cette plante textile qui la fournit. Enfin, l'art de guérir se trouvera toujours bien de mettre en œuvre l'*huile des brassica napus oleïfera*, et *brassica colza*, et celle aussi de la *cameline* (*myagrum sativum*, L.), lesquelles, pourvues du principe âcre propre aux *crucifèrées* dont elles ressortent, possèdent à la fois et la qualité lubréfiante des *laxatifs*, et la propriété stimulante qui les fait se comporter à la manière des *purgatifs* avec la muqueuse intestinale dont elles augmentent l'exhalation : mode d'agir qui les rapproche de l'*huile de ricins*. Peut-être, eu égard à la saveur qui les caractérise, renonçant à leur emploi interne, est-il mieux de les administrer en injection dans le gros intestin? Aux services qu'ont rendus et que peuvent rendre encore ces divers *oléagineux*, n'omettons pas d'ajouter, pour compléter notre série, ceux que l'on doit attendre de l'*huile* que les habitants du Tarn et des départements voisins retirent des *pepins de raisins*, et qu'ils consacrent aux usages culinaires; et aussi de celle que l'on peut retirer des semences de l'*onopordum acanthium*, ce qu'en 1780 fit le d[r] Durande, expérience qu'il rendit publique dans un mémoire lu par lui à l'*Académie de Dijon*, le 13 Août de la même année; de celle que l'on peut obtenir du *lactuca romana*; et enfin de celle que donnent les fruits du *cornus oleaster*, arbre acclimaté dans les *Gueldres*, et transporté dans les cultures de la France centrale; de celle que fournissent, par expression, les fruits du *cornouiller sanguin* (*cornus sanguinea*, L., *caprifoliacées*). Ces fruits donnent 34 livres, sur 103, d'*huile* bonne à brûler, et qui peut entrer dans la composition du *savon*. On peut l'épurer et la blanchir en la battant avec de l'eau. Matthiole est le premier qui ait parlé de cette *huile* (Valmont-Bomare). Étant tirée à froid et bien épurée, cette *huile*, à défaut d'autre, pourrait sans doute être utilisée pour des lavements laxatifs.

Malgré de si précieuses et de si abondantes ressources que nous apprécierons davantage encore lorsque nous parcourrons la série des *émollients* où nous les retrouverons, nous en serions peut-être encore à envier aux régions lointaines le *ricinier* (*ricinus communis*, L., *euphorbiacées*), si notre industrie agricole n'avait su en faire et en conserver la conquête; conquête bien positive, quoique, d'arbre très-fort et très-élevé dans ses lieux d'origine, il se soit transformé chez nous en une plante herbacée annuelle, le *ricinier*, originaire des Amériques, et qu'également on trouve vivace et spontané en Égypte, au dire de Durant, d'Olearius, de Tavernier et de Paul Lucas, cette espèce médicinale, fort heureusement naturalisée dans nos départements du midi où elle nous donne des graines aussi actives que celles qu'elle produit dans les chaudes régions où nous allons la chercher, suffit parfaitement aux besoins de la médecine ; et, nous sommes forcés d'en convenir, sans cette importation que le succès a couronnée, l'on serait contraint à payer pour lui un tribut commercial très-onéreux ; car, parmi nos productions, quel que soit le secours que l'on en puisse attendre, je n'en vois aucune capable de rivaliser et de suppléer entièrement l'*huile de palma-christi*, *huile* extraite des cotylédons de la graine du *ricinier*. Cette *huile* grasse et mucilagineuse, dans laquelle MM. Bussy et Lecanu ont découvert l'*acide ricinique*, est fort douce lorsqu'elle est récente et bien préparée ; mais, aussi bien que toutes les autres *huiles fixes*, elle devient âcre, caustique et stimulante en vieillissant. Quelque récente et douce qu'elle soit, moins alibile que médicamenteuse, formellement laxative, sa puissance médicatrice est plus positive, plus réelle, plus constante que celle de nos autres produits *oléagineux* au moyen desquels la cupidité mercantile l'allonge quelquefois (7). En même temps qu'elle relâche les tissus et lubréfie les parois intestinales, elle les stimule, les aiguillonne, et donne lieu alors à tous les phénomènes de la médication purgative. C'est le moyen avec lequel la thérapeutique peut le plus sûrement combattre la constipation produite par l'éréthisme des gros intestins, diminuer les tranchées, les chaleurs abdominales, et le ténesme dans la dysenterie. Le principe qui lui fait produire des effets plus que laxatifs, et la rapproche ainsi des substances cathartiques, y est d'autant plus abondant et plus actif, qu'elle n'a pas, par des préparations convenables (la torréfaction ou la décoction de la graine qui la fournit), été débarrassée d'un agent âcre, caustique, vénéneux, volatil, qui réside particulièrement dans l'embryon. Alors sa puissance *émèto-drastique* la rend d'un fort dangereux emploi : en effet, son action est non moins énergique, non moins toxique que celle des *huiles* extraites des graines des autres *euphorbiacées*, ses congénères; car cette particularité rapproche le *ricin* des graines du *médicinier*, du *tiglium*, des *lathyris*. J'ai été témoin d'un empoisonnement occasionné par une émulsion faite avec les graines du *ricin* : la personne (c'était une jeune et forte femme) n'en mourut pas, il est vrai; mais elle eut beaucoup de peine à se rétablir, et l'appareil gastro-intestinal demeura long-temps encore dans un état de susceptibilité extrême. Peut-être, dans ce cas, la dose en avait-elle été trop forte; car, si l'on en croit Zorn, et d'après lui Triller, une émulsion faite avec 2 ou 3 de ces graines (donnant en poids médical 10 à 12 grains) produit, sans danger et sans de trop véhémentes secousses, d'abondantes évacuations séreuses, et alors est fort convenable aux hydropiques que ne consume pas encore le marasme, et qui ne sont pas sous l'influence d'une diathèse bilieuse. Quoi qu'il en soit, on ne peut s'empêcher de redouter, pour l'appareil digestif, l'agression de ce fruit employé en substance, ou de son *huile* non traitée ainsi que je l'ai dit. Mais après les opérations préparatoires que commandent la prudence et la constitution chimique de cette graine, son principe actif, abondant et en quelque sorte concentré dans l'embryon, en petite quantité et disséminé dans le tissu du corps cotylédonaire, n'a plus alors que la portée ordinaire du premier purgatif venu, avec cette différence, toutefois, qu'il paraît être un agent spécifiquement vénéneux pour les *entozoaires*. En effet, chaque jour l'expérience démontre son infaillibilité comme vermifuge, soit que l'on ait à combattre des *lombrics*, des *oxyures*, soit même que l'on ait à l'opposer au *tænia*.

Toute minime que puisse être cette énumération, à

laquelle nous aurions pu réunir la *crème de tartre* pour être opposée aux *tamarins* en l'unissant au *miel*, ou à la *mélasse* ou la *cassonade rouge*, jadis fort en vogue pour des lavements laxatifs; toute minime qu'elle puisse être, comparativement aux énumérations qui font la matière des précédentes études, elle sera, je pense, reconnue bien suffisante aux besoins d'une médication qui, l'on doit en convenir, ne trouve, dans les agents exotiques comparativement analogues, qu'une série plus limitée encore.

Supériorité de nombre, plus de latitude dans le choix à en faire, moins de frais pour les acquérir, facilité à se les procurer, valeur médicamentaire égale, sécurité dans leur emploi : tout s'unit pour nous dicter une préférence que méritent, sur toutes les étrangères, les productions de notre sol natal, productions auxquelles nous devons ajouter les boissons alimentaires récemment préparées, ou ayant déjà subi un commencement de fermentation vineuse, et faites avec le *suc du raisin*, des *poires*, des *pommes*, des *fruits sucrés acidules*, et aussi l'*hydromel nouveau*.

NOTES.

(1) Nous prions le lecteur de se rappeler que les *alcalis-organiques*, les *alcaloïdes*, les principes *alcaloïdiformes*, et certains principes *acidiformes*, ne sont autre chose, à notre estime, que des modifications du principe *résinoïde ;* et nous ne sommes pas seul de cette opinion.

(2) S'il arrive qu'un médecin prescrive un *apozème purgatif* (*la médecine noire classique*) avec *manne en larmes* ou *manne en sorte*, et que le pharmacien soit chargé du soin de le préparer, de le faire, il advient que, chez un grand nombre de pharmaciens du moins, on substitue, par esprit de lucre, à la *manne* prescrite en l'ordonnance du médecin, une égale quantité de *manne grasse*, et même, comme je l'ai vu faire, d'*une manne liquide*, poisseuse, noire, nauséabonde et fort âcre ; comme encore, dans cette préparation, à un *sel neutre* désigné, on substitue habituellement du *sulfate de soude* à cristallisation confuse, et souvent effleuri ; comme aux *follicules de séné*, comme au *séné mondé*, on substitue habituellement des *grabaux*, ou débris *foliacés* ou *pétiolaires* du *séné* : et l'on est tout surpris de voir survenir des superpurgations douloureuses, alors que l'on s'attendait à une purgation douce.

(3) « On a avancé que l'exsudation de la *manne* était due à la » piqûre de certains *insectes* qui ne peuvent vivre que sous le » climat des contrées les plus méridionales de l'Italie. »

(*Nouveau formulaire à l'usage des Hôpitaux militaires*, 1834.)

Ne pourrait-on pas essayer, en Corse, le *frêne à manne* et ces *insectes* ?

(4) « On dit que c'est dans un *corps muqueux incristallisable* » que réside la vertu purgative de la *manne*. » (*Ibid.*)

Quel est ce corps ou ce principe ?

Il paraît démontré aujourd'hui que la *mannite* est réellement purgative. (*Journ. de pharm. du Midi ; Mai* 1847.)

(5) « VAUQUELIN a trouvé, dans la *pulpe des tamarins*, du *tar-*
» *trate acide de potasse*, de l'*acide tartrique*, de l'*acide citrique*,
» de l'*acide malique* libres, unis à de la *gélatine*, ou *gelée*, à
» du *sucre*, à du *mucilage*, et à de la *matière féculente.* » (*Nouv. form. à l'us. des Hôp. milit.*)

(6) Les *instruments de chirurgie* dits en *gomme élastique* ou *caoutchouc*, tels que les *pessaires*, les *sondes*, les *bougies*, les *canules*, les *bouts-de-sein*, les *urinoirs*, etc., etc., etc., sont fabriqués, soit avec du *drap*, soit avec des espèces de *tricots de coton* que, la pièce étant terminée, l'on recouvre et l'on enduit d'un *vernis* dont l'*huile de lin* est la base. Dans leur confection, pas plus sans doute que dans celle des *draps* et *étoffes* dits au *caoutchouc*, il n'entre pas un atome de ce fluide élastique, insoluble, imperméable, dont le principe immédiat, retiré de ce fluide au moyen de la chaleur, par la distillation faite en vases clos, est une espèce d'*huile empyreumatique* très-fétide, à laquelle on a donné le nom de *caoutchoucine*.

Le *caoutchouc* a, depuis quelques années, été soumis au tissage. On l'obtient, en Amérique et dans les Indes-Orientales, au moyen d'incisions pratiquées aux tiges d'un arbre de la famille des *euphorbiacées : hevea guyanensis* (AUBLET), *jatropha elastica* (L.), *siphonia cahuchu* (WILLD.). On l'a observé dans les *chicoracées*, les *campanulacées*, les *lobéliacées*, les *apocynées*, les *asclépiadées*, famille distraite des *apocynées*, et dans les *artrocarpées*, tribu séparée des *urticées.* (ROYLE, GUIBOURT.)

(7) On a trouvé, dans le commerce, l'*huile de ricin* mélangée frauduleusement d'un autre fluide *oléagineux*. Cette sophistication est facile à reconnaître, l'*huile de ricin* étant soluble en entier dans l'*alcool*, et les autres *huiles* ne l'étant pas, ou du moins ne l'étant que dans de très-faibles proportions :

1000 gouttes d'*alcool* dissolvent 3 gouttes d'*huile d'olives.*

1000 gouttes d'*alcool* dissolvent 8 gouttes d'*huile blanche.*

(GUIBOURT.)

VII. TEMPÉRANTS.

Et aït : germinet terra herbam virentem et facientem semen, et lignum pomiferum fructus juxta semen suum..., et vidit Deus quod esset bonum.

(*Gen.*, *cap.* I, *vers.* 11 et 12.)

Hic dulces cerasos, hic autumnalia poma. (Properce.)
Cornaque, et in duris nascentia mora rubetis. (Virgile.) (1)
Hic pruna, hic granatum malum et dulcia pyra,
Hic que ribes variæ laudantur et uva suavis. (Anon.)
Hic quoque divino spumantes nectare ficus. (Rap.)

C'est principalement dans la série des médicaments *tempérants* et *acidules*, ou *tempérants* et *sucrés*, ou *tempérants* et simplement *muqueux*, que la France n'a rien à envier aux contrées étrangères ; et si les plus estimés, les plus recherchés tant à cause de leur saveur que du parfum de leur péricarpe, si les plus usités à cause de la facilité de leur conservation, tirent leur origine de lointains climats, ou se trouvent être spontanés dans certains territoires occupés par des populations dont il nous faudrait relever pour pouvoir en jouir, au moins avons-nous été assez favorisés, à différentes époques, pour que notre industrie agricole ou horticulturale en ait pu faire la conquête et en doter notre sol, où les arbres qui les fournissent se sont non-seulement acclimatés, mais encore si bien naturalisés, que maintenant ils y croissent, s'y multiplient spontanément sans culture et en abondance. C'est aux besoins, aux habitudes, au luxe des premiers peuples civilisés qui ont défriché les côtes et le territoire de la Provence, puis au génie de l'agriculture, que nous devons l'*orange*, le *citron*, la *grenade*, la *figue*, la *cerise*, la *jujube*, la *mûre*, fruits dont l'acidité est plus ou moins prononcée, plus ou moins dominante, plus ou moins masquée par du *mucoso-sucré*.

Les *sucs* plus acides que sucrés agissent sur la peau et sur les plaies à la manière des rubéfiants et des caustiques: mitigés par une *eau sucrée* simple, ou chargée de *mucilage*, ils se comportent alors avec l'économie de la même façon que les *sucs* dans lesquels abonde le *mucoso-sucré* uni à un *acide*. Toutefois, ces *sucs*, isolés de tout mélange correctif de leur acidité, sont les plus convenables lorsque l'économie est dans un état d'excitation fébrile qui agite le mouvement circulatoire, et qui, retentissant sur le système capillaire, en rend les oscillations plus rapides. C'est alors que, faisant la base d'une boisson tempérante, communément désignée sous le nom de *limonade*, quel que soit le fruit ou l'acide qui ait concouru à sa préparation, c'est alors, dis-je, que ces agents modificateurs répriment instantanément tout excès d'activité organique, ralentissent le pouls, calment l'agitation du sang et la commotion artérielle, soit sthénique, soit pyrétique, modèrent la chaleur animale, font tomber l'éréthisme nerveux, et, opérant une détente brusque et générale, corrigent l'aridité de la peau, déterminent la perspiration cutanée, rétablissent les fonctions suspendues, et favorisent les phénomènes d'exhalation et de sécrétion.

Plus ou moins énergiques dans le mode d'action qui leur est propre, plus ou moins faciles à supporter par les malades suivant, ou les conditions dans lesquelles se trouve être l'appareil destiné à les recevoir pour les transmettre ensuite à toute l'économie, ou le degré de susceptibilité nerveuse dont est doué le sujet pour lequel on a cru devoir adopter leur emploi, tous les agents de cette série maniés habilement, convenablement associés, antiphlogistiques par excellence, répondent toujours par des succès aux vues du praticien qui les met en œuvre. Nous les verrons toujours avantageusement combattre les affections gastro-intestinales, celles des voies urinaires, arrêter le vomissement, calmer des coliques habituelles, parfois se montrer pourvus d'une puissance *antivermineuse*, ce qu'un grand nombre d'expériences ont constaté; et par leur usage prolongé, sans immodération toutefois, remédier à l'oligotrophie intestinale, à l'embarras gastrique, dissiper l'empâtement saburral des premières voies, et, mieux que tout autre moyen, combattre l'ictère idiopathique. Aussi TISSOT ne se fait-il pas faute de les recommander dans la pratique vulgaire, et de les réunir aux moyens thérapeutiques qu'il indique dans son *Avis au peuple sur sa santé*.

C'est ainsi qu'agit le *suc des citrons*, fruits de plusieurs arbres *aurantiacés* non moins communs aujourd'hui dans nos départements méridionaux, que jadis ils l'étaient dans leurs lieux d'origine (*citrus medica*, *limo* et *limetta*, L.), base véritable et première de la *limonade*, *suc* que feu le profr BROUSSAIS avait déclaré être celui que l'estomac supportait le mieux dans la gastrite.

« Le *suc de citron*, diversement modifié, est infiniment » salutaire dans les maladies aiguës, avec chaleur, tendant » à la putridité. LIND le considère comme un excellent anti- » scorbutique ; LOBB le compte au nombre des substances » propres à dissoudre le calcul ; CRANTZ (*Mat. méd.*) cite » un Anglais calculeux qui se garantit des accès avec de la » *limonade au vin* : mêlé au *café*, on l'administre comme » fébrifuge. Si ce qu'ATHÉNÉE rapporte est véritable, on » doit regarder le *citron* comme un antidote précieux contre » la morsure de l'*aspic* et des autres reptiles venimeux. Il » raconte que deux criminels étant condamnés, en Égypte, » à être piqués par des *aspics*, dont la blessure, comme on » sait, est mortelle, mangèrent en chemin un *citron* que » leur avait donné une cabaretière, ce qui empêcha l'effet

» du poison lorsqu'ils furent piqués. Le juge ordonna que » l'on renouvelât l'expérience sur les mêmes individus : » celui qui n'avait pas mangé de *citron* mourut ausitôt après » la piqûre de l'*aspic*, celui qui en avait mangé n'éprouva » aucun mal. PLINE dit en peu de mots : *citrea contrà venena* » *in vino bibuntur, vel ipsa, vel semen.* Selon Guillaume » PISON, il n'y a pas de *bézoard* ni de *thériaque* qui puis- » sent être comparés au citron : les racines du *citronnier* » sont merveilleuses contre les obstructions des viscères. » (BODARD.)

Un remède populaire et fort en vogue aux Antilles, où la fièvre jaune (*vomito negro*) est endémique et trop souvent mortelle, est un bain frais largement additionné de *suc de citrons*, dans lequel on plonge les malades atteints de fièvre, au moment où le paroxysme est le plus véhément. Pendant mon séjour à la Véra-Cruz (Mexique), j'en ai fait usage pour moi-même, et m'en suis bien trouvé. Le mode d'action qui caractérise le *suc de citron* et le fait rechercher comme agent de médication interne, est également celui du *suc* exprimé de l'*orange*, fruit justement recherché du *citrus aurantium*, L., arbre originaire de l'Hespérie (Espagne et Portugal (2)), dont le fruit parut aux anciens si digne d'être apprécié, qu'ils firent de sa conquête l'un des douze travaux d'HERCULE, le plus actif et le plus puissant des civilisateurs, suivant les traditions antiques. Ce *suc*, mêlé à l'eau, donne la boisson dite *orangeade*, et, étant administré dans les phlegmasies aiguës, dans les fièvres inflammatoires, combat, aussi bien que le *suc du citron* (3), la sécheresse du canal digestif, l'aridité de la bouche, l'éréthisme organique des appareils d'exhalation et de sécrétion, apaise la soif. Moins acide que son congénère, il est bien moins énergique sans doute ; mais, en revanche, moins à craindre quand le malade est doué d'une grande susceptibilité gastrique ou nerveuse.

C'est de la même manière aussi que se comporte le *suc* de la *cerise-griotte* (*cerasus caproniana*, D. C.), fruit dû à Lucullus, qui, après sa conquête du royaume de Pont (Asie), rapporta un des arbres qui le produit des environs de Cérasonte, fruit qui déjà nous est connu, et duquel le *suc*, exprimé lorsqu'il était récent, duquel la *décoction*, lorsqu'il était séché à la manière des *pruneaux*, fournissaient des boissons fort appréciées dans les affections bilieuses inflammatoires, par Dolfus, Boerrhaave, Geoffroy, Zorn et Hoffmann. C'est également ainsi que se comporte la *merise*, fruit du *cerasus avium*, grand et bel arbre forestier indigène à notre sol; la *guigne*, le *bigarreau*, variétés dues à la greffe sur les types primitifs, et même sur les premières variétés obtenues, métis que certains botanistes ont élevés au rang d'espèces, sous les noms de *cerasus juliana* pour les *guigniers*, et de *cerasus duracina* pour les *bigarreautiers* (D. C.), toutes espèces ou variétés de l'intéressante famille des *rosacées*, tribu des *amygdalées*.

Plus riches en *mucoso-sucré* que les *citrons*, et même que les *oranges*, pourvues d'un *acide* (l'*acide malique*) qui impressionne moins les tissus que l'*acide* des *aurantiacées*, nos *cerises* doivent être préférées, dans grand nombre de cas, aux *oranges* et aux *citrons*, car, aussi tempérantes qu'eux, elles sont moins fatigantes pour les organes qui en reçoivent la première agression; et, dans toutes les circonstances, elles peuvent parfaitement les suppléer. Il en est de même de tous les fruits acides qui nous restent à voir.

En parlant des maladies inflammatoires qui peuvent résulter des excessives fatigues que supporte l'homme du peuple en se livrant à ses rudes travaux, Tissot dit : « Il » faut diminuer leurs effets par un grand usage de quelque » boisson rafraîchissante, et surtout par du *petit-lait* ou » *lait de beurre* (*battue*), ou par de l'*eau* dans chaque pinte

» de laquelle on met un verre de *vinaigre*, ou même de » *jus* de *raisins* encore verts, de *groseilles*, de *cerises* : » cette boisson salutaire et agréable soutient les forces. »

Le *suc* de la *grenade*, fruit du *punica granatum*, L. (*myrtées*), arbrisseau originaire de l'Afrique et naturalisé dans nos départements du midi, ce *suc*, beaucoup moins acerbe, surtout quand il est mûr, beaucoup plus riche en muqueux et en sucre que le *citron* et l'*orange*, a, par cette constitution même, un grand avantage sur ces fruits odorants et dorés, et devrait leur être préféré, surtout dans ces cas spéciaux d'idiosyncrasie pathologique où la susceptibilité nerveuse prédomine ; et pour émettre cette pensée, je me fonde sur ce qu'ici le mucoso-sucré sert de correctif à l'acide, le masque en partie, et l'empêche d'irriter, par son abord brusque, la muqueuse gastrique.

Cette constitution chimique, absolument la même dans le fruit du *framboisier* (*rubus idæus*, L., *rosacées-fragariées*), rend ce fruit le véritable succédané de la *grenade*, et fait taire les regrets que pourraient nous causer la rareté et la cherté de ce fruit méridional dans ceux de nos départements où l'on ne peut élever le *grenadier* que pour en faire un ornement de jardins, de terrasses, un arbrisseau d'orangerie et d'agrément, et non avec l'espérance d'en obtenir du fruit ; car c'est là que bien rarement il se montre fructifère. Aussi la *framboise* tient-elle un rang distingué dans la *médecine belge*, pour qui son *suc* est la base de toutes les boissons tempérantes, comme chez nous est le *sirop de groseilles*. Ce fruit (la *framboise*) doit son acidité à de l'*acide citrique* uni à de l'*acide malique*, et son parfum à une *huile essentielle* dont l'existence a été reconnue par M. L.-F. Bley.

Hôte incommode de nos bois, de nos parcs, de nos haies, dont ses mille bras aiguillonnés embarrassent la végétation, la *ronce commune* (*rubus fruticosus*, L.), dite aussi *ronce noire*, outre ses feuilles dont nous avons tenu compte à propos des *astringents*, nous donne, pour cette série, un fruit que nous aurions tort de négliger. Si le fruit de la *ronce framboisier,* fruit muqueux agréablement odorant et acidule, a été, dans un temps, recherché comme substance alimentaire propre à adoucir les humeurs en neutralisant leur alcalinité; s'il fut de tout temps considéré comme propre à calmer la soif, à modérer l'activité circulatoire, à tempérer la chaleur fébrile; si les *Russes* en préparent un *hydromel* délicieux, si les *Polonais* en font du *vin*, si les *Belges* en font la base d'un *sirop* rafraîchissant (MOUTON-FONTENILLE), autant on en peut dire du fruit de notre *ronce noire*, autant, sans doute, on en pourrait faire avec ce fruit, quoique, dans le fait, il soit moins savoureux, moins aromatique que la *framboise*; non-seulement il pourrait la suppléer au besoin, mais encore il pourrait être substitué à la *grenade*, et, aussi bien que l'une et l'autre, rendre de bons services dans tous les cas où la médication tempérante est indiquée, médication pour les besoins de laquelle nous pourrions également recourir à la *ronce fausse-mûre* (*rubus chamæmorus*, L.), espèce indigène à la Russie, dont les baies aqueuses, inodores, ont été recommandées contre les fièvres, la goutte, la phthisie; à la *ronce du Canada* (*rubus canadensis*, L.), à la *ronce odorante* (*rubus odoratus*, L.), à la *ronce du nord* ou *de Suède* (*rubus arcticus*, L.), espèces heureusement acquises à notre horticulture, et dont les baies sont, par leur odeur, leur couleur et leur goût, parfaitement semblables aux *framboises*.

D'après cela, aurions-nous à regretter l'*ananas*, sorose succulente, ambrosiaque, sucrée, acidule, piquante, du *bromelia ananas*, L. (*broméliacées*), plante originaire de l'Amérique-Méridionale, quand bien même cette espèce ne serait pas aujourd'hui naturalisée et cultivée avec succès sous les latitudes méridionales de l'Europe, sur les côtes et dans les îles de notre Provence ?

Précieuse conquête de l'Occident sur l'Orient, l'une des plus précieuses qui aient été faites, car elle importe plus encore aux arts industriels qu'à la diététique et à la médecine, les *mûriers* (*morus alba et nigra*, L., *urticées-artocarpées*), arbres originaires de la Chine, de la Perse et de l'Asie-Mineure, seulement introduits en France sous le règne de CHARLES IX, mais aujourd'hui cultivés avec succès dans nos jardins du nord, et en grand dans nos départements du midi et du milieu, le *mûrier blanc* pour la nourriture des *larves* et des *chenilles* de ces *phalènes lépidoptères* auxquels les dames doivent ces brillants et somptueux tissus dont avec tant d'art et de coquetterie elles savent à nos regards étaler avec grâce les chatoyants reflets ; le *mûrier noir* pour ses fruits mucilagineux, doux, sucrés, rafraîchissants, préconisés par quelques praticiens dans les fièvres inflammatoires, bilieuses, putrides, dans le scorbut et la goutte. Mais le fruit de cette dernière espèce est plus alimentaire que médicinal, et, par son *suc* presque entièrement muqueux et sucré, il se rapproche beaucoup de nos *pruneaux*. Comme eux, ce fruit est parfaitement assimilable : pris en grande quantité et sous l'influence de certaines conditions, comme eux il détermine d'abondantes évacuations alvines, et peut, aussi bien qu'eux, être adopté pour des effets laxatifs, effets que chaque jour nous voyons être obtenus par l'emploi de la *pomme de reinette*, dont la décoction dans l'eau fournit une boisson tempérante fort en vogue dans la médecine populaire et dans celle des ménages. L'action laxative de la *mûre noire* n'étant que chose éventuelle et subordonnée, ce n'est qu'en sa qualité de modificateur tempérant de la vitalité et de la susceptibilité organique que nous avons à la noter ici ; et, en effet, elle justifie parfaitement les praticiens qui l'avaient adoptée comme modératrice de certaines exagérations fonctionnelles.

Atteint d'une diarrhée dysentériforme incessante pendant le temps de mon séjour à Mostaganem, en Algérie, province d'Oran (1839 et 1840), je n'ai éprouvé de calme vrai, de soulagement réel, de sédation positive à l'éréthisme intestinal, au ténesme, que lorsqu'il m'a été possible de ne me nourrir que de *mûres* disposées en *confitures*, comme on le fait en France des *prunes*, des *cerises*, des *abricots*. Sous l'influence de ce régime, les évacuations alvines s'étaient ralenties, étaient devenues plus consistantes, et n'étaient plus douloureuses. Les *pruneaux d'Agen*, cuits au *vin* et avec du *sucre*, m'ont été assez favorables aussi, lorsqu'il ne m'a plus été permis de faire usage des fruits du *mûrier*.

Cette propriété tempérante et sédative de l'irritabilité intestinale se retrouve également dans la *confiture de cerises*, ou dans ces fruits cuits à la manière des *pruneaux*; dans la *marmelade d'abricots*, dans celle des *prunes de reine Claude* ou de *Mirabelle*, dans la *gelée de pommes*, dans la *compote de ces fruits*, dans la *compote de poires*, et dans le *raisiné*, espèce de *marmelade* ou de *compote* de laquelle, dans l'origine, le *raisin* était la base obligée, mais qui aujourd'hui est un mélange confus de *fruits* et de *racines* succides et sucrées : la *carotte* y entre pour une grande proportion.

« L'on peut hardiment, dans toutes les fièvres continues,
» donner des *cerises*, des *griottes*, des *fraises*, des *raisins*
» *de Mars*, des *framboises*, des *mûres*; mais il faut que
» ces fruits soient très-mûrs. Les *pommes*, les *poires*, les
» *prunes*, sont moins fondantes, moins remplies de jus,
» et conviennent moins. Il y a cependant quelques espèces
» de *poires* extrêmement aqueuses que l'on peut employer :

» comme les différentes espèces de *beurré*, de *bon-chrétien*; » le *doyenné*, la *Saint-Germain*, la *virgouleuse*, la *royale* » *d'été*, la *bergamotte*, et l'*Angleterre*. On peut aussi » prendre du *jus de prunes* bien mûres avec de l'eau. J'ai » vu cette boisson désaltérer beaucoup mieux qu'aucune » autre. L'attention qu'on doit avoir, c'est de n'en pas » prendre une grosse quantité à la fois, sans quoi l'es- » tomac serait surchargé, et le malade souffrirait; mais » si l'on en prend souvent et peu, il n'y a rien de plus » salutaire. S'il faut faire usage d'une boisson qui désaltère, » abatte la fièvre, délaye, relâche et aide les évacuations » par les selles, les urines et la transpiration, toutes celles » dont j'ai parlé réunissent toutes ces qualités. L'on peut » aussi mettre un verre ou un verre et demi du *jus des* » *fruits* dont je viens de parler dans une pinte d'eau.

» L'on peut permettre des fruits d'été crus, et en hiver » des *pommes cuites*, ou des *prunes* et des *cerises* séchées, » et que l'on fera cuire. Les gens instruits ne seront pas » surpris de voir ordonner les fruits dans les maladies » aiguës; ils en voient le succès tous les jours : ce conseil » ne révoltera que ceux qui sont encore trop imbus des » anciens préjugés; mais, en réfléchissant, ils sentiront » que ces fruits désaltèrent, rafraîchissent, abattent la » fièvre, corrigent la bile échauffée et corrompue, entre- » tiennent la liberté du ventre, font couler les urines, et » sont l'aliment le plus convenable pour les fiévreux. Aussi » ils les désirent ardemment, et j'en ai vu plusieurs qui » ne s'étaient guéris qu'en mangeant en cachette des quan- » tités considérables de ces fruits qu'ils désiraient ardem- » ment et qu'on leur refusait. » (Tissot, *Avis au peuple sur sa santé*.)

En 1824, appelé à donner mes soins à une jeune personne atteinte d'une gastro-céphalite aiguë fort intense, et qui faillit avoir une terminaison funeste, je ne craignis pas, lorsqu'il fut permis de songer à la nourrir, d'accorder l'usage du *melon*, du *raisin*, de la *pêche*. Loin que cette concession de ma part lui devînt nuisible, ainsi que le craignaient les personnes dont elle était entourée, cette alimentation tempérante, succide, légère, et suffisamment réparatrice, favorisa l'accomplissement des actes fonctionnels, ramena le calme et le sommeil, répara les forces, hâta la convalescence, et assura la guérison.

Nous le demandons ! quand bien même notre sol et notre climat ne produiraient pas d'autres agents propres à la médication tempérante, ou n'en favoriseraient pas l'utile développement, ceux que nous venons d'énumérer ne suffiraient-ils pas aux besoins de la thérapeutique? Ne pourrions-nous pas nous passer des *tamarins*, qui, s'ils sont sincères, ne sont pas pour notre économie des modificateurs plus énergiques, plus certains, plus constants, et qui, d'ailleurs, viennent de trop loin, passent par trop de mains pour qu'il soit permis de les prescrire sans méfiance?

Que les régions tempérées de l'Afrique, que les régions brûlantes des deux Indes nous présentent leurs *bananes* et *figues-bananes*, fruits des *musa paradisiaca*, *musa adami*, *musa sapientum*, L.; qu'elles nous présentent les fruits du *nabeck* ou *nebka* (*rhamnus nabek seu napeka*, Rumphius); fruits piriformes, aigrelets, présentant assez le goût acerbe des *pommes sauvages* lorsqu'ils ne sont pas encore complètement mûrs, mais mucilagineux et fades lorsqu'ils sont arrivés à la maturité complète, agréables pourtant (Savary); qu'elles nous présentent leurs *poncires*, leurs *pampelmousses*, fruits *aurantiacés* acidules et muqueux du *citrus decumana*; L.; leurs *jamroses* (*pommes roses*), fruits de l'*eugenia jambos*, et leurs *goyaves*, fruits musqués du *psidium pomiferum*, arbres de la famille des *myrtes*; leurs *figues d'Inde* ou de *Barbarie*; fruits muqueux et très-sucrés du *cactus opuntia*, L. (*opuntia vulgaris*, *cactées*), fruits communs au littoral des Amériques et au littoral barbaresque, où, dans l'esprit de nos soldats, ils passent pour être anti-dysentériques infaillibles, fruits à propos desquels, par ceux qui savent comprendre, exploiter, en le servant, l'amour du merveilleux, si naturel à l'homme, il a été dit que le *sucre* tapissait les rues de nos villes algériennes, couvertes, en un certain temps de l'année, par les résidus, par les débris de ces figues, à la surface desquels ils ont prétendu avoir trouvé du *sucre* tout cristallisé, ce qui, bien entendu, est à prouver encore pour les gens qui réfléchissent, ce qui est prouvé pour la crédulité publique qui admet tout sans réflexion. Que les deux Indes s'estiment heureuses de posséder les fruits de l'*avocatier* (*laurus persea*, L., *laurinées*) et nombre d'autres dont l'énumération serait fastidieuse et tout-à-fait inutile ici ! à ces productions et à beaucoup d'autres semblables, positivement précieuses pour les contrées qui les possèdent, et que nous aurions pu citer, nous opposerons la *grenadille comestible* (*passiflora edulis*) ; *passiflorée* importée aujourd'hui dans certaines de nos cultures, de pleine terre aussi bien que de serre-chaude, dont les fruits violâtres, gros comme des œufs, sont bons et agréables à manger (B. J., 1844) ; pour la famille des *anonées*, nous opposerons les fruits de l'*assiminia virginiana* (Adanson., *anona triloba*, L.), dont les fruits, de couleur verte, sont fondants, mais de saveur un peu fade (*ibid.*) ; pour les *urticées-artocarpées*, l'anthode piriforme et succide du *ficus carica* ; pour les *rhamnées*, le drupe muqueux et sucré du *ziziphus vulgaris* ; pour la famille des *solanées*, la *tomate*, fruit aigrelet, sucré et quelque peu vireux du *solanum lycopersicum*, l'*aubergine*, fruit aqueux et succulent du *solanum melongena*, le fruit de la *plante aux œufs* (*poule pondeuse*, *aubergine blanche de Chine*, B. J., *solanum ovigerum*), tous acquis à notre horticulture économique. Nous avons également à leur opposer, avec les productions, avec les fruits que déjà nous avons signalés et bien d'autres qui nous restent à signaler encore, pour la famille des *cucurbitacées*, le *concombre* (*cucumis sativus*, L.), fruit aqueux, pulpeux et pourvu d'un principe vireux narcotiforme ; le *melon* (*cucumis melo*, L.), dans lequel se trouvent, ainsi qu'il a été dit, de la *mannite* et du *sucre cristallisable*; la *pastèque d'Espagne* (*cucurbita anguria, Encycl.*), espèce parfaitement naturalisée chez nous, fruit dont la chair est succide, fondante, très-sucrée, rafraîchissante, et qui nous empêche de regretter, soit la *calebasse* des Antilles (*crescentia cujete*, L., *solanées*), soit les *sapotes*, la *sapote mammée* du Mexique (*achras mammea*) et la *sapote commune* des Antilles (*achras sapota*, Jacq.), grands et beaux arbres de la famille des *sapotiliées*. Ajoutant à nos ressources, cette même famille des *cucurbitacées* nous offrira encore, pour opposants aux tempérants exotiques, la *calebasse commune* (*cucurbita lagenaria*, L.), la *courge citrouille* (*cucurbita citrullus* et *c. anguria*, L.), le *bonnet d'électeur*, nommé aussi *artichaut d'Espagne* (*cucurbita melopepo*, L.), la *fausse orange* (*cucurbita aurantia*, L.), le *giraumon* (*pepo vulgaris*, L.) et le *potiron* (*pepo macrocarpus*), fruits tempérants, alibiles, féculacés, de digestion facile, surtout quand ils sont cuits; fruits bien connus des artistes culinaires. Nous terminerons ces oppositions en y ajoutant, pour la famille des *ampélidées*, tous nos *raisins*, conquêtes de l'ancienne Gaule sur l'ancienne Rome, et qui, assure-t-on, firent prendre les armes au plus redoutable des *breyns* gaulois, au farouche Brennus.

Mais, laissant de côté ces fruits qui appartiennent à la diététique plus qu'à la médecine, reprenant la série des fruits tempérants et acidules, nous trouverons à placer ici, comme substances médicamentaires autant au moins que substances alimentaires, les agents pris dans la famille des *ribésiées*. Ainsi soit, par exemple, la *groseille en grappes*, fruit blanc ou rouge du *ribes rubrum*, L., arbrisseau robuste, originaire de nos contrées septentrionales, fruit turgide d'un mucilage acide, inodore, de saveur fort agréable; fruit tempérant, rafraîchissant, sédatif de la soif la plus immodérée, recommandé dans les fièvres inflammatoires, bilieuses, putrides, par GEOFFROY, BOERRHAAVE, HERMANN et ZORN; fruit dont la médecine populaire recherche et sait apprécier les vertus modératrices de l'agitation circulatoire, de l'excitation générale et de la chaleur fébrile, avec lequel on prépare une espèce de *limonade*, une *confiture*, un *sirop*, et qui peut, à lui seul, nous tenir lieu de tous les autres, quels qu'ils soient. Ce fruit, joie du pauvre et du riche, est remarquable par son acide que la chaleur coagule, et au moyen de laquelle il acquiert alors une consistance gélatiniforme (*acide pectique*, 1823, *pectine* de quelques autres analystes); ce fruit est nutritif, et, marié au *sucre*, est, comme substance alimentaire, d'une inappréciable ressource pour les estomacs débiles et susceptibles, pour les convalescents des affections gastriques aiguës, pour ceux chez lequels une dyspepsie, en quelque sorte habituelle, a sa cause et sa source dans une gastrique chronique, ou dans un état permanent de gastricité. Ainsi soient aussi les fruits *ribésiés* dits *groseilles à maquereaux*, fruits provenant d'arbrisseaux qui, ainsi que le précédent, ont toujours appartenu à notre sol, et qui, divisés en offensifs et inoffensifs, suivant que leurs tiges et leurs rameaux sont armés d'aiguillons ou sont inermes, ont été, par les botanistes modernes, séparés des *ribes*, et réunis par eux en un nouveau groupe ou genre qu'ils ont dénommé *grossularia* : soient donc le *grossularia uva-crispa*, le *grossularia vulgaris*, et le *grossularia inermis*. (Ach. RICH.)

Si les fruits des *ribes* sont, par les médecins hygiénistes, prescrits pour des confitures, pour des sirops, pour des boissons rafraîchissantes, aux personnes sanguines et que tourmente un état de pléthore, les fruits des *grossularia*, dont les habitants du nord de la France font des espèces de marmelades pour des pâtisseries (pour des *tartes*) dont ils sont très-friands, ces fruits peuvent également bien remplir cette indication. Leur suc, exprimé avant qu'ils soient parfaitement mûrs, est, dans quelques contrées, en Angleterre surtout, qui, cette fois encore, nous a donné l'exemple, employé en assaisonnements, lorsque l'on veut, par une saveur acidule, relever le goût de certains aliments fades et mucilagineux, en aider la digestion : et c'est du poisson nommé *maquereau* (*scomber scombrus*, L., *atractosomes*, 2e *sous-classe*, 3e *sous-ordre*, Duméril), à l'assaisonnement duquel les Anglais le consacrent, que ce fruit doit le nom distinctif qu'il porte.

C'est ainsi qu'en France on en use avec le *vinaigre*, avec le suc de *citron*; c'est ainsi que, dans les ménages parisiens surtout, on en use avec le *verjus* (*omphacium*), *raisin ordinaire*, *chasselas* non encore mûr, suivant quelques-uns, et, selon d'autres, espèce particulière de *raisin* (*omphax : vitis, uvâ peramplâ, virente* et *acidâ*, Valmont-Bomare, *agyras* du Languedoc); espèce qui se cultive dans les environs de Paris, de laquelle on fait des *gelées* fort agréables, et qui me semble beaucoup se rapprocher d'un *raisin monosperme* de la grosseur d'une *prune* moyenne, de l'*uva digitàlis*, fruit du *vitis africana duracina*, J. B., 2, 71 (*raisin marocain*), *raisin* commun sur le marché d'Alger, où il est connu sous le nom de *doigt de la Vierge* ou *doigt de Vierge*. Ajoutant à nos ressources médicinales, ce fruit (le *raisin-verjus*), récolté lorsqu'il a cessé d'être acerbe, et qu'il a acquis une acidité franche, peut, dans les préparations appropriées à la médication tempérante, fort bien remplacer le *citron* et tous les autres fruits acides ou acidules, auxquels nous pouvons opposer également le *berbéris*, baie rougeâtre et succide de l'*épine-vinette* (*vinettier commun*), gracieux arbrisseau de nos bois et de nos haies, dont ailleurs, d'après les travaux de BUCHNER et de HERBERGER, nous avons opposé les racines aux *rhubarbes exotiques*.

La baie du *vinettier*, d'un rouge agréable à sa maturité, d'une saveur acidule qui plaît, occupe, dans notre diététique, une place honorable auprès des *groseilles*, des *fraises*, des *framboises*, et est fort recherchée par les amateurs de *confitures*. Récente, elle fournit un suc rafraîchissant que l'on peut, médicalement parlant, employer en guise de *limonade*; séchée et cuite à la manière des *cerises*, elle donne, comme celles-ci, une préparation tempérante et laxative. Ce fruit, jadis en grande faveur dans la médecine égyptienne, qui l'estimait propre à fortifier le cœur, à réparer les forces, à rafraîchir le sang, à apaiser la soif ardente qui dévore les malades atteints de fièvres graves pestilentielles, ce fruit n'a, depuis eux, rien perdu de son crédit, et les médecins de tous les temps l'ont considéré comme un bon agent médicateur. Il est recommandé dans les fièvres inflammatoires, bilieuses, adynamiques, et particulièrement conseillé quand les voies digestives sont irritées, quand il y a diarrhée, dysenterie, dysurie, strangurie, catarrhe aigu des voies urinaires. (RIEDLIN, TOURNEFORT, GEOFFROY, ZORN, BOECLER.) « Les Égyptiens (dit BODARD) emploient l'*épine-vinette* macérée dans l'eau à laquelle ils joignent quelque *sirop*, dans la fièvre qu'ils appellent pestilentielle, dont le symptôme essentiel est une diarrhée bilieuse. Prosper ALPIN (*Méd. des Égypt.*) dit s'être guéri, par ce seul moyen, d'une maladie semblable :

» *Eoque potu olim, ibi pestifera febre correptus, cum* » *immoderata diarrhœa biliosa, libentissime, eum felice*

» *successu, ægyptiorum medicorum sum usus.* (Prosp. ALP., » *lib. 4, de med. Ægypt.*, p. 253, et p. 320.)

» Et Sim. PAULLI rapporte aussi qu'il dut son salut au » *sirop de berbéris* délayé dans de l'*eau de fontaine.* »

Le *citron*, l'*orange* et la *grenade* (toujours dans le sens d'une médication tempérante à exercer), trouveront encore de bons antagonistes et de bons succédanés dans les baies sucrées-acidules et muqueuses des *airelles* de nos bois sableux, secs ou siliceux, ou marneux et paludéens, *brimbelles* et *grimbelles*, à Longwy (Moselle), où l'on en fait une grande consommation, soit en substance, soit en tartes, soit en confitures (*vaccinium myrtillus, vacc. vitis idæa, vacc. oxycoccos*, L., *vacciniées*), baies estimées rafraîchissantes-coagulantes par GILIBERT, estimées antidysentériques (TRILLER, RIEDLIN et ZORN), desquelles on peut obtenir une liqueur vineuse faible, il est vrai, mais d'un bon emploi dans la saison des chaleurs, baies recommandées dans la diarrhée, le scorbut, la cystorrhée, l'hémoptysie (*vaccinium myrtillus*), recommandées dans les fièvres bilieuses, putrides, inflammatoires, et dans toutes les maladies aiguës (*vaccinium vitis idæa*), comme d'un bon usage diététique après qu'elles ont été soumises à l'action des premières gelées (*vaccinium oxycoccos*), baies qui, chez les anciens, étaient fort appréciées et d'un usage habituel, si du moins on en croit ce vers de VIRGILE :

Alba ligustra cadunt, vaccinia nigra leguuntur.

Outre ces baies dont la thérapeutique pourrait tirer un bon parti, nous avons encore à signaler ici les *arbouses*, ou *raisins d'ours*, fruits agrégés, charnus, mais plus féculacés que succides, des *arbousiers* de nos contrées méridionales et de nos sites Alpins ; fruits enlevés indistinctement à l'*arbousier commun* (*busserole*), dont les feuilles ont déjà été signalées comme propres à combattre les affections des voies urinaires, aux *arbutus unedo* et *alpina*, fruits aigrelets, agréables, fort recherchés dans les pays où ils viennent en maturité, de couleur ou bleue, ou rougeâtre, ou blanche, et qu'une certaine similitude d'aspect et de saveur rapproche assez de la *fraise*.

Nous avons également les baies aigrelettes de l'*ephedra dystachia* (*taxinées*), arbrisseau commun aux environs de la Rochelle (Charente-Inférieure), et sur les coteaux pierreux du Languedoc; celles de l'*ephedra monostachya*, commun aux côtes de la Provence, fruit désigné sous le nom de *raisin de mer*, et, aussi bien que ces *sycônes* succides, ceux du *taxus baccata* (*if commun*), malgré ce que nous en avons pu dire à propos des *narcotiques*, et enfin la *fraise*, fruit parfumé du *fragaria vesca*, plante déjà fort recommandable pour nous par ses feuilles et ses racines, et de laquelle le célèbre BOERRHAAVE conseillait les *semences* à la dose de 1 à 2 gros infusées dans du *vin blanc*, pour en être donné, chaque matin à jeun, une cuillerée à bouche aux calculeux.

La *fraise*, il est vrai, par l'abondance de ses principes doux, mucoso-sucrés que ne domine pas le principe acide, appartient plus à la diététique qu'à la médecine, soit parce que l'*acide* n'y est que pour une très-faible proportion, soit parce qu'elle est facilement assimilable, soit enfin parce que son *aromite*, tout prononcé, tout suave qu'il peut être, est trop fugace, trop difficilement coercible pour devenir une puissance médicatrice. Cependant certains auteurs dotent la *fraise* d'une propriété cordiale, toute dans leur imagination sans doute. GESSNER assure que le *suc des fraises* macéré dans l'esprit-de-vin, administré à la dose d'une cuillerée chaque matin à jeun, a soulagé des calculeux pendant l'espace de vingt ans : d'après les expériences de LOBB, il a été dit qu'un calcul, plongé pendant vingt jours dans le *suc de fraises*, s'est trouvé plus léger et ramolli. (BODARD.) Ce suc, étendu dans l'eau, offre une boisson tempérante, désaltérante, antiputride (BODARD); GILIBERT dit avoir vu des phthisiques éminemment soulagés en mangeant beaucoup de *fraises*; SCHULZ et HOFFMANN ont vu, dit-on, des faits analogues; LINNÉ (*Dissert. de fragariâ vescâ*) annonce qu'il éprouvait rarement des retours de goutte depuis qu'il mangeait beaucoup de *fraises*, et il affirme s'être guéri d'une dysenterie en mangeant force *fraises*. Ces fruits auraient agi, en ce cas-ci, comme tempérants et sédatifs de l'éréthisme intestinal, ainsi que, plus haut, nous avons cru pouvoir expliquer l'action de la *mûre*, en circonstance pathologique semblable. Enfin, le d[r] FIZES obtint (assure-t-il) la guérison d'une fièvre quarte rebelle, au moyen de ces fruits qui provoquèrent de fréquentes et copieuses évacuations alvines, se comportant, en ceci, à la manière des *laxatifs-perturbateurs*.

A nos fruits acides et muqueux nous adjoindrons les *boissons* tempérantes, acidules et diurétiques, dues à la décoction légère des *pédoncules* ou *queues* de la *cerise aigre*, des *vrilles* de la *vigne*; des *oseilles*, plantes potagères que nous avons vues occuper une place parmi les agents de la médication laxative, lesquelles, remplies d'un suc acide qui s'y trouve réuni à un principe muqueux et féculacé, appartiennent autant à la diététique qu'à la thérapeutique; plusieurs *oxalides* ou *surelles* entre autres, comme étant les plus communes; les *oxalis stricta*, *oxalis acetosella* (*alleluia*, *trèfle-oseille*), *oxalis corniculata* (*pain de coucou*), petites plantes fort acides de nos bois montueux, avec le suc de l'une desquelles (*oxalis acetosella*) on préparait autrefois un *sirop* rafraîchissant (JO. FRANCUS, ZORN, KOENIG, GEOFFROY, CARTHEUSER, TRILLER), petites plantes qui, avant les progrès de la chimie, étaient l'objet d'une spéculation fort importante; car alors elles étaient seules en possession de nous approvisionner de *sel d'oseille* (*sur-*

oxalate de potasse) et d'*acide oxalique*, *acide* qu'aujourd'hui l'on obtient en traitant directement le *sucre* par l'*acide azotique* (*nitrique*).

Nous leur adjoindrons la *sève* acidule du *bouleau blanc*, la *sève* fraîche et sucrée du *tilleul*, de certains *érables*; l'espèce de *vin* que l'on obtient par la fermentation des *sycônes* aromatiques du *genévrier commun*, breuvage habituel de certains cantons forestiers, et que les paysans de la forêt de Fontainebleau, près Paris, offrent aux botanistes pour rafraîchissement (MÉRAT); l'espèce de *cidre* que l'on obtient par la fermentation du *suc* exprimé des fruits du *prunus spinosa*, et des fruits de l'*azarolier* (*mespilus azarolus*, L., *pomacées*), traités seuls ou réunis; l'espèce de *bière* qu'un M. DURAND, pharmacien à Caen (Calvados), vient de faire adopter au Ministre de la guerre pour la consommation des troupes pendant la saison des chaleurs, et qui est due à la fermentation vineuse de la *mélasse*, boisson que soutiennent et rendent tonique le *houblon* et la *gentiane*; le *vinaigre* (*acide acétique*), que, par une fermentation nouvelle, fournit le *vin*, et que peuvent fournir toutes les boissons fermentescibles ou fermentées qui contiennent, soit du *sucre*, soit de l'*alcool*, ou dans lesquelles il est reconnu possible de déterminer la formation et le développement de ce dernier produit par une fermentation première; le *vinaigre radical* (*acide acétique concentré*), obtenu par la calcination des *cristaux de Vénus* (*acétate de cuivre cristallisé*); le *vinaigre de bois* (*acide pyro-ligneux*), que MM. MOLLERAT nous ont appris à obtenir par la combustion du *bois*; la *crème de tartre* (*tartrate acidule de potasse*), déjà citée comme substitut des *tamarins*, consignée, dans nos anciens *Formulaires à l'usage des Hôpitaux militaires*, comme base de la *limonade végétale*, sel fort acide que le *vin* dépose au fond et sur les parois des tonneaux qui le renferment; et enfin l'*acide tarta-*

rique que la chimie débarrasse de la *potasse* et des autres bases auxquelles il est uni dans la *crème de tartre*.

Émule de l'*acide citrique* (produit isolé de nos divers *citronniers*), ce dernier *acide* (*acide tartarique* ou *tartrique*), cristallisable aussi, peut se conserver long-temps, et parcourir des espaces immenses sans s'altérer jamais, pourvu toutefois que l'on ait soin de l'abriter du contact d'une lumière trop vive qui l'effleurit, et du contact de l'air qui le colore en jaune sans l'altérer autrement, s'il est sec, mais qui, s'il est chargé d'humidité, le fait tomber en *deliquium*. Ressource précieuse pour les voyages de long cours, il offre constamment une boisson agréable, tempérante, laxative, laquelle peut même parfois donner lieu à la diarrhée ; car il influence d'une manière notable l'appareil gastro-intestinal. Aussi à lui seul peut-il représenter d'une manière suffisante et satisfaisante tous les fruits acidules et rafraîchissants, quels qu'ils soient.

Nous ne dirons rien des *acides sorbique* et *malique* ; car, bien qu'ils soient parfaitement connus, ils n'ont point encore été expérimentés isolément, c'est-à-dire hors des conditions dans lesquelles la nature les a placés, et séparés des principes auxquels elle les a unis dans les fruits qui en sont pourvus.

NOTES.

(1) C'est probablement de la *framboise* et du fruit de la *ronce* dont VIRGILE veut parler ici.

(2) Contrairement à cette donnée traditionnelle, les horticulteurs font l'*oranger* originaire de la Chine et des Indes-Orientales. L'Inde, parcourue par BACCHUS, le fut-elle par HERCULE? Suivant les traditions, BACCHUS aurait marché d'Occident en Orient; HERCULE, au contraire, d'Orient en Occident: l'un, de ses voyages, aurait rapporté la *vigne*, et l'autre, des siens, les *pommes d'or*. BACCHUS n'atteignit point la *Sérique* (la Chine); HERCULE reconnut l'existence des deux mers, et, de son bras puissant, ouvrit le détroit de *Gibraltar* (*colonnes d'*HERCULE, CALPÉ et ABYLA).

En 1500, il n'existait qu'un seul pied d'*oranger* en France: il avait été semé, en 1421, à Pampelune (Navarre, Espagne). Le premier *oranger* qui réussit en France existe encore à l'orangerie de Versailles: il date de 1684. (*B. J.* 1844.)

(3) On vient d'offrir au monde médical et à la thérapeutique un sel purgatif nouveau résultant de la combinaison de l'*acide citrique* avec la *magnésie*. Ce *citrate de magnésie*, administré à la dose de 30 grammes dans 180 grammes d'eau, pour être pris le matin à jeun en une seule fois, est d'un effet doux et sûr; mais il agit avec une lenteur extrême. Ce n'est qu'après une ingestion de 12 heures qu'il produit un effet marqué. Doit-il, à notre estime, l'emporter sur les autres *sels neutres*, y compris même les *tartrates*, soit le *tartrate de potasse* (*sel végétal*), soit le *tartrate de potasse et de soude* (*sel de seignette*), qui, aussi actifs et même plus sûrement, plus rapidement actifs que lui, ont sur lui l'avantage d'être solubles dans une fort petite quantité d'eau? je ne le pense pas. La considération de saveur peut être importante pour les petites maîtresses et pour les petits maîtres; mais elle ne saurait l'être pour le praticien qui est déterminé, dans sa prescription, par la nécessité de produire un effet marqué rapide et formel.

VIII. ÉMOLLIENTS.

> **Benedicite omnia germinantia in terra Domino : laudate et superexaltate eum in sæcula.**
>
> (DANIEL, *cap. III, vers.* 76.)

Fort rapprochés des *tempérants* et des *laxatifs* doux par l'action relâchante qu'ils exercent sur les tissus vivants en état d'éréthisme et lorsqu'ils sont le siége d'une diathèse inflammatoire, par cette action qui, opérant une détente, fait cesser la manifestation des phénomènes généraux dont l'ensemble avait porté le trouble dans toute l'économie, et rétablit ainsi les actes fonctionnels suspendus, les *agents de la médication émolliente* sont, dans toutes leurs parties, remplis d'un suc mucilagineux, lequel, dans quelques-uns, se présente sous forme de larmes *cristalloïdes*, exsudations concrétées qui découlent naturellement de certains arbres dont elles sont le suc propre, lequel, dans certains autres, est interstitiaire au tissu fibreux des végétaux qui le recèlent et le fournissent. Alors, masse compacte et imprégnée des sucs séveux pendant la vie végétative et à l'état frais, il est pulvérulent après la mort de la plante et à l'état de siccité. Sous cette dernière forme, le *principe émollient* (le *suc micilagineux*) se trouve abondant, épais dans certaines graines; dans la racine, les tiges, les feuilles, les fleurs de certaines plantes; dans quelques *stypes monocotylédonés*; et là, tout-à-fait différent, par sa nature, du *principe émollient cristalloïde*, il présente, pour élément principal, la *fécule amylacée* qui le constitue presque entièrement. Toujours salutaire, rarement nuisible, le *principe émollient* offre à l'art de guérir des ressources que nul autre ne peut représenter; il ne devient nuisible que lorsque son emploi trop prolongé suspend complètement les actes de la vie, et, privant de ressort les organes soumis à son influence, donne lieu aux asthénies locales, aux congestions passives, aux œdèmes, aux leucophlegmaties, au relâchement atonique et parfois irremédiable des tissus. Le *principe émollient* peut également devenir nuisible, si, divisé dans l'eau et long-temps abandonné à lui-même avant d'être mis en œuvre, il vient à subir l'influence des lois de la fermentation. Alors il s'acidifie; alors il se forme, aux dépens de ses éléments constitutifs, de l'*acide mucique* (*acide acétique modifié* suivant quelques-uns, *acide spécial* suivant d'autres); alors ses ingestions fatiguent l'appareil digestif, y portent le trouble; alors ses applications sur la membrane cutanée produisent des éruptions érythémateuses, érysipélatiformes plus ou moins intenses, plus ou moins graves, plus ou moins persistantes.

Quoi qu'il en soit, les *agents émollients*, convenables toutes les fois qu'il y a nécessité de diminuer l'intensité hypersthénique des phénomènes de la vie dans un organe ou dans un tissu atteint de phlogose, ces *agents* (dis-je) réagissent en ce sens sur tout l'organisme par la médication spéciale qu'ils exercent, répriment, comme il vient d'être dit, les accidents généraux qui trouvent leur point de départ dans une phlegmasie locale avec éréthisme et douleur de la région frappée, suspendent l'agitation du mouvement circulatoire, diminuent la chaleur, et arrêtent le développement de toutes les conditions morbides. Tous sont à la fois médicamenteux et véritablement nutritifs; car leurs principes, soit muqueux, soit mucoso-sucrés, soit huileux, soit amylacés, soit émulsifs, sont de fait parfaitement assimilables. Tous offrent les mêmes avantages à la diététique et à la thérapeutique, et tous, malgré quelques différences à signaler dans leur constitution chimique et dans leur portée médicatrice, peuvent être regardés comme formellement succédanés les uns des autres. Aussi n'est-il pas un des nôtres qui ne puisse, étant opposé aux étrangers (*herbes*, *gommes*, *fruits pectoraux*, *racines*, *graines* ou *grenailles*, *produits féculacés* ou *huileux*), qui ne puisse (dis-je) victorieusement soutenir la concurrence; et ils sont répandus avec tant de profusion sur notre sol, ils sont si nombreux et si variés, que l'on ne peut se dispenser de témoigner quelque surprise en voyant les *productions émollientes exotiques* recherchées avec tant d'ardeur, qu'elles sont encore l'objet d'un commerce considérable.

A. ÉMOLLIENTS MÉDICAMENTAIRES.

Utere lactucis et mollibus utere malvis.
(MARTIAL.)

1° ÉMOLLIENTS SÉDATIFS.

Sans revenir sur certaines *chicoracées*, et notamment sur les *laitues* dont précédemment nous avons eu occasion d'apprécier la portée médicatrice, les vertus émollientes et sédatives, grâce au corps muqueux qui, chez elle, dépasse de beaucoup le corps ligneux (la fibre végétale); grâce au principe hypnotique dont est riche le suc lactescent que charrient ses vaisseaux propres, voyons et parcourons d'abord la famille des *malvacées*, dont toutes les espèces, par le fluide visqueux qu'on en exprime, par les principes féculacés qu'elles recèlent, par la longueur, la force et l'élasticité de leurs fibres ligneuses, peuvent pour nous être à la fois plantes médicamentaires, alimentaires et textiles.

Ici nous ne devons les voir qu'au point de vue médicamentaire, et les appréciations diététiques ne doivent être que choses essentiellement secondaires : nous laissons à d'autres les appréciations de l'industrialisme.

La *guimauve commune* (*althæa officinalis*, L.), dont nous sommes loin d'avoir répudié l'emploi, était une plante précieuse pour Prosper ALPIN, qui a vu les Égyptiens la mettre en grand usage dans les maladies de poitrine. Estimée propre à l'alimentation, par GEOFFROY, CARTHEUSER, TOURNEFORT et ZORN, elle était recommandée par eux dans la dysenterie, les coliques spasmodiques, la dysurie, la gonorrhée commençante, les rhumatismes aigus et chroniques, les dartres, les douleurs lancinantes des vieux ulcères, les brûlures, les hémorrhoïdes et la toux.

Sa congénère et sa voisine, la *rose-trémière* ou *passe-rose* (*alcea rosea*, L., *althæa procerior*, Nostr.), plante d'Orient, fort bien naturalisée chez nous, de laquelle, au dire de Mouton-Fontenille, les racines fournissent une matière sucrée vraiment nourrissante, qui, dans un temps de disette ou de calamité, pourrait suppléer aux farineux, vient, avec la *guimauve*, se présenter d'abord à notre appréciation.

Ces plantes, abondantes en mucilage, et par conséquent les plus importantes de cette série, concourent toutes deux à fournir la pharmacie et la médecine de cette racine blanche, presque entièrement formée de fécule amylacée, que, dans le commerce, on désigne sous le nom de *racine de guimauve*, et dont l'emploi, toutes les fois que la médication émolliente est indiquée, soit intérieurement, soit extérieurement, est si général, si répandu, si vulgaire, qu'il n'est permis à personne de la méconnaître. C'est donc elles qui méritent d'être signalées en première ligne ici, elles qui viennent, en outre de leurs racines, nous offrir leurs fleurs moins riches en mucilage que les autres parties de la plante (Lewis), mais dont l'infusion est très-convenable et fort usitée dans les affections inflammatoires du parenchyme pulmonaire et de la muqueuse bronchique; elles qui viennent nous offrir aussi leurs feuilles dont la décoction est plus habituellement employée en gargarismes, en injections dans le gros intestin, en injections dans le conduit auditif externe, dans l'urètre, dans le conduit vulvo-utérin; en bains, en lotions, en fomentations, en topiques; et, auprès d'elles, nous assignerons une place à la *guimauve à feuilles de chanvre* (*althæa cannabina*, L.), espèce spontanée dans le Languedoc; à la *guimauve hérissée* (*althœa hirsuta*, L.), espèce indigène aux bords de la Moselle, aussi bien qu'aux bords du Rhône et de l'Hérault; à l'*althœa sinensis* (LESTIBOUDOIS), espèce acclimatée; à l'*althœa narbonensis*, D. C., espèces qui toutes doivent, à l'analyse, donner de l'*althéine*, principe que M. BACON, pharmacien de Caen, a découvert combiné à l'*acide malique* dans la racine de notre *guimauve* (1).

Après elles, vient naturellement se placer ici le *genre malva*, de toutes les *malvacées* le plus nombreux en espèces. Et d'abord, la plus commune de toutes, la plus généralement utilisée, la plus généralement connue des médecins, la *mauve officinale* (*malva officinalis*, L.) est appelée à occuper le premier rang; car, de tous points et dans toutes ses parties, elle peut suppléer parfaitement les *guimauves*, soit que l'on veuille en utiliser la racine, soit que l'on veuille en consacrer la fleur à des infusions pour des boissons ou des potions béchiques, soit que, pour les emplois à en faire dans la médication externe, on en préfère la feuille qui, chez les *Romains*, au temps d'HORACE, de PLINE et de MARTIAL, était substance potagère, rôle qu'elle joue encore aujourd'hui dans quelques parties de nos départements du nord, où on la sert sur les tables, accommodée à la façon des *épinards*.

Avec elle, nous possédons en indigènes et en régnicoles :

1° La *petite mauve* (*malva rotundifolia*, L.), humble et modeste plante si commune sur les pelouses sèches, dans tous les lieux arides et incultes, que certains praticiens préfèrent à toutes les autres espèces ses congénères, espèce dont les feuilles, aussi bien que celles de l'espèce précédente, étaient alimentaires chez les *Romains*, l'étaient avant eux, et le furent depuis eux (HÉSIODE, HORACE, CICÉRON, ATHÉNÉE, MARTIAL); dont les racines étaient, par nos prédécesseurs, estimées égales en puissance à celles de la *guimauve* (AMATUS-LUSITANUS, HOECHSTETTER, CHOMEL,

Geoffroy, Boerrhaave, Zorn), racines, fleurs et feuilles recommandées dans les maladies inflammatoires, dans la dysenterie, dans l'angine, dans l'inflammation des amygdales, dans celle de la vessie, dans les ardeurs d'urine, dans la gonorrhée, dans les coliques et les fièvres avec chaleurs d'entrailles et ténesme, dans les phlegmons et les rhumatismes : toutes les parties de cette petite espèce ont été d'une bonne ressource pour la thérapeutique. L'*herbe* était, avant nous, une des quatre premières *herbes émollientes*, les *fleurs* étaient employées en infusion théïforme; on faisait avec ces *fleurs* une *conservé*, et avec les *feuilles* un *sirop*.

2o La *mauve sauvage* (*malva sylvestris*, L.), qui offrait les mêmes ressources, et certainement peut les offrir encore. Sa racine, ses fleurs, ses feuilles et ses tiges, ont toujours donné de bons *émollients* sédatifs, soit qu'on les ait employées en boissons, en injections, en lotions, en fomentations, en épithèmes; ses semences ont toujours été recommandées par nos prédécesseurs (Triller) comme émollientes, adoucissantes et sédatives; et, spontanée dans nos clairières incultes, elle est aussi commune et aussi facile à se procurer que la *petite mauve*.

3o La *mauve alcée* (*malva alcea*, L.), dont les feuilles et les racines, aussi riches en principes mucilagineux que les espèces signalées, étaient employées intérieurement et à l'extérieur par Zorn, Heucher, Boerrhaave et Geoffroy; espèce également agreste dans nos climats, soit au nord, soit au midi, et qui est (dit-on) cultivée en grand dans l'Allemagne, aux environs de Paris, de Lyon, de Nimes, pour sa racine blanche, succide, visqueuse, féculacée, que ses exploitateurs livrent au commerce sous le nom de *guimauve du Rhône*, de *racine de guimauve*, et qui n'est pas indigne d'être décorée de ce nom (Clarion), ce que j'ai pu d'ailleurs vérifier par moi-même, l'ayant rencontrée dans mes herborisations aux entours de Longwy (Moselle).

4º La *mauve crépue* (*malva crispa*, L.), originaire de la Syrie; 5º la *mauve tomenteuse* (*malva tomentosa*, L.), que j'ai récoltée sur le Santa-Cruz, près d'Oran (Algérie), toutes deux cultivées dans nos jardins, où elles supportent fort bien la rigueur de nos hivers, de pleine terre toutes deux, et se resemant, se multipliant sans le secours de l'art; 6º la *mauve musquée* (*malva moschata*, L.), puis sa variété suivant les uns, espèce distincte suivant les autres, la *mauve laciniée* (*malva laciniata*, LAM.), l'une et l'autre étrangères, naturalisées, et maintenant agrestes dans nos campagnes; 7º la *mauve de Nice* (*malva nicæensis*, ALLIONI), agreste dans l'Anjou (DESVAUX), parce que, sans doute, elle y a été primitivement transplantée; 8º la *mauve fastigiée* (*malva fastigiata*, CAVENDISH), espèce naturalisée dans le département d'Indre-et-Loire; 9º la *mauve* de TOURNEFORT (*malva tournefortiana*, L.), autant qu'en Espagne, commune dans la Provence, sur les bords de la mer; 10º la *mauve à petites fleurs* (*malva parviflora*, L.), espèce commune en Barbarie, que j'ai trouvée abondante et agreste à El-Arrouch (province de Constantine, Algérie), et qu'en France on cultive dans les jardins.

Les autres genres *malvacés* ne nous offrent pas moins de ressources : les *lavatères* nous donnent le *lavatera triloba*, L., espèce des campagnes de Montpellier, le *lavatera thuringiaca*, L., qui se rencontre aux mêmes lieux que la précédente, le *lavatera olbia*, L., indigène à la Provence et aux îles d'Hyères, le *lavatera maritima* de GOUAN; la *lavatère en arbre* (*lavatera arborea*, L.), belle plante d'Italie cultivée dans tous nos jardins académiques, et qu'ont préconisée HORSTIUS, ZORN et GEOFFROY; les *lavatera punctata*, WILLD., *lavatera neapolitana*, TEN., *lavatera cretica*, L., et la *lavatère à opercules*, la *lavatère trémois* (*lavatera trimestris*, L.), lesquelles, agréables ornements de nos parterres, sont si bien acclimatées chez nous, qu'elles s'y sèment d'elles-mêmes, et s'y multiplient spontanément. Aucune d'elles, sous le rapport des services qu'elles peuvent rendre à l'art de guérir, ne le cède en quoi que ce soit à nos *mauves vulgaires*, et le principe mucilagineux est (dit-on) plus abondant dans les *lavatères* que dans les autres espèces ; et nous y adjoindrons, comme seule du genre, l'espèce *malope malachoïdes*, L., qui, bien qu'originaire de l'Étrurie et de la Mauritanie, se trouve également agreste et spontanée en Provence, à la Ste-Baume.

De plus, l'horticulture nous a dotés des *napæa lævis* et *napæa scabra*, L., espèces indigènes à la Virginie ; du *sida abutilon* (*guimauve de* Théophraste, *althæa Theophrasti, flore luteo*, B. P., 316, nº 8), plante des Indes-Orientales, déjà introduite en Europe au temps de Dodonée, qui l'employait beaucoup; des *sida arborea* et *sida reflexa*, originaires du Pérou ; des *ketmies*, herbes ou arbrisseaux cultivés en pleine terre dans nos jardins et dans nos parcs, *hibiscus syriacus*, *hibiscus malvaviscus*, *hibiscus trionum* et *hibiscus palustris*, D. C., *seu roseus*, Lois. (cette dernière originaire du département des *Landes*, sur les bords de l'Adour), espèces dont les fleurs ne sont pas moins mucilagineuses, pas moins béchiques que celles des *malvacées* signalées plus haut.

Abstraction faite de nos *guimauves* et de nos *mauves*, surtout des *officinales*, car de celles-ci la cause est jugée et gagnée depuis long-temps, nous pouvons le dire, toutes ces espèces indigènes ou régnicoles, natives ou acclimatées, cultivées ou agrestes, en général plus connues des botanistes et des horticulteurs que des médecins et des pharmacologistes, toutes ces espèces, pour n'être pas *officinales*, n'en seraient pas moins utiles si l'on voulait en admettre l'usage. Il est très-probable que, dans les endroits où elles croissent ou se cultivent, la médecine populaire sait en tirer parti.

Dans le sens d'une médication toute modératrice des exagérations vitales, toute déprimante de la sensibilité, de l'activité circulatoire et des phénomènes réactionnaires, parmi les modificateurs appelés à prendre rang en cette série, nous signalerons en première ligne la *morelle commune* (*solanum nigrum*, L.), de laquelle, plus haut, nous nous sommes entretenus comme d'une plante hypnotique, importante par sa vulgarité et par les services qu'en sa qualité de plante *émolliente-sédative* elle rend chaque jour à l'art de guérir. Sous le nom de *brède*, les feuilles de cette *solanée* se mangent (aux Antilles et dans quelques parties de notre territoire) accommodées à la manière des *épinards*; et, partout, elles sont employées, cuites et en substance, ou cuites et représentées par l'eau de leur décoction, en fomentations, en injections, en lotions, en cataplasmes, lorsque l'on veut agir par les *sédatifs* de moyenne portée. Après elle, nous signalerons aussi, comme de valeur égale pour le moins, les diverses *molènes* de nos bois et de nos prés secs; le *verbascum thapsus*, dont la racine fut préconisée, par quelques médecins anciens, à cause des succès qu'ils obtinrent par elle dans le traitement de la pleurésie; dont les fleurs, de tout temps estimées *anodines-émollientes*, ont été, à différentes reprises et toujours avec succès, administrées, cuites dans du *lait*, en cataplasmes, en fomentations sur le ventre et en lavements, et au moyen desquelles on a merveilleusement combattu les coliques, le ténesme et les hémorrhoïdes que produisent les superpurgations; au moyen desquelles les Italiens se sont vantés de préparer une infusion infailliblement antiphthisique; dont les feuilles, à l'intérieur, ont été opposées aux maladies de poitrine, à la toux, à l'hémoptysie, aux tranchées, aux coliques, au ténesme; lesquelles, employées, par les vétérinaires anglais, à la guérison des maladies pulmonaires chez les vaches et les juments, ont été, dans notre médication externe, recommandées, en qualité d'*émollientes-discussives*, pour remédier aux douleurs abdominales, aux hémorrhoïdes, au prolapsus du rectum et du vagin. (TRILLER, BOERRHAAVE, Sim. PAULLI, ZORN, TOURNEFORT, *continuat. de* GEOFFROY, HALLER, BRUNNER.) Après cette *molène* (*bouillon blanc*), la seule reconnue *officinale*, nous offririons comme agents de même portée, les *verbascum thapsoïdes*, *thapsiforme*, *floccosum*, *nigrum*, *pulverulentum*, *sinuatum*, *blattaria*, dont, aux lieux où elles se rencontrent, les fleurs sont consacrées à des infusions pectorales, et les feuilles à des décoctions *émollientes anodines*, pour injections, lotions, bains, fomentations, applications topiques; et nous nous garderons bien de ne pas mentionner ici les *feuilles de la pomme de terre*, que, depuis plusieurs années, M. PLUSKAL de Lomnitz emploie avec succès pour des topiques émollients.

La famille des *spiréacées* nous donnera ici le *corchorus olitorius*, L. (*mauve des Juifs*, *guimauve potagère*), plante économique et médicinale originaire d'Afrique, et déjà introduite dans quelques-uns de nos jardins où elle semble se plaire; la famille des *amaranthacées* nous donnera l'*amaranthus blitum*, L., plante agreste, commune dans les lieux incultes et couverts de décombres, et l'*amaranthus oleraceus*, L., espèce potagère dans le Dauphiné. Dans la famille des *atriplicées*, outre l'*épinard* et la *bette-poirée* dont nous avons parlé plus haut (voir, au sujet de cette dernière, Sim. PAULLI, GEOFFROY, BOERRHAAVE, Prosp. ALPIN, qui ont attribué à son suc des propriétés antifébriles), nous trouverons l'*arroche des jardins* (*atriplex hortensis*, L.), plante aqueuse, médicinale, oléracée, fort riche en mucilage dans toutes ses parties (*herbe*, *semences*, *racines*), recommandée en décoction, pour l'usage interne et pour des applications topiques, dans la diarrhée avec chaleur, dans le spasme gastro-intestinal, dans les coliques, dans les ardeurs d'urine, contre les hémorrhoïdes et le phlegmon (GEOFFROY, ZORN, BOERRHAAVE); nous y trouverons aussi les *blettes* (*blitum virgatum* et *bl. capitatum*, L.), plantes qui peuvent très-bien, en tout et pour tout, suppléer la *bette*, l'*arroche* et l'*épinard*; les *chenopodium urbicum*, *rubrum*, *album*, *opulifolium*, *hybridum*, espèces qui, à des propriétés émollientes, réunissent un principe vireux, narcotiforme très-prononcé, très-positif, espèces dont j'ai opposé avec succès la décoction à l'éréthisme, aux douleurs dilacérantes du cancer utérin.

A ces espèces, plus que communes dans les lieux incultes, dans les décombres, le long des chemins et des murs, nous ajouterons le *Bon-Henri* (*chenopodium Bonus-Henricus*, L.), plus habituellement, en raison d'une certaine analogie de forme et d'aspect, désigné sous le nom d'*épinard sauvage*, plante émolliente, calmante et laxative, dont le *suc*, à la dose de 4 onces, purge aussi bien que la *manne de Calabre*, si l'on en croit les assertions de GILIBERT; plante dont les feuilles, pour certains habitants des campagnes, représentent l'*épinard cultivé* dans les appréciations culinaires; plante dont les jeunes pousses sont, au rapport de LINNÉ, pour certaines populations des pays montueux du nord de l'Europe, qui les mettent au rang de leurs plus précieuses ressources culinaires, tout-à-fait représentatives des turions de notre *asperge*.

Enfin, nous leur adjoindrons les feuilles du *polygonum bistorta*, lesquelles, jeunes et tendres, peuvent (dit-on) rivaliser et remplacer les *épinards*, et nous terminerons cette série en faisant mention du *brassica asparagoïdes*, T., *crucifére* potagère désignée, dans les hortulaires français, sous le nom d'*asperge anglaise*, en raison de la forme que l'inflorescence encore rudimentaire (s'il m'est permis de m'exprimer ainsi) donne à ses jeunes pousses et à ses jeunes rameaux, et aussi à cause de l'usage qu'on en fait dans nos cuisines, *crucifèrée* émolliente et nutritive, alimentaire et médicamentaire tout à la fois.

2° DIURÉTIQUES, DIAPHORÉTIQUES, BÉCHIQUES.

Bien qu'ici nous n'ayons point à combattre en faveur de nos indigènes, car je ne sais pas d'*exotique* qui puisse, appartenant à cette catégorie, rivaliser nos productions, car je n'en connais aucun qui ait été consigné dans nos formulaires, qui ait pris rang dans nos traités de matière médicale, qui ait été préconisé par nos pharmacologistes; je ne crois pas que cette absence de lutte à soutenir me puisse dispenser de parler ici des agents indigènes qui d'ailleurs peuvent rivaliser certains exotiques auxquels, plus justement peut-être, nous opposerons des antagonistes dans les paragraphes suivants, exotiques que, pour obéir à l'ordre que je me suis tracé, je n'ai pas cru devoir placer ici. Agir autrement eût été consentir à une lacune dont rien ne justifierait l'existence, car j'abandonnerais sans motif suffisant une énumération qui peut être profitable, et l'on serait presque en droit de me demander compte du silence que j'aurais gardé au sujet de substances dont l'importance thérapeutique ne saurait être mise en doute.

Il est incontestable que, dans le *chiendent officinal*, substance radiciforme, tiges rampantes et subterranées suivant les uns, expansions stolonifères suivant d'autres, mais pour aucuns racine vraie, il est incontestable (dis-je) que, dans le *chiendent officinal*, quelle que soit sa source, nous possédons un excellent modificateur-modérateur de la sensibilité dont l'exagération est due à un état phlegmasique de l'appareil génito-urinaire, soit que ce *chiendent* provienne du *triticum repens*, L., dont la racine, estimée diurétique, anthelmintique, antigoutteuse, anti-hypochondriaque et antiscorbutique, faisait jadis partie des cinq racines apéritives mineures (Pfautius, Zorn, Loeseke, Geoffroy), dont la racine qui, selon PLINE, DIODORE de Sicile et beaucoup d'autres auteurs, fut pour une grande partie dans la nourriture des Égyptiens d'une certaine époque, et qui, suivant BERGIUS, peut servir à faire du pain, était le remède que MARCELLUS préférait à tout autre dans la strangurie (GOUAN); soit qu'il provienne du *cynodon dactylum*, RICH. (*paspalum dactylon*, D. C., *panicum dactylon*, L., *pied de poule*, *gros chiendent*), diurétique léger, dit GOUAN, puissant lithontriptique pour GLISSON et SYLVIUS, espèce dont la racine, sans doute confondue avec celle de la première espèce ou prise pour elle, était l'une des cinq apéritives mineures; soit qu'il provienne du *panicum stoloniferum* (*panicum repens*, L.), *chiendent* d'El-Arrouch (province de Constantine, Algérie), *gramen* de nos départements méridionaux dont les racines renferment, sous un épiderme astringent, une pulpe mucilagineuse et sucrée; soit enfin que l'on désigne et que l'on prenne pour *chiendent* les racines de l'*elymus caninus*, L., et celles de l'*andropogon ischæmum*, L., souvent, dans le commerce, mêlées à ce qui est reconnu pour *chiendent officinal*, et que l'on y désigne vulgairement sous le nom de *chiendent* à balais.

Si la *pariétaire* (*parietaria officinalis*, L., *urticées*), plante à laquelle les *auteurs* du *Formulaire des Hôpitaux militaires* (1839) opposent comme identiques d'action, et ainsi pour succédanés, le *seneçon commun* (*senecio vulgaris*, L., *corymbiférées*) et les *mercuriales*, *euphorbiacées* citées aux *laxatifs*; si la *pariétaire* (dis-je), herbe de saveur fraîche et légèrement nitrée, ne présente au praticien qu'une substance émolliente de peu de valeur, dont, en ce sens, la portée médicinale est faible, bien que, par les pharmacologistes, elle ait été placée au nombre des cinq plantes émollientes, il n'en est pas moins vrai de dire que, justement estimée rafraîchissante et détersive, l'on se trouvera toujours bien de l'emploi de sa décoction ou de son suc exprimé dans certaines phlegmasies des muqueuses et des parenchymes, dans les irritations des voies urinaires; que toujours l'on trouvera en elle un bon auxiliaire dans le traitement de l'urétrite aiguë, ainsi que maintes fois j'ai eu occasion de le reconnaître; qu'elle fournit une boisson tempérante, salutaire, dans les fièvres inflammatoires; que, cuite dans l'eau, et disposée convenablement, elle donne, pour adjuvants au traitement des phlegmasies abdominales, d'aussi bons topiques émollients, elle donne d'aussi bons résultats que les substances dont nous venons de parler : faits positifs et qui avant nous avaient été signalés par les continuateurs de GEOFFROY, avaient été reconnus par BOERRHAAVE, VINK, ZORN et BRUNER, qui la recommandaient dans la péripneumonie, l'hémoptysie et la néphrite. Ne soyons donc pas plus insoucieux de la *pariétaire* que nous ne le sommes des autres productions mucilagineuses auxquelles nous pouvons réunir le *son*, résidu de la mouture de nos *céréales*, presque le seul *émollient* dont j'aie fait usage alors que je servais au 6e régiment de dragons, ayant toujours eu à me louer de son emploi, tant interne qu'externe, ayant toujours trouvé en lui, réunis à une économie positive, des avantages égaux à ceux que peuvent procurer les *malvacées*.

Si nous avons trouvé des *émollients-diurétiques* dans les *chiendents* et la *pariétaire*, nous trouverons, dans la famille des *borraginées*, des agents qui, doués d'une action en quelque sorte mixte, favorisent l'exhalation cutanée, déterminent la facile expuition des mucosités sécrétées par les bronches et qu'elles engouent, provoquent sans secousse et sans excitation une diurèse abondante, par le fait de la détente générale qu'opèrent l'influence de leurs principes mucilagineux auxquels des matières salines actives, un extractif particulier *amariuscule* ajoutent leur puissance médicatrice spéciale, puissance nullement offensive, quelle qu'elle puisse être, car elle est tempérée dans son action directe par la présence du corps mucilagineux qui lui sert de correctif.

Ainsi agit la *bourrache* (*borrago officinalis*, L.), dont on emploie indistinctement les feuilles et les fleurs.

Personne n'ignore que cette plante, que les anciens supposaient susceptible de dissiper la mélancolie des hypocondriaques, opinion consacrée par ce vers :

« *Dicit borrago, gaudia cordis ago*, »

ce qui avait porté **Pline** à lui donner le nom d'*euphrosinum*, du grec ευφροσύνα, joie, gaîté (**Bodard**), à propos de laquelle **Boerrhaave** a dit : « *borraginem, post crocum, herbam magnanimitatis, merito suo, esse omninò vocandam*; » personne n'ignore que la *bourrache*, estimée cordiale, alexipharmaque, cardiaque (**Cartheuser**, Simon **Paulli**, **Geoffroy**, **Zorn**), recommandée comme tempérante des ardeurs viscérales, est imprégnée d'un suc visqueux dont le mucilage est plus étendu d'eau de végétation que dans les *malvacées*, et dans lequel, en outre de l'*extractif*, est contenue une assez grande quantité de *nitrate de potasse* qui n'est probablement pas sans action sur l'organe sécréteur de l'urine, quelque minime que puisse être la quantité qu'elle en recèle, et qui peut-être aussi, donnant une propriété stimulante à ce suc, imprime un mouvement insolite à tout l'appareil circulatoire. Cette particularité de constitution chimique rend la *bourrache* légèrement diaphorétique, et la fait préférer à beaucoup d'autres agents dans les affections exanthématiques, lorsque l'on pense devoir exagérer doucement les fonctions de la peau, et favoriser les éruptions qu'annoncent la bouffissure, la turgescence, la vive coloration de cet organe tégumentaire, sans donner lieu à de puissants phénomènes de réaction, sans influencer d'une manière formelle la muqueuse gastro-intestinale qui participe (en qualité de tégument intérieur et par voie de continuité de tissu) à cet état pathologique général, muqueuse qui, par conséquent, est déjà phlogosée, et est fort susceptible de devenir le siége d'une phlegmasie grave. Aussi la *bourrache* est-elle un remède populaire dans la variole, la scarlatine, la rougeole, et autres maladies éruptives qui intéressent à la fois et la peau et les muqueuses. Ce choix que l'on fait d'elle alors n'est pas tout-à-fait déraisonnable, et, de sa part, pourrait faire croire à un double mode d'action sur l'économie. Cependant, n'admettons que sa propriété relâchante, ne voyons la diaphorèse et la diurèse résultant de son emploi que comme la conséquence nécessaire de la détente opérée; refusons-lui, avec certains thérapeutistes, la propriété d'être spécifiquement diaphorétique et diurétique, nous n'en serons que plus fondés à conclure qu'en qualité de substance émolliente, elle peut tenir une place honorable auprès des *malvacées*, et même au besoin en tenir lieu.

Ainsi en est-il des *pulmonaires* de nos bois (*pulmonaria officinalis*, *pulm. angustifolia*, L., *pulm. mollis*, Schroeder). Ces plantes, jadis mises en honneur par les apôtres de la doctrine des signatures, furent alors estimées infaillibles dans les maladies de l'appareil respiratoire, et recommandées contre la phthisie, l'hémoptysie et le catarrhe pulmonaire. Il y a, sans doute, beaucoup à revenir sur les hautes vertus qu'on leur attribuait; cependant on ne doit pas en dédaigner l'emploi dans les cas où les appareils exhalants et sécréteurs ont besoin d'être modifiés dans leur vitalité actuelle, d'être soumis à l'influence d'une incitation légère : leur saveur mucilagineuse, fraîche et nitrée, les rapproche beaucoup de la *bourrache* avec laquelle elles sont, par Gouan, estimées analogues d'action, et qu'elles peuvent suppléer parfaitement, ainsi que maintes fois j'ai eu occasion de m'en convaincre. Elles m'ont fort bien réussi dans certaines bronchites chroniques.

Autant on en peut dire de notre *vipérine* (*echium vulgare*, L.), plante agreste, toute turgide d'un suc visqueux, et que, dans plus d'une occasion, j'ai substituée à la *bourrache* ; des *buglosses*, soit l'*anchusa italica* (*buglosse officinale* de TRILLER et des modernes), plante médicinale et potagère recommandée dans les chaleurs d'entrailles, la mélancolie, l'engorgement des ganglions mésentériques, soit l'*anchusa angustifolia*, L., soit l'*anchusa officinalis*, L., espèces qui pourraient bien n'être que variétés d'un seul et même type, dont la souche originelle, le *buglossum officinale* de LAMARCK, était, par ses racines, ses feuilles et ses fleurs, estimée diurétique, diaphorétique, pectorale, par TRILLER, BOERRHAAVE, GEOFFROY, TOURNEFORT, plante dont le suc et la décoction étaient, comme le suc et la décoction de la *bourrache*, employés contre la pleurésie par BOERRHAAVE, opposés à la dysenterie par CHOMEL, qui leur associait alors l'extrait ou la décoction de *pavot*; plante qui, dans l'opinion des anciens, partageait, avec la *bourrache*, le privilége de dissiper la mélancolie, ainsi que l'indique cet adage de l'*École de Salerne*:

Vinum potatum, quo sit macerata buglossa,
Mœrorum cordis dicunt aufferre periti,
Fertur convivas decoctio reddere lætas.

La *grande consoude* (*symphytum majus*, *symphytum officinale*, L.), de tous points ici nous offre les mêmes avantages, nous donne les mêmes résultats. Ses fleurs et ses feuilles, ses tiges même, peuvent, eu égard au principe mucilagineux qui y abonde, marcher de pair avec la *bourrache*, les *pulmonaires*, les *vipérines* et les *buglosses*. Sa racine, mucilagineuse aussi, a été considérée comme pourvue d'un principe astringent qui l'a rendue, pour nos prédécesseurs, précieuse comme anti-hémoptoïque et consolidante (HOECHSTETTER, HEUCHER, CARTHEUSER, et GEOFFROY qui l'estimait, aussi bien que la *grande alchémille*, précieuse ressource pour les virginités perdues ou compromises), ce que nous avons signalé déjà. Cette croyance dans laquelle beaucoup de médecins de nos jours sont à son égard, l'a fait encore employer comme vulnéraire, et que, de même que par le passé, on l'oppose encore aux hémorrhagies internes, soit actives, soit passives, à l'hémoptysie, à l'hématémèse, à l'hématurie, aux flux diarrhéïques et dysentéroïdes, à la polyurèse, cas dans lesquels, au fait, on réussit quelquefois en la faisant intervenir. « Mais il est plus rationnel (dit BARBIER d'Amiens) » d'attribuer les succès obtenus à la force émolliente, laquelle, diminuant l'excès de vitalité qui existe dans les » petits vaisseaux, fait disparaître le travail fluxionnaire. »

C'est de la même manière aussi que l'on doit comprendre et expliquer l'action de la fleur de la *violette odorante*, laquelle est, fraîchement cueillie, assez stimulante par son *arome*, principe que lui fait perdre l'exsiccation, laquelle peut être estimée stimulante par la présence de la *violine* réunie à ses autres principes constitutifs, mais qui, dans le fait, ne doit réellement ses vertus médicatrices, les succès que l'on obtient par elle en l'opposant à la bronchite aiguë, que par le principe mucilagineux qu'elle cède facilement à l'eau. C'est au même point de vue encore que doit être appréciée la *fleur de l'ortie blanche* (*lamium album*, L., *salviées*), l'une des panacées de la *médecine des signatures*, recommandée dans les scrofules, dans certains ulcères, dans la métrorrhagie, en honneur dans les couvents de femmes que tourmente une virginité incommode, estimée spécifique dans les flux leucorrhéïques et autres flux muqueux, par DODART, MULLER, LINNÉ, GEOFFROY, BOER-

RHAAVE, mais qui, à dire vrai, n'est qu'émolliente, et rien de plus.

Parmi les herbes qui se rapprochent le plus des *malvacées*, et peuvent, aussi bien que nos *borraginées* avec lesquelles elles offrent quelques points d'analogie, les suppléer dans tous les cas, surtout dans ceux de pathologie externe, je citerai l'*acanthe branc-ursine* (*acanthus mollis*, L.), plante que SCHULZ et quelques auteurs mettent au rang des herbes culinaires, plante visqueuse, mucilagineuse, et qui convient dans toutes les affections inflammatoires, soit qu'on l'applique extérieurement, soit qu'on l'administre à l'intérieur (BOERRHAAVE, ZORN, GEOFFROY). Elle était si estimée dans un temps, que les anciens ornaient les chapiteaux de leurs colonnes (*ordre corynthien*) avec les figures de ses feuilles qui rehaussaient aussi l'éclat et l'élégance de leurs vêtements précieux. VIRGILE, en parlant de l'habit d'HÉLÈNE, dit qu'il était relevé de *feuilles d'acanthe en broderie* :

Et circumtextum croceo velamen acantho ;

et, de nos jours, cette feuille est l'ornement distinctif du costume donné aux officiers de santé de l'armée française. Mais comme substance médicinale, elle est l'objet d'une indifférence complète de la part des thérapeutistes modernes, et ce n'est plus que pour mémoire qu'elle est consignée dans les formulaires de notre époque. Cependant elle a, dit VALMONT-BOMARE, été consacrée, en Pologne, au traitement de la plique contre laquelle elle s'est montrée efficace, ce que nie SCHULZ ; et son suc, si l'on en croit les auteurs, a mérité des éloges dans le traitement de la dysenterie, de la néphrite, de la cystite, de la blennorrhagie aiguë. Sa congénère, l'*acanthus spinosus*, peut remplacer parfaitement cette première espèce, ou lui être réunie.

Enfin, pour complément à cette énumération d'herbes

propres à la médication émolliente, j'adjoindrai à ces *acanthacées* les *umbilicus pendulinus* et *umb. erectus*, D. C., dont la pulpe charnue, gorgée d'eau de végétation et de matière mucilagineuse, peut servir de base à des cataplasmes émollients, aussi bien que la pulpe de toutes les autres *crassules*, sans exception, sans acception exclusive d'aucune d'elles, aussi bien que la pulpe de nos *sempervivées*, et notamment que celle de la *joubarbe commune* (*sempervivum tectorum*, L.), espèce recommandée dans la dysenterie, les aphthes, les hémorrhoïdes, les brûlures, les cors aux pieds; des *orpins* (*sedum telephium* et *sedum anacampseros*, L.), espèces glutineuses, un peu acides, savonneuses, recommandées en topique sur les plaies récentes, les panaris, et, comme la *joubarbe*, sur les cors aux pieds, d'où vient qu'elles sont aujourd'hui la base d'un remède dont on vante l'efficacité contre ces douloureuses indurations du derme, remède inventé et débité sous le nom d'*oxiole de sedum* par le pharmacien GARRIGUES; plantes grasses auxquelles, avec quelques *saxifragées*, on peut réunir le *pourpier commun* (*portulaca oleracea*, L.), herbe aqueuse, fade, mucilagineuse, nitrée, un peu austère, à la fois potagère et médicinale, conseillée dans le scorbut, dans les fièvres ardentes, dans le ténesme dysentérique, et le *porreau de nos cuisines* (*porrum commune*, T.), *liliacée* de laquelle, pour des lavements à prescrire dans les cas d'éréthisme intestinal, beaucoup de praticiens préfèrent le *bulbe* aux autres substances mucilagineuses.

3° PECTORAUX.

Si l'Égypte et le Malabar nous présentent leur *sébestes*, fruits pulpeux, drupacés, des *cordia mixa* et *cordia sebestena*, grands arbres de la famille des *borraginées*; si ces fruits (qui, pense-t-on, fournissent le produit connu dans le commerce sous le nom de *glu d'Alexandrie*), riches en mucoso-sucré, peuvent être, à juste titre, estimés émollients et pectoraux; si, avec ces fruits, nourrissants à l'état frais, on peut préparer une pulpe adoucissante, une tisane mucilagineuse tout-à-fait propres à combattre les phénomènes inflammatoires dont les parenchymes et les muqueuses se trouvent être le siége, à être opposées à la strangurie, aux fièvres bilieuses inflammatoires, à la raucité; si par eux on parvient facilement à calmer les toux sèches et férines, à établir une expectoration facile et salutaire dans les phlegmasies aiguës de l'appareil respiratoire (Geoffroy, Paul Lucas, Zorn, Triller);

Si l'Arabie et les déserts de l'Afrique se montrent fiers de leur *dattier* (*phœnix dactylifera*, L., *dactyliférées*), arbre *monocotylédoné* dont les fruits pulpeux, muqueux et sucrés sont pour une grande part dans la nourriture habituelle des peuplades qui vivent au milieu des sables de ces contrées brûlantes; si ces fruits, réellement doués de propriétés adoucissantes, préconisés jadis dans les affections pulmonaires, dans les affections calculeuses, la dysurie et la néphrite (Zorn, Koempfer, Valentin, Geoffroy); si ces fruits, depuis long-temps en faveur dans la médecine populaire des angines, des bronchites et des catarrhes, rendent, en effet, de bons services, leur décoction étant opposée à la tension phlegmasique, à l'éréthisme de l'appareil respiratoire;

Si le *raisin de Corynthe*, fruit du *vitis apyrena*, L. (*viniférées*); si ce fruit, doucement laxatif, fut, dès avant nous, comme par nous, employé habituellement avec succès pour calmer la soif et tempérer l'ardeur fébrile (RIEDLIN, CARTHEÜSER).

Nous opposerons aux *sébestes*, déjà depuis long-temps tombés en désuétude parmi nous, aux fruits du *dattier* que d'ailleurs on est parvenu à naturaliser dans nos îles méditerranéennes et dans tout le département du Var, au point qu'il y donne des fruits (2); au *raisin de Corinthe*, qui devrait nous importer fort peu : 1° les *jujubes*, fruits adoucissants du *rhamnus ziziphus*, L., de tout temps consacré à des décoctions pectorales, et base nominale d'une *pâte* fort recherchée, laquelle, nous devons en convenir, ne contient pas un atome de ce fruit; 2° l'anthode succide, muqueux et sucré du *ficus carica*, L., arbre importé de l'Asie-Mineure et des plaines de Carthage, et, aussi bien que le *jujubier* (3), naturalisé dans nos climats, production *piriforme* de tout temps estimée adoucissante, recommandée dans les toux sèches et férines, dans la néphrite, dans les ardeurs d'urine, administrée en boissons dans les cas de variole, dans les diverses affections de poitrine de type inflammatoire, dans les angines (RIEDLIN, ZORN, CARTHEUSER, TRILLER et tous les modernes), *à doctis indoctisque*; 3° les *raisins* de nos treilles et de nos vignobles récoltés bien mûrs, et séchés avec soin, le *raisin de caisse*, *de livre* ou *Dauphiné*, fruit du *vitis allobrogica Plinii*, T., soit le *raisin* dit de *Damas* ou de *Perse*, provenant du *vitis damascena*, soit le *raisin* de nos divers vignobles, que fournit le *vitis vinifera*, soit les *raisins chasselas*, si nombreux et si variés. Ces fruits en baies, agents émollients et doucement laxatifs, riches en mucoso-sucré, facilement attaqués par les puissances digestives, et souvent complètement convertis en chyme, fournissent à l'économie une grande quantité d'éléments réparateurs : ils offrent, d'une autre part, appliqués à la médecine, des agents qui se sont fréquemment montrés utiles dans le traitement des angines, des irritations gastriques, hépatiques et pulmonaires, de la dysurie, de la néphrite ; aussi à eux seuls pourraient-ils nous tenir lieu de tous les autres fruits qui leur sont analogues de constitution chimique et d'action. Enfin, nous opposerons encore aux *pectoraux* étrangers, l'*extrait* ou *jus de réglisse*, excellent modificateur de l'exhalation bronchique, production extraite par l'industrie des racines sucrées et féculentes des *glycyrrhiza glabra* et *glyc. echinata*, L., racines fort en usage dès le temps de THÉOPHRASTE, extrait et racines fort appréciés par BOERRHAAVE, RIEDLIN, BRUNNER, GOEZ, WEDEL, GOTTCHSED, STAPEL, CARTHEUSER, ZORN et GEOFFROY, encore en grande faveur parmi nous en qualité d'adoucissants, de rafraîchissants, de béchiques, d'incisifs, de diurétiques, d'antinéphrétiques, et desquels, selon nos chimistes modernes, le principe actif serait un produit *alcaloïdiforme* qu'ils ont baptisé du nom de *glycyrrhine* et *glycyrrhizine*, *saccogommite* de DESVAUX, uni à l'*agédoïte*, autre matière cristalline du *réglisse*, matière dans laquelle M. PLISSON ne veut voir que de l'*asparagine*.

Agents moyens d'action et de curation connus de tous, et qui, réunis à ceux que la thérapeutique chirurgicale a pu nous offrir, ont, jusqu'à ce jour, suffi à guérir les maladies incurables de l'appareil respiratoire, avant la venue au monde d'un nouveau *Messie libérateur*, avant l'apparition du trop peu connu d^{r} TIRAT de Malemort, le seul de toutes les illustrations médicales, lesquelles, se succédant les unes aux autres, ont tour à tour brillé sur la scène du monde, et, de toutes les illustrations médicales de notre siècle et de nos jours, le seul qui ait su connaître, traiter et guérir toutes les affections de poitrine quelles qu'elles soient, du moins à ce qu'il fait dire par la réclame. *Videbimus infrà*. Question à traiter entre ceux qui posent et celui qui fait poser.

4° GOMMES, MUCILAGES.

Exsudation spontanée de plusieurs arbres de la famille des *légumineuses*, et tous indigènes à différentes contrées de l'Afrique, la *gomme* dite *arabique*, principalement fournie par l'*acacia vera*, LAM. (Égypte, Sénégal), par l'*acacia nilotica*, LAM. (Égypte), par l'*acacia arabica*, ROXBURG (Égypte, Sénégal, Indes-Orientales), par le *mimosa gumifera* (DELILLE, flore de l'Égypte), par l'*acacia vereck*, arbre décrit par MM. GUILLEMIN et PERROTET, dans leur flore de la Sénégambie, arbres, espèces ou variétés provenant probablement d'une seule et même souche, qui probablement peuvent être rapportés aux *mimosa nilotica* et *mimosa senegalensis* de LINNÉ, la *gomme arabique* est, sans aucun doute, un produit naturel des plus importants, des plus précieux. Facile à être attaquée par les forces digestives, à être convertie en chyme, elle est essentiellement nutritive, qu'elle soit ou non associée à d'autres substances alimentaires. HASSELQUITZ (*Voyage dans le Levant*) rapporte qu'une caravane, allant d'Éthiopie en Égypte, ne vécut que de cette substance pendant deux mois que dura le voyage; LINDT assure que, dans le temps où la disette des *céréales* se fait sentir, la *gomme* nourrit des villes entières, et que, durant tout le temps de sa récolte qui dure plusieurs mois, les *Arabes* n'ont pas d'autre nourriture, n'ont pas d'autre aliment. Ne serait-ce pas la *manne* des *Hébreux* dans le désert? Cela prouve que, malgré les doutes élevés par M. le dr MAGENDIE sur la qualité alimentaire de la *gomme*, l'homme en tire suffisamment des éléments vraiment réparateurs; comme aussi, malgré les assertions de ce même savant (assertions fondées sur ses expériences sur les chiens), il est bien démontré pour moi, comme pour beaucoup d'autres sans doute, que le *sucre* est essentiellement nutritif, et peut seul suffire à l'alimentation, du moins à celle de l'homme au berceau; ce que j'ai eu occasion de remarquer chez plusieurs enfants en bas âge, pour lesquels, durant le temps ordinaire de la lactation, le *sucre*, substitué à cette alimentation naturelle, fut également substitué à toute espèce de *lait*, de *boisson lactée*, de *bouillie*, de *potage*, de *soupe*, d'*aliment solide* et de *boisson alimentaire*, ce qui n'empêcha pas ces enfants de venir très-bien (4).

D'une autre part, la *gomme arabique*, dont un principe particulier *alcaloïdique* nommé *arabine* constitue la presque totalité, la *gomme* consacrée à l'usage médicinal, offre une vertu émolliente très-positive, très-forte, tout-à-fait propre à modérer l'activité des phénomènes et des mouvements organiques, à combattre le travail inflammatoire. Non moins utile dans les théories pharmaceutiques que dans les appréciations thérapeutiques, par la propriété qu'elle possède de pouvoir être facilement réduite en poudre et de solidifier une certaine quantité d'eau, employée comme intermède ou adjuvant, elle sert d'excipient ou de suspensif à certaines substances auxquelles on l'adjoint, elle est pour elles un moyen de cohésion, elle aide à tenir en suspension dans l'eau les *corps oléagineux*, les *oxides métalliques*, et les poudres ou matières insolubles, en même temps qu'elle leur sert de correctif, en opposant à leur âcreté, à leur stypticité, à leur énergie, à leur véhémence, ses principes adoucissants.

D'une nature, d'une constitution organico-chimique un peu différente, car, suivant le d^r John, elle contient un principe particulier *alcaloïdique* qu'il propose de nommer *cérasine*, d'après Thompson, principe que d'autres proposent de nommer *adraganthine*, sans doute à cause de son origine, car, suivant Guérin, il entrerait dans sa composition de l'*arabine*, de la *bassorine* (*alcaloïde* insoluble et vésiculeux, et quelques grains d'*amidon*), ce qui y indiquerait la présence d'un peu de *dextrine*; mais, comme la *gomme arabique*, émolliente et mucilagineuse, la *gomme adragant*, produite par l'*astragalus verus*, OLIVIER, *astragalus tragacantha*, L., *astragalus tragacanthoïdes*, L., *astragalus gummifer*, LABILLARDIÈRE (ce que conteste SIÉBER), par l'*astragalus creticus*, T., par les *astragalus aristatus* et *astr. massiliensis*, produite aussi, dit VALMONT-BOMARE, par le *limonium erinaceum creticum*, plante ressemblant en quelque sorte au dos du hérisson terrestre, et même à certains gros oursins, plante cueillie sur le mont Ida ou Psyllority, le 20 Juillet 1830, par M. BAUME, alors consul à Candie, espèce dont Prosper ALPIN (*de exoticis*) fait mention sous le nom de *tragacantha altera*, espèce qui pourrait bien être celle de TOURNEFORT et de LABILLARDIÈRE, la *gomme adragant*, quelle que soit son origine, estimée humectante, tempérante, propre à combattre la dysenterie, les ardeurs d'urine, la toux, la raucité, employée en collyres contre l'ophthalmie (TOURNEFORT, GEOFFROY, RAUWOLF, CARTHEUSER), est, en médecine et en pharmacie, consacrée aux mêmes usages que la *gomme arabique* et avec les mêmes succès. Mais elle n'a point encore, que je sache, été expérimentée comme alimentaire, et probablement elle serait tout aussi propre à l'alimentation que le produit cristalloïde des *mimosées*, s'il venait dans la pensée de quelqu'un d'en essayer l'emploi, ou si l'on en était réduit à cette seule ressource. Déjà les pâtissiers et les confiseurs ont appris à en tirer parti dans l'intérêt de leurs *gelées*, de leurs *crèmes*, de leurs *franchipanes*, friandises dans lesquelles elle remplace aujourd'hui l'*ichthyocolle* (*colle de poisson*), matière toute gélatineuse que l'on dit être la membrane interne de la vessie natatoire du *grand esturgeon* (*acipenser huso*, L.,) *acipenser sturio* (ordre des *poissons chondroptérygiens à branchies libres*;

Cuvier), *colle* également préparée par la décoction de la vessie ou des vésicules aériennes, de la peau, de l'estomac, et en général de toutes les parties cartilagineuses ou membraneuses d'autres *poissons* différents de l'*esturgeon*.

Si donc ces deux espèces de *gomme* peuvent fournir, par leur dissolution dans l'eau, des boissons adoucissantes et mucilagineuses, il est reconnu que nous trouvons les mêmes avantages dans les agents *émollients* dont nous venons de nous entretenir. En effet, la *racine de guimauve* renferme en proportion considérable le principe mucilagineux qu'elle abandonne très-facilement à l'eau, soit qu'on la soumette à la décoction, soit qu'on se contente, pour l'obtenir, d'une simple infusion ou à chaud ou à froid. Et ce qui doit nous rendre cette *racine* un précieux antagoniste des *mucilagineux exotiques*, « c'est qu'en refroidissant, l'eau, chargée de » ses principes, offre une *gélatine* tremblante, transparente, » laquelle dissout, plus promptement que la *gomme*, le » quadruple de son poids de substances résineuses, telles » que la *myrrhe*, l'*opopanax*, le *jalap* (Bodard). » Je dois ajouter à cela que c'est avec la décoction légère ou concentrée de *racine de guimauve* que, pendant la durée du premier siége de Phalsbourg (Meurthe), en 1814, nous avons (ne pouvant faire autrement) satisfait à toutes les prescriptions qui indiquaient l'emploi des *gommes* ou des *solutions gommeuses*. M. le d[r] Fée, aujourd'hui pharmacien principal dans l'armée, était alors pharmacien en chef de l'hôpital militaire de cette place.

D'ailleurs, des travaux chimiques nous ont démontré depuis long-temps que les *bulbes* de *l'ail* (*allium sativum*, L.), de l'*ognon* (*cepa vulgaris*, T.), des *scilla nutans*, *scilla bifolia* et autres *scilles*, des *narcisses* et autres *amaryllidées*, que ces *bulbes*, dégagés du principe âcre, caustique et brûlant qui leur est propre, fournissent un mucilage essentiellement émollient et adhésif, essentiellement analogue à celui de la *gomme arabique* ou de la *gomme adragant*. Il n'est personne qui puisse méconnaître la propriété émolliente de l'*ognon de lys* (*lilium candidissimum*, L.), *bulbe* jadis fréquemment employé, cuit sous la *cendre*, pour des cataplasmes maturatifs, propriété qui appartient également à ses fleurs qui, macérées dans l'*huile d'olives*, sont le remède populaire de l'otalgie (Tilingius, Zorn, Geoffroy), propriété qui se rencontre également dans les *bulbes du lilium martagon* (Boerrhaave, Boecler, Zorn), dans les *bulbes des tulipes*, des *jacinthes*, des *muscaris*, et en général dans toutes les espèces de la famille des *liliacées*.

D'après cela, devrons-nous avoir sujet de nous plaindre, si, aujourd'hui, l'on ne trouve plus dans le commerce la *gomme de Bassora*, substance dont l'origine, fort incertaine, est conjecturalement attribuée à une espèce du genre *mesembryanthemum* (Virey), produit d'une espèce *ficoïdée*, seulement connu en France depuis une soixantaine d'années environ, substance dont la *bassorine* est le principal élément *alcaloïdique*, et qui déjà, reléguée dans les droguiers de quelques amateurs, n'occupe plus que pour mémoire une place dans la catégorie des *gommes* et des agents de la médication *émolliente*.

Si la poudre de la *gomme arabique* et celle de la *gomme adragant* ont la propriété de rendre les *huiles fixes* miscibles à l'eau, nous voyons cette faculté appartenir également au *salep*, que les *médecins belges* (le d[r] Bamps à Hasselt, le d[r] Debruyen à St-Trond) prescrivaient, alors que j'y étais en 1831, dans la préparation des *loochs* et des *potions* dites *gommeuses*; et, certes, nous retrouverions cette faculté dans toutes nos *fécules indigènes*, et mieux encore dans la *farine de nos céréales*, comme on peut la rencontrer dans la *farine de lin*, laquelle, au dire de Guérin, contient de l'*arabine*.

Si, pour la confection de certaines masses pilulaires et des tablettes, on est obligé de réunir ces *gommes* aux poudres, soit insolubles, soit solubles qui en font la base, et qui, privées de leur aide, seraient sans moyen de cohésion entre elles; si, dis-je, leur intermède, en ce cas, donne lieu à des pâtes consistantes, homogènes, compactes, solides et ductiles, le *salep des Belges*, nos *fécules*, nos *farines frumentacées*, la *farine de lin*, peuvent, aussi bien que les *gommes*, servir d'agent cohésif, et, à leur défaut, la *mie de pain*, ou tendre, ou récente, ou sèche, malaxée entière, ou pulvérisée et légèrement humectée, remplira, dans la confection d'une masse pilulaire, parfaitement le même but, soit comme excipient, soit comme adjuvant, soit comme correctif, et si bien, qu'elle est le seul adjuvant, le seul liant que j'aie adopté dans la préparation des *pilules de tiglium* : et, tout aussi bien que dans les *solutés gommeux*, l'on trouvera toujours, dans l'*eau panée* des ménages, une boisson adoucissante, salutaire, et facile à préparer.

Si la *gomme adragant* a la propriété de solidifier une si grande quantité d'eau, que 4 scrupules suffisent pour donner la consistance sirupeuse à une livre de ce fluide, les *semences* de l'*herbe aux puces*, du *plantago psyllium*, L., semences estimées de tout temps rafraîchissantes, émollientes et laxatives, convenables aux constitutions bilieuses, semences dont le mucilage était recommandé dans l'angine avec sécheresse de la bouche et de la gorge, par les continuateurs de Geoffroy, Cartheuser, Boerrhaave et Zorn; les semences de deux autres *plantaginées*, du *plantago cynops* et *plantago arenaria*, L., traitées à froid pour éviter le principe âcre qu'elles contiennent : ces semences fournissent assez de mucilage pour rivaliser sur ce point les gommes exotiques. Les anciens, et surtout les Arabes, faisaient grand cas de ces graines (du *psyllium* notamment), et Gilibert recommande cette dernière dans l'ophthalmie, dans la dysenterie et dans la dysurie. La *semence de coings*, qui est très-mucilagineuse, et qui, en pharmacie, est consacrée à la préparation de certaines *gelées* médicamenteuses (*gelée de quinquina*, *gelée de mousse de Corse*), la semence de *coings* présente en ce sens (solidification de l'eau) un avantage égal, car 1 gros de cette semence bouilli dans 6 onces d'eau, donne une liqueur semblable au *blanc d'œuf*; et 2 gros, dans la même quantité de véhicule, forment une espèce de *gélatine* qui, soumise à l'évaporation, fournit presque la moitié de son poids de substance extractive (LEWIS) : elle facilite la dissolution de la *gomme ammoniaque*. Les Arabes estimaient fort ce mucilage que nous négligeons beaucoup trop ; CARTHEUSER et BOERRHAAVE le préféraient à tout autre, à cause de la saveur agréable qui lui est propre, et toujours on l'a trouvé convenable dans les chaleurs gastriques et abdominales, dans le flux de ventre, dans le traitement des ulcères par inflammation, dont la bouche, la langue et la gorge peuvent être le siége (TRILLER). Nous trouverons les mêmes avantages dans la *semence du fénugrec* (*trigonella fœnum-græcum*, L., *légumineuses*), semence qui, principalement consacrée aux usages externes, était employée en cataplasmes comme anodine, émolliente, résolutive (CARTHEUSER, ZORN ; GEOFFROY), semence que les Romains mangeaient en ragoût, et qui contient une si grande quantité de mucilage, qu'une once donne la lenteur de l'*huile* à 16 onces d'eau. Bien plus (et c'est ce qui sans doute explique pourquoi certains vétérinaires l'administrent aux chevaux en qualité de médicament fortifiant), bien plus, par l'*extractif* amer, odorant, qui s'y trouve réuni, elle peut exercer sur les appareils de sécrétion la même influence que celle reconnue à la racine de *réglisse*, et attribuée à la racine d'une autre *léguminosée*, à la racine de l'*astragalus glycyphyllos*, L.

Il est notoire qu'une pincée de *graine de lin* (*linum usitatissimum*, L.) donne, par une ébullition prolongée, une grande consistance à un volume d'eau considérable. Cette *graine*, que peuvent également fournir aussi bonne, aussi riche en mucilage, d'autres espèces *linacées* à utiliser dans les lieux où elles croissent et vivent agrestes ou cultivées, savoir : les *linum gallicum*, *maritimum*, *agreste*, *campanulatum*, *strictum*, *narbonnense*, *alpinum*, *angustifolium*, *montanum*, *tenuifolium*, *hirsutum* et *salsoïdes*, cette *graine*, dis-je, est, aussi bien que les *gommes étrangères*, d'une immense ressource, et, à mon avis, elle est plus précieuse encore. Spielmann a extrait de cette semence un sixième de son poids de mucilage et un cinquième d'huile grasse : plus que prodiguée pour des usages externes (clystères, lotions, fomentations, bains locaux), sa décoction est la base des embrocations camphrées sur l'abdomen, conseillées dans les coliques inflammatoires (Bodard); sa *poudre* ou *farine* est fort nutritive et très-salutaire, surtout quand, débarrassée de ses débris péricarpiens, elle est employée récente; disposée en cataplasmes, ses effets sont trop connus pour qu'il soit, je pense, nécessaire d'en parler. Enfin, sa tisane, de quelque façon qu'on la prépare, soit par décoction, soit par infusion à froid ou à chaud, émolliente, anodine, diurétique, fait sur les organes une grande impression relâchante qui l'a rendue recommandable dans les toux opiniâtres qui fatiguent les pleurétiques et les phthisiques, dans la colique de plomb (Henckel, Cartheuser, Boerrhaave, Geoffroy, Zorn); mais surtout elle semble exercer une action toute spéciale qui porte à l'administrer principalement dans les maladies de l'appareil génito-urinaire; et, additionnée de *sel de nitre*, son infusion est un excellent modificateur dans la blennorrhagie et dans la dysurie (Roques) : avantage qui d'ailleurs lui est commun avec la racine des *chiendents*, avec la *graine* de l'*orge* (*hor-*

deum vulgare, L., *graminées*, et ses variétés ou sous-espèces, *hordeum cœleste*, *hexasticon*, *distichum*, *zeocriton*), qui, par leur *hordéïne*, peuvent répondre à l'*arabine* de la *graine de lin*.

Si, enfin, pour les préparations dans lesquelles une poudre *gommeuse* doit être préférée à une solution, si le *salep*, si nos *amidons*, la *mie de pain*, la *farine* de nos *céréales* et celle de *lin*, semblent insuffisants ou peu convenables pour remplacer les *gommes exotiques*, n'admettrons-nous pas, dans notre répertoire pharmaceutique, l'espèce de *gomme arabique* qui, dans le département du Var, exsude spontanément du *mimosa farnesiana* (*Formulaire à l'usage des Hôpitaux militaires*, 1839)? Continuerons-nous à repousser de la pratique médicale et pharmaceutique, pour les abandonner aux arts industriels, les *gommes du pays* (*gummi nostràs*), lesquelles exsudent spontanément et en abondance à travers l'écorce de nos *pruniers*, de nos *cerisiers*, de nos *amandiers*, de nos *abricotiers*, de nos *pêchers*? et cela sous le prétexte que ces *gommes indigènes* ne sont pas complètement solubles dans l'eau, particularité qu'elles doivent à la *bassorine*, *alcaloïde* vésiculeux de la *gomme de Bassora*, laquelle, mêlée à l'*arabine* et à la *cérasine*, fait partie de leurs éléments constitutifs, principe insoluble qui, par la réposition, se dépose en *magma* au fond des vases où la solution s'est faite. Et ceux qui les repoussent ne se doutent probablement pas, ou peut-être ont l'air de ne pas se douter que, dans le commerce de la droguerie, on en mêle aux *gommes* que nous fournit le commerce extérieur, et notamment à la *gomme dite Sénégal*, avec laquelle elle présente une grande analogie de forme et de couleur. Il est positif que ce produit de nos arbres *amygdalés* participe au même degré de toutes les propriétés reconnues aux *gommes arabique* et *adragant*, soit qu'on les veuille estimer adoucissantes, émollientes, tempérantes ; alimentaires ; soit enfin qu'on les veuille employer, ou comme solidificatrices de l'eau, ou comme excipients, adjuvants, cohésifs ; ou même comme correctifs.

Si nous croyons devoir les proposer, en qualité de substituts, aux *gommes* de l'Égypte, à plus forte raison proposerions-nous de les substituer à la *gomme de Bassora*, si cette dernière était encore en faveur.

La *semence du riz* (*oriza sativa*, L., *graminées*), cette semence que nous tirons des Indes-Orientales, de la Caroline, du Piémont, et dont peut-être on pourrait naturaliser et cultiver la plante dans les fonds marécageux de nos départements méridionaux (culture déjà essayée avec apparence de succès, près d'Arles, dans le département des Bouches-du-Rhône et dans celui des Landes) ; cette semence, soit employée en nature, soit par son *amidon* (*fécule de riz*), comme substance alimentaire, soit par sa décoction, comme substance médicinale, est, nous devons en convenir, une ressource fort précieuse. Très-mucilagineuse, facilement et presque complètement assimilable, et par conséquent fournissant peu de résidu, son administration et son emploi, soit comme nourriture, soit comme médicament, en tisanes, et en injections dans le gros intestin, fait tomber l'état d'éréthisme qui dérive d'un travail phlegmasique dont la muqueuse intestinale est le siége ; et, sous cette influence seule, il arrive souvent que l'on voit disparaître promptement la colite avec diarrhée, la dysenterie, le ténesme, surtout lorsqu'il a été possible d'agir dès le début. Aussi beaucoup d'auteurs et de praticiens accordent-ils au *riz* une propriété astringente, pensée vulgarisée autant que possible, concession qui pourrait fort bien n'être que gratuite. Or, comme il me semble (ce qui, du reste, est plus que probable) qu'il n'agit qu'à la façon des *émollients*, ne pourrait-on pas lui suppléer l'*orge perlé*, le *gruau d'avoine*, en potages, en tisanes, en lavements ; l'*amidon* ou *fécule de pomme de terre*, la *farine du maïs* dont nous aurons à reparler, l'*amidon* de nos *céréales*, et, au pis-aller, la décoction blanche dont la *mie de pain* (*mica panis*) est la base, et par conséquent encore l'*eau panée* de la médecine populaire? Et, je dois le dire en passant, dans ma pratique régimentaire (6e *dragons*), pour le traitement des colites, des diarrhées, des dysenteries, j'ai substitué constamment aux décoctions de *riz*, des tisanes faites avec une espèce de *gruau d'orge* qui, dans les régiments de cavalerie, est habituellement la matière de l'*eau blanche*, espèce de barbotage tempérant que l'on donne aux chevaux échauffés, et je m'en suis trouvé fort bien.

Enfin, si, employé en cataplasmes dans l'ophthalmie aiguë, le *riz* en substance, mais cuit de manière à pouvoir être facilement réduit en bouillie, m'a été un bon auxiliaire, ce qu'avant moi il avait été pour le dr Fleychuts, chirurgien principal des armées françaises en Algérie, d'après lequel j'ai adopté ce moyen pratique, on peut, en ce dernier cas, lui substituer des cataplasmes de *pomme de reinette*, fruit du *malus sativa*, *fructu subrotundo*, *è viridi pallescente*, *acido-dulci*, T., que l'on fait cuire sans eau dans le sable ou dans la cendre, remède populaire de l'ophthalmie, et dont on doit, dit-on, l'introduction à Plater.

B. ÉMOLLIENTS ALIMENTAIRES.

Usus œconomicos non debui prætcrire, cum hic sit finis primarius botanicæ, et ex regno vegetabili plera commoda hominibus proveniunt

(Loureiro, *fl. coch.*, *præf.*)

Οροβοὶ, ἀχοστὴ καὶ τὰ ἄλλα ὄσπρια ζώων στηρίζοισι βιοτήν.

1° BULBES, TUBERCULES, GRAINES, FÉCULES, MATIÈRES GOMMEUSES ET AMYLACÉES.

Recherchées par la délicatesse sybaritique de la grande propriété, indispensables soutiens de l'aristocratie valétudinaire, panacées alimentaires de la *médecine comme il faut*, qu'ont donc de plus que nos *fécules indigènes*, comme diététiques et médicamenteuses, ces *fécules étrangères*, si emphatiquement prônées, recommandées, annoncées avec tant de bruit et d'éclat ?

Qu'a de plus qu'elles le *salep d'Orient*, que l'on dit être extrait d'un *orchis de Perse* (*orchis persica*, Triller, *orchis mascula*, L., Guibourt, *orchis morio*, L., Mouton-Fontenille) ? A la racine de cette *orchidée* dont les Persans et les Chinois eux-mêmes font un si grand cas qu'ils lui attribuent nombre de propriétés merveilleuses, et surtout celles d'être un puissant aphrodisiaque, qu'ils estiment autant que les Japonais font le *gin-zeng* ; à cette racine ne pouvons-nous facilement, et avec parité d'avantages, offrir comme suppléants les racines de nos *orchis indigènes*, originale et brillante parure de nos bois montueux et de nos prairies? Si la racine de l'*orchis de Perse*, séchée, réduite en poudre, et à la dose de 1 gros, donne, cuite à un feu doux dans 8 onces d'eau, une préparation mucilagineuse, gélatiniforme qui calme parfaitement les douleurs dont l'appareil digestif peut être le siége; si elle peut être estimée souveraine dans les dysenteries, les coliques et les convulsions des enfants (Geoffroy, Loeseke, Seba, Degner), la même estime peut, à coup sûr, être accordée à nos *orchis*, soit mono-bulbés, soit bi-bulbés, soit palmato-bulbés, au nombre desquels nous trouvons les *orchis morio* et *mascula*, qui sont indigènes et agrestes dans nos contrées, aussi bien que dans l'Orient, espèces *orchidées* auxquelles nous pouvons réunir, comme propres à notre sol et à notre climat, l'*orchis bifolia*, recommandé dans la consomption et la dysenterie, les *orchis globosa*, *coriophora*, *ustulata*, *militaris*, *papilionacea*, *monorchis* (bulbes entiers), *latifolia*, *incarnata*, *pratensis*, *sambucina*, *maculata*, *odoratissima*, *conopsea*, espèces linnéennes qui, si nous voulions nous livrer à leur culture, à leur récolte, à leur exploitation, nous donneraient certainement un excellent *salep indigène*.

En quoi donc peut l'emporter sur nos *fécules* et nos *pâtes féculentes*, le *sagou*, produit devenu presque problématique par sa rareté dans le commerce, malgré ceux qui prétendent en faire le débit, malgré ceux qui ont l'intention d'en prescrire l'emploi, produit retiré, au rapport des auteurs, du *metroxylon sagu* (Peyrilhe), du *sagus farinifera* (Rumphius), du *sagus raffia* ou *ruphia*, *de* l'*elate sylvestris* (Bodard); d'un *palmier* du genre *areca*; du *phœnix farinifera* (*palma farinifera*, Bergius; *du zanica cycas*, des *cycas circinalis* et *revoluta*; du *dioscorea sativa*, L.? Origine incertaine pour tous, sur laquelle les auteurs, les voyageurs, les naturalistes sont encore loin d'être d'accord, et dont l'incertitude devrait suffire à nous faire repousser une substance peut-être à juste titre recommandée comme aliment aux phthisiques et aux cachectiques par nombre de médecins de nos jours, et avant eux par VALENTIN, DAMPIERRE, SAAR, TAVERNIER, VOGEL, BARCHEWIZIUS, WORMS, SALMON, SECK, LOESEKE, MALOUIN, une substance précieuse sans doute, mais fort coûteuse par cela seul, et, je dois le dire, fort inutile pour nous, grâce à l'abondance des productions indigènes qui peuvent le représenter et le suppléer. J'en appelle ici à nos industriels qui, instruits par l'illustre PARMENTIER, savent tout le parti que l'on peut tirer de nos *fécules*, qui savent leur donner la forme, l'aspect, la saveur et toutes les qualités que l'on croit reconnaître au *sagou véritable*, à propos duquel aujourd'hui le commerce et la douane sont en grand émoi.

Dans les racines ou bulbes des *herbes monocotylédonées*, dans les *stipes* ou *tignes ligneuses des arbres monocotylédonés*, il n'existe ni *meditullium* (5), ni canal médullaire central; la moelle, épandue partout, y est interstitiaire aux fibres ligneuses de leur texture, de leur bois fasciculé; et cette moelle constituerait la *fécule* alibile de forme granulée qui nous arrive avec le nom de *sagou*, substance dont, ainsi que nous venons de le dire, on attribue l'origine, assez gratuitement peut-être, à certaines *dactyliférées*, à certaines *cycadées*, à certaines *dioscorées*. La rareté, la cherté de cette substance, estimée éminemment précieuse, ont donné l'éveil à l'ingéniosité des populations, et l'on s'est évertué à trouver un produit qui pût la représenter de tous points; et d'abord, dans nos colonies d'Amérique, nous eûmes le *sacamité* (terme créole, pour *sagou imité*), qui n'est autre chose qu'un *gruau de maïs* (*zea maïs*, L., *graminées*). « A la Nouvelle-Orléans et dans d'autres contrées du Nouveau-

» Monde, on réduit le *maïs blanc* en un *gruau* très-délicat » et très-recherché pour remplacer le *pain* ou le *riz*, surtout quand on fait usage de mets épicés. Il nourrit davantage que le *riz*, et les nègres le préfèrent à d'autres aliments. Il passe pour plus sain et plus humectant, car il engraisse les convalescents, les valétudinaires, et se digère sans peine (GUIBOURT). » Maintenant, que le profr MOREAU vienne, en dépit de ce qui est reconnu par une expérience de tous les jours, proscrire de la diététique des enfants, vienne déclarer insalubre et peu nourrissante la *farine de maïs*, *farine* si légère, si adoucissante, si parfaitement assimilable, si peu fatigante pour l'appareil digestif des enfants, si préférable à la *farine de nos céréales* pour la préparation de leurs bouillies, car elle ne contient point de *gluten*, car elle ne fait point *colle*, farine dont nos Arabes de l'Algérie font leur principale nourriture sous le nom de *cous-cous*, *couz-couz*, *couscoussou*! Comment se fait-il que la réclame, toujours aux ordres des charlatans de l'hygiène et de l'alimentation, n'en ait pas encore noirci les journaux?

Depuis, sans doute (depuis le premier emploi du *sacamité*), vers la fin du dernier siècle, l'illustre PARMENTIER, dès l'origine des travaux dont les *pommes de terre* ont été l'objet d'après ses inspirations, nous avait mis sur la voie pour la préparation d'un *sagou indigène*, et ce *sagou artificiel*, formé de *fécule de pomme de terre* et de *sucre*, a présenté les mêmes avantages que le *sagou proprement dit*.

Peut-on raisonnablement préférer le *salep de Perse*, le *sagou* et même toutes les autres *fécules exotiques* dont nous aurons à parler, à la *fécule* que fournit en abondance la *pomme de terre* (*solanum tuberosum*, L., *parmenteria edulis*, N., *solanées*), tubercule alimentaire et médicamentaire tout à la fois, lequel, cuit dans l'eau, constitue de bons cataplasmes émollients, lequel, râpé cru et appliqué à froid, offre à la médecine populaire un topique qu'elle a adopté dans le traitement des brûlures, tubercule si heureusement importé dans nos climats où il s'est parfaitement naturalisé, si facile à y multiplier, tubercule si utile, si nourrissant dans son ensemble, si précieux en un mot? Nourriture du pauvre et du riche, salut! honneur au savant philanthrope qui, le premier chez nous, l'a fait apprécier, et chez nous en a répandu l'usage!

« Quand je songe aux 8 ou 900,000 âmes qui peuplent » la capitale, et que je tiens des *pommes de terre*, je ne » puis plus les quitter. Les *économistes* ne les aiment pas; » elles dérangent un peu leur système. Les *pommes de terre*, » réunissant toutes les propriétés alimentaires, sont sus- » ceptibles d'une infinité de préparations, et peuvent rem- » placer les *gruaux*, la *semoule*, le *salep*, le *sagou*. Quelles » ressources pour la misère! Ces végétaux, à ce qu'il » paraît, sont tous doués de propriétés nutritives qu'on » n'attribuait ci-devant qu'au *froment*. Il n'existe point de » végétal, ni même de partie végétale qui ne recèle une » substance propre à la nourriture de l'homme quand l'art » aura su l'extraire; et cet art est bien moins compliqué que » celui de faire le *pain*. Quelle reconnaissance ne devons- » nous pas aux *chimistes*, tels que MM. PARMENTIER et » Cadet DE VAUX, qui, par leurs découvertes simples et » utiles, auront tué le monstre de la famine, cet enfant de » notre ignorance qui désole et domine les empires! Ils » auront justifié la Providence en montrant aux rois et aux » peuples que la stérilité n'est qu'apparente, et que tout ce » qui végète offre à la faim une substance nourrissante; » que la disette est un mot qui s'effacera des langues mo- » dernes quand on aura appris à extraire, des plantes qui » nous environnent, les propriétés panaires, et plusieurs en » sont pourvues plus ou moins.

» Plus de ces années désastreuses où l'on a vu l'homme,

» couché sur le ventre, brouter l'herbe à la manière des
» animaux ! Plus éclairé, et connaissant mieux toutes les
» plantes dont on peut tirer de la farine, il ne craindra
» plus les révolutions physiques ni politiques. Partout où
» le Créateur a fait lever un végétal, là se trouve de quoi
» l'adorer et le remercier de ses bienfaits. Honneur au nou-
» veau TRIPTOLÈME qui, le premier, a développé ces impor-
» tantes connaissances ! Si les Indiens mangent la *cassave*,
» le *tapioka* après une certaine préparation, si d'autres
» usent du *manioc*, de l'*yuca*, plus de plantes pernicieuses !
» Le système qui admet une Providence éternelle et bien-
» faisante, n'avait pas besoin de ce nouvel appui pour la
» reconnaître et la bénir. Mais observons que c'est après
» la composition de l'*Iliade* et de l'*Esprit des lois*, que
» l'homme a enfin soupçonné que la bonne nature avait
» pu placer dans tous les végétaux une propriété fébrifuge.
» Venez, *économistes*, qui, comme des étourdis, avez prê-
» ché, en 1767, l'exportation illimitée du *blé*, et avez donné
» à la cupidité la plus effrénée le signal d'affamer le royaume !
» vous qui n'avez vu que du *froment*, accourez, et songez
» qu'une seule découverte en chimie vous condamne au
» silence ! Il ne faut qu'une *pomme de terre* pour ruiner de
» fond en comble votre système. Que deviennent vos grands
» mots devant une expérience chimique ? N'affirmez donc
» jamais rien ; ayez une idée qui vous manque, celle de
» votre profonde ignorance, au-delà de quelques phrases
» oratoires. Eh ! vous n'avez jamais soupçonné l'influence
» que pourraient avoir, sur le gouvernement des empires,
» certaines découvertes ! Réfléchissez-y : il se pourrait très-
» bien qu'elles entraînassent la dissolution de nos sociétés
» si horriblement inégales, et qu'elles portassent au plus
» haut degré la perfectibilité humaine. Avant peu, un chi-
» miste nous donnera peut-être un *vin* généreux qui n'aura
» pas été fourni par le bois noir et tortueux dont la façon

» coûte tant de peines. L'*acide*, le *sucre*, sont sous nos » mains. La nature est une, mais nous ne la voyons pas. » Les *économistes* et leurs semblables s'étourdissent de mots » qu'ils n'entendent pas. Ils se plaignent ensuite du peu de » conception d'autrui ; mais il faut bien avoir l'air d'édifier » un grand système. Comme tout cela rit à l'œil sur le » papier ! » (**Mercier**, *tableau de Paris*, **1783**.)

A **Parmentier** et Cadet **De Vaux**, à ces bienfaiteurs de l'humanité, nous réunirons, bien que notre citation soit fort longue mais non inopportune, car elle rentre dans les motifs et dans le cadre de notre travail, qui a pour but l'affranchissement par substitution et succédanéité, nous réunirons **Marcgraff** et **Chaptal**, qui nous ont dotés d'un *sucre indigène* tellement capable de rivaliser le *sucre colonial*, que le commerce jette feu et flammes pour en empêcher l'exploitation, tant le commerce est désintéressé, tant il est fort sur le patriotisme. Nous leur adjoindrons aussi M. **Appert**, qui, non content de nous enseigner la conservation du *lait*, du *suc* des fruits acidules et tempérants, nous a appris à retirer des *os* une *gélatine* aussi alibile, aussi réparatrice que la *viande* le peut être ; MM. **Mollerat**, auxquels nous devons le *vinaigre de bois* ; le d[r] **Jeannel**, pharmacien à l'armée d'Afrique, lequel, pendant le siége long et désespéré de Guielma (Algérie), trouvant dans son instruction et son intelligence des ressources puissantes, soutint la garnison, privée de tout, au moyen de la *gélatine* extraite des *os* d'animaux recueillis et rassemblés par ses soins, et d'une *eau-de-vie* qu'il fabriqua en traitant les fruits sucrés qui se trouvèrent à sa disposition.

Si, reprenant la tâche que nous nous sommes imposée, nous rentrons dans le cercle de nos appréciations comparatives, nous nous demanderons en quoi peut nous importer la *sarcocolle* (*colle-chair*), soit que sa saveur sucrée puisse être due à la *saccharinite*, principe sucrant qui, selon **Desvaux**, comprend la *mannite* et toutes les diverses espèces de *sucre*; soit que cette saveur puisse être due à la *glycirrhizine*, comme le pensent quelques-uns? en quoi peut nous importer cette exsudation gommeuse, sucrée-amarescente du *penæa sarcocolla*, L., et du *penæa mucronata*, arbrisseaux *acanthacés*, épineux, originaires de l'Éthiopie, de la Perse et de l'Arabie-Heureuse? en quoi peut nous importer enfin la *sarcocolline* son principe immédiat, transformable en *acide oxalique* par l'*acide nitrique*, ce qui la rapproche du *sucre*? Ce ne sera donc vraiment que pour mémoire que je parlerai ici de cette substance incaractérisable, du moins pour les classificateurs, attendu qu'elle n'a jamais été assez formelle, dans ses effets sur l'économie, pour avoir été appelée à jouer un rôle important dans la thérapeutique et la diététique, attendu que les auteurs ne sont pas d'accord entre eux sur ses vertus, les uns l'estimant échauffante, astringente, consolidante, agglutinative et maturative, la conseillant, macérée dans du *lait d'ânesse* ou de *femme*, et divisée dans ce fluide, comme efficace dans les fluxions de l'œil, dans les nuages et les albugos de la cornée (**Salmas**, **Zorn** et **Geoffroy**); d'autres la prescrivant pour les plaies, pour l'ophthalmie, dissoute ou plutôt divisée dans un *blanc d'œuf* (**Mouton-Fontenille**); **Sérapion** disant qu'elle ulcère les intestins, et qu'elle rend chauve; **Hoffmann** condamnant son usage interne; les *médecins arabes*, qui la nommaient *anzarot*, vantant sa vertu purgative; attendu que, depuis long-temps, elle est inusitée parmi nous, qu'elle n'est plus guère connue que des amateurs dont elle enrichit et complète les droguiers, et des pharmaciens qui n'ont jamais eu que fort rarement, et qui n'ont point aujourd'hui occasion d'en faire emploi, et qui n'ont point encore songé à lui assigner une place dans la catégorie de leurs miraculeux arcanes.

Loin de chercher à secouer la poudre des droguiers sous laquelle, depuis nombre d'années, la *sarcocolle* demeure ensevelie, l'abandonnant à l'oubli devenu justement son partage, parlons de ces productions heureuses que préconisent, à grand renfort d'affiches et de réclames, les industriels des estomacs débiles, des habitudes valétudinaires, des constitutions délabrées.

Demandons-nous, avec bonne foi, de quelle importance nous peuvent être l'*arowroot* de la Caroline, fécule fournie, suivant Catesby, par la racine du *smilax tamnoïdes*; l'*arrow-root* oriental, fécule extraite, soit du *maranta arrowroot* (*Codex parisiensis*), soit du *maranta indica*, L., soit du *maranta arundinacea* (*amomées*); le *tapioka* (*cassave des Indiens*), que donne la racine du *manioc* (*jatropha manihot*, L., *euphorbiacées*); la *cassena* de Catesby (*yapou des Indiens*), fécule alibile et restaurante que l'on retire du *prinos glaber* (*célastrinées*); et enfin le *racahout des Arabes*, lequel, au dire d'un sieur Bourlet d'Amboise, *ex-cuisinier du Grand Seigneur*, et *importateur du racahout* en France, sert à engraisser les odalisques du sérail, et lequel, depuis son importation, mentant à sa renommée, a eu le malheur de n'engraisser personne, si ce n'est son vendeur; production qui, selon le prof^r Ach. Richard, n'est autre chose que la fécule enlevée aux racines bulbo-tuberculeuses du *cyperus esculentus*, L., tubercules regardés comme fruits dans le pays et par quelques voyageurs (Granger, *voyage en Égypte*), récoltés principalement aux environs de Rosette où on les désigne sous le nom de *hableziss*, *abdelasis*, *abelasis*, et auxquels nous pouvons opposer notre *cyperus rotundus*, déjà cité pour sa saveur aromatique-pipéracée, pour ses propriétés stimulantes; production que d'autres estiment être extraite des *glands* de certains *chênes* du Bosphore, de l'ancienne Grèce et de son Archipel; fruits agréablement comestibles tout d'abord, et sans aucune préparation préliminaire. Les *quercus ballota*, *æsculus*, *rotundifolius*, *ilex*, *phellos*, communs dans le midi de la France (*q. ilex*), dans les campagnes barbaresques, dans l'Orient, en Grèce, en Italie et en Espagne, donnent, en effet, des fruits très-riches en *fécule amylacée*, très-nourrissants, fort agréables au goût, représentant la saveur de *noisette*, et, comme le tubercule du *souchet comestible*, la saveur de la *châtaigne commune*. PLINE rapporte que, de son temps, le *gland* était pour une grande part dans les ressources alimentaires des Espagnols ; et STRABON affirme que ces peuples faisaient du pain avec la farine de ce fruit.

Il doit être bien compris que, dans l'un ni l'autre de ces auteurs, il n'est question du fruit âpre et acerbe, amarescent, fourni par les *chênes de nos forêts*, *quercus robur*, *sessiliflora*, *pedunculata*. Cependant, c'est de ces fruits si riches en *fécule amylacée* que provient aujourd'hui le fameux *racahout*, lequel, grâce au prestige et à l'étrangeté de sa dénomination barbare, se vend au bon public 8 et 10 francs la livre (6).

Demandons-nous si l'on doit accorder une confiance sérieuse et tout exclusive au prétendu *palamoud* des *Turcs*, au *wakaka* des *Indes*, au *tanakous* de *l'Inde*, au *kaïfa d'Orient*, préparations alimentaires dans lesquelles le *cacao*, qui y entre pour une partie, peut être représenté par la *pistache de terre*, graine *légumineuse* dont nous aurons à nous occuper plus loin ; substances gommo-féculacées déclarées de merveilleuses panacées alimentaires, sujets de tant d'insertions élogieuses, dont la véritable valeur, toute de convention, est représentée par la *médaille d'encouragement* que décerne à l'*inventeur un jury* complaisant ou gagné, et par le profit qu'en tire l'ingénieux et facile *journalisme* qui l'estime et l'apprécie à tant la ligne !

Que la *ketmie-gombo* (*hibiscus esculentus*, L.), exploitée par nos industriels, donne une substance alimentaire des plus précieuses, à leur dire, et qu'ils désignent sous les noms fastueusement baroques d'*allathaïm* de *sultane d'hanicá*, de *katmich*! qu'ils en composent une substance médicinale merveilleusement panacéique qu'ils vendent sous le nom de *pâte* et *sirop de nafé d'Arabie*, selon la réclame, infaillible dans le traitement de la grippe, fort bien ! Mais, par hasard, sous ces dénominations prétentieuses, ne serait-ce pas simplement notre *guimauve* que chaque jour ils nous débiteraient? Une substitution mercantile de ce genre ne serait ni étrange, ni insolite, et les fastes du commerce nous en offriraient plus d'un exemple. Il y a, en effet, une grande analogie de constitution chimique et de propriétés entre notre *guimauve* et cette *malvacée* étrangère, plante alimentaire, annuelle, originaire des climats les plus chauds des Deux-Mondes; substitution qui, d'ailleurs, pourrait être inutile, car déjà elle est cultivée en grand dans le midi de la France, et ses fruits qu'à différentes reprises et récemment encore on a proposés comme substituts du *café*, y mûrissent chaque année. Cela étant, la *ketmie comestible* serait encore une de nos heureuses conquêtes agricoles; mais, à coup sûr, elle perdra immensément de sa valeur du moment où l'on cessera de barbariser son nom. Ses fruits, quand ils sont jeunes et tendres, se mangent comme on fait les *haricots* : alors ils contiennent beaucoup de mucilage, ont une acidité agréable, donnent un ragoût visqueux très-recherché par les créoles, entrent dans divers aliments, et notamment dans le potage nommé *calalou*, aux Antilles. Miller dit que leur suc doux et visqueux épaissit la soupe et la rend plus délicate. On se sert de ces *graines* seules ou mélangées pour préparer une boisson chaude comme le *café*, et en grande quantité. Pour cet emploi, on les fait torréfier jusqu'à ce qu'elles aient acquis une couleur *marron-clair*, puis on les moud, puis on fait usage de leur poudre à la même dose que le *café*. Ainsi préparées (dit M. Icard de Battaglini), mêlées au *café*, elles ajoutent des qualités et un parfum agréable à la *graine arabique*, et modifient l'action de celle-ci sur le système nerveux. Seules, elles donnent une boisson qui réjouit le goût sans produire l'insomnie : aussi peut-on, en tout temps, en faire usage sans inconvénient aucun. A la Martinique, les *feuilles du gombo* ou *gombaud* sont, comme la *guimauve* l'est en France, employées pour des lavements émollients (Guibourt, Mérat et Delens).

Acceptant comme nôtres tous les produits indigénés, et mettant avec eux la *ketmie comestible*, demandons-nous, enfin, si les produits *féculacés* que l'on vante si fort, que l'on fait venir, ou que l'on a l'air de faire venir de si loin, dont l'origine et la sincérité ne sont rien moins que certaines (car en ceci, comme en bien d'autres choses, d'adroits spéculateurs savent habilement exploiter la crédulité publique et en tirer parti), demandons-nous si toutes ces *fécules exotiques* ont droit au privilége exclusif que l'on réclame en leur faveur, ont réellement, sur les *fécules* de nos fabrications, des avantages bien marqués !

Doit-on, pour ces *fécules* étrangères qui n'ont d'autre valeur hygiénique et médicinale que celle que leur attribuent les *prospectus* ampoulés des gens qui les débitent, que celle que leur donne l'engouement niais des gens qui les achètent, doit-on, pour elles, négliger la *fécule* que peut fournir le *topinambour* (*helianthus tuberosus*, L.), *astérée* américaine si bien acclimatée chez nous, qu'elle s'y multiplie d'elle-même, autour des jardins et des lieux en culture, et dont le tubercule, presque aussi nourrissant que la *pomme de terre* (quoique le principe *farineux* et *féculacé* s'y trouve en quantité moindre), est aussi bien qu'elle d'une culture facile dans tous les terrains et à toutes les expositions, peut devenir, comme elle, d'un prix fort médiocre, est agréable au goût, et représente la saveur du *cul d'artichaut*? Négligerons-nous (oublieux que nous serions, en ce cas, des choses qui, à peu de frais, nous peuvent devenir utiles); négligerons-nous pour elles la *fécule* qu'il serait facile d'extraire des tubercules filipendulés de l'*œnanthe pimpinelloïdes*, L., *ombelliférée* dont, en Anjou, les enfants recherchent et mangent les tubercules (Desvaux)? celle qu'en bien plus grande quantité que des tubercules du *topinambour*, on peut retirer des racines tuberculeuses des *oxalis bulbosa*, et *oxalis crenata*, plantes tubéreuses alimentaires, cultivées au Pérou, introduites en Angleterre vers 1829, dont MM. Bossin de Paris et Jacques de Neuilly ont doté nos cultures potagères, que M. Guenet, lieutenant-colonel du Génie, a propagées en Bretagne, et aussi des racines de l'*oxalis deppei*, plante originaire du Brésil, de multiplication facile chez nous, plante à racines charnues, transparentes, semblables à de petits *navets* (B. J., 1844), végétaux qui, dans notre répertoire culinaire, prennent rang (par leurs feuilles) auprès de l'*oseille* et de l'*épinard*? celle que fournissent les bulbes de l'*asphodelus ramosus*, espèce dont la feuillée en pleine végétation répand au loin une odeur forte, de nature vireuse, qui fatigue le cerveau et porte à la mélancolie, d'où vient que les anciens en décoraient le champ du repos; *liliacée* bien précieuse pour certaines contrées dans lesquelles, au dire de Gouan, ces bulbes séchés, réduits en poudre et mêlés à de la *farine*, servent à la confection du pain? « Ces bulbes solides, oblongs, charnus, et réunis en un faisceau qui » ressemble assez à une botte de *navets*, sont primitivement âcres et un peu amers. On les fait tremper et bouillir » dans de l'eau pour en enlever l'âcreté. Dans les années » de disette; on peut faire usage de cette pulpe ainsi adoucie » que l'on mêle avec un peu de *blé* et d'*orge*; on y ajoute » un peu de *sel marin*, et on en fait un *pain d'asphodèle*

» qui peut se manger (Virey). » Négligerons-nous celle que nous peuvent fournir les bulbes de l'*asphodelus fistulosus*, L., aussi commun dans nos départements méditerranéens que l'*asphodelus ramosus*? celle des bulbes du *lilium martagon*, L. (*asphodèle des officines*, Triller), bulbes estimés, à l'intérieur, emménagogues et diurétiques, à l'extérieur, émollients et maturatifs (Boerrhaave, Boecler, Zorn)? celle enfin que peut en abondance fournir le *marron d'Inde*, graine de l'*æsculus hippocastanum*, L. (*hippocastanées*), graine jusqu'à nos jours si dédaignée comme substance alibile, et, je dirai même, presque redoutée à cause du principe amer et vireux qui lui est uni, graine de laquelle nous avons retiré une fécule parfaitement alibile et fort agréable au goût?

Doit-on, parce qu'alors nous serions assez riches, doit-on négliger la *fécule* que l'on propose d'enlever aux *chicots* ou racines des diverses espèces ou variétés de *dalhias*, majestueux et brillants *astérés*, belles plantes d'ornement, originaires de la Géorgie (États de l'Union, Amérique) et du Mexique, mais conquises par notre floriculture qui est si bien parvenue à les naturaliser en France, qu'aujourd'hui, communes dans tous nos jardins, elles en sont l'ornement obligé, et y comptent autant de variétés, autant d'amateurs, autant d'enthousiastes fanatiques que la *tulipe de* Gessner; et qui pourraient nous être d'une bonne ressource alimentaire, quoique la saveur aromatique, poivrée-amarescente de leurs racines, qui contiennent de l'*inuline*, les ait fait repousser jusqu'à ce jour? Doit-on négliger la *fécule* si agréablement alibile de la *mâcre* ou *châtaigne d'eau*, fruit du *trapa natans*, *œnothérée* aquatique indigène à la France, et si facile à propager partout où se trouvent des ruisseaux, des mares, des terrains constamment submergés; fruit jadis remède populaire contre la pleurésie (Kirchmajer, Zorn, Geoffroy, Guldenklee), et qui entrait dans la confection de l'*onguent d'*AGRIPPA ? celle de la *châtaigne commune*, dans laquelle nous avons reconnu l'existence d'un principe sucré, et que, dans la série des *excitants*, nous avons vue transformée en *café indigène* sous le nom de *café des Dames*; fruit essentiellement alimentaire apprécié de temps immémorial, dont il est rapporté qu'à l'époque de XÉNOPHON, de PLINE, de DIOSCORIDE, l'on faisait du *pain*, ce qui a eu lieu aussi dans l'Apennin, au dire de BARTHOLIN et de PINELLI; fruit dont aujourd'hui encore les paysans de l'Auvergne et du Limousin font des galettes, et qu'ils mêlent à leur *pain*, comme ceux de l'Ardenne mêlent des *pommes de terre* à leur *pain de seigle* ou d'*épeautre* (*secale cereale*, *triticum spelta*, L., *graminées*) ?

Si, prenant la peine de travailler certaines de nos racines drastiques ou stimulantes, on les débarrassait de leur principe âcre, ainsi qu'en certaines contrées (au dire de CATESBY) les Nègres le font pour les racines de l'*arum colocasia*, L. (*aroïdées*), racines très-employées dans la Haute-Égypte, et qui, étant cuites, ont, dit-on, le goût de la *pomme de terre* (SONINI), ainsi que, dans les colonies, on le fait pour certaines autres espèces de *gouets* dont on mange les tubercules sous le nom de *taies* ou *tayaux*, ainsi qu'en Amérique on le fait pour le *manioc*, ne trouverait-on pas de grands avantages dans cette extension donnée à l'industrie agricole, hygiénique, diététique et médicinale?

Par exemple, pour la *bryone*, proposée ailleurs pour succédanée au *jalap* : par des procédés convenables, on isolerait son principe purgatif, afin de le conserver pour des circonstances opportunes, et la *fécule*, qui y est très-abondante, ainsi délivrée de ce qui pouvait la rendre nuisible et en empêcher l'emploi comme aliment, serait disposée à devenir saine, comestible et nutritive. C'est ce qui, vers la fin du siècle dernier, a été expérimenté par un M. MORAND,

« lequel (dit VALMONT-BOMARE), réfléchissant sur la nature » du poison dont on disait cette racine remplie, et dont il » avait vu des effets funestes, examina cette racine, et lui » trouva beaucoup d'analogie avec celle du *manioc* dont on » retire, quoiqu'elle soit un poison, la *cassave* qui est » une espèce de *pain*. Il a fait macérer cette racine, et en » a retiré par la macération une espèce d'*amidon* ramassé » en grumeaux, qui, traitée de la même manière que le » *manioc*, lui a donné un pain ou galette semblable à la » *cassave*. M. BAUMÉ a prouvé également que la *fécule* » retirée de la *bryone* dégagée de son suc par la filtration » et le lavage, fournit une matière analogue à l'*amidon*. »

La racine de l'*arthanita* (*cyclamen europæum*, L.) et celle des autres *primulacées* du genre *cyclame*, racine tuberculeuse que nous avons reconnue pour être caustique, véhémentement purgative et même puissamment emménagogue, devient, au rapport de MILLER, lorsqu'elle est cuite et desséchée, non-seulement inoffensive et sans aucune action médicatrice appréciable, mais simplement comestible et nourrissante, et est, en cette qualité, fort en usage à Astracan.

On peut admettre que le même avantage serait obtenu en traitant convenablement les racines des différents *nyctages* cités plus haut et leurs graines, nucules dont le têt osseux recouvre un périsperme farineux d'un blanc parfait et d'une saveur fort douce ; en traitant de la même manière les bulbes de nos *iridées*, de nos *colchiques*, de nos *varaires*, du *taminier commun*, bulbes simples ou radicants presque entièrement formés d'*amidon*.

J'en dirai autant du *gouet commun*. Nous avons vu qu'à l'état frais, les bulbes de cette plante sont doués d'une âcreté, d'une causticité extrême qui les rendent vésicants par leur application sur la peau, qui les rendent, administrés à l'intérieur, émétiques, purgatifs, hydragogues.

Mais le principe auquel ils doivent d'exercer une médication si violemment perturbatrice, est volatil, et se détruit par la fermentation et la torréfaction : ces bulbes perdent même de leur activité par la simple exsiccation, ce que j'ai vu être dans l'*arum arizarum*; plus que commun aux entours d'El-Arrouch (province de Constantine); les principes alibiles et assimilables ainsi débarrassés du principe âcre, rendent ces bulbes très-intéressants au point de vue des ressources qu'ils peuvent offrir à l'économie domestique. En effet, selon Buchols, la racine du *gouet commun* contient, sur 1,000 parties :

Fécule	74	360
Gomme..................	56	
Matière analogue au sucre.	44	
Huile	6	
Substance analogue à la gomme adragant.......	180	

Que l'on ne s'étonne donc plus de ce que quelques auteurs avancent que, dans les temps de disette, elle peut remédier au manque du pain. Ils rapportent que, dans quelques pays, en Esclavonie, par exemple, l'ayant fait cuire et sécher, on la conserve pour la faire servir d'aliment pendant l'hiver ; et que l'on ne regrette point le *taro*, racine de l'*arum esculentum*, L., racine dont les Polynésiens et d'autres populations orientales font des bouillies en grand usage et en grande vogue dans leur répertoire alimentaire.

Plus nationaux désormais, sachons donc mieux rendre justice aux productions de notre sol, et, les appréciant comme elles doivent l'être, soyons fiers de nous trouver si riches !

Serons-nous moins industrieux que les Tartares qui, ne sachant ou ne voulant pas se livrer aux travaux de l'agriculture, font du *pain* avec la racine de *bistorte*, après l'avoir délivrée de son principe astringent par des décoctions et des lavages réitérés ? ce qui ne doit pas nous surprendre, car on sait que cette racine abonde en *fécule amylacée* ; et Mouton-Fontenille avance (d'après les auteurs) que, réduite en poudre, et mêlée en proportions assez considérables avec la *farine*, elle rend le *pain* nourrissant, agréable et sain, ce que d'ailleurs J.-B. Falk a vu pratiquer dans les contrées septentrionales de notre hémisphère. Et si la racine de la *bistorte* nous pouvait, à l'occasion, devenir une précieuse ressource, nous pourrions recourir également aux semences que la plante produit, s'il est vrai, comme on le dit, que ces semences, fort recherchées par les volailles, les engraissent promptement.

Ne saurons-nous pas tirer de nos productions un aussi bon parti que les *Lapons* des leurs ? Ces peuples font une espèce de *pain* avec l'*écorce intérieure* du *pinus sylvestris*, L., laquelle contient un principe muqueux et nutritif (Mérat). Serons-nous plus insoucieux de nos ressources que ces peuples, et que les autres habitants des régions glacées qui touchent au pôle nord ; lesquels recueillent avec soin, pour leur nourriture, l'*écorce intérieure* du *bouleau blanc* ? « Cette *écorce*, tendre et succulente, pétrie et façonnée en galettes, est, avec le *poisson fumé*, leur unique nourriture pendant les longs hivers qui désolent ces tristes contrées (Ach. Richard). » Serons-nous plus contempteurs de nos produits que les habitants de la Sibérie, lesquels (au dire de Miller) font leur principale nourriture de l'*heracleum maximum* de Breynius (*ombellifèrées*), dont la racine comestible est désignée par eux sous le nom de *panais de vache* ? que les Zélandais de la Polynésie, lesquels, avant qu'on leur eût appris à cultiver la *pomme de terre*, n'avaient pas d'autre nourriture (dit-on) que la *racine de fougère*, et une autre substance que, dans leur langue, ils nomment *kumera* ? que les anciens et pauvres habitants de certaines de nos campagnes, qui, « dans les » méchantes années, faisaient du pain avec la *racine de » fougère, pain fort mauvais et semblable aux mottes que » l'on brûle* (*Dictionnaire de* FURETIÈRE, *2e édition par* BAS- » NAGE DE BEAUVAL, 1701) ? »

Sachons donc, profitant des bons exemples que nous ont donnés les populations les plus agrestes, que nous donnent des hordes barbares, des nations à peine civilisées, tirer parti des produits dont la nature nous a pourvus avec une prodigalité véritablement merveilleuse !

Faisons mieux ! si la *farine de nos céréales*, dans lesquelles nous trouvons le principe de toute matière *féculacée*, l'*amidon* et la *dextrine* ; si l'*orge*, soit entier, soit excortisé, (*orge perlé*), sa *farine*, son *amidon*, son *hordéine* (*hordéine* et *dextrine* qui, selon moi, sont aux divers *amidons* ce que l'*arabine*, la *cérasine*, la *bassorine*, l'*adraganthine* sont aux *gommes*) ; si l'*avoine* (*avena sativa*, L. ; *alba aut nigra*) ; si cette semence, alimentaire pour l'homme et pour les animaux, si cette graine, avec laquelle on préparait la fameuse décoction de LOWER (TRILLER), et de laquelle HIPPOCRATE prescrivait la décoction comme pouvant être, aussi bien que celle de l'*orge*, une tisane utile dans les affections aiguës et inflammatoires, exemple qui fut suivi par GALIEN, PAUL D'ÉGINE, ALEXANDRE DE TRALLES, ORIBAZE, MINODOEUS, CLAUDIN, HOFFMANN, NICOLAÏ, GEOFFROY, BOERRHAAVE, VAN-SWIETEN, BOECLER, Sim. PAULLI, ZORN, WEINMANN ; si la *farine de maïs*, plante américaine si bien naturalisée chez nous, qu'en beaucoup d'endroits elle y est cultivée en grand, non moins pour la nourriture des populations que pour celle des oiseaux de basse-cour ; si, outre les produits indigènes ou régnicoles que nous venons de signaler, les *graines du festuca fluitans*, L. (*glyceria fluitans*, D. C.), *manne de Prusse*, vrai *gramen mannæ* des anciens, selon ELCHOLZ, BERGEN, BEGMANN, LINNÉ,

Loeseke, cités par Gouan, lesquels en faisaient grand cas ; si ces graines sucrées, nutritives, adoucissantes, qui fournissent, étant cuites avec du lait, une très-bonne nourriture fort usitée en Allemagne ; si les *graines* et la *farine* du *sarrazin* (*polygonum fagopyrum*, L., *polygonées*), productions que l'on voit en Basse-Bretagne, dans le Limousin, et dans quelques autres contrées de France, parfois sous forme de *crêpes* ou *galettes* substituées au *pain*, souvent mélangées aux *farines céréales* dans la fabrication du *pain* ; si cette *farine*, positivement alimentaire, qui, avant notre époque, était recommandée en bouillies pour l'alimentation des blessés, était consacrée, sous cette forme, à la diététique de ceux chez lesquels on soupçonnait l'existence d'érosions de la muqueuse gastro-intestinale, était conseillée en cataplasmes dans l'inflammation des testicules et des mamelles (Geoffroy, Boerrhaave, Sim. Paulli, Zorn) ; si ces mêmes produits du *polygonum tartaricum*, L., que Gilibert prétend être préférables à ceux du *sarrazin* proprement dit, si la *farine* de ses graines, laquelle, selon cet auteur, donne de bons cataplasmes émollients ; si les *graines* du *polygonum dumetorum* et du *polygonum convolvulus*, L., dont nos économistes devraient chercher à tirer parti, car elles sont aussi nutritives que les graines des deux premières espèces ; si les graines émulsives de l'*helianthus annuus*, graines que nous avons placées au rang de nos *cafés indigènes*, et que nous retrouverons aux *oléagineux* ; si ces graines, dont, en certaines contrées, on fait des bouillies fort nourrissantes et très-convenables pour les enfants en bas âge ; si les graines farineuses du *panicum italicum*, du *panicum miliaceum*, du *panicum polystachyon*, du *milium effusum*, du *phalaris canariensis* (*millets*), originaires de l'Orient, tout-à-fait acclimatées à la France, plus appréciées en d'autres contrées où elles servent à la préparation de bouillies ou *po-*

lentas, que chez nous, où elles sont uniquement consacrées à la nourriture des petits oiseaux ; si, enfin, ces différentes *graines*, *racines tuberculeuses*, *farines* et *fécules*, nous semblent peu convenables ou insuffisantes pour répondre aux besoins de la thérapeutique et de la diététique, donnons un nouvel essor à notre industrie agricole !

Imitons dans sa persévérance, dans la science des acclimatements et des naturalisations, le savant dr BRETONNEAU de Tours, qui, dans son jardin, curieux assemblage de végétations exotiques, a cultivé en pleine terre et avec succès la *batate* (*convolvulus batatas*, L. (7)), *liseron américain*, dont une variété est cultivée en *Espagne* et même en France, sous le nom de *patate* de *Malaga*, et l'*igname* (*dioscorées*), genre originaire des Indes-Orientales, dont plusieurs espèces, habitantes des forêts de la Chine et de la Cochinchine, donnent (au rapport de LOUREIRO) des racines féculentes et comestibles, espèces qui peuvent toutes être naturalisées chez nous, du moins dans certaines contrées de notre territoire : telles sont les *dioscorea alata*, *oppositifolia*, *eburnea*, *aculeata*, *cirrhosa* ! Essais de culture à tenter, exploitations nouvelles à entreprendre en grand !

D'une autre part, dans l'utilisation de nos produits, imitons le dr DALES, qui, en **1693**, année où le *blé* fut rare dans l'Essex, indiqua le moyen de faire du pain avec le *turneps* (*brassica rapa*, L., *rabiole des Limousins*, *crucifèrées*) ! Imitons les Polonais, qui, de temps immémorial, savent préparer des *gruaux* avec la farine de *chènevis*, et en mangent impunément de grandes quantités, malgré les propriétés témulentes et enivrantes de l'*herbe* qui les fournit (du *chanvre*), propriétés que peut-être la graine ne possède pas dans les contrées nord, ou qui peut-être ont besoin de la fermentation pour se développer.

Évertuons-nous à multiplier les espèces dont les racines

féculentes peuvent nous offrir des résultats avantageux; ainsi soient : le *cyperus rotundus* que déjà nous avons cité ; les *lathyrus nissolia* et *tuberosus* , L. , desquels la racine porte des tubercules arrondis, de la grosseur d'une *noisette* dont ils représentent la saveur, et l'*orobus tuberosus*, L., *pois des bois*, *gland de terre* (*chara de* César, *de Bello civili*); plante mentionnée aussi par Dion; végétal dont, pendant un temps, se nourrirent les soldats de l'armée de Valérius, qui manquaient de *pain* : d'une livre de ces racines, Bergius a retiré trois onces de fécule. Ainsi soit : dans l'ordre des *fumariacées*, le *corydalis bulbosa* (*fumaria bulbosa*, L., *aristolochia fabacea* de nos prédécesseurs, espèce déjà citée) ; dans celui des *saxifragées* , les granulations radiculaires du *saxifraga granulata*, L.; dans celui des *ombellifèrées* ; le *bunium bulbo-castanum*, L. (*terre-noix*), dont les racines tuberculeuses sont, aussi bien que celles des *souchets rond* et *comestible* , remplies de *fécule amylacée* !

Justement jaloux d'ajouter à nos ressources alimentaires, essayons de cultiver et d'exploiter en ce sens les racines de la *pivoine* , racines que déjà nous avons présentées comme étant reconnues pour être d'heureuses modificatrices des exagérations de la vitalité nerveuse ; les racines des *nénuphars* , lesquelles, grosses et spongieuses, contiennent une grande quantité de *fécule amylacée* unie (ainsi que nous l'avons dit ailleurs) à un principe vireux-narcotique assez analogue (pense-t-on) à l'*opium* dans les effets stupéfiants dont il frappe le système nerveux : ce qui justifierait l'adoption de ces racines dans la thérapeutique sédative et préventive des religieuses, qui les estiment propres à imposer silence aux désirs illicites, aux appétits charnels ! pensée qui, étant admise, en partie du moins, indiquerait que la pulpe de ces racines pourrait avantageusement être mise en œuvre pour des cataplasmes émollients et anodins.

Faisons des essais avec les tubercules de la *filipendule*,

tubercules déjà cités aux astringents, desquels la pulpe fournirait de bons cataplasmes émollients et résolutifs, et qui, débarrassés de leur principe astrictif, pulvérisés et traités par l'eau, donneraient une grande quantité de fécule alibile aussi bonne que celle des *orchis*, de la *pomme de terre*, du *topinambour* et de nos *céréales*, ce que nous avons dit plus haut!

Cherchons, s'il le faut, des ressources alimentaires dans les bulbes solides, genouillés de nos *polygonats*, et surtout dans ceux du *sceau de* SALOMON, lesquels, riches en *fécule amylacée*, sont loin, comme substances nutritives et médicamentaires, de mériter l'indifférence qui les délaisse. WERLOFF en recommande la pulpe en cataplasmes dans l'inflammation de la matrice après l'accouchement (*métro-péritonite puerpérale*); avant nous, après avoir fait cuire cette racine, on l'appliquait en cataplasmes sur les blessures par contusions; et, chez les anciens, on les estimait cosmétiques et spécifiques pour toutes sortes de lésions : mais notre *polygonat* est-il celui que connaissaient les anciens? (Voir SALMAS, ZORN, BOERRHAAVE, TOURNEFORT.)

Ajoutons enfin à nos conquêtes agricoles, à nos produits indigènes, l'*aracacha*, que depuis quelque temps on commence à cultiver à Formont (Oise). Cette plante *ombellifère* (*aracacha esculenta*, D. C., *conium aracacha*, HOOGER), espèce indigène aux deux Amériques, cultivée dans la Colombie, au Brésil et dans les Antilles, donne des racines tubéreuses, charnues, à peu près de la forme et de la grosseur de *cornes de vache*; et quoique ces tubercules soient plus compactes que farineux, la plante qui les fournit deviendrait aussi importante que la *pomme de terre*, si, dans nos contrées, on parvenait à la naturaliser, à la propager, comme on a si heureusement réussi à le faire avec notre précieuse *solanée*.

Tant de richesses, auxquelles nous pourrons ajouter bientôt l'*artorize-picquotiane* (de M. LAMARRE-PICQUOT), racine amylacée d'une plante *légumineuse* originaire de l'Amérique du nord, et que l'on propose aujourd'hui d'introduire dans nos cultures économiques, tant de richesses ne suffisent-elles pas à nous empêcher d'éprouver des regrets de ce que certains *gramens frumentacés*, certains végétaux à produits *féculacés* appartenant, soit aux deux Indes, soit à l'Afrique, ne sont pas à notre discrétion, ne peuvent être acclimatés ni cultivés dans nos contrées? N'envions donc point aux régions dont elles sont originaires, et pour lesquelles leur présence est un bienfait, la *cretelle à épis* (*cynosurus coracan*, L.), les *houlques* (*holcus spicatus* et *holcus bicolor*, L.), espèces dont la naturalisation a été essayée chez nous; le *coyx lachryma-Jobi*, *gramen* cultivé dans certains de nos jardins académiques, et qu'estimaient diurétique et lithontriptique GEOFFROY, BOERRHAAVE, BOECLER; les divers *sorghos* (*sorghum vulgare*, *s. saccharatum*, *s. Cafrorum*, *s. cernuum*, *s. trisulcum*, *s. alepense*) et le *penicillaria spicata*, végétaux *graminés* qui, aussi bien que la *cretelle*, la *larmille* et les *houlques*, réussissent dans nos jardins botaniques, et qui, dans certaines zones de l'Asie et de l'Afrique, tiennent lieu de nos *céréales* et de nos produits *féculacés*! Ne leur envions donc pas davantage l'*arbre au pain de singe*, le gigantesque *baobab*, *abavo* (*adansonia digitata*, *malvacées*), l'*arbre à pain* (*artocarpus incisa*, Ach. RICHARD (*urticées-artocarpées*), si précieux aux naturels des pays où ils croissent; le *cocotier commun* (*cocos nucifera*) et le *chou palmiste* (*areca oleracea*), *dactyliférés*, l'un et l'autre ressources inappréciables pour les contrées dont ils décorent et ombragent le sol!

Que nous importent, en effet, pour nous, habitants d'une portion du globe, de toutes, peut-être, la plus fertile en productions alimentaires, que nous importent ces végétaux et beaucoup d'autres non moins précieux, mais fort éloignés de nous, s'ils ne peuvent prendre place au milieu de nos cultures, parce qu'il serait impossible de les acclimater, de les soumettre fructueusement à l'influence de notre sol et de nos latitudes !

Et si ces productions nous doivent importer fort peu, nous doivent-elles importer davantage, ces mirifiques panacées alimentaires (*palamoud*, *tanakous*, *nafé*, *arrow-root*, *tapioka*, *racahout*, *cho'ca*, *parmentine-Groult*, *tapioka* du Brésil de GROULT jeune), et toutes autres que l'on peut renvoyer, au grand *capharnaüm* du *charlatanisme*, tenir compagnie à la *copahine-Mége*, à l'*odontine*, élucubrations précieuses des guérisseurs, lauréats de la réclame ?

2° CHAMPIGNONS, LICHENS, RACINES COMESTIBLES, GRENAILLES.

Si, à tant de ressources, nous voulons, pour compléter notre cadre, réunir tous les végétaux que l'on est habitué à considérer comme plus spécialement et plus exclusivement alimentaires, en première ligne, en ce cas, nous signalerons les *funginées*, ou *champignons* (*irritamenta gulæ* des anciens), lesquels nous donneront : 1° pour les *agarics*, l'*agaric comestible*, et l'*agaric boule de neige* sa variété (*agaricus edulis, seu campestris*); l'*agaricus translucens*, qu'aux environs de Montpellier les pauvres gens mangent, confondu avec beaucoup d'autres sous le nom de *pivoulade de saule* (D. C.); les *agaricus procerus*, *glandulosus*, *tesselatus*, bien que ce dernier soit un peu coriace; les *agaricus mousseron*, *inconstans*, *ulmarius*, *controversus*, *subdulcis*, *pileolarius*, *lactifluus-aureus*, *eryngii*, *ficoïdes*; l'*agaricus eburneus* (*jozzolo des Italiens*); le *muscat* (*agaricus albellus*); les *agaricus auricula*, *odorus*, *scriblita*, *aquifolii*, *socialis*, *virgineus*, *pseudo-mousseron*, *tigrinus*, *infundibuliformis*; l'*agaricus alliaceus*, lequel est à la fois condimenteux et alimentaire; les *agaricus attenuatus*, *cylindraceus*, *sambucinus*, *fusipes*, *ilicinus*, *russula*, *palomet*, *nudus*, *castaneus*, *deliciosus*, *cortinellus*, *rubescens*, *solitarius*, *vaginatus*; et enfin l'*agaric des couches*, variété cultivée de l'*agaricus edulis*.

2° Pour les *amanites*, l'*oronge* (*amanita aurantiaca*), *champignon* que les Romains estimaient tellement, qu'ils n'en parlaient jamais sans le désigner ainsi : « *fungorum princeps boletus ;* » les *amanita leucocephala* et *alba*.

3° Pour les *bolets*, les *boletus edulis*, *subtomentosus*, *hepaticus*; le *boletus suaveolens* (*seu salicis*), lequel exhale une odeur d'amande amère fort prononcée, avec lequel on prétend avoir obtenu des succès incontestables dans la phthisie la plus formelle, le malade fût-il même arrivé au dernier degré de la consomption (WELSCH, Michel ETTMULLER, CARDILUCCIUS, BORRICHIUS, ZORN), *fungus* que les Lapons, au dire de LINNÉ, portent sur eux comme nous faisons pour les parfums; le *boletus juglandis*, quoique d'une chair assez compacte et d'une consistance assez ferme; le *boletus æreus*, *artichaut de terre* en Touraine; les *boletus albus*, *tuber*, *circinans*, *aurantiacus*; et enfin toutes les espèces du genre qui sont charnues et ne changent point de couleur lorsqu'on les entame.

4° Pour les *mérulles*, la *chantcrelle* (*merullius cantharellus*).

5° Pour les *clavaires*, les *clavaria alba*, *flava*, *pistillaris*, *militaris*, *ophioglossoïdes*, *hypoxylon*, *digitata*, *coralloïdes*, *cinerea*, *amethystea*, *botrytis*, *crispa*, et toutes les autres espèces du même genre, car aucune d'elles n'est vénéneuse.

La vénénosité des *champignons* serait-elle chose positive ou seulement relative ? On a vu, il est vrai, nombre de cas suivis de mort après avoir fait usage de certains champignons. Mais on a vu aussi les Russes disséminés autour de Paris (1814), manger impunément, quoique fort copieusement, de toutes les espèces de *champignons*, sans se préoccuper de l'innocuité des uns ou de la vénénosité des autres. Peut-être un certain mode de préparation enlèverait-il aux plus nuisibles le principe qui les fait justement redouter, et alors les rendrait-il inoffensifs et aussi propres à l'alimentation que ceux dont on ne pense pas devoir se défier, et dont, en conséquence, on fait un journalier usage. Quoi qu'il en soit, tout alibiles et assimilables que soient les *champignons* (je parle des *champignons innocents*), il faut se garder d'en faire abus; car ils sont généralement lourds à l'estomac et longs à passer, à cause de la *fungine*, principe coriace et dur qui leur est propre, et qui est difficilement attaquable par les puissances digestives : cependant ils offrent des ressources qu'il serait mal de négliger.

6° Pour les *morilles*, le *morchella esculenta, champignon* dont partout il se fait une consommation énorme, soit à l'état frais, soit sec et conservé pour l'hiver ; et, aussi bien que cette espèce, les *morchella conica* et *semi-libera*.

7° Pour les *helvelles*, l'*helvella mitra*, dont le goût rappelle celui de la *morille ordinaire* ; les *helvella esculenta*, *elastica*; l'*helvella leucophæa* (*morille de moine*), et toutes les espèces du genre ; car, selon Persoon, toutes peuvent servir d'aliment, et, selon Letellier, elles peuvent très-bien, en automne, remplacer les *morilles* qui sont vernales.

8° Pour les *hydnes*, les *hydnum repandum*, *subsquammosum*, *violaceum*, *auriscalpium*, bien que ce dernier soit quelque peu coriace.

9° Pour les *hericium*, le *ramosum*, *seu coralloïdes*, les *erinaceum* et *caput-Medusæ*.

10° Pour les *hydropis*, l'*hydropis hepaticus*, vulgairement nommé *langue de chêne*, *foie de bœuf* (*nonne boletus?*).

11° Les *polyporus dissectus* et *giganteus*.

12° Pour les *pezizes*, les *peziza coccinea*, *cochleata*, *acetabulum* ; le *peziza nigra*, régal des soldats russes de l'armée d'occupation en Lorraine.

13° Pour les *tremelles*, végétaux de consistance plus gélatiniforme que solide, qui presque toutes peuvent offrir un aliment mucilagineux et sain, je citerai les *tremella glandulosa* et *mesenteriformis*.

14° Pour les *lycoperdons*, la *vesse-loup*, *lycoperdon bovista*, *giganteum* et *cœlatum*, inoffensifs quand ils sont jeunes, nuisibles quand ils sont vieux et quand leur intérieur est devenu pulvérulent.

15° Enfin, pour les *truffes*, la *truffe noire* (*tuber cibarium*), espèce estimée aphrodisiaque, délices des gourmets, âme des parties fines et des séductions diplomatiques ; le *tuber cervinum*, comestible lorsqu'il est récent, mais à rejeter lorsque son intérieur commence à devenir pulvérulent, avant nous estimé aphrodisiaque, et que l'on a employé à colorer certains fluides balsamiques (Zorn, Geoffroy); le *tuber moschatum*, commun aux environs d'Agen (Lot-et-Garonne); le *tuber griseum*, fort répandu dans le Dauphiné et le Piémont, et le *tuber album*, plus généralement connu sous le nom de *truffe de Bourgogne*. (Voir Letellier, Cordier, Persoon, Bulliard, Balbis, Paulet.)

Après les *funginées* viendront les *lichénées*, expansions foliacées parsemées d'apothécions sporulifères.

Les *lichens* d'*Islande*, *pulmonaire*, *canin*, *aphtheux*, *pyxidé*, *cornu*, *uncial*, des *rennes*, *plombé*, *sulfuré*, des *pruniers* ; le *scyphophorus coccineus*, les *scyphophorus prolifer*, *fimbriatus*, le *variolaria amara*, le *cladonia subulata*, le *stercaucolon paschale*, *cryptogames* déjà reconnus pour de puissants toniques et parfois pour des fébrifuges certains ; l'*imbricà parietina*, préconisé comme bon succédané du *quinquina* (*Form. à l'us. des Hôp. milit.*, 1839); toutes ces *lichénées*, traitées convenablement par une solution alcaline, perdent leur amertume, et se transforment en une pâte gélatiniforme très-nourrissante, véritablement analeptique, et parfaitement convenable aux estomacs débiles, aux constitutions délabrées, à ces sujets dont l'appareil digestif, doué d'une susceptibilité extrême, ne peut supporter que difficilement une alimentation même légère : services que peuvent rendre également un grand nombre d'autres individus de la même famille.

A ces *agames*, à ces *cryptogames*, à ces singuliers végétaux dont le mode de reproduction est encore un mystère, dont la multiplication est encore un problème, dont les propriétés toniques-alibiles sont si positives, nous adjoindrons l'*orobanche vulgaris*, parasite *orobanché* qui, jeune encore, est tendre et succulent, et qui, dans quelques contrées, se mange comme les *asperges* : d'autres *orobanchées* pourraient sans doute entrer en rivalité sur ce point avec l'espèce désignée; car, ainsi qu'elle, elles sont riches en principes muqueux. Nous leur réunirons, comme émollients-alimentaires, les clinanthes charnus et la base charnue des écailles calicinales des *artichauts* (*cynara scolymus* et *cynara carduncellus*), et, avec ces parties, les pétioles volumineux, succides et charnus de la deuxième espèce vulgairement désignée sous le nom de *cardon d'Espagne*, espèce agreste et commune dans les plaines de notre Algérie, mais qui a besoin de la culture pour nous offrir des écailles et des clinanthes riches en matériaux nutritifs; les clinanthes savoureux de l'*onopordum acanthium*, du *carduus eriophorum*, et de quelques autres espèces *carduacées* à anthodes volumineux et comestibles, anthodes méconnus de nos artistes culinaires, mais fort appréciés par les bergers et les enfants de nos campagnes.

Puis, en racines, nous annoterons ici le *panicaut commun* (*eryngium campestre*, L.); *ombelliférée* dont la racine, déjà citée aux diurétiques, se mangeait, au temps de DIOSCORIDE, confite au vinaigre ou à la saumure; puis également les racines excortisées de la *bardane*, que certains économistes assurent être aussi agréablement comestibles que les *scorzonaires*, propriété précieuse que ces dignes humanitaristes disent avoir retrouvée dans les pousses printanières de cette *carduacée*, lesquelles (avancent-ils) possèdent la saveur de l'*artichaut* : autant sans doute on en pourrait dire de ses clinanthes. Puis enfin ces racines qui, estimées diaphorétiques par leur décoction et leur extrait, et qui, d'ailleurs, alimentaires pour tout le mondé, très-recherchées pour nos tables à cause de leur délicatesse, portent le nom générique de *cercifix*, *salsifis*, *sersifis*, et proviennent de diverses espèces de la famille des *chicoracées* : 1° du *scorzonera hispanica* (*salsifix noir ou d'Espagne*), non-seulement aliment sain, de légère digestion, assimilable et réparateur, mais encore agent médicateur salutaire, diaphorétique et alexipharmaque : « ..... *morsui viperino mederi creditur, si vel comedatur, vel externe vulneri adplicetur.* » (FEHZ, *de anchora sacra, vel scorzonera*; MONARDÈS, ZORN, GEOFFROY, BOERRHAAVE, CARTHEUSER); 2° des *tragopodon pratense*, *porrifolium* et *hortense* (*salsifix blanc* ou *commun*), racines recherchées par les anciens qui, n'en faisant qu'une seule et même espèce, les réunissaient toutes sous le même nom, sous celui de *scorzonera*, et disaient à ce propos :

Radice potens, cor mulcet anhelum.

Nous leur réunirons la racine du *chervi* (*sium sizarum*, L.), plante *ombelliférée*, originaire de la Chine, et cultivée chez nous avec beaucoup de succès, racine qui, du temps de VALMONT-BOMARE (si l'on en croit cet auteur), était d'usage sur les tables, soit frite, soit cuite dans du lait ou du bouillon, racine que l'*empereur* NÉRON estimait tellement (PLINE), qu'il l'exigeait des Allemands en forme de tribut; racine que BOERRHAAVE recommande non-seulement comme vulnéraire, mais encore comme le meilleur remède que l'on puisse opposer au pissement et au crachement de sang; racine dans laquelle MARCGRAFF (ainsi que déjà nous l'avons noté) a démontré l'existence d'un mucilage sucré dans les proportions de 3 gros pour une demi-livre, et d'une abondante somme de *fécule amylacée*; constitution qui en fait une nourriture saine, légère et riche en éléments réparateurs.

Nous leur réunirons aussi la racine aromatique et féculente du *pastinaca sativa*, L. (*panais* ou *panet*), plante commune dans nos prés, et l'une de nos *ombellifèrées* potagères, racine qui, à l'état sauvage, porte le nom de *pastenade*, et qui, selon Adrien Junius, est le *cara radix*; le *navet commun* déjà cité; le *navet jaune* (*ruta-baga*, *navet de Suède*, *variété du brassica campestris*, L., *fl. d'Indre-et-Loire*); les grosses souches et les grosses côtes des *céleris*, et notamment du *céleri-rave*, *ombellifèrée*, *crucifèrées* essentiellement potagères : enfin, la *carotte*, *ombellifèrée* déjà reconnue substance médicinale spécifique de l'ictère dans la médecine du peuple (médecine des *signatures*), racine déjà signalée à l'occasion du *sucre indigène*, et qui (si elle ne l'avait point obtenue depuis long-temps) mériterait d'attirer notre attention, non pas parce qu'elle paraît être la base de la fameuse *colorinne-Rondeau*, mais à cause de ses propriétés nutritives, à cause de sa facilité à être attaquée par les puissances digestives, à cause des usages nombreux auxquels elle peut être consacrée et que l'on en fait.

A ces racines, comestibles plus que vulgaires, et par conséquent fort bien appréciées de tous, nous ajouterons celles des *campanula rapunculus* et *rapunculoïdes*, des *phyteuma spicata* et *orbicularis* (*campanulacées*), lesquelles, récoltées au printemps, sont tendres, succulentes et d'une agréable saveur de noisette. Elles se mangent crues sans assaisonnement ou en salade; et nous terminerons la série des racines alimentaires, en citant celles de l'*œnothera biennis*, lesquelles tendres, féculentes, succides lorsqu'elles sont jeunes, communément désignées sous le nom de *jambon des jardiniers*, sont recommandées aux estomacs débiles, aux estomacs pour lesquels la digestion est un travail pénible.

Comme substances alimentaires importantes et dont l'usage est le plus généralement répandu, et qui, plus populaires encore, s'il se peut, que la *pomme de terre*, sont, autant qu'elle, riches en *fécule amylacée*, sont aussi saines, aussi nourrissantes qu'elle, surtout lorsque leur parenchyme cotylédonaire est débarrassé de l'écorce dure, coriace, parcheminée qui l'enveloppe et les rend indigestes et flatulentes; comme substances médicamenteuses d'usage externe, *émollientes-résolutives*, étant disposées en cataplasmes et consacrées à des applications topiques, nous avons, pour clore cette série, à signaler les graines farineuses d'un grand nombre de *légumineuses* contenant toutes, en diverses proportions, des principes *albuminoïdes* et de la *fécule* disséminée dans un tissu nommé *cellulose* (fibre végétale, fibre ligneuse?); par M. DONNY (extrait du Journal militaire officiel, Août 1847).

Tels sont : 1° les *lupins*, le *lupin blanc* (*lupinus albus*, L.), nourriture habituelle des pauvres dans l'ancienne Grèce (LUCIEN), graine dont St-CHARLES-BORRHOMÉE, archevêque de Milan, fit long-temps sa nourriture, par esprit de mortification il est vrai; graine que l'on estime fort propre à engraisser les bœufs (B. J.), graine autrefois employée en médecine comme résolutive et cosmétique (BOERRHAAVE, Sim. PAULLI, GEOFFROY, ZORN); le *lupin bigarré* (*lupinus varius*, L.), nommé *faux café* par les horticulteurs, parce qu'au temps du blocus continental, sa graine torréfiée a été proposée comme succédanée de la graine *arabique*, espèce indigène à la Provence et aux environs de Montpellier, où elle est connue sous le nom de *lupin sauvage*; le *lupinus luteus* et le *lupinus hirsutus*, indigènes aux mêmes localités; le *lupinus thermis* (*termets*, *embaben* des Égyptiens), espèce indigène à la rive occidentale du Nil, et cultivée dans nos jardins.

2° Le *pois commun* (*pisum sativum*, L., *petit-pois* de nos tables); le *pois ochre* (*pisum ochrus*, L.); le *pois carré*, dont les *hortulaires* désignent deux espèces : l'une est le *pisum quadratum*, plante introduite depuis peu dans les cultures potagères de la Touraine, de l'Armagnac, de la Gascogne; l'autre serait due au *lathyrus albus* (VALMONT-BOMARE); la *pisaille* ou *pois gris* (*pisum arvense*, L.); le *pois-chiche* ou *pois bécu*, *garbanzo* des *Espagnols* (*cicer arietinum*, L.), lequel, nourriture du pauvre chez les Romains, se vendait frit au peuple, « *fricto cicere famem* » *levabat*, » avec la farine duquel ils préparaient des bouillies au lait, graine qu'aujourd'hui, en Espagne, en Italie et dans le midi de la France, on mange crue aussi bien que le *pois carré* et le *petit-pois*.

3º La *lentille* (*ervum lens*, L.), graine alimentaire et médicinale (GEOFFROY, ZORN), trop connue, trop répandue pour qu'il soit nécessaire de parler beaucoup en faveur de ses qualités nutritives; graine dont les praticiens de l'École de Montpellier recommandent la purée dans la diététique des diarrhées; graine qui, dans la médecine populaire, jouit d'une haute réputation comme diurétique, et particulièrement comme diaphorétique, ce qui fait recommander sa décoction dans les fièvres exanthématiques, dans la variole principalement, dont au début les pustules, dont, pendant les premiers temps de la convalescence, les cicatricules et les taches sont rougeâtres et de forme lenticulaire, pratique dont PORTA et les adhérents de la doctrine des signatures furent les promoteurs.

4º Les *haricots* (*phaseolus vulgaris*, *varius*, *compressus*, *lunatus* ou de *Lima*, *coccineus* ou d'*Espagne*, *sphæricus*, *multiflorus*), les *doliques* (*dolichos unguiculatus*, *haricot mongette* et *banette*, *dolichos lablab*, plus d'ornement que de consommation, *dolichos sesquipedalis*, *haricot asperge*), graines importées de l'Orient, de l'Égypte et des Amériques chez nous, et propagées avec succès partout, dans toutes nos cultures potagères, où elles donnent un nombre infini de variétés toutes propres à l'alimentation et même à la médecine; car la farine du *haricot blanc commun* a été employée comme cosmétique-détersif, et pour des cataplasmes émollients-résolutifs, au temps de Boerrhaave, Sim. Paulli, Zorn et Geoffroy.

5° L'*ers de nos champs* (*ervum ervilia*, L.), dont la farine, réunie dans nos formulaires à celles de la *fève*, du *lupin* et de l'*orge*, forme avec elles le mélange connu sous le nom de *quatre farines résolutives*.

6° La *fève*, dite *fève de marais* (*faba sativa*, D. C., *vicia faba*, L.), dont la petite espèce, la *féverolle*, est, dans quelques cantons, consacrée à la nourriture des chevaux et du bétail; et enfin la plupart des *gesses*, des *vesces*, des *orobes*, et beaucoup d'autres graines d'espèces de la même famille, d'herbes agrestes et fourragères, graines dont la farine, estimée résolutive, est parfois employée en cataplasmes; graines qui, sous la dénomination de *grenailles*, servent de nourriture aux oiseaux de basse-cour, aux bestiaux, et sont même, en certaines contrées, de précieuses ressources pour les habitants de la campagne, mais auxquelles nous devons appliquer ce que l'*École de Salerne* dit à propos des *pois*:

> *Sunt inflativa cum pellibus, atque nociva;*
> *Pellibus ablatis, sunt bona pisa satis.*

Avec tant de moyens de répondre aux besoins, de satisfaire aux consommations, la *fécule amylacée* que renferme et fournit la *squine officinale* (*smilax china*, L.), la farine rouge alibile que les habitants de la Louisiane et du Mexique savent retirer du *jupicanga* de Pison, racine du *china spuria nodosa* (Valmont-Bomare), nous doivent-elles importer beaucoup? Avons-nous à envier aux régions tropicales et intertropicales les feuilles succides et nourrissantes de l'*arum esculentum*? aux Antilles et à l'Amérique septentrionale, l'*arum sagitæfolium*, désigné par les voyageurs sous le nom de *chou caraïbe*? à l'Amérique du sud, le *durvillea utilis*; à l'Islande, le *laminaria saccharina*, *algées* alimentaires toutes deux? aux littoraux de la Chine, le *codium bursa*, *algée* abondante en principes nutritifs, laquelle est la nourriture habituelle de l'*hirundo esculenta* (*salangane*, *passereaux*, *ordre* 2), oiseaux dont les nids, riches en gélatine, sont si recherchés par les gourmets de la Sérique? à l'Écosse, le *delesseria edulis*, *fucacée* comestible qui sert de nourriture aux habitants de ce pays (Thém. Lestiboudois), et qui d'ailleurs se rencontre aussi sur certaines de nos côtes océaniques? à l'Islande encore, le *carragahen* (*perle-moss*, *mousse marine perlée*, *fucus crispus*, L.), *varec* qui sert de nourriture aux habitants des pays que baignent les mers du nord, et qui, dans leur diététique, remplace avantageusement le *salep*, l'*arrow-root*, le *tapioka*, *varec* auquel, en ces derniers temps, M. Béral, pharmacien de Paris, a donné une espèce de vogue? à la Polynésie, le *lichen de Ceylan* (*jafna*, *mousse de Jafna*), substance alimentaire et médicamentaire (Guibourt), substance fort nourrissante, décrite et figurée par Turner sous le nom de *sphærococcus lichenoïdes*, Agardh; *fucus lichenoïdes*, L., Gmelin, Turner, *gracilaria lichenoïdes*, Lamouroux; *plocaria candida*, Nees d'Ésembeck; *fucus edulis*, Gmelin; *alga coralloïdes*, Rumphius, espèce nouvellement introduite dans la matière médicale européenne, et signalée à l'attention des thérapeutistes par M. Schacht, pharmacien à Berlin? à la Tartarie, le *lichen esculentus*, aliment des hommes et des chevaux chez ces peuples des contrées septentrionales de l'Asie, *cryptogame* que d'ailleurs nous pouvons représenter par le *lichen edulis*, espèce découverte au pays de Serserou (Algérie), sur de hauts plateaux où il foisonne, *lichen* que, nous assure-t-on, le premier fit connaître M. le lieutenant-général Jussuf, qui le reconnut propre à la panification, la *farine de froment* lui étant unie pour un dixième, et à propos duquel le dr Raymond, chirurgien aide-major des armées françaises, publia un rapport confirmatif des faits avancés ?

C. ÉMOLLIENTS OLÉAGINEUX.

> Il n'est pas une plante qui ne puisse être utilisée, tant sous les rapports de la nourriture de l'homme et des animaux, que sous les rapports des arts de diverses sortes.
>
> (DESVAUX, *Flore de l'Anjou.* Introduction.)

Si maintenant nous abordons le champ des *huileux* et des *émulsifs*, nous reconnaîtrons que nous avons assez chez nous pour ne point regretter ce qui nous vient du dehors. Nous avons vu que l'huile fixe et aromatique de la *noix muscade* (*beurre de muscade*) peut fort bien être représentée par nos *huiles* fixes et aromatiques, par celle extraite des baies du *laurus nobilis*, L. Nous verrons également que le *beurre de cacao* et l'*huile de ben* peuvent trouver chez nous de bons antagonistes, de bons succédanés.

Si l'huile fixe et concrète retirée des semences du *cacaoyer* (*theobroma cacao*, L., *malvacées*), semences dans lesquelles M. VOKRESENSKI a trouvé un principe blanc cristallisable qu'il a dénommé *théobromine* ; si, dis-je, cette huile fixe et concrète (*beurre de cacao*) jouit, dans le monde médical, d'une réputation émolliente et adoucissante bien justement acquise ; si, pour les dames espagnoles, elle est un bon cosmétique ; si, aussi bien que cette huile et pour les mêmes cas, l'huile de *ben*, produit du *guilandina moringa*, L. (*légumineuses*), est justement vantée, sommes-nous donc en peine de trouver, dans les produits *oléagineux* propres à notre sol, de bons suppléants à ces produits exotiques ?

N'avons-nous pas à opposer à l'un et à l'autre : 1° l'huile d'*olives*, dans laquelle l'*oléine*, principe récemment découvert, serait à elle ce qu'aux *graisses* est la *stéarine* dont peut-être elle n'est qu'une modification, l'huile d'*olives* qui, soit seule, soit unie à des mixtes, calme les épreintes et les coliques dans la dysenterie ? 2° l'*huile d'œufs*, qui, récente, est plus efficace peut-être que celle du *cacao* pour remédier promptement aux fissures douloureuses qui sillonnent et circonscrivent le mamelon des nourrices ? N'avons-nous pas l'*olliette*, huile d'*œillette* ou de *pavots*, huile précieuse dans la diététique et les théories culinaires de nos contrées septentrionales, huile que nous avons signalée, comme recommandable, parmi les agents de la médication laxative ? l'huile de *semences de lin*, déjà citée au même propos, huile qui, tirée à froid, et provenant des graines de l'année, est adoucissante, lubréfiante, relâchante? **Baglivi** en recommande l'usage dans la pleurésie : elle réussit très-bien dans la péripneumonie, l'hémoptysie, la néphrite, la colique des peintres (**Bodard**); **Sydenham**, **Gessner**, **De Haen**, la recommandent dans les affections inflammatoires de la poitrine, et **Dodoens** dans l'*iléus* ; **Van-Swieten** assure l'avoir employée avec succès dans un cas de cette nature ; **Seutin** et **Galleski** ont subjugué, par son moyen, des constipations qui avaient résisté à tous les autres remèdes ; et, ainsi que nous l'avons dit, purgative à haute dose, drastique même lorsqu'elle a vieilli, elle prend place alors parmi les *vermifuges* que l'on oppose au *tœnia*.

N'avons-nous pas encore à notre disposition l'huile que le dr **Haller** dit être obtenue des graines contenues dans les baies de la *bourdaine* (*rhamnus frangula*, **L.**)? les huiles de *laitue*, de *cornouiller*, d'*onoporde*, de *raisin*, de *faînes*, de *noisettes* ? N'avons-nous pas enfin l'huile que l'on extrait du *madia sativa*, *astérée* originaire du Chili, plante toute visqueuse, tout odorante d'huile, que depuis quelques années on cultive en grand dans le département de la Moselle, et notamment aux environs de Metz et de Longwy, huile douce et parfaitement onctueuse, laquelle, servie sur les tables les plus sybaritiques, rivalise avantageusement (au dire des consommateurs et des gourmets) l'huile d'*olives* de la meilleure qualité? Cependant, d'après certains autres consommateurs, cette huile, bien que douce, agréablement sapide et sans arrière-goût, est plus supportable chaude et en friture, que froide et en salade, à cause de sa viscosité qui représenterait assez la viscosité de l'huile de *ricins*. Mais si, par ce motif, ce produit doit être repoussé de la diététique, il n'en demeure pas moins un agent médicamentaire, non moins que les autres *oléagineux*, digne d'occuper une place dans nos formulaires, comme pouvant être aussi utile que ceux-ci, comme pouvant, aussi bien qu'eux, rivaliser et suppléer les exotiques, qui trop souvent sont altérés par des manipulations frauduleuses, et auxquels d'ailleurs nous pouvons offrir tant d'opposants d'égale portée.

Si donc l'on parvient à se convaincre que, eu égard à leur puissance émolliente et adoucissante, nos divers *oléagineux* peuvent dispenser la médecine de recourir au *beurre de cacao* et à l'*huile de ben*, à plus forte raison ne devrons-nous pas rechercher, pour remplir les mêmes indications, l'*huile de palme*, que, par expression, l'on extrait des fruits de l'*elaïs guineensis* (*dactylifèrées*), le *beurre de galaham* ou *galam*, que fournissent les fruits d'un arbre de la famille des *sapotées*, d'une espèce d'*achras* (Guibourt), l'*huile concrète* que donnent les fruits du *cocos nucifera*, du *cocos butyracea*, de l'*areca oleracea*, stypes *dactylifèrés* indigènes aux régions équatoriales, ni même l'*huile* que, suivant Catesby, les Indiens retirent des *glands* du *quercus phellos*, huile que cet auteur signale comme n'étant pas inférieure à notre *huile d'amandes douces*, huile qui peut à elle seule représenter toutes les autres huiles, laquelle (ce que personne n'ignore) réussit toujours et parfaitement dans les toux sèches et férines, dans la dysurie, dans les diarrhées, la dysenterie, le spasme intestinal, et qui, panacée des coliques de l'enfance, nous est acquise par la voie d'un commerce facile, et par celle d'une espèce d'acclimatement : acclimatement bien imparfait encore, sans doute, mais que peut-être on pourrait rendre plus complet, plus productif, s'il était mieux compris.

L'*amandier* à fruits doux, le seul qui doive être mentionné ici (*amygdalus communis*, *var. dulcis*, L., *amygdalées*), qui a été introduit en Europe vers le temps de Caton l'*Ancien*, est un arbre originaire de l'Asie, naturalisé chez nous, il est vrai, et cultivé dans beaucoup de nos départements; mais il n'y est pas assez répandu pour répondre aux besoins de la consommation; et, d'ailleurs, les *amandes* qui en proviennent sont généralement maigres et plus remplies d'eau de végétation et de mucilage que d'huile : au point de vue de la propriété émulsive, elles pourraient probablement satisfaire aux exigences médicinales, quoique, pour l'exploitation du produit huileux, elles sont si loin de répondre aux calculs de l'exploiteur, que nous sommes obligés de recourir aux graines qui, sous le nom d'*amandes* princesses, nous viennent excortisées des côtes de l'Afrique et des échelles du Levant. Cette différence dans l'abondance du produit désiré devrait exciter les intéressés dans la question à s'occuper mieux qu'on ne l'a fait jusqu'à ce jour de la multiplication, de la culture et de l'amélioration des sujets acclimatés à notre France, et de déployer à leur égard cette sagacité, cette fécondité d'intelligence qui anime nos horticulteurs et nos floriculteurs au sujet des fleurs et des arbustes qui décorent nos parterres; au sujet des fruits savoureux, luxe et délices de nos tables.

Une telle exploitation, bien faite, serait, pour ceux qui s'y livreraient, la source d'une richesse agricole d'autant plus positive, que plus d'industries réclament l'emploi des fruits de l'*amandier*. D'une digestion assez facile lorsqu'on les prend récentes, les *amandes douces*, dont une variété, *amygdalæ majores ambrosinæ dicuntur*, sont alimentaires et recherchées pour l'usage de nos tables; sèches, elles sont accaparées par les pâtissiers et les confiseurs, qui les transforment en *dragées*, *pralines*, *gâteaux*, *macarons*, *massepains* et *nougats*. L'huile adoucissante et rafraîchissante de leurs cotylédons est par excellence le dissolvant, le conservateur des aromites fugaces et difficilement coercibles, la base et l'excipient des cosmétiques fluides de la parfumerie; la pharmacie et la thérapeutique trouvent en elle ses liniments, ses potions et ses loochs béchiques; des préparations laxatives plus adoucissantes que celles dans lesquelles on fait entrer des principes ou *extractifs*, ou *extracto-résineux*, ou *gommoso-résineux*, ou *mucoso-sucrés*, dont cette huile peut être le dissolvant, et au besoin le correctif; et, par conséquent, les préparations où on les fait entrer sont les plus convenables à la première enfance, aux femmes, aux sujets dont la susceptibilité gastro-intestinale est grande et facile à impressionner. La poudre ou farine provenant des *tourteaux* (résidu solide de l'*amande* après l'extraction de l'huile), fournit pour les mains une *pâte* adoucissante trop connue, trop appréciée, pour qu'il soit nécessaire d'en parler plus longuement. Mais, abstraction faite ici de l'huile isolée, prenant l'*amande* dans son ensemble ou dans quelques-unes de ses parties pour des applications thérapeutiques, nous verrons cette poudre, communément, quoique assez improprement, désignée sous le nom de *pâte d'amandes*, nous verrons, dis-je, cette poudre, disposée en cataplasmes, fournir de bons topiques émollients; nous verrons l'*amande* entière, pilée avec du sucre et finement broyée, puis délayée dans l'eau, donner, ainsi traitée, un fluide émulsif, blanc, galactoïde, adoucissant, convenable dans tous les états morbides où l'on veut combattre l'éréthisme inflammatoire des tissus et des appareils, dans tous les cas où l'on veut obtenir un ralentissement des mouvements organiques, modérer l'agitation que les malades éprouvent à l'entrée de la nuit, les nourrir même, lorsqu'atteints de fièvre lente, on est embarrassé de trouver pour eux une alimentation suffisante et douce qui ne donne pas lieu de redouter les impressions excitantes sous l'influence desquelles la sensibilité se réexalterait.

Ces avantages sont grands sans doute, mais, nous devons le dire, attendu que, sur ce point comme sur beaucoup d'autres, l'expérience est pour nous, les fruits de l'*amandier*, quel que soit le cas que nous devions en faire, quel que soit celui qu'en aient fait avant nous HEGNER, JUCHIUS, ZWINGER, ZORN, BUCHNER, CARTHEUSER, GEOFFROY, BOERRHAAVE, et RIEDLIN qui leur attribue des propriétés antivermineuses, ces fruits ne nous sont pas absolument indispensables. Autant on en peut dire de la *pistache* (8), fruit huileux émulsif du *pistacia vera*, arbre *térébinthacé*, originaire de la Syrie et naturalisé dans le midi de la France, fruit consacré à la préparation pectorale dite *looch vert du Codex*, fruit recommandé jadis comme nourrissant, fortifiant, agent de polyspermasie et favorable à l'estomac, par BRUNNER, ZORN, HOFFMANN et CARTHEUSER; autant, à plus forte raison, l'on en peut dire des graines du *guizolia oleïfera*, plante *corymbiférée* de la tribu des *sénécioïdes*, cultivée en Abyssinie, indiquée par DE CANDOLLE, et essayée par M. REYNIER, à Avignon.

En effet, nous avons, pour les suppléer parfaitement, les amandes huileuses, les fruits oléagineux, les graines oléïfères de nos contrées, et nous pourrions, comme autrefois et comme il y a peu de temps encore on le faisait, préparer de bons et d'utiles médicaments émulsifs avec la *faîne* et la *noisette*, avec les semences de la *laitue cultivée*, avec celle du *portulaca oleracea* que jadis on comptait au nombre des *quatre semences froides mineures*, et que l'on estimait rafraîchissantes, avec le *chènevis*, graine du *chanvre cultivé*, semence que Dodoens, Sylvius, Sim. Paulli et Geoffroy ont recommandée dans la toux et dans l'ictère, à la dose de 1 scrupule à 1 gros en substance, et plus souvent encore en émulsions, semence préconisée jadis contre les douleurs de tête, et en applications pour effacer les taches qu'a laissées la suppuration variolique, ainsi que Geoffroy l'annonce comme ayant été expérimentée par la *reine* Élisabeth *d'Angleterre*. Nous avons également, en graines émulsives éprouvées, les semences de nos *cucurbitacées* alimentaires; celles du *cucumis melo*, recommandées dans la néphrite aiguë; celles des *cucurbita lagenaria* et *citrullus*; celles du *cucumis sativus*, toutes les quatre désignées, dans les *Pharmacopées* anciennes, sous la dénomination collective de *semences froides majeures* (Zorn, Cartheuser, Geoffroy, Boerrhaave, Ray); celles aussi de la *pastèque* (*cucurbita anguria*); celles des *potirons*, des *giraumons*; celles de l'*helianthus annuus*, celles du *xanthium strumarium*, tout aussi alibiles, aussi adoucissantes, aussi tempérantes les unes que les autres. Nous avons encore les graines du *pinus cembro* qui, dans les Alpes, se mangent sous les noms de *ténier* et d'*alvier*, et enfin le *pignon doux*, amande émulsive, adoucissante et tonique, cachée dans les écailles des cônes du *pinus pinea*, L., (*abiétinées*), amande recommandée dans la strangurie (Triller).

« Les *pignons*, amandes de *pins* contenus dans les fruits » ou *cônes* du *pin-pignier*, ou *franc-pin*, sont gros et fort » durs; ils renferment des amandes bonnes à manger, » soit en *dragées*, soit en *pralines*. On dit qu'ils soulagent » ceux qui sont épuisés par l'acte vénérien, qu'ils aug-

» mentent le lait et la liqueur séminale. On en fait des » émulsions qui conviennent aux phthisiques et aux per» sonnes attaquées de toux invétérées; elles facilitent l'ex» pectoration, calment la toux, détergent et guérissent les » ulcères des glandes bronchiales; enfin, on en retire, par » expression, une huile qui est aussi douce que celle de » *noisettes* : mais ces amandes sont sujettes à se rancir en » vieillissant, à jaunir, et alors elles sont pernicieuses. » Dans plusieurs pays, lorsqu'elles sont récentes, on en » présente au dessert (VALMONT-BOMARE). »

Peut-être le *chocolat*, cette pâte tonique, fortifiante, analeptique, en un mot si parfaitement alimentaire, préparée avec le *cacao*, sera-t-il présenté comme impossible à remplacer chez nous.

Cela devra être reconnu pour vrai, si l'on ne veut tenir aucun compte des expérimentations heureuses qui ont été faites avec certaines de nos graines oléagineuses estimées très-propres à remplacer, comme substances alimentaires, le *chocolat*, si justement recommandable en ce sens, lequel, avant nous, avait été si bien apprécié par SPIES, GEOFFROY, Paul HERMANN, ZORN, Nehemi GREW, CARTHEUSER, COLMENER, SEVERIN, HEREDI, MUNDI, SPONI, BRANCATI, DUFOUR et BROOKE, et à propos duquel TRILLER a dit :

« *Arbor hæc americana, theobroma, quasi* βρῶμα τῶν θεῶν, » *dicitur, quia ex fructu potio illa saluberrima, et maxime* » *nutriens, cui Mexicani nomen chocolate imposuere, paratur, qua soli quondam magnates Europæ usi sunt; hodie* » *vero, hæc potio in usum abiit, et potius* πωμά τῶν πλητῶν, » *quam* τῶν θεῶν, *nunc appellari potest.* »

Ce qui est depuis long-temps justifié par les habitudes espagnoles, le *chocolat* étant pour ce peuple ce que le *café* est pour le Belge, ce que le *thé* est pour l'homme de la Hollande et pour le citoyen de la vieille Angleterre, ce qui, chez nous, est devenu plus vrai que jamais il le fut.

Si, pour suppléer le *cacao* et le *chocolat*, on se refuse à adopter, ou les *noisettes* avec lesquelles, est-il dit dans le *Magasin de Hambourg*, on peut faire un *chocolat* et du *pain*, ou les *faînes* avec lesquelles, selon Bartholin, on peut faire un *pain* fort sain et fort nourrissant, assertion contradictoire à ce qui en est écrit dans les *Mémoires de l'Académie de Copenhague*, où il est dit que ce *pain* est dangereux et de nature à donner lieu à des fièvres insidieuses, peut-être serons-nous mieux accueillis par les amateurs d'une alimentation délicate et friande, par les médecins hygiénistes et analeptistes, en proposant d'opposer, pour une préparation alimentaire propre à représenter le *chocolat*, d'opposer au *cacao* les graines du *tilleul*, graines qui contiennent une certaine quantité d'huile grasse unie à un principe *féculacé*, graines dont la saveur est douce, fort agréable, et avec lesquelles certains auteurs disent que l'on prépare une pâte analogue à celle que forme le *cacao* (Ach: Richard). Ce *chocolat* est probablement de beaucoup inférieur au *chocolat proprement dit* sous le rapport de l'arome et de la saveur que la torréfaction développe dans la *graine américaine*; mais, eu égard à la nature de ses principes constitutifs, on peut, je pense, considérer l'*amande du tilleul* comme, autant qu'elle, alibile et saine, et comme présentant sur sa rivale l'avantage d'être moins excitante, et ainsi de ne jamais fatiguer, de ne jamais produire la soif. En outre, son huile isolée pourrait bien n'être pas inférieure à l'*huile d'amandes douces*, au *beurre de cacao* lui-même; et alors la graine de *tilleul* ne devrait-elle pas, par cela seul, être admise en succédanéité du fruit asiatique et de la graine mexicaine?

Si pourtant, malgré ce qui a été expérimenté, si, malgré ce qui vient d'être dit, nous pensons devoir nous refuser à l'adoption de la *graine de tilleul* pour suppléer le *cacao*, pour la préparation d'un *chocolat* et même d'un *chocolat blanc*, refusera-t-on d'admettre pour cette succédanéité la graine de l'*arachide*, *arachis hypogea*, L., *arachis hypogaïos* de Ray, *arachis hypocarpogœa* de Bodard?

Cette singulière *légumineuse*, originaire du Pérou et des Indes-Orientales, et depuis, vers 1723, cultivée d'abord dans le jardin botanique de Montpellier, époque à laquelle un M. Nissole en donna la première description, dont ensuite la culture se répandit de là dans les campagnes du Midi, et surtout dans le département des Landes, en 1802, cette plante herbacée donne dès graines huileuses, émulsives, féculentes, très-nourrissantes, agréablement savoureuses lorsqu'elles sont fraîches, d'un goût semblable à celui des *pois* et des *haricots* lorsqu'elles sont sèches, en l'un et l'autre état d'une digestion très-facile, et, avec elles, on prépare des émulsions aussi douces, aussi salutaires qu'avec nos *amandes douces*. Il est étrange que l'on n'en ait point essayé la culture dans les campagnes de Montpellier; et, pour les industriels de la friandise, ce fruit ne serait pas moins précieux que les *noisettes*, les *amandes*, les *pignons*, et les fruits du *pistacia vera*.

« Cette *fève* (*pistache de terre*, *pois de terre*), cette » *fève*, dit Bodard, torréfiée et pilée dans un mortier, » fournit une émulsion recommandée dans l'étisie, la pleu- » résie, la colique néphrétique, les difficultés d'uriner, » les accouchements laborieux, les tranchées des enfants. » On en fait de bonnes purées, des crèmes, de l'orgeat, » des dragées, des pralines et autres sucreries. Les Amé- » ricains en font un *julep* qu'ils nomment *pipian*, et qui » ne le cède en rien à celui des *amandes douces*, et à celui » qu'on pourrait préparer avec le *coco*. Cette *fève* torréfiée » s'associe au *café*, et peut faire diminuer sensiblement la » somme à employer de cette denrée coloniale; elle peut » même remplacer le *café*, en la torréfiant de manière à » supprimer un peu de l'huile dont elle surabonde. Mêlée

» à un tiers de *cacao*, les Espagnols en font un excellent » *chocolat*. Sans addition de *cacao*, quand elle est torréfiée » convenablement, elle offre un *chocolat* salutaire dans le- » quel il faut un quart moins de *sucre* que dans le *chocolat* » *ordinaire*, parce que cette *fève* est sucrée par elle-même. » Elle fournit son poids et plus d'huile d'excellente qualité, » ayant la consistance et la pesanteur spécifique de l'huile » d'*amandes douces*. Elle est limpide, pure, blanchâtre, » sans odeur, moins grasse que l'huile d'*olives* la plus fine. » On prétend qu'elle ne rancit pas, et qu'elle s'améliore en » vieillissant. A la lampe, elle donne une flamme plus » claire, plus vive et plus durable que l'huile de *lin*, de » *noix* et d'*olive*. On en fait un savon d'une finesse et d'une » blancheur extrêmes, aussi utile dans la médecine que » dans l'économie domestique. »

Il n'est pas difficile, d'après cela, de concevoir combien est heureuse, et précieuse même, cette nouvelle conquête de l'ancien Monde sur le nouveau, et combien peut devenir importante pour la diététique, la médecine, l'économie domestique et même l'économie rurale, l'exploitation agricole d'une plante qui présente, à elle seule, de si grandes, de si nombreuses, de si bonnes ressources. En effet, si, alimentaire et médicinale, elle peut rivaliser avantageusement les produits exotiques les plus justement recherchés, et desquels l'acclimatement, la culture sont difficiles et souvent impossibles, elle peut également, par les débris herbacés de ses tiges, offrir, pour la nourriture des bestiaux, un fourrage aussi abondant qu'aucun des nôtres. S'il est vrai qu'elle peut réussir dans tous les endroits où les *melons* viennent bien, on ne saurait trop en encourager la culture dans toutes les parties de notre territoire où elle pourra se plaire, et, par conséquent, où l'on pourra être certain de la multiplier.

Et maintenant, pour satisfaire à nos besoins, à notre

luxe, à nos délicatesses, traversons les mers, explorons, exploitons les contrées lointaines; envieux de ce que possèdent les autres, désireux d'ajouter à nos jouissances, bravons à la fois les fatigues et les avanies, les misères, les maladies, les infirmités et la mort, lorsqu'à tant de richesses territoriales agrestes ou cultivées, indigènes ou régnicoles, nous pouvons, grâce à la nature et à l'industrialisme, réunir le *sucre-châtaigne*, le *café-châtaigne*, le *chocolat à la châtaigne*, et, ce qui est mieux encore, le *chocolat-châtaigne* !

NOTES.

(1) M. Plisson prétend que le *malate acide d'althéïne* de M. Bacon n'est autre chose que de l'*asparagine*. M. Regimbeau, agissant d'après les indications et les procédés de MM. Pelouze et Boutron-Charlard pour la préparation de l'*asparagine*, a obtenu, sous forme de points brillants triangulaires, de la véritable *althéïne* à l'état de pureté.

(2) A Hyères, et dans les îles de ce nom, se sont naturalisés, dans les terrains en irrigations, le *bambou des Indes*, le *véti-ver*, la *canne à sucre* et le *dattier*.

Dans le jardin d'une dame de Beauregard, s'élèvent plusieurs *palmiers-dattiers* semés il y a 25 ans, et qui avaient, en 1835, 30 pieds d'élévation. En 1838, j'en ai vu de très-beaux dans le jardin botanique, à Toulon.

M. Robert, directeur du jardin de la Marine, à Toulon, y a multiplié le *bambou des Indes* par boutures.

(3) Le *jujubier*, dont les fruits se vendent à Montpellier dans les marchés, croît agreste et sans culture dans nos possessions Algériennes, et notamment dans la province de Constantine où il abonde. Ses fruits y sont aussi bons que ceux qui, provenant, dit-on, de cultures expresses, sont livrés à la pharmacie par le commerce. Selon feu le prof[r] Desfontaines, il serait le véritable *lotos* des *lotophages*, et, d'après cela, on aurait cru devoir le distinguer de notre *jujubier officinal* en lui donnant la dénomination de *rhamnus lotus*. J'avoue que je n'ai trouvé, entre l'un et l'autre individu, aucune différence assez notable pour justifier les dénominations spécifiques acceptées. Toutefois, au point de vue du développement, j'établirai une distinction entre l'individu agreste et l'individu cultivé, et j'admettrai, avec nos botanistes modernes, le *zizyphus sativus* (*rhamnus zizyphus*, L.) et le *zizyphus sylvestris* (*rhamnus jujuba*, L.), individus qui, bien que distincts en apparence, pourraient bien n'être en réalité que les variétés d'une seule et même espèce.

Ce *lotos* des anciens, ce λωτὸς d'Hérodote, ce fruit délicieux qui, dit-on, inspirait l'oubli de la patrie, et à propos duquel OVIDE a dit :

In spem Baccharum florebat aquatica lotos,

est-il bien le produit du *jujubier*? et s'il n'est pas la capsule succide et peut-être riche en principes sédatifs stupéfiants d'une *nymphéacée* du Nil, soit le *nymphæa lotus de* FORSKAL et L., soit le *nelumbium speciosum de* DELILLE (*nymphæa lotos*, L.), soit enfin le *nelumbo à fleurs bleues* (*nelumbium cœruleum*), lequel donne, dit-on, un fruit nourrissant, désigné par les anciens sous le nom de *fève d'Égypte*, et dont, assure-t-on, PYTHAGORE avait défendu l'usage à ses disciples; ce *lotos* des anciens devra-t-il être attribué au *diospyros lotus* (*lotus africana latifolia*, C. B.), arbre de la famille des *plaqueminiers* à laquelle il a donné son nom, *diospyrées*?

(4) J'ai pour exemple et preuve de ce fait les enfants de feu LEPEINTRE jeune, artiste du Vaudeville.

(5) Il n'est pas à dire pour cela que, dans les racines des plantes *dicotylédonées*, la fécule soit renfermée seulement dans le *méditullium*; elle y est également interstitiaire aux fibres ligneuses.

(6) *Racahout* dit des *Arabes*.

Pr. :		once	dragmes.
	Cacao torréfié et pulvérisé.....	»	4
	Fécule de pomme de terre......	1	4
	Farine de riz.................	1	4
	Sucre........................	4	4
	Vanille......................	»	5

(Dr FOY, *Nouveau Formulaire des praticiens.*)

Cette formule, et j'en demande pardon à M. le dr FOY, n'est pas le vrai *racahout des Arabes*, du moins celui qui a obtenu la première publicité, la première vogue, le premier brevet. Pour nous en convaincre, voyons ce qu'en dit la *Gazette de Santé à l'usage des gens du monde, des curés, des bienfaiteurs des pauvres, journal de médecine domestique.*

« *Origine du racahout.* Nous trouvons les renseignements suivants dans un rapport fait dans le temps, à l'*Académie de médecine*, par M. MÉRAT.

» Le sieur BOURLET, qui a habité le Levant pendant plusieurs

» années, y a vu employer une préparation faite avec le *gland* » d'un *chêne* du pays, dont il ne put désigner positivement l'espèce, et dont l'effet certain est de donner de l'embonpoint à » ceux qui en font usage, qualité du corps fort recherchée des » Orientaux, et surtout chez les femmes. Aussi est-ce dans le » sérail que l'on use de cette préparation appelée *racahout*. Il y a » lieu de croire qu'il s'agit, dans cette composition, du *gland* » *doux*, *quercus ballota*, qui croît dans les îles de la Grèce, et » dont les habitants mangent les fruits.

» Mais le *gland de notre chêne*, *quercus robur*, offre une amer- » tume qui rend ce fruit incapable d'être mangé dans son état » naturel. M. Bourlet, qui a vu employer, en Turquie, les *glands* » de trois autres espèces de *chêne*, assure que le nôtre peut l'être » également moyennant la préparation suivante :

» On écrase l'*amande du gland* parvenu à sa maturité, on en » fait une pâte qu'on laisse séjourner dans un vase clos, afin d'ex- » traire, par un mouvement de fermentation, l'amertume du fruit. » On lave ensuite la pâte jusqu'à ce que les dernières eaux ne » soient plus colorées et soient sans saveur. On la fait alors sécher, » et on la met en poudre : c'est ce que l'auteur appelle *fécule*. La » *farine* se prépare, d'après lui, d'une autre façon. On perce les » *amandes du gland* bien mûr avec un poinçon de bois, on les » expose au soleil pendant cinq à six jours en les retournant sou- » vent, puis on les met en terre pendant plusieurs autres jours. » On les fait alors torréfier légèrement, et on les réduit en une » poudre qui est un peu colorée. C'est dans cet état que M. Bourlet » emploie le *gland* comme aliment.

» L'analyse chimique démontre la présence d'un tiers de prin- » cipes alibiles dans le *gland*. On peut donc affirmer que ce fruit, » dépouillé de son amertume, peut effectivement présenter une » substance nutritive, abondante, et dépourvue de tout dan- » ger. Quant aux propriétés que M. Bourlet lui reconnaît, et » qu'il assure lui avoir reconnues en Orient, l'expérience seule est » capable de décider si elles sont réelles.

» Ce rapport se termine en disant que l'usage du *gland de chêne* » comme aliment, et préparé comme l'indique M. Bourlet, est, » sous le rappport de la santé publique, exempt de tout incon- » vénient.

» Nos lecteurs peuvent rapprocher ces indications de celles qui » nous sont fournies par M. Mottet, et juger si la substance qu'on » livre aujourd'hui au public sous le nom de *racahout*, est assez

» précieuse pour être vendue 8 et 10 francs la livre. O affiches !
» ô annonces ! que vous êtes d'admirables puissances !.... »

(2me *année*, *tome III*, 5e *cahier*, *Janvier* 1835.)

Quelques mois avant l'époque de cette insertion, à propos d'une lettre du dr Prosper Martin sur quelques industries de Paris relatives à la santé, et dans laquelle il est question de *poudres restaurantes* auxquelles les donneurs de certificats ne se font pas faute de prodiguer l'éloge, la même *Gazette* disait :

« Le rapport de cette illustre Société (l'*Académie de Médecine*)
» sur le *racahout*, a été fait à la demande de l'autorité ; ses
» commissaires ont constaté que la *fécule du gland de chêne de*
» *la forêt de Fontainebleau*, préparée par le sieur Bourlet d'Am-
» boise, pouvait fort bien servir d'aliment. »

(2me *année*, *tome III*, 1er *cahier*, *Septembre* 1834.)

(7) Dans les Antilles, on confond pour l'usage alimentaire, avec la *batate*, racine du *convolvulus batatas*, une racine ovoïde tuberculeuse, allongée en pointe aux deux extrémités, riche en principes amylacés et sucrés, sans âcreté aucune, que M. Brazil a le premier fait connaître, dont M. Guibourt a parlé, la désignant sous le nom de *faux jalap à odeur de rose*, et que M. R. De Grosourdy a déclaré être une racine alimentaire en grand usage dans toute l'Amérique du sud : elle y est nommée *patate douce*.

(*Journal de Pharmacie du Midi.*)

(8) M. Eychenne aîné, propriétaire dans les Pyrénées-Orientales, avait semé dans son jardin, il y a 14 ans, quelques *pistaches* venues d'Alexandrie. Il est resté de ce semis quatre beaux arbres qui ont produit, l'année dernière, une récolte assez abondante et composée de *pistaches* aussi belles, aussi parfumées que celles qu'on reçoit en France des pays étrangers. Un échantillon de ces *pistaches* a été adressé à la Société royale d'agriculture. M. Eychenne a un grand nombre de jeunes *pistachiers* de semis faits avec le fruit de la récolte, et tout porte à penser que nous nous affranchirons d'un tribut d'un million que nous payons à l'Orient pour la *pistache*, surtout si l'on se décide à greffer le *pistachier* sur le *térébinthe*, qui se plaît beaucoup dans nos provinces du midi.

(*Journal la Semaine*, *Novembre* 1847.)

Nous applaudissons de grand cœur aux résultats heureux qui ont suivi les tentatives de M. Eychenne aîné, et notre affranchissement commercial nous semble d'autant plus facile en ce qui regarde la *pistache* (si l'on veut s'occuper sérieusement de cette production), que; depuis long-temps, le *pistachier à pistaches* (*pistacia vera*, L.), originaire de la Syrie, est cultivé avec succès dans nos provinces méridionales (Boisduval); que, depuis nombre d'années, disposé en espaliers, il réussit à la pépinière du Luxembourg et à celle du Roule, à Paris. Il gèle à 6°; mais greffé sur le *térébinthe*, il supporte 10° sans souffrir; et que nous possédons le *pistachier de Narbonne* (*pistacia narbonensis*, Hort.), variété du *pistacia vera*, lequel donne des produits fort estimés. (B. J. 1844.)

Quant à sa propagation au moyen de la greffe, si elle a réussi sur le *térébinthe* (*pistacia terebinthus*, L.), espèce qui croît agreste aux environs de Grenoble, en Provence et dans le Languedoc, elle réussira également en grèffant le *pistacia vera* sur le *lentisque* (*pistacia lentiscus*), si commun dans l'Hérault, que ses branchages garnis de leurs feuilles servent d'enveloppes aux charbons de bois qui se débitent sur la place de Montpellier.

ÉPILOGUE.

> Toutes les fois que la chose est possible, sans nuire au but principal, il faut préférer les moyens qui coûtent peu à ceux dont le prix est élevé, et les remèdes indigènes à ceux des pays lointains. Diminuer les frais ou au moins ne pas les accroître sans nécessité, contribue à alléger le mal dont on entreprend la cure, et il est du devoir d'un bon citoyen d'épargner à l'état de payer des impôts à l'étranger. Il y a de la cruauté à négliger ce soin chez les personnes peu fortunées, et, en leur donnant la vie, à leur enlever les moyens de vivre.
>
> (HUFELAND, par JOURDAN.)

> .... Summo in errore illos versari qui non nisi peregrina et longè petita, atque idcircò cara medicamenta et commendant et omnibus prescribunt.
>
> (FERNEL.)

Dans ces Études, dans cette rapide analyse des travaux thérapeutiques publiés par les auteurs qui nous ont précédés, et par ceux qui appartiennent à notre époque, j'ai cherché, en opposant des faits à d'autres faits, à démontrer qu'aucune production exotique ne devrait obtenir sur nos indigènes une préférence telle, que celles-ci dussent être constamment repoussées de la pratique médicale pour laisser le champ libre aux étrangères.

A cette époque de scepticisme thérapeutique, aujourd'hui que (pour me servir des expressions familières aux *illuminés* du siècle), aujourd'hui que, pour le plus grand nombre, la *Matière médicale* n'est plus rien qu'une science de mots, qu'un véritable hors-d'œuvre, qu'un indigeste salmis, qu'un absurde charlatanisme; que la nécessité de la connaître n'est même plus chose sérieusement admissible, une publication de ce genre court grand risque de n'obtenir aucune faveur. Et cependant je me suis hasardé à en courir les chances (*dans la plus complète acception du mot*), mais, j'en conviens, avec l'espoir que ma parole aura quelque retentissement parmi ceux qui croient encore aux modificateurs, à l'action qu'ils peuvent exercer sur l'économie : ils sont rares, sans doute, mais leur approbation me suffira, et je me consolerai de n'avoir point celle des *médecins* qui (dit CADET-GASSICOURT) « assurent qu'avec » douze ou quinze substances simples, telles que la nature les » donne, ils peuvent traiter toutes les maladies, chroniques, » aiguës, internes, externes..., traiter, c'est-à-dire guérir ! » Si cela est, la médecine n'a plus de progrès à faire, et » la thérapeutique ne sera plus une étude difficile. Il faut » nous féliciter d'une si grande découverte, brûler tous les » formulaires, toutes les pharmacopées, fermer les laboratoires, les officines, et conserver seulement, dans chaque » ville, un *droguiste* honnête homme qui puisse vendre au » détail, et à tout venant, les quinze substances douées de » si belles propriétés. »

Je n'ai pas la témérité de penser que, missionnaire inconnu, je pourrai rallier à un culte, abandonné depuis quelque temps déjà, des esprits prévenus et mal disposés; que moi, qui suis assez infortuné, assez arriéré devrais-je dire, pour ne pas comprendre que l'étendue d'un ongle (1) suffit à inscrire tout ce qu'il y a de véritablement médicateur dans la *Matière médicale*, que moi, humble, ignoré, je pourrai engager à reprendre sérieusement des études déclarées inutiles désormais; que, plus heureux que mes prédécesseurs, ma voix ne sera pas *vox clamantis in deserto, telum imbelle sine ictu*; qu'ayant su, mieux qu'eux, persuader et convaincre, ma faible voix aura suffi à faire taire les ironies de l'ignorance aussi obstinée que prétentieuse, les déclamations de l'habitude, de la routine, de l'engouement et de l'exclusivité doctrinaire.

Si pourtant il en devait être autrement que j'ai sujet de le penser, si ce travail était favorablement accueilli, sinon par tous, du moins par le plus grand nombre, ce succès, qui dépasserait de beaucoup mon attente, me dédommagerait amplement des soins que j'ai apportés dans les nombreuses et minutieuses recherches qu'il m'a fallu faire pour rendre ces Études aussi complètes, aussi profitables que possible ; et il serait le prix le plus flatteur que je pusse en recueillir.

Attaché à l'armée, et devant savoir partout chercher, trouver et me créer des ressources, je n'ai rien négligé de ce qui pouvait me servir de guide, m'éclairer et m'aider à accomplir les devoirs que ma position sociale m'impose et m'imposera dans tous les lieux où je serai conduit par les mouvements militaires auxquels il me faut nécessairement prendre part.

Né Français, et exerçant en France, j'ai, préférablement à tout autre, interrogé d'abord le sol de la France et ses ressources : enfant ou habitant d'une autre contrée, j'y aurais réclamé la priorité en faveur des productions de ma patrie, ou du pays dans lequel mon séjour aurait été fixé. Car, pénétré de cette pensée que, partout, la terre peut abondamment suffire aux besoins de tous, j'ai la conviction intime que, sous toutes les latitudes, le *médecin* peut rencontrer les modificateurs indiqués par les exigences pathologiques, et qu'il n'est pas, dans l'univers, de région réellement privilégiée sur ce point.

Oui, partout dans la création, ensemble harmonieux et sublime, le bien est à côté du mal. Aux contrées humides, brumeuses et froides, aux terrains marécageux, riches en effluves miasmatiques, en agents de dépression, à ces contrées productrices de fièvres dont le règne incessant désole et décime les populations, productrices de ces flux muqueux qui lentement nous minent et nous consument, de ces dégénérescences hideuses dont le scrofule et l'œdématie sont la triste manifestation, appartiennent en général les amers, les astringents et tous les agents de tonicité. Dans les pays montagneux, séjours de rudes et longs hivers, aux froids rigoureux qui, les déprimant, ralentissent le mouvement circulatoire, empêchent tout phénomène d'expansion de se développer, d'établir un juste équilibre entre les actes des appareils fonctionnels, et produisent ainsi, en maintenant constamment les fluides refoulés de la périphérie au centre, des congestions splanchniques ou viscérales toujours fort graves, les populations peuvent opposer les produits résinoso-balsamiques des forêts de leurs plateaux, les herbes aromatiques-amères qui embaument et décorent leurs versants rocheux, véritables agents de réaction salutaire, de stimulation et de tonicité, et, avec ces produits d'une végétation bienfaisante, dans les zones tempérées, les pampres qui égaient et vivifient les coteaux les plus proches de la plaine. Enfin, dans les régions intertropicales, sous les tropiques et même sous l'équateur, dans ces régions qu'incessamment inonde de ses rayons brûlants un soleil dont jamais aucun nuage ne tempère l'agression dévorante, à ce ciel de feu, à cette insolation qui, exagérant l'activité de certains phénomènes organiques, qui, surtout, exagérant les fonctions de la peau, prive en quelque sorte le sang de sa fluidité, aridifie les muqueuses, plonge l'économie dans un état de langueur indicible, de *collapsus complet*, l'homme trouve de précieuses ressources dans certains produits inhérents au sol qu'il foule, produits à la fois toniques par leurs principes extracto-résineux, amarescents ou styptiques, excitants par leurs principes *oléo-essentiels*, aromatiques ou benzoïnés ; il en trouve surtout dans les fruits acidules et succides, sucrés et féculents : les uns agents d'animation, les autres agents tempérants et réparateurs dont la nature est prodigue pour lui.

Je le répète, en tout pays, l'homme trouve amplement autour de lui les moyens de satisfaire à ses besoins, de soulager ses misères, de remédier à ses maux : et, dans cette distribution générale, dans cette distribution providentielle, la France serait-elle seule déshéritée? On le croirait vraiment à voir notre engouement pour les produits étrangers à notre sol.

Il s'en faut pourtant bien que la France, sur quelque point que ce soit, en soit réduite à porter envie à quelque contrée que ce puisse être ; riche de ses produits natifs et de ses conquêtes agricoles, elle peut les défier toutes, et les rivaliser avec succès.

Que cette fois encore la France donne donc et l'éveil et l'exemple ! Qu'animés par une généreuse et persévérante émulation, ceux de ses enfants qui se vouent à l'art de guérir ajoutent aux expériences passées des expériences nouvelles, lesquelles, je n'en fais aucun doute, seront, pour la plupart du moins, confirmatives des premières, et qu'ainsi ils affranchissent à jamais la patrie du tribut onéreux et, j'ose le dire, humiliant que, chaque année, le commerce étranger prélève sur nos besoins et nos infirmités : tribut qui serait bien plus onéreux encore si, de nouveau, le blocus continental venait à nous surprendre, et à nous obliger de subir les lois de la fallacieuse et mercantile Angleterre !

Cette victoire sur le monopole exotique serait positivement fructueuse, et non moins glorieuse, à mon avis, que celles qui ont décimé les populations.

Quant à moi qui ai rouvert la voie dans laquelle GILIBERT, et depuis lui COSTE et WILLEMET, et depuis eux BODARD, et, de nos jours, le savant et infatigable LOISELEUR-DESLONGCHAMPS, avaient et ont cherché à engager la thérapeutique (la rendre *nationale* était le fond de leurs pensées, le but de leurs efforts), m'essayant sur leurs traces, j'ai abordé comme eux des questions que je voudrais pouvoir populariser. Pour y parvenir plus facilement, je n'ai pris du *méthodisme* que les divisions les plus connues, les plus généralement admises. J'ai senti la nécessité d'être rapide, et j'ai cru y parvenir en adoptant la forme oratoire, en donnant à cet ouvrage la forme d'un cours. De cette façon, l'énumération m'était plus aisée, et j'ai pensé que cette forme, plus que toute autre, me permettrait la concision sans sécheresse, et l'abondance sans redites oiseuses et fatigantes, bien qu'il m'ait fallu maintes fois citer à diverses reprises des sujets déjà cités en nombre d'occasions, ce qui a dépendu de l'application thérapeutique à faire, soit de leur ensemble, soit de l'une ou de l'autre de leurs parties. Ai-je réussi? c'est ce que le lecteur décidera.

Enumeravi, examinent alii, inquirent, conciliant.

(GILIBERT, *Methodus graminum.*)

Ce que je désire d'ailleurs, c'est qu'il soit bien reconnu qu'en publiant ce travail je ne suis mu par aucune pensée ambitieuse, et que je n'ai voulu payer qu'un simple tribut à la science et à l'humanité.

Non MONUMENTUM EXEGI, *sed multorum instar, lapidem meum præbui ædificio.*

FIN.

NOTE.

(1) Jolie plaisanterie attribuée à M. le d[r] LALLEMAND, et ramassée aux cours de cet honorable professeur en la Faculté de médecine de Montpellier.

ORDRE ET DISTRIBUTION

DE L'OUVRAGE.

PAGES.

PRÉFACE V
INTRODUCTION IX

I. TONIQUES 17
1° Amers 19
Notes 50
2° Diaphorétiques 51
Notes 72
3° Apéritifs 73
Notes 95
4° Astringents 97
Notes 135
5° Fébrifuges 137
Notes 198

II. EXCITANTS 201
1° Excitants généraux 205
A. Toniques, sudorifiques, incisifs, céphaliques .... ibid.
B. Stomachiques, diurétiques, carminatifs 225
C. Antispasmodiques, diaphorétiques 243
D. Digestifs, céphaliques 258
E. Cordiaux, aromates condimenteux 276
Notes 299
2° Excitants spéciaux 307
a. Cloniques, antiparalytiques 309
b. Anti-épileptiques, anti-hystériques, emménagogues 316
c. Digestifs, vulnéraires, modificateurs de la puogénie et des exhalations morbides. 355
d. Anthelmintiques 375
e. Camphre 393
f. Antiscorbutiques 403

PAGES.

g. Excitants spéciaux des appareils évacuatoires 427
h. Vésicants et caustiques 435
Notes........ 450

III. NARCOTIQUES........ 456
1° Narcotiques hypnotiques 457
A. Papavéracées........ *ibid.*
B. Varia........ 470
C. Chicoracées 482
D. Amygdalées........ 489
E. Asparaginées........ 492
F. Scrofulariées 495
2° Narcotico-âcres 499
a. Solanées........ *ibid.*
b. Apocynées........ 521
c. Caprifoliacées........ 523
d. Térébinthacées, section des coriariées.... 525
e. Ombellifèrées........ 528
f. Renonculacées 536
Notes........ 543

IV. ÉMÉTIQUES........ 549
Notes........ 569

V. PURGATIFS........ 570
Notes........ 662

VI. LAXATIFS........ 663
— stimulants et muqueux........ 665
— tempérants ou acidules........ 677
— lubréfiants ou huileux........ 680
Notes........ 687

VII. TEMPÉRANTS 689
Notes........ 710

VIII. ÉMOLLIENTS 711
A. Emollients médicamentaires 714
1° Emollients sédatifs .... *ibid.*
2° Diurétiques, diaphorétiques, béchiques. 724
3° Pectoraux........ 733
4° Gommes, mucilages........ 736
B. Emollients alimentaires........ 747

PAGES.

1° Bulbes, tubercules, graines, fécules, matières gommeuses et amylacées... *ibid.*
2° Champignons, lichens, racines comestibles, grenailles.................. 772
C. Émollients oléagineux................. 784
Huileux, émulsifs........................ *ibid.*
Notes.......................... 796

ÉPILOGUE.............................. 801
Note.......................... 807
Rectification.......................... 811
Omission.......................... *ibid.*

RECTIFICATION.

C'est par erreur si, dans la série des *toniques-fébrifuges*, et si, dans quelque autre point de ce travail, j'ai, à propos du *valérianate de quinine*, cité le Prince Louis BONAPARTE : c'est du Prince Lucien BONAPARTE dont il doit être question à ce sujet.

OMISSION.

Page 784, après l'épigraphe, ajoutez en titre :

HUILEUX, ÉMULSIFS.

ERRATA.

—

Page XI, ligne 21, *rataniha*, lisez : *ratanhia*
Page 36, ligne 29, pour, lisez : par
Page 57, ligne 15, *excopus*, lisez : *exscapus*
Page 58, ligne 7, *chrysantum*, lisez : *chrysanthum*
Page 68, ligne 30, *chamodrys*, lisez : *chamædrys*
Page 120, ligne 24, *hoeschtettero*, lisez : HOESCHTETTERO
Page 154, ligne 32, *capræ*, lisez : *capræa*
Page 168, ligne 6, *tenerium*, lisez : *teucrium*
Page 174, ligne 7, *tenerium*, lisez : *teucrium*
Page 212, ligne 31, *mentastrum*, lisez : *menthastrum*
Page 218, ligne 5, *vertcillée*, lisez : *verticillée*
Page 227, ligne 11, *dryander*, lisez : DRYANDER
Page 240, ligne 26, ROSENSTEINS, lisez : ROSENSTEIN
Page 254, ligne 25, qui l'administré, lisez : qui l'administrait
Page 263, ligne 23, athsme, lisez : asthme
Page 300, ligne 18, *sanguis*, lisez : *sanguinis*
Page 417, ligne 12, le *grande passerage*, lisez : la *grande passerage*
Page 419, ligne 25, antiscorbutique, lisez : antiscorbutiques
Page 543, ligne 3, *jya-pien*, lisez : *iya-pien*
Page 580, ligne 26, Page *id.*, ligne 31, Page 581, ligne 1, *dychotoma*, lisez : *dichotoma*
Page 702, ligne 23, gastrique, lisez : gastrite
Page 704, ligne 34, *eum*, lisez : *cum*
Page 777, ligne 11, *tragopodon*, lisez : *tragopogon*
Page 779, ligne 29, *termets*, lisez : *termess*

www.ingramcontent.com/pod-product-compliance
Ingram Content Group UK Ltd.
Pitfield, Milton Keynes, MK11 3LW, UK
UKHW020612230726
13926UKWH00005B/2347